Genômica e Marcadores Moleculares em Gastroenterologia e Hepatologia

Genômica e Marcadores Moleculares em Gastroenterologia e Hepatologia

João Renato Rebello Pinho
Ulysses Ribeiro Jr

Sarvier, 1ª edição, São Paulo, 2017

Projeto Gráfico
CLR Balieiro Editores

Capa
Maria Luiza Malta Romani

Revisão
Maria Ofélia da Costa

Impressão e Acabamento
AM Produções Gráficas Ltda.

sarvier

Sarvier Editora de Livros Médicos Ltda.
Rua dos Chanés 320 – Indianópolis
CEP 04087-031 Telefax (11) 5093-6966
E-mail: sarvier@sarvier.com.br
São Paulo – Brasil

Dados Internacionais de Catalogação na Publicação (CIP)
(Câmara Brasileira do Livro, SP, Brasil)

Pinho, João Renato Rebello
Genômica e marcadores moleculares em gastroenterologia e hepatologia / João Renato Rebello Pinho, Ulysses Ribeiro Júnior. – São Paulo : SARVIER, 2017.

Vários colaboradores.
Bibliografia
ISBN 978-85-7378-255-4

1. Gastroenterologia 2. Gastroenterologia – Diagnóstico 3. Genética clínica 4. Genética humana 5. Genética médica 6. Genômica 7. Medicina genômica 8. Medicina molecular I. Ribeiro Junior, Ulysses. II. Título.

16-08369 CDD-616.042

Índices para catálogo sistemático:
1. Medicina molecular 616.042

Genômica e Marcadores Moleculares em Gastroenterologia e Hepatologia

João Renato Rebello Pinho

Ulysses Ribeiro Jr

sarvier

Sarvier Editora de Livros Médicos Ltda.
Rua dos Chanés 320 – Indianópolis
CEP 04087-031 Telefax (11) 5093-6966
E-mail: sarvier@sarvier.com.br
São Paulo – Brasil

Colaboradores

Adérson Omar Mourão Cintra Damião – Médico Assistente-Doutor do Departamento de Gastroenterologia da FMUSP. Membro do Grupo de Doenças Intestinais e do Laboratório de Pesquisa da Divisão de Gastroenterologia e Hepatologia do Hospital das Clínicas da FMUSP. Membro Titular da Federação Brasileira de Gastroenterologia (FBG). Presidente do Grupo de Estudos da Doença Inflamatória Intestinal do Brasil (GEDIIB).

Adriana Vaz Safatle-Ribeiro – Professora Livre-Docente em Cirurgia do Aparelho Digestivo pela Faculdade de Medicina da Universidade de São Paulo. Médica Assistente do Serviço de Endoscopia do Hospital das Clínicas e do Instituto do Câncer da Faculdade de Medicina da Universidade de São Paulo. Médica Assistente do Serviço de Endoscopia do Hospital Sírio-Libanês.

Adriano Claudio Pereira de Moraes – Médico Hepatologista da Unidade de Transplante de Fígado do Instituto de Cardiologia do Distrito Federal. Doutorando do Departamento de Gastroenterologia da Universidade de São Paulo. Fellow em Hepatologia do Kings College Hospital – Londres.

Alexandre de Sousa Carlos – Médico Assistente do Departamento de Gastroenterologia da FMUSP. Membro Titular da Federação Brasileira de Gastroenterologia (FBG). Membro Titular do Grupo de Estudos da Doença Inflamatória Intestinal do Brasil (GEDIIB). Membro Titular da Sociedade Brasileira de Endoscopia Digestiva (SOBED).

Alex Junior Souza de Souza – Graduação em Medicina Veterinária pela Universidade Federal Rural da Amazônia. Mestrado em Ciência Animal pela Universidade Federal do Pará. Doutorando em Patologia Experimental e Comparada pela Faculdade de Medicina Veterinária e Zootecnia da Universidade de São Paulo. Pesquisador Colaborador da Seção de Hepatologia do Instituto Evandro Chagas (IEC/SVS/MS).

Aline Marcílio Alves – Médica. Residência Médica em Cirurgia Geral e Cirurgia do Aparelho Digestivo e Coloproctologia pela Faculdade de Medicina da Universidade de São Paulo. Médica Preceptora da Disciplina de Cirurgia do Aparelho Digestivo do Hospital das Clínicas da FMUSP.

Ana Catharina de Seixas Santos Nastri – Graduação em Medicina pela Faculdade de Medicina da Universidade de São Paulo. Residência Médica em Infectologia pelo Hospital das Clínicas da Faculdade de Medicina da USP. Doutorado em Ciênicas em Gastroenterologia pela FMUSP. Médica do Centro de Referência e Treinamento em DST/AIDS do Estado de São Paulo e do Departamento de Moléstias Infecciosas e Parasitárias do Hospital das Clínicas da FMUSP.

Ana Carolina Ribeiro Chaves de Gouvêa - Médica Oncologista pela Faculdade de Medicina da USP. Médica Assistente do Ambulatório de Câncer de Mama e Câncer Hereditário do Instituto do Câncer do Estado de São Paulo - ICESP. Doutoranda em Câncer e Oncologia Molecular na USP.

Andreia Silva Evangelista - Mestre em Ciências em Gastroenterologia pela FMUSP. Hepatologista da Equipe de Transplante Hepático do Hospital Israelita Albert Einstein.

Andreza Pinheiro Malheiros - Graduação em Biologia pela Universidade Federal do Pará. Mestrado em Genética e Biologia Molecular pela UFPA. Experiência na área de Virologia e Parasitologia com ênfase na aplicação em biologia molecular de micro-organismos, atuando principalmente nos seguintes temas: hepatites virais (B, C e D) e agentes causadores de equinococose policística.

Arturo Panduro - Chefe do Departamento de Biologia Molecular em Medicina, Hospital Civil de Guadalajara, "Fray Antonio Alcalde", e Centro de Ciências da Saúde da Universidade de Guadalajara, Guadalajara, Jalisco, México. Membro do Sistema Nacional de Pesquisadores (Nível III). Ex-Presidente da Associação Mexicana de Hepatologia.

Aytan Miranda Sipahi - Professor Assistente-Doutor da Divisão de Gastroenterologia e Hepatologia do Hospital das Clínicas da Faculdade de Medicina da Universidade de São Paulo. Chefe do Laboratório de Investigação Médica em Gastroenterologia Clínica e Experimental (LIM07) do Hospital das Clínicas da Faculdade de Medicina da Universidade de São Paulo (HC-FMUSP). Chefe do Grupo de Intestino da Disciplina de Gastroenterologia Clínica do Hospital das Clínicas da Faculdade de Medicina da Universidade de São Paulo.

Bianca Silvana Zingales - Doutorado em Bioquímica pela Universidade de São Paulo. Professora Titular do Departamento de Bioquímica, Instituto de Química (IQ-USP). Membro Titular da Academia Brasileira de Ciências. Membro Titular da Academia Paulista de Ciências. Secretária Geral da Panamerican Association of Biochemistry and Molecular Biology (PABMB). Ex-co-chair do Disease Reference Group on Chagas Disease, Leishmaniasis and Human African Trypanosomiasis (TDR-OMS). Coordenadora Geral da South South Initiative for Tropical Diseases Research (SSI-TDR) de 2002 a 2009. Em 2008, foi admitida na Ordem Nacional do Mérito Científico, na Classe de Comendador.

Bruno Camargo de Araujo - Aluno da Graduação de Medicina da FMUSP.

Caio Sergio Rizkallah Nahas - Doutor pelo Programa de Pós-Graduação de Cirurgia do Aparelho Digestivo da Faculdade de Medicina da Universidade de São Paulo. Ex-Research Felllow do Serviço de Coloproctologia do Memorial Sloan-Kettering Cancer Center de Nova Iorque. Médico Cirurgião e Colonoscopista do Hospital das Clínicas e do Instituto do Câncer do Estado de São Paulo (ICESP) da Faculdade de Medicina da Universidade de São Paulo. Médico Cirurgião e Colonoscopista do Hospital Sírio-Libanês de São Paulo.

Carla Oliveira – Bioquímica pela Faculdade de Ciência e Tecnologia da Universidade Coimbra. Licenciatura, IBILI, Coimbra, Portugal. PhD em Biologia Humana, Programa GABBA, Faculdade de Medicina da Universidade de Porto. Fellow Grupo Genetica do Cancer, IPATIMUP, e Departamento de Patologia e Medicina Laboratorial, Universidade British Columbia, Vancouver, Canadá. Pesquisador do Grupo de Genética do Câncer. Professor Afiliado da Faculdade de Medicina da Universidade Porto. Líder Grupo da Regulação da Expressão no Grupo Genética do Câncer, IPATIMUP (desde 2013).

Carolina Bonet Bub – Hematologista e Hemoterapeuta. Especialista em Histocompatibilidade pela Associação Brasileira de Histocompatibilidade e American Society for Histocompatibility and Immunogenetics. Médica do Setor de Histocompatibilidade do Departamento de Patologia Clínica do Hospital Israelita Albert Einstein.

Claudia Ojeda-Granados – Nutricionista. PhD Departamento de Biologia Molecular em Medicina, Hospital Civil de Guadalajara, "Fray Antonio Alcalde", e Centro de Ciências da Saúde da Universidade de Guadalajara, Guadalajara, Jalisco, México.

Claudia Pinto Marques Souza de Oliveira – Professora Associada do Departamento de Gastroenterologia da Faculdade de Medicina da Universidade de São Paulo – FMUSP. Livre-Docente do Departamento de Gastroenterologia da Faculdade de Medicina da Universidade de São Paulo – FMUSP. Coordenadora do Grupo de Doença Hepática Gordurosa Não Alcoólica do Hospital das Clínicas da Faculdade de Medicina da Universidade de São Paulo – FMUSP. Médica Pesquisadora do Laboratório de Gastroenterologia Clínica e Experimental (LIM-07) da Faculdade de Medicina da Universidade de São Paulo – FMUSP.

Debora Pupo – Graduação em Enfermagem pela Universidade do Sagrado Coração. Pós-Graduação em Gerenciamento Estratégico de Pessoas pelo SENAC e cursando MBA em Engenharia e Gestão da Qualidade na POLI/USP. Experiência na área de pesquisa clínica desde 2004 como enfermeira de pesquisa clínica e atualmente atua na área de Gerenciamento de Qualidade do Núcleo de Pesquisa do ICESP.

Eduardo Luiz Rachid Cançado – Professor Associado do Departamento de Gastroenterologia da Faculdade de Medicina da Universidade de São Paulo (FMUSP). Chefe do Laboratório de Pesquisa de Autoanticorpos em Doenças Autoimunes Hepáticas e Responsável pelo Ambulatório de Doenças Autoimunes e Metabólicas do Fígado do Hospital das Clínicas da FMUSP.

Elaine Longo – Enfermeira em Oncologia e Pesquisa Clínica. Pós-Graduada em Enfermagem Oncológica, Gestão em Enfermagem e Gestão em Saúde. Enfermeira Chefe da Pesquisa Clínica, Instituto do Câncer do Estado de São Paulo.

Erlon Gil – Graduado em Medicina pela Universidade de Santo Amaro. Residência Médica em Radioterapia no Hospital das Clínicas da Faculdade de Medicina da USP. Título de especialista em Radioterapia pela Sociedade Brasileira de Radioterapia/AMB. Médico Radioterapeuta do Instituto do Câncer do Estado de São Paulo e Hospital Beneficência Portuguesa.

Evandro Sobroza de Mello – Professor Doutor do Departamento de Patologia da Universidade de São Paulo (USP). Coordenador do Laboratório de Anatomia Patológica do Instituto do Câncer do Estado de São Paulo (ICESP). Sócio-Diretor do CICAP – Laboratório de Patologia no Hospital Alemão Oswaldo Cruz. Graduação em Medicina pela Universidade Federal de Santa Maria. Residência Médica em Anatomia Patológica pela Universidade Federal do Rio Grande do Sul, no Hospital de Clínicas de Porto Alegre. Doutorado em Medicina (área de Patologia) pela Universidade de São Paulo.

Fabiana Cordeiro de Araújo – Graduação em Medicina pela Universidade Federal do Rio Grande do Norte, UFRN, Brasil. Residência Médica em Gastroenterologia Clínica pela Universidade Federal do Rio Grande do Norte, UFRN, Brasil. Especialização em Gastroenterologia Clínica no Hospital das Clínicas da Faculdade de Medicina da Universidade de São Paulo. Mestre em Ciências em Gastroenterologia do Departamento de Gastroenterologia da Faculdade de Medicina da Universidade de São Paulo.

Fabiana Maria dos Santos – Bióloga. Mestre em Microbiologia pelo Instituto de Ciências Biomédicas da Universidade de São Paulo (ICB-USP). Bióloga do Laboratório de Investigação Médica em Gastroenterologia Clínica e Experimental (LIM07) do Hospital das Clínicas da Faculdade de Medicina da Universidade de São Paulo.

Fabiana Martins de Paula – Graduação em Licenciatura e Bacharelado em Ciências Biológicas pela Universidade Federal de Uberlândia (1996). Mestrado em Imunologia e Parasitologia Aplicadas pela Universidade Federal de Uberlândia. Doutorado em Parasitologia pela Universidade Estadual de Campinas. Pesquisadora Científica no Laboratório de Investigação Médica do Hospital das Clínicas da Faculdade de Medicina da Universidade de São Paulo.

Fábio Pinatel Lopasso – Mestrado de Cirurgia Geral pela Faculdade de Medicina da Universidade de São Paulo. Doutorado em Clínica Cirúrgica pela Faculdade de Medicina da Universidade de São Paulo. Professor Livre-Docente do Hospital das Clínicas da Faculdade de Medicina da Universidade de São Paulo.

Fátima Carneiro – MD, Faculdade de Medicina do Porto, Portugal. Especialista em Anatomia Patológica, Conselho de Administração do Ministério da Saúde e Conselho da Associação Médica Português. Doutora em Medicina (Anatomia Patológica) pela Faculdade de Medicina do Porto e Investigadora Sénior, IPATIMUP. Professora de Anatomia Patológica, Faculdade de Medicina do Porto e Chefe do Departamento de Anatomia Patológica, Centro Hospitalar São João, Porto.

Fátima Solange Pasini – Graduação em Bacharel em Ciências Farmacêuticas pela Faculdade de Ciências Farmacêuticas e Bioquímicas Oswaldo Cruz. Mestrado em Biotecnologia pela Universidade de São Paulo. Doutorado em Biotecnologia pela Universidade de São Paulo. Pesquisadora do Instituto do Câncer do Estado de São Paulo – ICESP-HCFMUSP.

Fernanda de Mello Malta – Graduação em Ciências Biológicas Modalidade Médica pela Universidade Estadual Paulista Júlio de Mesquita Filho – UNESP. Mestrado e Doutorado em Ciências pela Faculdade de Medicina da Universidade de São Paulo. Desenvolve projetos de pesquisa no Laboratório de Gastroenterologia e Hepatologia Tropical "João Alves de Queiroz e Castorina Bittencourt Alves", LIM-07, Instituto de Medicina Tropical – Prédio II 2º andar no Departamento de Gastroenterologia, Faculdade de Medicina da Universidade de São Paulo.

Filippe Camarotto Mota – Médico Residente da Disciplina de Cirurgia do Aparelho Digestivo do Hospital das Clínicas da FMUSP.

Flair José Carrilho – Professor Titular do Departamento de Gastroenterologia da Faculdade de Medicina da USP. Diretor da Divisão de Gastroenterologia e Hepatologia Clínica do Hospital das Clínicas da Faculdade de Medicina da USP.

Flávio Henrique Ferreira Galvão – Professor Livre-Docente do Departamento de Gastroenterologia do HC-FMUSP. Mestre em Cirurgia pela EPM-UNIFESP. Doutor em Cirurgia pelo Hospital das Clínicas da Faculdade de Medicina da Universidade de São Paulo (HC-FMUSP). Especialista em Transplante de Órgãos pela Universidade de Pittsburgh, USA.

Gilda Porta – Professora Livre-Docente em Pediatra pela FMUSP. Chefe da Unidade de Hepatologia Pediátrica do Instituto da Criança do Hospital das Clínicas da FMUSP. Médica do Grupo de Transplante Hepático do Hospital do Câncer/Hospital Sírio-Libanês, São Paulo.

Guilherme Brzoskowski dos Santos – Graduação em Biologia pela Universidade Federal do Rio Grande do Sul. Mestrado em Genética e Biologia Molecular pelo PPGBM (UFRGS). Doutorado em Biologia Celular e Molecular pelo PPGBCM (UFRGS). Experiência na Área de Genética, Biologia Molecular e Biotecnologia, com ênfase em Genética Molecular e de Micro-organismos.

Guilherme Cutait de Castro Cotti – Médico Cirurgião do Instituto do Câncer do Estado de São Paulo, Hospital das Clínicas da Faculdade de Medicina da Universidade de São Paulo – USP. Departamento de Gastroenterologia.

Guilherme Eduardo Gonçalves Felga – Medicina pela Universidade Federal de Juiz de Fora (UFJF). Residências Médicas em Clínica Médica (Hospital Universitário da UFJF, 2004 e 2006), Gastroenterologia e Hepatologia (Hospital das Clínicas da Faculdade de Medicina da Universidade de São Paulo, entre 2006 e 2009). Atualmente Hepatologista da Equipe do Transplante Hepático do Hospital Israelita Albert Einstein.

Guilherme Marques Andrade – Médico Diarista da UTI de Transplante de Fígado do HC-FMUSP. Chefe da Equipe de Gastroenterologia Clínica do Hospital 9 de Julho. Experiência na Área de Clínica Médica, com ênfase em Gastroenterologia Clínica, Doenças Intestinais, Hepatologia e Transplante de Fígado. Atua principalmente nos seguintes temas: metodologia científica, epidemiologia, agravos externos à saúde, clínica médica, doença inflamatória intestinal, cuidados críticos do doente gastroenterológico e hepatopata e transplante de fígado.

Heloisa Marceliano Nunes – Graduada em Medicina pela Universidade Federal do Pará (1979). Doutora em Biologia de Agentes Infecciosos e Parasitários (2016) e Mestre em Doenças Tropicais pela Universidade Federal do Pará (2005). Atualmente desenvolve atividades médicas e de pesquisa na Seção de Hepatologia, do Instituto Evandro Chagas, da Secretaria de Vigilância em Saúde, do Ministério da Saúde.

Iberê Cauduro Soares – Médico Patologista do Departamento de Patologia da Unidade de Porto Velho do Hospital de Câncer de Barretos – Fundação Pio XII, Porto Velho (RO), Brasil. Supervisor do Programa de Residência Médica em Patologia da Unidade Porto Velho dessa Instituição.

Irene Kazue Miura – Doutora em Pediatria pelo Departamento de Pediatria do Hospital das Clínicas da Faculdade de Medicina da Universidade de São Paulo (HCFMUSP). Médica do Grupo de Hepatologia e Transplante Hepático do AC Camargo Cancer Center e Hospital Infantil Menino Jesus. Médica Assistente da Unidade de Hepatologia do Instituto da Criança do HC-FMUSP.

Israel Gomy – Especialista em Genética Médica pela AMB/SBGM. Mestre em Ciências Médicas pela Universidade de São Paulo – Ribeirão Preto. Doutor em Oncologia pela Fundação Antonio Prudente/AC Camargo.

Ivan Cecconello – Professor Titular das Disciplinas de Cirurgia do Aparelho Digestivo e Coloproctologia da Faculdade de Medicina da Universidade de São Paulo. Diretor da Cirurgia do Aparelho Digestivo e Coloproctologia do Hospital das Clínicas da Faculdade de Medicina da Universidade de São Paulo e do Instituto do Câncer do Estado de São Paulo Otávio Frias de Oliveira – ICESP.

Jane Oba – Mestre e Doutora em Pediatria pela Faculdade de Medicina da Universidade de São Paulo (FMUSP). Membro Titular do Departamento de Gastroenterologia da Sociedade Paulista de Pediatria. Gastroenterologista Pediátrica do Hospital Israelita Albert Einstein – SP.

João Renato Rebello Pinho – Graduação em Medicina pela Universidade de São Paulo (1984). Doutorado em Ciências Biológicas (Bioquímica) pela Universidade de São Paulo (1995). MBA em Gestão em Saúde pelo INSPER (2010). Professor Livre-Docente do Departamento de Gastroenterologia da Faculdade de Medicina da Universidade de São Paulo. Desenvolve e aplica metodologias de biologia molecular para o diagnóstico clínico desde 1986, tendo realizado estágios na França e nos Estados Unidos sobre o tema. Fez seu doutorado em Bioquímica na USP, sobre a expressão de antígenos de *Mycobacterium leprae* em leveduras. Desenvolveu projetos de pesquisa nestas áreas no Instituto Adolfo Lutz, Instituto de Medicina Tropical da USP e Fundação Pró-Sangue Hemocentro de São Paulo. Coordenou a montagem do Laboratório de Biologia Molecular do Laboratório Bioquímico Jardim Paulista em 1991, que foi um dos primeiros laboratórios privados do País a utilizar metodologias de biologia molecular para diagnóstico em patologia clínica. Atualmente, Médico do Departamento de Patologia Clínica do Hospital Israelita Albert Einstein, onde coordena o Laboratório de Técnicas Especiais (que inclui as áreas de Biologia Molecular, HLA e Genética), do Departamento de Gastroenterologia da Faculdade de Medicina da Universidade de São Paulo, onde é responsável pelo Laboratório de Gastroenterologia e Hepatologia Tropical, no Instituto de Medicina Tropical e Diretor do Laboratório de Biologia Molecular, Divisão de Laboratório Central do Hospital das Clínicas da Faculdade de Medicina da Universidade de São Paulo. Membro do Comitê de Ética em Pesquisa do Instituto Israelita de Ensino e Pesquisa desde julho de 2012.

José Tadeu Stefano – Pesquisador do Laboratório de Gastroenterologia Clínica e Experimental (LIM-07) da Faculdade de Medicina da Universidade de São Paulo – FMUSP. Doutor em Ciências pela Faculdade de Medicina da Universidade de São Paulo – FMUSP. Mestre em Ciências pela Universidade Federal de São Paulo da Escola Paulista de Medicina – UNIFESP-EPM.

Karen Luisa Haag – Graduação em Ciências Biológicas (UFRGS). Mestrado e Doutorado em Genética e Biologia Molecular (UFRGS). Pós-doutorado nos Departamentos de Ecologia e Evolução (UC Irvine, EUA) e Biologia Evolutiva (Universidade de Basel, Suíça). Interesse na evolução do parasitismo e na co-evolução parasita-hospedeiro. Ex-Professora da Universidade Federal do Paraná (de 1992 a 1995), e desde então leciona na UFRGS, ministrando atualmente as disciplinas de Evolução Biológica (BIO07003) e Princípios de Genômica para a Biomedicina (BIO07024) na graduação, bem como Genética de Populações e Evolução Molecular de Patógenos (GEP00085), Genômica Evolutiva (BCM13044) e Biologia Evolutiva Contemporânea (GEP00108) na pós-graduação. Bolsista de produtividade em pesquisa do CNPq nível 2. Membro do núcleo permanente dos Programas de Pós-Graduação em Genética e Biologia Molecular e em Biologia Celular e Molecular da UFRGS.

Luciana Bertocco de Paiva Haddad – Médica graduada pela Faculdade de Ciências Médicas da Santa Casa de São Paulo (2001). Residência em Cirurgia Geral e em Cirurgia do Aparelho Digestivo no Hospital das Clínicas da Faculdade de Medicina da Universidade de São Paulo. Residência Médica em Cirurgia Digestiva, no Hospital Cochin, em Paris, França (2006-2007). Doutorado em Cirurgia do Aparelho Digestivo pela FMUSP. Médica Assistente do Serviço de Transplantes de Órgãos Abdominais do Hospital das Clínicas da FMUSP. Pós-Doutoranda pela FMUSP. Desde 2009 realiza estudos em Economia da Saúde, no âmbito do SUS. É representante do Núcleo de Avaliação de Tecnologias da Saúde do Hospital das Clínicas na Rede Brasileira de Avaliação de Tecnologias da Saúde, REBRATS/DECIT-MS.

Luciana Oba Onishi Kikuchi – Graduação em Medicina pela Universidade Estadual de Londrina (2000). Residência Médica em Clínica Médica e Gastroenterologia pela Universidade Federal de São Paulo (UNIFESP). Mestrado em Gastroenterologia concluído em 2007 pela Universidade de São Paulo (USP). Experiência na área de Medicina, com ênfase em Gastroenterologia e Hepatologia. Atualmente atua como Médica Hepatologista do Instituto do Câncer do Estado de São Paulo (ICESP) e coordena o atendimento de pacientes com Carcinoma Hepatocelular do ICESP – Hospital das Clínicas da Faculdade de Medicina da Universidade de São Paulo (USP).

Luciane Reis Milani – Médica Preceptora do Serviço de Gastroenterologia do Hospital Servidor Público do Estado de São Paulo. Mestre em Ciências pela Universidade de São Paulo (USP). Membro Titular da Federação Brasileira de Gastroenterologia (FBG). Membro Titular da Sociedade Brasileira de Endoscopia Digestiva (SOBED).

Luiz Augusto Carneiro D'Albuquerque – Professor Titular e Diretor da Divisão de Transplantes de Fígado e Órgãos do Aparelho Digestivo do Hospital das Clínicas da Faculdade de Medicina da Universidade de São Paulo.

Manoel do Carmo Pereira Soares – Graduado em Medicina pela Universidade Federal do Pará (1982). Especialização em Genética Médica pela Universidade Federal do Pará (1986). Especialização em Medicina Tropical pela Universidade Federal do Pará (1987). Atualmente desenvolve atividades médicas, de pesquisa e como Chefe da Seção de Hepatologia, do Instituto Evandro Chagas, da Secretaria de Vigilância em Saúde, do Ministério da Saúde.

Márcia Saldanha Kubrusly – Graduação em Farmácia-Bioquímica pela Faculdade de Ciências Farmacêuticas Oswaldo Cruz (1984). Mestrado em Fisiopatologia Experimental pela Faculdade de Medicina da Universidade de São Paulo (2003). Doutorado pela Faculdade de Medicina da Universidade de São Paulo (2009). Farmacêutica da Disciplina de Transplante de Órgãos do Aparelho Digestivo/LIM-37 do Departamento de Gastroenterologia do Hospital das Clínicas da FMUSP.

Marcos Mucenic – Médico Hepatologista do Grupo de Transplante Hepático do Hospital Santa Casa de Misericórdia de Porto Alegre e Médico Perito do INSS. Graduação em Medicina pela Universidade Federal do Rio Grande do Sul (1994). Residência Médica em Medicina Interna no Hospital de Clínicas de Porto Alegre (1996), em Gastroenterologia no Hospital das Clínicas da Faculdade de Medicina da Universidade de São Paulo (HC-FMUSP; 1999) e em Endoscopia Digestiva no HC-FMUSP (2001). Doutorado em Gastroenterologia pela FMUSP (2003). Títulos de Especialista em Gastroenterologia, Endoscopia Digestiva e Hepatologia.

Margareth Afonso Torres – Graduação em Medicina pela Universidade Federal de Juiz de Fora (1985) e Mestrado em Imunoparasitologia pela Universidade Federal de Minas Gerais (1996). Especialista em Patologia Clínica pela Sociedade Brasileira de Patologia Clinica e em Histocompatibilidade pela Associação Brasileira de Histocompatibilidade (ABH) e Diretora Acredita pela American Society for Histocompatibility and Immunogenetics (ASHI). Ex-Presidente da ABH no biênio 2011-2013.

Maria Aparecida Shikanai Yasuda – Graduação em Medicina pela Faculdade de Medicina de Ribeirão Preto da Universidade de São Paulo (1968). Mestrado (1975), Doutorado (1980) e Livre-Docência (1992) em Moléstias Infecciosas e Parasitárias pela Faculdade de Medicina da Universidade de São Paulo. Diretora Técnica de Divisão de Clínica de Moléstias Infecciosas e Parasitárias de junho de 1997 a junho de 2006. Coordenadora do Grupo de Infecção em Imunodeprimidos da Divisão de Clínica Moléstias Infecciosas e Parasitárias desde sua criação em 2005. Presidente da Comissão de Infecção em Imunodeprimidos do Hospital das Clínicas da Faculdade de Medicina da USP desde sua constituição em 2006 até 18/12/2014. Coordenadora do Núcleo Técnico em Infectologia do Hospital das Clínicas da Faculdade de Medicina da USP desde 2012. Coordenadora Técnico-Científica dos Ambulatórios de Doença de Chagas e Micoses Sistêmicas do HC-FMUSP. Chefe do Laboratório de Investigação Médica em

Imunologia até 18/12/2014. Presidente da Sociedade Brasileira de Medicina Tropical de março de 2009 a março de 2011.

Maria Cássia Jacintho Corrêa Mendes - Professora Associada do Departamento de Doenças Infecciosas e Parasitárias da Faculdade de Medicina da Universidade de São Paulo. Médica Assistente do Hospital das Clínicas da Faculdade de Medicina da USP onde coordena o Grupo de Hepatites Virais da Divisão de Doenças Infecciosas e Parasitárias. Graduada em Medicina pela Faculdade de Medicina da Universidade de São Paulo (1984), Mestrado (1993) e Doutorado (2002) em Doenças Infecciosas e Parasitárias pela Faculdade de Medicina da Universidade de São Paulo, Livre-Docência na área de Doenças Infecciosas e Parasitárias da Faculdade de Medicina da Universidade de São Paulo.

Maria Clara Camargo Traldi - Aluna da Graduação de Medicina da Faculdade de Ciências Médicas da Santa Casa de São Paulo.

Maria Cristina Carvalho do Espírito Santo - Graduação em Medicina pela Escola de Ciências Médicas de Volta Redonda (1981), com Internato Médico pelo Hospital da Companhia Siderúrgica Nacional (1981). Mestrado em Doenças Infecciosas e Parasitárias pela Universidade de São Paulo (2006). Doutorado em Doenças Infecciosas e Parasitárias pela Faculdade de Medicina da Universidade de São Paulo (2014). Médica da Faculdade de Medicina da Universidade de São Paulo e de Disciplina de Moléstias Infecciosas e Parasitárias do Centro Universitário de Volta Redonda.

Maria Cristina Nakhle - Mestrado em Ciências (Biologia da Relação Patógeno-Hospedeiro) pela Universidade de São Paulo (1995). Especialista em Laboratório no Instituto de Medicina Tropical da Universidade de São Paulo. Trabalha no Laboratório de Doenças Hepáticas Autoimunes e Metabólicas.

Maria Del Pilar Estevez Diz - Médica Oncologista Clínica. Mestre em Oncologia pela Faculdade de Medicina da Universidade de São Paulo. Doutora em Oncologia pela Faculdade de Medicina da Universidade de São Paulo. Coordenadora da Oncologia Clínica do Instituto do Câncer do Estado de São Paulo. Professora Colaboradora da Oncologia da Faculdade de Medicina da Universidade de São Paulo, Departamento de Radiologia e Oncologia.

Maria Ignez Braghiroli - Graduação em Medicina, Universidade Federal da Bahia, UFBA, Brasil (2006). Residência Médica em Clínica Médica pela Universidade de São Paulo, USP, Brasil (2010). Residência Médica em Oncologia Clínica pela Universidade de São Paulo, USP, Brasil.

Mariana Ferreira Leal - Graduação em Biomedicina pela Universidade Federal do Pará (2005). Mestrado em Morfologia/Genética pela Universidade Federal de São Paulo (2007). Doutorado em Morfologia/Genética pela Universidade Federal de São Paulo (2011). Professora Afiliada e Pesquisadora do Departamento de Ortopedia e Traumatologia da Universidade Federal de São Paulo com bolsa e auxílio FAPESP - Jovem Pesquisador.

Mariana Scaranti - Graduação em Medicina pela Faculdade de Medicina de Ribeirão Preto da Universidade de São Paulo. Residência em Clínica Médica pelo Hospital das Clínicas da Faculdade de Medicina da Universidade de São Paulo. Médica Residente de Oncologia Clínica no Instituto do Câncer do Estado de São Paulo.

Marianges Costa - Graduação em Medicina pela Universidade Federal de Santa Catarina (1999). Residência em Clínica Médica pela Universidade Federal de Santa Catarina (2002). Residência em Gastroenterologia pela Universidade Federal de Santa Catarina (2004). Mestrado em Ciências pela Universidade de São Paulo (2008). Doutorado em Ciências pela Universidade de São Paulo (2015). Especialista em Gastroenterologia pela Federação Brasileira de Gastroenterologia (2005).

Marina Pamponet Motta - Graduada em Medicina pela Escola Bahiana de Medicina e Saúde Pública - EBMSP - em 2009. Residência em Clínica Médica pela Faculdade de Medicina da Universidade Federal de São Paulo - UNIFESP. Residência em Gastroenterologia e Hepatologia pela Faculdade de Medicina da Universidade de São Paulo - USP (FMUSP). Ex-Preceptoria da Residência Médica em Gastroenterologia do HC-FMUSP. Ex-Médica Colaboradora do Serviço de Endoscopia do Centro de Diagnóstico em Gastroenterologia HC-FMUSP. Doutoranda em Gastroenterologia pela Faculdade de Medicina da USP. Especialista em Gastroenterologia pela Federação Brasileira de Gastroenterologia. Atual Preceptora do Departamento de Gastroenterologia do HC da Faculdade de Medicina da Universidade Federal da Bahia - UFBa.

Mário Guimarães Pessôa - Assistente-Doutor da Divisão de Gastroenterologia e Hepatologia do Hospital das Clínicas da Faculdade de Medicina da Universidade de São Paulo. Professor de Pós-Graduação do Departamento de Gastroenterologia do Hospital das Clínicas da Faculdade de Medicina da Universidade de São Paulo. Pós-Doutorado na Universidade da Califórnia, São Francisco (UCSF).

Mario Rizzetto - Graduado em Medicina e Cirurgia pela Universidade de Pádua em 1969. Completou estágio em Medicina na Universidade de Torino e, posteriormente, teve uma bolsa de pesquisa em Imunologia na Middlesex Hospital School of Medicina em Londres. Pesquisador visitante no Laboratório de Doenças Infecciosas dos Institutos Nacionais de Saúde, de 1978 a 1979. Professor Assistente de Gastroenterologia do Hospital Moriziano em Torino, em seguida Professor visitante no Laboratório de Doenças Infecciosas na Seção de Hepatites nos Institutos Nacionais de Saúde em Besethda, MD, e no Departamento de Virologia da Georgetown University Medical School, em Rockville, MD. Professor de Gastroenterologia da Universidade de Torino e do Hospital Universitário San Giovani Patista. Contribuições seminais do Professor Rizzetto para a investigação da hepatite culminou com sua descoberta - em 1977 - do antígeno delta (agora conhecido como vírus da hepatite delta ou HDV) e a elucidação do seu papel na hepatite fulminante e crônica. Consultou para várias comissões, como sobre a hepatite e doenças infecciosas, incluindo a Organização Mundial da Saúde e Hepatitis Foundation International.

Matheus Freitas Cardoso de Azevedo - Graduação em Medicina pela Universidade Federal da Bahia (2007). Residência Médica em Clínica Médica pela Santa Casa - SP. Residência em Gastroenterologia pelo Hospital das Clínicas - SP. Título de Especialista em Gastroenterologia. Médico Assistente da Disciplina de Gastroenterologia do Hospital das Clínicas da Universidade de São Paulo.

Michele Soares Gomes Gouvêa - Graduação em Farmácia pela Universidade Federal do Pará (2001). Mestrado em Ciências pela Comissão de Pós-Graduação em Ciências da CCD (2005) e Doutorado em Ciências pela Faculdade de Medicina da Universidade de São Paulo (2014). Pesquisadora desenvolvendo projetos de pesquisa no âmbito das hepatites virais no Laboratório de Gastroenterologia e Hepatologia Tropical "João Alves de Queiroz and Castorina Bittencourt Alves", LIM-07, Instituto de Medicina Tropical - Prédio II, 2º andar - no Departamento de Gastroenterologia da Faculdade de Medicina da Universidade de São Paulo.

Miyuki Uno - Graduação em Farmácia e Bioquímica pela Universidade Federal do Paraná. Doutorado e Pós-Doutorado em Ciências pela Faculdade de Medicina da Universidade de São Paulo. Pesquisadora Científica responsável do Biobanco-USP no Centro de Investigação Translacional em Oncologia do Instituto do Câncer do Estado de São Paulo, ICESP.

Nair Hideko Muto - Graduação em Ciências - Licenciatura e Bacharelado -, Habilitação em Biologia pela Universidade de Mogi das Cruzes (2000). Mestrado em Biologia Celular e Molecular pela Fundação Oswaldo Cruz (2002). Doutorado em Oncologia pela Fundação Antônio Prudente (2007). Trabalha no Laboratório de Técnicas Especiais do Hospital Israelita Albert Einstein.

Nairo Massakazu Sumita - Professor Colaborador da Disciplina de Patologia Clínica da Faculdade de Medicina da Universidade de São Paulo (FMUSP). Diretor do Serviço de Bioquímica Clínica da Divisão de Laboratório Central do Hospital das Clínicas da FMUSP. Assessor Médico em Bioquímica Clínica - Fleury Medicina e Saúde. Diretor Científico da Sociedade Brasileira de Patologia Clínica/ Medicina Laboratorial (SBPC/ML).

Nora Manoukian Forones - Professora Associada Livre-Docente da Disciplina de Gastroenterologia pela Universidade Federal de São Paulo - UNIFESP-EPM.

Paulo Engler Pinto Junior - Médico Assistente do Serviço de Cirurgia Bariátrica e Metabólica do Departamento de Gastroenterologia do Hospital das Clínicas da Faculdade de Medicina da Universidade de São Paulo.

Paulo Marcelo Gehm Hoff - Graduação em Medicina pela Universidade de Brasília (1991). Doutorado e Livre-Docência em Oncologia pela Faculdade de Medicina da Universidade de São Paulo. Residência em Medicina Interna no Jackson Memorial Hospital da Universidade de Miami e fellowship em Hematologia e Oncologia na Universidade do Texas, MD, Anderson Cancer Center em Houston. Ex-Professor Associado e Vice-chefe do Departamento na Universidade do Texas, MD, Anderson Cancer Center. Diretor do Grupo de Câncer Colorretal do National Surgical Adjuvant Bowel and Breast Project (NSABP) e do Southwest Oncology Group (SWOG). Médico e Diretor do Centro de Oncologia do Hospital Sírio-Libanês. Professor Titular da Disciplina de Oncologia do Departamento de Radiologia e Oncologia da Faculdade de Medicina da Universidade de São Paulo. Diretor Geral do Instituto do Câncer de São Paulo, Octávio Frias de Oliveira, da Faculdade de Medicina da Universidade de São Paulo. Presidente da Comissão Científica em Vigilância Sanitária CCVISA - ANVISA. Membro do Conselho Diretor da American Society of

Clinical Oncology (ASCO). Membro do Comitê de Desenvolvimento Profissional - ASCO.

Priscila Daniele Ramos Cirilo - Graduação em Licenciatura Plena em Ciências Biológicas pela Fundação Educacional de Penápolis, Faculdade de Filosofia, Ciências e Letras (2000-2003). Mestrado (2004-2006) e Doutorado (2007-2011) em Ciências Biológicas - Genética pela UNESP - Botucatu. Os projetos desenvolvidos foram na área de Genética Humana e Médica, com ênfase em Oncologia, atuando principalmente nos seguintes temas: epidemiologia molecular, análise de expressão gênica por qRT-PCR e *microarrays*, avaliação de ganhos e perdas genômicas por CGH *array*, análise em sílico e de bioinformática, em doenças como Síndrome do Ovário Policístico, Coriocarcinoma/Doença Trofoblástica e Leiomiomas Uterinos. As atividades foram desenvolvidas na Faculdade de Medicina UNESP Botucatu - SP e no Hospital do Câncer AC Camargo em São Paulo - SP. Pós-Doutorado no Instituto do Câncer do Estado de São Paulo/Faculdade de Medicina da USP em São Paulo no Laboratório de Biologia Celular, Grupo de Adesão Celular e Câncer. Pós-Doutorado sanduíche na University of Texas Health Science Center at San Antonio/Greehey Children's Cancer Research Center. Pesquisadora Sênior do Instituto Hermes Pardini, no Setor de Pesquisa e Desenvolvimento em Belo Horizonte - MG.

Rachel Riechelmann - Oncologista Clínica pela Universidade Federal de São Paulo (UNIFESP). Pós-Graduação *latu sensu* no Hospital Israelita Albert Einstein, Sao Paulo. Pós-Graduação em Pesquisa Clínica em Oncologia como Clinical Research Fellowship, Princess Margaret Hospital, Universidade de Toronto, Canadá. Doutora em Medicina pela UNIFESP em 2010. Oncologista e Pesquisadora do Grupo de Tumores Gastrointestinais e Chefe da Pesquisa Clínica do Instituto do Câncer do Estado de Sao Paulo (ICESP). Diretora Científica do Grupo Brasileiro de Tumores Gastrointestinais (GTG).

Raquel Seruca - Doutorado em Medicina, na Faculdade de Medicina do Porto, Portugal. Líder do Grupo de Genética do Câncer, IPATIMUP, Porto, Portugal. Professora Afiliada da Faculdade de Medicina do Porto, Portugal. Vice-Presidente do IPATIMUP (função: diretor científico).

Renata de Almeida Coudry - Graduação em Medicina pela Faculdade de Medicina de Jundiaí (1988). Residência Médica em Anatomia Patológica pela UNICAMP (1992). Doutorado em Oncologia pela Fundação Antônio Prudente (2005). Realizou Fellowship de três anos em Translational Research no Fox Chase Cancer Center em Filadélfia, EUA. Professora do Curso de Pós-Graduação da Fundação Antônio Prudente. Médica Pesquisadora no Centro de Investigação Translacional em Oncologia do ICESP. Experiência na área de Medicina, com ênfase em Anatomia Patológica e Patologia Molecular.

Roberta Sitnik - Graduação em Ciências Biológicas, Mestrado em Ciências Biológicas (Biologia Genética) e Doutorado em Ciências (Fisiopatologia Experimental) pela Universidade de São Paulo. Coordenadora do Laboratório de Técnicas Especiais do Hospital Israelita Albert Einsten. Experiência na área de Biologia Molecular, com ênfase em Genética Humana e Médica, Virologia e Controle de Qualidade, atuando principalmente nos seguintes temas: hepatite B, genotipagem, técnicas de biologia molecular, sequenciamento de nova geração e carga viral.

Roberto Jun Arai - Graduado em Farmácia Bioquímica pela Universidade Estadual de Londrina. Pós-Graduação IVR - Institute for Virus Research, Universidade de Kyoto (1999). Mestre e Doutor pela Universidade Federal de São Paulo. Gerente do Núcleo de Pesquisa do Instituto do Câncer do Estado de São Paulo da Faculdade de Medicina da Universidade de São Paulo.

Rodrigo Martins Abreu - Graduação em Farmácia pela Faculdade de Farmácia e Bioquímica da Universidade Federal de Juiz de Fora (2008). Pós-Graduação (Aprimoramento e Especialização) em Farmácia Hospitalar - Introdução à Farmácia Clínica no Instituto Central do Hospital das Clínicas da Faculdade de Medicina da Universidade de São Paulo (2010). Mestrado em Ciências (Ciências em Gastroenterologia) pela Faculdade de Medicina da Universidade de São Paulo (2013). Doutorando da Faculdade de Medicina (USP). Farmacêutico da Divisão de Farmácia do HC-FMUSP e Coordenador de Estudo Clínico.

Roger Chammas - Graduação em Medicina (1988) e Doutorado em Ciências Biológicas, Bioquímica (1993) pela Universidade de São Paulo e Instituto Ludwig de Pesquisa sobre o Câncer, em São Paulo. Especializou-se na área de Glicobiologia, na Universidade da Califórnia, San Diego (1994-1997). Ex-Pesquisador visitante do Friedrich-Miescher Institut, Basileia, Suíça (1991); da Harvard School of Public Health, Boston, Estados Unidos (1993); da Universidade Federal de São Paulo, UNIFESP-EPM (1998-1999) e do Moffitt Cancer Reserch Center, Tampa, Estados Unidos (2011-2012). Docente da Faculdade de Medicina da USP desde 2000. Professor Titular de Oncologia (área: Oncologia Básica) desde 2009. Coordena o Centro de Investigação Translacional em Oncologia, Unidade de Pesquisa Básica e Translacional do Instituto do Câncer do Estado de São Paulo, Faculdade de Medicina da Universidade de São Paulo.

Ronaldo Cesar Borges Gryschek - Graduação em Medicina pela Faculdade de Medicina da Universidade de São Paulo (1980). Mestrado em Medicina pela Faculdade de Medicina da Universidade de São Paulo (1990). Doutorado em Medicina pela Faculdade de Medicina da Universidade de São Paulo (1998). Livre-Docência em 2016. Professor Associado-1 (MS-5) do Departamento de Moléstias Infecciosas e Parasitárias da Faculdade de Medicina da Universidade de São Paulo.

Rúbia Anita Ferraz Santana - Graduação em Bacharel em Ciências Biológicas pela Universidade de Mogi das Cruzes (1993). Especialização em Programa de Aprimoramento Profissional pelo Instituto Adolfo Lutz da Secretaria da Saúde Fundap (1997). Mestrado em Ciências Biológicas (Microbiologia) pela Universidade de São Paulo (1998). Biologista do Instituto Adolfo Lutz. Experiência na área de Microbiologia, com ênfase em Microbiologia Aplicada, atuando principalmente nos seguintes temas: HIV-1, subtipos, mulheres, Santos - SP. Coordenadora Técnica dos Laboratórios de Biologia Molecular e Histocompatibilidade do Hospital Israelita Albert Einstein.

Sergio Carlos Nahas - Pós-Graduação em Coloproctologia no St. Mark's Hospital and Academic Institute of London. Professor Livre-Docente pela Disciplina de Coloproctologia pela Faculdade de Medicina da Universidade de São Paulo. Diretor do Serviço de Cirurgia do Cólon e Reto do Hospital das Clínicas (HC) e do Instituto do Câncer do Estado de São Paulo (ICESP) da Faculdade de Medicina da Universidade de São Paulo. Chefe do Serviço da Residência Médica da Disciplina de Coloproctologia da Faculdade de Medicina da Universidade de São Paulo. Médico Cirurgião do Hospital Sírio-Libanês.

Sergio Szachnowicz – Mestre em Cirurgia do Aparelho Digestivo pela Faculdade de Medicina da USP. Médico Assistente do Serviço de Cirurgia do Esôfago da Disciplina de Cirurgia do Aparelho Digestivo do Hospital das Clínicas da FMUSP.

Sonia Román – MSc. PhD. Departamento de Biologia Molecular em Medicina, Hospital Civil de Guadalajara, "Fray Antonio Alcalde", e Centro de Ciências da Saúde da Universidade de Guadalajara, Guadalajara, Jalisco, México. Membro do Sistema Nacional de Pesquisadores (Nível II).

Sueli Mieko Oba-Shinjo – Graduação em Biomedicina pela Universidade Federal de São Paulo (1990). Mestrado em Biologia Molecular pela Universidade Federal de São Paulo (1993). Doutorado em Ciências pela Universidade Federal de São Paulo (1997). Pesquisadora do Laboratório de Biologia Molecular e Celular, Departamento de Neurologia da Faculdade de Medicina da USP. Experiência na área de Biologia Molecular, com ênfase em Tumores do Sistema Nervoso Central, atuando principalmente nos seguintes temas: tumores, Biologia Molecular, Expressão Gênica, Polimorfismo e Mutação.

Suely Kazue Nagahashi Marie – Graduada em Medicina pela Faculdade de Medicina da Universidade de São Paulo/SP (1979). Título de Doutor (1997) e Livre-Docência (2001) em Neurologia pela Universidade de São Paulo. Professora Associada da Universidade de São Paulo e Coordenadora do Laboratório de Biologia Molecular e Celular na Faculdade de Medicina da USP. Tem-se dedicado ao estudo das alterações mitocondriais, quanto às alterações do genoma mitocondrial, número de cópias, modificações do sistema de transcrição e desbalanços do metabolismo oxidativo e fosforilativo em modelos de doenças neurodegenerativas e tumores sólidos.

Suilane Coelho Ribeiro Oliveira – Graduação em Medicina pela Universidade Federal do Piauí (2004). Residência em Clínica Médica pela Universidade Federal de São Paulo (UNIFESP) e em Cancerologia Clínica pela Universidade de São Paulo (FMUSP). Doutora em Ciências pelo Programa de Pós-graduação em Oncologia da FMUSP. Trabalhou como oncologista no Instituto do Câncer do Estado de São Paulo – FMUSP e no Hospital Sírio-Libanês. Professora Efetiva da Faculdade de Ciências Médicas da Universidade Estadual do Piauí (UESPI) e Oncologista da Oncocenter e do Hospital Universitário da UFPI.

Suzane Kioko Ono – Graduação em Medicina pela Universidade Federal do Paraná (1990). Mestrado em Gastroenterologia Clínica pela Universidade de São Paulo (1995). Doutorado em Medicina Interna –Tokyo University (2000). Professora Associada da Universidade de São Paulo.

Tatiane Katsue Furuya Mazzotti – Bacharel em Ciências Biológicas – Modalidade Médica (2008) – pela Universidade Federal de São Paulo (UNIFESP/EPM). Habilitação em Análises Clínicas e Genética. Concluiu o Mestrado em 2011 pela Disciplina de Genética (Departamento de Morfologia e Genética - UNIFESP/EPM). Atua como Especialista em Laboratório da Faculdade de Medicina da USP (LIM24) e do Centro de Investigação Translacional em Oncologia (CTO) do Instituto do Câncer do Estado de São Paulo (ICESP). Atualmente faz Doutorado pelo Programa de Pós-Graduação em Oncologia da FMUSP com orientação do Prof Dr Roger Chammas.

Tiago Donizetti Silva - Graduação em Biologia. Especialista em Patologia Clínica pela Universidade Federal de São Paulo (UNIFESP), Escola Paulista de Medicina (EPM). Pós-Graduação (Stricto Senso - Nível Mestrado) no Departamento de Medicina/Disciplina de Gastroenterologia Clínica da UNIFESP/EPM. Pós-Graduação (Stricto Senso - Nível Doutorado) no Departamento de Medicina pelo programa de Medicina Translacional da UNIFESP/EPM. Integra o quadro de especialistas do Conselho Regional de Biologia, 4ª região, na área de Análises Clínicas. Biólogo Analista Clínico no Laboratório de Análises Clínicas da Santa Casa de Guaxupé. Pesquisador Colaborador no Laboratório de Gastro-Oncologia Molecular da Disciplina de Gastroenterologia da UNIFESP.

Thiago Ferreira de Araújo - Graduação em Ciências Biológicas pela Universidade Federal do Amazonas. Mestrado em Biotecnologia e Recursos Naturais pela Universidade do Estado do Amazonas. Doutorado em Ciências em Gastroenterologia do Departamento de Gastroenterologia da Faculdade de Medicina da Universidade de São Paulo.

Tomás Navarro Rodriguez - Professor Livre-Docente do Departamento de Gastroenterologia da Faculdade de Medicina da Universidade de São Paulo.

Ulysses Ribeiro Jr - Graduação em Medicina pela Universidade Federal do Paraná (1986). Residência em Cirurgia Geral e do Aparelho Digestivo no Hospital das Clínicas da Faculdade de Medicina da Universidade de São Paulo (1987 a 1991). Mestrado e Doutorado em Cirurgia do Aparelho Digestivo pelo Departamento de Gastroenterologia da Faculdade de Medicina da Universidade de São Paulo (1994 e 1998). "Research Fellow" do Departamento de Cirurgia da Universidade de Pittsburgh, PA, EUA (1992 a 1996). Professor Livre- Docente em Cirurgia do Aparelho Digestivo do Departamento de Gastroenterologia da Faculdade de Medicina da Universidade de São Paulo (2002). Professor Associado de Cirurgia do Aparelho Digestivo, Departamento de Gastroenterologia da Faculdade de Medicina da Universidade de São Paulo (2009). Participou ativamente das atividades do LIM 50 da FMUSP, desenvolvendo estudos de imuno-histoquímica e biologia molecular para o diagnóstico, associação com os estádios dos tumores digestivos e carcinogênese. Médico Assistente Doutor do Serviço de Cirurgia do Esôfago do Hospital das Clínicas da Faculdade de Medicina da Universidade de São Paulo (2005 a 2009). Coordenador Cirúrgico do Instituto do Câncer do Estado de São Paulo - Octávio Frias de Oliveira do Hospital das Clínicas da Faculdade de Medicina da Universidade de São Paulo, ICESP-HC-FMUSP (2012 a 2016). Coordenador da Equipe de Cirurgia do Aparelho Digestivo do Instituto do Câncer do Estado de São Paulo - Octávio Frias de Oliveira do Hospital das Clínicas da Faculdade de Medicina da Universidade de São Paulo, ICESP-HC-FMUSP (2011 a 2016). Chefe do Centro Cirúrgico do Instituto do Câncer do Estado de São Paulo - Octávio Frias de

Oliveira do Hospital das Clínicas da Faculdade de Medicina da Universidade de São Paulo, ICESP-HC-FMUSP (2012 a 2016).

Vagner Birk Jeismann - Graduado em Medicina pela Universidade Federal de Santa Maria - UFSM. Residência Médica em Cirurgia Geral no Hospital Nossa Senhora da Conceição, Porto Alegre - RS (2010-2011) e em Cirurgia do Aparelho Digestivo no Hospital das Clínicas da Faculdade de Medicina da Universidade de São Paulo (2012-2013). Especialização em Cirurgia do Fígado e Hipertensão Portal - Hospital das Clínicas da Faculdade de Medicina da USP (2014-2015). Médico Cirurgião de Urgências e Emergências do Instituto do Câncer do Estado de São Paulo. Atua na área de Cirurgia do Aparelho Digestivo, com ênfase em cirurgia hepatobiliopancreática.

Venâncio Avancini Ferreira Alves - Professor Titular, Chefe do Departamento de Patologia da Faculdade de Medicina da Universidade de São Paulo. Sócio-Diretor Técnico do CICAP-Anatomia Patológica do Hospital Alemão Oswaldo Cruz.

Xiaogang Wen - Consultor de Pesquisa sobre Dinâmica Genética das Células do Instituto de Patologia Molecular e Imunologia da Universidade do Porto (IPATIMUP), Porto, Portugal.

Dedicatória

Para

Cida

Ana

Pedro

Uma família de "Médicos de Verdade"

João Renato Rebello Pinho

Dedicatória

Para

Adriana

Lucas

Daniel

Matheus

"Razões de minha existência"

Ulysses Ribeiro Jr

Prefácio

Novos conhecimentos estão crescendo sobre como os genes participam da fisiopatologia das doenças nas áreas da gastroenterologia, hepatologia e oncologia e como vários fatores envolvidos podem modular o início e a progressão para a cronicidade, sendo muito importante que os profissionais que atuam na área da saúde estejam determinados em integrar fatores genéticos através dos conhecimentos adquiridos na medicina genômica à prática médica para prevenir ou tratar as doenças de seus pacientes.

Os Professores João Renato Rebello Pinho e Ulysses Ribeiro Jr, coordenando a Editoria deste livro "Genômica e Marcadores Moleculares em Gastroenterologia e Hepatologia", escrito por autores de reconhecida competência no assunto, oferecem uma obra ímpar em nosso meio, com muita didática e conteúdo atual, importante para o nosso país.

O Departamento de Gastroenterologia da Faculdade de Medicina da Universidade de São Paulo se sente honrado em prefaciar esta publicação.

Flair José Carrilho
Ivan Cecconello
Luiz Augusto Carneiro D'Albuquerque
Professores Titulares do Departamento de Gastroenterologia da Faculdade de Medicina da Universidade de São Paulo.

Apresentação

Este livro pretende suprir a falta de obras literárias sobre o tema na língua portuguesa.

Não conhecemos um livro que vise abordar os diferentes aspectos importantes da Biologia Molecular e da Genômica nas áreas de Gastroenterologia e Hepatologia.

Esta obra aborda de forma muito clara as bases da biologia molecular, iniciando pelos métodos mais comuns utilizados nesta área, com capítulos especiais para o sequenciamento de nova geração e técnicas de imuno-histoquímica e microarranjos teciduais.

Um capítulo sobre a Medicina Genômica e seu uso em gastroenterologia foi escrito por colaboradores mexicanos de nosso grupo, apresentando uma visão bem pessoal e holística desta nova área do conhecimento. Todos os capítulos foram escritos por profissionais conhecidos e altamente capacitados nas suas áreas de atuação.

Temas de interesse gerais, mas com impacto importante nas áreas de gastroenterologia e hepatologia, são abordados nos capítulos subsequentes sobre a situação das pesquisas clínicas em nosso país; as práticas de biossegurança em laboratórios de gastroenterologia; modelos experimentais para estudo da carcinogênese, sobre a organização de biobancos e sobre o complexo principal de histocompatibilidade.

Os capítulos seguintes tratam das principais doenças infecciosas de importância nas áreas de gastroenterologia e hepatologia. Diferentes profissionais renomados da Universidade de São Paulo e do Instituto Evandro Chagas escreveram capítulos descrevendo os aspectos básicos e clínicos das hepatites virais.

As principais doenças parasitárias do sistema digestivo e do fígado, as doenças metabólicas e imunológicas, as diferentes neoplasias que ocorrem no sistema digestivo e no fígado e, finalmente, os aspectos gerais de aconselhamento genético e tratamento das doenças oncológicas são assuntos expostos nos capítulos subsequentes.

Portanto, almejamos que este livro seja um guia para aqueles que estudam Gastroenterologia e Hepatologia e pretendem se aprofundar nos mecanismos básicos das doenças, com algumas partes importantes dos aspectos clínicos, cirúrgicos e epidemiológicos mais relevantes. Será útil para os profissionais que queiram se atualizar na área, para estudantes de pós-graduação e mesmo para aqueles estudantes de graduação que pretendam ter uma visão mais aprofundada sobre estes assuntos.

João Renato Rebello Pinho

Ulysses Ribeiro Jr

Conteúdo

CAPÍTULO 43

CAPÍTULO 44

Capítulo 1

Bases da Biologia Molecular

Tatiane Katsue Furuya Mazzotti
Mariana Ferreira Leal
Priscila Daniele Ramos Cirilo
Roger Chammas

INTRODUÇÃO

A vida só é possível dada a capacidade que as células possuem de se replicar e transmitir sua informação genética para as descendentes de forma estruturada e organizada por meio da divisão celular. A célula é uma unidade funcional presente em todos os seres vivos, que armazena dentro de seu núcleo a informação hereditária na forma de um código linearmente distribuído em uma molécula conhecida como ácido desoxirribonucleico (DNA), que reúne o conjunto de instruções para criar um organismo.

Genoma é todo o conteúdo genético de uma célula ou organismo, que é organizado na forma de sequências de DNA. Essa informação contida na sequência de DNA é, por sua vez, dividida em porções conhecidas como genes. Dessa forma, o gene é a unidade funcional hereditária. Cada gene é uma sequência de DNA capaz de codificar um produto funcional. O genoma humano contém cerca de 25.000 genes que carregam toda a informação necessária para a formação da vida, da embriogênese ao processo de reprodução.

De modo geral, todas as células de um organismo apresentam o mesmo genoma. No entanto, a decodificação da informação contida no DNA (expressão gênica) varia com o tipo de célula e tecido, com o momento do ciclo celular, em resposta a fatores intrínsecos e extrínsecos (fatores ambientais) e, consequentemente, em células/tecidos afetados em uma doença, como o câncer, por exemplo.

Todas as funções vitais retomam o conteúdo informativo do genoma, porém desvendar esse código é uma tarefa muito complexa. Nesse contexto, a Biologia Molecular permite compreender como os seres vivos são formados com base no genoma que os codifica, como ele representa, armazena, distribui, transforma e como é possível analisar a regulação de toda essa informação genética. Assim, a Biologia Molecular é o estudo da vida em escalas moleculares.

MATERIAL GENÉTICO

Em meados do século XX, demonstrou-se que a informação hereditária era transmitida por ácidos nucleicos. Existem dois tipos de ácidos nucleicos: o DNA e o ácido ribonucleico (RNA). Essas moléculas são polímeros, cujas unidades básicas são os nucleotídeos. Cada nucleotídeo é constituído de um radical fosfato, de um açúcar e de uma base nitrogenada (Figura 1.1).

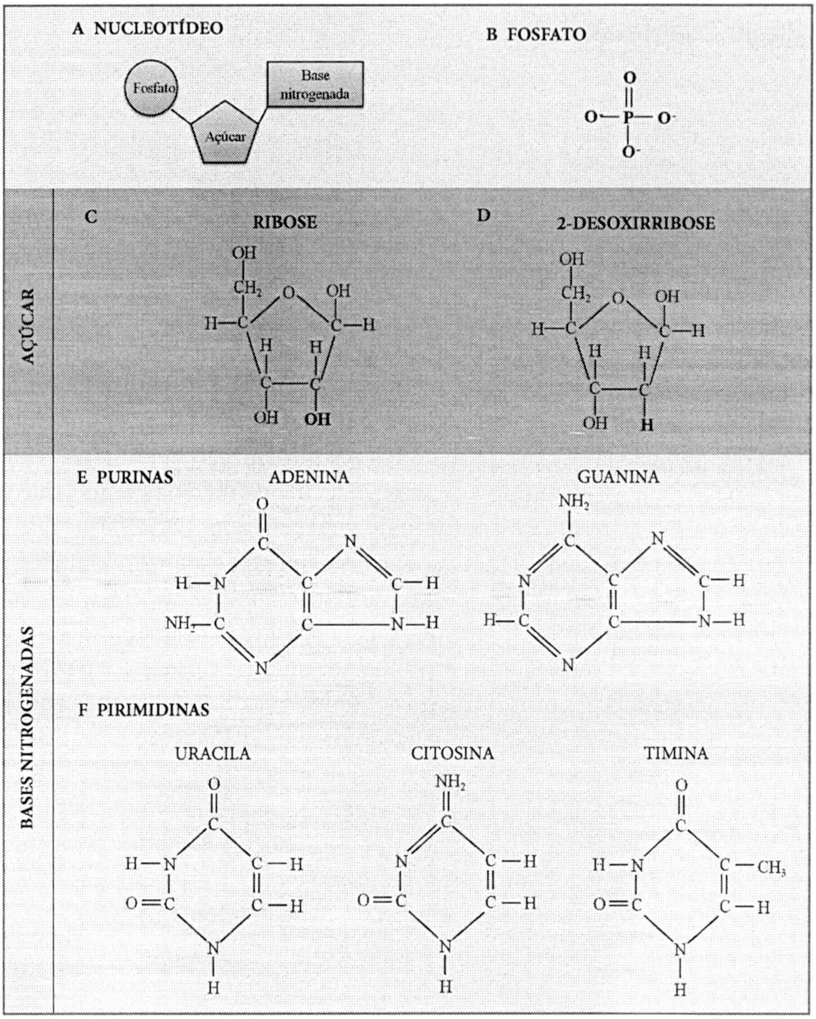

FIGURA 1.1 – Estrutura química de nucleotídeos. Os nucleotídeos (**A**) são formados por um grupo fosfato (**B**), um açúcar e uma base nitrogenada. O açúcar pode ser uma ribose no RNA **(C)** ou uma 2-desoxirribose no DNA (**D**). As bases nitrogenadas são divididas em purinas (**E**) e pirimidinas (**F**), sendo que a timina é uma base específica do DNA, e a uracila, uma base específica do RNA.

No DNA, o açúcar é uma desoxirribose, e no RNA, uma ribose. Na sequência de ácidos nucleicos, o açúcar e o fosfato alternam-se. O carbono 3' da molécula de açúcar é ligado ao grupo fosfato que se liga ao carbono 5' do açúcar seguinte. Essa ligação é do tipo covalente e é chamada de ligação fosfodiéster. A sequência dessas moléculas, por convenção, é lida no sentido 5'–3', em que há um grupo fosfato na extremidade 5' e um açúcar na extremidade 3'.

As bases nitrogenadas são moléculas heterocíclicas, em que os anéis contêm átomos de carbono e nitrogênio. Existem quatro tipos de base nitrogenada no DNA: duas purinas (um anel heterocíclico) - adenina (A) e guanina (G); e duas pirimidinas (dois anéis heterocíclicos ligados) - citosina (C) e timina (T). No RNA, também há quatro tipos de bases nitrogenadas, porém a base T é substituída pela base pirimídica uracila (U). Os nucleotídeos são, assim, diferenciados somente pelas bases nitrogenadas.

O material genético é o DNA*. O modelo tridimensional do DNA, descrito em 1953 por Watson e Crick, mostrou que o DNA consiste de duas cadeias de polinucleotídeos, posicionadas em sentidos opostos (antiparalelas), que são fracamente ligadas e formam uma hélice em espiral (em geral, com um giro para a direita) em que os açúcares e fosfatos se posicionam na parte externa, e as bases nitrogenadas, no interior. A ligação entre as duas cadeias polinucleotídicas do DNA ocorre devido à formação de pontes de hidrogênio entre pares de bases nitrogenadas de cadeias opostas. Esse pareamento é específico: as bases A formam duas pontes de hidrogênio com as bases T da cadeia oposta, e as bases G, três pontes de hidrogênio com as bases C da cadeia oposta (Figura 1.2). Com isso, conhecendo a sequência de uma fita de DNA, é possível determinar a sequência da fita complementar.

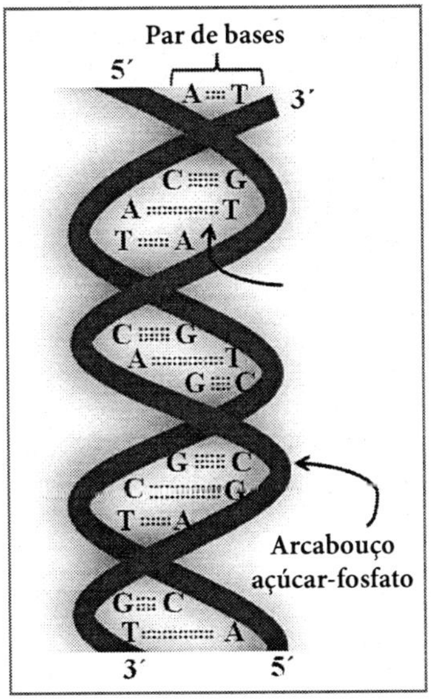

FIGURA 1.2 – Dupla-hélice de DNA. Duas cadeias de nucleotídeos, em sentidos opostos, formam uma hélice em espiral em que os açúcares e fosfatos se posicionam na parte externa e as bases nitrogenadas no interior. As duas cadeias são fracamente ligadas por meio do pareamento específico de bases nitrogenadas.

* Com exceção de alguns vírus, que possuem o RNA (fita simples ou dupla) como material genético.

Ao contrário do DNA, que é sempre organizado em fita dupla, o RNA apresenta-se na maioria das vezes como fita simples*, permitindo que essa molécula se dobre de diferentes formas. Nessa molécula, bases A, C e G mantêm o mesmo padrão de complementaridade observado no DNA. No entanto, no RNA, a base U pareia com a base A e, ocasionalmente, pode parear-se com a base G.

Implicações da estrutura tridimensional do DNA

A determinação da estrutura do DNA foi essencial para a compreensão de processos genéticos fundamentais, como: 1. armazenamento das instruções genéticas em um código de bases, a única parte variável da molécula; 2. a capacidade de ser replicado de maneira fidedigna durante o processo de divisão celular e gametogênese, pois, como será descrito posteriormente, cada fita de uma molécula de DNA serve como molde para a síntese de uma nova fita seguindo um modelo de complementaridade entre as bases; 3. as informações contidas no DNA podem ser decodificadas em um produto funcional. Para expressar as informações contidas em genes, a informação contida em uma sequência de DNA é transferida para outro ácido nucleico, o RNA, em um processo denominado de transcrição. O termo transcrição é bem apropriado, pois a informação genética é transmitida entre duas moléculas diferentes de ácidos nucleicos. A informação contida em uma sequência de RNA pode ser usada para formar uma proteína, em um processo denominado de tradução. Assim, a informação contida em uma sequência de nucleotídeos é traduzida em uma nova linguagem, a linguagem dos aminoácidos que, como também será descrito posteriormente, são as unidades básicas das proteínas. A maioria das funções biológicas do corpo humano é realizada por proteínas, que é o produto final responsável pelo fenótipo (características observáveis) celular. Esse modelo de decodificação das informações genéticas, no qual as informações contidas no DNA passam para as proteínas em uma via unidirecional, ficou conhecido como o "Dogma Central da Biologia Molecular" (Figura 1.3)[1]. Como será mais detalhadamente apresentado ao longo deste capítulo, o processo de expressão gênica é muito mais complexo.

ORGANIZAÇÃO DO GENOMA HUMANO

Em eucariotos superiores, o DNA é localizado no núcleo celular e nas mitocôndrias. No núcleo, o genoma é organizado em estruturas lineares chamadas cromossomos. O cariótipo humano – conjunto de cromossomos de um genoma – é composto de 46 cromossomos (com exceção das células germinativas, os gametas). São 22 pares de cromossomos autossomos (cromossomos nucleares diferentes dos sexuais) e dois cromossomos sexuais X e Y. Assim, os seres humanos são seres diploides – seres com dois conjuntos de cada cromossomo (dois conjuntos haploides). Cada cromossomo corres-

---

* Com exceção de alguns vírus, que possuem o RNA (fita simples ou dupla) como material genético.

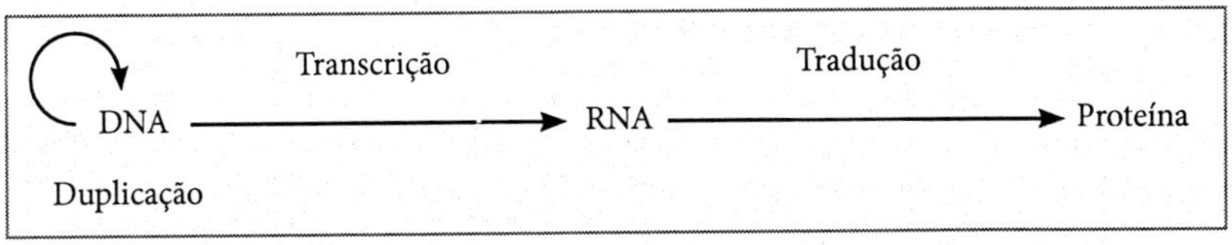

FIGURA 1.3 – O Dogma Central da Biologia Molecular. Em 1958, Francis Crick descreveu o modelo clássico do dogma central, que foi revisitado por James Watson em 1965. De acordo com o modelo, a informação genética é transferida do DNA para outra classe de moléculas, o RNA, que, em seguida, servem como moldes para a produção de proteína. As setas indicam a direção da transferência da informação genética: a seta que rodeia o DNA representa um modelo de autorreplicação, a seta entre o DNA e o RNA indica que todas as moléculas de RNA são produzidas baseadas na informação contida no DNA. As duas últimas setas são unidirecionais, ou seja, as sequências de proteína não servem como moldes para a sequência de RNA e, de igual modo, o RNA não atua como um molde para a formação de DNA.

ponde a uma molécula de DNA que possui genes organizados de maneira linear. A maioria dos genes possui duas cópias, chamadas alelos. Uma das cópias dos genes é de origem paterna (alelo paterno), e outra cópia, de origem materna (alelo materno).

No entanto, os cromossomos não são formados somente com a dupla-hélice de DNA. No núcleo das células, o DNA é armazenado como cromatina, na qual a dupla-hélice de DNA está associada a um conjunto de proteínas básicas, chamadas histonas, e de diferentes proteínas não histônicas (Figura 1.4). O grau de compactação da cromatina varia de acordo com o processo de divisão celular e de transcrição gênica.

A unidade básica da cromatina são os nucleossomos. Os nucleossomos são formados por um octâmero de histonas (duas de cada histona H2A, H2B, H3 e H4), ao redor do qual um segmento da dupla-hélice de DNA está enrolado. São 147 pares de bases (pb; contados de acordo com o número de nucleotídeos pareados) de DNA que dão 1,7 volta ao redor do octâmero de histonas. Os nucleossomos são separados uns dos outros por cerca de 20 a 60pb. Uma quinta histona, H1, liga-se à região entre os nucleossomos

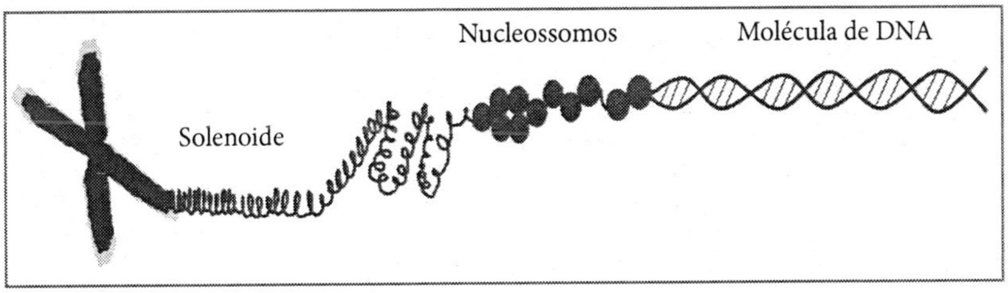

FIGURA 1.4 – Empacotamento do DNA nos cromossomos. A molécula de DNA é condensada em nucleossomos que são ainda mais condensados em solenoides. A formação de alças secundárias do solenoide confere maior compactação da cromatina. Na fase de metáfase do ciclo celular, os cromossomos atingem a compactação máxima.

e promove seu dobramento, formando uma estrutura mais condensada chamada solenoide. Com a associação de um grupo heterogêneo (e menos compreendido) de proteínas não histônicas, os solenoides formam alças secundárias, aumentando o grau de compactação da cromatina.

A associação do DNA às proteínas cromossômicas é reversível. Diferentes proteínas não histônicas e modificações químicas nas proteínas histonas são capazes de reduzir a ligação do DNA às histonas, alterando a compactação da cromatina e permitindo que a cadeia de DNA seja reconhecida por diferentes fatores reguladores da expressão gênica. Por outro lado, durante o ciclo celular, os cromossomos passam por um estágio ordenado de condensação. Na fase da divisão celular chamada metáfase, os cromossomos atingem um grau de compactação máxima. Nessa fase, assim como na fase anterior (prometáfase), os cromossomos são visíveis ao microscópio óptico.

Ao contrário do DNA nuclear, o DNA mitocondrial é circular. O genoma mitocondrial é compacto e nos humanos possui apenas 37 genes. Cada mitocôndria pode ter várias cópias de DNA circular. O genoma mitocondrial é proveniente dos ovócitos (gameta haploide feminino), pois o espermatozoide (gameta haploide masculino) contribui somente com o genoma nuclear durante a formação do zigoto – célula diploide formada pela união dos gametas haploides masculino e feminino. Assim, o genoma mitocondrial tem origem exclusivamente materna.

REPLICAÇÃO DO DNA

Para que as células sejam capazes de copiar e transmitir sua informação genética para as gerações seguintes de maneira fidedigna, existe um mecanismo conhecido como replicação. Esse processo ocorre de forma semiconservativa, em que a fita parental serve como molde para a síntese de duas novas fitas-filha e cada nova fita dupla carrega uma fita parental original. Esse processo é complexo e deve ocorrer de maneira precisa, com várias proteínas atuando em conjunto para atrair uma maquinaria enzimática, de modo coordenado na forquilha de replicação, região ativa na síntese de DNA (Figura 1.5).

Após a descoberta da DNA polimerase, enzima capaz de adicionar novos nucleotídeos à fita molde, foi possível compreender melhor os mecanismos que ocorrem durante a replicação, além de tornar-se viável uma técnica-chave em Biologia Molecular, que simula a replicação *in vitro*: a reação em cadeia da polimerase (PCR).

No processo de replicação, inicialmente, a DNA helicase desenrola a dupla-fita de DNA parental para que a DNA polimerase tenha acesso e inicie a polimerização. O processo de polimerização ocorre sempre no sentido 5'–3', adicionando desoxirribonucleotídeos 5'-trifosfatados (dNTP) no grupamento 3'-OH da cadeia nascente. Nesse momento, a topoisomerase atua impedindo a torção da fita e catalisando a quebra e a junção das fitas de DNA. Adicionalmente, proteínas se ligam e estabilizam a estrutura da fita simples de DNA (SSBP, do inglês, *single stranded DNA-binding protein*).

Uma das fitas é sintetizada de forma contínua (fita de síntese contínua), com nucleotídeos sendo adicionados na extremidade 3'-OH livre, sempre complementar à fita

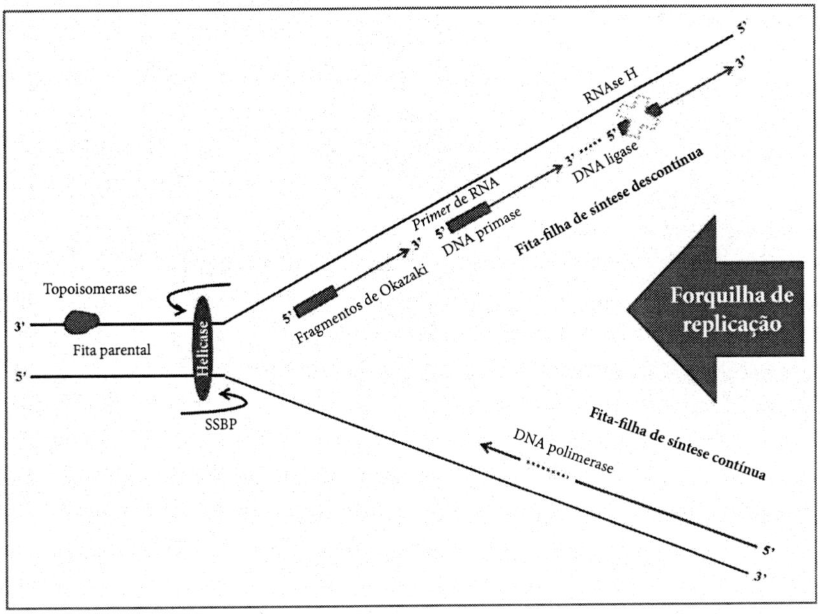

FIGURA 1.5 – Replicação do DNA. A polimerização das novas fitas-filhas de DNA é catalisada pela DNA polimerase. As helicases desenrolam as duas fitas de DNA parentais, que são estabilizadas por proteínas de ligação ao DNA fita simples, conhecidas como SSBP (do inglês, *single stranded DNA-binding protein*). A topoisomerase atua impedindo a torção da fita e catalisando a quebra e junção das fitas de DNA. A síntese da fita contínua ocorre no sentido da forquilha de replicação, de modo ininterrupto. A fita descontínua é sintetizada em pequenos pedaços, conhecidos como fragmentos de Okazaki, na direção contrária da forquilha. Esses fragmentos são iniciados por *primers* de RNA (sintetizados pela DNA primase) que serão posteriormente removidos pela ação da RNAse H e ligados pela DNA ligase.

molde, de acordo com o pareamento entre bases nitrogenadas (A-T e C-G). Simultaneamente, a síntese da outra fita (fita de síntese descontínua) ocorre no sentido inverso em pequenos pedaços descontínuos chamados fragmentos de Okazaki, em homenagem ao pesquisador que os observou pela primeira vez. Nessa fita, existe a atuação da DNA primase, capaz de sintetizar oligonucleotídeos iniciadores (*primers*) de RNA que servem como ponto de partida para a DNA polimerase, que não é capaz de iniciar a síntese a partir de dNTP livres, e a polimerização continua até que essa enzima encontre um novo *primer* de RNA. Esses *primers* são posteriormente removidos do fragmento de Okazaki pela RNAse H, substituídos por DNA, e a ligação entre as sequências recém-sintetizadas é feita pela ação da ligase.

A DNA polimerase também possui uma função exonuclease 3'-5' e é capaz de reconhecer e remover uma base erroneamente adicionada à nova sequência. Caso o erro da replicação persista, ainda existem mecanismos de reparo capazes de corrigi-lo antes que seja propagado para as células descendentes. Caso o erro persista, pode haver consequências graves na célula, como a fixação de mutações que podem induzir ao desenvolvimento de câncer.

Nos seres eucarióticos, a replicação ocorre simultaneamente em locais conhecidos como origens de replicação. Essas regiões ocorrem de maneira espaçada pelo genoma e são os locais reconhecidos das enzimas responsáveis pelo início da replicação.

As porções finais dos cromossomos são compostas por sequências repetitivas lineares chamadas de telômeros. Os telômeros são replicados e mantidos pela telomerase, uma enzima que possui papel fundamental na estabilidade e na integridade cromossômica e, consequentemente, na sobrevida celular. A telomerase é uma transcriptase reversa que não tem necessidade de uma fita molde de DNA, mas carrega consigo uma fita de RNA molde.

RECOMBINAÇÃO DO DNA

Embora o processo de replicação seja fidedigno e haja mecanismos eficientes de reparo, a informação genética não pode ser estática. A variabilidade genética faz parte do processo evolutivo e ela só é possível porque os genes conseguem ser rearranjados e combinados de forma diferente antes de serem passados para gerações seguintes (Figura 1.6).

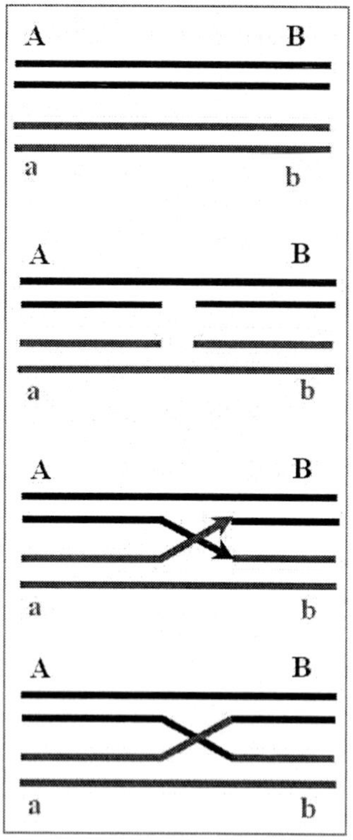

FIGURA 1.6 – Recombinação homóloga do DNA. Em ambas as fitas parentais, os cortes ocorrem na mesma posição. Essas fitas cortadas são, então, trocadas, levando em consideração a complementaridade de bases.

Como descrito anteriormente, os seres humanos possuem 23 pares de cromossomos homólogos, ou seja, albergam os mesmos genes na mesma sequência, sendo que um membro de cada par cromossômico é herdado do pai e outro da mãe, e, portanto, a informação genética é semelhante. A recombinação homóloga – recombinação de DNA que ocorre entre sequências de cromossomos homólogos – não altera a posição dos genes no genoma e acontece durante a meiose, no momento em que os cromossomos homólogos estão pareados. Nesse processo de recombinação, ocorre a quebra das fitas de DNA nos mesmos pontos de cromossomos homólogos, seguida da junção precisa dos fragmentos do DNA, permitindo a troca de partes (*crossing-over*) e origem de uma molécula híbrida, com materiais materno e paterno. Durante esse processo, genes muito próximos fisicamente tendem a estar ligados (dizemos que se encontram em desequilíbrio de ligação) e são segregados em conjunto, sem sofrer recombinação.

A recombinação que não envolve sequências homólogas é chamada de recombinação sítio-específica e pode alterar a informação genética. Esse processo ocorre em regiões com pequena parcela de homologia entre as sequências, em que proteínas reconhecem sequências alvos específicas não baseadas na complementaridade. Um exemplo desse tipo de recombinação ocorre entre os genes para as cadeias leves e pesadas das imunoglobulinas, protegendo o organismo contra diferentes antígenos.

Outro tipo de evento em que uma sequência de DNA se move de uma região à outra, sem homologia, é chamado transposição. Esses são elementos transponíveis de DNA (*transposons*) ou que se movem por meio de intermediários de RNA (*retrotransposons*) pela ação das transposases para diferentes regiões do genoma, sem replicar seu material genético. Esses elementos podem participar de rearranjos gênicos, contribuindo para a evolução e diversidade genéticas.

REPARO DO DNA

Os danos ao DNA podem ocorrer por meio de agentes mutagênicos endógenos – como, por exemplo, com o metabolismo celular e a geração de espécies reativas de oxigênio (ROS, do inglês, *reactive oxygen species*) – ou exógenos, que podem ser físicos – como radiação ultravioleta (UV), radiação ionizante e temperatura – ou químicos. Para tal, existem as vias de reparo que são capazes de reparar os mais diversos tipos de dano ao DNA (Figura 1.7).

Na classe de reparos por reversão direta, a fotorreativação ocorre por ação da fotoliase que utiliza a energia da luz para reconhecer, ligar-se e regenerar os dímeros de pirimidina induzidos por luz UV. Além desse mecanismo, também há o reparo de bases alquiladas, formadas por agentes alquilantes com ação de uma alquiltransferase, que remove e transfere o grupamento metil da guanina, altamente mutagênico, inativando-o. Em ambos os casos, a base é reparada sem necessidade de removê-la do DNA.

Entre os reparos por excisão, a via de reparo por excisão de base (BER, do inglês, *base excison repair*) reconhece e remove a base errada com a ação das DNA-glicosilases. Posteriormente, os sítios AP (apurínicos ou apirimídicos) sofrem ação das AP nuclea-

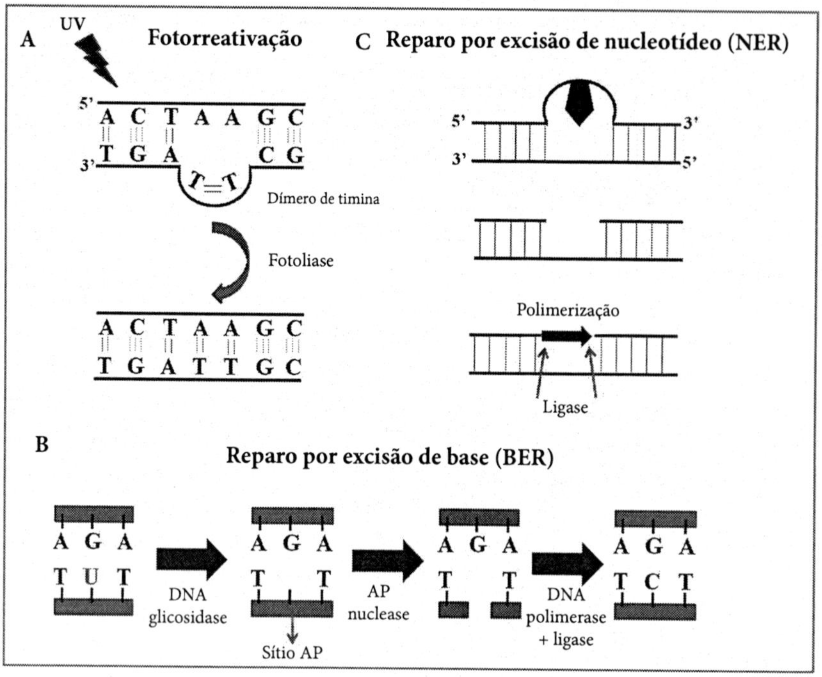

FIGURA 1.7 – Reparo do DNA. A) Reparação por fotorreativação. Dímeros de timina induzidos por UV podem ser reparados pela ação da enzima fotoliase, que utiliza a energia da luz para reconhecer, ligar e regenerar os dímeros de pirimidina induzidos por luz UV. **B**) Reparo por excisão de base (BER). A DNA glicosidase remove a base errada, gerando sítios apirimídicos ou apurínicos (AP). Esses sítios sofrem ação da endonuclease AP que reconhece e cliva a cadeia em regiões adjacentes à base perdida, e a lacuna é, posteriormente, preenchida pela DNA polimerase e ligada novamente pela DNA ligase. **C**) Reparo por excisão de nucleotídeo (NER). O DNA lesado é identificado, ocorre incisão e liberação do segmento lesionado, com preenchimento do espaço (utilizando a fita íntegra como molde) e posterior ligação pela DNA ligase.

ses, que reconhecem e clivam a cadeia em regiões adjacentes à base perdida e a lacuna é, posteriormente, preenchida pela DNA polimerase e ligada novamente pela DNA ligase. Já na via de reparo por excisão de nucleotídeos (NER, do inglês, *nucleotide excision repair*), um complexo multienzimático reconhece a lesão, ocorre a incisão e a liberação do segmento lesionado, com preenchimento do espaço (utilizando a fita íntegra como molde) e posterior ligação do DNA.

O reparo de mau pareamento permite o reparo de erros gerados na replicação e que não foram detectados pela DNA polimerase. Em *E. coli*, três proteínas (Mut L, S e H) colaboram para a detecção e remoção de bases mal pareadas da fita recém-sintetizada. Nesse processo, a fita recém-sintetizada é diferenciada da fita parental pela ausência de metilação nas sequências de GATC próximas. Já em mamíferos, a fita recém-sintetizada e que necessita de reparos é reconhecida pela presença de quebras únicas na fita de

DNA. Mutações em genes do sistema de reparo de mau pareamento em humanos (homólogos a Mut) são responsáveis por grande parte dos casos descritos de câncer colorretal hereditário sem polipose, por exemplo.

Como último recurso para o reparo de danos no DNA, a célula utiliza o sistema de reparo sujeito a erros, no qual qualquer uma das quatro bases é inserida aleatoriamente no local lesado e, assim, permite a continuidade do processo de replicação. Como nesse caso a informação de uma fita molde não é usada, esse mecanismo de reparo pode também ser causador de uma mutação, já que o risco de introduzir uma base incorreta na cadeia é grande.

Nos casos em que não há quebra somente das duas fitas de DNA, outros mecanismos de reparo entram em ação. No reparo por união de extremidades não homólogas, há maior possibilidade de erro, pois ocorre justaposição, recombinação e união das fitas de DNA quebradas, mesmo que alguns nucleotídeos tenham sido perdidos. Já o reparo por recombinação homóloga é mais preciso e ocorre na ausência de uma fita molde intacta, em que a informação da região danificada é recuperada utilizando a fita do cromossomo homólogo como molde, mesmo após a replicação. Dessa forma, a recombinação não é importante somente para a geração da diversidade genética, mas também para o reparo do DNA.

É possível observar que existe uma complexa maquinaria celular preparada para manter a integridade da informação genética. Dependendo, por exemplo, da intensidade dos danos, dos genes envolvidos e do tamanho da lesão, a célula pode entrar em senescência ou em apoptose (morte programada) caso não ocorra reparo das cadeias de DNA. Em último caso, se um erro ou mutação for propagado, pode contribuir para o desenvolvimento de um processo neoplásico.

DO DNA À PROTEÍNA

O modelo conhecido como o "Dogma Central da Biologia Molecular" postula que a transferência de informação genética ocorre a partir dos ácidos nucleicos para a proteína, porém o oposto não é verdadeiro. As principais bases da transferência da informação genética são: 1. existem 20 resíduos (aminoácidos) nos quais sua disposição em determinada estrutura proteica é ditada pela sequência de bases no DNA; 2. a conformação tridimensional de uma proteína é determinada pela sua sequência de aminoácidos; 3. a síntese de proteínas é sequencial e em sentido único; e 4. moléculas intermediárias, conhecidas como RNA mensageiro (RNAm), medeiam a formação da proteína (ver Figura 1.3).

ESTRUTURA DOS GENES

Como dito anteriormente, cada gene é composto por uma sequência de DNA que é capaz de codificar um produto funcional. Esse produto pode ser um RNA envolvido na maquinaria de transcrição ou na regulação da expressão gênica. O produto funcional também pode ser uma proteína, que é traduzida a partir do RNAm. Dessa forma, todos os genes são transcritos, porém nem todo gene é traduzido.

Um gene é composto por sequências de DNA que serão transcritas e também por regiões reguladoras do processo de transcrição (Figura 1.8). No caso de genes que codificam proteínas, nem toda sequência do transcrito primário está presente no RNAm maduro que vai ao citoplasma, onde ocorre o processo de tradução. De modo geral, vários genes humanos são descontínuos e formados por regiões codificadoras (éxons) e regiões interpostas não codificadoras (íntrons). As sequências intrônicas são removidas, e as sequências exônicas, unidas para formar a sequência molde para a síntese de proteínas.

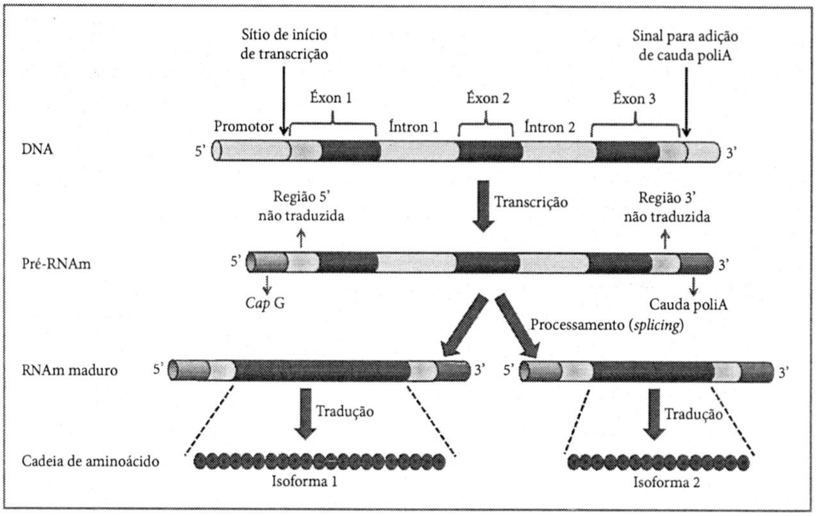

FIGURA 1.8 – Estrutura típica de um gene. O gene contém regiões que são traduzidas (éxons) e regiões não traduzidas (íntrons). Na extremidade 5' de cada gene, há um promotor, que é responsável por determinar o local de início da sequência a ser transcrita. Já na extremidade 3', existem sinais para a adição da cauda poliA. As sequências intrônicas são removidas no RNAm maduro, e as sequências exônicas, combinadas para formar a sequência molde para a síntese de proteínas. Várias combinações de éxons podem gerar isoformas diferentes de proteínas.

Sequências nucleotídicas que funcionam como sinais para o início e a parada do processo de transcrição também fazem parte de um gene. Na extremidade 5' de cada gene, há sequências reguladoras, chamadas promotores, que são responsáveis por determinar o local de início da sequência a ser transcrita. Já na extremidade 3' existem sinais para a adição de uma sequência de adenosinas na extremidade do RNAm maduro, chamada cauda poliA.

Convém ressaltar que outras sequências reguladoras podem estar situadas longe das sequências transcritas, como, por exemplo, os acentuadores, os silenciadores e regiões de controle de *locus*. Dessa forma, o conceito de gene não deve ser limitado a sua estrutura. Esse conceito, ainda não muito bem definido, deve considerar a função de sequências de DNA no processo de expressão gênica.

Processos de transcrição e processamento do RNA

Diferentemente do DNA, a estrutura de fita simples do RNA permite que essa molécula se dobre de diferentes formas e, com isso, desempenhe várias funções estruturais e catalíticas. Apesar de o RNAm ser a molécula intermediária no processo de expressão gênica, apenas 1,5% do genoma humano gera transcritos que executam essa função. A maior parte dos transcritos do genoma é representada por outros tipos de RNA (Quadro 1.1).

QUADRO 1.1 – Principais tipos e funções de RNA produzidos nas células.

Tipo de RNA	Sigla	Função
RNA mensageiro	RNAm	Codifica a proteína
RNA ribossômico	RNAr	Forma a estrutura básica do ribossomo e catalisa a síntese proteica
RNA transportador	RNAt	Elemento essencial para a síntese proteica, funcionando como adaptadores entre o RNAm e os aminoácidos
Pequeno RNA nuclear (*small nuclear RNA*)	snRNA	Atua em uma série de processos nucleares, incluindo o *splicing* do pré-RNAm
Pequeno RNA nucleolar (*small nucleolar RNA*)	snoRNA	Atua no processamento e modificação química do RNAr
microRNA	miRNA	Regula a expressão gênica por meio do bloqueio da tradução
Pequeno RNA interferente	siRNA	Regula a expressão gênica por meio da degradação direta do RNAm e pelo estabelecimento de estruturas de cromatina compacta
Outros RNAs não codificantes		Atuam em diversos processos celulares, incluindo a síntese de telômeros, a inativação do cromossomo X e o transporte de proteínas para o retículo endoplasmático

O processo de transcrição e processamento do RNA é complexo e envolve muitas etapas (Figura 1.9). Primeiramente, proteínas que atuam como ativadoras transcricionais (fatores de transcrição) reconhecem sequências específicas do DNA e atraem a

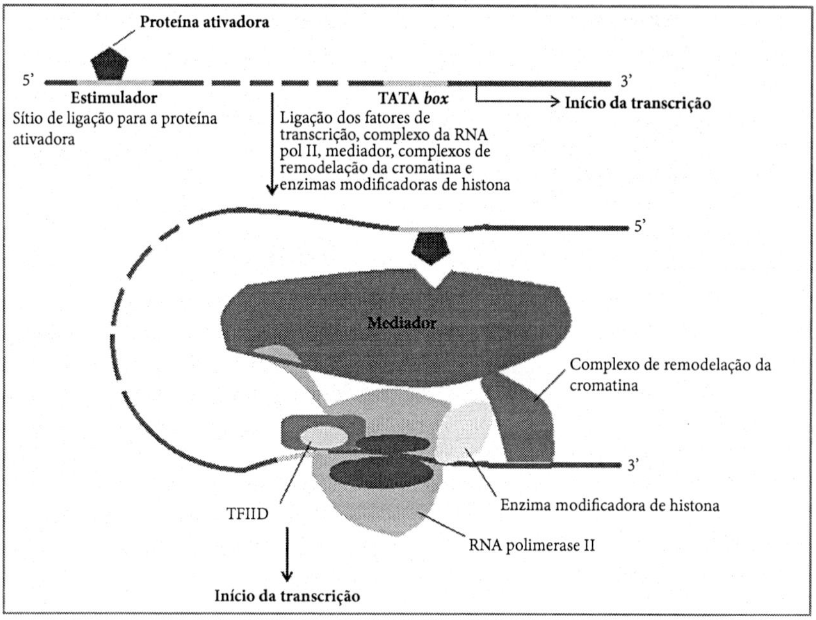

FIGURA 1.9 – Principais etapas da transcrição. O início da transcrição nas células eucarióticas necessita da presença de proteínas ativadoras transcricionais. Essas proteínas reconhecem sequências específicas no DNA e auxiliam a RNA polimerase II, os fatores de transcrição e o mediador a associarem-se na região promotora do gene. Além disso, nesse local são atraídos complexos remodeladores de cromatina e dependentes de ATP e acetilases de histonas para auxiliarem na distorção da fita dupla de DNA durante esse processo.

RNA polimerase II (RNA pol II) para o ponto inicial da transcrição. Depois, há o recrutamento local de complexos de remodelamento de cromatina e enzimas modificadoras de histonas dependentes de ATP.

O processo de associação dos fatores de transcrição aos promotores gênicos tem início com a ligação do fator geral TFIID a uma pequena sequência de DNA composta por nucleotídeos TA, conhecida como TATA *box*. A ligação de TFIID provoca grande distorção no DNA nessa região. Com isso, outros fatores de transcrição associam-se à RNA pol II e formam o complexo de iniciação da transcrição. Quando a RNA pol II inicia a extensão do transcrito, a maioria dos fatores de transcrição é liberada do DNA e, assim, fica disponível para iniciar outro ciclo de transcrição.

Antes de ser transportada para o citoplasma – onde ocorrerá o processo de tradução –, a sequência de RNA recentemente transcrita é processada em um pré-RNAm (ver Figura 1.8). Após a transcrição de aproximadamente 25 nucleotídeos, a extremidade 5' recebe um *cap* de G (guaninas) modificado, conhecido como 7-metilguanosina (7-metil G). Esse *cap* na extremidade 5' é a "marca registrada" dos RNAm e auxilia a célula a distingui-los de outros tipos de RNA e direcioná-los para o processo de tradução. O evento final dessa etapa de transcrição é a adição de uma cauda poliA na extremidade 3' do RNA.

Em seguida, o pré-RNAm pode ser processado por um mecanismo conhecido como *splicing*. Durante esse processo, as sequências intrônicas são removidas e ocorre a junção das sequências exônicas. Os éxons podem ser combinados de diferentes maneiras (*splicing* alternativo) e, assim, gerar diferentes isoformas de proteínas. Assim, esse processo também contribui para a diversidade proteica encontrada nos humanos.

Além de processada, a sequência de RNAm pode ser editada (*RNA editing*). Esse evento é relativamente raro e caracterizado por alterações específicas no RNAm, que incluem inserção, deleção e substituição de bases. Dessa forma, uma proteína pode ser gerada sem que exista um "gene" para essa.

Após o processamento e eventual edição, o RNAm maduro é transportado para o citoplasma. Convém reforçar que alguns RNA são transcritos, porém não codificados, como, por exemplo, os RNAt e RNAr que atuam no processo de tradução. Adicionalmente, outros RNA não codificantes atuam na regulação da expressão gênica.

Processo de tradução

Proteínas são compostas por uma ou mais cadeias polipeptídicas, um polímero formado por várias unidades de aminoácidos ligados em série. Os aminoácidos são moléculas que contêm um carbono central, um grupo funcional amina ($-NH_2$) e carboxila ($-COOH$), hidrogênio e uma cadeia lateral, que é diferente para cada um dos aminoácidos. A estrutura da cadeia lateral é bastante variada, podendo ser hidrofóbica, hidrofílica, ácida ou básica. Essa variedade na cadeia lateral possibilita uma versatilidade estrutural e funcional de proteínas.

A tradução é o processo pelo qual uma sequência de RNAm é decodificada em uma cadeia polipeptídica (Figura 1.10). Em eucariotos superiores, o processo de tradução ocorre no citoplasma da célula e nas mitocôndrias. A síntese de proteínas é baseada em um código genético universal*, em que cada trinca de três nucleotídeos em sequência (códon) é responsável por especificar um aminoácido (Quadro 1.2). Em qualquer posição da trinca de nucleotídeos, existem quatro possibilidades (base A, T/U, C, ou G). Dessa forma, são possíveis 4^3 ou 64 combinações de códons. Alguns códons contêm sinais para o término do processo de tradução do RNAm (UAA, UAG e UGA), e o códon AUG, que codifica uma metionina, é denominado códon iniciador. O códon iniciador estabelece a matriz de leitura do RNAm, porém a metionina que inicia a cadeia polipeptídica é muitas vezes removida antes da finalização do processo de síntese proteica.

Apesar de existirem 64 combinações de códons, apenas 20 aminoácidos são formados. Assim, o código genético é redundante (degenerado), pois mais de um códon pode especificar o mesmo aminoácido (com exceção da metionina e do triptofano). Em

---

* O uso do termo "universal" deve-se ao fato de o código genético possuir semelhança entre espécies.

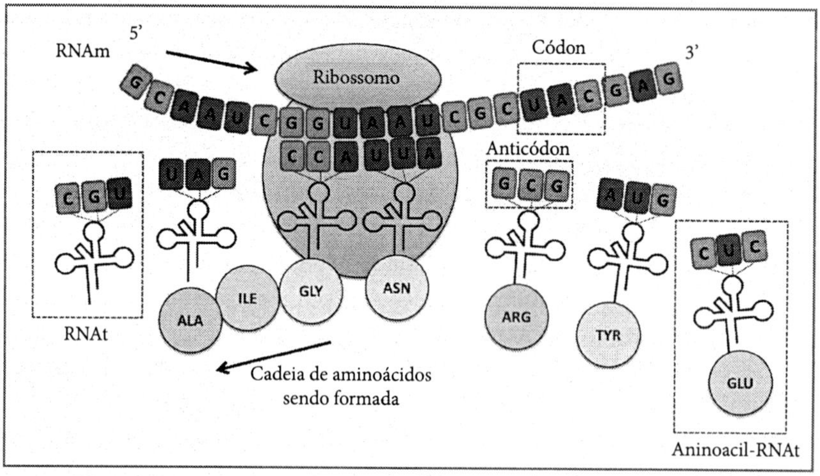

FIGURA 1.10 – Processo de tradução. A sequência de RNAm é decodificada em uma cadeia polipeptídica nos ribossomos. Os ribossomos deslocam-se da extremidade 5' do RNAm para a extremidade 3'. Durante esse deslocamento, ocorre o pareamento de códons do RNAm e anticódons de aminoacil-RNAt. Após o pareamento, o ribossomo catalisa a formação de ligações peptídicas entre aminoácidos adjacentes. Em seguida, o RNAt não mais associado a um aminoácido é liberado.

QUADRO 1.2 – Código genético.

		2ª base									
		U		C		A		G			
1ª base	U	UUU	Phe	UCU	Ser	UAU	Tyr	UGU	Cys	U	3ª base
	U	UUC		UCC		UAC		UGC		C	
	U	UUA	Leu	UCA		UAA		UGA		A	
	U	UUG		UCG		UAG		UGG	Trp	G	
	C	CUU	Leu	CCU	Pro	CAU	His	CGU	Arg	U	
	C	CUC		CCC		CAC		CGC		C	
	C	CUA		CCA		CAA	Gln	CGA		A	
	C	CUG		CCG		CAG		CGG		G	
	A	AUU	Ile	ACU	Thr	AAU	Asn	AGU	Ser	U	
	A	AUC		ACC		AAC		AGC		C	
	A	AUA		ACA		AAA	Lys	AGA		A	
	A	AUG	Met	ACG		AAG		AGG		G	
	G	GUU	Val	GCU	Ala	GAU	Asp	GGU	Gly	U	
	G	GUC		GCC		GAC		GGC		C	
	G	GUA		GCA		GAA	Glu	GGA		A	
	G	GUG		GCG		GAG		GGG		G	

O código genético é apresentado para enfatizar que ele é degenerado. Em cinza escuro, são ressaltados os códons que sinalizam a parada do processo de tradução quando encontrados na mesma matriz de leitura iniciada pelo códon AUG (cinza claro).

geral, códons que são específicos para o mesmo aminoácido tendem a exibir uma similaridade. A especificidade parece ser reduzida, especialmente na última posição do códon.

A interpretação dos códons é realizada por moléculas adaptadoras de RNA, os RNAt, que possuem uma sequência complementar à dos códons (anticódon) e nucleotídeos CCA na extremidade 3', na qual o aminoácido apropriado está ligado. Existem 274 tipos diferentes de RNAt, produzidos por 446 genes, em eucarioros[2]. Entretanto, vários RNAt possuem a mesma sequência anticódon.

As enzimas aminoacil-RNAt sintetases, específicas para cada aminoácido, reconhecem e conectam adequadamente o aminoácido ao RNAt, formando um aminoacil-RNAt.

O pareamento de bases de códons e anticódons ocorre no interior dos ribossomos – em humanos, os ribossomos são formados por uma subunidade maior (60S), que contém três moléculas de RNAr (28S, 5,8S e 5S) e proteínas ribossomais, e por uma subunidade menor (40S), formada pela molécula de RNAr 18S e por proteínas ribossomais. Nesses sítios, ocorre um pareamento convencional nas duas primeiras posições do códon, mas reações adicionais são permitidas na última posição. Dessa forma, é possível que um único aminoacil-RNAt reconheça mais de um códon. Essa degeneração da terceira base minimiza o efeito de mutações, já que aumenta a probabilidade de que mutações randômicas não resultem em substituições de aminoácidos.

Em eucariotos, o processo de tradução inicia quando a subunidade ribossômica menor, por meio da ação de diversas proteínas, reconhece a estrutura *cap* na extremidade 5' do RNAm. Em seguida, essa subunidade percorre a molécula de RNAm até reconhecer a sequência 5'-GCCPuCCAUGG-3' (sequência Kozak, em que Pu é uma purina), que contém o códon iniciador (AUG). O primeiro RNAt, acoplado a uma metionina, pareia com o códon iniciador, e a subunidade maior do ribossomo liga-se ao aparato de iniciação da tradução. O processo de tradução ocorre no sentido 5'–3' do RNAm. O ribossomo liga-se à extremidade 5' do RNAm e desloca-se para a extremidade 3'; durante essa movimentação ocorre a interpretação dos códons sequencialmente. À medida que cada códon é reconhecido, um aminoácido é traduzido pela interação entre o RNAm e o RNAt nos ribossomos. O ribossomo fornece uma enzima que catalisa a formação de ligações peptídicas (covalentes) entre aminoácidos adjacentes. O RNAt não mais ligado ao aminoácido é liberado do complexo de tradução. Como mencionado anteriormente, os códons UAA, UAG e UGA sinalizam a finalização da leitura e a cadeia polipeptídica é liberada do ribossomo, que pode iniciar a síntese de outras proteínas. O terminal amino do polipeptídeo corresponde à extremidade 5' do RNAm, e o terminal carboxila, à extremidade 3'.

As proteínas sofrem modificações após a tradução. A cadeia polipeptídica será modelada para atingir sua estrutura tridimensional. Além disso, algumas proteínas são somente ativas ao interagir com outras, como é o caso da hemoglobina, que é formada por duas cadeias de globina α e duas β ligadas de forma não covalente. Adicionalmente, muitas proteínas sofrem modificações químicas pós-traducionais em aminoácidos específicos, como, por exemplo, fosforilação, glicosilação, metilação, acetilação, desaminação, ubiquitinação etc. A presença de modificações pós-traducionais aumenta consideravelmente a complexidade das proteínas – por exemplo, uma proteína glicosilada em dois sítios com dez radicais glicanos diferentes em cada sítio pode resultar em 100 diferentes glicoformas dessa proteína. Modificações pós-traducionais influenciam na abundância de uma determinada proteína e em sua estabilidade, função e até em sua localização.

CONTROLE EPIGENÉTICO DA EXPRESSÃO GÊNICA

A expressão gênica é controlada em vários estágios. O termo epigenética foi originalmente definido por Conrad Waddington, em 1939, como interações causais entre genes e seus produtos, o que resulta em um fenótipo e envolve a compreensão da estrutura da cromatina e seu impacto na função gênica. Atualmente, a epigenética é definida como o estudo das alterações hereditárias na expressão gênica que ocorre independentemente de alterações na sequência primária de DNA. A regulação epigenética participa do processo de diferenciação celular, inativação do cromossomo X, *imprinting* genômico, na manutenção da integridade do genoma e controle da expressão gênica tecido-específica. Adicionalmente, a desregulação da expressão gênica por mecanismos epigenéticos parece possuir importante papel durante os processos de carcinogênese, incluindo o de tumores gastrintestinais. Diversos estudos têm buscado descrever modificações epigenéticas que podem ser usadas como marcadores de diagnóstico ou prognóstico. Como as alterações epigenéticas são potencialmente "reversíveis", acredita-se que podem ser alvos efetivos para tratamentos contra o câncer.

Metilação do DNA

A modificação epigenética mais estudada em humanos é a metilação do DNA, que ocorre por uma adição covalente de um grupo metil (CH_3) ao carbono 5' do anel pirimídico da citosina, resultando em 5'-metilcitosina (5mC). Essas citosinas estão localizadas na região 5' de uma base guanosina em um dinucleotídeo CpG (Figura 1.11). A metilação do DNA pode inibir a ligação de fatores de transcrição nesses sítios específicos e resultar na ausência de transcrição gênica. Por outro lado, a desmetilação ou hipometilação pode levar ao aumento da expressão gênica. Dessa forma, diz-se que a metilação é inversamente correlacionada com o estado transcricional dos genes.

A adição de grupos metil é realizada por uma família de enzimas, as DNA metiltransferases (DNMT). As DNMT encontradas nas células de mamíferos incluem DNMT1, DNMT3a e DNMT3b. DNMT1 aparece como responsável pela manutenção do padrão de metilação estabelecido. Para isso, o padrão de metilação do DNA da fita parental serve como molde para a metilação da fita-filha de DNA mediada por DNMT1, tornando esse padrão herdável após a replicação do DNA. Por outro lado, DNMT3a e DNMT3b parecem mediar o estabelecimento de novos padrões de metilação do DNA (metilação *de novo*).

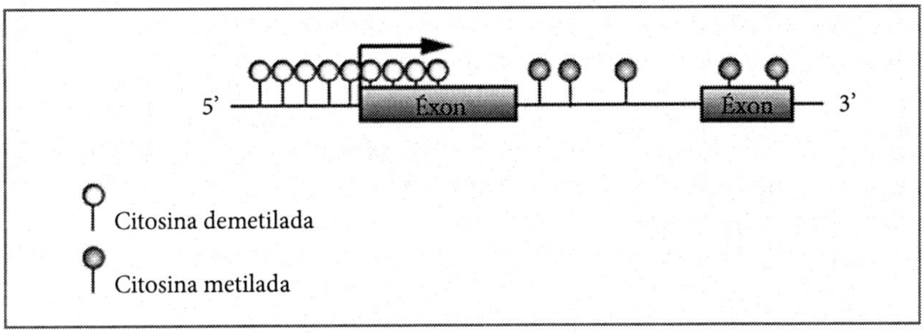

FIGURA 1.11 – Metilação do DNA. A metilação do DNA ocorre em dinucleotídeos CpG na extremidade 5' de uma base guanina. Na maioria dos tecidos, as ilhas CpG estão localizadas nas regiões promotoras e encontram-se demetiladas. Em algumas condições, como em células tumorais, as ilhas CpG tornam-se hipermetiladas e levam ao silenciamento de genes específicos, como supressores de tumor.

Dinucleotídeos CpG não são distribuídos randomicamente pelo genoma humano. Sítios CpG ocorrem com uma frequência menor que a esperada ao longo do genoma humano, mas são encontrados mais frequentemente em uma pequena extensão de DNA chamada ilhas CpG. Essas ilhas são tipicamente encontradas na extremidade 5' (promotores, regiões não traduzidas e primeiros éxons) de aproximadamente metade dos genes humanos. Em torno de 70% dos dinucleotídeos CpG em humanos são constitutivamente metilados, enquanto a maioria dos CpG não metilados está localizada em ilhas CpG em tecidos normais.

Algumas ilhas CpG são normalmente metiladas em alguns casos, por exemplo, genes que sofrem *imprinting* (somente um dos alelos parentais pode ser metilado), genes do cromossomo X inativados em mulheres, genes específicos de linhagens germinativas e genes tecido-específicos. Genes tecido-específicos sem ilhas CpG são metilados de forma variável, frequentemente com padrão tecido-específico.

Modificações de histona

Como descrito anteriormente, a compactação do DNA é dependente da sua associação com proteínas histonas e da formação dos nucleossomos. A transcrição gênica é dependente da interação de fatores da maquinaria transcricional ao DNA e, dessa forma, alterações na estrutura da cromatina também podem regular a expressão gênica.

Inúmeras modificações de histonas já foram descritas (como metilação, fosforilação, ubiquitinação, sumoilação etc.), porém a acetilação é a mais estudada. Nesse processo, histonas acetiltransferases (HAT) adicionam um resíduo acetil (CH_3CO) em resíduos específicos de lisina nos domínios aminoterminais, que se estendem para fora dos nucleossomos. Como genes ativamente transcritos geralmente se encontram em cromatina descondensada, a acetilação de histonas está associada à ativação da transcrição e facilita a ligação da RNA polimerase e de fatores de transcrição ao DNA. Por outro lado, a desacetilação de histonas é realizada por histonas desacetilases (HDAC) e está associada com a repressão transcricional.

Falhas no estabelecimento ou manutenção dessas marcas epigenéticas podem estar relacionadas à expressão desregulada de genes importantes para funções relacionadas ao desenvolvimento e progressão do câncer.

RNA não codificantes

Como apresentado no quadro 1.1, existem vários tipos de RNA não codificantes. Essa classe de RNA pode ser dividida em dois grupos com base no tamanho da molécula. Os transcritos menores de 200 nucleotídeos são usualmente chamados de *small ncRNA* e incluem *Piwi-interacting RNA, small-interfering RNA* e *microRNA* (miRNA). Já os *long non-coding RNAs* (lncRNA) são transcritos longos, de 200 nucleotídeos até aproximadamente 100kb.

Entre os RNA não codificantes descritos até o momento, os miRNA e os lncRNA são classificados na categoria de reguladores epigenéticos pós-transcricionais da expressão gênica. Esses RNA regulatórios reconhecem sequências específicas de RNA (RNAm ou outros RNA regulatórios, como os próprios miRNA) e podem modificar o processamento ou a expressão de seus transcritos alvos, sem alterar a sequência do DNA (Figura 1.12).

Embora os miRNA sejam moléculas já bem caracterizadas de aproximadamente 22 nucleotídeos, ainda não se conhece muito sobre os lncRNA. Em relação à estrutura, são muito similares aos RNAm, mas não atuam como moldes para proteínas. Acredita-se que 75% do genoma humano tenha a capacidade de transcrever lncRNA, preferencialmente em regiões próximas a genes codificantes. Os lncRNA seguem um padrão transcricional em relação à sequência codificadora que será alvo de regulação por essa molécula: senso (lncRNA transcrito no mesmo sentido do RNA alvo), antissenso (lncRNA transcrito no sentido oposto ao do RNA alvo), bidirecional (lncRNA transcrito nos dois sentidos), intrônico (lncRNA transcrito a partir do íntron do RNA alvo) e intergênico (lncRNA transcrito nas regiões "lixo" do genoma). Os lncRNA podem atuar como moléculas *scaffold* para a entrega de proteínas reguladoras para os *loci* onde elas serão necessárias.

MODELO ATUAL DO DOGMA CENTRAL DA BIOLOGIA MOLECULAR

A descrição do dogma central foi um marco na biologia molecular. No entanto, a organização e a regulação de toda informação genética ainda não são totalmente compreendidas. Após o término do sequenciamento do genoma humano[3,4], os cientistas depararam-se com o inesperado: apenas 1,5% do genoma humano era compos-

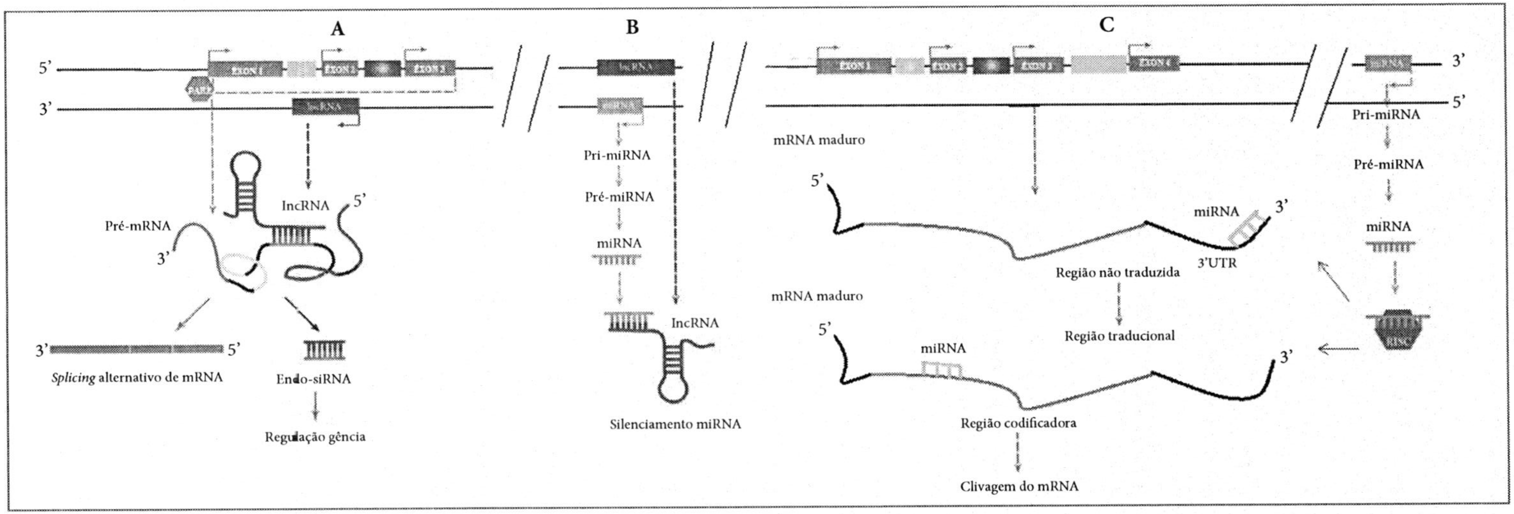

FIGURA 1.12 – Representação esquemática resumida da biogênese dos miRNA e lncRNA e suas funções. A) O lncRNA é transcrito na fita antissenso de seu transcrito alvo e liga-se no pré-RNAm. Essa ligação sinaliza para o *splicing* desse mRNA e também gera os endo-siRNAs que atuam em outros processos de regulação gênica. **B)** Um lncRNA também pode regular a expressão de miRNAs, pelo reconhecimento de sequências complementares (*binding-sites*). **C)** Em outras regiões do genoma, um transcrito é produzido e um mRNA é gerado. Sequências de miRNAs que reconhecem mRNAs maduros podem regular a expressão desse transcrito, pelo reconhecimento de *binding-sites* na região codificadora (pareamento perfeito). mRNAs maduros também podem ser clivados e silenciados por miRNAs que se ligam a regiões não traduzidas terminais (3'UTR) desse transcrito (pareamento imperfeito).

to por sequências que possuíam potencial de serem traduzidas. Atualmente, sabe-se que 90% do genoma é transcrito em potenciais RNAs regulatórios, os RNAs não codificantes.

Um modelo atual do dogma central na era pós-genômica é apresentado na figura 1.13. O novo modelo do dogma central incluiu os conceitos de que o RNAm pode ser processado de maneira diferente (*splicing*) e editado (RNA *editing*) e que existem RNAs não codificantes que atuam, juntamente com modificações epigenéticas, no controle da expressão gênica. Adicionalmente, foi incluído o conceito de que o RNAm é capaz de voltar à forma de DNA, conhecido como DNA complementar (cDNA), por meio da ação da enzima transcriptase reversa, encontrada em vírus que possuem o RNA como material genético.

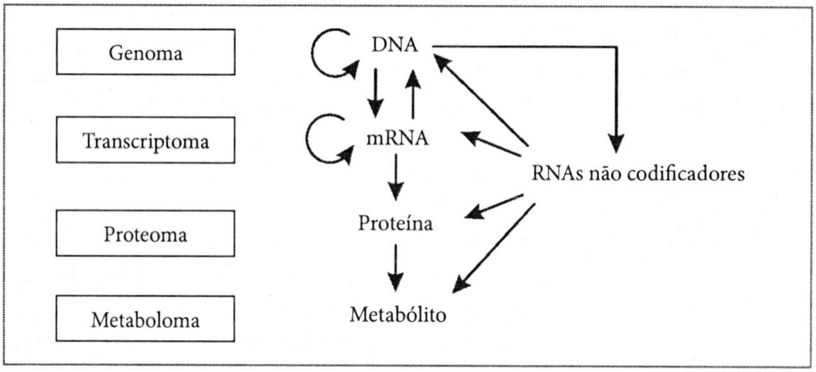

FIGURA 13 – O Dogma Central revisitado na era pós-genoma. Além de atuar na transferência linear da informação genética, achados recentes classificam os RNAs (principalmente os RNAs não codificadores) como a principal molécula responsável pela transferência da informação. A combinação de biologia molecular, bioquímica, bioinformática e biologia estrutural é crucial para a identificação de novas regiões regulatórias do genoma.

VARIAÇÕES GENÉTICAS

Sequências de DNA variam entre indivíduos ou células

Como citado anteriormente, as variantes ou formas alternativas de um mesmo gene são chamadas de “alelos” e, em seres diploides (como os seres humanos), uma das cópias é de origem paterna (alelo paterno), e a outra cópia, de origem materna (alelo materno). Genótipo é definido como o conjunto de alelos em um *locus* gênico e, assim, o fenótipo é a expressão observável de um genótipo, que pode ser uma característica morfológica, clínica, bioquímica ou molecular.

Alterações na sequência de DNA são responsáveis pela variabilidade e diversidade genética. Mutações são mudanças permanentes na sequência ou no arranjo do DNA, que geram variantes alélicas. Notavelmente, as mutações ocorrem em maior frequência em regiões específicas do genoma, conhecidas como pontos quentes (do inglês, *hot spots*). As mutações podem ocorrer *de novo* (nova mutação) durante o processo de divisão celular ou devido a um agente mutagênico externo e surgir nas células somáticas (comum em células neoplásicas) ou nas células germinativas. Nesse último caso, propaga-se ao longo das próximas gerações.

As mutações de DNA podem afetar o número (como, por exemplo, as aneuploidias e poliploidia) ou a estrutura de cromossomos (como, por exemplo, as duplicações, as deleções, as inversões e as translocações cromossômicas) ou alterar sequência de genes individuais (Figura 1.14). As mutações gênicas podem ser pontuais, ocasionando a troca de uma base por outra de mesma classe (purina por purina ou pirimidina por pirimidina, chamada transição) ou de classe diferente (purina por pirimidina ou vice-versa, chamada de transversão).

O efeito de uma mutação depende do local do genoma em que ocorreu e a função do(s) gene(s) afetado(s). Muitas mutações conhecidas são diretamente responsáveis por causar doenças, como é o caso das mutações que provocam doenças monogênicas. No entanto, é importante enfatizar que as mutações podem ou não causar efeitos fenotípicos.

Se a mutação estiver localizada em regiões intrônicas ou intergênicas do genoma, será neutra e não acarretará alteração da proteína final. Porém, como o código genético é degenerado, as mutações presentes em região codificante podem ou não alterar a sequência de aminoácidos e a função da proteína. Se o códon mutado codificar para o mesmo aminoácido, a mutação será silenciosa ou sinônima, porém, se alterar a proteína gerando perda ou ganho de sua função, será não sinônima. Além disso, a mutação pode gerar também uma proteína truncada (nos casos em que o códon resultante gera um códon de parada, chamada sem sentido). Pequenas inserções ou deleções (INDEL) podem também alterar a matriz de leitura e levar à formação de uma proteína diferente da original. Por outro lado, caso as alterações ocorram em regiões regulatórias (como regiões promotoras, sítios de poliadenilação, sequências transcritas em RNA não codificantes etc.), podem afetar a regulação transcricional de genes levando a uma alteração quantitativa do produto final.

Quando a frequência de uma variante alélica atinge mais que 1% da população, essa variante passa a ser descrita como um polimorfismo genético. Assim como as mutações, o polimorfismo genético pode ocorrer em qualquer posição do genoma, também acarretando ou não alterações qualitativas e quantitativas. No entanto, em termos evolutivos, polimorfismos genéticos são alterações na sequência de DNA que se tornaram estáveis após os efeitos da seleção natural. Em geral, quando presente, o efeito fenotípico dos polimorfismos de DNA é menor do que o das mutações e, por isso, apresenta maior frequência na população.

Os polimorfismos genéticos possuem envolvimento nas diferenças interindividuais e podem estar associados, por exemplo, ao metabolismo de nutrientes e à resposta às drogas (farmacogenética/farmacogenômica). Além disso, muitos pesquisadores têm descrito sua associação à suscetibilidade de desenvolvimento de doenças multifatoriais,

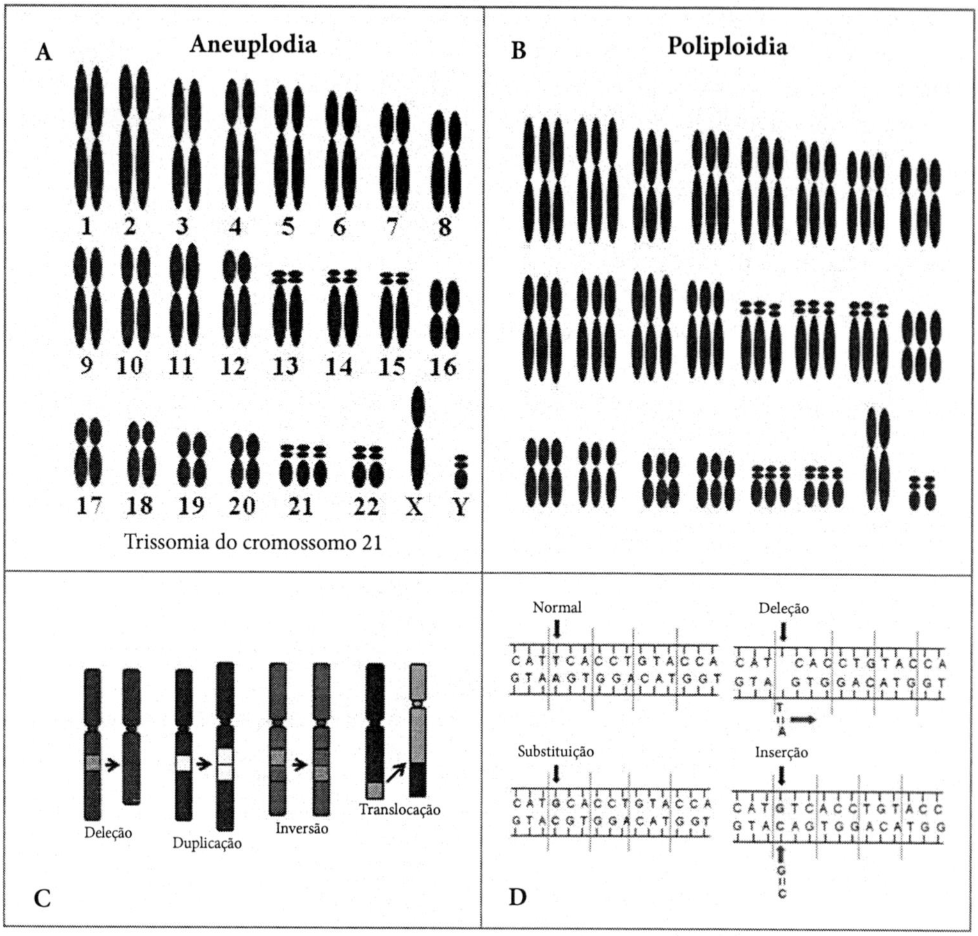

FIGURA 1.14 – Exemplos de diferentes tipos de mutações. A) A aneuploidia afeta o número de cromossomos (representado pela trissomia do cromossomo 21). **B**) A poliploidia altera o número de conjuntos de cromossomos homólogos (representado pelatriploidia). **C**) Mutações que alteram a estrutura dos cromossomos (representada pela deleção, duplicação, inversão e translocação). **D**) Mutações que alteram a sequência de genes individuais (representada pela deleção, substituição e inserção de bases).

como, por exemplo, os tumores humanos. Dessa forma, a análise de polimorfismos genéticos pode contribuir para diminuir o risco de morbidades e promover melhoria na qualidade de vida dos pacientes.

Em 2005, o Consórcio Internacional HapMap (*International Haplotype Map Project*) (http://hapmap.ncbi.nlm.nih.gov/)[5] descreveu que a similaridade genética entre indivíduos normais é de 99,5%. Essa variação é dada principalmente devido aos polimorfismos de DNA. O principal grupo de polimorfismos estudados são os de base única (SNP, do inglês, *single nucleotide polimorphisms*), que estão distribuídos por todo o genoma (Figura 1.15). Outra importante fonte de variação descrita são as variações em número de

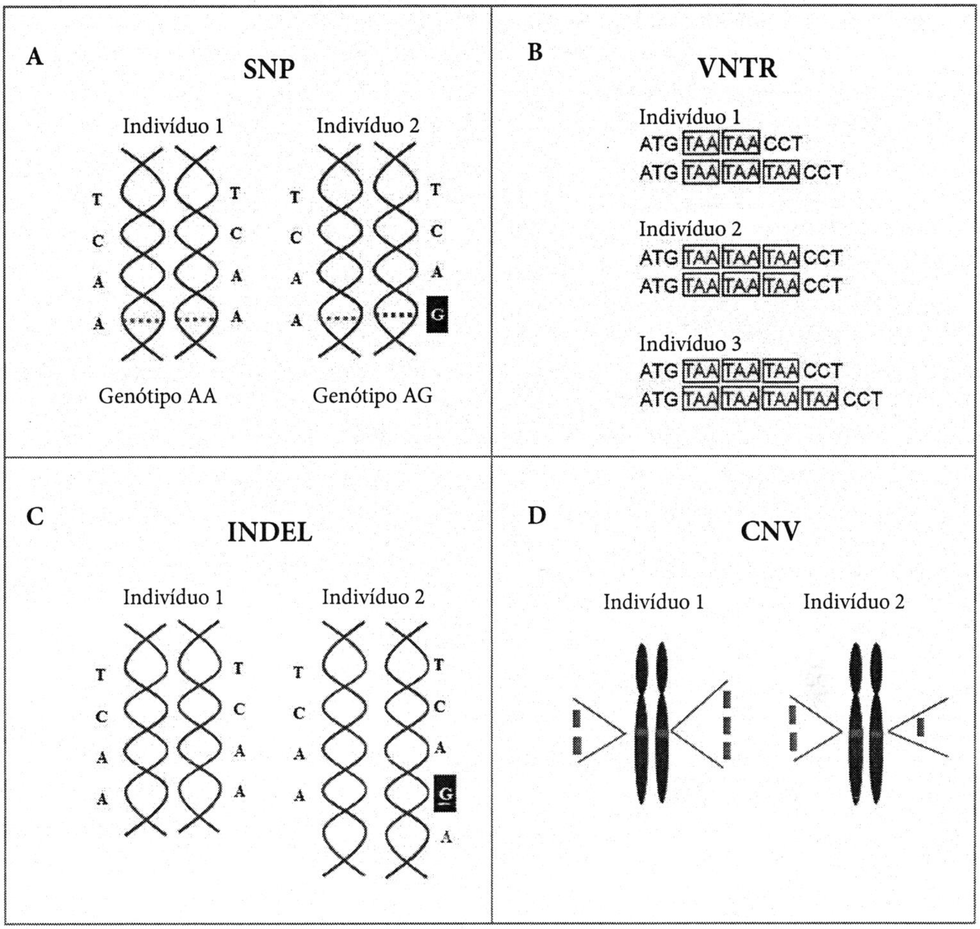

FIGURA 1.15 – Exemplos de diferentes tipos de polimorfismos. A) Polimorfismo de base única (SNP, do inglês, *single nucleotide polymorphism*), mostrando um indivíduo que apresenta uma adenina (A) em ambos os alelos (genótipo AA) e um outro cujo um dos alelos foi trocado por uma guanina (G) (genótipo AG). **B**) Polimorfismos que alteram o número de repetições de bases *in tandem* (VNTR, do inglês *variable number tandem repeat*) mostrando indivíduos com diferentes números de repetições do trinucleotídeo TAA. **C**) INDEL (pequenas inserções ou deleções) mostrando a inserção de uma guanina (G) que irá alterar a matriz de leitura caso esteja localizado em uma região codificante. **D**) Variações em número de cópias (CNV, do inglês, *copy number variations*) mostrando indivíduos com número de cópias de segmentos de DNA diferentes.

cópias (CNV, do inglês, *copy number variations*). Essas variações no número de cópias de segmentos de DNA com mais de 1kb incluem ganhos ou perdas de material genômico. As CNV, apesar de ainda menos estudadas que os SNP, ocorrem em maior porcentagem e podem cobrir mais de 10% do genoma humano. A recombinação entre sequências altamente homólogas pode gerar deleções, duplicações, inversões e translocações. Mais recentemente, tem-se estudado o envolvimento das CNV no processo da carcinogênese, na busca por novos biomarcadores de suscetibilidade, iniciação, progressão e metástase no câncer[6]. Polimorfismos que alteram o número de repetições de bases *in tandem* (VNTR, do inglês, *variable number tandem repeat*) - chamados como regiões de microssatélites (repetição de até 3 pares de base) ou minissatélites (repetições de 10 a 100 pares de bases) - e polimorfismos INDEL são outras fontes de variações genéticas.

Avanços no estudo de variações na sequência de DNA

Várias são as técnicas moleculares que permitem detectar alterações na sequência de DNA. Atualmente, novas tecnologias em larga escala têm permitido mapear, buscar a funcionalidade e o impacto dessas alterações no genoma humano. O uso de plataformas de microarranjo (*microarrays*) de DNA ou de técnicas de sequenciamento em larga escala permite genotipar milhões de SNP simultaneamente, além de detectar alterações estruturais e em número de cópias do DNA. O principal desafio na era pós-genômica é decifrar e interpretar os resultados obtidos após essa varredura do genoma humano. Nesse sentido, diversos consórcios foram criados na tentativa de aprofundar os conhecimentos e as aplicações práticas das variações genéticas.

O HapMap[5], iniciado em meados de 2002, vem analisando diversas populações étnicas, comparando a frequência de SNP e CNV espalhados pelo genoma para identificar e caracterizar novos *loci* genômicos associados às doenças humanas. Em 2008, foi iniciado um novo projeto que buscou expandir o número de amostras e populações investigadas em relação ao HapMap. O Projeto 1000 Genomas (*1000 Genome Project*) (http://www.1000genomes.org/)[7] busca fornecer um mapa detalhado das variações genéticas humanas por meio da genotipagem de cerca de 1.000 genomas humanos espalhados por todo o mundo.

O Projeto ENCODE (*The ENCyclopedia Of DNA Elements*) (https://genome.ucsc.edu/ENCODE/)[8], iniciado após o término do sequenciamento do genoma humano em 2003, visa identificar e caracterizar elementos funcionais no genoma humano por meio de análises experimentais e computacionais.

Já o TCGA (*The Cancer Global Atlas*) (https://tcga-data.nci.nih.gov/tcga/)[9] é uma iniciativa que visa acelerar e melhorar a compreensão das bases moleculares do câncer, coletando, armazenando e analisando dados de câncer na tentativa de integrar conhecimentos de várias áreas.

É importante ressaltar que, assim como o gene não é uma entidade independente em um genoma, é preciso integrar e interligar resultados de diversos estudos multidisciplinares para o entendimento mais acurado e detalhado dos fenômenos decorrentes do nosso complexo genoma humano.

BASES MOLECULARES DO CÂNCER

O câncer é o resultado de alterações genéticas, epigenéticas e pós-traducionais que promovem a instabilidade da homeostase celular (Figura 1.16). Essa sucessão de alte-

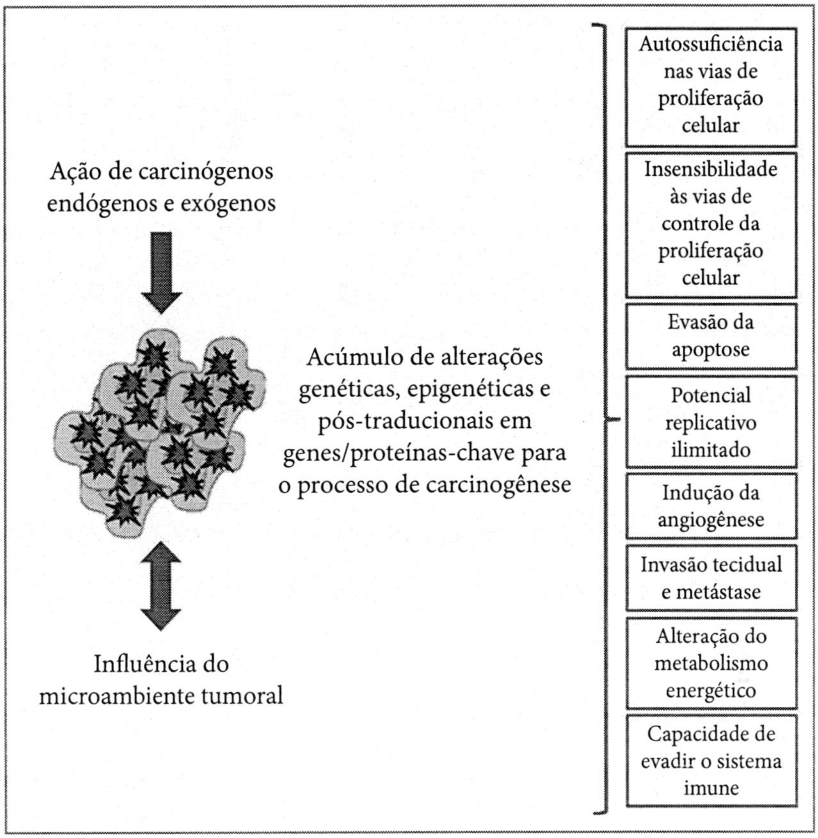

FIGURA 1.16 – Células neoplásicas. O acúmulo de alterações genéticas, epigenéticas e pós-traducionais promove a transformação progressiva de células normais em neoplásicas. Essas alterações podem ser induzidas por carcinógenos endógenos e exógenos. Adicionalmente, o microambiente tumoral pode atuar como um promotor tumoral.

rações confere à célula vantagens proliferativas com a transformação progressiva de células normais em neoplásicas[10]. A carcinogênese resultante dessas alterações culmina com o crescimento de sucessivas populações ou clones celulares em um processo denominado expansão clonal. Esse potencial para novos clones tumorais aumenta a natureza heterogênea dos tumores.

Hanahan e Weinberg[10] sugerem que são necessárias aproximadamente seis alterações na fisiologia celular para induzir o crescimento maligno, que são a aquisição de: 1. autossuficiência nas vias de proliferação celular; 2. insensibilidade às vias de controle da proliferação celular; 3. evasão da morte celular programada (apoptose); 4. potencial replicativo ilimitado; 5. indução da angiogênese; 6. invasão tecidual e metástase. Para adquirir essas características, cada tumor pode conter várias alterações genéticas e epigenéticas em diferentes genes, além de modificações pós-traducionais. Durante esse processo de múltiplos passos, ocorre ganho de função de oncogenes e perda de função de genes supressores de tumor.

Oncogenes

Os oncogenes são formas alteradas de proto-oncogenes que podem diferir tanto na expressão quanto na função da proteína codificada pelo seu homólogo normal e que estão envolvidos no processo de transformação maligna.

Os oncogenes foram inicialmente identificados em vírus capazes de induzir a tumorigênese em animais ou de transformar células cultivadas *in vitro*. Os oncogenes virais – que possuem sequências semelhantes às de oncogenes celulares – são expressos em níveis mais altos do que os proto-oncogenes celulares, cuja expressão, muitas vezes, não é observada em condições normais. Nos casos dos oncogenes celulares, o aumento da expressão gênica é suficiente para converter um proto-oncogene em um oncogene, o que pode levar à transformação celular.

Muitas das proteínas codificadas pelos proto-oncogenes regulam a proliferação celular normal; nesse caso, a alteração da expressão leva à proliferação desregulada. Outras oncoproteínas controlam diferentes aspectos do comportamento de uma célula maligna, tais como falha na diferenciação celular, resistência aos mecanismos de morte celular por apoptose e favorecimento do processo de angiogênese e metástase. Fatores de crescimento celular, receptores tirosina quinase, componentes do sistema de sinalização celular, fatores de transcrição e proteínas reguladoras da morte celular por apoptose podem atuar como oncoproteínas. A enzima telomerase, citada anteriormente, também pode atuar como uma oncoproteína, quando apresenta expressão desregulada.

O aumento da expressão de oncogenes pode ser resultado de alterações genéticas e epigenéticas (hipometilação de DNA e modificações de histona) que levam à ativação desses genes e conferem uma vantagem no desenvolvimento tumoral. Os mecanismos genéticos mais comuns que resultam na ativação de oncogenes nas neoplasias humanas são: mutações pontuais, microdeleções e inserções no gene ou em regiões que participam do controle de sua transcrição; amplificação gênica (ganho de cópias de um gene) que pode ser devida a alterações cromossômicas (como, por exemplo, aneuploidias); translocações que promovem o aumento de expressão do oncogene por colocá-lo sob o controle de outras regiões de regulação mais constitutivamente ativas; inserção viral, na qual o genoma viral funcionaria como uma região reguladora, capaz de induzir a expressão de oncogenes celulares.

Além de alterações que culminam com o aumento do nível de expressão, outro mecanismo de ativação dos proto-oncogenes é a geração de proteínas de fusão (proteínas quiméricas) com atividades oncogênicas, por meio de translocação.

Genes supressores de tumor

A ativação de proto-oncogenes celulares juntamente com a inativação de genes supressores de tumor são as principais alterações genéticas e epigenéticas envolvidas no desenvolvimento tumoral. Os genes supressores tumorais são muitas vezes divididos em dois grupos: 1. genes controladores ou protetores (*gatekeepers*); 2. genes de manutenção (*caretakers*)[11].

Os *gatekeepers* são genes que, direta ou indiretamente, regulam pontos de checagem celulares (*check points*), inibindo a progressão do ciclo celular caso o DNA esteja danificado, ou que promovem a apoptose em resposta a lesões não reparadas no DNA. Os supressores de tumor controlam negativamente a proliferação e a sobrevivência celulares. A redução da expressão ou as alterações deletérias na função desses genes resultam em uma expansão clonal desregulada e contribuem para o desenvolvimento do câncer. Adicionalmente, moléculas de adesão celular também podem atuar como supressoras tumorais e a expressão reduzida ou a perda de função dessas moléculas pode favorecer o processo de invasão e metástase.

Por outro lado, os *caretakers* são os genes envolvidos no reparo do DNA e na manutenção da integridade genômica, prevenindo, por exemplo, aneuploidias e instabilidade de microssatélite. O mau funcionamento do reparo de DNA em células humanas pode resultar em aumento da instabilidade genômica e das taxas de mutação do DNA e, consequentemente, na elevação do risco de ocorrerem alterações que levem à ativação de oncogenes e à inativação de outros genes supressores de tumor. Dessa forma, alterações em *caretakers* podem indiretamente contribuir para os processos de carcinogênese.

Em contraste com o mecanismo de ativação de proto-oncogenes, no qual as alterações ativadoras são dominantes – somente um alelo precisa conter alterações moleculares para induzir uma alteração fenotípica –, as alterações inativadoras para a maioria dos genes supressores tumorais são recessivas. Os genes supressores tumorais obedecem ao modelo de dois cortes (do inglês, *two-hits*). Esse modelo é baseado na hipótese de Knudson[12], em que é necessária a inativação dos dois alelos de um gene supressor para ocorrer a perda da função desse gene.

Conforme uma visão clássica de supressor de tumor, com a perda de função, as duas cópias são inativadas geneticamente: há primeiro uma mutação em um alelo durante o desenvolvimento celular; depois, o alelo normal é eliminado por um mecanismo que leva à perda de heterozigosidade (LOH, do inglês, *loss of heterozigozity)* – mecanismo que torna a célula hemizigota (com um único alelo) ou homozigota (alelos idênticos) para um alelo parental, como, por exemplo, deleção envolvendo o *locus* do alelo normal, ou deleção do *locus* do alelo normal seguida de duplicação do *locus* com o alelo mutante.

No entanto, alguns genes supressores não são inativados conforme o modelo clássico de Knudson[12]. Ambas as cópias de um supressor tumoral podem ser inativadas por eventos genéticos e epigenéticos, como metilação de DNA, especialmente em regiões regulatórias, ou por outras modificações epigenéticas.

Alternativamente, genes supressores de tumor podem influenciar na progressão tumoral por meio da haploinsuficiência funcional, um processo em que a perda de um alelo contribui para a progressão tumoral, mesmo quando o outro alelo selvagem é mantido. Entre as hipóteses para explicar a haploinsuficiência, destacam-se três: 1. os níveis haploides do produto de um gene supressor de tumor podem não ser suficientes para a realização da função normal, como parar o processo de proliferação celular, induzir apoptose, reparar o DNA etc.; 2. a mutação em um dos alelos atua com efeito dominante negativo, bloqueando a atividade da proteína normal codificada pelo alelo selvagem; 3. a expressão do alelo selvagem é inibida ou reduzida como o resultado de mutações, polimorfismos ou mesmo mecanismos epigenéticos em outros *loci*[13].

RNA não codificantes como oncogenes e supressores tumorais

Moléculas de RNA não codificantes, como os miRNA e os lncRNA[14], também participam dos processos de carcinogênese. RNA não codificantes têm papel regulador chave em uma série de processos biológicos, incluindo diferenciação, proliferação, apoptose, metabolismo e apoptose. Atualmente, é bem descrito que os miRNA podem atuar tanto como oncogenes quanto como supressores de tumor no processo de iniciação, progressão e metástase de diversas neoplasias. miRNA atuam como supressores tumorais quando sua expressão reduzida ou perda de função contribui para o desenvolvimento de células com o fenótipo maligno. Por outro lado, quando a expressão é aumentada ou ocorre ganho de função que contribui para o desenvolvimento tumoral, miRNA podem atuar como oncogenes. Alterações genéticas e epigenéticas podem levar à expressão ou função desregulada de miRNA.

Genes de papel ambíguo

Convém ressaltar que muitos genes, incluindo os RNA não codificantes, podem atuar tanto reprimindo quanto ativando o processo de carcinogênese. Além de mecanismos genéticos e epigenéticos que levam ao ganho ou à perda de função, diferentes modificações pós-traducionais também podem contribuir para o papel ambíguo de muitas proteínas/genes. O efeito de muitos genes que participam dos processos de carcinogênese varia com o tipo ou o subtipo de câncer ou mesmo com o estágio da progressão neoplásica.

Microambiente tumoral

Além da aquisição das seis características inicialmente propostas por Hanahan e Weinberg[10], é observado que nas células tumorais ocorre reprogramação do metabolismo energético para estimular o crescimento e a divisão celular[15]. Mesmo na presença de oxigênio, as células neoplásicas reprogramam o metabolismo da glicose, favorecendo a produção de energia pela via glicolítica. Apesar de produzir menos ATP em relação ao processo de fosforilação oxidativa nas mitocôndrias, a glicólise favorece a biossíntese de macromoléculas e de organelas necessárias para a produção de novas células. A dependência dessa via parece ser favorecida em situações de hipóxia – condição que ocorre em muitos tumores. Essa alteração do metabolismo energético também ocorre em outras células do microambiente tumoral. Assim, alterações na expressão de genes e proteínas que participam das diversas vias metabólicas também podem favorecer a progressão tumoral.

Adicionalmente, o câncer é uma doença local e sistêmica. O estroma pode atuar como promotor tumoral. Proliferação, migração e diferenciação de fibroblastos, infiltração de células inflamatórias, alterações na composição e na organização da matriz extracelular e aumento da densidade de vasos celulares (angiogênese) são características do estroma tumoral. Se, por um lado, as células tumorais têm de adquirir a capacidade de evadir o sistema imune, por outro, a inflamação pode contribuir para a formação de um microambiente permissivo para o desenvolvimento tumoral. Células inflamatórias e outras células do estroma tumoral – como, por exemplo, células endoteliais, fibroblastos associados e até células-tronco – secretam fatores de crescimento, de sobrevivência, e pró-angiogênicos, enzimas que modificam a matriz extracelular, e até miRNA que facilitam os processos de proliferação, angiogênese, invasão tecidual e metástase[15]. Dessa forma, também são necessárias alterações moleculares, especialmente epigenéticas, nas células que compõem o microambiente tumoral para o desenvolvimento de um processo neoplásico.

REFERÊNCIAS

1. Crick F. Central dogma of molecular biology. Nature. 1970;227(5258):561-3.
2. Goodenbour JM, Pan T. Diversity of tRNA genes in eukaryotes. Nucleic Acids Res. 2006;34(21):6137-46.
3. Venter JC, Adams MD, Myers EW, Li PW, Mural RJ, Sutton GG, et al. The sequence of the human genome. Science. 2001;291(5507):1304-51.
4. Lander ES, Linton LM, Birren B, Nusbaum C, Zody MC, Baldwin J, et al. Initial sequencing and analysis of the human genome. Nature. 2001;409(6822):860-921.
5. International HapMap C. The International HapMap Project. Nature. 2003;426(6968):789-96.
6. Shlien A, Malkin D. Copy number variations and cancer. Genome Med. 2009;1(6):62.
7. Consortium GP. A map of human genome variation from population-scale sequencing. Nature. 2010;467(7319):1061-73.
8. Consortium EP. The ENCODE (ENCyclopedia of DNA elements) project. Science. 2004;306(5696):636-40.
9. Weinstein JN, Collisson EA, Mills GB, Shaw KRM, Ozenberger BA, Ellrott K, et al. The cancer genome atlas pan-cancer analysis project. Nat Genet. 2013;45(10):1113-20.
10. Hanahan D, Weinberg RA. The hallmarks of cancer. Cell. 2000;100(1):57-70.
11. Abbott RG, Forrest S, Pienta KJ. Simulating the hallmarks of cancer. Artif Life. 2006;12(4):617-34.
12. Knudson AG. Two genetic hits (more or less) to cancer. Nat Rev Cancer. 2001;1(2):157-62.
13. Balmain A, Gray J, Ponder B. The genetics and genomics of cancer. Nat Genet. 2003;33 Suppl:238-44.
14. Qi P, Du X. The long non-coding RNAs, a new cancer diagnostic and therapeutic gold mine. Mod Pathol. 2013;26(2):155-65.
15. Hanahan D, Weinberg RA. Hallmarks of cancer: the next generation. Cell. 2011;144(5):646-74.

BIBLIOGRAFIA CONSULTADA

Alberts B. Biologia molecular da célula. 5ª ed. Porto Alegre: Artmed; 2010.
Lewis B. Genes IX. 9ª ed. Porto Alegre: Artmed; 2009.
Nussbaum R. Thompson & Thompson: Genética médica. 7ª ed. Rio de Janeiro: Elsevier Brasil; 2008.
Cooper GM, Hausman RE. A célula. Uma abordagem molecular. 3ª ed. Porto Alegre: Artmed; 2007.

Capítulo 2

Evolução dos Estudos de Agentes Infecciosos por Métodos Moleculares

João Renato Rebello Pinho

Em 1938, Warren Weaver, da Rockefeller Foundation, um cientista americano que estudava como as ferramentas da física e da química poderiam auxiliar na compreensão dos processos biológicos, criou o termo **biologia molecular**.

Em 1940, George Beadle e Edward Tatum demonstraram a existência de uma relação precisa entre genes e proteínas[1]. Em 1944, Oswald Avery, Colin MacLeod e Maclyn McCarty provaram que o ácido desoxirribonucleico (DNA) era a substância que provocava transformação bacteriana[2], explicando o fenômeno da transformação bacteriana realizado por Frederick Griffith em 1928[3]. Em 1952, Alfred Hershey e Martha Chase confirmaram que o material genético do bacteriófago, o vírus que infecta bactérias, é composto de DNA[4]. Erwin Chargaff publicou em 1947 que as proporções dos quatro nucleotídeos variam entre duas amostras diferentes de DNA, mas que para pares particulares de nucleotídeos - adenina e timina, guanina e citosina - os dois nucleotídeos estão sempre presentes em proporções iguais[5].

Usando dados de difração de raios X, assim como outros dados de Rosalind Franklin e sua informação de que as bases eram emparelhadas, James Watson e Francis Crick chegaram ao primeiro modelo preciso da estrutura molecular do DNA em 1953[6]. A confirmação do mecanismo de replicação semiconservativa implicado pela estrutura em dupla-hélice foi realizada em 1958 por Matthew Meselson e Franklin Stahl[7]. Em 1961, François Jacob e Jacques Monod demonstraram os produtos de determinados genes sobre a expressão de outros genes por ação sobre sítios específicos na borda desses genes, que foram denominados posteriormente como promotores. Eles também lançaram a hipótese da existência de um intermediário entre o DNA e seus produtos proteicos, o qual denominaram RNA mensageiro[8]. Nesse mesmo ano, Francis Crick,

Sydney Brenner, Leslie Barnett e RJ Watts-Tobin demonstraram que as três bases do código de DNA codificavam para um aminoácido no código genético. O experimento elucidou também a natureza da expressão gênica e das mutações *frame-shift*. Na experiência, as mutações induzidas por proflavina no gene *rIIIB* do bacteriófago T4 foram isoladas. Proflavina provoca mutações inserindo-se entre as bases do DNA, resultando na inserção ou deleção de um único par de bases[9].

Em 1970, Hamilton Smith e Kent W. Wilcox descobriram a primeira enzima de restrição do tipo II, que permitiu o corte de moléculas de DNA em sítios específicos[10], que eram depois separados por eletroforese em gel. Isso permitiu aos cientistas isolar genes de genoma de um organismo[11]. DNA ligases que juntam os pedaços cortados de DNA tinham sido descobertas anteriormente, em 1967[12], e pela combinação das duas enzimas foi possível cortar e colar sequências de DNA para criar DNA recombinantes. Os plasmídeos, descobertos em 1952[13], tornaram-se ferramentas importantes para a transferência de informações entre as células e para a replicação de sequências de DNA. Allan Maxam, Walter Gilbert e Frederick Sanger desenvolveram métodos para sequenciamento de DNA em 1977, aumentando a informação genética disponível para pesquisadores[14,15].

Em 1972, Paul Berg, utilizando enzimas de restrição e DNA ligases, criou as primeiras moléculas de DNA recombinante entre o vírus SV40 de macacos com o bacteriófago λ (lambda)[16]. Herbert Boyer e Stanley N. Cohen introduziram o DNA recombinante em uma célula bacteriana, através de uma enzima de restrição que cortava o plasmídeo pSC101 em um único ponto, e foram capazes de inserir e ligar um gene que confere resistência ao antibiótico tetraciclina. Cohen tinha previamente desenvolvido um método em que os plasmídeos poderiam ser introduzidos nas bactérias e foi capaz de criar uma bactéria que sobrevivia na presença de tetraciclina, o que representou o primeiro organismo geneticamente modificado. Repetiram experiências demonstrando que outros genes podem ser expressos em bactérias, incluindo um gene da rã *Xenopus laevis*, que foi a primeira clonagem de um gene de organismo eucarioto[17].

A produção de proteínas recombinantes em larga escala preservando suas funções biológicas decorrentes de processamentos pós-tradução, como, por exemplo, a glicosilação, ocorre em sistemas de expressão, em organismos eucariotos, como as leveduras ou em células de mamíferos, utilizando vetores virais para a expressão gênica[18]. A produção de antígenos por essas metodologias foi muito importante para a obtenção das primeiras vacinas recombinantes humanas, que foram desenvolvidas contra a hepatite B em células de mamíferos e na levedura *Saccharomyces cerevisiae*[19]. Foi por muito tempo a única vacina aprovada para uso humano em larga escala baseada em engenharia genética, até recentemente, quando foi aprovada a vacinação para o papilomavírus[20]. Curiosamente, essas duas vacinas são protetoras contra os cânceres relacionados a esses vírus.

Em paralelo a isso, foram desenvolvidas metodologias para avaliar a presença de moléculas de ácidos nucleicos em amostras biológicas, baseadas na complementaridade das duas fitas de ácidos nucleicos, isto é, a partir de uma sonda de DNA de um determinado gene ou organismo, poder-se-ia procurar sua presença em diferentes materiais biológicos. A primeira técnica desenvolvida para esse fim recebeu o nome de *Southern blot*, a partir do nome do cientista que a havia desenvolvido: amostras de DNA de alto peso molecular eram digeridas com enzimas de restrição; separadas por eletroforese em gel de agarose e transferidas para uma membrana de nitrocelulose, que era então submetida à reação de hibridização com uma sonda específica de DNA[21]. Outras variantes dessa técnica, analisando moléculas de RNA ou de proteínas, foram chamadas de *Northern blot* e *Western blot*. Técnicas de *dot blot* permitiram a detecção dessas diferentes biomoléculas simplesmente submetendo à hibridização amostras biológicas depositadas sobre uma membrana de nitrocelulose.

Em 1983, Kary Mullis desenvolveu a reação em cadeia da polimerase (PCR), uma tecnologia capaz de amplificar a partir de uma única cópia de DNA em várias ordens de grandeza, gerando milhares a milhões de cópias de uma sequência de DNA particular[22]. Essa técnica em muito facilitou a clonagem de genes, o diagnóstico de doenças infecciosas e genéticas e a identificação de amostras biológicas, como nas ciências forenses e testes de paternidade. Diversas variantes dessa técnica foram criadas com diferentes aplicações, sendo particularmente utilizadas as técnicas de PCR em tempo real para a quantificação da expressão gênica, quantificação de agentes patogênicos e detecção de polimorfismos de nucleotídeos únicos.

Na área de sequenciamento de ácidos nucleicos, a primeira mudança que ocorreu foi o desenvolvimento de sequenciadores automatizados de DNA que determinavam a sequência de ácidos nucleicos a partir da leitura de fluorescências emitidas pelas bases nitrogenadas modificadas incorporadas[23]. Aliadas aos progressos na marcação fluorescente, eletroforese capilar e outras automatizações (também na área de clonagem de ácidos nucleicos), as aplicações dessa técnica foram diversas. Foi utilizada em grandes projetos de sequenciamento de genomas, como os famosos projetos do genoma humano, bem como foi incorporada em laboratórios clínicos para o sequenciamento de genes específicos para o diagnóstico de doenças genéticas e para a caracterização de genótipos e de variantes resistentes a drogas em agentes infecciosos[24].

O sequenciamento de nova geração começa a substituir o sequenciamento de Sanger, especialmente porque essa metodologia possibilita a realização de reações de sequenciamento de amplas regiões do genoma em períodos muito mais curtos do que seria possível de se imaginar previamente, bem como os custos por sequência realizada caem de forma importante. Por outro lado, os equipamentos ainda são extremamente custosos e algumas das metodologias ainda apresentam taxas de erros importantes, sendo que alguns resultados ainda necessitam ser confirmados pelos sequenciadores que utilizam a metodologia de Sanger[25]. Aplicações em virologia já começam a ser publicadas e espera-se que esses trabalhos venham facilitar os estudos de genomas virais completos, incluindo a análise da diversidade genética viral (quasispécies) em uma só amostra[26].

REFERÊNCIAS

1. Beadle GW, Tatum EL. Genetic control of biochemical reactions in neurospora. Proc Natl Acad Sci U S A. 1941;27(11):499-506.
2. Avery OT, MacLeod CM, McCarty M. Studies on the chemical nature of the substance inducing transformation of pneumococcal types: induction of transformation by a desoxyribonucleic acid fraction isolated from Pneumococcus type III. J Exp Med. 1944;79(2):137-58.
3. Griffith F. The significance of pneumococcal types. J Hyg (Lond). 1928;27(2):113-59.
4. Hershey AD, Chase M. Independent functions of viral protein and nucleic acid in growth of bacteriophage. J Gen Physiol. 1952;36(1):39-56.
5. Chargaff E, Zamenhof S, Green C. Composition of human desoxypentose nucleic acid. Nature. 1950;165(4202):756-7.
6. Watson JD, Crick FH. Molecular structure of nucleic acids; a structure for deoxyribose nucleic acid. Nature. 1953;171(4356):737-8.
7. Meselson M, Stahl FW. The Replication of DNA in Escherichia coli. Proc Natl Acad Sci U S A. 1958;44(7):671-82.
8. Jacob F, Monod J. Genetic regulatory mechanisms in the synthesis of proteins. J Mol Biol. 1961; 3:318-56.
9. Crick FH, Barnett L, Brenner S, Watts-Tobin RJ. General nature of the genetic code for proteins. Nature. 1961;192:1227-32.
10. Smith HO, Wilcox KW. A restriction enzyme from Hemophilus influenzae. I. Purification and general properties. J Mol Biol. 1970;51(2):379-91.
11. Roberts RJ. How restriction enzymes became the workhorses of molecular biology. Proc Natl Acad Sci U S A. 2005;102(17):5905-8.
12. Weiss B, Richardson CC. Enzymatic breakage and joining of deoxyribonucleic acid. I. Repair of single-strand breaks in DNA by an enzyme system from Escherichia coli infected with T4 bacteriophage. Proc Natl Acad Sci U S A. 1967;57(4):1021-8.
13. Lederberg J. Cell genetics and hereditary symbiosis. Physiol Rev. 1952;32(4):403-30.
14. Maxam AM, Gilbert W. A new method for sequencing DNA. Proc Natl Acad Sci U S A. 1977; 74(2):560-4.
15. Sanger F, Nicklen S, Coulson AR. DNA sequencing with chain-terminating inhibitors. Proc Natl Acad Sci U S A. 1977;74(12):5463-7.
16. Jackson DA, Symons RH, Berg P. Biochemical method for inserting new genetic information into DNA of Simian Virus 40: circular SV40 DNA molecules containing lambda phage genes and the galactose operon of Escherichia coli. Proc Natl Acad Sci U S A. 1972;69(10):2904-9.
17. Cohen SN, Chang AC. Recircularization and autonomous replication of a sheared R-factor DNA segment in Escherichia coli transformants. Proc Natl Acad Sci U S A. 1973;70(5):1293-7.
18. Rutgers T CT, De Wilde M. Production of viral antigens in prokaryotic and eukaryotic cells immunohistochemistry of viruses II: the basis for serodiagnosis and vaccines. Amsterdam: Elsevier; 1990. p. 103-23.
19. Valenzuela P, Medina A, Rutter WJ, Ammerer G, Hall BD. Synthesis and assembly of hepatitis B virus surface antigen particles in yeast. Nature. 1982;298(5872):347-50.
20. Kim KS, Park SA, Ko KN, Yi S, Cho YJ. Current status of human papillomavirus vaccines. Clin Exp Vaccine Res. 2014;3(2):168-75.
21. Southern EM. Detection of specific sequences among DNA fragments separated by gel electrophoresis. J Mol Biol. 1975;98(3):503-17.

22. Mullis KB. The unusual origin of the polymerase chain reaction. Sci Am. 1990;262(4):56-61, 4-5.
23. Ansorge W, Voss H, Wirkner U, Schwager C, Stegemann J, Pepperkok R, et al. Automated Sanger DNA sequencing with one label in less than four lanes on gel. J Biochem Biophys Methods. 1989; 20(1):47-52.
24. Morey M, Fernandez-Marmiesse A, Castineiras D, Fraga JM, Couce ML, Cocho JA. A glimpse into past, present, and future DNA sequencing. Mol Genet Metab. 2013;110(1-2):3-24.
25. Quail MA, Smith M, Coupland P, Otto TD, Harris SR, Connor TR, et al. A tale of three next generation sequencing platforms: comparison of Ion Torrent, Pacific Biosciences and Illumina MiSeq sequencers. BMC Genomics. 2012;13:341.
26. Lauck M, Alvarado-Mora MV, Becker EA, Bhattacharya D, Striker R, Hughes AL, et al. Analysis of hepatitis C virus intrahost diversity across the coding region by ultradeep pyrosequencing. J Virol. 2012;86(7):3952-60.

Capítulo 3

Medicina Genômica na Prática Clínica em Gastroenterologia

Arturo Panduro
Claudia Ojeda-Granados
Sonia Román

Através dos tempos se observou que com base na compreensão do desenvolvimento de uma doença se estabelece o tratamento. Por exemplo, na medicina tradicional chinesa, a acupuntura é utilizada para desbloquear os canais energéticos. Há 2000 anos, os esforços se centravam em controlar os estragos que ocasionavam o desequilíbrio dos humores ou fluidos biológicos, enquanto na Idade Média, antes que a igreja permitisse analisar o corpo humano, o uso de orações e das plantas medicinais era amplamente utilizado. Nessa época, a alquimia firmava as bases do que seria depois a química e a física.

René Descartes, em seu manuscrito *Discurso do Método*, estabeleceu as bases do método científico em 1637. Poucos anos depois, foram realizados grandes avanços na dissecção do corpo humano para dar nascimento à anatomia. O passo do macro ao microscópico observou-se em duas grandes áreas: por um lado, o estudo dos tecidos e células e, por outro, o estudo dos micro-organismos. Dessa maneira, e graças ao desenvolvimento da microscopia, nasce e se desenvolve o estudo das células por meio da biologia celular e dos micro-organismos, inicialmente através da bacteriologia e depois da virologia.

Não obstante, não é senão até o século XX que a medicina científica começa a se consolidar, se bem que desde o início do século a fase microscópica definiu um grande avanço com os micro-organismos e assepsia. Em meados do século, o desenvolvimento tanto da bioquímica como da fisiologia proporcionou grandes avanços no conhecimento dos processos metabólicos, assentando as bases da fisiopatologia e da farmacologia. Foi então originado o paradigma atual da medicina científica baseada na intervenção cirúrgica ou na administração de um fármaco para tratar uma doença.

Em meados do século XX, Watson e Crick descreveram a dupla-hélice do DNA, dando início ao estudo da biologia molecular, primeiro em procariontes, dos quais a partir de estudos genéticos em bactérias é decifrado o código genético, chegando à conclusão de: um gene, uma enzima. Já na década de 1980 do mesmo século, com o sequenciamento completo do plasmídeo pBR322 e com o uso de enzimas de restrição, realizou-se a clonagem de sequências de DNA fornecendo bases para as técnicas de DNA recombinante e início à era pré-genômica, que conclui em 2000 a primeira sequência completa do genoma de um ser humano.

Considera-se que a era genômica nasce com o novo século e milênio e nos primeiros 10 anos se define o que se depara com uma nova medicina, uma medicina individualizada, baseada em seus genes e interação com o meio ambiente, aspectos esses que definem um novo paradigma da medicina. Neste capítulo, serão abordados aqueles aspectos que pertencem à gastroenterologia e à hepatologia, mas que podem ir ainda mais além dessas especialidades, com uma tendência ao manejo de um estudo integral do ser humano, sobretudo querendo estabelecer novos ou melhores modelos de estilo de vida para prevenir doenças ou proporcionar melhor qualidade de vida ao paciente.

NOVO PARADIGMA OU *BACK TO THE FUTURE*

Desde há mais de 2000 anos foi dita a citação bíblica: teu corpo é o templo de Deus, como precedendo a frase *Orandum est ut sit mens sana in corpore sano*, frase que alguns estudiosos atribuem a Juvenal em 55 d.C. Dessa famosa frase surgiria a frase médica de "corpo, mente e espírito" como a tríade ideal para manter a saúde e/ou a base para estabelecer qualquer tratamento (Figura 3.1).

Não obstante, a ciência, no início, a partir dos princípios do método de Descartes durante o século XVII, fortalece o desenvolvimento do conhecimento quantitativo, mas deixa para trás os aspectos qualitativos. Os desenvolvimentos dos estudos quantitativos conduzem ao paradigma do tratamento médico, à intervenção cirúrgica ou à prescrição medicamentosa. Enquanto pelo lado qualitativo tanto a espiritualidade como as emoções possam atuar, inicialmente ficam fora do contexto científico e são resgatadas seja pela religião, seja pelo psicólogo.

O estudo da interação de genes e meio ambiente complementa-se com o desenvolvimento da informática e da biotecnologia, mas também com o aspecto qualitativo. Esse conjunto é o que define a medicina genômica e o princípio de um novo paradigma médico.

Os principais fatores ambientais podem ser incluídos em três grandes partes: a alimentação, a atividade física e o binômio emoções-espiritualidade. A interação desses fatores com os genes firma as bases para definir como se gera a doença crônica, a maior sensibilidade e/ou resistência a ela e fornece a pauta para estabelecer estratégias de prevenção e/ou intervenção terapêutica.

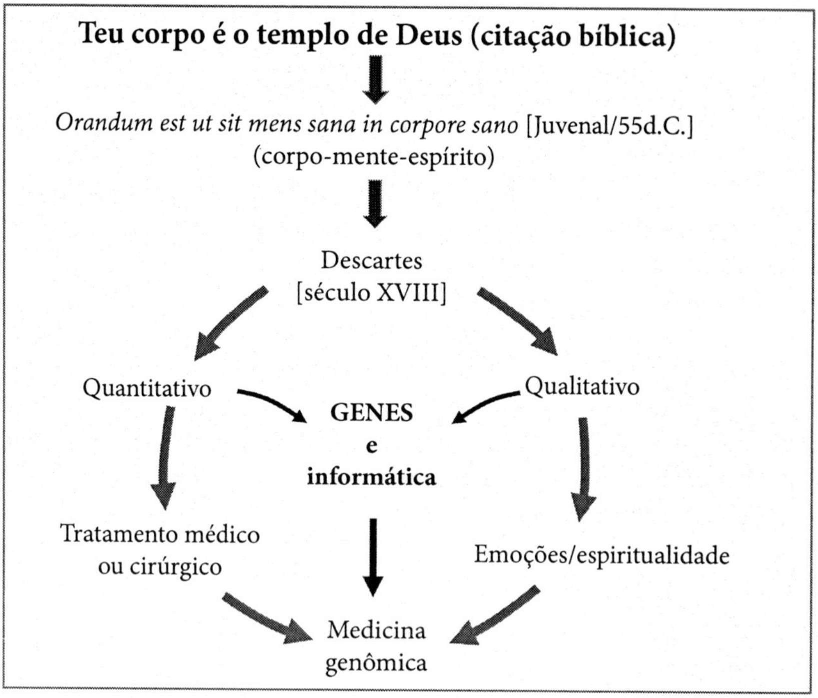

FIGURA 3.1 – Medicina genômica: um novo paradigma ou *back to the future*?

O QUE NOS ESTÁ ADOECENDO E COMO MANEJAMOS A DOENÇA

As principais doenças são aquelas que geram o maior número de mortes por ano em um país ou determinada região. Na América Latina, bem como nos países desenvolvidos, as principais doenças são crônicas degenerativas, entre as quais se incluem como ponto central a obesidade, seguida das doenças cardiovasculares, diabetes, cirrose hepática, câncer e alcoolismo.

Em geral, o paciente obeso chega ao médico quando já apresenta uma complicação em consequência da obesidade. Por exemplo, quando já tem resistência à insulina ou diabetes tipo 2, dislipidemias, problemas de extremidades inferiores, esteato-hepatite não alcoólica (EHNA) ou ainda uma doença cerebrovascular, entre outras (Figura 3.2).

Por outro lado, o sofrimento crônico pode apresentar-se com outras comorbidades, entre as mais comuns podem-se citar o alcoolismo com certo grau de lesão hepática e as hepatites virais. Dessa forma, o paciente tem que recorrer a um grande número de especialistas, pelo seu problema metabólico com o endocrinologista, pelos vírus com o infectologista, pela lesão hepática com o hepatologista ou gastroenterologista, por seu problema vascular com o cardiologista, enquanto em outras áreas da medicina, como a biologia molecular e as ciências sociais, os profissionais podem abordar o estudo do paciente com doenças crônicas desde os aspectos sociais, culturais e de seu meio am-

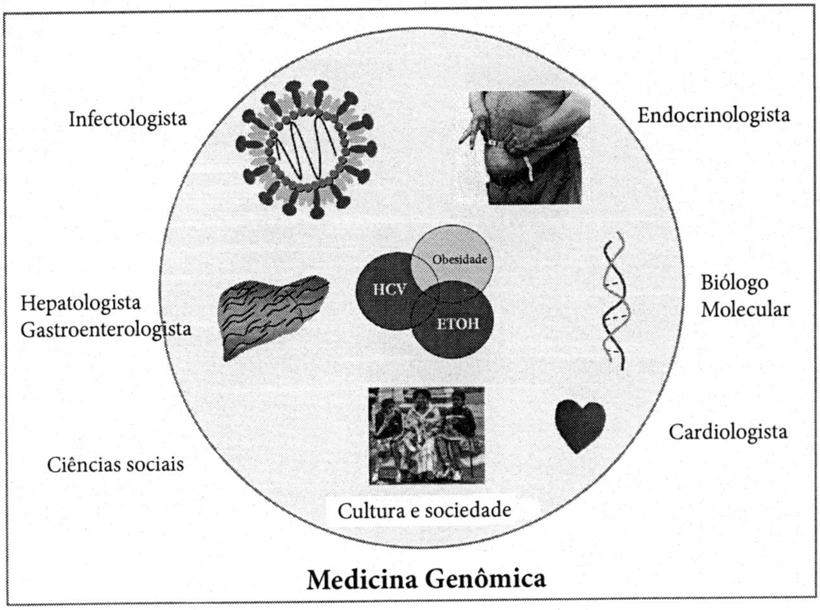

FIGURA 3.2 – Das especialidades médicas à medicina genômica.

biente. Diante desse panorama, a medicina genômica integra todos esses aspectos e estabelece estratégias de prevenção das doenças, assim como sobre a identificação da suscetibilidade genética e ambiental, na qual está imerso o indivíduo (Figura 3.2).

DETECÇÃO DE ALTERAÇÕES ESTRUTURAIS E FUNCIONAIS DO GENOMA HUMANO

No estudo da genética, podem-se identificar três fases: da primeira de Mendel até a genética médica; a segunda, a combinação dos estudos genéticos com os bioquímicos para identificar os erros congênitos do metabolismo; e a terceira com a fase genômica ao considerar o fator genético junto com os ambientais no estudo das doenças complexas ou crônicas degenerativas.

A maioria das doenças crônicas degenerativas podem ser identificadas a partir da obesidade, seguida das dislipidemias, resistência à insulina, diabetes tipo 2, EHNA, doenças cardiovasculares e, se o paciente é alcoólico e/ou tem hepatites virais, por lesões hepáticas que podem ir até a cirrose e suas complicações. O processo evolutivo saúde-doença da obesidade e suas complicações está integrado por quatro etapas: indução, desenvolvimento da doença, suas complicações e morte (Figura 3.3).

O processo da indução apresenta-se nos adultos jovens entre 18 e 25 anos de idade aproximadamente, nessa etapa se perde o equilíbrio entre ingestão e gasto calórico do indivíduo. Se fazia exercício ou se tinha atividade física mais intensa, deixa de fazer,

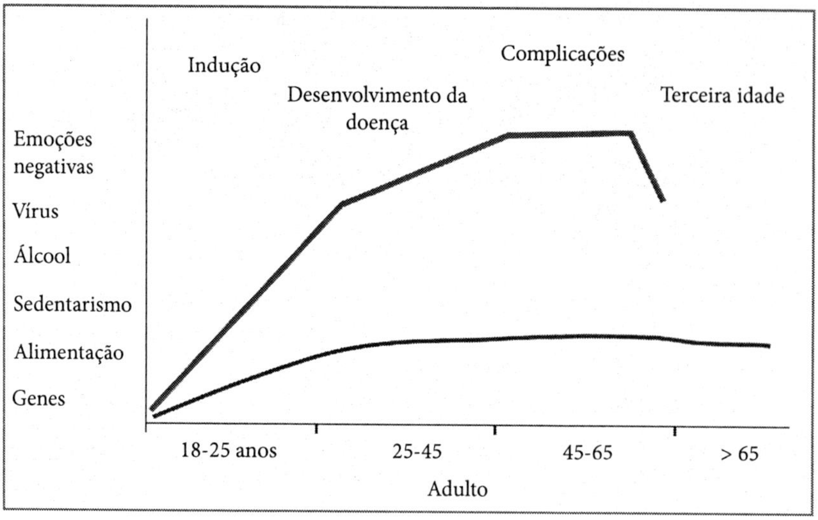

FIGURA 3.3 – Processo evolutivo/saúde-doença.

passando a uma fase mais sedentária, a qual quase sempre se associa à maior ingestão calórica. Como consequência, as alterações metabólicas começam a se manifestar, primeiro por meio de dislipidemias, aumento de peso e elevação paulatina de glicose no sangue, a qual induz, por sua vez, aumento de insulina, chegando a um ponto em que o indivíduo costuma apresentar, ao mesmo tempo, hiperglicemia e hiperinsulinemia, até apresentar primeiro resistência à insulina e depois diabetes tipo 2. Entre o processo de indução e o desenvolvimento da doença podem passar 20 a 30 anos. Dessa forma, o diagnóstico de doença crônica degenerativa, por exemplo, de diabetes tipo 2, marca o fim do período de indução-desenvolvimento da doença e dá início ao processo de complicações da doença.

Dessa forma, na maioria dos casos, o ideal será evitar o processo de indução e desenvolvimento da doença e poder chegar à terceira idade sem doença ou ainda esta pode estar em processo de desenvolvimento ou se estabeleceu recentemente, então a estratégia será deter ou reverter a doença para alcançar melhor qualidade de vida, sobretudo na terceira idade.

As comorbidades da doença crônica costumam se associar aos mesmos períodos do processo de indução e desenvolvimento da doença. Por exemplo, no caso da ingestão do álcool observou-se que na população mexicana esta se inicia na adolescência, e o período que transcorre desde o início até a dependência ao álcool costuma ser de aproximadamente 25 a 30 anos.

No caso das hepatites virais e AIDS, a promiscuidade sexual tem papel predominante como um dos principais fatores de risco, assim como estar exposto a fluidos biológicos contaminados com algum desses vírus. Não obstante, o tempo que transcorre desde a infecção até o desenvolvimento da lesão hepática e cirrose costuma ser também entre 25 e 30 anos.

No caso da EHNA, observa-se que após 10 anos de sobrepeso ou obesidade começa a ser detectada a lesão hepática. O mesmo indivíduo depois de aumentar seu peso corporal pode tornar-se alcoólico, infectar-se com algum vírus hepatotrópico ou ainda ser especialmente suscetível ao desenvolvimento da EHNA. Ainda o paciente obeso ou com diabetes tipo 2 pode apresentar comorbidades cardiovasculares ou hepáticas (Figura 3.4).

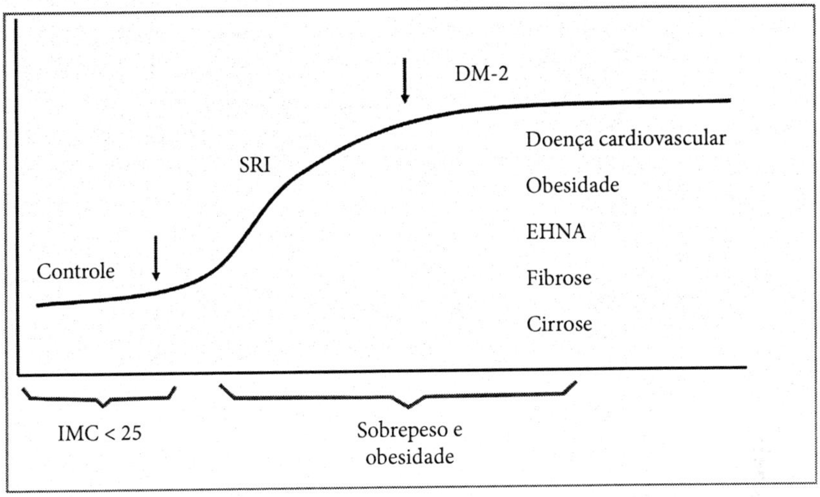

FIGURA 3.4 – Obesidade, síndrome de resistência a insulina (SRI), *diabetes mellitus* tipo 2 (DM-2) e comorbidades.

PREDISPOSIÇÃO GENÉTICA ATÉ A DOENÇA CRÔNICA

Na prática médica, observa-se que nem todos os pacientes obesos chegam a apresentar diabetes tipo 2 e que nem todos que ingerem grandes quantidades de álcool desenvolvem cirrose; por outro lado, observa-se que existem pacientes mais suscetíveis ou mais resistentes ao desenvolvimento de lesão hepática. A EHNA não aparece em todo paciente obeso, mas apenas naqueles que apresentam suscetibilidade genética. No caso de hepatites virais, por exemplo, e no caso da infecção com HCV, nem todos os pacientes infectados evoluem para cirrose ou carcinoma hepatocelular. De tal forma que na variabilidade e na suscetibilidade para o desenvolvimento da doença crônica intervêm dois fatores importantes: os genéticos e os ambientais.

Fatores genéticos

Os fatores genéticos residem nas alterações estruturais e/ou funcionais dos genes de cada indivíduo. Na América Latina, o genoma costuma ser uma mescla das raças caucasiana, ameríndia e negra. Então, a proporção de genes de cada uma dessas raças pode variar por região geográfica e de um indivíduo a outro. Essa característica do genoma latino-americano poderá ser muito importante em um futuro próximo e deverá ser tomada em consideração com a medicina genômica ou individualizada.

O processo evolutivo da genética na prática médica remonta ao primeiro estudo das cromossomopatias. Uma das características dessas doenças genéticas consiste na detecção de alterações estruturais ou numéricas dos cromossomos e sua associação com síndromes específicas. Em geral, a cromossomopatia se acompanha de malformações congênitas, atraso do crescimento e baixa estatura. Um grande número dessas doenças conduz à interrupção da gestação e o embrião não chega a termo. Além dessas doenças, foram identificados os erros inatos do metabolismo, nos quais a gestação costuma chegar ao final e a alteração genética se diagnostica nos primeiros anos de vida e incluem uma grande variedade de doenças, quase todas elas consequências de mutações *de novo* ou herdadas de forma autossômica dominante, recessiva ou ligada ao cromossomo X. A terceira fase da genética na prática clínica se observa no que agora costuma se chamar doenças crônicas degenerativas ou ainda doenças complexas (Figura 3.5), nas quais intervêm tanto fatores genéticos como ambientais no desenvolvimento da doença.

As alterações genéticas, por exemplo, no caso da obesidade, costumam ser monogênicas ou poligênicas. No primeiro caso, a alteração estrutural de apenas um gene leva à doença, como é o caso das síndromes de Prader-Willi, de Chen, de Alstrom ou de Bardet-Biedl.

Pelo contrário, quando é poligênico, como seu nome indica, participam mais de um gene, os quais podem participar de várias vias metabólicas e não necessariamente são os mesmos em todos os indivíduos obesos.

Em face dessa perspectiva, deve-se considerar um grande número de SNP ou polimorfismos de genes que codificam para proteínas que participam de diferentes vias metabólicas. Por exemplo, nas diferentes etapas do metabolismo de lipídios, de carboidratos, na regulação do apetite, incluindo genes que codificam para neurotransmissores e que participam do ciclo circadiano, entre outros.

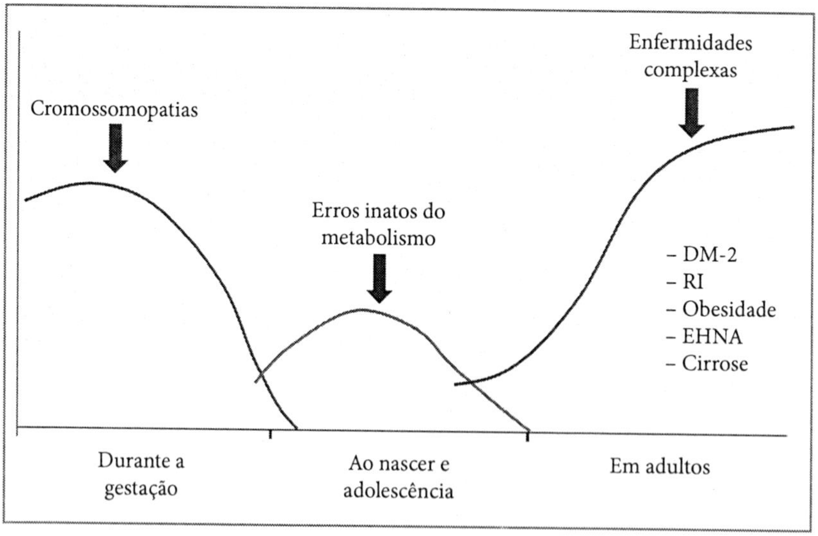

FIGURA 3.5 – Aplicação da genética nas diferentes fases da vida.

Fatores ambientais

Existem múltiplos fatores ambientais que intervêm junto com a suscetibilidade genética para o desenvolvimento da doença crônica degenerativa, entre os mais comuns pode-se resumi-los em três: alimentação, atividade física e emoções.

Alimentação

O aumento de peso até chegar à obesidade começa desde o momento em que se perde o equilíbrio entre ingestão e gasto calórico de um indivíduo. Nos últimos 30 anos, os indivíduos de diferentes culturas ao redor do mundo tendem a passar mais tempo sentados e com menos atividade física que como faziam no passado. Ao mesmo tempo, a ingestão calórica em poucos casos se manteve constante ou, como acontece com a maioria das pessoas obesas, há maior ingestão calórica com gasto calórico reduzido.

Durante a vida esse processo se inicia nos indivíduos adultos jovens, que nesta etapa começam a estabelecer os hábitos tanto de atividade física como de alimentação, os quais paulatinamente os conduzirão a aumento de peso associado a dislipidemias específicas.

As dislipidemias podem ser primárias ou secundárias. As primárias se devem a fatores genéticos específicos e as secundárias se associam aos hábitos alimentares de cada indivíduo e/ou de cada população. Por exemplo, o México é um dos países com maior porcentagem de pessoas adultas com sobrepeso e obesidade. As comidas mexicanas ainda são diferentes em cada região do país e se caracterizam por possuir grandes quantidades de carboidratos e gorduras. Esse tipo de alimentos ingeridos em porções maiores do que as recomendadas e em combinação com bebidas com edulcorantes como os refrigerantes é a base para gerar as dislipidemias mais comuns na população mexicana: hipertrigliceridemia, hipercolesterolemia e dislipidemia mista. As dislipidemias favorecem tanto a resistência à insulina (hipertrigliceridemia) como a doença cardiovascular (hipercolesterolemia). Triglicérides séricos elevados favorecem a indução de fibrose naqueles pacientes com lesão hepática. Assim, a mesma dieta pode ser patogênica para o fígado, além de favorecer a predisposição para diabetes e doença cardiovascular.

Um terceiro cenário é a presença de ambas as dislipidemias na mesma pessoa. Um exemplo clássico de dislipidemias primárias é a da apolipoproteína E: o polimorfismo que gera o alelo E2 favorece hipertrigliceridemia, enquanto o alelo E4 favorece hipercolesterolemia. Os portadores desses polimorfismos são sensíveis a diferentes doenças, por exemplo, observou-se que alcoólicos portadores do alelo E2 chegam a apresentar lesão hepática mais grave e em menor tempo do que os portadores com o alelo normal (E3) ou os portadores de E4.

Genômica nutricional

A genômica nutricional estuda a interação gene-nutriente no desenvolvimento da doença crônica. Essa nova disciplina, que deriva do conjunto das ciências "ômicas", tem duas vertentes: a nutrigenética e a nutrigenômica. A primeira estuda os polimorfismos genéticos relacionados ao metabolismo nutricional, e a segunda, a modificação da expressão genética pelos nutrientes.

Seguindo o modelo da Medicina Personalizada, a genômica nutricional recomenda um plano de alimentação, que não exclui os princípios da dietoterapia convencional (cálculos energéticos, proporções de macro e micronutrientes), e ainda considera o perfil genético do indivíduo, os alimentos regionais e os aspectos culturais de seu consumo. Isso significa que, enquanto os componentes nutricionais costumam ser os mesmos para todo ser humano ao redor do mundo, as preferências alimentares e tipos de alimentos diferem entre populações entre áreas geográficas definidas de um mesmo país, como é o caso das nações latino-americanas.

As características genéticas da população latino-americana atual são produto de uma rica biodiversidade e surgiram a partir de um longo processo de adaptação evolutiva do genoma da população nativa ao meio ambiente. Foram consumidos durante séculos alimentos silvestres e/ou domesticados de suas distintas regiões, conseguindo assim o sustento biológico e desenvolvendo pratos tradicionais representativos da sua cultura alimentar. Dessa maneira, as preferências alimentares e o tipo de alimentos consumidos interagiram para o estabelecimento de um genoma específico com certos polimorfismos, necessários para o crescimento e reprodução da população nativa, mesmo aqueles que poderiam ser nocivos em ambientes distintos aos que os originou. A partir da mistura genética e cultural após a conquista europeia e até nossos dias, perdeu-se pouco a pouco o equilíbrio genético-ambiental ancestral que poderia constituir um fator de risco para o desenvolvimento das doenças crônicas devido à perda das tradições culturais. Assim, é urgente promover o consumo dos alimentos étnicos tradicionais nas distintas populações, ainda que culturalmente modernas, mas conservam um genoma que guarda memória de sua ancestralidade original.

Por exemplo, o haplótipo AVI/AVI do receptor do sabor TASR238 favorece, nas populações europeias, a tolerância ao sabor amargo das plantas brasicáceas ou crucíferas (brócolis, couve-flor etc.) com propriedades anticancerígenas, facilitando seu consumo. O mesmo haplótipo nos povos ameríndios favoreceu a tolerância a alimentos picantes como os chiles (*Capsicum* spp.). Esses são endêmicos no México, o que coincide com a grande quantidade de pratos que incluem esse ingrediente, garantindo boa oferta de antioxidantes. Por outro lado, esse mesmo haplótipo se associou com a tolerância do sabor adstringente do álcool, e foi encontrado nas regiões geográficas onde existem recursos naturais para elaboração de bebidas fermentadas ou destiladas e ambiente cultural propício para seu consumo; pode ser um risco para o alcoolismo.

Em virtude de que existem numerosas e diversas tríades genes-alimentos-cultura por população e por região, as descobertas científicas derivadas da genômica nutricional podem ter grande impacto na prevenção das doenças crônicas. As estratégias baseadas na dieta personalizada se implementarão na medida em que se compreenda como a mudança no estilo de vida ocasionou discordância da alimentação com o genoma das populações.

Atividade física

Todo movimento gera um gasto calórico, de maneira que todas as pessoas que não estejam imobilizadas no leito têm gasto calórico pela atividade física. Não obstante, essa atividade física tem que ser diferenciada do exercício definido como atividade física que se faz em um tempo determinado de maneira sistemática.

Nos pacientes com EHNA, a lesão hepática pode chega a reverter, sobretudo em fases precoces da fibrose hepática, se o paciente diminui seu peso, regressando a seu peso normal, ou pelo menos perde 10% de seu peso corporal em um período de 6 meses. Para chegar a esse objetivo, além de se ajustar a uma dieta com redução calórica, indica-se ao paciente fazer mais atividades físicas ou iniciar formal e periodicamente um tipo determinado de exercício. Um ponto importante a respeito é que o paciente não chegará a seu objetivo de perda de peso se a dieta indicada não se acompanha de mais atividades físicas.

Emoções

Com o desenvolvimento da ciência a partir do uso do método científico no século XVII, os estudos qualitativos ficaram de lado, separados dos quantitativos. As emoções e a espiritualidade ficaram em campo qualitativo e quase à margem do profissional de saúde. A espiritualidade ficou para o religioso e as emoções para os psicólogos e em menor proporção para os psiquiatras.

Graças à biologia molecular e ao desenvolvimento da medicina genômica, agora se inicia a vincular as emoções aos genes e a identificar diferentes polimorfismos que favorecem a resposta ao meio ambiente e que redundam na resposta do indivíduo com diferentes emoções (Figura 3.6).

Um exemplo é a descrição dos polimorfismos do gene da catecol-O-metiltransferase (COMT) que metaboliza a dopamina, noradrenalina e outras catecolaminas. O polimorfismo Val158 altera a estabilidade da enzima e reduz os níveis de dopamina no córtex pré-frontal. O outro alelo polimórfico é o Met158, denominado *warrior* ("guerreiro"), enquanto o anterior é *worrier* ("preocupado").

Os indivíduos que apresentam o alelo Val158 ou *worrier* obtêm piores resultados em testes de memória, trabalho e cognição executiva, enquanto portadores do polimorfismo Met158 *warrior* apresentam mais emotividade, redução dos limiares à dor e mais resistência ao estresse.

DA INVESTIGAÇÃO À PRÁTICA MÉDICA

Na atualidade, a medicina genômica já não é apenas promessa ou ficção científica como muitos acreditavam que não se faria nada de prático com ela. Existem muitos exemplos com aplicabilidade em diferentes áreas do conhecimento ou especialidades. No caso do grupo de pacientes atendidos por gastroenterologistas e hepatologistas, há exemplos concretos que já se utilizam na prática clínica como um início da medicina individualizada.

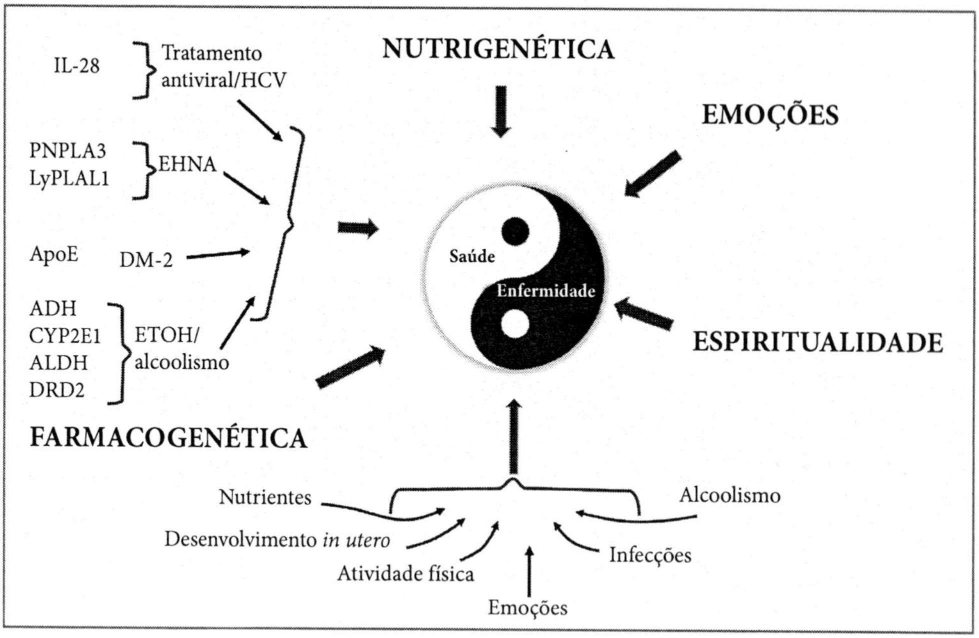

FIGURA 3.6 – Interação gene-meio ambiente. Medicina genômica.

Atualmente já se propõem utilizar haplótipos para avaliar a resistência ou sensibilidade à lesão hepática em pacientes que ingerem grandes quantidades de álcool. Avaliam-se genes que metabolizam eficiente ou lentamente o álcool, genes ligados ao alcoolismo e, mais recentemente, genes que favorecem o gosto pelo álcool. No caso dos pacientes com EHNA, identificaram-se genes que favorecem a sensibilidade ao desenvolvimento da lesão hepática, já que nem todos os pacientes com sobrepeso ou obesidade desenvolvem EHNA. Mesmo assim, há grande variedade de genes que se propõem para identificar aqueles pacientes que desenvolverão lesão hepática mais rápida e mais grave, enquanto outros terão sobrevida mais prolongada com a lesão hepática. Entre os primeiros, o carcinoma hepatocelular costuma ser raro, enquanto nos últimos esse costuma ser mais comum. Por último, podem-se citar aqueles genes e seus polimorfismos correspondentes que favorecem resposta viral sustentada em tratamentos antivirais, principalmente no caso da hepatite C. Como conclusão, na figura 3.6 sintetiza-se o enfoque integral do entendimento da doença, a qual nos dará a pauta para tratar o paciente com esse novo enfoque da medicina genômica que chega como um novo paradigma no tratamento médico.

BIBLIOGRAFIA RECOMENDADA

1. Yin CS, Ko SG. Introduction to the history and current status of evidence-based korean medicine: a unique integrated system of allopathic and holistic medicine. Evid Based Complement Alternat Med. 2014;2014:740515.
2. Panduro A. Evolución da medicina científica; dogmas, mitos y realidades. In: Panduro A (ed). Biología molecular en la clínica. 2ª ed. México, DF: McGraw-Hill; 2012. p. 85-90.
3. Watson JD, Crick FH. Genetical implications of the structure of deoxyribonucleic acid. Nature. 1953;171(4361):964-7.
4. Balbás P, Soberón X, Merino E, Zurita M, Lomeli H, Valle F, et al. Plasmid vector pBR322 and its special-purpose derivatives--a review. Gene. 1986;50(1-3):3-40.
5. Lazaridis KN, Juran BD; American Gastroenterological Association. American Gastroenterological Association future trends committee report: the application of genomic and proteomic technologies to digestive disease diagnosis and treatment and their likely impact on gastroenterology clinical practice. Gastroenterology. 2005;129(5):1720-52.
6. Epstein CJ. Medical genetics in the genomic medicine of the 21st century. Am J Hum Genet. 2006; 79(3):434-8.
7. Lazaridis KN, McAllister TM, Babovic-Vuksanovic D, Beck SA, Borad MJ, Bryce AH, et al. Implementing individualized medicine into the medical practice. Am J Med Genet C Semin Med Genet. 2014;166C(1):15-23.
8. Manolio TA, Chisholm RL, Ozenberger B, Roden DM, Williams MS, Wilson R, et al. Implementing genomic medicine in the clinic: the future is here. Genet Med. 2013;15(4):258-67.
9. Barquera S, Campos-Nonato I, Aguilar-Salinas C, Lopez-Ridaura R, Arredondo A, Rivera-Dommarco J. Diabetes in Mexico: cost and management of diabetes and its complications and challenges for health policy. Global Health. 2013;9:3.
10. Fierro NA, Gonzalez-Aldaco K, Torres-Valadez R, Martinez-Lopez E, Roman S, Panduro A. Immunologic, metabolic and genetic factors in hepatitis C virus infection. World J Gastroenterol. 2014;20(13):3443-56.
11. Román S, Jose-Abrego A, Fierro NA, Escobedo-Melendez G, Ojeda-Granados C, Martínez-López E, Panduro A. Hepatitis B virus infection in Latin America: a genomic medicine approach. World J Gastroenterol. 2014;20(23):7181-96.
12. Roman S, Zepeda-Carrillo EA, Moreno-Luna LE, Panduro A. Alcoholism and liver disease in Mexico: genetic and environmental factors. World J Gastroenterol 2013;19(44):7972-82.
13. Peverill W, Powell LW, Skoien R. Evolving Concepts in the Pathogenesis of NASH: Beyond steatosis and inflammation. Int J Mol Sci. 2014;15(5):8591-638.
14. Silva-Zolezzi I, Hidalgo-Miranda A, Estrada-Gil J, Fernandez-Lopez JC, Uribe-Figueroa L, Contreras A, et al. Analysis of genomic diversity in Mexican Mestizo populations to develop genomic medicine in Mexico. Proc Natl Acad Sci U S A. 2009;106(21):8611-6.
15. Wang S, Ray N, Rojas W, Parra MV, Bedoya G, Gallo C, et al. Geographic patterns of genome admixture in Latin American Mestizos. PLoS Genet. 2008;4(3):e1000037.
16. Rimbach G, Minihane AM. Nutrigenetics and personalized nutrition: how far have we progressed and are we likely to get there? Proc Nutr Soc. 2009;68(2):162-72.
17. Gibney MJ, Walsh MC. The future direction of personalized nutrition: my diet, my phenotype, my genes. Proc Nutr Soc. 2013;72(2):219-25.
18. Minich DM, Bland JS. Personalized lifestyle medicine: relevance for nutrition and lifestyle recommendations. Sci World Journal. 2013;2013:129841.

19. Martínez-López E, Garcia-Garcia MR, Panduro A. Genómica nutricional. In: Panduro A (ed). Biología molecular en la clínica. 2ª ed. México, DF: McGraw-Hill; 2012. p. 265-72.
20. Fenech M, El-Sohemy A, Cahill L, Ferguson LR, French TA, Tai ES, et al. Nutrigenetics and nutrigenomics: viewpoints on the current status and applications in nutrition research and practice. J Nutrigenet Nutrigenomics. 2011;4(2):69-89.
21. Panduro A, Zepeda-Carrillo EA. De los genes a las emociones y la espiritualidad. In: Panduro A (ed). Biología molecular en la clínica. 2ª ed. México, DF: McGraw-Hill; 2012. p. 121-7.
22. Ramos-López O, Ojeda-Granados C, Roman S, Panduro A. Influencia genética en las preferencias alimentarias. Rev Endocrinol Nutr. 2013;21(2):74-83.
23. Roman S, Ojeda-Granados C, Panduro A. Genética y evolución da alimentación da población en México. Rev Endocrinol Nutr. 2013;21(1):42-51.
24. Ojeda-Granados C, Panduro A, Ramos-López O, Roman S. Construyendo una dieta correcta con base en el genoma latino. Rev Endocrinol Nutr. 2013;21(2):84-92.

Capítulo 4

Métodos de Investigação em Biologia Molecular

Roberta Sitnik
Nair Hideko Muto
João Renato Rebello Pinho

INTRODUÇÃO

Os testes moleculares estão cada vez mais inseridos nos laboratórios de patologia clínica devido a sua habilidade de identificar precisamente diferentes doenças, monitorar terapias e melhorar os cuidados médicos. Basicamente, podem ser definidos como ensaios que envolvem de alguma forma a utilização de ácidos nucleicos (DNA ou RNA) como a molécula-alvo do método. Por permitir uma análise de genótipos e padrões de expressão, a patologia molecular pode fornecer novos pontos de vista para patologistas e clínicos, complementando as informações relacionadas à história do paciente, sintomatologia, resultados do laboratório clínico e achados histopatológicos.

O projeto Genoma Humano forneceu muitos dados para esse novo campo nos anos 1990. Com o mapeamento de mais de 30.000 genes humanos, foi possível estudar as bases genéticas de várias doenças. Desde então, o campo da patologia molecular evoluiu muito, introduzindo novos conceitos de testes de laboratório e melhorando intensamente a capacidade de determinar prognósticos e selecionar terapias adequadas.

À medida que o escopo da patologia molecular tem expandido, novas promessas e possibilidades estão surgindo em diferentes aplicações:

- Alterações genéticas relacionadas a doenças podem ser determinadas rapidamente.
- Os riscos individuais para o desenvolvimento de certos cânceres podem ser identificados.
- A hematopatologia molecular consegue identificar doenças e, assim, terapias específicas podem ser utilizadas com mais eficácia.

- Agentes infecciosos podem ser identificados por meio de suas sequências de DNA ou RNA, bem como pode ser determinada sua resistência a antivirais ou antibióticos.
- Muitos tumores podem ser classificados por seus perfis moleculares específicos
- E, finalmente, a medicina personalizada, que vem melhorar a probabilidade de sucesso de um tratamento e minimizar os riscos de tratamentos desnecessários.

Os testes moleculares têm-se tornado o método de escolha para a identificação e quantificação de patógenos, por permitir diagnóstico mais rápido do que métodos de cultura convencionais e apresentar ótima sensibilidade e especificidade. Já existem diversos *kits* comerciais para diagnóstico no Brasil e, além desses, vários testes denominados LDTs (*laboratory developed tests* ou testes desenvolvidos no laboratório) podem ser validados.

Além da detecção de patógenos, geralmente por métodos de amplificação do material genético, o sequenciamento também tem sido bastante utilizado para a detecção de mutações virais que geram resistência aos medicamentos utilizados, genotipagem de diferentes vírus, além de identificação de bactérias e fungos.

E tanto o sequenciamento como a reação em cadeia da polimerase (PCR) têm sido usados para definir características do hospedeiro que podem estar relacionadas com o prognóstico ou resposta ao tratamento.

Existem muitas técnicas moleculares em uso atualmente nos laboratórios clínicos. Algumas, como a PCR, já são bem conhecidas e utilizadas, enquanto outras ainda estão mais restritas, como os microarranjos ou *microarrays*. Neste capítulo, descrevem-se as técnicas mais conhecidas que são utilizadas na área da gastroenterologia, principalmente na área das hepatites virais B e C. A escolha de um tipo de ensaio sobre outro depende de características da doença e da pergunta clínica que se quer responder, já que cada método fornece um tipo de informação diferente.

METODOLOGIAS

Reação em cadeia da polimerase (PCR) e PCR em tempo real

Uma das primeiras técnicas de biologia molecular utilizada em larga escala em laboratórios clínicos foi a reação em cadeia da polimerase (PCR, do inglês, *polymerase chain reaction*)[1]. Essa técnica foi idealizada em meados dos anos 1980 e utiliza DNA genômico ou RNA convertido em cDNA, permitindo que se amplifique milhões de vezes regiões específicas do DNA, por repetições cíclicas de processos que reproduzem o mecanismo que ocorre normalmente nas células durante a replicação do DNA. É a metodologia mais conhecida e disseminada nos laboratórios de biologia molecular por ser rápida, específica e sensível. A grande especificidade da reação é determinada pelo uso de oligonucleotídeos iniciadores (ou *primers)* que se hibridizam com sequências conhecidas do alvo a ser amplificado, e a alta sensibilidade ocorre devido a repetitivos ciclos de duplicação da região selecionada. Para uma reação de PCR são utilizados, além dos *primers* específicos flanqueando a região de interesse, dNTPs, tampão, enzima Taq polimerase e DNA. A mistura é amplificada em termocicladores que repetem ciclos de temperaturas para que ocorra a amplificação: inicialmente ocorre a desnaturação das fitas de DNA em alta temperatura (94°C), depois a temperatura é diminuída para que ocorra a hibridização com os *primers* (em torno de 55-60°C, dependendo da sequência dos *primers*) e a extensão (72°C), quando a enzima Taq polimerase duplica as fitas de DNA. Esses produtos amplificados (*amplicons*) podem ser visualizados por eletroforese em gel de agarose ou poliacrilamida na PCR convencional, ou por fluorescência, no caso da PCR em tempo real. Geralmente a reação de PCR convencional fornece resultados qualitativos, enquanto a PCR em tempo real pode gerar resultados quantitativos. Além disso, o produto gerado pela PCR pode ser utilizado para outras análises posteriores, como o sequenciamento (por exemplo, genotipagem de vírus das hepatites B e C) ou análise por enzimas de restrição (RFLP). A figura 4.1 ilustra a reação de PCR e como ocorre a amplificação exponencial da região-alvo.

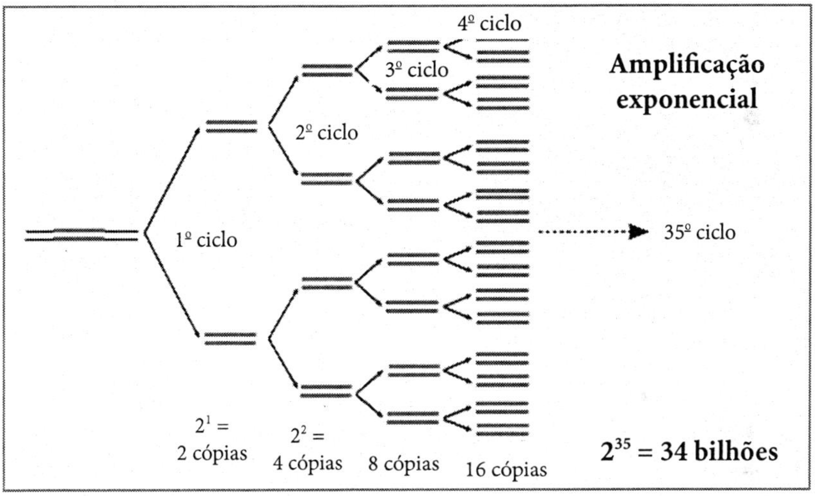

FIGURA 4.1 – Esquema de uma reação de PCR. A região do DNA de interesse é selecionada pela hibridização com os *primers* específicos e é duplicada a cada ciclo de temperaturas.

Kits comerciais que utilizam a PCR convencional foram muito utilizados nos últimos anos. Nesses, a detecção específica do produto amplificado se faz por meio da hibridização com sondas de oligonucleotídeos biotiniladas, sendo o produto de PCR específico detectado pela metodologia de hibridização seguida de revelação colorimétrica. Esses *kits* podem ser utilizados tanto para a detecção como para a quantificação de ácidos nucleicos (baseando-se em diluições seriadas), mas foram substituídos por *kits* de PCR em tempo real.

A PCR em tempo real é uma variação da PCR convencional, com a vantagem de ser um método mais sensível e permitir reações qualitativas e quantitativas. O produto amplificado (*amplicon*) é detectado à medida que a amplificação acontece, e não ao final da reação como na PCR convencional. Isso é possível pelo uso de fluoróforos cuja emissão de fluorescência é detectada ao longo da reação.

Existem diferentes tipos de fluoróforos utilizados. O *Sybr Green* é um fluoróforo que se intercala a qualquer DNA dupla fita. O aumento de DNA fita dupla decorrente da reação de PCR é responsável pelo crescimento da fluorescência emitida pelo fluoróforo a cada ciclo, permitindo assim a detecção do produto de PCR. Entretanto, por se tratar de um agente intercalante, produtos inespecíficos como híbridos de *primer* também serão lidos. Dessa forma, a eficiência do par de *primers* deve ser avaliada para garantir a qualidade do teste, bem como uma etapa de dissociação deve ser realizada ao término da fase de amplificação para garantir a especificidade do teste. Essa abordagem é mais utilizada em testes LDTs, por ser de padronização mais fácil e custo menor. A figura 4.2 ilustra a ação desse tipo de fluoróforo.

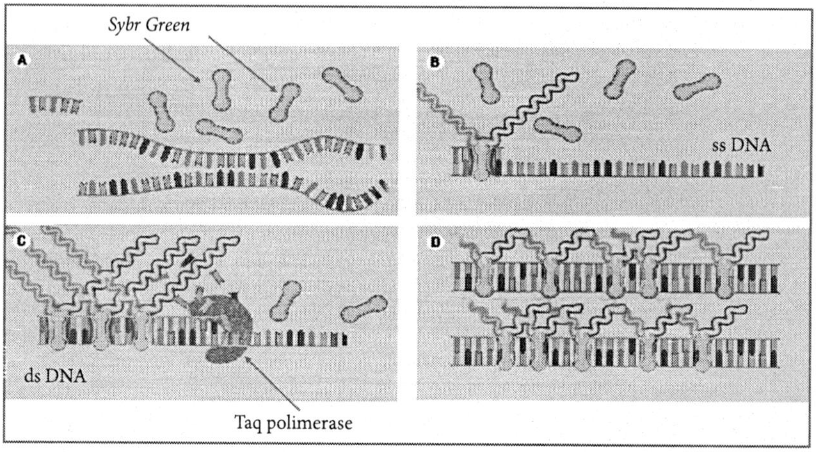

FIGURA 4.2 – Ação do fluoróforo *Sybr Green* pela sua integração no DNA de fita dupla.

O sistema mais comumente utilizado em diagnóstico é o que utiliza sonda fluorescente acoplada a moléculas *reporter* e *quencher* (por exemplo, ensaio TaqMan) que tem a vantagem de ser mais específico por utilizar sondas complementares ao gene-alvo[1]. A sonda carrega em sua extremidade um fluoróforo chamado de *reporter*, que emite fluorescência, e em outra extremidade uma molécula chamada *quencher*, que impede a detecção da fluorescência do *reporter*. Se o gene-alvo está presente, *primers* e sonda se complementam à sua sequência, e a enzima Taq DNA polimerase inicia a polimerização. Quando encontra a sonda, a enzima cliva a sonda de forma que separa o *quencher* do *reporter*, que então poderá emitir fluorescência. Essa fluorescência é detectada e aumenta à medida que os ciclos de amplificação progridem. A figura 4.3 ilustra a ação desse tipo de fluoróforo.

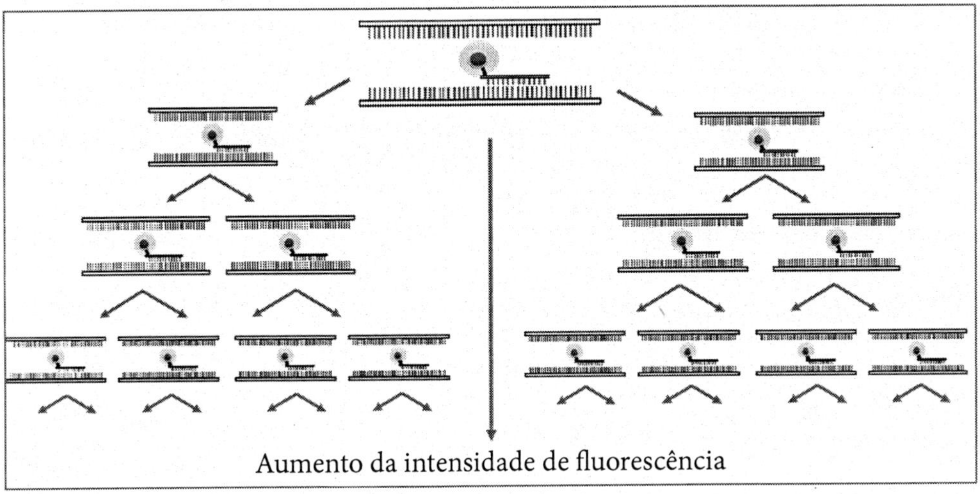

FIGURA 4.3 – Ação de fluoróforo ligado à sonda. A cada ciclo de extensão, a sonda hibridizada ao DNA-alvo emite fluorescência no momento em que é clivada pela Taq polimerase.

Essa abordagem permite a quantificação precisa do alvo, usando curvas de calibração, e também é muito utilizada para a caracterização de mutações pontuais (SNPs, do inglês, *single nucleotide polimorphisms*) em diferentes genes, usando duas sondas marcadas com fluoróforos diferentes, uma complementar à sequência selvagem, e outra à sequência mutada. As figuras 4.4 e 4.5 ilustram essas duas aplicações.

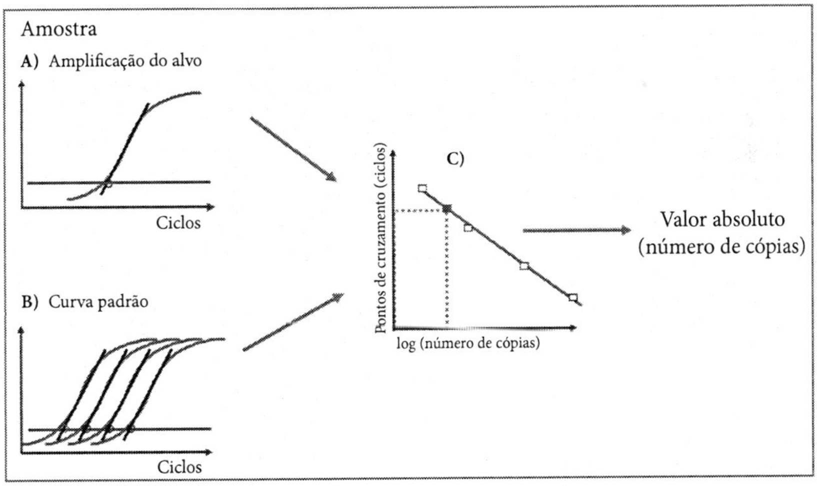

FIGURA 4.4 – Esquema da aplicação da PCR em tempo real para a quantificação de patógenos. **A**) Curva de amplificação de uma amostra. **B**) Curvas de amplificação de uma curva padrão, com quantificação conhecida. C) Construção da reta para o cálculo da quantificação absoluta.

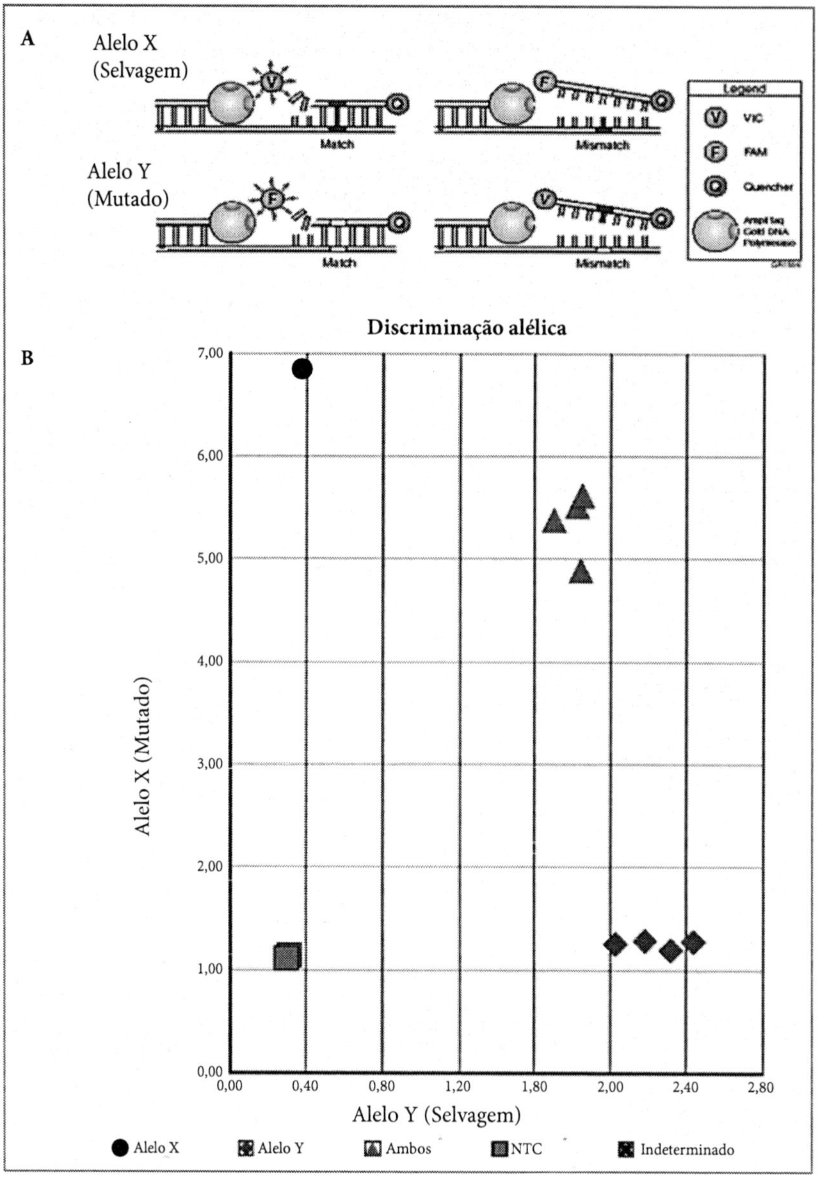

FIGURA 4.5 – Esquema da aplicação da PCR em tempo real para a determinação de mutações de ponto (SNPs). **A**) Desenho das sondas. São feitas duas sondas marcadas com fluoróforos de cores diferentes, uma delas hibridiza com a sequência mutada e outra com a sequência selvagem, permitindo que o programa de análise do termociclador diferencie as amplificações com cada uma delas. **B**) Exemplo da análise após a amplificação. As amostras podem ser classificadas como selvagens se houver amplificação apenas com a sonda selvagem (alelo Y, losango), homozigotas mutadas se houver amplificação apenas com a sonda mutada (alelo X, círculo) ou heterozigotas se houver amplificação com as duas sondas (triângulo).

Reação de amplificação baseada em sequência (NASBA)

A reação de amplificação baseada em sequência (NASBA, do inglês, *nucleic acid sequence based amplification*), diferentemente da reação de PCR citada anteriormente, utiliza o RNA como material para amplificação e simula *in vitro* o ciclo de replicação *in vivo*, acumulando como produto final milhões de cópias de RNA da sequência gênica de interesse. Esse método também é *primer*-dependente e usado para a amplificação de ácidos nucleicos em uma única temperatura, envolvendo uma mistura de três enzimas. A detecção é realizada em tempo real por meio de medição da fluorescência dos produtos gerados. Os resultados podem ser qualitativos ou quantitativos. Vem sido utilizada principalmente para a detecção de vírus RNA, como o HIV-1 e enterovírus, mas também pode ser usada para a detecção de vírus DNA, como o *Herpes simplex*, desde que se faça um tratamento inicial com enzimas de restrição. A figura 4.6 mostra um esquema do ciclo de amplificação do NASBA.

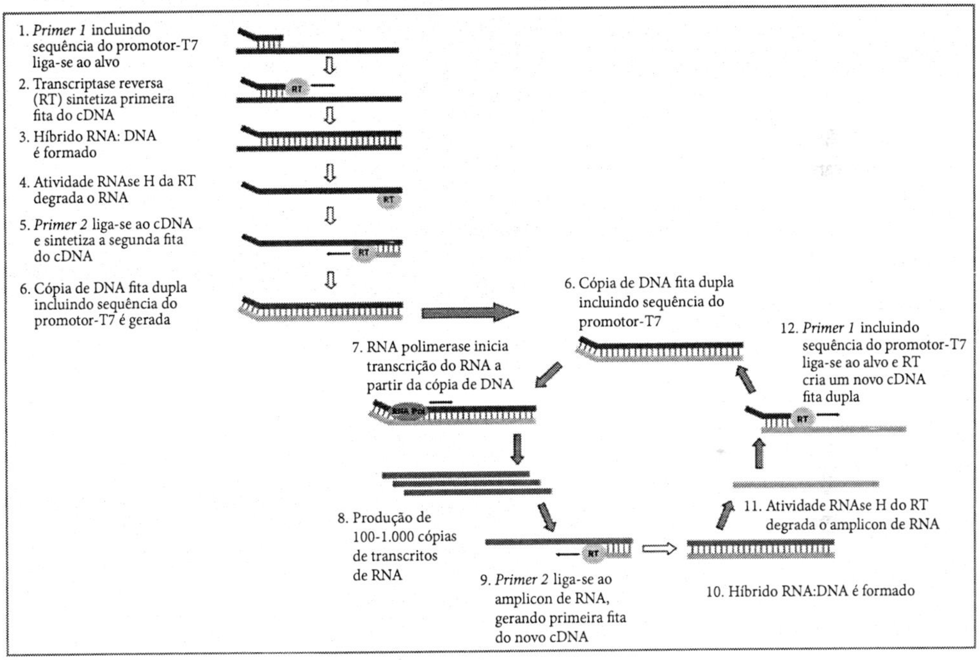

FIGURA 4.6 – Ciclos de amplificação durante a reação de NASBA. Após um ciclo inicial para a geração de um DNA fita dupla contendo uma sequência de promotor T7, ocorrem vários ciclos que geram milhares de cópias dos transcritos de RNA.

Reação do DNA ramificado (bDNA)

A reação de bDNA ou DNA ramificado (*branched DNA*) gera uma amplificação do sinal da região genômica de interesse, por meio da hibridização com uma sequência de sondas. Nessa técnica, o ácido nucleico pesquisado é fixado em uma placa por sonda específica. A detecção é feita por quimioluminescência, após a hibridização do material fixado contra uma sonda de DNA ramificado, que contém diversos braços idênticos, utilizados para posterior hibridização da sonda marcada e obtenção de um sinal amplificado (Figura 4.7). É o único método que tem como princípio a amplificação do sinal (e não do alvo, como nas reações descritas acima) e não depende da ação de enzimas e, por isso, é considerado um método bastante preciso. Os resultados geralmente são quantitativos.

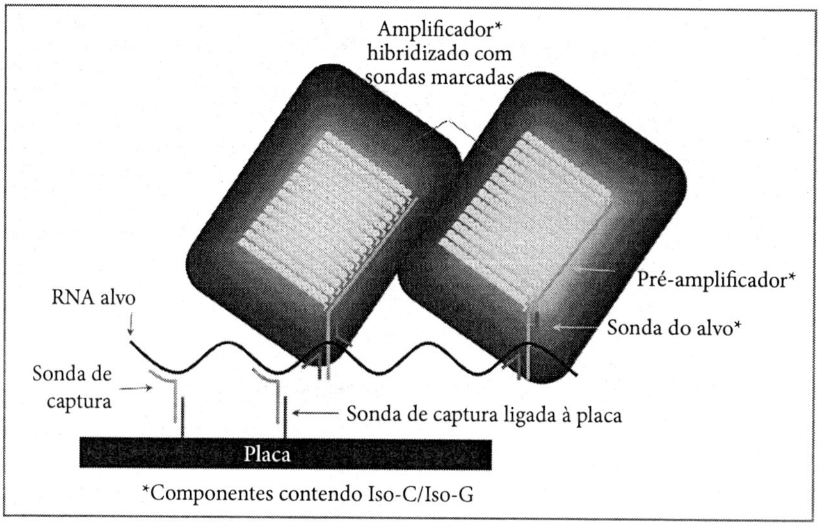

FIGURA 4.7 – Reação de bDNA mostrando a amplificação do sinal após as diferentes fases de hibridização.

Sequenciamento de DNA

O sequenciamento de DNA tem como finalidade determinar a ordem das bases nitrogenadas adenina (A), guanina (G), citosina (C) e timina (T) da molécula de DNA. Foi inventado no final da década de 1970 por Frederick Sanger et al.[2], e o processo inicial foi sendo aperfeiçoado até o final da década de 1990, a ponto de permitir até o primeiro sequenciamento do genoma humano[3]. Clinicamente é utilizado para verificar a presença de mutações genéticas conhecidas, detectar mutações de resistência e genotipar diferentes vírus, como o HIV, HBV e HCV, bem como para tipificação HLA, entre outras aplicações. O sequenciamento de primeira geração, denominado método de Sanger, utiliza o princípio de terminação de cadeia por 2',3'-didesoxinucleotídeos (ddNTPs). Os ddNTPs são bases modificadas usadas como substrato em cadeias de oligonucleotídeos sintetizadas usando o DNA de interesse como molde. Uma fita simples de DNA que será sequenciada é hibridizada com um *primer* de desoxinucleotídeos (dNTPs) marcado na extremidade 5', que será alongado por uma DNA polimerase. Quando um ddNTP é incorporado, impede o crescimento do fragmento de DNA em replicação pela

DNA polimerase e a síntese é bloqueada, pois fica faltando o grupo 3'-hidroxila, necessário para que a enzima Taq polimerase prossiga. A razão de ddNTPs:dNTPs é calculada de modo que ao final do processo tenha ocorrido aleatoriamente a terminação da cadeia em cada uma das bases do DNA molde. Desse modo, para cada base, existem populações de cadeias com diferentes finais 3' especificando cada posição de cada base, ou seja, a sequência. Inicialmente eram usados ddNTPs radiativos em quatro reações separadas, cada uma com ddNTP de uma das bases (A, T, C, G), e os produtos eram separados em corridas eletroforéticas em géis de poliacrilamida. Atualmente as análises dos fragmentos migraram para plataformas de eletroforese capilar e os ddNTPs são marcados com fluoróforos diferentes, de modo que a reação pode ser feita em um único tubo por amostra e a análise ficou muito mais automatizada e confiável (Figura 4.8).

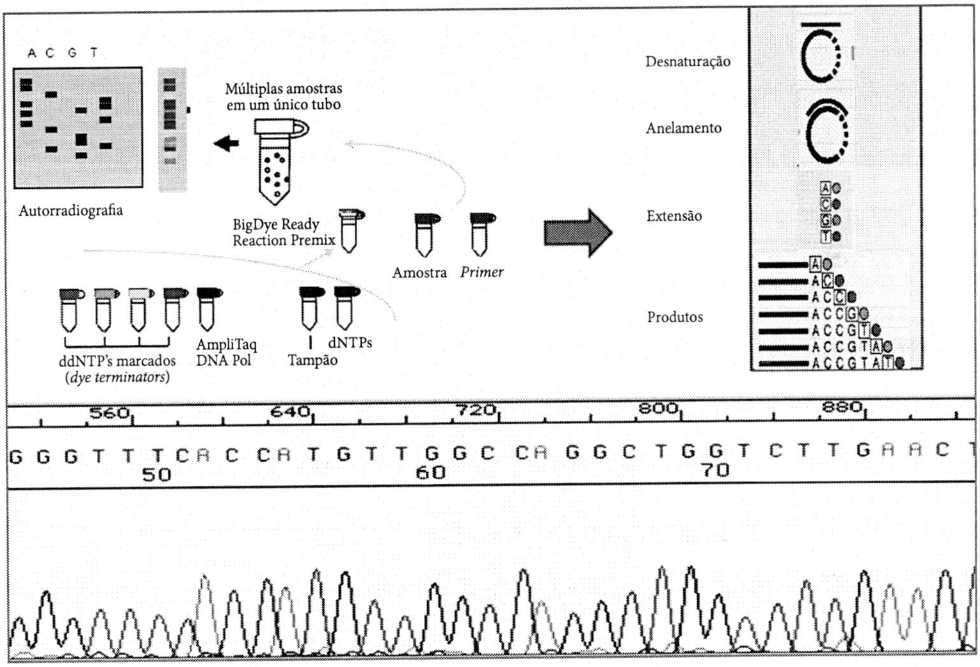

FIGURA 4.8 – Esquema de uma reação de sequenciamento pela metodologia de Sanger. A incorporação de ddNTPs marcados com cores diferentes ocorre aleatoriamente, de modo que ao final da reação existem produtos com todos os tamanhos possíveis. A separação por eletroforese (inicialmente em géis e depois em capilares) permite a leitura da sequência de referência.

Há alguns anos, novas técnicas de sequenciamento de segunda e terceira gerações foram desenvolvidas e estão expandindo-se na área de diagnóstico molecular. Os novos equipamentos estão sendo chamados de sequenciadores de nova geração (NGS, do inglês, *next generation sequencing*). Devido a sua grande complexidade e amplo espectro de aplicações clínicas, este tópico será abordado com mais detalhes no próximo capítulo. O método de Sanger ainda é considerado o padrão-ouro para o sequenciamento e tem sido usado para confirmar a maioria dos achados por NGS, mas, com a melhora dos processos de análise e o aumento na confiabilidade dos dados gerados pelas novas plataformas, em breve essa prática deve deixar de ser usada.

Microarrays

O uso de microarranjos ou *microarrays* tem permitido cada vez mais que se analisem diversas características moleculares simultaneamente. Os *arrays* são formados por suportes sólidos, como lâminas ou chipes, onde estão milhares de sondas específicas para as regiões de interesse. Após hibridização dos produtos amplificados nesses *arrays*, a leitura é realizada em um *scanner* e a análise é feita em *softwares* específicos. Possui a grande vantagem de conseguir analisar muitos genes ou regiões de interesse rapidamente e vem sendo muito utilizado principalmente para aplicações na área de câncer ou pesquisa de vários genes ou mutações simultaneamente.

APLICAÇÕES DA BIOLOGIA MOLECULAR

Aplicações na virologia

A grande maioria dos testes diagnósticos qualitativos e quantitativos para vírus é realizada por PCR em tempo real, em diferentes tipos de material, de acordo com o vírus a ser detectado. Diferentes *kits* encontram-se disponíveis, desde aqueles que requerem etapas manuais, até *kits* cujo método é totalmente automatizado.

Recentemente, observa-se tendência ao desenvolvimento de *kits* diagnósticos que não necessitam da etapa de extração do ácido nucleico. O material do paciente é submetido diretamente à reação de PCR em tempo real. Alguns exemplos desse tipo de *kit* são Cepheid Xpert EV (Cepheid, CA, EUA) para detecção de enterovírus em liquor, Cepheid Xpert Flu (Cepheid, CA, EUA) para detecção de influenza A, B e H1N1-2009 e Focus Flu A/B e RSV (Focus Diagnostics, CA, EUA) para detecção de influenza A, B e vírus sincicial respiratório em amostras de trato respiratório. Esse tipo de *kit* sem extração também está disponível para bactérias, como *Mycobacterium tuberculosis* (Cepheid, CA, EUA), *Bordetella pertussis/parapertussis* (Focus Diagnostics, CA, EUA) e *Clostridium difficile* (Focus Diagnostics, CA, EUA).

As principais aplicações da biologia molecular nessa área serão voltadas para as hepatites B e C.

Hepatite B

O diagnóstico da infecção pelo HBV se faz pela detecção do HBsAg e do anti-HBc[4]. Só devem ser submetidos ao tratamento aqueles que apresentarem o DNA viral detectável e carga viral superior a 10^4 ou 10^5UI/mL.

A detecção do DNA viral do HBV está especialmente indicada em duas situações. A primeira é a detecção da infecção viral oculta pelo HBV, que pode ser encontrada em casos sem nenhum marcador sorológico positivo ou em casos positivos apenas para anti-HBc total. A segunda é para se confirmar a presença de casos com DNA detectável que apresentam o perfil sorológico HBsAg positivo e HBeAg negativo, que muitas vezes podem apresentar o DNA viral circulante (ver Detecção de Mutações no Promotor Basal do *Core* e Região Pré-*Core*)[4,5].

A determinação da carga viral do HBV é um exame fundamental antes do início do tratamento. Os pacientes HBeAg positivos devem sempre ser tratados quando apresentarem carga viral > 10^5UI/mL, enquanto os pacientes HBeAg negativos devem ser tratados quando apresentarem carga viral > 10^4UI/mL. A realização desse exame é também indicada para o acompanhamento do tratamento e da sua resposta, devendo ser feita em intervalos constantes (de 90 a 120 dias) ou quando o paciente apresentar elevação de ALT durante a terapia e sempre ao final desta. A avaliação da resposta sustentada após o tratamento também deve ser realizada por avaliações periódicas após a terapia, com frequência semelhante à realizada durante o tratamento[4].

Diferentes *kits* de quantificação da carga viral de HBV por PCR em tempo real estão disponíveis, com limite de detecção em torno de 15UI/mL. Anteriormente a essa metodologia, ensaios baseados em amplificação de sinal (bDNA) e ensaios de RT-PCR (transcrição reversa acoplada à PCR) eram rotineiramente utilizados, mas têm sido substituídos pela PCR em tempo real que oferece melhor sensibilidade e maior intervalo de linearidade[6]. Ensaios de PCR em tempo real LDTs ou *kits* comerciais podem ser utilizados e, em ambos os casos, os testes deverão ser devidamente validados.

Além disso, plataformas automatizadas permitem processamento em maior escala e minimizam a possibilidade de contaminação durante a manipulação das amostras. Os *kits* para plataformas automatizadas apresentam, em geral, desempenhos bastante similares[7]. Entre as principais plataformas automatizadas, destacam-se Abbott m2000 SP/RT, Roche CAP/CTM (Cobas Ampliprep/Cobas TaqMan) e Siemens Versant kPCR. Todos os sistemas citados permitem a extração automatizada do ácido nucleico e a preparação e pipetagem da reação de PCR em tempo real.

O HBV está classificado em 8 genótipos diferentes, denominados pelas letras A a H. Alguns desses genótipos são ainda divididos em diferentes subgenótipos. A determinação dos genótipos e subgenótipos do HBV vem sendo utilizada apenas para estudos epidemiológicos, mas existem evidências crescentes que a determinação dos genótipos e mesmo dos subgenótipos possui alguma relevância clínica[4,5]:

1. Pacientes infectados com o genótipo D têm maior probabilidade de resolver a hepatite na fase aguda do que aqueles infectados com o genótipo A.
2. Pacientes com infecção crônica pelos genótipos A e B apresentam melhor resposta ao tratamento do que aqueles infectados com os genótipos C e D.
3. A evolução para carcinoma hepatocelular é mais precoce nos portadores do genótipo C e subgenótipo B2 (ou Ba) do que naqueles do subgenótipo B1 (ou Bj).
4. O genótipo F parece estar associado com pior evolução da hepatite crônica.

Os exames de genotipagem de HBV são baseados na sequência da região que codifica a polimerase viral. A mesma sequência que permite determinar o genótipo também mostra a presença ou ausência de mutações relacionadas com a resistência ao tratamento com antivirais, localizadas entre os domínios A e C da DNA polimerase viral. Essas mutações estão relacionadas com mutações de resistência a diferentes antivirais como a lamivudina, adefovir, entecavir, entricitabina, tenofovir e telbivudina. A pesquisa dessas mutações deve ser solicitada sempre que houver suspeita de resistência ao tratamento adotado e, eventualmente, antes do início do tratamento.

O teste pode ser realizado por técnicas LDTs, por amplificação, sequenciamento e posterior análise da sequência da polimerase viral[8]. Alguns fabricantes oferecem *kits* de sequenciamento como, por exemplo, Siemens Trugene HBV genotype test (limite de detecção de 200UI/mL), Abbott HBV sequencing assay (PCR em tempo real seguido de sequenciamento), entre outros. Já a técnica LIPA (*Line Probe Assay*) por hibridização reversa é muito utilizada em vários países e usa sondas específicas imobilizadas em uma membrana de nitrocelulose. Recentemente, Zhi et al.[9] publicaram um novo sistema de genotipagem de HBV que utiliza biochipe microfluídico associado à amplificação isotérmica e ensaio LIPA.

A detecção de mutações no promotor basal do *core* e na região pré-*core* é realizada pelo sequenciamento de outra região do genoma viral, correspondente à região do promotor basal do *core* e da região pré-*core*. Mutações no promotor basal do *core* (A1762T e G1764A) e na região pré-*core* (G1896A e C1899A) estão relacionadas com casos HBsAg positivos, anti-HBe positivos e HBV-DNA positivos. Essas mutações foram associadas com maior resistência ao tratamento e evolução mais grave.

Hepatite C

O diagnóstico da infecção pelo HCV se faz inicialmente pela aplicação do teste sorológico específico para a detecção de anticorpos anti-HCV. Para a confirmação desse resultado, é necessária a aplicação de mais um teste, seja o teste imunológico por imunoblot, seja a detecção do RNA viral por técnica sensível de detecção de ácidos nucleicos (PCR ou NASBA). A detecção do RNA viral é obrigatória antes de se indicar o tratamento de um paciente infectado pelo HCV.

Quando o tratamento utiliza as novas drogas chamadas agentes antivirais diretos ou (DAAs, do inglês, *direct acting antiviral agents*), as dosagens são realizadas em geral uma antes de se iniciar o tratamento, uma ao final do tratamento e mais uma 12 semanas após o final do tratamento. Para esquemas intermediários utilizando DAAs e interferon, as dosagens eram realizadas em geral ao mesmo tempo, com uma ou mais dosagens intermediárias que podiam ser utilizadas para prever a resposta ao tratamento, ou mesmo sua duração ou interrupção precoce.

A genotipagem do HCV é feita para se indicar o tipo e a duração do tratamento. Similarmente ao HBV, diferentes *kits* de quantificação da carga viral de HCV por PCR em tempo real estão disponíveis, com limite de detecção em torno de 15UI/mL. As plataformas automatizadas são as mesmas para a quantificação da carga viral de HBV.

A genotipagem pode ser realizada com técnicas LDTs, por amplificação, sequenciamento e posterior análise da sequência da região NS5B (*non-structural* 5b)[10] ou da região 5' não traduzida (5'UTR). Também existem *kits* comerciais para análise de 5'UTR, como Siemens Trugene HCV genotyping assay, por sequenciamento com limite de detecção (LOD) de 5.000UI/mL, Siemens Versant HCV Genotype assay, pelo método LIPA de hibridização diferencial com LOD de 3.700UI/mL, e Abbott HCV genotyping assay, por PCR em tempo real com LOD de 500UI/mL.

Outro teste molecular que pode beneficiar pacientes infectados por HCV, mas dessa vez relacionado a uma característica do hospedeiro, é a determinação de polimorfismos localizados no gene *IFNL4* (interferon, lambda 4) e próximos aos gene *IFNL3* (interferon, lambda 3), antes denominado como interleucina-28 (*IL-28*), que podem ser realizados por sequenciamento do DNA ou pelo ensaio de PCR em tempo real, utilizando sondas específicas para cada SNP. Portadores do genótipo CC na posição rs12979860 e/ou genótipo *TT* na posição rs8099917 têm maior probabilidade de clareamento espontâneo da infecção pelo vírus da hepatite C (HCV) e resposta ao tratamento em casos infectados pelo genótipo 1. Para os pacientes infectados por HCV genótipos 2 e 3 que não negativaram o RNA viral até a quarta semana do tratamento, o genótipo CC na posição rs12979860 foi associado com resposta ao final do tratamento. A determinação desses polimorfismos pode ser utilizada para permitir uma indicação mais precisa do tipo e da duração do tratamento a ser utilizado em cada paciente individualmente[11].

Hepatites em banco de sangue

Testes de triagem sorológica têm reduzido, mas não eliminado, o risco de transmissão de infecções por transfusão de sangue e produtos do sangue devido ao período de janela de soroconversão (janela imunológica). O período de janela de soroconversão foi estimado em média como 22 dias, mas pode ser tão longo quanto 6 meses em alguns casos de infecção com carga viral muito baixa para diferentes vírus. A implantação de testes moleculares cada vez mais sensíveis em bancos de sangue tem reduzido cada vez mais o risco de transmissão de vírus HIV, HCV e HBV por transfusão[12].

A portaria nº 262/2002 do Ministério da Saúde tornou obrigatória a inclusão de testes de amplificação e detecção de ácidos nucleicos para HIV e HCV em todas as amostras de sangue de doadores.

Atualmente, *kits* comerciais multiplex para HIV, HCV e HBV para uso em banco de sangue estão disponíveis. São testes altamente sensíveis e específicos e oferecem a praticidade de avaliar três vírus simultaneamente em plataforma automatizada, minimizando o manuseio e possibilidade de contaminação.

O teste qualitativo Roche Cobas TaqScreen MPX é um teste automatizado que utiliza a tecnologia de PCR em tempo real multiplex com sondas específicas para cada alvo, e os resultados são detectados e discriminados simultaneamente para HIV-1 (grupo M e O), HIV-2, HCV e HBV em uma única amostra. A sensibilidade do teste com 95% de confiança é de 11UI/mL para HCV e 3,8 UI/mL para HBV.

Procleix Ultrio (Gen-Probe) é um teste multiplex para detecção de HIV-1, HCV e HBV na plataforma TIGRIS, por transcrição e amplificação dos alvos utilizando oligonucleotídeos específicos a regiões conservadas dos 3 vírus, e posterior detecção dos amplicons utilizando ensaio de proteção de hibridização (HPA, do inglês, *hybridization protection assay*). Nesse ensaio, oligonucleotídeos marcados com quimioluminescência hibridizam especificamente os amplicons, e os híbridos são detectados utilizando um luminômetro. O limite de detecção com 95% de confiança é de 5,4UI/mL para HCV e 3,4UI/mL para HBV.

Outras aplicações

Hemocromatose (HFE)

A hemocromatose hereditária é uma doença genética causada por mutação no gene *HFE*, que causa absorção excessiva e desregulada de ferro. O depósito progressivo de ferro nos tecidos e órgãos pode causar danos quando a doença não é tratada, como fibrose e cirrose no fígado, câncer hepatocelular, entre outras disfunções[13]. O diagnóstico de hemocromatose pode ser feito por exames bioquímicos (saturação de transferrina, dosagem de ferro sérico ou capacidade total de ligação do ferro) e posteriormente exame molecular (sequenciamento do gene *HFE*, ou por PCR em tempo real) que permite o diagnóstico definitivo de hemocromatose hereditária tipo I.

Helicobacter pylori

O *Helicobacter pylori* é uma bactéria gram-negativa que coloniza a mucosa gástrica, fortemente associada com doenças gástricas, particularmente com a doença ulcerativa péptica e o adenocarcinoma gástrico. O diagnóstico pode ser realizado por métodos não invasivos como sorologia para anticorpo anti-*H. pylori*, pesquisa de antígenos em fezes e teste da ureia expirada. Já os métodos invasivos analisam biópsia do tecido gástrico por histologia, cultura, teste de urease ou teste molecular. O teste molecular no momento é disponível somente para pesquisa, entretanto é um recurso diagnóstico promissor, já que permite um resultado mais sensível e específico, pelo uso de PCR em tempo real. Além da detecção do *H. pylori*, é possível também pesquisar genótipos com genes de virulência (*cagA* e *vacQ*) que estão associados à progressão de lesões gástricas pré-cancerosas[14].

Neoplasias do trato gastrintestinal

A análise molecular no diagnóstico, prognóstico e tratamento de neoplasias tem-se tornado cada vez mais importante para a conduta clínica do paciente oncológico. O diagnóstico de mutações de predisposição genética pode ser realizado por sequenciamento do DNA, por exemplo, do gene *E-caderina/CDH1* em câncer gástrico para aconselhamento genético de famílias com câncer gástrico difuso hereditário, e mutações do gene *APC* nos casos de polipose adenomatosa familiar que predispõem ao desenvolvimento de câncer colorretal. Já nos casos de câncer colorretal não polipoide hereditário, tumores com instabilidade de microssatélite têm melhor prognóstico e podem ser diagnosticados pela análise de 5 *loci* diferentes[15]. Outros genes têm sido descritos associados ao prognóstico de neoplasias gastrintestinais, como *PIK3CA*, *DSG2* e *3*, *NOTCH-1*, *PTEN*. Já alterações gênicas de predição de resposta à terapia, como, por exemplo, amplificação do gene *HER2* em tumores gastroesofágicos, podem ser diagnosticadas por imuno-histoquímica e hibridização *in situ* fluorescente (FISH). Em tumores GIST (tumor estromal gastrintestinal), o sequenciamento dos genes *KIT* e *PDGFRA* direciona a terapia com inibidor de tirosina quinase e, em casos de câncer colorretal, o sequenciamento de mutações nos genes *KRAS*/*BRAF* pode predizer resposta à terapia antirreceptor de fator de crescimento epidérmico[16]. O conhecimento crescente gerado por trabalhos científicos tem motivado a necessidade de testes moleculares para análise das alterações genéticas em oncologia e painéis estão sendo disponibilizados para o sequenciamento em plataformas de segunda geração, que oferece maior profundidade comparada à metodologia de Sanger.

Intolerância à lactose

A hipolactasia primária ou intolerância à lactose em adultos caracteriza-se pela diminuição na capacidade de o indivíduo digerir lactose (açúcar do leite), que é resultante da diminuição geneticamente determinada da expressão da enzima lactase após o desmame. Nos indivíduos adultos com hipolactasia, a lactose não digerida e os produtos da digestão bacteriana levam ao aparecimento de sintomas clínicos como dor e sensação de inchaço abdominal, flatulência e diarreia. O teste convencional de tolerância à lactose requer ingestão de lactose e posterior avaliação da glicemia ou do hidrogênio expirado. Recentemente, testes moleculares que não necessitam de ingestão de lactose, baseados em sequenciamento ou PCR em tempo real de polimorfismos associados à intolerância à lactose, têm sido disponibilizados. O trabalho de Enattah et al.[17] foi pioneiro na descoberta dos polimorfismos (LCT-13910C>T e LCT-22018G>A) que poderiam explicar a base molecular da hipolactasia primária, e estudos posteriores corroboram os achados iniciais. Ambos os polimorfismos citados estão localizados em regiões intrônicas do gene *MCM6* (*minichromosome maintenance complex component* 6), que se situa adjacente ao gene da lactase, alterando sua expressão gênica.

Doença celíaca

A doença celíaca é uma afecção de origem autoimune desencadeada pela ingestão de glúten em indivíduos geneticamente predispostos. Nesses indivíduos, a reação inflamatória na mucosa do intestino delgado leva à inflamação crônica das células e progressivamente à atrofia das microvilosidades. A análise histológica da biópsia endoscópica é considerada padrão-ouro para o diagnóstico da doença celíaca, mas existem testes sorológicos, como o da antigliadina, antiendomísio e antitransglutaminase tecidual. Adicionalmente, os genótipos *HLA-DQ2* e *HLA-DQ8* de predisposição genética podem também ser avaliados por teste molecular utilizando a PCR com oligonucleotídeos de sequência específica (SSO-PCR)[18].

Gastroenterites

Gastroenterites infecciosas representam um sério problema de saúde pública. Elas se caracterizam por inflamação do estômago e intestinos causada por alguns tipos de vírus, bactérias ou parasitas. Os sintomas mais comuns compreendem vômitos e diarreia. Estas doenças apresentam maior risco, principalmente entre crianças, idosos e indivíduos imunocomprometidos. Como metodologias de diagnóstico de gastroenterites, destacam-se microscopia, imunoensaios como imunofluorescência e imunocromatografia, coprocultura, sorologia para patógenos em fezes, PCR e PCR em tempo real (por exemplo, teste automatizado Xpert *Clostridium difficile*). Recentemente, o FDA (*Food and Drug Administration*), nos Estados Unidos, aprovou um novo teste molecular denominado xTAG® Gastrointestinal Pathogen Panel[19], um ensaio multiplex qualitativo para a detecção de 15 patógenos entre vírus, bactérias e parasitas (adenovírus 40/41, rotavírus A, novovírus GI, GII, *Salmonella* spp., *Campylobacter* spp., *Shigella* spp., *Clostridium difficile* toxina A/B, *Escherichia coli* enterotoxigênica LT/ST, *E. coli* O157, *E. coli* produtora de toxina Shiga-like, *Yersinia enterocolitica*, *Vibrio cholerae*, *Giardia lamblia*, *Entamoeba histolytica* e *Cryptosporidium* spp.). Mais recentemente, foi lançado o o BioFire FilmArray, um painel para o diagnóstico etiológico rápido de gastroenterites infecciosas, incluindo 22 diferentes patógenos entéricos obtidos diretamente de amostras de fezes: *Campylobacter* spp., *Clostridium difficile* (toxinas A/B), *Plesiomonas shigelloides*, *Salmonella* spp., *Vibrio* spp., *Vibrio cholerae*, *Yersinia enterocolitica*, *E. coli* enteroagregativa, *E. coli* enteropatogênica, *E. coli* enterotoxigênica, *E. coli* produtora de toxina Shiga-like (stx1 e stx2) (incluindo a detecção específica da *E. coli* O157), *Shigella* spp., *E. coli* enteroinvasiva, *Cryptosporidium* spp., *Cyclospora cayetanensis*, *Entamoeba histolytica*, *Giardia lamblia*, adenovírus F 40/41, astrovírus, norovírus GI/GII, rotavírus A, e sapovírus.

Doença de Chagas

A doença de Chagas, causada pelo parasita *Trypanosoma cruzi*, pode acometer o fígado e baço na fase aguda da doença, e cólon, esôfago e coração na fase crônica da doença, podendo ocorrer destruição do tecido e consequente aumento desses órgãos, originando megacólon, megaesôfago e miocardite chagásica. Durante a fase aguda, é possível detectar os parasitas diretamente no sangue, ou por hemocultura ou xenodiagnóstico. Os testes imunológicos no soro, como hemaglutinação, imunofluorescência e ELISA, são utilizados na fase crônica da doença. Testes moleculares ainda não estão disponíveis, entretanto trabalhos mostram que o uso da reação de PCR seria importante para a definição do diagnóstico de pacientes com provas sorológicas inconclusivas e daqueles que necessitam de avaliação pós-tratamento[20].

REFERÊNCIAS

1. Espy MJ, Uhl JR, Sloan LM, Buckwalter SP, Jones MF, Vetter EA, et al. Real-time PCR in clinical microbiology: applications for routine laboratory testing. Clin Microbiol Rev. 2006;19(1):165-256.
2. Sanger F, Nicklen S, Coulson AR. DNA sequencing with chain-terminating inhibitors. Proc Natl Acad Sci U S A. 1977;74(12):5463-7.
3. Lander ES, Linton LM, Birren B, Nusbaun C, Zody MC, Baldwin J, et al. Initial sequencing and analysis of the human genome. Nature. 2001;409(6822):860-921.
4. Silva LC. Hepatites agudas e crônicas. 3ª ed. São Paulo: Sarvier; 2003.
5. Focaccia R. Tratado de infectologia. 3ª ed. São Paulo: Atheneu; 2006.
6. Garbuglia AR, Angeletti C, Lauria FN, Zaccaro P, Cocca AM, Pisciotta M, et al. Comparison of Versant HBV DNA 3.0 and COBAS AmpliPrep-COBAS TaqMan assays for hepatitis B DNA quantitation: possible clinical implications. J Virol Methods. 2007;146(1-2):274-80.
7. Caliendo AM, Valsamakis A, Bremer JW, Ferreira-Gonzalez A, Granger S, Sabatini L, et al. Multilaboratory evaluation of real-time PCR tests for hepatitis B virus DNA quantification. J Clin Microbiol. 2011;49(8):2854-8.
8. Sitnik R, Pinho JR, Bertolini DA, Bernardini AP, Da Silva LC, Carrilho FJ. Hepatitis B virus genotypes and precore and core mutants in Brazilian patients. J Clin Microbiol. 2004;42:2455-60.
9. Zhi X, Deng M, Yang H, Gao G, Wang K, Fu H, et al. A novel HBV genotypes detecting system combined with microfluidic chip, loop-mediated isothermal amplification and GMR sensors. Biosens Bioelectron. 2014;54:372-7.
10. Sandres-Sauné K, Deny P, Pasquier C, Thibaut V, Duverlie G, Izopet J. Determining hepatitis C genotype by analyzing the sequence of the NS5b region. J Virol Methods. 2003;109(2):187-93.
11. Thomas DL, Thio CL, Martin MP, Qi Y, Ge D, O'Huigin C, et al. Genetic variation in IL28B and spontaneous clearance of hepatitis C virus. Nature. 2009;461(7265):798-801.
12. Busch MP, Lee LL, Satten GA, Henrard DR, Farzadegan N, Nelson KE, et al. Time course of detection of viral and serologic markers preceding human immunodeficiency virus type 1 seroconversion: implications for screening of blood and tissue donors. Transfusion. 1995;35:91-7.
13. Bomford A. Genetics of haemochromatosis. Lancet. 2002;360(9346):1673-81.
14. McNulty CA, Lehours P, Mégraud F. Diagnosis of Helicobacter pylori infection. Helicobacter. 2011;16 Suppl 1:10-8.
15. Coppedè F, Lopomo A, Spisni R, Migliore L. Genetic and epigenetic biomarkers for diagnosis, prognosis and treatment of colorectal cancer. World J Gastroenterol. 2014;20(4):943-56.
16. Bellizzi AM. Contributions of molecular analysis to the diagnosis and treatment of gastrointestinal neoplasms. Semin Diagn Pathol. 2013;30(4):329-61.
17. Enattah NS, Sahi T, Savilahti E, Terwilliger JD, Peltonen L, Järvelä I, et al. Identification of a variant associated with adult-type hypolactasia. Nature genetics. 2002;30(2):233-7.
18. Megiorni F, Mora B, Bonamico M, Barbato M, Nenna R, Maiella G, et al. HLA-DQ and risk gradient for celiac disease. Hum Immunol. 2009;70(1):55-9.
19. Claas EC, Burnham CA, Mazzulli T, Templeton K, Topin F. Performance of the xTAG® gastrointestinal pathogen panel, a multiplex molecular assay for simultaneous detection of bacterial, viral, and parasitic causes of infectious gastroenteritis. J Microbiol Biotechnol. 2013;23(7):1041-5.
20. Machado-de-Assis GF, Silva AR, Do Bem VA, Bahia MT, Martins-Filho OA, Dias JC, et al. Post-therapeutic cure criteria in Chagas' disease: conventional serology followed by supplementary serological, parasitological, and molecular tests. Clin Vaccine Immunol. 2012;19(8):1283-91.

Capítulo 5

Sequenciamento em Larga Escala: Impactos em Oncologia

Sueli Mieko Oba-Shinjo
Suely Kazue Nagahashi Marie

A conclusão do sequenciamento do genoma humano em 2000[1] alavancou uma série de pesquisas na área oncológica. A abordagem genômica propiciada pelo incremento tecnológico com a introdução dos equipamentos de sequenciamento em larga escala tem permitido a detecção de mutações somáticas nos tumores por meio do sequenciamento do exoma ou genoma completo de vários pacientes ao mesmo tempo, em intervalo de dias.

O sequenciamento sistemático de diversos tipos de tumores nos projetos do *The Cancer Genome Atlas* (TCGA) aliado aos projetos de sequenciamento de indivíduos normais como no *The 1000 Genomes Project Consortium*[2] permitiram enumerar as alterações genéticas presentes no câncer[3-4] e também o espectro de mutações envolvidas em outras doenças complexas como autismo e esquizofrenia[5,6], assim como o espectro da diversidade genética humana[2].

As numerosas mutações observadas em câncer foram classificadas em: 1. mutação em *driver* gene, que confere uma vantagem na sobrevivência das células com a mutação; e 2. mutação em *passenger* gene, quando foi adquirida em algum momento da expansão clonal, mas não confere vantagem substancial de sobrevivência da célula com a mutação. Em função da descoberta das mutações em *driver* genes, o tratamento sistêmico de câncer sofreu mudança fundamental de uma doença definida histopatologicamente e tratada primariamente por quimioterápicos citotóxicos para uma doença definida por alterações moleculares e tratada para esses alvos moleculares específicos. Esse tipo de tratamento específico direcionado aos alvos moleculares provou ser mais seguro e eficiente, como demonstrado pelo sucesso do trastuzumabe (Herceptin®), indicado para pacientes com câncer de mama apresentando amplificação do gene *ERBB2* (*HER2*), do imatinibe (Gleevec®), indicado em casos de leucemia mieloide crônica com cromossomo Filadélfia positivo, do erlotinibe (Tacerva®), em câncer de pulmão não de pequenas células com *EGFR* mutado, e do vemurafenibe (Zelboraf®), em melanoma com mutação de *BRAF*[7].

A determinação das alterações moleculares em cada tipo de câncer tem permitido:

1. Classificação dos tumores com base nas alterações moleculares, estratificando-os em subtipos com fenótipos diferenciados[8].
2. O detalhamento na caracterização biológica dos tipos de tumores quanto ao tempo de sobrevida, sendo um indicador de prognóstico.
3. A introdução de novas estratégias terapêuticas, com o desenvolvimento de novas drogas direcionadas às mutações específicas.
4. A antecipação do tipo de resposta a esses novos agentes terapêuticos, dependendo do perfil de mutação observado[9].
5. A compreensão da resistência desenvolvida ao tipo de terapia aplicada.
6. O monitoramento da evolução da doença e a detecção precoce de recorrência.
7. O desenho de ensaios clínicos.
8. A determinação de suscetibilidade a desenvolver câncer.

ALTERAÇÕES MOLECULARES AUXILIANDO NA CLASSIFICAÇÃO DOS TUMORES E COMO INDICADORES DE PROGNÓSTICO

A classificação molecular dos tumores é ainda um processo em evolução, no entanto, para alguns tipos de câncer, como o de mama, essa estratificação molecular vem sendo consolidada, determinando diferentes subtipos clínicos, com características biológicas distintas, incluindo o tempo de sobrevida total[10,11].

DESENVOLVIMENTO DE NOVAS DROGAS COM BASE NAS ALTERAÇÕES MOLECULARES

A descoberta do cromossomo Filadélfia na maioria dos pacientes com leucemia mieloide crônica (LMC), em 1960, alavancou uma série de descobertas que revolucionaram o tratamento dos pacientes com esse tipo de câncer[12]. Essa alteração genômica é resultante da translocação recíproca entre dois genes: *BCR* no braço longo do cromossomo 22 e *ABL* do cromossomo 9, levando à formação de uma proteína quimérica oncogênica (BCR-ABL), que ativa a quinase ABL. O ensaio clínico com imatinibe, potente inibidor de Abelson (ABL) quinase, demonstrou uma resposta terapêutica substancialmente superior à quimioterapia convencional nos pacientes com LMC que apresentam o cromossomo Filadélfia[13]. Esse é um exemplo de como a detecção da alteração genética impactou no desenvolvimento de uma nova droga.

ALTERAÇÕES MOLECULARES NA RESISTÊNCIA À TERAPIA MINISTRADA

Apesar do sucesso do tratamento de alvos direcionados ao produto codificado por genes mutados, observa-se também o desenvolvimento de resistência a essas drogas. Isso se deve à origem de subclones de células cancerígenas restritas, que adquirem resistência nessas circunstâncias pela aquisição de novas mutações[14]. Como exemplo, pacientes com câncer de pulmão que apresentam mutação do *EGFR* desenvolvem resistência a inibidores de *EGFR*[15], por adquirirem nova mutação em um gene completamente diferente como o *MET*[16]. O sequenciamento em larga escala permite a detecção da presença de clones presentes em baixas quantidades no tumor primário resistentes ao tratamento, ou seja, com novas mutações, permitindo, dessa forma, a observação precoce da resistência e propiciando a mudança da estratégia terapêutica.

ALTERAÇÕES MOLECULARES NO MONITORAMENTO DA DOENÇA

O monitoramento da evolução da doença tem sido realizado por métodos de imagem e por medidas de marcadores tumorais circulantes em vários tipos de fluidos corporais, como, por exemplo, o antígeno próstata-específico em câncer de próstata. Para alguns tipos de câncer, esse monitoramento também se tornou possível por meio da detecção das alterações genéticas específicas do tumor. Essa estratégia tem sido empregada em LMC, na qual a quantidade de transcritos do rearranjo BCR-ABL circulantes pode indicar resposta terapêutica ou de desenvolvimento de resistência ao imatinibe[17]. Da mesma forma, a detecção de mutações somáticas, isto é, mutações presentes somente nos tumores, no sangue periférico tem permitido a correlação com o tamanho do tumor ou sua progressão maligna[18-20]. A presença de mutações somáticas circulantes tem sido utilizada como indicativo de recorrência de câncer colorretal e também de resistência a inibidores de EGFR-quinase em câncer pulmonar[21,22].

ALTERAÇÕES MOLECULARES NO DESENHO DOS ENSAIOS CLÍNICOS

Muitas das novas drogas anticâncer foram desenvolvidas contra proteínas codificadas por genes que apresentam mutações específicas. Portanto, essas drogas serão eficientes somente em um subgrupo pequeno de pacientes que apresentam tais mutações. Dessa forma, a seleção de pacientes para os ensaios clínicos respectivos dependerá da presença dessas mutações[23-24].

ALTERAÇÕES GENÉTICAS E SUSCETIBILIDADE A CÂNCER

Alterações genéticas hereditárias foram detectadas em famílias com vários membros com câncer e observou-se, subsequentemente, que algumas dessas alterações conferiam risco substancial ao desenvolvimento de câncer, como, por exemplo, mutações de *BRCA1* e *BRCA2* como fatores de risco para câncer de mama e mutações de *MLH1* e *MSH2* para câncer colorretal. Estudos de varredura genômica de indivíduos normais[2,25] e com vários tipos de câncer revelaram a prevalência de inúmeras variantes genéticas associadas ao aumento da suscetibilidade a câncer. Para a detecção dessas variantes podem-se construir painéis de sequenciamento em larga escala e os portadores dessas mutações de risco poderão ser incluídos em protocolos preventivos e de seguimentos apropriados.

O rápido desenvolvimento dos equipamentos de sequenciamento em larga escala tem permitido a incorporação do diagnóstico molecular em câncer e tem modificado de modo relevante a abordagem dos pacientes.

O equipamento Roche 454 foi o primeiro introduzido comercialmente como sequenciador de segunda geração, como uma nova tecnologia de pirossequenciamento[26]. Essa tecnologia substitui o uso de dideoxinucleotídeo para interromper a cadeia de amplificação pela detecção da liberação de pirofosfato durante a incorporação do nucleotídeo. A velocidade de sequenciamento e o longo tamanho dos fragmentos sequenciados são pontos de vantagem desse equipamento, que se contrapõem ao custo comparativamente maior dos reagentes.

O equipamento SOLiD (*Sequencing by Oligo Ligation Detection*) da Life Technoliges adota a tecnologia de sequenciamento de duas bases por ligação[27] e tem sua aplicabilidade no ressequenciamento de fragmentos curtos.

O equipamento da Illumina adota a tecnologia de sequenciamento por síntese e atualmente a versão HiSeq apresenta a maior capacidade de sequenciamento e o menor custo de reagentes[28].

O quadro 5.1 apresenta uma comparação desses três tipos de equipamentos.

Entre os sequenciadores de menor porte se destacam o IonTorrent PGM (*Personal Genome Machine*), da Life Technologies, que utiliza a tecnologia de semicondutor, no qual o próton liberado na incorporação do nucleotídeo na molécula de DNA causa uma

QUADRO 5.1 – Comparação do desempenho dos sequenciadores de larga escala de grande porte[29,30].

Sequenciadores	454 GS FLX	SOLiD 4	HiSeq2500
Empresa	Roche	Life Technologies	Illumina
Mecanismos de sequenciamento	Pirossequenciamento	Ligação e codificação de duas bases	Sequenciamento por síntese
Tamanhos máximos de leitura	700pb	2 × 50pb	2 × 125pb
Dados máximos gerados/corrida	700Mb	120Gb	1Tb
Tempo	23 horas	7-14 dias	3-10 dias
Vantagens	Tamanho de leitura longo, rapidez	Acurácia	Alta escala

mudança no pH, que é detectada[31]. PGM ou Ion Torrent apresenta bom desempenho na detecção de mutações por trocas únicas de nucleotídeos, mas apresenta viés na detecção de inserções e deleções.

O sequenciador 454 GS Junior, da Roche, utiliza a mesma tecnologia de pirossequenciamento que o equipamento 454 GS FLX.

MiSeq, da Illumina, apresenta a mesma tecnologia de sequenciamento por síntese do HiSeq e ampla aplicabilidade, incluindo sequenciamento de amplicons, de clones, ChipSeq, MicroRNA, painéis customizados e até sequenciamento de genomas menores como o mitocondrial.

O quadro 5.2 apresenta a comparação dos três equipamentos (454 GS Junior, Ion Torrent PGM e MiSeq), e o quadro 5.3, as especificações técnicas dos tipos de corrida comparando-se os equipamentos MiSeq e HiSeq.

QUADRO 5.2 – Dados comparativos de sequenciadores de menor porte[29-32].

Sequenciadores	454 GS Junior	Ion Torrent PGM	MiSeq
Empresa	Roche	Life Technologies	Illumina
Mecanismos de sequenciamento	Pirossequenciamento	Detecta de alteração de pH por semicondutor	Sequenciamento por síntese
Tamanhos de leitura máximos	500pb	200pb	2 × 300pb
Dados máximos gerados/corrida	70Mb	300Mb	15Gb
Tempo	10 horas	2 horas	55 horas
Vantagens	Tamanho de leitura longo	Rapidez	Acurácia e maior volume de dados

QUADRO 5.3 – Especificações técnicas dos tipos de corrida.

Modo de corrida	MiSeq	HiSeq	
	N/A	2.500 (corrida rápida)	2.500 (alto *output*)
Flow cells	1	1 ou 2	1 ou 2
Dados gerados	0,3-15Gb	10-180Gb	50-1.000Gb
Tempo de corrida	5-65h	7-40h	< 1 dia-6 dias
Lanes/flowcell	1	2	8
Máximo *Reads/flowcell*	25 milhões	300 milhões	2 bilhões
Máximo comprimento dos *reads*	2 × 300pb	2 × 300pb	2 x 125pb

METODOLOGIA ILLUMINA

De acordo com o tipo de equipamento utilizado, é possível gerar até 300 bases de *reads* por meio de sequenciamento por síntese química. Inicialmente é gerada uma biblioteca que consiste de fragmentos entre 150 e 800pb, os quais são ligados a adaptadores específicos. A seguir, a biblioteca é ligada a uma célula de fluxo (*flow cell*) através da hibridização do fragmento com oligonucleotídeos complementares às sequências dos adaptadores que estão na célula de fluxo. Ocorrem então amplificações por ponte que criam *clusters* em altas densidades. Estes *clusters* são sequenciados com um *primer* de sequenciamento por incorporação de nucleotídeos fluorescentes (uma base/ciclo). Em cada ciclo, cada canaleta (*Lane*) da célula de fluxo é escaneada para se determinar as sequências em cada um dos *clusters*. Esse processo ocorre até 300 vezes por cada sentido de leitura de sequenciamento.

É possível a análise simultânea de mais de uma amostra por canaleta utilizando o sistema de indexação que consiste de sequências de 6 a 8 bases adicionadas ao adaptador.

APLICABILIDADE

O sequenciamento em larga escala é uma tecnologia que vem sendo desenvolvida com extrema rapidez. As aplicações são bem variadas, como sequenciamento de genomas, exomas completos, painéis de genes mutados associados a determinadas doenças hereditárias e complexas, RNAs mensageiros, microRNAs e de alterações de metilação. Essa tecnologia de sequenciamento paralelo maciço tem permitido a redução do tempo e do custo do sequenciamento por amostra. Contudo, com a geração de dados na ordem de 10^7Gb por corrida, ocorre a necessidade de avanços acoplados na área de bioinformática que permitam a análise desses dados por meio de algoritmos validados.

A utilização bem planejada dessa tecnologia permitirá a detecção de mutações e polimorfismos de risco em genomas individuais, a quantificação da expressão gênica, de *splicings* alternativos, de alterações no número de cópias de transcritos, da expressão de microRNAs e de alterações epigenéticas por meio do estudo de metilomas.

O conjunto dessas descobertas permitirá a melhor compreensão dos mecanismos de doenças e as proposições de novas estratégias de tratamento.

APRESENTAÇÃO DO SELA

O laboratório de Sequenciamento em Larga Escala (SELA) da Rede PREMiUM (Programa Rede de Equipamento Multiusuários) do Sistema da Faculdade de Medicina da Universidade de São Paulo (FMUSP) é um centro com a finalidade de prestar serviços de sequenciamento em equipamentos Illumina para todos os pesquisadores da FMUSP, bem como para outras entidades de ensino e pesquisa. Os equipamentos e seus acessórios foram obtidos por meio de recursos da FAPESP (Auxílio à Pesquisa – Equipamentos Multiusuários), da FINEP e de projeto cooperativo internacional, e estão abertos à utilização mediante regras específicas.

REFERÊNCIAS

1. Lander ES, Linton LM, Birren B, Nusbaum C, Zody MC, Baldwin J, et al. Initial sequencing and analysis of the human genome. Nature 2001;409(6822):860-921.
2. 1000 Genomes Project Consortium, Abecasis GR, Altshuler D, Auton A, Brooks LD, Durbin RM, et al. A map of human genome variation from population-scale sequencing. Nature 2010;467(7319): 1061-73.
3. Lee W, Jiang A, Liu J, Haverty PM, Guan Y, Stinson J, et al. The mutation spectrum revealed by paired genome sequences from a lung cancer patient. Nature. 2010;465(7297):473-7.
4. Pleasance RD, Cheetham RK, Stephens PJ, McBride DJ, Humphray SJ, Greenman CD, et al. A comprehensive catalogue of somatic mautations from a human cancer genome. Nature. 2010; 463(7278):191-6.
5. Beroukhim R, Mermel CH, Porter D, Wei G, Raychaudhuri S, Donovan J, et al. The landscape of somatic copy-number alteration across human cancers. Nature. 2010;463(7283):899-905.
6. Roach JC, Glusman G, Smit AF, Huff CD, Hubley R, Shannon PT, et al. Analysis of genetic inheritance in a family quartet by whole-genome sequencing. Science. 2010;328(5978):636-9.
7. Conrad DF, Keebler JE, DePristo MA, Lindsay SJ, Zhang Y, Casals F, et al. Variation in genome-wide mutation rates within and between human families. Nat Genet. 2011;43(7):712-4.
8. Garnett MJ, Edelman EJ, Heidorn SJ, Greenman CD, Dastur A, Lau KW, et al. Systematic identification of genomic markers of drug sensitivity in cancer cells. Nature. 2012;483(7391):570-5.
9. Frampton GM, Fichtenholtz A, Otto GA, Wang K, Downing SR, He J, et al. Development and validation of a clinical cancer genomic profiling test based on massively parallel DNA sequencing. Nat Biotechnol. 2013;31(11):1023-31.
10. Wood LD, Parsons DW, Jones S, Lin J, Sjöblom T, Leary RJ, et al. The genomic landscapes of human breast and colorectal cancers. Science. 2007;318(5853):1108-13.
11. Sørlie T, Perou CM, Tibshirani R, Aas T, Geisler S, Johnsen H, et al. Gene expression patterns of breast carcinomas distinguish tumor subclasses with clinical implications. Proc Natl Acad Sci U S A. 2001;98(19):10869-74.
12. van de Vijver MJ, He YD, van't Veer LJ, Dai H, Hart AA, Voskuil DW, et al. A gene-expression signature as a predictor of survival in breast cancer. N Engl J Med. 2002;347(25):1999-2009.
13. Nowell P, Hungerford D. A minute chromosome in human chronic granulocytic leukemia. Science. 1960;132:1497.
14. O'Hare T, Eide CA, Deininger MW. Bcr-Abl kinase domain mutations, drug resistance, and the road to a cure for chronic myeloid leukemia. Blood 2007;110(7):2242-9.
15. Pao W, Miller VA, Politi KA, Riely GJ, Somwar R, Zakowski MF, et al. Acquired resistance of lung adenocarcinomas to gefitinib or erlotinib is associated with a second mutation in the EGFR kinase domain. PLoS Med 2005;2(3):e73.
16. Engelman JA, Zejnullahu K, Mitsudomi T, Song Y, Hyland C, Park JO, et al. MET amplification leads to gefitinib resistance in lung cancer by activating ERBB3 signaling. Science. 2007;316(5827): 1039-43.

17. Press RD, Love Z, Tronnes AA, Yang R, Tran T, Mongone-Tchokoti S, et al. BCR-ABL mRNA levels at and after the time of a complete cytogenetic response (CCR) predict the duration of CCR in imatinib mesylate-treated patients with CML. Blood. 2006;107(11):4250-6.
18. Flaischhacker M, Schmidt B. Circulating nucleic acids (CNAs) and cancer - a survey. Biochim Biophys Acta. 2007;1775(1):181-232.
19. McBride DJ, Orpana AK, Sotiriou C, Joensuu H, Stephens PJ, Mudie LJ, et al. Use of cancer-specific genomic rearrangements to quantify disease burden in plasma from patients with solid tumors. Genes Chromosomes Cancer. 2010;49(11):1062-9.
20. Bettegowda C, Sausen M, Leary RJ, Kinde I, Wang Y, Agrawal N, et al. Detection of circulating tumor DNA in early- and late stage human malignancies. Sci Transl Med. 2014;6(224):224ra24.
21. Diehl F, Schmidt K, Choti MA, Romans K, Goodman S, Li M et al. Circulating mutant DNA to assess dynamics. Nat Med. 2008;14(9):985-90.
22. Maheswaran S, Sequist LV, Nagrath S, Ulkus L, Brannigan B, Collura CV, et al. Detection of mutations in EGFR in circulating lung-cancer cells. N Engl J Med. 2008;359(4):366-77.23.
23. Mok TS, Wu Y-L, Thongprasert S, Yang CH, Chu DT, Saijo N, et al. Gefitinib or carboplatin-paclitaxel in pulmonary adenocarcinoma. N Engl J Med. 2009;361(10):947-57.
24. Fong PC, Boss DS, Yap TA, Tutt A, Wu P, Merqui-Roelvink M, et al. Inhibition of poly(ADP-ribose) polymerase in tumors from BRCA mutation carriers. N Engl J Med 2009;361(2):123-34.
25. Hindrff LA, Junkins HA, Mehta JP, Manolio TA. A catalog of published genome-wide association studies. National Human Genome Research Institute (Available at http://www.genome.gov/gwastudies).
26. http://my454.com/products/technology.asp.
27. "SOLiD system accuracy", http://www.appliedbiosystems.com/absite/us/en/home/applications-technologies/solid-next-generation-sequencing.html.
28. Illumina Systems, htt://www.Illumina.com/systems/hiseq_2500_1500.html.
29. Loman NJ, Misra R, Dallman TJ, Constandiniaou C, Gharbia SE, Wain J, et al. Performance comparison of high-throughput sequencing platforms. Nat Biotechnol. 2012;30(5):434-9.
30. Ross JS, Cronin M. Whole cancer genome sequencing by next-generation methods. Am J Clin Pathol. 2001;136(4):527-39.
31. Ion Torrent, http://www.lifetechnologies.com/br/en/home/brands/ion-torrent.html.
32. Quail MA, Smith M, Coupland P, Otto TD, Harris SR, Connor TR, et al. A tale of three next generation sequencing platforms: comparison of Ion Torrent, Pacific Biosciences and Illumina MiSeq sequencers. BMC Genomics. 2012;13:341.

Capítulo 6

Microarranjo Tecidual e Imuno-histoquímica

Iberê Cauduro Soares
Evandro Sobroza de Mello

INTRODUÇÃO

Microarranjo tecidual, tradução brasileira da palavra técnica em inglês *tissue microarray* (TMA), é uma coleção organizada de amostras teciduais em parafina dispostas sob a forma de uma matriz, onde cada amostra é suficientemente grande para ser representativa e convenientemente pequena para permitir que o maior número possível de amostras seja submetido a condições experimentais homogêneas, facilitando análises quantitativas. Dizer que as amostras se encontram distribuídas sob a forma de uma matriz significa que a posição (as coordenadas) de cada uma das amostras no bloco de TMA é conhecida.

A ideia em si de reunir várias amostras de tecido fixado em formalina e emblocado em parafina em um único bloco de parafina não é nova. Battifora[1] já havia proposto uma ideia semelhante em 1986, porém muito rudimentar, quando descreveu o uso de "salsichões" de amostras tumorais (Figura 6.1) para servir como controle em reações

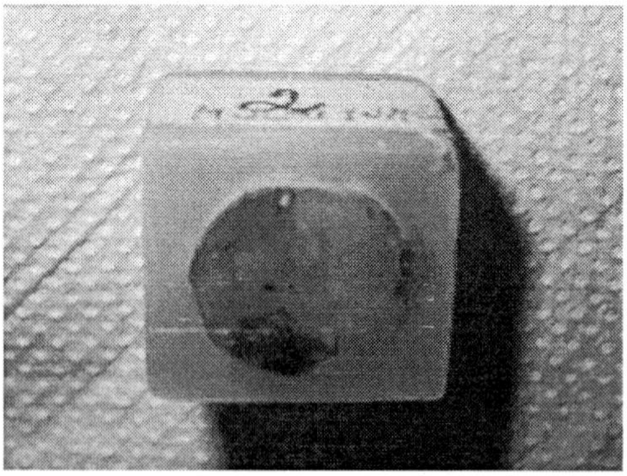

FIGURA 6.1 – Bloco de parafina no estilo "salsichão", construído pelos autores na década de 1990 na Universidade Federal de Santa Maria.

imuno-histoquímicas. Entretanto, esse tipo de bloco multitumoral pecava justamente pela desordem, e não se conseguia individualizar e localizar com precisão cada amostra que o compunha.

A grande virada no conceito aconteceu 12 anos depois, em 1998, quando Kononen et al.[2] e Kallionieme et al.[3] não apenas expuseram o conceito completo de TMA, como apresentaram uma máquina capaz de executá-lo, destacando as principais qualidades do método:

- Permite a avaliação de centenas de amostras ao mesmo tempo.
- Facilita a rápida translação de descobertas moleculares para aplicações clínicas ao revelar a localização celular do produto da atividade de genes candidatos, sua prevalência e significância clínica.
- Evita que amostras preciosas sejam destruídas pelo uso convencional dos blocos de parafina, ou seja, permite a utilização não predatória de blocos dos blocos de parafina doadores.
- Permite que a análise possa ser feita mais facilmente por métodos quantitativos.

A figura 6.2 ilustra blocos de parafina de TMAs e uma lâmina histológica cortada a partir de um bloco de TMA, para que possamos materializar o conceito de microarranjo tecidual.

O conceito de ordem fica claro, pois podem-se ver linhas tanto na vertical quanto na horizontal, formadas pela disposição de amostras teciduais cilíndricas (arredondadas em uma foto em duas dimensões) lado a lado.

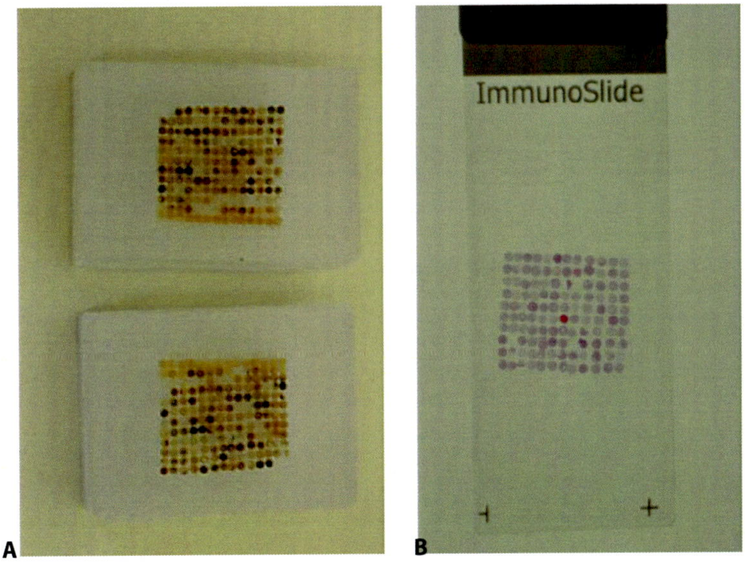

FIGURA 6.2 – **A**) Dois blocos de parafina de TMA. **B**) Lâmina histológica obtida a partir de um bloco de TMA, corada pela hematoxilina-eosina.

CONSTRUÇÃO DE TMAs

Todo o processo de construção de TMAs começa com a análise de uma coleção de lâminas por um patologista e pela escolha das áreas a serem transportadas para o bloco receptor de TMA. Essas áreas são marcadas nas lâminas histológicas e a marcação é copiada para o respectivo bloco de parafina original (bloco doador).

A construção de blocos de TMA envolve o transporte de cilindros amostrais (*cores*, em inglês) vindos de blocos doadores para o bloco receptor (ou bloco de TMA propriamente dito). Os blocos doadores são os de parafina convencionais (Figura 6.3) previamente marcados pelo patologista após a análise da lâmina histológica desse bloco.

Para que esse transporte seja feito e os blocos de TMA possam ser construídos, vamos analisar, de início, a primeira máquina que surgiu no mercado para a confecção de TMAs. Trata-se do modelo MTA-1 (Figura 6.4) da antiga Beecher Instruments, hoje comercializada pela Estigen (http://www.estigen.com).

Nessa máquina, o bloco de parafina doador é colocado sobre a plataforma (1) e perfurado com a agulha coletora da direita (3), a qual coleta no seu interior um cilindro tecidual (é o mesmo processo de uma biópsia por agulha). O bloco de parafina receptor

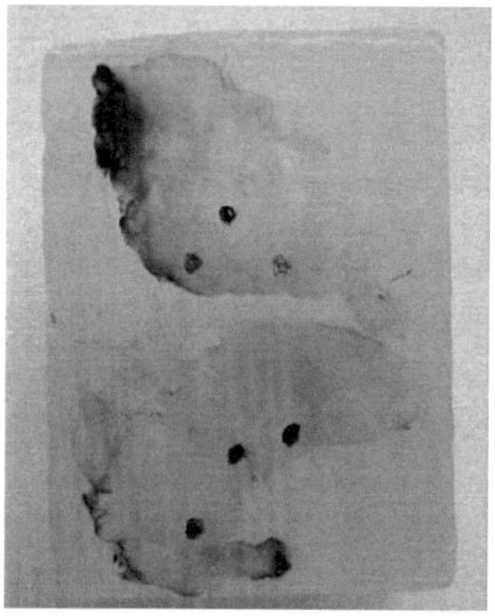

FIGURA 6.3 – Exemplo de um bloco doador, que é um bloco de parafina convencional de um tumor, no qual já estão marcadas as áreas (pontos pretos) que serão transportadas para o bloco receptor (o bloco de TMA propriamente dito).

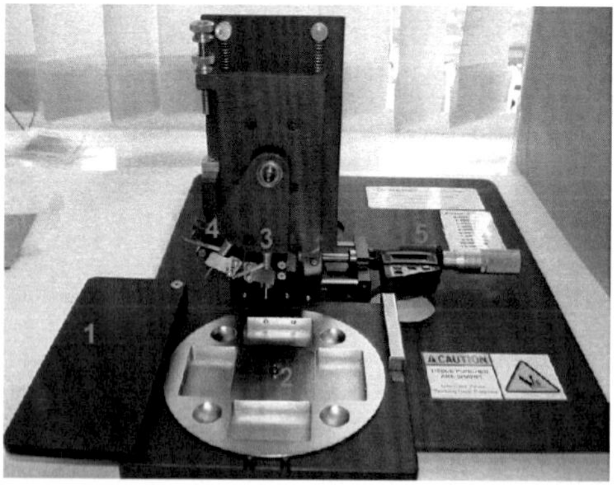

FIGURA 6.4 – Modelo mecânico de máquina para a construção de TMAs.

fica fixo no suporte metálico (2), a agulha da esquerda (4) faz uma perfuração nesse bloco para que a agulha coletora (3) possa introduzir no local da perfuração o cilindro tecidual provindo do bloco doador. O parafuso micrométrico (5) permite a navegação ao longo do bloco receptor, para determinar com precisão o local de cada cilindro tecidual no bloco de TMA. A figura 6.5 ilustra todo o processo partindo de uma coleção de blocos doadores (por exemplo, uma coleção de casos de carcinomas do esôfago), começando com a análise e marcação das lâminas e dos respectivos blocos de parafina receptores (linha superior) e seguidos da transposição do cilindro marcado para um bloco de TMA receptor (linha do meio), prosseguindo-se o processo de cilindro em cilindro até se chegar ao bloco de TMA totalmente construído (canto inferior direito).

Embora hoje existam também máquinas robotizadas para a confecção de TMAs, esse modelo mecânico é muito usado e muitas vezes é preferido pelos técnicos que constroem TMAs devido à praticidade de uso, já que os modelos robotizados têm uma operação mais demorada, e às vezes não levam em conta eventuais diferenças entre as lâminas histológicas e seus respectivos blocos doadores. Além das máquinas, foram também descritos procedimentos caseiros para a fabricação de TMAs[4], cujos resultados são aceitáveis mas menos eficientes.

Verificou-se que são usadas agulhas para o transporte dos cilindros teciduais, as quais se encontram disponíveis em vários diâmetros: 0,6mm, 1mm, 1,5mm e até mes-

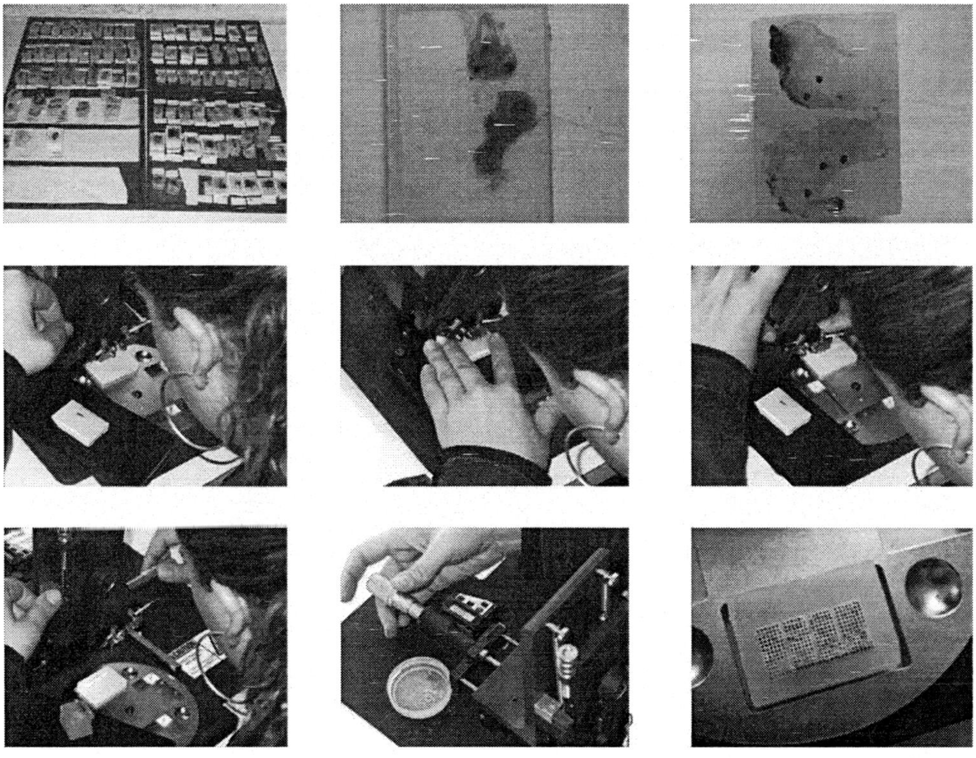

FIGURA 6.5 – Sequência de passos para a construção de um bloco de TMA.

mo 2mm. Quanto menor o diâmetro da agulha, mais amostras podem ser acomodadas em um mesmo bloco receptor de TMA[5]. O quadro 6.1 dá uma ideia aproximada do número de amostras que podem ser incluídas em um bloco receptor de TMA, dependendo do diâmetro da agulha utilizada.

QUADRO 6.1 – Estimativa da capacidade de amostras de um bloco de TMA variando em função do diâmetro da agulha coletora.

Diâmetro da agulha coletora	Quantidade máxima de amostras
0,6mm	Entre 500 e 1.000
1mm	Entre 225 e 320
1,5mm	Cerca de 120
2mm	Cerca de 80

A agulha de 1mm é muito utilizada, pois, além de permitir uma quantidade relativamente grande de amostras por bloco de TMA, também propicia uma área para análise cerca de 2,8 vezes maior em relação à agulha de 0,6mm (0,78mm^2 *versus* 0,28mm^2).

Tendo em vista que o bloco de TMA é uma matriz organizada, onde cada tumor tem que ocupar um local específico no bloco, a seguinte questão pode ser considerada: como o técnico que está confeccionando o bloco de TMA sabe onde colocar cada amostra? De fato, existe um mapa para guiar a confecção do bloco. Esse mapa é uma planilha em duas dimensões, com linhas e colunas e cada célula da planilha contém a designação do bloco doador do tecido que ocupará aquela posição. A figura 6.6 ilustra uma dessas planilhas, na qual pode-se ver que a amostra que ocupa a célula na intersecção entre a linha b e a coluna 15 é a amostra do caso 576184-0 a.

O formato geométrico de um bloco de TMA tem algumas consequências práticas. Observar a figura 6.7 que apresenta vários formatos diferentes de TMAs. Quanto mais assimétricos são os blocos, mais facilmente o observador encontra o ponto de início do TMA. Entre os quatro blocos representados, o que oferece maior problema de localização é o do canto superior esquerdo, pois é um TMA de formato retangular. Esse tipo de bloco (retângulos ou quadrados completos) pode ficar extremamente semelhante quando é invertido, dificultando saber onde é o verdadeiro começo, e o observador poderia avaliar a última amostra como se fosse a primeira, o que seria um desastre.

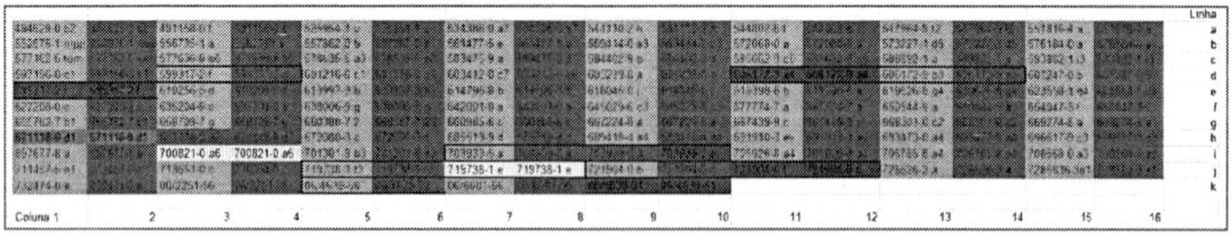

FIGURA 6.6 – Exemplo de planilha utilizada na confecção de um bloco de TMA.

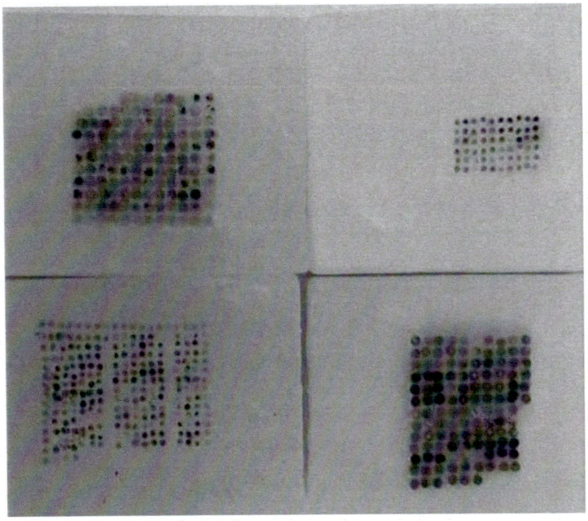

FIGURA 6.7 – Exemplos de diferentes formatos da geometria de blocos de TMA.

Nesse tipo de bloco simétrico (retângulos e quadrados completos), é preciso criar uma assimetria qualitativa. Por exemplo, supondo que se está confeccionando um bloco de TMA de carcinomas do esôfago e que se opta por uma planilha retangular. Para dar assimetria a esse bloco, podem-se colocar três amostras de rim ocupando as três primeiras posições na primeira linha. Como histologicamente o rim é totalmente diferente dos carcinomas do esôfago, pode-se facilmente identificar o começo da lâmina ao microscópio.

CORTE E COLORAÇÃO

No início, preconizava-se o uso de fitas adesivas especiais para corte histológico dos blocos de TMA, entretanto a investigação[6] e o uso provaram ser desnecessárias, além de ser caras e sujeitas a problemas por dessecamento da substância adesiva.

Depois que o bloco de TMA se encontra confeccionado ele precisa ser cortado e armazenado até sua utilização. Uma das formas de utilização do bloco de TMA é cortá-lo totalmente em série sobre lâminas silanizadas, produzindo entre 50 e 100 lâminas seriadas e numeradas consecutivamente. A seguir as lâminas recebem um banho de parafina e são guardadas em *freezer* à temperatura de –20°C[5]. O objetivo desse procedimento é manter a antigenicidade dos tecidos e a integridade do DNA (e mesmo RNA). Embora possa haver outras opções de armazenamento das lâminas cortadas a partir de blocos de TMA, o importante é salientar que, se elas foram guardadas em temperatura ambiente, perderão a antigenicidade em questão de três meses[7]. Uma investigação recente concluiu que, contando que o material doador tenha sido fixado otimamente em formalina tamponada, lâminas cortadas até um ano e armazenadas a 4°C mantêm boa antigenicidade das proteínas, além de DNA e RNA de qualidade[8].

As lâminas obtidas a partir de TMAs podem ser utilizadas em todas as técnicas que lâminas obtidas a partir de blocos de parafina convencional. A técnica mais utilizada é a imuno-histoquímica, seguida da hibridização *in situ* para DNA (Figura 6.8). Cada lâmina pode ser utilizada uma vez.

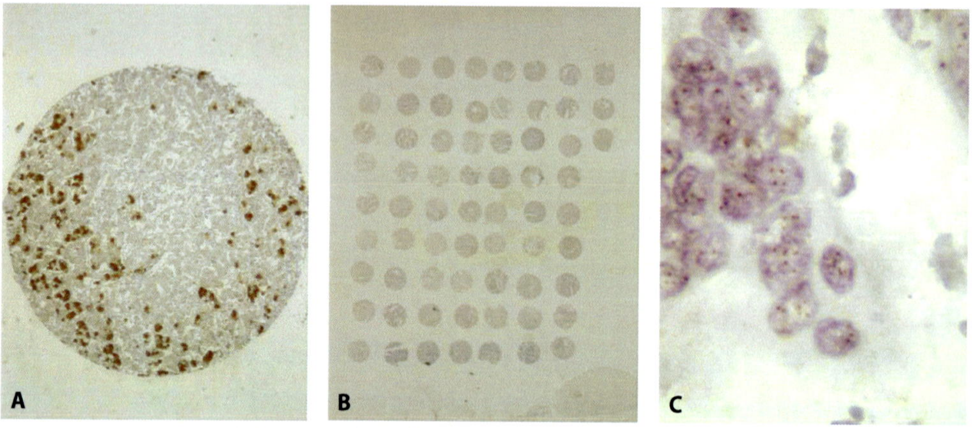

FIGURA 6.8 – Exemplos de utilização de TMAs. **A**) Cilindro de lâmina submetida à reação de imuno-histoquímica. **B**) Lâmina de TMA submetida à hibridização *in situ* cromogênica com sonda de DNA. **C**) Reação bem-sucedida.

ANÁLISE

A planilha de confecção de TMA é um objeto em duas dimensões, entretanto as planilhas utilizadas para análise estão em uma única dimensão. Para isso basta analisar uma lâmina de TMA como se fosse um livro, ou seja, de cima para baixo, da esquerda para a direita. A mesma planilha de análise também é acrescida de colunas com outras informações clínicas e patológicas relevantes (Figura 6.9), onde se encontra salientada a análise do antígeno Ki67 (coluna H) por imuno-histoquímica em lâmina de TMA, ao lado de outras colunas contendo dados clinicopatológicos, e outras lâminas com imunomarcação para caspase 3 clivada, citocromo C e APAF-1 em carcinomas epidermoides do esôfago.

A partir dessa análise podem ser construídas árvores de clusterização, como exemplificado na figura 6.10.

Embora a análise diretamente ao microscópio ainda seja a mais utilizada, aplicando-se os mais diversos sistemas de semiquantificação, a tecnologia de escaneamento de lâminas permite a transformação da lâmina real em uma virtual digital (Figura 6.11) e sua análise quantitativa a partir de programas disponíveis no mercado[9]. Esse tipo de análise nem sempre é tão rápido quanto pode parecer por utilizar programas computacionais, pois envolve várias etapas de padronização, mas permite gerar dados mais robustos, além de ampliar a análise estatística a partir dos dados obtidos.

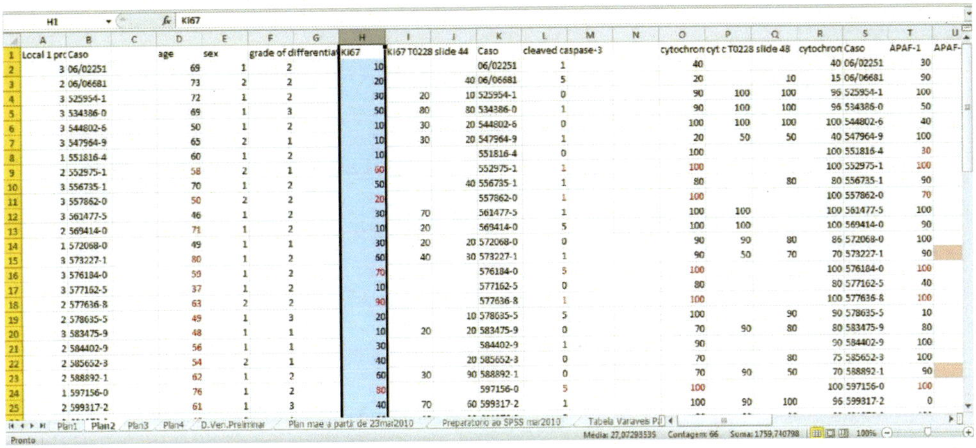

	A	B	D	E	F	H	I	J	K	L	O	P	Q	R	S	T	U
1	Local 1 prc	Caso	age	sex	grade of differentia	KI67	KI67 T0228	slide 44	Caso	cleaved caspase-3	cytochron	cyt c T0228	slide 48	cytochron	Caso	APAF-1	APAF-
2	3	06/02251	69	1	2	10			06/02251	1	40			40	06/02251	30	
3	2	06/06681	73	2	2	20		40	06/06681	5	20		10	15	06/06681	90	
4	3	525954-1	72	1	2	30	20	10	525954-1	0	90	100	100	96	525954-1	100	
5	3	534386-0	69	1	3	50	80	80	534386-0	1	90	100	100	96	534386-0	50	
6	3	544802-6	50	1	2	10	30	20	544802-6	0	100	100	100	100	544802-6	40	
7	3	547964-9	65	2	1	10	30	20	547964-9	1	20	50	50	40	547964-9	100	
8	1	551816-4	60	1	2	10			551816-4	0	100			100	551816-4	30	
9	2	552975-1	58	2	1	60			552975-1	1	100			100	552975-1	100	
10	3	556735-1	70	1	2	50		40	556735-1	1	80		80	80	556735-1	90	
11	3	557862-0	50	2	2	20			557862-0	1	100			100	557862-0	70	
12	3	561477-5	46	1	2	30	70		561477-5	1	100	100		100	561477-5	100	
13	2	569414-0	71	1	2	10	20		569414-0	5	100	100		100	569414-0	90	
14	1	572068-0	49	1	1	30	20	20	572068-0	0	90	90	80	86	572068-0	100	
15	3	573227-1	80	1	2	60	40	30	573227-1	1	90	50	70	70	573227-1	90	
16	3	576184-0	59	1	2	70			576184-0	5	100			100	576184-0	100	
17	3	577162-5	37	1	2	10			577162-5	0	80			80	577162-5	40	
18	2	577636-8	63	2	2	90			577636-8	1	100			100	577636-8	100	
19	2	578635-5	49	1	3	20		10	578635-5	5	100		90	90	578635-5	10	
20	3	583475-9	48	1	1	10	20	20	583475-9	0	70	90	80	80	583475-9	80	
21	2	584402-9	56	1	1	30			584402-9	1	90			90	584402-9	100	
22	2	585652-3	54	2	1	40		20	585652-3	0	70		80	75	585652-3	100	
23	2	588892-1	62	1	2	60	30	90	588892-1	0	70	90	50	70	588892-1	90	
24	1	597156-0	76	1	2	80			597156-0	5	100			100	597156-0	100	
25	2	599317-2	61	1	3	40	70	60	599317-2	1	100	90	100	96	599317-2	0	

FIGURA 6.9 – Exemplo de planilha unidimensional de análise para TMA.

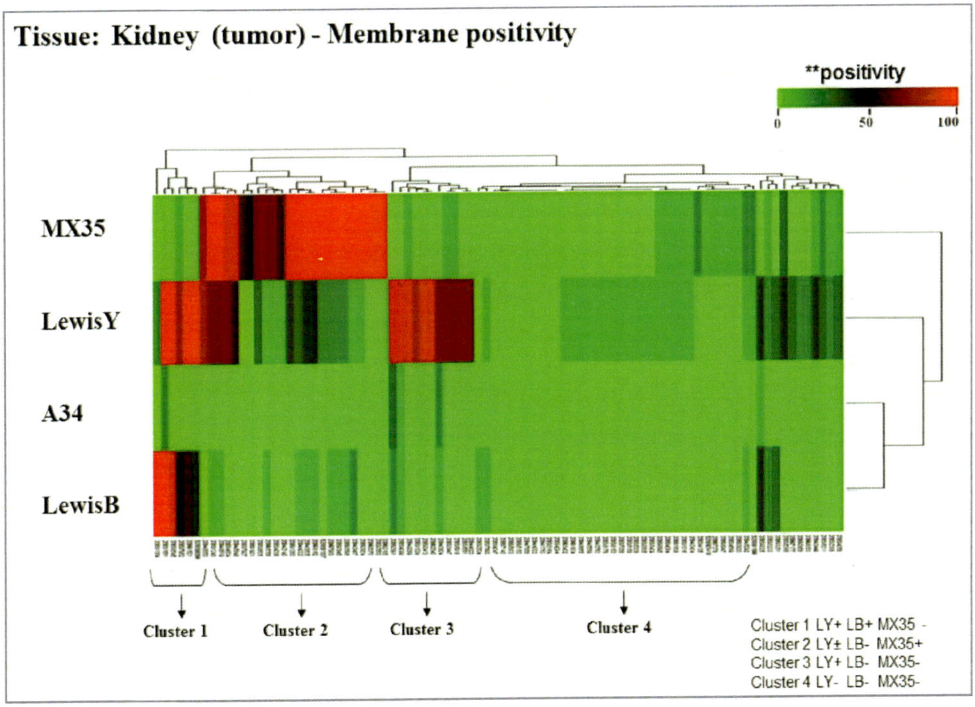

FIGURA 6.10 – Clusterização obtida a partir de dados coletados pela análise de lâminas de TMA submetidas a quatro imunomarcações diferentes.

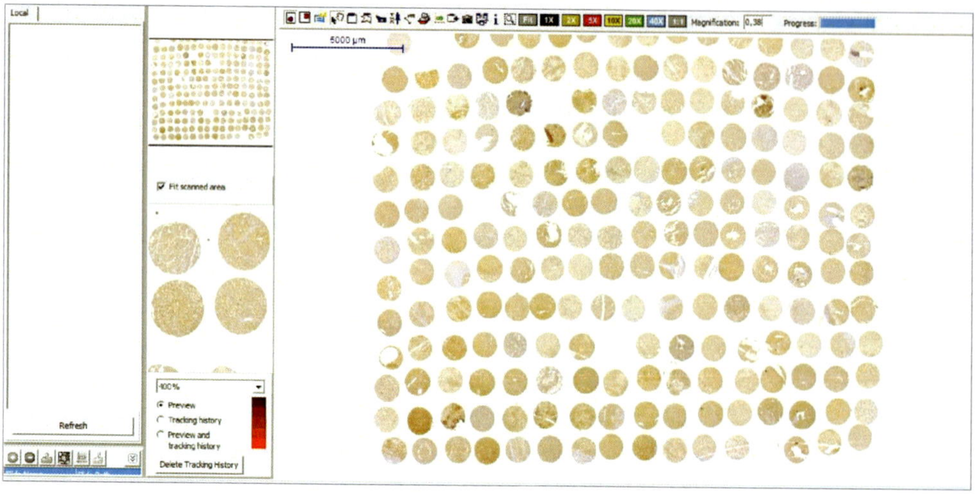

FIGURA 6.11 – Lâmina de TMA digitalizada.

A QUESTÃO DA HETEROGENEIDADE TUMORAL

Um dos principais questionamentos em relação ao uso de TMAs em pesquisa diz respeito à heterogeneidade tumoral. Quando o pesquisador se pergunta quantos cilindros de um mesmo caso devem ser colocados em determinado TMA, ele está justamente se defrontando com a questão da heterogeneidade. Se uma neoplasia fosse homogênea em relação a um marcador, apenas um cilindro por caso seria necessário para o estudo desse marcador nessa neoplasia. Mas isso frequentemente não é verdade, por exemplo, no caso da imunoexpressão do HER2 em adenocarcinomas gástricos. Acrescente-se que uma mesma neoplasia pode ser relativamente homogênea em relação a um marcador e muito heterogênea em relação a outro marcador. Portanto, não apenas a neoplasia nem o marcador precisam ser considerados, mas também o marcador no contexto de uma neoplasia específica.

Voltemos à questão: quantos cilindros de um mesmo caso devem ser colocados em um determinado TMA? Essa pergunta pode ser respondida de forma experimental ou pragmática. Do ponto de vista pragmático, a orientação de um conjunto de experts é que em regra 3 cilindros por caso parecem ser suficientes na maioria dos casos[10].

Experimentalmente, pode ser conduzida uma investigação preliminar, seja ela a partir da construção de um TMA piloto, seja a partir de amostragem virtual[11,12]. Ambas implicam uma etapa adicional a uma pesquisa, portanto a maioria dos pesquisadores acaba adotando a abordagem mais fácil, decidindo por um número de cilindros por caso convencionado *a priori*.

APLICAÇÕES DO USO DE TMA

TMA em pesquisa básica

A tecnologia do TMA é útil em aplicações de pesquisa básica, tal como a verificação de padrões de expressão gênica. Alguns investigadores têm demonstrado, inclusive, padrões de expressão de RNAm com o uso de hibridização *in situ*. O uso mais disseminado, no entanto, é a avaliação da expressão de proteínas com imuno-histoquímica. Os TMAs provêm amostras teciduais bem definidas, representativas do tipo de tecido que se quer estudar. Apesar disso, a interpretação dos resultados deve ser realizada por profissionais treinados, o que permite comparar a frequência e até o nível de expressão de um grande número de proteínas em grandes painéis de tecido.

TMA e avaliação de frequência

A avaliação da frequência de expressão de proteínas ou de alterações moleculares em estudo pode ser determinada a partir de TMAs montados com um grande número de casos de um único tumor, ou de TMAs montados com um grande número de diferentes tumores. De fato, podem ser montados TMAs especiais para esse tipo de estudo com combinações de tumores com especial interesse para comparação. Esses dados são especialmente úteis quando interpretados combinados com estudos previamente publicados com métodos convencionais, usualmente em número menor de casos.

TMA e avaliação de padrão de progressão da doença

Outro modelo de montagem de TMA inclui casos de um tipo específico de neoplasia, mas com casos em diferentes estágios de evolução. Com esse tipo de TMA é possível a avaliação de proteínas ou alterações moleculares implicadas na progressão da neoplasia ou ainda de padrão de expressão proteica e fenótipo tumoral. Como exemplo, podem ser construídos TMAs de uma determinada neoplasia, incluindo apenas tumores pequenos com estadiamento local baixo, mas incluindo casos com ou sem metástases à distância ou metástases linfonodais. Outra possibilidade seria um TMA constituído apenas de tecidos histologicamente normais, mas de pacientes com e sem neoplasia naquele órgão.

TMA e avaliação de prognóstico

TMAs para avaliação de prognóstico são os mais difíceis e trabalhosos de montar. Eles devem incluir amostras de tumores de um determinado tipo com dados clínicos e de seguimento completos, de preferência tratados de maneira homogênea ou de acordo com determinados protocolos. Muitos estudos têm demonstrado a utilidade desse tipo de abordagem na identificação ou na confirmação de determinados perfis de expressão gênica/proteica e associação com prognóstico e esta tem sido uma das principais aplicações do uso de TMAs.

TMA e descoberta de novos alvos terapêuticos e desenvolvimento de novos medicamentos

Dentro deste contexto, uma série de tecnologias *high-troughput* está disponível para avaliação e identificação de alvos potenciais – essas técnicas facilitam a identificação de alvos potencialmente aplicáveis nos diversos tipos de câncer para o desenvolvimento de novos medicamentos ou a eleição mais eficiente de medicamentos já existentes para protocolos clínicos.

De fato, o uso de uma estratégia de priorização é um aspecto crítico para o desenvolvimento competitivo dos novos medicamentos. A identificação de alvos é usual ou tradicionalmente realizada em sistemas experimentais, como linhagens celulares ou modelos animais, que frequentemente não correspondem à realidade das neoplasias nos seres humanos. O uso de tumores humanos, clinicamente identificados, portanto, é uma forma de minimizar as surpresas e aperfeiçoar as etapas finais desse processo.

VANTAGENS E DESVANTAGENS DO USO DE TMAs

O uso do TMA tem vantagens claras, como a rapidez com que determinado teste pode ser realizado em grande número de casos e a preservação dos blocos originais de parafina. Outras vantagens podem ser listadas, mas também há desvantagens, que devem ser cuidadosamente consideradas pelo pesquisador que está delineando o estudo (Quadro 6.2).

QUADRO 6.2 – Vantagens e desvantagens no uso de TMA[10].

Vantagens	
Tempo	Rápida realização de imuno-histoquímica em grande número de casos Rápida avaliação da expressão de um biomarcador em grande número de casos O estudo pode ser rapidamente escalado para avaliação de grande número de biomarcadores
Custo	Grande economia de recursos devido à marcada redução no uso de reagentes
Tecido	As amostras originais podem ser preservadas de maneira mais eficiente, uma vez que apenas pequenos cilindros de tecido são utilizados Para estudo de casos raros, onde o número de casos é limitado, cada amostra pode ser representada repetidamente
Qualidade dos dados	Todos os casos colocados em um único bloco receptor são submetidos a condições experimentais idênticas, reduzindo a variação técnica Inclusão de controles positivos dentro do TMA permite a normalização entre os casos e os controles A amostragem dirigida de áreas específicas permite a avaliação da heterogeneidade tumoral

Vantagens	
Digitalização de imagens	As lâminas podem ser facilmente digitalizadas, permitindo o compartilhamento das imagens e avaliação por múltiplos observadores
Desvantagens	
Tempo	A construção inicial dos TMAs (levantamento dos casos, revisão das lâminas e marcação das áreas de interesse, além da montagem do bloco em si) é demorada e demanda bastante trabalho
Tecido	Tecidos com muita heterogeneidade podem requerer grande número de cilindros por caso A quantidade de tecido pode variar de acordo com a profundidade do cilindro Tumores com baixa densidade de células podem ser difíceis de representar O número de cilindros pode ser limitado pela disponibilidade de tecido no bloco original
Metodologia	Dada a demanda de tempo para sua construção, os TMAs são frequentemente reaproveitados em trabalhos, para os quais sua construção não foi otimizada Algumas técnicas podem necessitar de otimização específica para o uso em TMAs
Perda de dados	Cerca de 10-15% dos cilindros de um TMA podem ser perdidos durante a construção ou obtenção dos cortes histológicos Problemas técnicos com uma lâmina podem levar à perda de grande número de cilindros em determinado estudo
Perda de orientação	Em TMAs com alta densidade, existe risco de perda de orientação devido a artefatos que distorçam o TMA

IMUNO-HISTOQUÍMICA COMO PRINCIPAL FERRAMENTA A SER APLICADA EM TMA

A imuno-histoquímica tem como objetivo a detecção de antígenos em amostras celulares ou teciduais, permitindo a integração do contexto morfológico a aspectos moleculares relacionados à síntese ou ao armazenamento de proteínas ou glicoproteínas. Depois dos trabalhos iniciais de Coons[13], com o emprego de anticorpos marcados com substâncias fluorescentes, seguiu-se em 1966 a marcação dos anticorpos primários com enzimas[14], permitindo o estudo à microscopia de luz convencional. A partir daí, passou-se a mirar o ganho de sensibilidade mediante complexos de amplificação como peroxidase-antiperoxidase[15], avidina-biotina-peroxidase[16] e, mais recentemente, CSA/CARD/biotiniltiramida[17], aumentando a sensibilidade de detecção e o uso de polímeros que não requerem ligação avidina-biotina, como os sistemas EPOS ou ENVISION[18]. Esses sistemas não só tornaram possível como também aperfeiçoaram a detecção de antígenos em amostras rotineiramente fixadas em formol e incluídas em parafina, e atualmente fazem com que a imuno-histoquímica possa ser amplamente utilizada nos laboratórios de anatomia patológica, tanto em tumores quanto em doenças infecciosas, ou outras. Finalmente, as indicações foram ainda mais ampliadas devido à introdução dos sistemas de recuperação de epítopos pelo calor[19], tornando agora aplicáveis à rotina diagnóstica diversos anticorpos anteriormente úteis apenas em amostras congeladas.

Ainda hoje a principal aplicação da imuno-histoquímica é a identificação da linhagem de diferenciação (histogênese) de neoplasias morfologicamente indiferenciadas e, frequentemente, a subclassificação de neoplasias já genericamente classificadas, contribuindo para a melhor seleção de métodos terapêuticos. Outra utilização frequente é a busca de origem de neoplasias metastáticas, especialmente de adenocarcinomas. Marcadores prognósticos em tumores têm sido constantemente identificados através dos anos por meio de métodos imuno-histoquímicos. Mais recentemente, uma série de marcadores preditivos de resposta terapêutica tem sido transferida da pesquisa para a prática clínica. No quadro 6.3 estão apresentados as principais aplicações da imuno--histoquímica e alguns exemplos dessas aplicações.

QUADRO 6.3 – Aplicações mais difundidas da imuno-histoquímica.

Aplicação	Exemplos
Determinação de histogênese/ linhagem de diferenciação	O maior exemplo é a neoplasia anaplásica com diagnóstico diferencial carcinoma *versus* linfoma *versus* melanoma
Imunofenotipagem/ subclassificação de tumores	Atualmente, linfomas têm que ser submetidos a imunofenotipagem em todos os casos. Sarcomas precisam de imuno-histoquímica em grande parte dos casos também
Determinação de sítio primário	Uma gama crescente de marcadores de sítio primário tem sido identificada – alguns dos mais usados são TTF-1, CDX-2, mamoglobina, entre outros
Identificação de micrometástases	Pode ser utilizada tanto para carcinomas de diversas origens quanto melanomas, apoiando o diagnóstico morfológico
Marcadores prognósticos em tumores	P53 e KI-67 são os mais classicamente usados, mas uma quantidade enorme desses marcadores surgiu ao longo dos anos, com valor variado nas diferentes neoplasias
Marcadores preditivos de resposta terapêutica	Receptores de estrógeno/progesterona e HER-2 são os mais amplamente difundidos – este último tem ganhado larga aplicação em tumores do tubo digestivo
Diagnóstico de doenças infecciosas	Mais frequentemente utilizado para identificação de vírus (CMV, HSV etc.), mas outros agentes infecciosos como bactérias, micobactérias e fungos também podem ser identificados

CONCLUSÃO

O TMA é uma ferramenta prática e efetiva para análise molecular de tecidos, usualmente por meio de métodos imuno-histoquímicos, que pode ser de grande utilidade para a caracterização de tumores, incluindo a descoberta de novos marcadores diagnósticos, prognósticos ou preditivos de resposta terapêutica. Por outro lado, quando se consideram o tempo e o dinheiro investido na busca por novos biomarcadores, o retorno ainda tem sido relativamente pobre – apenas alguns deles efetivamente ganharam utilidade clínica. Pelo menos em parte, esses resultados podem ser justificados pelas variações nas metodologias de construção e análise desses estudos. O estudo de marcadores imuno-histoquímicos em TMA pode ajudar na solução desses problemas, dada a forte padronização metodológica aplicada.

REFERÊNCIAS

1. Battifora H. The multitumor (sausage) tissue block: novel method for immunohistochemical antibody testing. Lab Invest. 1986;55(2):244-8.
2. Kononen J, Bubendorf L, Kallioniemi A, Bärlund M, Schraml P, Leighton S, et al. Tissue microarrays for high-throughput molecular profiling of tumor specimens. Nat Med. 1998;4(7):844-7.
3. Kallioniemi OP, Wagner U, Kononen J, Sauter G. Tissue microarray technology for high-throughput molecular profiling of cancer. Hum Mol Genet. 2001;10(7):657-62.
4. Sharma SK, Deka L, Gupta R, Gupta S, Singh DK, Singh S. Tissue microarray construction from gross specimens: development of a novel simple technique. J Clin Pathol. 2010;63(9):782-5.
5. Andrade VP, Cunha IW, Silva EM, Ayala F, Sato Y, Ferreira SS, et al. O arranjo em matriz de amostras teciduais (tissue microarray): larga escala e baixo custo ao alcance do patologista/Tissue microarrays: high throughput and low cost avaiable for pathologists. J Bras Patol Med Lab. 2007; 43(1):55-60.
6. Almeida JS, Costa HO, Lima FO, Pinheiro N Jr, Oshima CTF, Gomes TS, Franco M. Perda de amostras em tissue microarray: comparação entre técnicas com uso de fita adesiva comercial, lâminas silanizadas pelo método tradicional ou por método modificado/Loss of tissue samples in the tissue microarray: comparison between techniques using commercial adhesive tape, silane-coated microslides by the conventional method and by a modified technique. J Bras Patol Med Lab. 2008;44(5):359-65.
7. DiVito KA, Charette LA, Rimm DL, Camp RL. Long-term preservation of antigenicity on tissue microarrays. Lab Invest. 2004;84(8):1071-8.
8. Karlsson C, Karlsson MG. Effects of long-term storage on the detection of proteins, DNA, and mRNA in tissue microarray slides. J Histochem Cytochem. 2011;59(12):1113-21.
9. Nunes C, Rocha R, Buzelin M, Balabram D, Foureaux F, Porto S, Gobbi H. High agreement between whole slide imaging and optical microscopy for assessment of HER2 expression in breast cancer: Whole slide imaging for the assessment of HER2 expression. Pathol Res Pract. 2014; 210(11):713-8.
10. Ilyas M, Grabsch H, Ellis IO, Womack C, Brown R, Berney D, et al; National Cancer Research Institute (UK) Biomarker and Imaging Clinical Studies Group. Guidelines and considerations for conducting experiments using tissue microarrays. Histopathology. 2013;62(6):827-39.

11. Wampfler JA, Aubry MC, Yang P, Riehle DL, Savci-Heijink CD, Mandrekar S, et al. Determining the optimal numbers of cores based on tissue microarray antibody assessment in non-small cell lung cancer. J. Cancer Sci Ther. 2011;3:120-4.
12. Schmidt LH, Biesterfeld S, Kümmel A, Faldum A, Sebastian M, Taube C, et al. Tissue microarrays are reliable tools for the clinicopathological characterization of lung cancer tissue. Anticancer Res. 2009;29(1):201-9.
13. Coons AH, Creech HJ, Jones RN. Immunological properties of an antibody containing a fluorescent group. Proc Soc Exp Biol Med. 1941;47:200-2.
14. Nakane PK, Pierce GB Jr. Enzyme-labeled antibodies: preparation and application for the localization of antigens. J Histochem Cytochem. 1966;14(2):929-38.
15. Sternberger LA, Hardy PH Jr, Cuculis JJ, Meyer HG. The unlabeled antibody-enzyme method of immunohistochemistry: preparation and properties of soluble antigen-antibody complex (horseradish peroxidase-antihorseradish peroxidase) and its use in identification of spirochetes. J Histochem Cytochem. 1970;18(5):315-3.
16. Hsu SM, Raine L, Fanger H. Use of avidin-biotin-peroxidase complex (ABC) in immunoperoxidase techniques: a comparison between ABC and unlabeled antibody (PAP) procedures. J Histochem Cytochem. 1981;29(4):577-80.
17. Bobrow MN, Harris TD, Shaughnessy KJ, Litt GJ. Catalysed reporter deposition, a novel method of signal amplification. Application to immunoassays. J Immunol Methods. 1989;125(1-2):279-85.
18. Sabattini E, Bisgaard K, Ascani S, Poggi S, Piccioli M, Ceccarelli C, et al. The EnVision++ system: a new immunohistochemical method for diagnostics and research. Critical comparison with the APAAP, ChemMate, CSA, LABC, and SABC techniques. J Clin Pathol. 1998;51(7):506-11.
19. Shi SR, Cote RJ, Taylor CR. Antigen retrieval techniques: current perspectives. J Histochem Cytochem. 2001;49(8):931-7.

Capítulo 7

Pesquisa Clínica no Brasil: Avanços e Entraves

Roberto Jun Arai
Debora Pupo
Elaine Longo
Rachel Riechelmann

INTRODUÇÃO

A pesquisa clínica em câncer vem crescendo dramaticamente nas últimas décadas. Paralelo ao grande investimento financeiro das indústrias farmacêuticas no desenvolvimento de novas drogas oncológicas, o conhecimento da biologia tumoral permitiu a descoberta de inúmeros alvos terapêuticos inovadores no tratamento do câncer. Nesse contexto, cada vez mais são realizadas avaliações moleculares nos tecidos tumorais e/ou plasma dos participantes de estudos clínicos para identificar biomarcadores de benefícios (preditivos) e/ou prognósticos. Esta é a direção para qual a pesquisa clínica em câncer avança: o tratamento personalizado.

Segundo a resolução para investigação clínica da Comissão Nacional de Ética em Pesquisa recentemente atualizada (CNS 466/12)[1], pesquisa clínica é definida como qualquer pesquisa que envolve direta ou indiretamente (dados clínicos, por exemplo) seres humanos. Toda pesquisa clínica deve ser conduzida por pesquisadores capacitados e deve sempre ser aprovada por comitê de ética em pesquisa. Em alguns casos, o projeto deve ser também aprovado por instâncias regulamentadoras como a ANVISA, FDA e EMA. A pesquisa clínica é uma atividade altamente controlada, pois envolve coleta de dados de pacientes, riscos no caso de estudos prospectivos com intervenção (teste clínico) e dados genéticos que devem respeitar critérios de confidencialidade.

No cenário brasileiro, enfrentamos inúmeras dificuldades tanto para aprovação quanto para condução de estudos clínicos. Particularmente, os estudos clínicos que contêm um componente de análise genômica ou molecular estão sujeitos a inúmeros entraves regulatórios e burocráticos para sua condução. Discutiremos a seguir as principais vantagens e dificuldades que enfrentamos no Brasil para a condução de pesquisa clínica em câncer, com especial foco em estudos com avaliação de material biológico humano.

DESENHOS MAIS COMUNS E ESTRATÉGIAS DE PESQUISA

Os tipos de estudos classificados como pesquisa clínica são divididos em dois grandes grupos: retrospectivos e prospectivos. Os estudos retrospectivos avaliam desfechos que ocorreram no passado. Por exemplo, estudos que avaliam a sobrevida de pacientes com determinada doença/tratamento, sendo que esses pacientes já faleceram. Já os prospectivos, avaliam evento que ainda não aconteceu, isto é, que se encontra no futuro. Esses estudos podem ser:

Estudo clínico de intervenção – estudo no qual o participante de pesquisa recebe alguma intervenção experimental, como, por exemplo, uma droga, uma nova técnica de cirurgia, realiza um novo exame diagnóstico etc. O participante de pesquisa sempre deve ser informado sobre os riscos e benefícios de participar de um estudo deste tipo por meio do documento Termo de Consentimento Livre e Esclarecido (TCLE); sua participação é sempre voluntária. Estudos com intervenção ou testes clínicos com drogas são classificados, de acordo com sua fase de desenvolvimento, em estudos de fases I, II, III ou IV (adiante).

Estudo clínico observacional – é aquele no qual o participante de pesquisa não recebe intervenção experimental, mas é apenas acompanhado pelo investigador para coletar dados prospectivamente. Por exemplo, estudos que avaliam frequência de efeitos colaterais, evolução das doenças, benefício de tratamentos, fatores de risco para uma doença etc.

Estudos com questionários – estudos nos quais o participante da pesquisa não recebe intervenção, mas responde a questionários específicos da pesquisa. Exemplos: questionários de sintomas/qualidade de vida, entrevistas de opinião dos pacientes etc.

Fases dos testes clínicos

Os estudos prospectivos com intervenção, também chamados de ensaios clínicos ou testes clínicos, são classificados, de acordo com sua fase de desenvolvimento, em estudos de fases I, II, III ou IV. Nos estudos de fase I, um medicamento ou combinação de medicamentos é testado pela primeira vez em seres humanos. Nesses estudos, o objetivo é avaliar efeitos colaterais/tolerância e dose ideal/segura de um tratamento. Especificamente em oncologia, os participantes da pesquisa frequentemente apresentam câncer avançado em progressão sem possibilidade de cura. Já os estudos de fase II avaliam a eficácia (atividade antitumoral) de um medicamento ou combinação de medicamentos em um grupo específico de pacientes. Por exemplo, um estudo que avalia a taxa de resposta (redução do tamanho do tumor) em pacientes com câncer de estômago avançado HER2+. Os estudos clínicos de fase III são aqueles que definem a conduta médica. Aqui, um medicamento, ou uma combinação de drogas ou uma nova técnica cirúrgica é comparado ao tratamento considerado padrão. No caso da oncologia, o tratamento padrão pode ser o placebo exclusivo porque, em muitos cenários, não existe uma terapia padrão. Esses estudos são mandatórios para que um novo medicamento seja aprovado por agências regulatórias como a ANVISA. Atualmente, a quase totalidade dos estudos de fase III em oncologia utiliza avaliações moleculares nos tumores e/ou plasma dos pacientes para identificar biomarcadores prognósticos ou preditivos. Os estudos de fase IV têm por objetivo avaliar a segurança ou efeitos colaterais de um medicamento que ocorre durante ou após sua aprovação por agências regulatórias.

O processo de desenvolvimento de drogas oncológicas, desde os testes pré-clínicos até a comercialização, é longo e de alto custo. Na figura 7.1 apresentamos o período estimado para o desenvolvimento de uma molécula e sua aprovação.

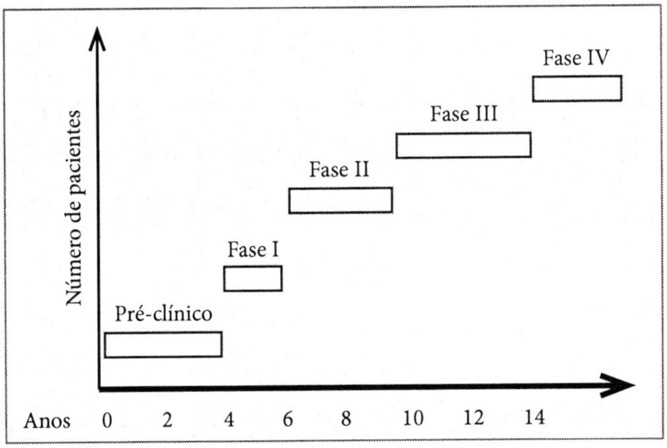

FIGURA 7.1 – Sequência do processo de desenvolvimento de novas drogas.

VANTAGENS DE SE CONDUZIR PESQUISAS CLÍNICAS NO BRASIL

Os altos custos de pesquisa e desenvolvimento de medicamentos têm gerado um movimento mundial de dispersão geográfica das pesquisas clínicas. Nos últimos 10 anos, os grandes laboratórios farmacêuticos, sediados sobretudo na Europa Ocidental e nos Estados Unidos, têm procurado realizar parte da pesquisa clínica em países de custos mais baixos, ou seja, em países em desenvolvimento.

Devido a uma conjunção de fatores favoráveis, o Brasil foi um dos países que mais se beneficiou do crescimento da condução de pesquisas clínicas no mundo em desenvolvimento. Entre 2012 e 2013, por exemplo, 935 estudos estavam em andamento no

Brasil, em comparação com 703 estudos no México, 331 estudos na Argentina, 507 na Índia e 600 na Rússia, segundo a base de dados ClinicalTrials.gov (acessado em 10/05/2014). Esse *site* na internet é mantido pelo governo dos Estados Unidos e tem cerca de 160 mil estudos registrados em todo o mundo desde a década de 1990.

Apesar do crescimento da renda registrado no Brasil desde a estabilização econômica, na segunda metade dos anos 1990, o custo de mão de obra no País ainda é significativamente mais baixo do que nos países desenvolvidos. Em 2014, por exemplo, o salário mínimo brasileiro equivalia a uma remuneração aproximada de US$ 1,50 (com base no câmbio de 14/05/2014) por hora trabalhada. Nos Estados Unidos, o salário mínimo (2014) era de US$ 7,25 por hora.

No entanto, não basta que a mão de obra envolvida no processo de pesquisa custe menos para que seja um bom negócio realizar pesquisa clínica em um determinado país. Nessa busca por novos polos de pesquisa, a indústria farmacêutica avalia fatores culturais, geográficos, étnicos e regulatórios, entre outros. Entre esses fatores, o bom desempenho do Brasil pode começar a ser compreendido pela óptica de suas vantagens comparativas – aquelas decorrentes de suas características intrínsecas. A primeira dessas vantagens é a grande população, de 200 milhões de habitantes. Afinal, montar estruturas jurídicas, físicas e humanas para conduzir estudos clínicos em um país é uma operação onerosa, e a grande disponibilidade de potenciais sujeitos de pesquisa dilui esse investimento e torna-o mais atraente.

O mesmo pode-se dizer em relação à heterogeneidade da população e da diversidade do território brasileiro. Trata-se do único país em que é possível, com apenas um estudo clínico, avaliar simultaneamente o desempenho de um medicamento em indivíduos de origem ameríndia em região equatorial e de povos germânicos vivendo na zona temperada, por exemplo. Mais interessante ainda é que no Brasil se pode encontrar, virtualmente, todo o cruzamento de características étnicas com as mais diferentes realidades climáticas, culturais e socioeconômicas. É no Brasil que estão algumas das maiores comunidades japonesas, libanesas, portuguesas, espanholas, alemãs, italianas e sul-coreanas fora de seus países de origem, sem contar que mais da metade da população se autodeclara negra ou parda.

O Brasil é o maior país em desenvolvimento com cultura ocidental. Uma vez que a maior parte das indústrias farmacêuticas globais é originária de países também ocidentais, tanto o início quanto a condução das operações de pesquisa clínica no Brasil tendem a enfrentar menos barreiras culturais do que em nações orientais. E embora a língua portuguesa não figure entre as mais faladas do mundo, há que se ponderar que o Brasil é um País de língua única, o que facilita o contato e o acesso ao mercado e aos potenciais indivíduos da pesquisa. Esses indivíduos, por sua vez, encontram-se altamente concentrados em grandes centros urbanos. Esta é uma vantagem relevante, porque facilita o acesso a potenciais sujeitos de estudos em uma quantidade administrável de centros de pesquisa. Entre os países mais relevantes no cenário mundial da pesquisa clínica, o Brasil fica atrás apenas da taxa de urbanização da Argentina, de 92%. Mas só a região metropolitana de São Paulo agrega 20 milhões de habitantes, o que equivale à metade da população argentina. Essa concentração talvez seja um dos principais fatores que expliquem o destaque das pesquisas clínicas realizadas no Brasil no cumprimento (e muitas vezes na superação) de suas metas de recrutamento. Isso tem feito com que o número de propostas de novos estudos para o País cresça, e com elas o número de vagas para pacientes.

Mas há diversas outras vantagens competitivas – aquelas construídas pela ação coordenada da sociedade – que contribuem para esse sucesso do Brasil no recrutamento de indivíduos para pesquisa. Afinal, não se pode creditar apenas às origens étnicas e à natureza do território a maior atratividade do Brasil para a realização de pesquisas clínicas. Além de concentrada em centros urbanos, a população brasileira conta com o acesso à saúde como direito universal constitucionalmente estabelecido. Assim como no Estado de Bem-estar Social constituído nas nações da Europa Ocidental após a Segunda Guerra Mundial, no Brasil todos têm direito à saúde gratuita, oferecida pelo governo. Na China, e mesmo nos Estados Unidos, esse não é um direito do cidadão. O acesso universal à saúde facilita imensamente o acesso a pacientes com potencial para participar de estudos clínicos. Isso porque todos os potenciais sujeitos tendem a acessar o sistema de saúde pública em algum momento, permitindo que os centros de pesquisa clínica avaliem sua possibilidade de inclusão em algum protocolo em andamento.

Na última década, diversas instituições públicas de saúde abriram centros de referência em pesquisa clínica, permitindo que milhões de pacientes anuais se tornassem potenciais sujeitos de estudos. Apenas na área oncológica, por exemplo, grandes centros foram criados, como o do Instituto do Câncer do Estado de São Paulo – Otávio Frias de Oliveira (ICESP) – e o Instituto Nacional do Câncer (INCA).

Também na área privada, o aumento da atratividade do Brasil fez surgirem novos centros de pesquisa e motivou os centros existentes a buscarem cada vez mais a profissionalização de suas equipes e a melhoria de suas estruturas. Grandes hospitais públicos e privados estão investindo ano após ano em suas estruturas, colocando a pesquisa como ponto estratégico para as instituições e atraindo cada vez mais os patrocinadores de estudos. Mais adiante, discutiremos os requisitos necessários para se criar um centro de pesquisa de qualidade.

Além da oncologia, a endocrinologia e a cardiologia são as principais áreas terapêuticas pesquisadas no País, acompanhando a tendência mundial. No entanto, o Brasil também tem destaque em doenças infectoparasitárias, como HIV/AIDS e hepatite C, que não despertam tanta atenção em países desenvolvidos.

O País conta também com dezenas de Organizações Representativas de Pesquisa Clínica (CRO) instaladas em diferentes estados, muitas delas com suas sedes nos Estados Unidos ou Europa Ocidental. Essa presença permite mais ainda o acesso das grandes farmacêuticas ao País e mostra mais uma vez sua importância no ramo e as expectativas que a área tem para a América Latina, mas principalmente para o Brasil.

Portanto, apesar da necessidade de aprimoramento no campo regulatório (discutido a seguir), o Brasil desponta como um grande polo em crescimento para a condução de pesquisas clínicas. Afinal, a atratividade do Brasil está lastreada não só no sistema regulatório bem estabelecido e na competência dos seus centros de pesquisa clínica. O País tem a seu favor todas as características de uma população grande, heterogênea, ocidental, concentrada em grandes centros urbanos, vivendo em um território diverso, com baixo custo de mão de obra e acesso universal à saúde. Parece óbvio ser muito mais fácil um país promover ajustes no seu sistema regulatório do que conseguir reunir tantas características favoráveis à condução de pesquisas clínicas.

DIFICULDADES PARA A CONDUÇÃO DE ESTUDOS CLÍNICOS NO BRASIL

Para que o processo de desenvolvimento e condução de um estudo tenha sucesso, a pesquisa clínica deve ter qualidade, ser eficiente em responder perguntas clinicamente importantes e ter agilidade em todo o processo. Apesar das vantagens já discutidas acima, no Brasil, existem vários obstáculos burocráticos para se conduzir estudos clínicos, principalmente se estes envolvem análise de material genético a ser realizado no exterior. Além disso, temos um dos tempos regulatórios mais lentos do mundo para aprovação de estudos clínicos. Financiamento para estudos clínicos nacionais, além de limitado, também está sujeito a regulamentações que mais impedem a pesquisa no país do que facilitam.

Processo regulatório de aprovação de pesquisa clínica no Brasil

O fluxo de aprovação de estudos clínicos no sistema regulatório brasileiro passa por três instâncias: avaliações sequenciais (CEP/CONEP) e paralelas em caso de temática especial. O Sistema CEP/CONEP utiliza a Plataforma Brasil como meio eletrônico de submissões. A submissão à ANVISA, que normalmente é feita pelo promotor/patrocinador da pesquisa, pode ser feita por meio de peticionamento eletrônico ou em papel.

Se o projeto entra em uma das categorias de temática especial, o projeto deve ser avaliado e aprovado pela Comissão Nacional de Ética em Pesquisa (CONEP), além do Comitê de Ética local (CEP local) para seu início. Genética humana, confecção de biorrepositórios e participação estrangeira entram nessa categoria. As implicações disso são inúmeras, como maior tempo para aprovação do estudo, maior custo e necessidade de consentimento assinado por parte do participante para cada análise molecular. Este último é um fator complicador para a análise do tipo "profile" ou assinatura gênica porque não se conhecem, muitas vezes, de antemão, quais genes serão selecionados para tal assinatura. No caso de estudos de oncologia, muitos pacientes falecem durante um estudo clínico devido à progressão de doença metastática, o que nos faz questionar a necessidade de nova aprovação de projeto pelo CEP/CONEP e termo de consentimento assinado para cada análise molecular decidida *a posteriori*.

Todo o processo regulatório para aprovação de estudos clínicos multicêntricos internacionais leva de 9 a 12 meses, o que, obviamente, é inaceitável. Uma possibilidade para diminuir os tempos regulatórios no Brasil seria a CONEP capacitar CEPs para aprovar esses estudos sem a necessidade de dupla avaliação.

Em 2013, a resolução 196/1996, que regulamenta a pesquisa com seres humanos no Brasil, foi atualizada. Esta nova resolução, a 466 (DOU Nº 112, quinta-feira, 13/06/2013)[1], trouxe várias questões adicionais que podem comprometer o futuro da pesquisa clínica no País. Na nova resolução, manteve-se a obrigatoriedade de o patrocinador do estudo arcar com todo e qualquer custo do participante na pesquisa. Isto implica o custeio do transporte e alimentação do sujeito de pesquisa a cada visita de protocolo ao centro de pesquisa, custeio de tratamentos/estratégias para fornecer contraceptivos, do(s) tratamento(s) experimental e padrão (que muitas vezes fazem parte da rotina do SUS ou fonte pagadora). Esse custo enorme para conduzir estudos clínicos prejudica o desenvolvimento de estudos locais e faz com que a indústria farmacêutica seja uma das poucas fontes de recurso em pesquisa no País. Portanto, propomos que esta recomendação seja flexibilizada. Por exemplo, no caso de um investigador brasileiro propor um estudo que randomize duas condutas padrão no SUS, onde uma delas oferece menor custo. Certamente, estudos pragmáticos são de interesse clínico e de saúde pública no País e poderiam ser avaliados de forma distinta de um estudo patrocinado por indústria farmacêutica. Outra sugestão para alavancar estudos no Brasil é permitir que os tratamentos padrão e os exames de rotina sejam pagos pela fonte pagadora, conforme já ocorre em muitos países como os Estados Unidos. Outro complicador na Resolução 466 é a obrigatoriedade de o patrocinador oferecer indenização ao sujeito de pesquisa decorrente de dano ocorrido durante sua participação. A resolução não define "participação", o que pode inferir desde uma visita médica até um acidente ocorrido a caminho do hospital. Pensamos que faz mais sentido que a indenização seja oferecida aos casos onde o dano foi relacionado ao tratamento experimental apenas.

Há ainda a necessidade premente de superar a dificuldade de se realizar estudos de fases I e II no Brasil, inclusive para estimular a indústria farmacêutica nacional. Desde 2001, devido à dificuldade de aprovação regulatória de testes clínicos de fases iniciais, a maior parte dos estudos desenvolvidos no Brasil é de fases III e IV. Solucionar esse gargalo regulatório significa criar meios para promover a inovação da indústria nacional e o aumento da competitividade do País para estudos que as multinacionais hoje realizam em outros países.

Por fim, tanto a morosidade na análise e registro regulatório de novos estudos clínicos quanto os requerimentos de cobertura total de custos pelo patrocinador são apontados pela indústria farmacêutica, oficial e extraoficialmente, como um entrave ao crescimento das pesquisas no Brasil. Nos últimos anos, o País tem perdido competitividade em relação a outros países da América do Sul, como Peru, Argentina e Chile (Figura 7.2).

Investigação exploratória molecular: Desafios no ambiente global dos estudos clínicos

O desenvolvimento de novas terapêuticas é feito por meio de estudos clínicos controlados que dependem cada vez mais de colaboração multinacional. Evidências coletadas em estudos com população heterogênea sob diversos aspectos são hoje essenciais para

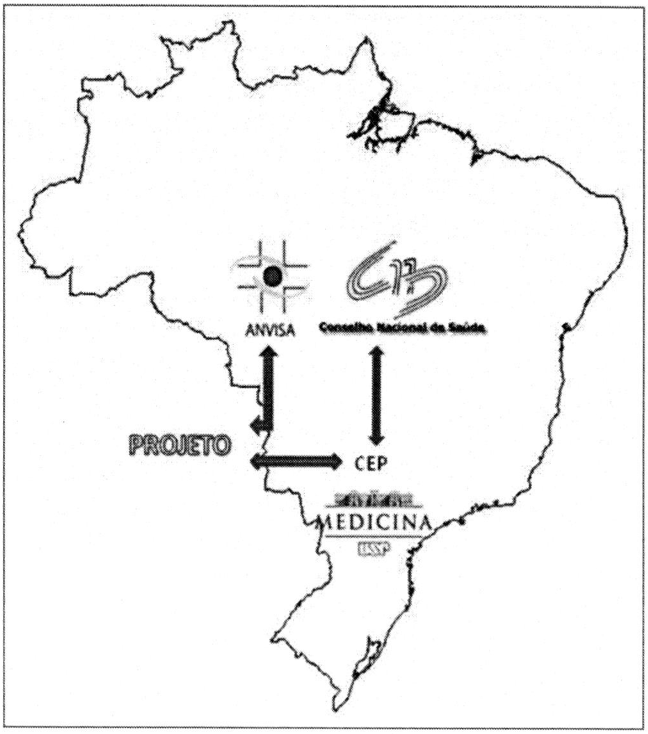

FIGURA 7.2 – Fluxo regulatório para aprovação de estudos clínicos no Brasil.

a aplicação na população geral. Por outro lado, tais estudos podem comparar e explorar diferenças sob o ponto de vista do perfil genético de certas populações e doenças. Este passo é fundamental para a personalização do tratamento. Estudos modernos incluem investigações moleculares e movem-se rapidamente a um alto nível de complexidade. Esses tipos de estudos exigem a disponibilização de amostras biológicas dos países envolvidos.

A consistência dos resultados depende de ensaios padronizados e muitos testes devem ser feitos preferencialmente em um único laboratório de pesquisa. A centralização elimina diferenças técnicas que, mesmo sob controles e padrões de qualidade harmonizados internacionalmente, mínimas alterações podem levar a resultados incongruentes. Inevitavelmente, será necessária a criação de biorrepositório ou biobanco internacional. Para regulamentar a atividade de pesquisa, o Ministério da Saúde, por meio do Conselho Nacional de Saúde e do Conselho Nacional de Ética em Pesquisa (CONEP), aprovou diretrizes para o uso de material biológico humano ou armazenado em estudos anteriores (Resolução 441/2011)[2].

Importantes aspectos são definidos na Resolução CNS 441/2011[2]. O biobanco é definido como uma coleção organizada de material biológico humano e informações associadas, coletado e armazenado para fins de pesquisa, conforme regulamento ou normas técnicas, éticas e operacionais predefinidas, sob responsabilidade e gerenciamento institucional, sem fins comerciais. O biorrepositório é definido como uma coleção de material biológico humano, coletado e armazenado ao longo da execução de um projeto de pesquisa específico, conforme regulamento ou normas técnicas, éticas e operacionais predefinidas, sob responsabilidade institucional e sob gerenciamento do pesquisador, sem fins comerciais. O material biológico humano é definido como espécimes, amostras e alíquotas de material original e seus componentes fracionados, tais como tecidos sadios e tumorais, plasma, líquidos cavitários etc.

O uso de amostras biológicas é regulado pelo sistema de avaliação ética (CEP/CONEP) e questões técnicas pela Agência Nacional de Vigilância Sanitária (ANVISA, RDC 39/2008)[3]. Quando o projeto de pesquisa envolve participação estrangeira e envio de amostras biológicas para o exterior, o estudo é considerado dentro de uma temática especial. A CONEP, neste caso, deve avaliar questões éticas da finalidade da pesquisa. A ANVISA deve ser notificada para que as amostras possam ser transportadas para o exterior.

O projeto deve descrever com clareza as possibilidades de pesquisa com o material biológico e o doador deve ter seu direito à informação dos resultados resguardados. A propriedade das amostras é do doador que deve consentir voluntariamente e os pesquisadores locais têm o direito resguardado de ser informados e participar dos projetos de pesquisa. Caso algumas dessas diretrizes não forem cumpridas, o projeto é reprovado e não deve ser executado em território nacional.

O objeto do estudo exploratório deve considerar o acúmulo do conhecimento científico que permita e seja justificado pelo alívio do sofrimento e da melhoria da saúde dos indivíduos e da humanidade. A pesquisa molecular irá produzir dados com informação médica muito pessoal e deve considerar o impacto do seu conhecimento sobre o indivíduo, a família e a comunidade. Por isso, deve haver mecanismos de proteção dos indivíduos doadores e dos dados de pesquisa para evitar estigmatização e discriminação.

As pesquisas que envolvem testes preditivos deverão ser precedidas, antes da coleta do material, de esclarecimentos sobre o significado e o possível impacto clínico/terapêutico dos resultados. Assim, os projetos deverão ser acompanhados de proposta de aconselhamento genético, quando for o caso. A utilização de dados genéticos deve respeitar a resolução do Conselho Nacional de Saúde (CNS 340/04)[4]. Essa resolução possui como base a Declaração Internacional sobre Dados Genéticos Humanos[5].

ESTRUTURA DE UM CENTRO DE PESQUISA – O QUE É NECESSÁRIO?

Para que a condução de um estudo clínico seja adequada e siga as regras internacionais de Boas Práticas Clínicas, é necessário que o centro de pesquisa que conduz o estudo preencha requisitos mínimos de qualidade.

O centro de pesquisa deve ser estruturado de acordo com o tipo de projeto que será conduzido. Assim, num estudo de fase I haverá necessidade de estrutura que permita coletas seriadas de sangue para estudos farmacocinéticos, estrutura para processamento de amostras biológicas e anatomia patológica com expertise em patologia molecular para os estudos farmacodinâmicos. Portanto, é necessário avaliar primeiramente todos os procedimentos do estudo para não haver irregularidades ou demandas inesperadas durante sua implementação. Em geral, é necessário fazer um planejamento de Recursos Humanos, Financeiros e Recursos Materiais, com levantamento dos requisitos de execução do projeto em infraestrutura, equipamentos, financiamento, serviços de apoio, contratos e qualificação da equipe. Este último item é primordial porque o treinamento da equipe que conduz o estudo deve ser não apenas conceitual, mas também ética e de qualidade para que o mínimo de desvios ou violações de protocolo ocorram.

A divisão da equipe nas atividades do projeto pode variar de acordo com a demanda do centro de pesquisa e/ou dos projetos, mas deve haver um conhecimento mínimo de processos regulatórios, das normas de Boas Práticas Clínicas, dos procedimentos e tecnologias disponibilizadas para a condução do estudo em determinada área.

Para cada projeto deve haver a indicação de um investigador principal ou orientador que delega as atividades do projeto de pesquisa no centro, confirmar alguns requisitos para execução do estudo (exemplo: o número estimado de sujeitos de pesquisa elegíveis) e treinar a equipe que conduzirá o estudo. Em última instância, o investigador principal é o responsável pelo estudo e segurança dos pacientes participantes.

É muito importante que todo centro de pesquisa tenha seu mecanismo próprio de controle da qualidade. Este é um monitoramento interno das atividades do projeto desenvolvidas no centro, independentemente de monitoramento externo, que tem por objetivo aprimorar tanto os processos de condução do estudo quanto a capacitação da equipe. No Instituto do Câncer do Estado de São Paulo (ICESP), contamos com uma enfermeira monitora de qualidade que monitora diretamente os estudos locais, avalia número e tipos de desvios de protocolos e treina/prepara equipes para auditorias.

Outro aspecto necessário em um centro de pesquisa é o espaço físico que permita o manuseio dos dados do estudo, como monitorias e auditorias. Deve haver espaço para arquivo de materiais do projeto, como de equipamentos e materiais a serem utilizados e de documento fonte que deve ser armazenado por um longo período. O arquivo dos materiais de cada estudo deve garantir confidencialidade e integridade para qualquer processo de revisão, como monitoramento, auditoria ou inspeções de agências regulatórias.

Devido ao grande volume de pacientes tratados no Sistema Único de Saúde e porque os principais *experts* se encontram na academia, a maior parte dos centros de pesquisa no País encontra-se nas grandes universidades. Nesse contexto, as dificuldades de se estruturar um centro de pesquisa adequado no Brasil incluem financiamento da estrutura, contratação de mão de obra especializada e salários competitivos para as equipes de condução e regulatório.

CONCLUSÕES

O Brasil possui grande potencial para participar e produzir pesquisa clínica de qualidade. O país é atrativo em termos econômicos, possui numerosa e heterogênea população, fornece excelente qualidade de dados e possui investigadores experientes. Contudo, é necessário enfrentarmos e trabalharmos, como sociedade, meios de reduzir os prazos regulatórios, flexibilizar as regulamentações e criar mecanismos que fomentem iniciativas científicas nacionais. Sem isso, ficaremos estagnados na produção de estudos clínicos.

REFERÊNCIAS

1. Ministério da Saúde. Conselho Nacional de Saúde. Resolução número 466 de 12 de dezembro de 2012.
2. Ministério da Saúde. Conselho Nacional de Saúde. Resolução número 441 de 12 de maio de 2011.
3. Ministério da Saúde. Agência Nacional de Vigilância Sanitária. RDC 39 de 5 de junho de 2008.
4. Ministério da Saúde. Conselho Nacional de Saúde. Resolução número 340 de 8 de julho de 2004.
5. International Declaration on Human Genetic Data, 17 de outubro de 2003.

Capítulo 8

Biossegurança em Laboratórios de Gastroenterologia

Rúbia Anita Ferraz Santana

INTRODUÇÃO

Acredita-se que as atividades laboratoriais constituem fonte de risco ocupacional. A natureza do trabalho exige muita atenção na execução das tarefas, o que pode fazer com que o profissional se esqueça de si e de sua segurança.

A análise dos riscos ocupacionais demanda conhecimento prévio do processo de trabalho, a fim de identificar riscos nele existentes, e aqueles advindos dos próprios trabalhadores. Somando-se aos riscos inerentes à profissão, outros poderão ser gerados em virtude do desconhecimento do profissional em evitar danos à saúde. Portanto, ao reconhecê-los, o profissional passa a analisar de forma mais precisa as condições de trabalho, de imunidade do trabalhador, entre outras que irão influenciar no contexto laboratorial.

Ao contrário do vírus da hepatite A, o vírus da hepatite B e o da hepatite C permanecem no sangue durante os últimos estágios de um período de incubação prolongado e durante episódios de hepatites aguda e crônica. O vírus da hepatite B, em particular, está presente não só no sangue e seus derivados, como também em secreções corporais como sêmen, saliva, entre outras. Diante da gravidade de exposição dos profissionais, é necessário que haja medidas de prevenção. É importante a adoção de normas e procedimentos seguros e adequados à manutenção da saúde dos profissionais, ou seja, monitoramento das medidas de biossegurança.

A segurança dos laboratórios e dos métodos de trabalho transcende aos aspectos éticos implícitos nas pesquisas com manipulação genética. Medidas de biossegurança específicas devem ser adotadas por laboratórios e aliadas a um amplo plano de educação baseado nas normas nacionais e internacionais quanto a transporte, conservação e manipulação de micro-organismos patogênicos. O manejo e a avaliação são fundamentais para a definição de critérios e ações e visam minimizar os riscos que podem comprometer a saúde do homem, dos animais, do meio ambiente ou a qualidade dos trabalhos desenvolvidos.

O conceito de biossegurança teve seu início na década de 1970 e foi um grande acontecimento na história da ética aplicada à pesquisa, pois foi a primeira vez que se discutiram os aspectos de proteção aos pesquisadores e demais profissionais envolvidos nas áreas onde eram realizados os projetos de pesquisa. A Organização Mundial da Saúde a definia como práticas preventivas para o trabalho com agentes patogênicos para o homem.

Na década de 1980, a Organização Mundial da Saúde incorporou a essa definição os chamados riscos periféricos presentes em ambientes laboratoriais que trabalhavam com agentes patogênicos para o homem, como os riscos químicos, físicos, radiativos e ergonômicos[1]. Nos anos 1990, houve a inclusão de temas como ética em pesquisa, meio ambiente, animais e processos envolvendo a tecnologia do DNA recombinante, em programas de biossegurança[2].

Segundo Teixeira e Valle (1996), podemos definir biossegurança como o "Conjunto de medidas voltadas para a prevenção, minimização ou eliminação de riscos inerentes às atividades de assistência e prestação de serviços, ensino e pesquisa, produção em escala industrial e desenvolvimento tecnológico que possam comprometer a saúde do homem, dos animais, do meio ambiente ou a qualidade dos trabalhos desenvolvidos"[3].

A manipulação de agentes considerados contaminantes é regida por leis federais, estaduais e municipais. A manipulação, o armazenamento e o transporte de agentes de risco requerem licenças especiais que são controladas por órgãos federais[4].

BOAS PRÁTICAS DE LABORATÓRIO

O trabalho laboratorial executado de forma adequada e bem planejada previne a exposição indevida a agentes considerados de risco à saúde e sem dúvida evita acidentes.

O maior problema relacionado aos riscos em laboratório não está nas tecnologias disponíveis para eliminar ou minimizar tais riscos e sim no comportamento dos profissionais. É indispensável relacionar o risco de acidentes às boas práticas cotidianas dentro de um laboratório[5].

Acidente

Pode-se considerar acidente qualquer fato que interrompe o andamento normal de uma ação ou acontecimento causado por fatores que podem ser de origem humana, social, ambiental e instrumental que provoca danos pessoal, material ou ambos.

Risco

É a probabilidade de ocorrer um acidente causando danos, podendo ser de alta, média ou baixa complexidade. Os riscos são identificados por cores de acordo com o grupo, como a seguir:

- **Grupo 1 – Riscos Físicos, identificados pela cor verde.**
- **Grupo 2 – Riscos Químicos, identificados pela cor vermelha.**
- **Grupo 3 – Riscos Biológicos, identificados pela cor marrom.**
- **Grupo 4 – Riscos Ergonômicos, identificados pela cor amarela.**
- **Grupo 5 – Riscos de Acidentes, indicados pela cor azul.**

Riscos físicos

Consideram-se agentes de riscos físicos: ruídos, vibrações, radiações ionizantes e não ionizantes, frio, calor, pressões anormais, umidade e campos elétricos.

Riscos químicos

São substâncias compostas ou produtos que possam penetrar no organismo pela via respiratória, nas formas de poeiras, fumos, névoas, neblinas, gases ou vapores, ou que, pela natureza da atividade de exposição, possam ter contato ou ser absorvidos pelo organismo através da pele ou por ingestão.

Riscos ergonômicos

É qualquer fator que possa interferir nas características psicofisiológicas do trabalhador causando desconforto ou afetando sua saúde. São exemplos de riscos ergonômicos: levantamento e transporte manual de peso, ritmo excessivo de trabalho, monotonia, responsabilidade excessiva, postura inadequada de trabalho e trabalho em turno.

Riscos de acidentes

São considerados riscos de acidentes: sinalização, arranjo físico inadequado, máquinas e equipamentos sem proteção, ferramentas inadequadas ou defeituosas, iluminação inadequada, eletricidade, probabilidade de incêndio ou explosão, armazenamento inadequado e animais peçonhentos.

Riscos biológicos

Consideram-se agentes de risco biológico: bactérias, fungos, parasitas, vírus, entre outros.

Classificação de risco biológico

Os agentes de risco biológico podem ser distribuídos em quatro classes, de 1 a 4, por ordem crescente de risco, classificados conforme os seguintes critérios:

- Patogenicidade para o homem.
- Virulência.

- Modos de transmissão.
- Disponibilidade de medidas profiláticas eficazes.
- Disponibilidade de tratamento eficaz.
- Endemicidade.

Classe de risco 1 – agentes biológicos que oferecem baixo risco individual e para a coletividade, descritos na literatura como não patogênicos para as pessoas ou animais adultos sadios[6,7].

Classe de risco 2 – agentes biológicos que oferecem moderado risco individual e limitado risco para a comunidade, que provocam infecções no homem ou nos animais, cujo potencial de propagação na comunidade e de disseminação no meio ambiente seja limitado, e para os quais existem medidas terapêuticas e profiláticas eficazes[6,7].

Classe de risco 3 – agentes biológicos que oferecem alto risco individual e moderado risco para a comunidade, que possuem capacidade de transmissão por via respiratória e que causam doenças humanas ou animais, potencialmente letais, para as quais existem usualmente medidas de tratamento e/ou de prevenção. Representam risco se disseminados na comunidade e no meio ambiente, podendo propagar-se de pessoa a pessoa[6,7].

Classe de risco 4 – agentes biológicos que oferecem alto risco individual e para a comunidade, com grande poder de transmissibilidade por via respiratória ou transmissão desconhecida. Nem sempre estão disponíveis tratamento eficaz ou medidas de prevenção contra esses agentes. Causam doenças humanas e animais de alta gravidade, com alta capacidade de disseminação na comunidade e no meio ambiente. Essa classe inclui principalmente os vírus[6,7].

Classe de risco especial

Elevado risco de causar doença animal e disseminação no meio ambiente.

Aplica-se em agentes de doença animal, não existente no País e que, embora não sejam patógenos de importância para o homem, podem gerar graves perdas econômicas. Esses agentes devem ter sua importação proibida e ser manipulados em laboratório de contenção máxima NB-4[6,7].

Níveis de biossegurança

Nível de biossegurança 1 (NB-1)

Adequado ao trabalho que envolva agente com menor grau de risco (classe de risco I) para profissionais do laboratório e para o meio ambiente. É necessário:

- Aplicação das boas práticas de laboratório e utilização de EPIs.

- O trabalho geralmente é conduzido em bancadas abertas, sem a necessidade de equipamentos especiais de contenção.
- Os profissionais devem ter treinamento específico para realizar os procedimentos e trabalhar sob supervisão.
- O acesso ao laboratório deve ser limitado ou restrito de acordo com definição do responsável.
- Procedimentos técnicos e administrativos descritos.

Nível de biossegurança 2 (NB-2)

Adequado ao trabalho envolvendo agentes de risco moderado para os profissionais e para o meio ambiente, em geral agentes causadores de doenças infecciosas (classe de risco II).

As instalações exigidas devem atender às especificações estabelecidas para o NB-1 acrescidas das seguintes exigências:

- Autoclave disponível para descontaminação no interior ou próxima ao laboratório, de modo a permitir a descontaminação de todo o material antes do seu descarte.
- Cabine de segurança biológica classe I ou II e centrífuga com caçapa protegida sempre que houver manipulação de materiais em que possa existir a formação de aerossóis.
- Os profissionais devem ter treinamento específico no manejo de agentes patogênicos, ser orientados sobre os possíveis riscos e trabalhar sob supervisão.
- O acesso ao laboratório será limitado durante os procedimentos operacionais.

Nível de biossegurança 3 (NB-3)

Adequado ao trabalho com micro-organismos com elevado risco infeccioso (classe de risco III), podendo causar doenças sistêmicas graves se potencialmente letais.

- Barreiras de proteção individual devem ser utilizadas e toda manipulação realizada em cabine de segurança biológica classe II ou III, com filtro HEPA.
- Oferecer treinamento específico aos funcionários no manejo de agentes patogênicos e potencialmente letais, orientar sobre os possíveis riscos e trabalhar sob supervisão.
- Quando não houver condições específicas para o NB-3 e instalações laboratoriais sem área de acesso específico, com ambientes selados ou fluxo de ar unidirecional, as atividades de rotina e operações repetitivas podem ser realizadas em laboratório com instalação NB-2, acrescidas de equipamentos de contenção e das práticas recomendadas para NB-3. Cabe ao pesquisador principal a decisão de implantar essas modificações, comunicando-as a CIBio e CTNBio[8].
- O acesso ao laboratório deve ser controlado.

Nível de biossegurança 4 (NB-4)

- Representa o nível máximo de segurança. Adequado ao manuseio com agentes infecciosos, que possuem alto risco de infecção individual e transmissão pelo ar, sempre que o trabalho envolver organismos geneticamente modificados (OGM) resultantes de organismo receptor ou parenteral classificado como classe de risco NB-4.
- O responsável técnico tem a responsabilidade final no controle do acesso ao laboratório.

MEDIDAS DE CONTENÇÃO DE AGENTES DE RISCO BIOLÓGICO

É necessário que todo laboratório forneça barreiras de contenção e um programa de segurança cujo objetivo seja a proteção dos profissionais de laboratório e outros que atuem na área, bem como a proteção do meio ambiente, eficiência das operações laboratoriais e garantia do controle de qualidade do trabalho executado[9].

Barreiras primárias

Constituem barreiras primárias os equipamentos de proteção individual (EPI) e os equipamentos de proteção coletiva (EPC).

Equipamentos de proteção individual – EPI

São empregados para proteger do contato com agentes infecciosos, tóxicos ou corrosivos, calor excessivo, fogo e outros perigos. A roupa e os equipamentos servem também para evitar a contaminação do material em experimentos ou em produção[3].

Luvas – são usadas como barreira de proteção prevenindo contra contaminação das mãos ao manipular material contaminado, reduzindo a probabilidade de que micro-organismos presentes nas mãos sejam transmitidos durante procedimentos. O uso de luvas não substitui a necessidade da lavagem das mãos, porque elas podem ter pequenos orifícios ou danificar-se durante o uso, podendo contaminar as mãos quando removidas. Usar luvas de látex sempre que houver possibilidade de contato com sangue, fluidos corporais, dejetos, trabalho com micro-organismos e animais de laboratório. Lavar instrumentos, roupas, superfícies de trabalho sempre usando luvas.

Não usar luvas fora da área de trabalho, não abrir portas, não atender telefone etc. Luvas (de borracha) usadas para limpeza devem permanecer 12 horas em solução de hipoclorito de sódio a 0,1%. Verificar a integridade das luvas após a desinfecção. Nunca reutilizar as luvas e descartá-las de forma segura.

Jalecos – são usados para fornecer uma barreira de proteção e reduzir a oportunidade de transmissão de micro-organismos. Previnem a contaminação das roupas, protegendo a pele da exposição a sangue e fluidos corporais, salpicos e derramamentos de material infectado.

São de uso constante nos laboratórios e constituem uma proteção para o profissional. Devem ser sempre de mangas longas, confeccionados em algodão ou fibra sintética (não inflamável). Os descartáveis devem ser resistentes e impermeáveis. Uso de jaleco é permitido somente nas áreas de trabalho e não deve ser colocado no armário onde são guardados objetos pessoais.

Óculos de proteção – óculos de proteção e protetor facial protegem contra salpicos, borrifos, gotas e impacto.

Máscaras – podem ser de tecido, fibra sintética descartável, com filtro HEPA, filtros para gases, pó etc.

Avental e uniforme – avental impermeável e uniforme de algodão, composto de calça e blusa.

Pipetadores – dispositivos de pipetagem (peras de borracha, pipetadores automáticos etc.).

Equipamentos de proteção coletiva (EPC)

São equipamentos que possibilitam a proteção das pessoas dentro do laboratório, do meio ambiente e da pesquisa desenvolvida[3].

Cabines de segurança biológica – as cabines de segurança biológica constituem o principal meio de contensão e são usadas como barreiras primárias para evitar a fuga de aerossóis para o ambiente. Há três tipos de cabines de segurança biológica: classe I, classe II (A, B1, B2, B3) e classe III.

Fluxo laminar de ar – massa de ar dentro de uma área confinada movendo-se com velocidade uniforme ao longo de linhas paralelas.

Capela química NB – cabine construída de forma aerodinâmica cujo fluxo de ar ambiental não causa turbulências e correntes, reduzindo assim o perigo de inalação e contaminação do operador e ambiente.

Chuveiro de emergência – chuveiro de aproximadamente 30cm de diâmetro, acionado por alavancas de mão, cotovelos ou joelhos. Deve estar localizado em local de fácil acesso.

Lava olhos – dispositivo formado por dois pequenos chuveiros de média pressão, acoplados a uma bacia metálica, cujo ângulo permite o direcionamento correto do jato de água. Pode fazer parte do chuveiro de emergência ou ser do tipo frasco de lavagem ocular.

Manta ou cobertor – confeccionado em lã ou algodão grosso, não podendo ter fibras sintéticas. Utilizado para abafar ou envolver vítimas de incêndio.

Vaso de areia – também chamado de balde de areia, é utilizado sobre derramamento de álcalis para neutralizá-los.

Extintor de incêndio a base de água – é usado em papel, tecido e madeira. Não usar em eletricidade, líquidos inflamáveis, metais em ignição.

Extintor de incêndio de CO_2 em pó – utiliza o CO_2 em pó como base. A força de seu jato é capaz de disseminar os materiais incendiados. É usado em líquidos e gases inflamáveis, fogo de origem elétrica. Não usar em metais alcalinos e papel.

Extintor de incêndio de pó seco – usado em líquidos e gases inflamáveis, metais do grupo dos álcalis, fogo de origem elétrica.

Extintor de incêndio de espuma – usado para líquidos inflamáveis. Não usar para fogo causado por eletricidade.

Mangueira de incêndio – modelo padrão, comprimento e localização são fornecidos pelo corpo de bombeiros.

Barreiras secundárias

As barreiras secundárias dizem respeito à construção do laboratório, localização e instalações físicas. As instalações físicas são importantes para proporcionar uma barreira de proteção para pessoas dentro e principalmente fora do laboratório, bem como para o meio ambiente. Os tipos de barreiras secundárias dependerão do risco de transmissão dos agentes específicos manipulados no laboratório. Exemplos: localização distante do acesso público, presença dos sistemas de ventilação especializados em assegurar o fluxo de ar unidirecional, sistemas de tratamento de ar para a descontaminação ou remoção do ar liberado e câmaras pressurizadas como entradas de laboratório[10].

Mapa de risco

O mapa de risco é a representação gráfica do local de trabalho onde são registrados os riscos ambientais, suas naturezas e intensidades, estando esses vinculados, direta ou indiretamente, ao processo, à organização e às condições de trabalho capazes de acarretar prejuízos à saúde dos trabalhadores. Ele deve ser de fácil visualização e estar afixado em locais acessíveis no ambiente de trabalho para informação e orientação quanto às principais áreas de risco para todos que atuem ou transitem pelo local. Círculos de tamanhos e cores diferentes identificam os locais e os fatores que podem gerar situações de perigo pela presença de agentes físicos, químicos, biológicos, ergonômicos e de acidentes[3]. Dentro dos círculos devem ser especificados os grupos ao qual o risco pertence, conforme cor padronizada, e também sua intensidade, destacadas por tamanhos diferentes de círculos, de acordo com a percepção dos trabalhadores, como demonstrado na figura 8.1. É importante que as informações sejam verdadeiras, tornando o mapa de risco um retrato da situação de segurança e higiene no ambiente de trabalho.

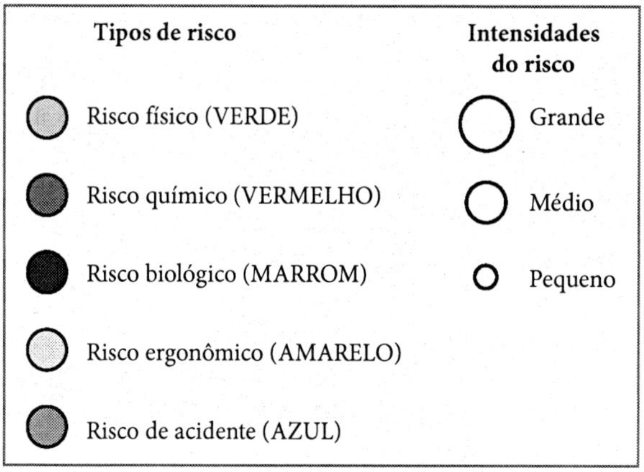

FIGURA 8.1 – Tipos e intensidades de risco.

NORMA REGULAMENTADORA 32 (NR-32)

É a Norma Regulamentadora que estabelece as diretrizes básicas para a implantação de medidas de proteção à segurança e à saúde dos trabalhadores em serviços de saúde.

De acordo com a NR-32, a responsabilidade é solidária entre contratantes e contratados quanto ao cumprimento da norma, o que significa que ela deve ser observada também para os trabalhadores das empresas contratadas, inclusive os cooperados. São importantes para sua aplicação efetiva a consciência e a participação dos trabalhadores, por meio das Comissões Institucionais de caráter legal e técnico, entre as quais a CIPA (instituições privadas), a COMSAT'S (instituições públicas), o SESMT (Serviço Especializado em Engenharia e Segurança do Trabalho) e a CCIH (Comissão de Controle e Infecção Hospitalar), além dos eventos específicos, como as Semanas Internas de Prevenção de Acidentes de Trabalho – SIPAT.

Comunique qualquer acidente de trabalho exigindo a abertura da comunicação de acidente de trabalho (CAT), por menor que seja o acidente, mesmo não havendo afastamento do trabalho. Pratique as precauções padrão, use sempre os equipamentos de proteção. Para atendimento às doenças infecciosas ou lesões com secreção abundante, pratique as precauções adicionais indicadas, peça orientação ao CCIH.

Existe uma atenção especial por parte da NR-32 quanto ao tratamento de resíduos, por suas implicações na biossegurança pessoal e no meio ambiente. É importante ressaltar que ela não interfere no cumprimento da Resolução ANVISA RDC nº 306, de 7 de dezembro de 2004, e Resolução CONAMA nº 358, de 29 de abril de 2005.

Essas resoluções dispõem sobre o Plano de Gerenciamento de Resíduos de Serviços de Saúde (PGRSS) e sobre a necessidade de designação de profissional, com registro ativo junto ao seu conselho de classe, com apresentação de Anotação de Responsabilidade Técnica (ART), ou Certificado de Responsabilidade Técnica ou documento similar, quando couber, para exercer a função de responsável pela elaboração e implantação do PGRSS.

GERENCIAMENTO DE RESÍDUOS DE SERVIÇOS DE SAÚDE (RSS)

Segundo a RDC ANVISA nº 306/04, o gerenciamento dos RSS consiste em um conjunto de procedimentos planejados e implementados, a partir de bases científicas e técnicas, normativas e legais. Tem o objetivo de minimizar a geração de resíduos e proporcionar a eles manejo seguro, de forma eficiente, visando a proteção dos trabalhadores, preservação da saúde, dos recursos naturais e do meio ambiente. O gerenciamento deve abranger todas as etapas de planejamento dos recursos físicos, dos recursos materiais e da capacitação dos recursos humanos envolvidos no manejo dos RSS.

Procedimentos básicos de manejo de resíduos

O manejo dos RSS é entendido como a ação de gerenciar os resíduos em seus aspectos intra e extraestabelecimento, desde a geração até a disposição final, incluindo as seguintes etapas:

Segregação – consiste na separação dos resíduos no momento e local de sua geração, de acordo com as características físicas, químicas, biológicas, seu estado físico e riscos envolvidos.

Acondicionamento – consiste no ato de embalar os resíduos segregados, em sacos ou recipientes que evitem vazamentos e resistam às ações de punctura e ruptura. A capacidade dos recipientes de acondicionamento deve ser compatível com a geração diária de cada tipo de resíduo.

Os resíduos sólidos devem ser acondicionados em saco constituído de material resistente a ruptura e vazamento, impermeável, baseado na NBR 9191/2000 da ABNT, respeitados os limites de peso de cada saco, sendo proibido seu esvaziamento ou reaproveitamento[11].

Os sacos devem estar contidos em recipientes de material lavável, resistente a punctura, ruptura e vazamento, com tampa provida de sistema de abertura sem contato manual, com cantos arredondados e ser resistente ao tombamento.

Os recipientes de acondicionamento existentes nas salas de cirurgia e nas salas de parto não necessitam de tampa para vedação.

Identificação – consiste no conjunto de medidas que permite o reconhecimento dos resíduos contidos nos sacos e recipientes, fornecendo informações ao manejo correto dos RSS. A identificação deve estar aposta nos sacos de acondicionamento, nos recipientes de coletas interna e externa, nos recipientes de transportes interno e externo, e nos locais de armazenamento, em local de fácil visualização, de forma indelével, utilizando-se símbolos, cores e frases, atendendo aos parâmetros referenciados na norma NBR-7.500 da ABNT, além de outras exigências relacionadas à identificação de conteúdo e ao risco específico de cada grupo de resíduos[12].

O grupo A é identificado pelo símbolo de substância infectante constante na NBR-7.500 da ABNT, com rótulos de fundo branco, desenho e contornos pretos[12].

O grupo B é identificado por meio do símbolo de risco associado, de acordo com a NBR-7.500 da ABNT e com a discriminação de substância química e frases de risco[12].

O grupo C é representado pelo símbolo internacional de presença de radiação ionizante em rótulos de fundo amarelo e contornos pretos, acrescido da expressão REJEITO RADIATIVO.

O grupo E é identificado pelo símbolo de substância infectante constante na NBR-7.500 da ABNT, com rótulos de fundo branco, desenho e contornos pretos, acrescido da inscrição de RESÍDUO PERFUROCORTANTE, indicando o risco que apresenta o resíduo[12].

Transporte interno – consiste no traslado dos resíduos dos pontos de geração até o local destinado ao armazenamento temporário ou armazenamento externo com a finalidade de apresentação para a coleta. O transporte interno de resíduos deve ser realizado atendendo o roteiro previamente definido e em horários não coincidentes com a distribuição de roupas, alimentos e medicamentos, períodos de visita ou de maior fluxo de pessoas ou de atividades. Deve ser feito separadamente, de acordo com o grupo de resíduos, e em recipientes específicos a cada grupo de resíduos. Cada unidade deverá especificar o horário e dias da remoção do RSS.

Os recipientes para transporte interno devem ser constituídos de material rígido, lavável, impermeável, provido de tampa articulada ao próprio corpo do equipamento, cantos e bordas arredondados, e identificados com o símbolo correspondente ao risco do resíduo neles contidos, de acordo com esse regulamento técnico. Devem ser providos de rodas revestidas de material que reduza o ruído. Os recipientes com mais de 400 litros de capacidade devem possuir válvula de dreno no fundo. O uso de recipientes desprovidos de rodas deve observar os limites de carga permitidos para o transporte pelos trabalhadores, conforme normas reguladoras do Ministério do Trabalho e Emprego.

Armazenamento temporário – consiste na guarda temporária dos recipientes contendo os resíduos já acondicionados, em local próximo aos pontos de geração, visando agilizar a coleta dentro do estabelecimento e otimizar o deslocamento entre os pontos geradores e o ponto destinado à apresentação para coleta externa. Não poderá ser feito armazenamento temporário com disposição direta dos sacos sobre o piso, sendo obrigatória a conservação dos sacos em recipientes de acondicionamento. O armazenamento temporário poderá ser dispensado nos casos em que a distância entre o ponto de geração e o armazenamento externo justifique.

A sala para guarda de recipientes de transporte interno de resíduos deve ter pisos e paredes lisas e laváveis, sendo o piso ainda resistente ao tráfego dos recipientes coletores. Deve possuir ponto de iluminação artificial e área suficiente para armazenar, no mínimo, dois recipientes coletores, para o posterior traslado até a área de armazenamento externo. Quando a sala for exclusiva para o armazenamento de resíduos, deve estar identificada como "SALA DE RESÍDUOS".

A sala para o armazenamento temporário pode ser compartilhada com a sala de utilidades. Nesse caso, a sala deverá dispor de área exclusiva de no mínimo $2m^2$, para armazenar dois recipientes coletores para posterior traslado até a área de armazenamento externo.

No armazenamento temporário não é permitida a retirada dos sacos de resíduos de dentro dos recipientes ali estacionados. Os resíduos de fácil putrefação que venham a ser coletados por período superior a 24 horas de seu armazenamento devem ser conservados sob refrigeração e, quando não for possível, submetidos a outro método de conservação. O armazenamento de resíduos químicos deve atender à NBR-12.235 da ABNT[13].

Tratamento – consiste na aplicação de método, técnica ou processo que modifique as características dos riscos inerentes aos resíduos, reduzindo ou eliminando o risco de contaminação, de acidentes ocupacionais ou de dano ao meio ambiente. O tratamento pode ser aplicado no próprio estabelecimento gerador ou em outro estabelecimento, observadas, nesses casos, as condições de segurança para o transporte entre o estabelecimento gerador e o local do tratamento. Os sistemas para tratamento de resíduos de serviços de saúde devem ser objeto de licenciamento ambiental, de acordo com a Resolução CONAMA nº 237/1997, e são passíveis de fiscalização e de controle pelos órgãos de vigilância sanitária e de meio ambiente[14].

O uso de autoclave aplicado em laboratórios para a redução de carga microbiana de culturas e estoques de micro-organismos está dispensado de licenciamento ambiental, ficando sob a responsabilidade dos serviços que as possuírem a garantia da eficácia dos equipamentos mediante controles químicos e biológicos periódicos devidamente registrados. Os sistemas de tratamento térmico por incineração devem obedecer ao estabelecido na Resolução CONAMA nº 316/2002[15].

Armazenamento externo – consiste na guarda dos recipientes de resíduos até a realização da etapa de coleta externa, em ambiente exclusivo com acesso facilitado para os veículos coletores. No armazenamento externo não é permitida a manutenção dos sacos de resíduos fora dos recipientes ali estacionados. Deverá ser definido o local para armazenamento externo, bem como a forma de acesso.

Coleta e transporte externos – consistem na remoção dos RSS do abrigo de resíduos (armazenamento externo) até a unidade de tratamento ou disposição final, utilizando-se técnicas que garantam a preservação das condições de acondicionamento e a integridade dos trabalhadores, da população e do meio ambiente, devendo estar de acordo com as orientações dos órgãos de limpeza urbana. A coleta e o transporte externo dos resíduos de serviços de saúde devem ser realizados de acordo com as normas NBR-12.810[16] e NBR-14.652[17] da ABNT. Deverão ser definidos os procedimentos para coleta e transporte externo pela unidade geradora.

Disposição final – consiste na disposição de resíduos no solo, previamente preparado para recebê-los, obedecendo a critérios técnicos de construção e operação, e com licenciamento ambiental de acordo com a Resolução CONAMA nº 237/97[14].

BIOSSEGURANÇA EM BIOTÉRIOS

Regras e procedimentos de trabalho devem ser observados para eliminar práticas perigosas e evitar riscos desnecessários, trabalhando com segurança e evitando acidentes.

Mesmo que não estejam infectados, os animais de laboratório representam risco, pois podem carregar agentes patogênicos, inclusive zoonóticos. Portanto, o risco de adquirir infecções em biotérios nos quais as doenças infecciosas são estudadas é muito grande.

É necessário, para criar ou manter animais de laboratório, que se tenham instalações adequadas, uma vez que suas necessidades básicas devem ser atendidas, para que possam sobreviver e tenham assegurado seu desenvolvimento fisiológico. Assim, um rígido controle nos protocolos experimentais deve ser associado a procedimentos de segurança, e não somente os técnicos devem ter consciência dos perigos existentes, alguns dos quais específicos para cada área, mas também os pesquisadores e o pessoal de apoio que possuem acesso ao biotério.

É importante salientar que em um biotério podem-se encontrar áreas para criação e produção, para manutenção, cirurgias, quarentena ou ainda para manipulação de animais em experimentação, que podem estar expostos a materiais carcinogênicos, infecciosos ou alérgicos. Portanto, as instalações devem ser projetadas de forma a atender todas as recomendações para criação e/ou manutenção de animais, bem como as necessidades particulares de cada instituição, levando em consideração que elas devem possuir temperatura, umidade, ventilação e pressão de acordo com as exigências de cada espécie e de acordo com sua finalidade.

O ideal é que essas instalações estejam afastadas de fontes poluidoras como aerossóis, ruídos etc. Assim, é constituída reservadamente para criação e/ou experimentação, com total independência das áreas, e tamanho suficiente para assegurar que não haja criação e manutenção de espécies diferentes em um mesmo ambiente.

A seguinte distribuição das áreas é recomendada como regra geral (Figura 8.2):

1. Sala de animais 46%.
2. Área de circulação 14%.
3. Laboratório 8%.
4. Depósitos 14%.
5. Salas de higienização e esterilização 11%.
6. Área administrativa 7%.

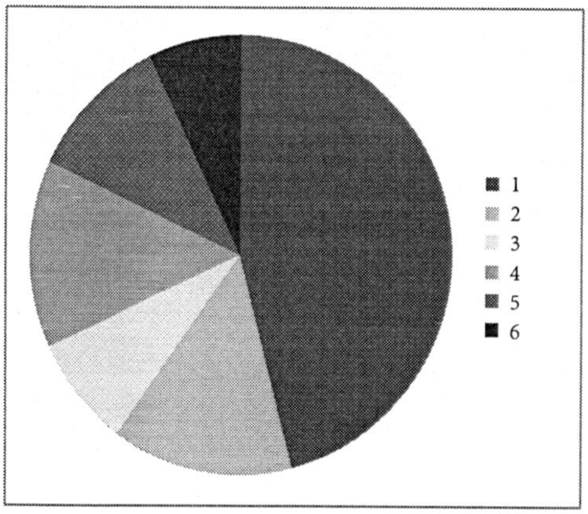

FIGURA 8.2 – Distribuição das áreas de um biotério.

MODELO DE INSTALAÇÕES ADEQUADAS

Para que haja condições adequadas e funcionamento eficiente e higiênico, principalmente às áreas destinadas aos animais, a seleção dos materiais utilizados na construção é muito importante.

- O piso deve ser liso, porém não escorregadio, impermeável, não absorvente, resistente a agentes químicos, deve suportar o peso dos equipamentos sem apresentar rachaduras ou deformações, para que não permita o acúmulo de sujeira ou sirva de esconderijo para insetos.
- As paredes devem ser impermeáveis, lisas e sem fendas. Deve-se evitar que a junção com o piso e o teto forme ângulos agudos, pois dificultam a limpeza. O revestimento deve ser resistente a agentes químicos, bem como a lavagem que precisa ser com água sob pressão. Se possível, devem ser tratadas acusticamente para evitar a propagação de ruídos.
- O teto deve ser de concreto plano, sem fundo falso, para evitar a permanência de organismos indesejáveis, e o revestimento deve ser idêntico ao das paredes.
- Nas salas de animais não deve haver janelas, sendo recomendados visores equipados com dupla armação de vidro isolando o ambiente.
- As portas devem ser de preferência de material metálico, ou de madeira revestida de material lavável e resistente a agentes químicos. Devem-se ajustar perfeitamente aos marcos, impedindo a passagem de insetos e animais indesejáveis. Também é aconselhável o uso de visores para facilitar a visualização do ambiente, e largura apropriada, a fim de facilitar a passagem de equipamentos e materiais.
- Os corredores devem ser amplos, para que possa favorecer o trânsito de materiais e equipamentos. A junção do piso, parede e teto deve ser arredondada para facilitar a limpeza e desinfecção.
- É preciso que haja um número de salas suficiente para abrigar somente uma espécie por sala, com área e largura considerando a espécie e o número de animais, assim como os materiais a serem utilizados.
- O espaço reservado para a área de recepção deve estar situado de forma que somente os animais que cheguem ao biotério tenham acesso, e que não necessitem passar por outras áreas.
- No depósito, as áreas de estocagem de rações e de maravalha devem ser ventiladas e secas, a fim de minimizar a proliferação de fungos e contaminações. Os alimentos perecíveis devem ser estocados separadamente, em ambiente adequado, para evitar deterioração, decomposição e contaminação.
- Na área de higienização e esterilização, a ventilação deve ser suficiente para evitar odores, excesso de calor e vapor, que podem afetar outras áreas. É nessa área que as autoclaves e outros equipamentos devem ser instalados.

FLUXO DE PESSOAL E MATERIAL

É conveniente lembrar que o fluxo de pessoal e de materiais deve ser feito no sentido unidirecional, das "áreas limpas" para as "áreas sujas".

- Área limpa, aquela destinada ao preparo de material a ser enviado para as salas de animais, incluindo o corredor de distribuição, denominado área de preparo e acesso.
- Área suja é a denominação que se dá ao corredor de retorno das salas e a área destinada à higienização e esterilização de materiais.

CLASSIFICAÇÃO DE BIOTÉRIOS

Existem três tipos de biotério de acordo com a finalidade a que se destinam:

Biotério de criação

Biotério de criação é aquele onde se encontram as matrizes reprodutoras das diversas espécies animais que originam toda a produção, cujos objetivos visam controlar e definir, antes do experimento, o estado de saúde do animal, sua carga genética, o manuseio para torná-lo dócil, a alimentação empregada, o ambiente adequado, e outros fatores que possam ocasionar estresse, influenciando indiretamente na resposta esperada. Para que isso ocorra, é necessário que haja uma edificação especialmente construída, com pessoal capacitado, e uma rotina de trabalho bem definida. O grande problema desse tipo de biotério é o alto custo necessário para sua construção e manutenção.

Biotério de manutenção

No biotério de manutenção têm-se duas finalidades específicas, como a adaptação do animal ao cativeiro, passando por um período de aclimatização para depois serem utilizados, e a produção de sangue e fornecimento de órgãos. Seu custo é menor na aquisição e manutenção dos animais, sendo recomendado no caso em que é necessária a conservação de espécies que não são utilizadas com frequência.

Biotério de experimentação

É no biotério de experimentação que se procura padronizar o ambiente, a alimentação e o manejo de acordo com as normas dadas pelo experimento. Suas edificações precisam ser especialmente projetadas, com pessoal capacitado e uma rotina de trabalho bem definida e adaptada.

É recomendado que um biotério de experimentação não seja anexado ao biotério de criação, pois o primeiro representa um enorme risco de contaminação para o segundo. Para entrar em um biotério de criação, o animal deverá passar por um período de quarentena, assim como os que chegam ao biotério de experimentação terão de passar por um pequeno período de aclimatização.

REGRAS DE SEGURANÇA EM BIOTÉRIOS

Doenças podem ser transmitidas do homem para os animais e vice-versa, mas essa transmissão pode ser evitada por meio do monitoramento da saúde dos animais e dos técnicos. Hábitos simples como lavagem das mãos antes e após manipular qualquer animal reduzem o risco de disseminação de doenças e de autoinfecção.

Os primatas constituem fontes mais perigosas de zoonose, não só por abrigar um grande número de vírus e bactérias, mas também por ser uma espécie altamente suscetível a infecções comuns ao homem. O manuseio desses primatas requer precauções especiais, além do uso de roupas protetoras apropriadas e materiais de uso específico.

Além do perigo de transmissão de doenças infecciosas, existem outros riscos para as pessoas que trabalham em biotérios, incluindo danos causados por animais e produtos químicos, assim como materiais e equipamentos.

Entre os acidentes, que geralmente ocorrem dentro de um biotério, podem-se citar os ferimentos causados por animais, os cortes causados por gaiolas, tampas e outros materiais, as quedas que acontecem devido aos pisos escorregadios ou degraus, além dos ferimentos nos olhos e pele causados pelo uso incorreto de agentes químicos.

As chamadas "boas práticas de laboratório" devem ser cumpridas, para que haja segurança para os animais, para os resultados dos experimentos, para as pessoas envolvidas, assim como para as instalações.

EQUIPAMENTOS DE PROTEÇÃO INDIVIDUAL E COLETIVA

O uso de equipamentos de proteção individual (EPI) e de proteção coletiva (EPC) é essencial dentro de um biotério, tendo em vista a variedade de ambientes de trabalho, as espécies animais envolvidas e a quantidade de agentes físicos, químicos e biológicos presentes.

A seguir, os principais EPC e EPI utilizados em biotérios:

Equipamentos de proteção coletiva (EPC)

- Capela de fluxo laminar.
- Chuveiro de emergência.
- Lava olhos.
- Exaustores.
- Equipamentos portáteis de oxigênio.

- Extintores de incêndio.
- Condicionador e ventilador de ar.
- Desumidificadores de ambiente.
- Autoclave.
- Incinerador.
- Recipientes para rejeitos e transporte de material contaminado.
- Dispositivos de segurança em máquinas e equipamentos.
- Pipetas automáticas.

Equipamentos de proteção individual (EPI)

- Protetores ocular, auricular e facial.
- Respiradores.
- Luvas.
- Mangas para proteção dos braços.
- Aventais.
- Jaquetas.
- Calçados especiais.

Tendo em vista que o trabalho com animais de laboratório requer a utilização e o contato com substâncias potencialmente perigosas para a saúde das pessoas envolvidas, das instalações e dos próprios animais, é válido lembrar que os riscos podem ser minimizados ou eliminados com o cumprimento de procedimentos operacionais padronizados, destinados a garantir a segurança[19-23].

REFERÊNCIAS

1. WHO. LaboratoryBiosafely Manual. Geneva: Secondedition; 1993.
2. Instituto Nacional de Saúde e Pesquisa Médica (INSERM). Les risques biologiques em laboratoire de recherche. Paris: Institut Pasteur; 1991.
3. Teixeira P, Valle S. Biossegurança: uma abordagem multidisciplinar. 1ª ed. Rio de Janeiro: Fiocruz; 1996.
4. Hirata MH, Mancini Filho J. Manual de biossegurança. São Paulo: Editora Manole; 2012.
5. Agência Nacional de Vigilância Sanitária (Brasil). Biossegurança. Rev Saúde Pública. 2005;39(6): 989-91.
6. Brasil. Ministério da Saúde. Classificação de risco dos agentes biológicos. Brasília: Editora MS; 2006.
7. Brasil. Ministério da Saúde. Secretaria de Vigilância em Saúde. Departamento de Vigilância Epidemiológica. Biossegurança em laboratórios biomédicos e de microbiologia. 3ª ed. Brasília; 2006.
8. Comissão Técnica Nacional de Biossegurança (Brasil). Relatório Anual da CTNBio; 2009.
9. Silva FHAL. Equipamentos de contenção. In: Teixeira P, Valle S (eds). Biossegurança: uma abordagem multidisciplinar. Rio de Janeiro: Fiocruz; 1996. p.163-89.

10. Brasil. Ministério da Saúde. Secretaria de Vigilância em Saúde. Departamento de Vigilância Epidemiológica. Biossegurança em laboratórios biomédicos e de microbiologia. 3ª ed. Brasília; 2006.
11. NBR-9.191/2000. Sacos plásticos para acondicionamento de lixo – especificação.
12. NBR-7.500/87. Símbolos de risco e manuseio para o transporte e armazenamento de resíduos sólidos.
13. NBR-12.235/92. Armazenamento de resíduos sólidos perigosos definidos na NBR-10.004 – procedimentos.
14. Resolução CONAMA nº 237/1997. Regulamenta os aspectos de licenciamento ambiental estabelecidos na Política Nacional do Meio Ambiente - Data da legislação: 22/12/1997 – Publicação DOU nº 247, de 22/12/1997. p. 30.841-30.843
15. Resolução CONAMA nº 316, de 29 de outubro de 2002. Dispõe sobre procedimentos e critérios para o funcionamento de sistemas de tratamento térmico de resíduos.
16. NBR-12.810/93. Coleta de resíduos de serviços de saúde – procedimentos.
17. NBR 14.652 (2001). Coletor-transportador rodoviário de resíduos de serviços de saúde – requisitos de construção e inspeção – resíduos do grupo A.
18. National Research Council (NRC). Guide for the care and use of laboratory animals. National Research Council. Washington, D.C.: National Academy Press; 1996.
19. National Institutes of Health (NIH). Biosafety Awareness-occupational safety and health branch. NIH Manual. Washington D.C.: National Institutes of Health, Division of Safety; 1987.
20. Canadian Council on Animal Care (CCAC). Guide to the care and use of experimental animals. Ottawa: Canadian Councilon Animal Care; 1984.
21. Centro de Desenvolvimento e Apoio Técnico à Educação (CEDATE). Programação arquitetônica de biotérios. Brasília: MEC, SG. Cedate; 1986.
22. De Luca RR (orgs.). Manual para técnicos em bioterismo. 2ª ed. São Paulo: Winner Graph; 1996.
23. Menendez RC. Animales de laboratorio em lãs investigaciones biomedicas. Habana: Editorial Ciências Médicas; 1985.

OUTRAS LEITURAS RECOMENDADAS

1. FIOCRUZ. Biossegurança em laboratórios de saúde pública. Brasília: Ministério da Saúde; 1998.
2. Lei Federal Nº 9.605/98. Dispõe sobre crimes ambientais.
2. Resolução CONAMA nº 01/86. Estabelece definições, responsabilidade, critérios básicos e diretrizes da avaliação do impacto ambiental, determina que aterros sanitários, processamento e destino final de resíduos tóxicos ou perigosos são passíveis de avaliação.
3. Resolução CONAMA nº 05/88. Especifica licenciamento de obras de unidade de transferências, tratamento e disposição final de resíduos sólidos de origens domésticas, públicas, industriais e de origem hospitalar.
4. Resolução CONAMA nº 05/93. Dispõe sobre destinação dos resíduos sólidos de serviço de saúde, portos, aeroportos, terminais rodoviários e ferroviários. Onde define a responsabilidade do gerador quanto a gerenciamento dos resíduos desde a geração até a disposição final.
5. Resolução ANVISA RDC 306/04. Dispõe sobre o regulamento técnico para o gerenciamento de resíduos de serviço de saúde.
6. NBR-10.004/87. Classifica os resíduos sólidos quanto aos seus riscos potenciais ao meio ambiente e à saúde pública.

7. NBR-12.807/93. Resíduos de serviços de saúde – terminologia.
8. NBR-12.808/93. Resíduos de serviços de saúde – classificação.
9. NBR-12.809/93. Manuseio de resíduos de serviços de saúde – procedimentos.
10. NBR-9.195/93. Sacos plásticos para acondicionamento de lixo – determinação da resistência à queda livre.
11. NBR-13.055/93. Sacos plásticos para acondicionamento de lixo – determinação para a capacidade volumétrica.
12. NBR-13.056/93. Filmes plásticos para saco para acondicionamento de lixo.
13. NBR-12.890/93. Coleta, varrição e acondicionamento de resíduos sólidos urbanos – terminologia.
14. NBR-11.175/90. Fixa as condições exigíveis de desempenho do equipamento para incineração de resíduos sólidos perigosos.
15. NBR-13.853/97. Coletores para resíduos de serviços de saúde perfurantes ou cortantes – requisitos e métodos de ensaio.
16. CNEN – NE 6.05/98. Gerência dos rejeitos radioativos.

Capítulo 9

Biobancos

Miyuki Uno
Roger Chammas

RESUMO

Estamos na era pós-genômica: cada vez mais, as doenças estão sendo estudadas em âmbito molecular, proporcionando melhor entendimento sobre seus mecanismos biológicos subjacentes. Esse contexto promete impulsionar o paradigma da medicina personalizada, a qual propõe o delineamento de tratamentos a partir da análise individualizada das características moleculares de cada paciente. Biobancos representam importante recurso para a pesquisa que culminará na prática da medicina personalizada e na efetiva pesquisa translacional ao permitirem o armazenamento e transferência de materiais biológicos humanos e seus derivados, viabilizando diversas pesquisas como a descoberta de biomarcadores para o diagnóstico precoce e estudos de suscetibilidade individual a doenças específicas. Este capítulo define Biobanco e Biorrepositórios pela regulamentação no Brasil para o uso de materiais biológicos humanos para pesquisa, especialmente a Resolução do Conselho Nacional de Saúde nº 441 de 12 de maio de 2011, e a Portaria do Ministério da Saúde nº 2.201 de 14 de setembro de 2011, que estabelecem as Diretrizes Nacionais para Biorrepositório e Biobanco de Material Biológico Humano com Finalidade de Pesquisa. As questões éticas, técnicas, legais e operacionais dessas coleções de material biológico são discutidas.

INTRODUÇÃO

Coleções de material biológico, agregadas de informações clínicas sobre os indivíduos dos quais as amostras foram derivadas, constituem um patrimônio de valor inestimável para a geração de conhecimento potencialmente aplicável em saúde. Muitos vêm-se referindo a essas coleções como biobancos, considerados há alguns anos um dos mais importantes desenvolvimentos para alavancar a pesquisa médica e biotecnológica. De fato, os biobancos são considerados um dos principais recursos para a prática da medicina personalizada e pesquisa translacional deste início de século, à medida que deles derivam materiais biológicos humanos (MBH) e seus derivados de qualidade definida, viabilizando diversas pesquisas como a descoberta de biomarcadores para: 1. diagnóstico precoce de doenças específicas, incluindo câncer e doenças genéticas; 2. predição de resposta a terapias de maior precisão com novos medicamentos, como os medicamentos alvo-dirigidos; e 3. seleção de indivíduos que se beneficiariam ao receber um dado tratamento[1].

O biobanco mais antigo é o de *Framingham Heart Study*, financiado pelo Instituto Nacional de Saúde do Coração, Pulmão e Sangue, que coletava amostras de sangue e dados, sendo estabelecido em 1948, *Framingham*, *Massachusetts*, Estados Unidos[2]. O objetivo do programa de *Framingham* foi o desenvolvimento de procedimentos de detecção de casos. Um total de 5.209 pessoas entre 30 e 62 anos de idade participaram do estudo, e mais três gerações, totalizando quase 15 mil participantes. Os pesquisadores fizeram exames clínicos e entrevistas relacionadas com o estilo de vida em busca de fatores de risco relacionados ao desenvolvimento de doença cardiovascular (DCV). Esse estudo identificou os principais fatores de risco de DCV[2].

O estudo ilustra a complexidade de se compreender doenças multifatoriais. Os primeiros paradigmas da revolução molecular da Medicina, ilustrados pelas doenças monogênicas, muitas delas doenças raras, foram progressivamente dando lugar a outros modelos de doenças com alta prevalência e grande impacto socioeconômico[3]. Essa noção ficou ainda mais clara à medida que o genoma humano foi decodificado e anunciado em suas primeiras versões em 2003. As expectativas geradas continuam altas e, na maioria das vezes, não atingidas, ainda hoje, mais de dez anos após a primeira publicação do que somos geneticamente. Embora esteja claro que a decifração do genoma não tenha sido suficiente para implementar uma medicina mais precisa, está claro também que esse foi um passo necessário e até mesmo decisivo para se alcançar essa meta ao longo deste século[4,5].

O segundo passo para atingir essa meta é estrutural e recai sobre a organização de coleções de material biológico agregadas de informações clínicas, obtidas de maneira ética, respeitando-se a autonomia dos indivíduos que contribuem para essa empreitada: os bancos de MBH (materiais biológicos humanos) ou, simplesmente, biobancos. Devido ao aumento das demandas de MBH com qualidade para pesquisa, o número de biobancos aumentou significativamente entre 1980 e 1999 em todo o mundo, de acordo com *GBI Research. Biobanks: 2011 Yearbook. Survey Report*[1].

Os seis principais países de acordo com o número de biobancos de larga escala são o Reino Unido, Estados Unidos, Suécia, França, Holanda e Itália, e há um grande biobanco Nacional da Coreia (NBK) e 17 biobancos regionais na Coreia[1]. Muitos países têm regulamentos e diretrizes para os biobancos. E ainda, de acordo com um primeiro levantamento de 456 gestores de biobancos nos Estados Unidos, há a preocupação da subutilização das amostras nessas coleções, que são até mesmo anunciadas para os pesquisadores[1]. Os países da Europa, Japão e Coreia, criaram biobancos de larga escala para coletar grande quantidade de MBHs de mais de 200.000 pessoas, com base populacional e/ou orientados por doença de acordo com *Policy Inst News*, 2012[1].

Biobancos geralmente possuem instalações de armazenamento criogênico para as amostras[6]. Eles podem variar em tamanho de *freezers* individuais e de sala de *freezers* e são mantidos por instituições como hospitais, universidades, organizações sem fins lucrativos e empresas farmacêuticas, de acordo com a revista *Fresh Files* de Steve Silberman[6]. Sessenta por cento dos patrocinadores de biobancos são governamentais ou de institutos nacionais, e de 16 a 17% dos biobancos são patrocinados por empresas sem fins lucrativos, de serviço público, universidades e hospitais. A maioria dos biobancos (60%) contam com amostras de até 100.000 participantes; 30% dos biobancos depositam material de 100.000 a 1.000.000 de participantes, de acordo com *Policy Inst News* 2012[1].

As definições e regras de formação e armazenamento de amostras biológicas humanas variam de país a país. A compreensão dessas diferenças é crítica para o estabelecimento de projetos de pesquisa multicêntricos internacionais, e podem até mesmo ser determinantes na inclusão de um país como candidato a sediar ou participar de protocolos de pesquisa onde a concomitante análise de material biológico seja requerida. No Brasil, biobancos e biorrepositórios foram definidos após várias revisões nos regulamentos em pesquisa envolvendo MBH. Pesquisas em seres humanos no Brasil foram inicialmente regulamentadas em 1996 pelo Conselho Nacional de Saúde (CNS), ao aprovar-se a Resolução CNS 196/96 para regulamentar a ética em pesquisa em seres humanos. Essa portaria foi revogada pela Resolução CNS 466/12[7,8], que a substitui. Em 2005, o CNS do Brasil aprovou uma resolução para regulamentar o uso de material biológico humano em projetos de pesquisa (Resolução CNS 347/05)[9]. Em 2011, o Ministério da Saúde (MS) publicou as Diretrizes Nacionais para a Biorrepositórios e Biobancos (Portaria nº 2.201, datada de 14 setembro de 2011)[10] e o CNS também aprovou a Resolução CNS 441/11, uma alteração da Resolução CNS 347/05[11]. Portanto, no Brasil existem dois documentos complementares que regem o assunto, a Resolução do CNS e a do Decreto do MS. O resumo do histórico no Brasil da regulamentação está ilustrado na figura 9.1.

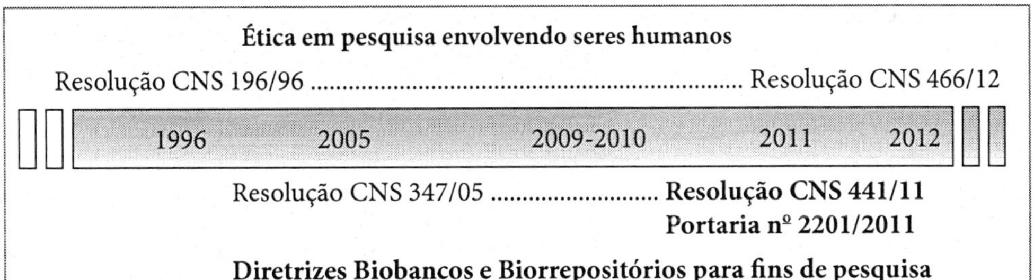

FIGURA 9.1 – Em 1996, o Conselho Nacional de Saúde (CNS) do Brasil aprovou a Resolução CNS 196/96 para regulamentar a ética em pesquisa em seres humanos que foi revogada em 2013 pela Resolução CNS 466/12. Em 2005, aprovou uma resolução para regulamentar o uso de materiais biológicos humanos em projetos de pesquisa (Resolução CNS 347/05). Após o processo de revisão, em 2011, o Ministério da Saúde publicou as Diretrizes Nacionais para a Biorrepositórios e Biobancos (Portaria nº 2.201, de 14/09/2011) e o CNS também aprovou Resolução CNS 441/11, alterando a Resolução CNS 347/05.

Definição de Biobanco e Biorrepositório no Brasil

Biobanco

De acordo com a regulamentação no Brasil, *o Biobanco foi definido como coleção organizada de material biológico humano agregado de informações associadas, coletado e armazenado para fins de pesquisa, conforme regulamento ou normas técnicas, éticas e operacionais pré-definidas, sob responsabilidade e gerenciamento institucional, sem fins comerciais que servem para vários projetos de pesquisa futuros.* Note-se que, no Brasil, o MBH pertence ao participante (por exemplo, paciente) que consente com o armazenamento da amostra biológica, cedendo o direito de seu uso para pesquisas, de acordo com sua intenção assinalada no termo de consentimento livre e esclarecido: o participante pode optar por ser informado e requerer ser consentido a cada utilização da amostra que lhe pertence ou então optar por ceder o uso da amostra para vários projetos de pesquisa, sem necessariamente ser informado a toda e cada vez. Caberá à Instituição mantenedora do biobanco a guarda e gerenciamento da amostra ou seus derivados, por prazo de armazenamento indeterminado, até que a amostra se esgote ou perca sua qualidade, quando a amostra deverá ser descartada, informando-se ao participante o destino da amostra[10,11].

Biorrepositório

De outro lado, a CNS também define que coleções de material biológico podem ser organizadas como biorrepositórios: coleção de MBH, coletado e armazenado ao longo da execução de um projeto de pesquisa específico, conforme regulamento ou normas técnicas, éticas e operacionais predefinidas, sob responsabilidade institucional e sob gerenciamento do pesquisador, sem fins comerciais. O MBH armazenado em biorrepositório é também do sujeito da pesquisa, cabendo à instituição sua guarda, e ao pesquisador, seu gerenciamento. O prazo de armazenamento deverá estar de acordo com o cronograma da pesquisa correspondente e atender às normas vigentes do CNS[10,11]. O resumo entre biobancos e biorrepositórios estão incluídos no quadro 9.1. As diferenças entre eles têm implicações para a ética e procedimentos operacionais.

Tipos de biobancos

Os biobancos podem ser classificados de acordo com os objetivos ou desenhos de pesquisa em:

Biobancos orientados por doença

Esses biobancos geralmente têm uma filiação de algum hospital por meio do qual são coletadas amostras que representam uma variedade de doenças, com um dos propósitos à procura de biomarcadores relacionados a doença, por exemplo[15].

Para genética clínica, esses biobancos são mais úteis, pois se baseiam em uma doença específica ou grupos de doenças ou fenótipos, que são muitas vezes o ponto de

QUADRO 9.1 – Diferenças entre biobanco e biorrepositório no Brasil. Note-se que, pelas normas vigentes no Brasil, as amostras de material biológico pertencem sempre ao participante (por exemplo, paciente), que consente com seu uso de acordo com o que lhe é apresentado no termo de consentimento livre e esclarecido (TCLE).

	Biobanco	**Biorrepositório**
Objetivo	**Várias pesquisas – indefinidas**	**Pesquisa específica**
Origem do MBH	Participante do estudo	Participante do estudo
Responsabilidade de armazenamento	Instituição	Instituição
Gerenciamento	Instituição	Pesquisador
Tempo de armazenamento	Indeterminado	Até 10 anos ou conforme definido no estudo; renovação precisa ser avaliada pelo comitê de ética
Termo de consentimento	Isento de novo consentimento ou novo consentimento para cada pesquisa, conforme opção do participante	Novo consentimento para cada pesquisa

MBH = material biológico humano.

partida para estudos mais complexos. Esses biobancos servem para correlacionar características fenotípicas de uma doença com a variação genética e para o estudo de doenças raras[15,16]. O estudo isolado de doença ou determinado fenótipo é limitado para a compreensão dos genes de risco e do resultado. Assim, os biobancos orientados por doença têm um valor muito maior se os participantes do estudo são acompanhados ao longo do tempo, permitindo a correlação da variação genética com o prognóstico e outros resultados relacionados à saúde que podem ajudar a identificar novos alvos terapêuticos, estratificação prognóstica, ou de seleção do tratamento[16].

Para obter dados de riscos de doença, estudos de associação caso-controle são comumente usados, onde um grupo de casos com determinado fenótipo ou doença é comparado a um grupo-controle, que deve ser representativo da população que gerou os casos e não possui o fenótipo de interesse[17].

Nesse tipo de biobanco, a partir de 2012, têm-se várias iniciativas no País em diferentes fases de credenciamento junto ao CONEP. O modelo seguido, após consulta pública feita pelo CNS para o desenvolvimento de biobancos institucionais, tomou como modelo os biobancos de instituições altamente credenciadas em atividades de pesquisa com materiais biológicos humanos. Assim, por exemplo, na área oncológica, duas instituições serviram como modelo para protocolos de desenvolvimento de biobancos: 1. *AC Camargo Cancer Center* (Hospital de Câncer AC Camargo), em São Paulo, subsidiado pela FAPESP[12]; 2. Banco Nacional de Tumores do Instituto Nacional do Câncer, no Rio de Janeiro, subsidiado pelo Ministério da Saúde e pela Swiss Bridge Foundation[13,18]. Além desses, vários outros biobancos orientados para pesquisa sobre o câncer estão em diferentes fases de constituição no Brasil. Essa certamente será uma área na qual poderemos trazer grandes contribuições à geração de conhecimento, ao mesmo tempo que aceleraremos a tradução de muitos novos conceitos para a prática médica.

Biobancos de base populacional e gerais

Esses biobancos não necessitam em particular de filiação de algum hospital, pois a obtenção de grande número de amostras é realizada através de todas as pessoas de uma população geral, com um dos propósitos que é a procura de biomarcadores para a suscetibilidade a doenças[16]. Esse tipo de biobanco armazena material biológico humano, bem como as características associadas, tais como estilo de vida, clínicas e dados ambientais. O desafio nesse caso reside no seguimento de cada indivíduo do grupo. De um lado, esses biobancos podem ser muito úteis para o estabelecimento de grupos-controle. A organização dessas coleções junto aos hemocentros, por exemplo, pode-se constituir em estratégia útil para se definir características genéticas de populações definidas. Uso concomitante de marcadores de ancestralidade e busca de características genômicas específicas, como as preditoras de resposta a medicamentos, serão úteis para o planejamento terapêutico de populações definidas em futuro próximo. Coleções baseadas em famílias ou agregados familiais, ou mesmo coleções de gêmeos, também podem ser usadas para avaliar associações de genes, transmissão genética, penetrância, fenocópias e antecipação genética.

Existem também biobancos que são muito mais flexíveis, pois podem ajudar em uma ampla variedade de estudos, incluindo estudos de coorte transversais de correlações genótipo-fenótipo, estudos de caso-controle utilizando um biobanco para casos e/ou controles, e estudos de coorte, utilizando linha de base e dados de acompanhamento em um biobanco vinculando à variação genética com resultados de saúde[17]. O desenho do estudo de coorte é particularmente forte, devido ao fato de as amostras e dados serem coletados antes do início da doença, e é uma abordagem particularmente poderosa para estudar a interação de genes e exposições ambientais pré-doença[17]. Coortes com os resultados globais e de base ampla podem também ser utilizados para identificar o espectro completo da evolução das doenças e também para identificar os determinantes do envelhecimento saudável. Um desafio de usar biobancos como estudos de coorte é que eles devem ser de grande tamanho de amostras, a fim de acumular casos suficientes com o fenótipo de interesse ao longo de um período de tempo razoável e devem ter sido acompanhados para evitar erros. Assim, a coleta de dados deve ser cuidadosa, desde o início e durante o acompanhamento, a fim de descobrir e validar as interações entre genes e outros fatores de risco possíveis[17,19].

Um exemplo de biobanco de base populacional no Brasil é o Estudo Longitudinal da Saúde do Adulto (ELSA-Brasil). ELSA-Brasil é um estudo de coorte de 15.105 funcionários públicos de 5 universidades e um Instituto de pesquisa localizado em diferentes regiões do Brasil: Universidades Federais da Bahia, Espírito Santo, Minas Gerais e Rio Grande do Sul, Universidade de São Paulo e a Fundação Oswaldo Cruz. Esse estudo tem como objetivo contribuir com informações relevantes no que diz respeito ao desenvolvimento e progressão de doenças crônicas clínicas e subclínicas, como as DCV e diabetes. O exame inicial (2008-2010) incluiu entrevistas, exames clínicos e antropométricos, teste de tolerância oral à glicose, coleta de urina durante a noite, eletrocardiograma de repouso de 12 derivações, a medição da espessura da carótida íntima-média, ecocardiografia, medição da velocidade da onda de pulso, ultrassonografia hepática, retinografia colorida da retina e análise da variabilidade da frequência cardíaca. O armazenamento da MBH a longo prazo permitirá a investigação de biomarcadores que podem prever DCVs e diabetes. Os pacientes serão seguidos durante todo o período do estudo. Esse dado posicionou ELSA-Brasil como uma das coortes com o maior número de participantes, superior ao mais antigo biobanco de *Framingham Heart Study*, iniciado em 1948[20].

Biobancos também podem apoiar a investigação genética na era da medicina personalizada pela descoberta e validação de interações entre as variações genéticas e fatores ambientais, incluindo clínica, tratamento, estilo de vida e dados relacionados[21,24]. Muitas doenças complexas são conhecidas como sendo o resultado do efeito combinado de genes, os fatores ambientais e suas interações[17,22].

CONSIDERAÇÕES NA CRIAÇÃO DE UM BIOBANCO

A preocupação mundial tem sido a criação de uma rede coordenada de biobancos que respeite as normas éticas, legais e técnicas dos países membros[22].

A necessidade e a importância da cooperação viável entre as instituições locais e entre instituições de diferentes países, bem como a necessidade de harmonização de linguagem e sistemas de informação eficientes e intercambiáveis têm sido discutidas internacionalmente. Biobancos requerem uma infraestrutura de pesquisa única, com diferentes mecanismos de gerenciamento, contingenciamento e fluxos de informação, que devam garantir anonimidade do participante de pesquisas e ao mesmo tempo seu direito de obter informações a respeito das pesquisas realizadas com seu material biológico. Os mecanismos de gerenciamento devem equilibrar as necessidades da comunidade científica e as dos participantes de pesquisa[22].

Requisitos de constituição de biobanco no Brasil

Pelas normas vigentes no Brasil, para a constituição de um biobanco é necessária a submissão de um protocolo de desenvolvimento a ser primeiramente analisado pelo Comitê de Ética em Pesquisa (CEP) Institucional ou por CEP indicado pela Comissão Nacional de Ética em Pesquisa (CONEP) e, quando aprovado, ser necessariamente avaliado pela CONEP[10,11]. O protocolo de desenvolvimento é o documento no qual são definidos a constituição e o funcionamento de um biobanco, incluindo aí seu regimento e modo de operação, seus responsáveis e aspectos fundamentais, como o Termo de

Consentimento Livre e Esclarecido (TCLE) a ser utilizado, as informações relativas ao sujeito e às amostras e as etapas de coleta, processamento, armazenamento, transferência e, por fim, descarte de material biológico. De natureza institucional, é fundamental que seja acompanhado pelo Termo de Responsabilidade Institucional (TRI), uma declaração institucional da responsabilidade técnica e financeira para a constituição e manutenção do biobanco, conforme disposto na Portaria do MS (ver Figura 9.2)[10,11].

Pautadas na experiência com pesquisa clínica e a necessária implementação de boas práticas laboratoriais, as normas vigentes antecipam a necessidade de inclusão dos protocolos operacionais padrão para todas as atividades críticas do biobanco. A formação dessa estrutura, assim, acaba treinando um grande número de profissionais comprometidos com a qualidade do material e das informações que serão coletadas e estarão disponíveis para uso da comunidade científica.

Aspectos éticos, técnicos e legais

Considerando o panorama internacional sobre a harmonização de biobancos, que se intensificou no final de 2008, somado ao apelo da comunidade científica nacional, o MS mobilizou-se e, em janeiro de 2009, o Departamento de Ciência e Tecnologia, por meio da Coordenação de Bioética e Ética em Pesquisa, coordenou ações que ao longo de dois anos levaram, após consulta a diferentes grupos envolvidos em pesquisa e após consulta pública, às atuais normas que regulamentam o tema em nosso meio. Para o desenvolvimento desse trabalho, foi feito o mapeamento de instituições que vinham atuando na organização de coleções de material biológico, a extensa maioria organizada como coleções para projetos específicos sob a responsabilidade do pesquisador responsável pela coleta (biorrepositórios, portanto)[14].

Aspectos éticos

Em relação aos aspectos éticos, várias questões são abordadas na constituição de um biobanco: a) TCLE questionando se o reconsentimento é necessário para cada pesquisa, ou apenas o consentimento inicial; b) contato posterior e fornecimento de informações ao indivíduo; c) retorno dos resultados da investigação para os participantes do estudo, e quem está no comando de sua interpretação e distribuição; d) questões de privacidade e confidencialidade dos dados por meio de sistema de política de segurança de informações[23].

TCLE biobanco – a quiescência dos participantes para coleta, depósito, armazenamento e utilização de material biológico humano a partir de um biobanco é formalizada, obrigatoriamente, por meio de TCLE. Em vez de fornecer o TCLE para um projeto específico, os participantes dos biobancos fornecem um consentimento aberto, autorizando ou não o uso do material coletado para vários projetos futuros, cujos detalhes não podem ser fornecidos no momento da autorização. De fato, muitos projetos futuros utilizarão conceitos biológicos e tecnologias não disponíveis no momento da assinatura do consentimento do biobanco[10,11]. Conforme as normas em vigor, o TCLE deve apresentar claramente as duas opções excludentes entre si, quanto à manifestação expressa do participante para reconsentimento para uso em diversas pesquisas. Nunca é demasiado lembrar que a amostra é do participante, que consente quanto ao seu uso; e deve ter preservado seu direito de ser informado do uso e dos resultados do que quer que seja feito com a amostra que lhe pertence.

No caso particular em que o participante não possa ser encontrado, embora tenha optado pelo novo contato e consentimento a cada pesquisa, mediante a apresentação das justificativas cabíveis pelo pesquisador, o CEP da instituição mantenedora do biobanco (ou equivalente) poderá autorizar ou não a utilização da amostra armazenada[10,11].

TCLE biorrepositório – já o TCLE para uso de material biológico humano em biorrepositórios deverá ser específico para cada pesquisa, conforme o preconizado pelas resoluções do CNS. A amostra será armazenada por tempo definido, como no projeto de pesquisa apresentado ao CEP. A utilização de material armazenado implica necessariamente a convocação do participante e apresentação de TCLE de novo projeto especificamente aprovado pelo CEP.

Comuns a biobancos e biorrepositórios – independentemente de se configurar um biobanco ou biorrepositório, os seguintes direitos dos sujeitos da pesquisa devem constar no TCLE, como:

- Acessos gratuitos a:
  - informações associadas ao material biológico humano armazenado;
  - informações obtidas ou geradas a partir do material biológico humano utilizado;
  - informações genéticas obtidas ou geradas a partir do seu material biológico humano utilizado, inclusive aquelas que implicam riscos para doenças impossíveis de se prever ou riscos familiares;
  - aconselhamento genético, quando aplicável.
- Direito à privacidade em quaisquer formas de divulgação das informações ou resultados associados ao material biológico humano utilizado e a retirada do consentimento, a qualquer tempo.
- Direito à designação das pessoas que poderão ter acesso à sua informação genética, em caso de óbito ou condição incapacitante; e ao acesso às informações devidas sobre as finalidades do armazenamento, incluindo seu responsável, riscos e benefícios potenciais, garantias de qualidade de conservação e integridade de seu material biológico, bem como medidas para garantir a privacidade e a confidencialidade.

Aspectos técnicos

São considerados os seguintes aspectos técnicos para o biobanco:

- Dados críticos para a obtenção de informações de qualidade devem ser cuidadosamente levantados e verificados para garantir-se um padrão de qualidade reconhecido: 1. pessoal treinado para coleta de informações mínimas, aplicação do

TCLE e devido a esclarecimento dos participantes, acolhidos de maneira humana e respeitosa; 2. coleta das amostras por pessoal treinado e devidamente preparado para a descrição de todas as variáveis pré-analíticas requeridas nos protocolos operacionais padrão; 3. catalogação e criptografia dos códigos de identificação das amostras, com o devido registro em sistema informatizado e hierarquizado, de maneira a garantir a privacidade do participante; 4. preservação da amostra biológica humana em condições ótimas de acordo com a finalidade da coleta; 5. processamento da amostra de acordo com sua finalidade e posterior transferência para pesquisadores cujos projetos foram aprovados pelo biobanco e pelo sistema CEP/CONEP; 6. descarte adequado das amostras que não apresentarem qualidade adequada para estudos ou por solicitação do participante; 7. sistema de informação que permita notificar o participante da utilização de sua amostra em pesquisas, garantindo-lhe o acesso aos resultados obtidos. Aqui cabe ressaltar que é claro para muitos que os resultados de pesquisa não beneficiam, de maneira geral, o participante da pesquisa. Assim, é fundamental informar o participante que se trata de resultado de pesquisa cujas implicações não são necessariamente validadas para casos individuais, como seu em particular. Formar pessoal adequadamente preparado para informar sobre a incerteza dos resultados obtidos é uma tarefa que precisa de investimento e deverá estar na agenda dos grupos que lidam com a pesquisa em biobancos.

- Aspectos financeiros envolvidos no desenvolvimento inicial, instalações e infraestrutura e subsequente manutenção. Notar que as amostras não podem ser comercializadas, porém é possível repassar-se o custo de seu processamento aos pesquisadores que as recebem por transferência do biobanco.

Questões legais

Destacam-se as seguintes questões legais para o biobanco:

- Propriedade intelectual (patentes, direitos autorais) de resultados obtidos a partir de material biológico humano.
- Compartilhamento de políticas de informação e de materiais armazenados, tanto em âmbito nacional quanto internacional[18].

Essas questões seguem o que habitualmente ocorre em nosso meio. Deve ficar claro que biobancos são fundamentalmente instâncias institucionais de prestação de serviços, facilitando a interação de membros da comunidade científica com um centro assistencial (geralmente de ensino e pesquisa). Assim, não caberia aos biobancos nenhuma prioridade quanto à propriedade intelectual (em nosso meio, da instituição produtora do conhecimento alvo de proteção) ou direito de inventor, a não ser que se trate de desenvolvimento da própria equipe do biobanco enquanto inventora.

Quanto às questões de compartilhamento de políticas de informação em âmbitos nacional e internacional, essas já são disciplinadas pelo sistema CEP-CONEP, ao qual os biobancos são naturalmente sujeitos.

Qualidade de material biológico humano (MBH)

O MBH foi definido como espécimes, amostras e alíquotas de material original e seus componentes fracionados. Os biobancos, para serem bem-sucedidos, devem tomar o cuidado para coletar amostras de alta qualidade que serão úteis por um longo período. Dependendo do tipo de biobanco, as amostras podem incluir sangue e seus derivados (incluindo *dry blood spot*), urina, saliva, fezes, tecidos provenientes de centro cirúrgico (por exemplo, tecido tumoral e tecido normal adjacente a tumores) e outros. O biobanco mantém essas amostras em boas condições de qualidade até que um pesquisador as requisite para realização de uma pesquisa. Algumas variáveis importantes que devem ser registradas sobre as amostras coletadas são data, hora da coleta, método de coleta, detalhes do processamento e armazenamento final e dados sobre atrasos[16]. Um objetivo importante é garantir a informação do processamento das amostras, o suficiente para que cada amostra seja totalmente rastreável com todos os detalhes.

As métricas de qualidade são os principais indicadores da utilidade de amostras no biobanco. As amostras coletadas são processadas, por exemplo, por meio de purificação de ácidos nucleicos (DNA, RNA), que são macromoléculas fundamentais para os estudos genéticos. Numerosos métodos para estimar a qualidade têm sido desenvolvidos, incluindo rendimento, pureza, integridade das moléculas de DNA e RNA total. Eletroferogramas para avaliação da pureza e integridade dos ácidos nucleicos são críticos, além da avaliação de DNA por reação em cadeia da polimerase (PCR)[25], avaliação da qualidade do RNA por transcrição reversa e análise de expressão pela PCR quantitativa em tempo real (qRT-PCR) e outros métodos[26]. Uma vez aprovada a qualidade das macromoléculas, essas são utilizadas em todas as abordagens moleculares. Existem vários manuais de boas práticas publicados, incluindo (http://biospecimens.cancer.gov/bestpractices/), Boas Práticas em Pesquisas com amostras biológicas (http://biospecimens.cancer.gov/practices/), entre outros[26]. Recomenda-se a consulta dos dois primeiros sítios.

Em relação ao câncer, a evolução tecnológica da era pós-genômica tem permitido a transição do estadiamento morfológico/imuno-histoquímico para um estadiamento molecular. Essa transição na classificação das neoplasias residirá na análise de perfis de expressão gênica; e, para isso, a qualidade de ácidos nucleicos, especialmente RNA, tem sido um foco de grande importância nos estudos clínicos[27]. A fim de gerar resultados confiáveis, robustos e reprodutíveis, projetos de pesquisa, empregando qRT-PCR, técnicas de *microarrays* e RNAseq para investigar o transcriptoma de câncer, devem utilizar amostras de RNA de alta qualidade[28]. Devido à molécula de RNA ser instável e propensa a hidrólise por RNAses, uma das questões críticas na definição de protocolos para as práticas dos biobancos é a preservação de RNA total, assegurando que a amostra possa ser utilizada em pesquisas de medicina personalizada. As condições de armazenamento, tais como a temperatura e o período de tempo que os tecidos e RNA purificado ficam congeladas, podem ter impacto direto na conservação do RNA[27,28].

Em estudo brasileiro, conduzido no Biobanco do *AC Camargo Cancer Center*, avaliou-se a qualidade de RNA, medindo RNA *integrity number* (RIN) extraído a partir de tecidos tumorais de cabeça e pescoço armazenados a –140°C no intervalo de até 7 anos e a qualidade dos seus respectivos RNAs armazenados durante 4 anos a –80°C, comparando as concentrações de 250 ou 25ng/μL, com congelamento e descongelamento repetidos[29]. Os resultados não mostraram nenhuma mudança significativa no RIN em valores de acordo com o tempo de armazenamento a –140°C. Já em relação às alíquotas armazenadas a –80°C, enquanto a integridade de RNA foi mantida na maior concentração (250ng/μL), observou-se degradação estatisticamente significativa na menor concentração de RNA (25ng/μL) com apenas 8 meses de armazenamento. Esses resultados mostraram que a concentração de RNA deve ser estritamente controlada pela equipe biobanco, envolvida no processamento de amostras como purificação de ácidos nucleicos[29].

Biobancos devem adotar protocolos padronizados ou normas de procedimentos operacionais padrão (POP) para o processamento de amostras, visando também prevenir a degradação do RNA, DNA e as condições ideais de armazenamento mantidas de forma confiável com o mínimo de deterioração ao longo do tempo. Além disso, estratégias para se evitar catástrofes ou perda de amostras, como armazenamento de replicatas em *freezers* diferentes[30], devem ser adotadas ao lado das demais medidas de segurança para a manutenção do patrimônio do biobanco.

Informática no biobanco

As amostras de biobancos têm elevado valor se a qualidade de registro e o sistema de informática puderem rastrear desde os dados de entrada e saída de participantes do estudo e de consentimento, até a aquisição das amostras, processamento, armazenamento e distribuição, controle de qualidade, dados de coleta, vinculando-os com dados clínicos, preservando a segurança de dados e controlando-se seu acesso[31] (Figura 9.2).

Esses sistemas desempenham um papel fundamental no relatório de gerenciamento de amostras e prestação de contas de dados, rastreando uma amostra desde a coleta até o processamento, armazenamento, uso e descarte final. O uso de códigos de barras para melhorar o rastreamento é muito utilizado. Um bom sistema de informática será capaz de integrar grandes volumes de dados de múltiplas fontes, incluindo tanto dados clínicos quanto dados de pesquisa. A localização física de cada amostra, permitindo a rápida localização dos materiais biológicos humanos, é uma das finalidades dos sistemas de inventário de amostras. Sistemas de arquivo com desidentificação de amostras, visando respeitar a privacidade dos participantes, mas permitindo que variáveis clínicas sejam recuperadas para compor a avaliação clinicomolecular de situações específicas, previamente aprovadas pelos comitês de ética e consentidas pelos participantes, são essenciais para os biobancos atuais[30].

São considerados também o uso de padrões reconhecidos, incluindo elementos de dados comumente usados, o aumento da capacidade de integração com outros biobancos para projetos com instituições parceiras. Um conjunto mínimo de requisitos de sistema de informática deve ser incorporado no desenvolvimento ou seleção de sistemas de informática para apoiar as atividades dos biobancos[31].

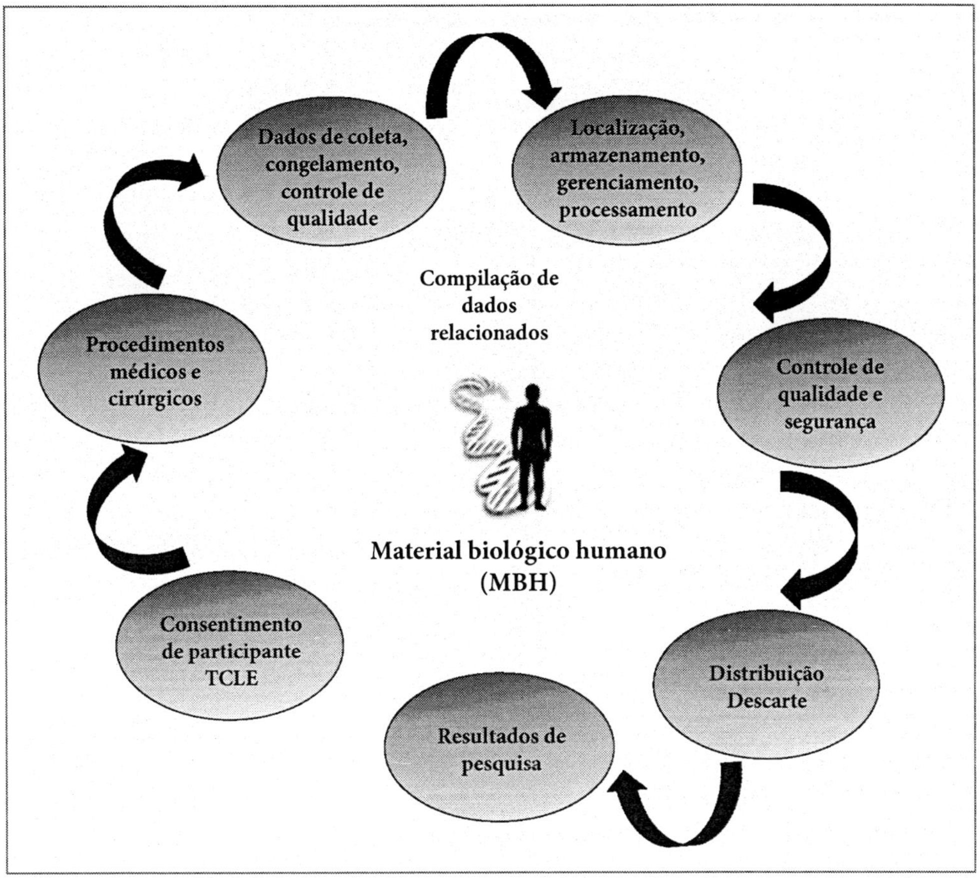

FIGURA 9.2 – Sistema de informática de compilação de dados relacionados ao material biológico humano (MBH) necessário para o biobanco. TCLE = Termo de consentimento livre e esclarecido.

Reutilização de dados

Outra fonte de dados e vantagem na organização de biobancos recai sobre o retorno de dados de pesquisa após a conclusão de estudos ao próprio sistema de informação do biobanco. Isso torna possível a utilização secundária de dados de pesquisa existentes e pode fornecer muitas oportunidades para novas descobertas além do estudo original, além de otimizar a utilização de amostras biológicas de um participante, reduzindo assim o risco associado a coletas múltiplas de material biológico humano: reanálises dos dados pode dar uma perspectiva diferente do estudo original, criando uma oportunidade para a geração de novos conhecimentos[1]. Por exemplo, o biobanco da *Mayo Clinic* exige que todos os dados gerados usando seus materiais sejam depositados em um banco de dados central seguro para uso futuro[32], protegendo sua privacidade e confidencialidade. O compartilhamento de dados reduz custos e retorna investimentos em outras estratégias de análise. Situação semelhante é observada no sistema nacional de biobancos espanhóis, onde se observa até mesmo a centralização do processamento de amostras usando plataformas de alta tecnologia em estrutura contígua ao biobanco. Nesse sistema, depositam-se os resultados em sistemas semiabertos para que grupos interessados e consorciados ao projeto possam avaliá-los por alguns meses antes de sua publicação, quando então qualquer pesquisador terá direito a interrogar questões biológicas ou clinicamente relevantes usando um banco de dados de alto valor agregado.

Retorno dos resultados da pesquisa

Biobancos têm a capacidade de gerar uma grande quantidade de dados genéticos, alguns dos quais podem ter implicações para a saúde dos participantes, aumentando a necessidade de buscar-se o retorno dos resultados da pesquisa, bem como de achados incidentais àqueles de direito.

No que se refere ao retorno dos resultados da pesquisa para os participantes e ao direito ao acesso gratuito ao aconselhamento genético, cabe ressaltar que a posição brasileira sobre o assunto é garantir, via documento normativo, que o participante tenha o direito de decidir se deve ou não ser informado sobre os resultados da pesquisa, dependendo da manifestação de sua vontade, e receber aconselhamento genético quando os resultados das pesquisas mostrarem conhecidas e consistentes implicações clínicas durante o curso de um projeto de pesquisa[10,11].

Ao avaliar os resultados da pesquisa para o potencial de retorno aos participantes do biobanco, é importante considerar as implicações estabelecidas na saúde, intervenções acionáveis, validade do teste e interesse dos participantes em receber os resultados[33]. Como a maioria dos testes é feita em laboratório de pesquisa, é necessário que os resultados sejam validados em laboratório clínico certificado. Também é necessário que os participantes do biobanco recebam acompanhamento clínico adequado com geneticista e/ou aconselhamento genético depois de receber os resultados da pesquisa[34].

Sustentabilidade

Biobancos, muitas vezes, são construídos sem um planejamento de longo prazo para sustentá-los[16,35]. Devido ao grande custo ser proveniente da coleta e processamento de amostras iniciais, existem custos significativos para a manutenção de amostras, dados e acesso a um biobanco. Modelos de apoio de custos variam institucionalmente e, para completar a recuperação de custos por meio de taxas de utilização, embora este último seja difícil de definir devido aos grandes custos iniciais e um ciclo de vida de um biobanco ao longo de décadas[16], ainda há muitas discussões sobre este assunto, não havendo um consenso definitivo.

O esquema resumido dos principais requisitos para constituição de um biobanco é ilustrado na figura 9.3.

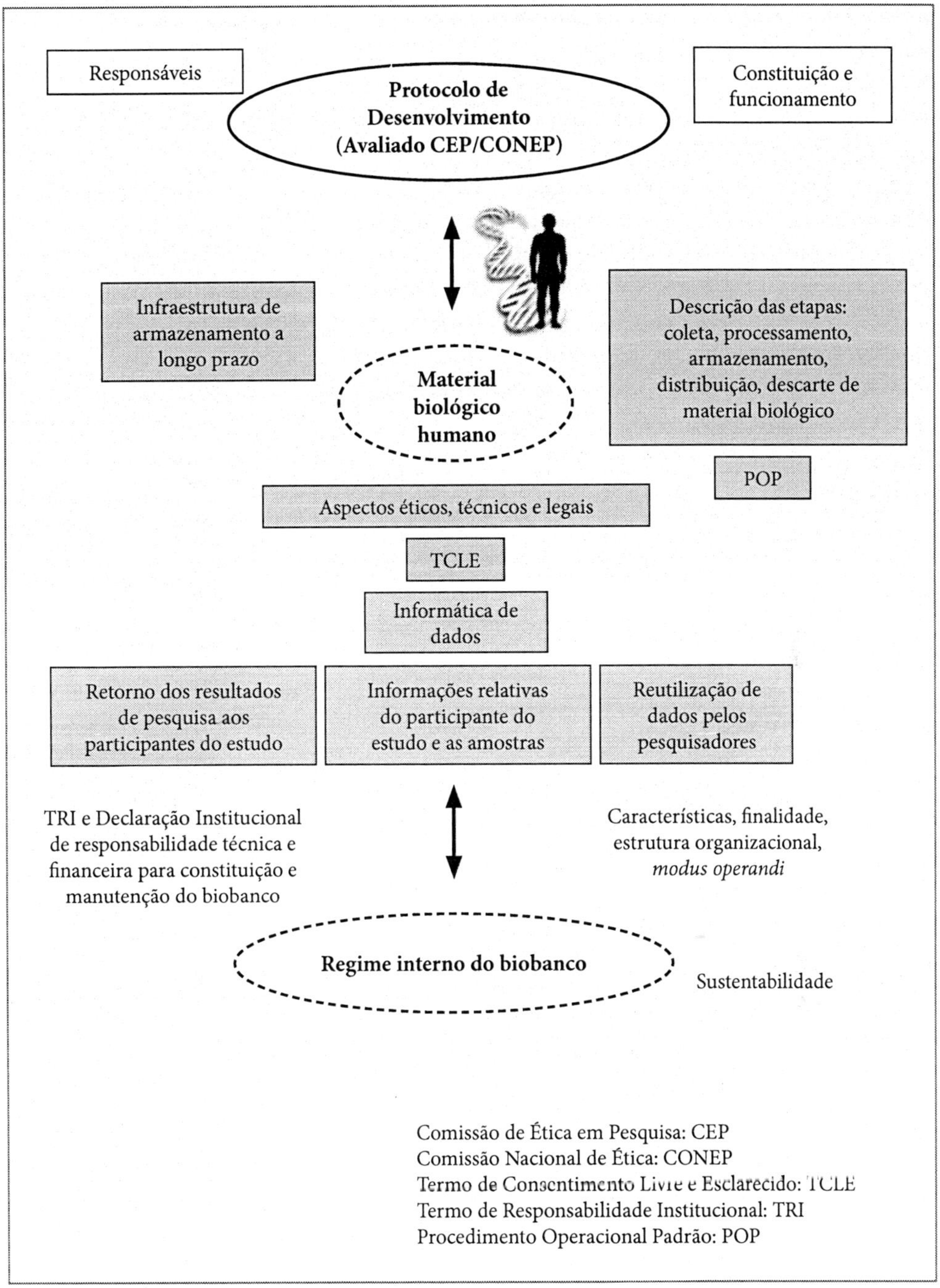

FIGURA 9.3 – Principais requisitos considerados para a constituição de um biobanco.

CONCLUSÕES

Biobancos oferecem apoio importante à pesquisa e infraestrutura para estudos genéticos na era da medicina personalizada ou medicina de precisão. Estudos utilizando biobancos podem efetivamente apoiar a descoberta e validação de associações genéticas e interações gene-ambiente, que irão gerar conhecimentos biológicos sobre a patogênese da doença, e podem vir a ser utilizados para análise de risco/estratificação, novos diagnósticos, farmacogenômica, desenvolvimento de medicamentos, por exemplo. O biobanco deve ser totalmente informatizado, com equipamentos suficientes para processamento da informação gerada e equipe altamente qualificada, que garantam o nível de qualidade e de gerenciamento e aproveitamento dos materiais biológicos humanos, para pesquisas de qualquer natureza e aplicação clínica. A multidisciplinaridade e o trabalho em equipe de médicos patologistas, clínicos, cirurgiões, enfermeiros, auxiliares de enfermagem, biólogos, biomédicos e até oficiais administrativos são essenciais para que as informações possam ser utilizadas pelos diversos projetos de pesquisa.

Os biobancos podem contribuir para a consolidação de projetos e linhas de pesquisa na área de investigação translacional, representando uma estratégia para o aumento da qualidade de pesquisa feita em uma instituição, promovendo o aumento do impacto social e científico do trabalho gerado e veiculado em publicações nacionais e internacionais. Acima de tudo, a iniciativa propicia o uso otimizado e racional de recursos que já vêm sendo investidos por agências de fomento na pesquisa na área de marcadores biológicos. Esforços concentrados na atividade de biobancos são críticas para validar parte das descobertas feitas na área de biomarcadores, permitindo avaliar sua aplicação clínica.

REFERÊNCIAS

1. Kang B, Park J, Cho S, Lee M, Kim N, Min H, et al. Current status, challenges, policies, and bioethics of biobanks. Genomics Inform. 2013;11(4):211-7.
2. Dawber TR, Kannel WB. The Framingham study. An epidemiological approach to coronary heart disease. Circulation. 1966;34(4):553-5.
3. Greely HT. The uneasy ethical and legal underpinnings of large-scale genomic biobanks. Annu Rev Genomics Hum Genet. 2007;8:343-64.
4. Guttmacher AE, Collins FS. Welcome to the genomic era. N Engl J Med. 2003;349(10):996-8.
5. Guttmacher AE, Porteous ME, McInerney JD. Educating health-care professionals about genetics and genomics. Nat Rev Genet. 2007;8(2):151-7.
6. Silberman, Steve, "The Flesh Files". Wired. 2010;18(6):157-161, 182, 184, 188, 190.
7. Conselho Nacional de Saúde, Brasil. Conselho Nacional de Saúde Resolução 196/96 pesquisa envolvendo seres humanos. Disponível em: http://conselho.saude.gov.br/resolucoes/1996/Res196_en.pdf
8. Conselho Nacional de Saúde, Brasil. Conselho Nacional de Saúde Resolução 466/12 pesquisa envolvendo seres humanos. Disponível em: http://conselho.saude.gov.br/resolucoes/2012/Reso466.pdf

9. Conselho Nacional de Saúde. Regulamentação do armazenamento e utilização de material biológico humano no âmbito de projetos de pesquisa, Resolução 347/05 Disponível em: http://conselho.saude.gov.br/docs/Reso347.doc
10. Ministério da Saúde. Portaria nº 2.201, de 14 de setembro de 2011. Diretrizes Nacionais para Biorrepositório e Biobanco de Material Biológico Humano com Finalidade de Pesquisa. Diário Oficial União. 15 de setembro de 2011; Seção 1:40-42. Disponível em: http://bvsms.saude.gov.br/bvs/saudelegis/gm/2011/prt2201_14_09_2011.html.
11. Conselho Nacional de Saúde. Resolução nº 441, de 12 de maio de 2011. Diretrizes para análise ética de projetos de pesquisas que envolvam armazenamento de material biológico humano ou uso de material armazenado em pesquisas anteriores. Diário Oficial União. 18 de julho de 2011; Seção 1:60-61. Disponível em: http://conselho.saude.gov.br/resolucoes/2011/Reso441.pdf.
12. Campos AHJFM, Silva AA, Mota LDC, Olivieri EHR, Prescinoti VC, Patrão D, et al. The Value of a Tumor Bank in the Development of Cancer Research in Brazil: 13 Years of Experience at the A C Camargo Hospital. Biopreservation Biobanking. 2012;10: 168-73 Disponível em: http://online.liebertpub.com/doi/abs/10.1089/bio.2011.0032
13. Ministério da Saúde. Instituto Nacional do Câncer. Banco Nacional de Tumores e DNA. Disponível em: http://www2.inca.gov.br/wps/wcm/connect/acoes_programas/site/home/nobrasil/banco_nacional_tumores_dna
14. Bevilacqua G, Bosman F, Dassesse T, Höfler H, Janin A, Langer R, et al. The role of the pathologist in tissue banking: European Consensus Expert Group Report. Virchows Arch. J 2010;456(4):449-54.
15. Terry SF, Horn EJ, Scott J, Terry PF. Genetic alliance registry and biobank: A novel disease advocacy-driven research solution. Per Med. 2011;8:207-213. http://dx.doi.org/10.2217/pme.11.1
16. Riegman PHJ, Morente MM, Betsou F, de Blasio P, Geary P, Marble Arch International Working Group on Biobanking for Biomedical Research. Biobanking for better healthcare. Mol Oncol. 2008;2(3):213-22.
17. Davey Smith G, Ebrahim S, Lewis S, Hansell AL, Palmer LJ, Burton PR. Genetic epidemiology and public health: hope, hype, and future prospects. Lancet. 2005;366(9495):1484-98.
18. Marodin G, França P, Rocha JCC da, Campos AH. Biobanking for health research in Brazil: present challenges and future directions. Rev Panam Salud Publica. 2012;31(6):523-8.
19. Manolio TA, Weis BK, Cowie CC, Hoover RN, Hudson K, Kramer BS, et al. New models for large prospective studies: is there a better way? Am J Epidemiol. 2012;175(19):859-66.
20. Aquino EML, Barreto SM, Bensenor IM, Carvalho MS, Chor D, Duncan BB, et al. Brazilian Longitudinal Study of Adult Health (ELSA-Brasil): objectives and design. Am J Epidemiol. 2012; 175(4):315-24.
21. Aschard H, Lutz S, Maus B, Duell EJ, Fingerlin TE, Chatterjee N, et al. Challenges and opportunities in genome-wide environmental interaction (GWEI) studies. Hum Genet. 2012;131(10):1591-613.
22. O'Doherty KC, Burgess MM, Edwards K, Gallagher RP, Hawkins AK, Kaye J, et al. From consent to institutions: designing adaptive governance for genomic biobanks. Soc Sci Med. 2011;73(3): 367-74.
23. Hansson MG. Ethics and biobanks. Br J Cancer. 2009;100(1):8-12.
24. WHO-IARC. Common minimum technical standards and protocols for biological resource centers dedicated to cancer research. Lyon: WHO. 2007. Disponível em: http://www.iarc.fr/en/publications/pdfs-online/wrk/wrk2/Standards_ProtocolsBRC.pdf
25. Betsou F, Gunter E, Clements J, DeSouza Y, Goddard KAB, Guadagni F, et al. Identification of evidence-based biospecimen quality-control tools: a report of the International Society for Biological and Environmental Repositories (ISBER) Biospecimen Science Working Group. J Mol Diagn. 2013;15(1):3-16.

26. International Society for Biological and Environmental Repositories (ISBER). 2012 Best practices for repositories: collection, storage, retrieval, and distribution of biological materials for research. Biopreserv Biobank. 2012;10(2):79-161.
27. Florell SR, Coffin CM, Holden JA, Zimmermann JW, Gerwels JW, Summers BK, et al. Preservation of RNA for functional genomic studies: a multidisciplinary tumor bank protocol. Mod Pathol. 2001;1492):116-28.
28. Fleige S, Pfaffl MW. RNA integrity and the effect on the real-time qRT-PCR performance. Mol Aspects Med. 2006;27(2-3):126-39.
29. Olivieri EH, Franco L de A, Pereira RG, Carvalho Mota LD, Campos AH, Carraro DM. Biobanking practice: RNA storage at low concentration affects integrity. Biopreserv Biobanking. 2014;12(1): 46-52.
30. Macleod AK, Liewald DCM, McGilchrist MM, Morris AD, Kerr SM, Porteous DJ. Some principles and practices of genetic biobanking studies. Eur Respir J. 2009;33(2):419-25.
31. Vaught J, Rogers J, Myers K, Lim MD, Lockhart N, Moore H, et al. An NCI perspective on creating sustainable biospecimen resources. J Natl Cancer Inst Monogr. 2011;2011:1-7. Disponível em: http://biospecimens.cancer.gov/bestpractices/2011-NCIBestPractices.pdf. 2011.
32. Olson JE, Ryu E, Johnson KJ, Koenig BA, Maschke KJ, Morrisette JA, et al. The Mayo Clinic Biobank: a building block for individualized medicine. Mayo Clin Proc. 2013;88(9):952-62.
33. National Heart, Lung, and Blood Institute working group, Fabsitz RR, McGuire A, Sharp RR, Puggal M, Beskow LM, et al. Ethical and practical guidelines for reporting genetic research results to study participants: updated guidelines from a National Heart, Lung, and Blood Institute working group. Circ Cardiovasc Genet. 2010;3(6):574-80.
34. Wolf SM, Crock BN, Van Ness B, Lawrenz F, Kahn JP, Beskow LM, et al. Managing incidental findings and research results in genomic research involving biobanks and archived data sets. Genet Med. 2012;14(4):361-84.
35. Hewitt RE. Biobanking: the foundation of personalized medicine. Curr Opin Oncol. 2011;23(1): 112-9.

Capítulo 10

Modelos Experimentais de Carcinogênese do Esôfago, Estômago e Intestino

Fábio Pinatel Lopasso

INTRODUÇÃO

Os modelos experimentais de estudo da carcinogênese de tumores do trato gastrintestinal (TGI) humano podem ser desenhados *in vitro* e in *vivo*. A indução do fator mutagênico pode ser obtida por meios que modificam desde a arquitetura anatômica do TGI até intervenções por inserção de fragmentos bem definidos de DNA no núcleo celular do enterócito. Modificações experimentais nas etapas críticas da gênese tumoral podem instruir esses modelos. Essas etapas incluem a autoindependência de sinalização de crescimento, insensibilidade à inibição do crescimento, evasão da apoptose, imortalização, angiogênese sustentada e metástases.

Os modelos animais podem ser idealizados com base na inflamação epitelial continuamente provocada por fatores endógenos do TGI como refluídos ectópicos entre zonas de transição de epitélios. Fatores externos intervenientes, como inflamação quimicamente induzida ou modificações intencionais do microbioma do TGI, podem servir de matriz para a ativação de vias oncogênicas no epitélio do TGI de animais de experimentação. Animais modificados transgênicos que não são capazes de secretar uma proteína específica na cascata inibitória do crescimento desordenado quando expostos a esses fatores são modelos biológicos dinâmicos para o estudo da carcinogênese no TGI.

As alterações que regulam a progressão neoplásica nos tumores sólidos são genômicas, transcriptômicas e epigenômicas. Essas últimas aparentam ter, como se observou na última década, grande potencial na descoberta de marcadores tumorais e de terapia-alvo no melanoma, câncer de mama e em entidades malignas sólidas do TGI. Os eventos indutores das alterações epigenéticas podem ser variados desde os presentes na dieta, em resíduos poluentes industriais do ambiente, até os radiantes e químicos. Nesse cenário, a ativação de apenas algumas vias oncogênicas que normalmente estão desligadas nas células pluripotentes ou primordiais (*stem cells*) pode estabelecer transformações que desregulam seu comportamento e resultam na desdiferenciação fenotípica e funcional, na divisão descontrolada e na perda de especialização anatômica. Outros genes relacionados a estas vias podem contribuir para a progressão tumoral ou para a emissão de metástases. No caso do TGI, as células replicantes que precedem o processo de regeneração estão no colo e istmo das criptas gástricas e na base das criptas no intestino grosso. No intestino delgado, a localização é ainda incerta, porém aglomerados dessas células parecem estar na base das criptas. Elas podem perder os padrões de crescimento e apoptose se a sinalização modificadora de vias para homeostase proteica geneticamente ativa se tornar crítica. A identificação dessa sinalização por métodos imuno-histoquímicos é uma ferramenta de estudo em modelos animais submetidos a intervenções experimentais sobre as vias inibidoras de oncogênese no TGI.

A célula primordial é fonte de regeneração das criptas no TGI. A cada 5 a 7 dias, o epitélio é totalmente renovado. O repertório de todas as principais linhagens celulares dentro das criptas intestinais pode ser identificado como oriundo da célula primordial. A existência de células progenitoras cancerosas foi aventada quando patologistas europeus, há um século, observaram que os tumores eram compostos por uma mistura heterogênea de tipos celulares parcialmente diferenciados similares ao órgão normal[1]. Há mais de 10 anos demonstrou-se a existência de células primordiais cancerosas na leucemia mieloide aguda humana. A célula primordial leucêmica foi definida pelo fenótipo CD34+ e CD38– serialmente reproduzida em camundongos diabéticos não obesos com grave imunodeficiência[1]. O monitoramento do crescimento de células tumorais específicas por meio de marcadores definidos no camundongo imunodeficiente tornou-se o padrão-ouro para a identificação de células primordiais no câncer de mama, de próstata, no melanoma, no câncer de colo, de fígado, do pâncreas e de cabeça e pescoço. Nesses estudos em camundongos imunodeficientes, subpopulações de 100 células primordiais cancerosas são capazes de formar um tumor.

Até recentemente, uma definição consensual de células progenitoras cancerosas estabelecia que elas fossem as que existem dentro de um tumor com capacidade de autorrenovação e que podem gerar a linhagem heterogênea de células que constituem o tumor[1]. Mais recentemente, essas células têm sido denominadas células iniciadoras de tumor ou TIC (do inglês, *tumor-initiating cells*) em estudos experimentais e diferem da *stem cell* porque alguma sinalização prévia genética ou epigenética as direcionará para a replicação desordenada.

O microambiente que envolve a célula primordial ou a TIC contribui para sua manutenção, regulação numérica e direciona a diferenciação. Os fatores mais importantes do microambiente incluem a tridimensionalidade da relação intercelular, fatores vasculares e linfáticos, citoquinas, fatores imunes, pressões teciduais de CO_2 e O_2, e a própria dinâmica da célula. O nicho mesenquimal é a sede do microambiente. Ele secreta fatores que regulam o comportamento das células primordiais e das TICs. Na lâmina própria, além de fatores inerentes a ela, a secreção parácrina de vários fatores de crescimento e citoquinas ativam os receptores situados nas células epiteliais do TGI. A maioria desses determinantes do destino das células primordiais e das TICs não está clara e, por isso, é no momento alvo de intensa pesquisa experimental que utiliza modelos em animais com objetivos específicos do chaveamento proteico que ativa as vias oncogênicas inativas ou sob controle inibitório.

Na molécula, o destino fenotípico canceroso ou normal é mediado por ativação ou inativação de fatores de transcrição. Esses fatores regulam a expressão de genes específicos para certas funções celulares. Esses genes devem ser entendidos como "direcionadores" (*drivers*). Outros genes, envolvidos em funções diversas dessas e estão relacionados a estruturas celulares, metabolismo e defesa, comportam-se como "passageiros" (*passengers*). Por análise de expressão gênica, alguns desses genes direcionadores podem ser individualizados. Alguns são indispensáveis para a progressão da linhagem celular que antecede o câncer no TGI. Outra característica fundamental na elaboração de modelos transgênicos é também identificar quais desses genes direcionadores são capazes de regular a própria expressão fenotípica. Esse conhecimento prévio condiciona o desenho do modelo de carcinogênese no qual se pretende estudar as vias que resultam no câncer, para identificar marcadores tumorais ou descobrir alvos terapêuticos.

A progressão do tumor é precedida por mutações genéticas acumuladas que não se traduzem por manifestações visíveis. O acúmulo de mutações gênicas acontece desde o nascimento. O epitélio carrega numerosas mutações patogênicas que ocorrem sob intervenção do evento oncogênico ambiental, inflamatório ou experimental. Somente quando o estágio pré-tumoral termina, a progressão tumoral se inicia com manifestações visíveis encadeadas desde a cripta displásica ou adenoma de baixo grau até o carcinoma passando pelas manifestações dos adenomas de grau intermediário e de alto grau.

As intervenções na progressão pré-tumoral utilizam modelos experimentais em que a mutação, para citar um exemplo, é induzida por agentes químicos, por inserção de um gene que produz uma mutação fora de sentido (*non sense*) de resistência a antibiótico, por exemplo, no gene *APC* e por deleção ou truncamento de regiões específicas do gene *APC*[2].

As intervenções na progressão tumoral podem ser feitas em modelos de estudo de genes transgenicamente modificados de proteínas modeladoras ou disfuncionalizadoras que sinalizam o crescimento desregulado e a emissão de metástases, servindo de ferramentas para a descoberta de marcadores de terapia-alvo.

MODELOS DE ESTUDO DA CARCINOGÊNESE NO ESÔFAGO

Os modelos carcinogenéticos clássicos no esôfago utilizam-se de preparações animais em que o refluxo do conteúdo do estômago ou do duodeno é derivado cirurgicamente para o esôfago por meio de anastomoses entre o duodeno e o jejuno proximal com o esôfago, excluindo-se ou mantendo-se o estômago quando o refluído, respectivamente, não contém ou tem ácido clorídrico (Figura 10.1).

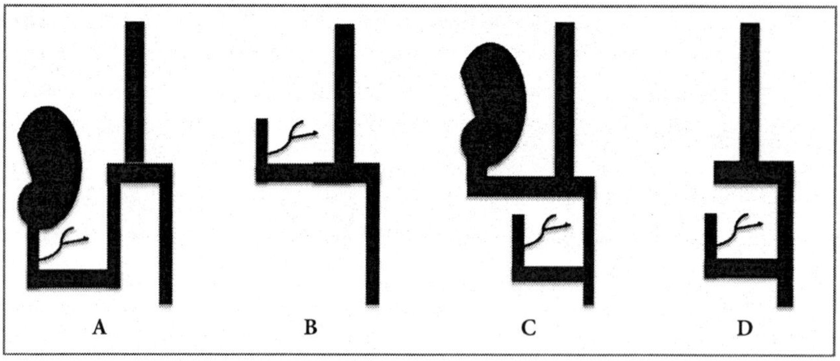

FIGURA 10.1 – Modelos cirúrgicos de refluxo gastroesofágico por esofagojejunostomia terminolateral no jejuno e esofagoduodenostomia terminolateral no duodeno. **A**) Refluxo misto ácido e alcalino. **B**) Refluxo alcalino. **C**) Refluxo ácido. **D**) Refluxo não ácido e não alcalino.

Essas preparações visam induzir o desenvolvimento de metaplasia de Barrett e adenocarcinoma no esôfago. O esôfago de Barrett é a manifestação histopatológica inicial de uma progressão que passa por displasia de baixo a alto grau até o adenocarcinoma. A incidência de adenocarcinoma do esôfago e da junção esofagogástrica tem crescido a uma taxa de 4 a 10% nos países ocidentais. Essa elevação tem ocorrido mesmo com o uso intensivo de bloqueadores da bomba de prótons para tratar o refluxo gastroesofágico e parece estar associada ao rápido declínio da prevalência do *Helicobacter pylori* verificado nos Estados Unidos. No entanto, a progressão do epitélio de Barrett não displásico para o câncer parece ser de 0,1 a 0,13% ao ano, o que corresponde a um risco relativo de quase 11 vezes para o portador de esôfago de Barrett[3].

Enquanto no Ocidente a ingestão de álcool e o tabagismo são claramente condições que predispõem ao carcinoma espinocelular do esôfago, outros fatores, em escala mundial, detêm papéis importantes, enquanto risco para o aparecimento desse tumor: deficiências nutricionais, elementos da dieta ou alimentos muito aquecidos e agentes infectantes como o vírus do papiloma humano e os fungos. Exposição a lesões mecânicas, radiação, divertículos do esôfago, escleroterapia, ressecções gástricas prévias também parecem contribuir para o advento deste tumor[4].

Os modelos clássicos de refluxo geralmente preparados em ratos apresentam discrepâncias no que se refere ao tempo para a "barretização" e para o aparecimento do adenocarcinoma. O próprio método cirúrgico pode englobar mucosa jejunal ou duodenal na anastomose e simular a metaplasia do epitélio heterotópico no esôfago. O tempo para o aparecimento de alterações na mucosa é de 50 semanas em média na maioria dos relatos publicados. Recentemente, um estudo reavivou o interesse por esses modelos porque observou esofagite em todas as preparações, epitélio de Barrett em 36% e 21%, displasia em 11% e 0% e câncer em 13% e 9%, respectivamente, conforme a anastomose tenha determinado refluxo misto ou apenas duodenal. Em nenhum animal se observaram metástases. O tempo de exposição ao refluxo de apenas 22 semanas para o aparecimento das lesões não diferiu nos animais em que a exposição foi maior[5]. Esses resultados, no que se referem à esofagite, coincidem com os nossos. Na sua interpretação histopatológica, pode-se confundir a intensa hiperplasia adenomatosa ou papilomatosa que se verifica nesses modelos com o adenocarcinoma bem diferenciado (Figuras 10.2 e 10.3).

O fato de não haver metástases e, fundamentalmente, essas lesões regredirem para o epitélio normal[6] quando se desfaz o refluxo colocam em xeque esses modelos como realisticamente carcinogênicos.

No entanto, a validade desses modelos deve ser considerada em vista de alguns dados pertinentes muito importantes, como a identificação de genes que parecem ser chaves da carcinogênese no esôfago humano. A superexpressão de mucinas ligadas às membranas MUC1 e MUC4 verificadas no adenocarcinoma do esôfago humano está

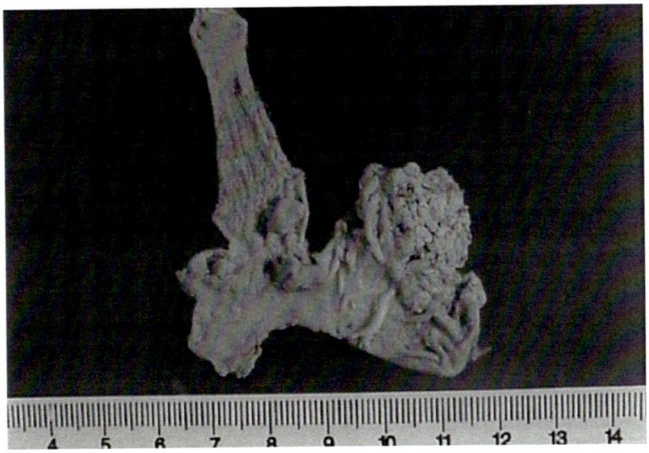

FIGURA 10.2 – Macroscopia do esôfago e estômago em modelo de refluxo gastroesofágico misto após 52 semanas em rato. Notam-se as formações "tumorais" que correspondem às hiperplasias glandulares reativas.

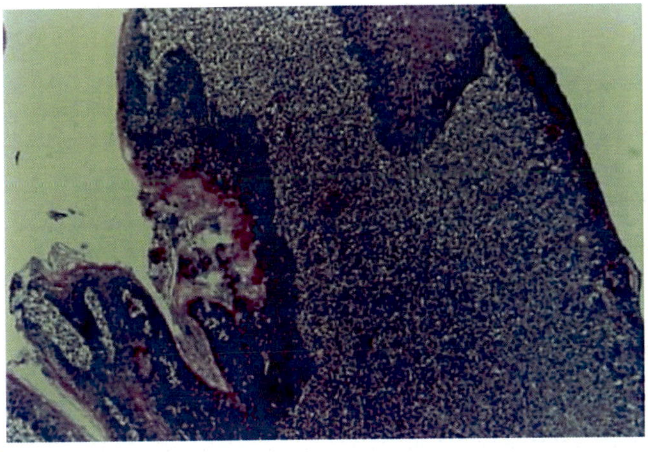

FIGURA 10.3 – Aspecto histopatológico de papilomatose com erosão no esôfago após refluxo misto.

ligada à presença de sais biliares[5] e os genes que as expressam, *Muc1* e *Muc4*, podem ser detectados nesse modelo. Fatores transcricionais, como neoexpressão de Smad 4 na via do fator β de crescimento transformador e de cicloxigenase 2 (via de inflamação), podem ser observados. Ocorre também elevação do fator do ciclo celular ciclina D1, do receptor ErbB1 do fator de crescimento epidérmico relacionado à proliferação celular, do fator nuclear (NF)-κB envolvido na via de inflamação e do fator de crescimento vascular relacionado à angiogênese[5]. Esses modelos têm sido de difícil reprodução em camundongos. Os modelos transgênicos desses animais têm trazido subsídios fundamentais sobre a patogenia molecular do epitélio metaplásico de Barrett e do carcinoma do esôfago. A metaplasia é mediada por ativação ou inativação de fatores de transcrição que regulam a expressão de genes específicos para certas funções celulares. Esses genes devem ser entendidos como "direcionadores". Outros genes, envolvidos em funções diversas dessas e estão relacionados a estruturas celulares, metabolismo e defesa, comportam-se como "passageiros". Por análise de expressão gênica, alguns desses genes direcionadores podem ser bem reconhecidos. Alguns são indispensáveis para a progressão da linhagem celular que antecedem o câncer no TGI. Outra característica fundamental na elaboração de modelos transgênicos é também identificar quais desses genes direcionadores são capazes de regular a própria expressão fenotípica.

Uma linhagem recente de camundongos carreia o transgene *EBV-L2-IL-1β*, onde a IL-1β é superexpressa na mucosa escamosa do esôfago e do fundo do estômago. O animal exibe esofagite que, sem nenhuma intervenção, progride para o epitélio de Barrett em 12 meses e para o adenocarcinoma espontâneo em idade mais avançada. Esse processo pode ser acelerado se o ácido deoxicólico a 0,2% for adicionado à água do bebedouro. Se a água de beber contiver sais biliares e nitrosaminas (N-metil-N--nitrosoureia – NMU), o processo é muito acelerado. Por meio de endoscópios ultrafinos e escaneamento por meio de tomografia por emissão de pósitrons (PETscan), o tumor pode ser continuamente monitorado[3]. Quando se aplicam métodos de detecção das células progenitoras nessas preparações transgênicas, como o camundongo Lg5--CreERT, pode-se demonstrar que a metaplasia pode surgir de células da cárdia. Tanto a Lg5 como outros marcadores de células primordiais como K19, CCK2r e Dclk1 podem estar sobrerregulados no epitélio de Barrett, embora ausentes no epitélio normal murino e no humano. Um modelo relacionado ao desenvolvimento, porém próximo a esse, utiliza camundongos recém-nascidos deficientes do fator de transcrição p63, que é iniciador crítico da estratificação epitelial escamosa, bem como um regulador-chave de adesão celular e sobrevivência de células progenitoras no epitélio escamoso. Nesse modelo, pode-se obter uma lesão semelhante ao epitélio de Barrett positivo a colorações de azul da Alsácia e do àcido periódico de Schiff (PAS), em que não há progressão para a displasia mesmo sob estímulo de bile ou de inflamação[3]. O fato é que há vários exemplos em que o programa de diferenciação escamosa pode ser inativado pela perda de expressão de fatores de transcrição escamosa no epitélio do esôfago, enquanto as células progenitoras são estimuladas na direção da diferenciação colunar por meio da ativação da expressão de fatores de transcrição intestinal induzida pelo refluxo de bile.

Utilizando-se modelo em camundongo com esôfago de Barrett cirurgicamente induzido, o transplante de células derivadas da medula óssea que expressavam a β-galactosidase permitiu o rastreamento dessas células. As lesões de Barrett foram identificadas e caracterizadas por ilhas de células colunares com glândulas distorcidas em meio a epitélio pavimentoso estratificado normal. A coloração por imuno-histoquímica confirmou a presença de β-galactosidase em 50% das glândulas colunares[7]. Em corroboração a esse achado, descreveu-se posteriormente o caso de um paciente que desenvolveu esôfago de Barrett e adenocarcinoma do esôfago e que havia recebido previamente transplante de medula de uma paciente. A análise da hibridização *in situ* por fluorescência do cromossomo 23 das células malignas confirmou a presença de células derivadas da medula óssea expressando o fenótipo X/X[7].

Outros modelos de estudo do Barrett e do câncer do esôfago podem valer-se de eventos singulares da sinalização transcricional para caracterizar as etapas da tumorigênese.

O desenvolvimento de epitélio intestinalizado a partir de *stem cells* residentes no esôfago tem sido observado experimentalmente em modelos *in vitro*. Estudos *in vitro* mostraram que o gene caudal relacionado ao homeobox CDX-2 é fortemente relacionado à sobrerregulação nas células intestinais do esôfago de Barrett. Estudos mostram que o camundongo CDX-2 *knockout* morre no útero, mas a mucosa de cólon mostra epitélio escamoso. *In vitro*, o CDX2 direciona a transcrição de *MUC2*, vilina e guanilciclase 2 humana, que são genes fortemente ligados ao fenótipo intestinal[7]. Quando as células epiteliais foram expostas a sais biliares sob pH normal ou ácido, verificou-se aumento da atividade transcricional da CDX-2. Esse efeito era removido por uma pequena molécula, Mab528, inibidora do receptor do fator de crescimento epidérmico (EGFR). O sal biliar funciona como um ligante do EGFR (que é autofosforilado nessa etapa inicial da ativação de um ligante) e provavelmente contribui para a proliferação celular[7]. Outros estudos, no entanto, observaram que o gene *CDX-2* não é suficiente, por si só, para determinar a diferenciação de queratinócitos esofágicos imortalizados em um fenótipo intestinal. Aparentemente, isso está relacionado ao fato de que os genes-alvo *CDX-2* são hipermetilados nas células primordiais escamosas e em consequência são suprimidos. Esse efeito é removido pela adição de 5-AzaC, que é um agente demetilante[7]. Isso demonstra que o silenciamento epigenético do *CDX-2* impede a diferenciação das *stem cells* esofágicas, porém esse efeito é reversível. Nesse modelo, os sais biliares induzem também a ativação da quinase proteica C, da cicloxigenase 2 (COX-2) e do fator de transcrição FXR que são conhecidos incrementadores da proliferação celular. Ainda nesse modelo, expressões da COX-2 e do p53 elevam-se, respectivamente, de 10 a 20 vezes e de 2 a 3 vezes entre 22 e 62 semanas após a exposição diária ao ácido glicoxenodeoxicólico a um pH de 4,0 durante 5 minutos. Após 30 dias de exposição, as células tornaram-se redondas e organizaram-se como unidades glandulares. Após 65 semanas, as células tornaram-se tumorigênicas[7].

A ação do álcool sobre a mucosa do TGI alto gera eventos moleculares complexos. Várias vias carcinogênicas têm sido descritas. São sobrepostas e redundantes e o nexo causal tem sido fracamente demonstrado. O etanol é metabolizado em duas etapas que incluem a oxidação a acetoaldeído pela ação da desidrogenase 2 do álcool. Esse aldeído acético é oxidado por uma desidrogenase de aldeído a ácido acético. O acetaldeído é capaz de induzir mutações genéticas por inibição da metilação do DNA e por interferir no metabolismo dos retinoides. A inativação da aldeído desidrogenase 2 em humanos causa acúmulo de acetaldeído que está epidemiologicamente associado a cânceres do trato respiratório alto e ao carcinoma espinocelular do esôfago. A cavidade oral contém bactérias que possuem desidrogenase do álcool e por oxidação do etanol induzem níveis elevados de acetoaldeído na saliva que podem ser 100 vezes mais altos que os níveis circulantes no sangue. O acetaldeído intercala-se no DNA e forma adutores estáveis causando transcrições precárias e mutações pontuais.

A exposição ao etanol a longo prazo induz a elevação da expressão da enzima citocromo P450 2E1 no fígado. Ela está sobrerregulada na mucosa de animais sob consumo crônico de álcool. A P450 2E1 causa a geração local de espécies reativas de oxigênio como superóxidos (O_2^- e H_2O_2). O etanol também induz a sintetase do óxido nítrico que gera peroxinitritos ($ONOO^-$). Todas essas formas de oxigênio reativo causam estresse oxidativo que lesam o DNA, o que contribui para a carcinogênese no esôfago.

O álcool inibe a S-adenosilmetionina, que é um doador universal de radical metil. Ela participa de supressão de genes por meio da metilação de histonas do DNA. Isso pode conduzir hipometilação global, o que facilita a expressão de oncogenes[7]. A fumaça do cigarro contém cerca de 60 carcinógenos, dos quais os hidrocarbonetos aromáticos policíclicos e N-nitrosaminas são os mais importantes. Eles criam aductos no DNA, alteram a metilação de genes e induzem mutações.

Numerosas mutações foram identificadas no carcinoma epidermoide do esôfago. A maioria está associada com a regulação do ciclo celular, apoptose, mecanismos de reparo do DNA, fatores de crescimento e seus receptores. As mutações mais conhecidas referem-se aos genes *p53*, *BRCA 1*, que são supressores tumorais; *p21*, que freia o ciclo celular em G1 quando o DNA é lesado; *p16* e *ciclina D*, que, respectivamente, bloqueiam e promovem a progressão G1-S do ciclo celular; EGFR e *COX-2*, que regulam a proliferação e a apoptose; e *E-caderina*, que inibe a migração celular. Modelos que interferem nesses mecanismos podem identificar terapias-alvo específicas, como, por exemplo, os inibidores do EGFR que parecem ter algum papel no tratamento do câncer do esôfago.

MODELOS EM ROEDORES DA CARCINOGÊNESE GÁSTRICA

Vários modelos indutores de câncer gástrico em roedores foram desenvolvidos desde que Lee et al.[8] adaptaram uma cepa de *Helicobacter pylori* (Hp) clinicamente infectante que expressava CagA e VacA no estômago de camundongo. Essa cepa, denominada SSI (Sydney), tem sido muito usada na pesquisa do Hp e juntamente com outras cepas que foram depois desenvolvidas são utilizadas em modelos tipo "selvagem" ou geneticamente modificados de roedores.

É importante salientar que a morfologia da neoplasia gástrica nesses animais é similar à da que se observa em humanos. Entre os camundongos não modificados, há três linhagens mais usadas, a C57BL/6, a BALB/c e a C3H.

A resposta imune no C57BL/6 é predominantemente Th1, na qual há considerável lesão da célula epitelial e hiperproliferação. O recrutamento de neutrófilos é consideravelmente menor que o observado na inflamação em humanos. Nesses animais infectados com o Hp SSI, lesões altamente displásicas ou atípicas não são observadas mesmo após 80 semanas da inoculação. A origem das células neoplásicas nesses camundongos infectados com o *Helicobacter felis* parece vir de células derivadas da medula óssea recrutadas no local da inflamação da gastrite crônica. O camundongo BALB/c é muito usado em estudos imunológicos. A resposta imune à inoculação com o Hp é predominantemente Th2, em que a colonização bacteriana é alta, mas as lesões são escassas. A agregação linfocítica é o principal evento a longo prazo após a inoculação com o Hp. Essa resposta faz do BALB/c o animal preferencial para o estudo do linfoma MALT induzido pelo Hp. O camundongo C3H tem uma mutação no receptor *toll-like* 4 que o torna insensível a lipopolissacarídeos (que são componentes da membrana celular de bactérias), sendo altamente colonizável pelo Hp SSI.

Os camundongos transgênicos ou *knockout* oferecem oportunidades de desenho experimental extensas. Alguns deles merecem menção em face da utilidade no desenho experimental da carcinogênese gástrica. O camundongo INS-GAS superexpressa gastrina e desenvolve atrofia gástrica e adenocarcinoma em processo que é muito acelerado pela inoculação de espécies de Hp. Por essa peculiaridade, é muito usado para o estudo da influência da hipergastrinemia da carcinogênese gástrica. Desde que El-Omar et al.[9], em 2000, demonstraram a sinergia entre fatores genéticos do hospedeiro que afetam a função da interleucina-1β (IL-1β) e o risco de câncer após a infecção com o Hp, o interesse por esse modelo tem sido muito assinalado. O camundongo deficiente (*knockout*) de IL-10 desenvolve gastrite hiperplástica com desdiferenciação após 4 semanas da infecção por espécies de *Helicobacter*, seguindo uma resposta imune do tipo Th1. O camundongo deficiente por perda do inibidor da quinase-dependente da ciclina $p27^{kip1}$ é um modelo muito útil do câncer humano, incluindo o gástrico, em que essa perda é comum e denota mau prognóstico. Após a infecção com o Hp SSI, esses animais desenvolvem metaplasia, displasia e câncer gástrico em cerca de 60 semanas.

O gerbil da Mongólia é um roedor extensamente empregado para o estudo dos efeitos do Hp na geração de gastrite, metaplasia, úlceras gástricas e câncer gástrico. Três semanas após a infecção com o Hp, células inflamatórias são recrutadas para a mucosa gástrica, há hiperplasia foveolar, perda de células parietais e aparecimento de células mucosas que expressam o fator trefoil 2. A distribuição da inflamação é mais proeminente no antro, à semelhança do que se observa em humanos. Em 1998, Watanabe et al.[10] verificaram que, após 62 semanas da infecção com o Hp da cepa TN2GF4, 37% dos gerbils desenvolveram carcinoma gástrico do tipo intestinal. Esses achados não puderam ser amplamente reproduzidos por outros investigadores que levantaram a hipótese de que algumas dessas neoplasias poderiam ser apenas glândulas heterotópicas proliferadas. Aliás, essa hipótese vem de encontro com o aparecimento de metaplasia sinetoide que surge após 52 semanas em um modelo murino de refluxo duodenogástrico por meio de gastrojejunostomia em anastomoses separadas que estudamos (Figuras 10.4 e 10.5).

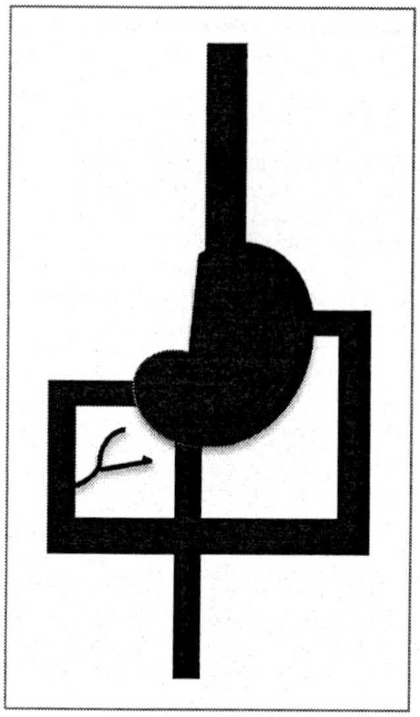

FIGURA 10.4 – Modelo cirúrgico de refluxo duodenogástrico por meio de duodenogastrostomia terminolateral aferente e de gastro-jejunostomia lateroterminal eferente.

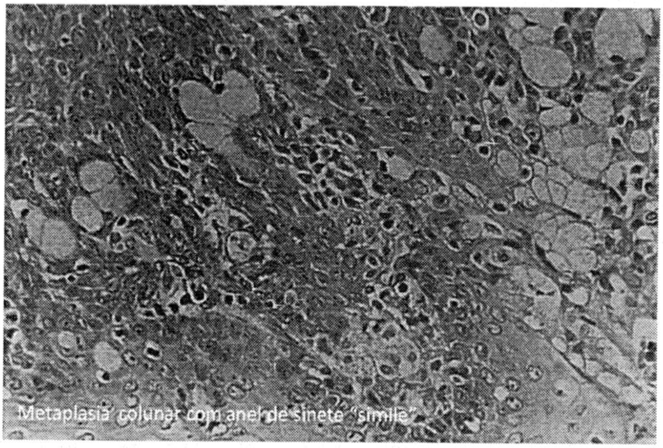

FIGURA 10.5 – Aspecto histopatológico de metaplasia de células colunares sinetoides.

Como o carcinoma gástrico é uma doença multifatorial e que se desenvolve por múltiplas etapas, certos pesquisadores têm administrado nitratos em modelos murinos para acelerar os efeitos da infecção com o Hp na carcinogênese gástrica. Modelos que exploram a sinergia entre a N-metil-N-nitrosoureia (MNU) ou a N-metil-N'-nitro-N--nitrosoguanidaína (MNNG) e a infecção com o Hp têm demonstrado a elevação da incidência de tumores gástricos no gerbil da Mongólia.

Tumores glandulares protrusos no estômago de camundongos e ratos sem o concurso do Hp podem ser produzidos pela administração de MNU e MNNG. O gerbil da Mongólia tratado com MNU e infectado com Hp induz a formação de tumores esquirrosos no estômago glandular[11]. Roedores apresentados a esse modelo apresentam mutações no éxon 3 do gene da β-catenina que causam sinalizações aberrantes na via canônica Wnt/β catenina, à semelhança do câncer gástrico humano. A superexpressão da IL-1β acelera o desenvolvimento da inflamação gástrica até a superveniência do câncer em camundongos transgênicos em 5 meses após a infecção pelo *H. felis* e mobiliza células supressoras derivadas da medula óssea[12].

Os modelos carcinogênicos no estômago devem ser desenhados em cenário em que o câncer gástrico seja o resultado da inter-relação entre múltiplos fatores de agressividade bacteriana, de fatores inflamatórios despertados no hospedeiro sob influência ambiental. Os fatores de agressividade de maior destaque são genes dentro da ilha de patogenicidade da bactéria que codificam proteínas que formam um sistema secretor (T4SS) que transloca substratos proteicos da CagA através da membrana celular da bactéria para o interior das células epiteliais gástricas do hospedeiro. A CagA na célula interage com a proteína E-caderina de adesão celular e ativa a via da β-catenina, levando a respostas pró-inflamatórias e mitogênicas, desgarro de junções intercelulares, perda da polaridade e inibição da apoptose que promovem a progressão neoplásica. A citotoxina vacuolizante A (VacA) produzida pelo Hp exerce vários efeitos sobre as células epiteliais que incluem vacuolização, indução de apoptose e supressão da resposta da célula T. Há observações recentes que sugerem que a VacA e a CagA equilibram entre si os efeitos que produzem no epitélio hospedeiro. A CagA inibe o tráfico da VacA para seus alvos citosólicos e bloqueia sua atividade nas mitocôndrias, enquanto a VacA impede a translocação do fator nuclear de células T ativadas pela CagA. A diversidade genética do hospedeiro também contribui para o câncer gástrico, incluindo polimorfismos entre IL-1β, TNF-α, IL-10 e IL-32. Os níveis da concentração de ferro (Fe) e sal (NaCl) também afetam a virulência do Hp. Altos níveis de sal aumentam a produção de Cag e níveis baixos de Fe incrementam o sistema de secreção T4SS, a translocação de CagA e a secreção de IL-8.

Os eventos assinalados são sequenciais e pontualmente podem ser testados experimentalmente sob vários modificadores geneticamente inseridos que mudam a expressão de genes direcionadores prepostos da carcinogênese gástrica sob desafios da exposição de indutores ambientais, químicos e translacionais com intuitos terapêuticos ou de descobrimento de vias proliferativas sinergicamente envolvidas a partir da ativação de células primordiais residentes ou recrutadas em um microambiente mesenquimal ativamente constitutivo no desenho do modelo.

MODELOS DE ESTUDO DA CARCINOGÊNESE INTESTINAL E COLORRETAL

O câncer colorretal (CCR) é muito comum no hemisfério ocidental. Os modelos dos xenotransplantes de espécimes humanos e a cultura *in vitro* têm sido de grande valor investigativo. No entanto, as linhagens celulares do CCR são entidades mutantes muito complexas para que o efeito de uma mutação revele modelos capazes de serem reproduzidos convincentemente. Essas linhagens podem ser sustentadas sem a ocorrência de um microambiente sinalizador de interações mesenquimais e da matriz extracelular. No ser humano, o CCR abre o quadro clínico após a terceira década de vida, tendo passado por longo tempo acumulando alterações genéticas e ambientais de difícil controle nos modelos *in vitro* idealizados até o momento. As preparações *in vivo* têm sido a principal alternativa para o estudo das vias moleculares do CCR.

A maioria dos CCR surge de pólipos adenomatosos benignos. Uma fração muito pequena deles, cerca de 1%, participa de síndromes familiares cuja etiologia genética parece estar bem definida. Os tumores presentes nos pólipos da polipose adenomatosa familial (PAF) são iniciados por instabilidade cromossômica. Os indivíduos são portadores de mutações germinativas no gene supressor tumoral *APC* (*adenomatous polyposis coli*) ao nascimento e a perda de função do *APC* selvagem no alelo remanescente é necessária para a iniciação tumoral. Essa é a segunda alteração no gene *APC* (teoria do *second hit*) que desencadeia o fenótipo do tumor na polipose. APC é uma proteína com 2.843 aminoácidos e participa da via WNT que regula o nível celular da destruição da β-catenina. Vários genes codificam a β-catenina, estimulam a proliferação e retardam a diferenciação. A alteração mutacional da APC induz a transformação neoplásica desde que haja inativação ou perda de ambos os alelos do *APC*. Quase todas as mutações germinativas *APC* na PAF nos pacientes com CCR ocorrem em um grupo entre o códon 1.286 e o códon 1.513, que resulta no truncamento da proteína. A variabilidade do fenótipo entre os modelos murinos que abrigam mutações truncadoras do *APC* é explicada por mutações de diferentes comprimentos. Para a escolha de um modelo de fenotípico ou biológico definido *a priori*, o investigador deve considerar a influência do comprimento da proteína mutante APC no animal criado transgenicamente.

A progressão do pólipo para CCR invasivo e metastático é determinada por três outras vias: mutações ativadas do *KRAS*, deleções que modificam o gene SMAD e diferenciação induzida pelo TGF-β e inativação do *TP53*.

KRAS é uma pequena proteína que facilita a sinalização, a jusante de receptores de fatores de crescimento, da cascata de quinases. Entre essas quinases, estão a quinase de proteína ativada mitogênica (MAPK) e a quinase fosfatidilinositol-3 (PI3K). As mutações que ocorrem na KRAS são raras no CCR inicial. No entanto, ela está presente em 40% dos CCR, que são maiores que 1cm. Cerca de 15 a 20% dos CCR têm mutações somáticas do gene *PI3K* que, por meio de ativação de seu complexo de fosforilação, leva à perda de função como supressor tumoral em 15 a 20% dos CCR.

A sinalização da TGF-β faz-se por receptores da superfície da célula, levando à fosforilação da SMAD2 e SMAD3. Com isso, estas últimas entram no núcleo e se unem a SMAD4 e passam a regular a transcrição de genes que promovem diferenciação celular e apoptose. Deleções no cromossomo 18q que abriga as SMAD2 e 4 ocorrem em 70% dos CCR.

As mutações no gene *TP53* ocorrem em 75% dos CCR. A proteína p53 e um regulador transcricional multifuncional que dão proteção à integridade do genoma vigiam o ciclo celular e facilitam o reparo do DNA. Quando há grande lesão do DNA, a p53 inicia a apoptose.

A instabilidade microssatélite (MSI) resulta na inativação genética ou epigenética do reparo do DNA (quando combinações erradas de bases ocorrem ou MMR – sigla em inglês). MSI ocorre em 20% dos cânceres do cólon ascendente. As mutações germinativas em um dos dois genes de MMR, *MSH2* e *MLH1*, respondem pela iniciação tumoral em 90% dos casos de síndrome de Lynch ou CCR hereditário não associado à polipose (HNPCC). Muitos casos de HNPCC exibem elevada sinalização da via WNT. Nesses tumores, as mutações *APC* são raras, enquanto as mutações no gene da β-catenina são frequentes. Os cânceres esporádicos do colo ascendente estão associados à falência do MMR porque neles frequentemente há metilação dos genes promotores do MMR. Nesse câncer do cólon direito, a sinalização da via WNT está ativada mais vezes e resulta na metilação do gene *APC*. As mutações truncadoras do gene *APC* são raras, bem como as mutações do *KRAS* e *TP53*.

Excelentes revisões recentes sobre a carcinogênese no cólon e sobre a modelagem da APC em roedores proporcionam ampla visão operacional para o delineamento de hipóteses factíveis e coerentes de pesquisa no CCR[2,13].

Há três métodos atualmente usados para criar modelos de variação fenotípica de expressão do gene *APC* em roedores por meio de mutações: mutagênese química, inserção de um gene de resistência a antibiótico e excisão de DNA induzida por Cre-*lox*. O modelo mais usado nos últimos 30 anos na pesquisa pré-clínica do CCR foi o camundongo Apc^{Min} obtido por mutagênese induzida pela etilnitrosoureia (ENU). O fenótipo inicial era muito grave, e a variante homozigota, frequentemente letal devido à anemia decorrente de neoplasias intestinais múltiplas (Min). A variante heterozigota consegue viver dois meses e morre com 120 dias de vida. Os tumores ocorrem nos intestinos delgado e grosso. A base genética é a transversão T para A no nucleotídeo 2.549 do gene *APC* que trunca a proteína Apc no aminoácido 850. Semelhantemente à PAF, a perda da heterozigosidade do alelo selvagem é necessária para o aparecimento de adenomas[13]. Muitos outros modelos do camundongo *Apc* foram gerados por meio de exposição a raios X ou de inserções de um gene de resistência a antibióticos no gene *APC* que introduzem uma mutação, por exemplo, de sentido inverso, que funcionam como o segundo *hit* necessário para a promoção de pólipos intestinais.

Outros modelos são criados por deleção de regiões específicas do *Apc* mediada por recombinação do DNA genômico para gerar modulações genéticas condicionadas nos modelos de camundongos. O sistema mais comum para a recombinação genômica controlada é o uso da enzima bacteriófaga Cre-recombinase, para deletar sequências entre dois lócus (*lox* P) da sequência de DNA por recombinação. Esta tecnologia requer dois camundongos geneticamente modificados: um expressando *Cre* e outro criado por recombinação homóloga nas células embrionárias do blastocisto na fase inicial do embrião para introduzir lacunas ou "cassetes" entre lócus flanqueando uma sequência de DNA biologicamente ativa em um gene. Desse modo, podem-se criar camundongos com mutações cuja truncação no gene *Apc* causa fenótipos especificamente limitados ao intestino. Os *lox* P podem ser usados quando se deseja a deleção de uma função de um gene, impedindo a produção de uma proteína funcional. Quando a superexpressão de uma proteína natural ou mutagênica é desejada, um gene é escolhido onde os lócus flanqueiam um códon que precede a sequência que codifica a proteína. A deleção do códon por meio da mediação por uma Cre permite a tradução da proteína. A manipulação genética desses camundongos mutantes pode ser feita por perda da homozigosidade, por MMR do DNA do *Apc* e da modificação de alelos de outros genes como *Kras*, *MsH2* e *TGF*-β, da sinalização WNT via β-catenina, *p53*, *p21*, *p27*, entre outros modelos. Essa modelagem promove linhagens de animais que podem expressar seletivamente numerosos e diferentes fenótipos, como pólipos só no intestino delgado, no cólon, reto e delgado, adenocarcinomas com poucos ou muitos pólipos, microadenomas, em indivíduos jovens ou idosos, além de tumores extraintestinais, como no estômago, fígado e nas próprias células primordiais.

O modelo Apc^{Min} tem-se prestado a estudos de carcinogênese e para testar tratamentos. Esse modelo permitiu identificar modificadores genéticos do Min (Mom) usando-se mapeamento genético e linhagens congênitas de camundongos. Treze fenótipos diferentes de Apc^{Min} puderam ser criados por meio de linhagens inatas de camundongos. Por exemplo, o camundongo C57BL/6J heterozigoto para a mutação Apc^{Min} tem grande número de pólipos que causam a morte por sangramento intestinal. O camundongo Apc^{Min} cruzado com AKR/J, MA/MyJ, ou o camundongo *Mus musculus castaneus* têm um significante menor número de pólipos. Investigações sobre os modificadores de Min podem explicar as associações familiares encontradas em 25% dos CCR humanos[13].

Especialmente na tipificação de agentes antiproliferativos, a modelagem do desenho experimental deve ser definida *a priori* sob pena do advento de alta variância dos efeitos terapêuticos observados.

Entre vários agentes mutagênicos químicos, a dimetil-hidrazina (DMH) e o azoximetano (OM), que são alquilantes, têm sido usados para induzir ou promover o CCR em ratos e camundongos. Esses agentes podem ser injetados na cavidade peritoneal ou no espaço subcutâneo por várias semanas para induzir câncer no cólon distal. A maioria desses tumores alberga mutações no gene da β-catenina. A proteína catenina estabiliza-se e aumenta a sinalização WNT para direcionar a célula para o tumorigênese. Esse modelo tem sido criticado por não estar próximo do CCR humano esporádico que dificilmente resulta da exposição a alquilantes.

A aminometilfenilimidozopiridina (PhIP) é uma amina heterocíclica produzida durante a cocção de carne bovina e peixe, que é um mutagênico no cólon de ratos. Ela induz a formação de focos de criptas aberrantes no cólon, mas não CCR. No entanto, o tratamento do rato PhIP com DSS (sulfato de sódio-dextran) a 2% na água de beber ou tratando o camundongo macho Apc^{Min} com PhIP, a tumorigênese se amplia e acelera. Metade dos ratos exibe focos de criptas aberrantes e adenomas em 2 anos. O câncer aparece nos cólons médio e distal, são polipoides e de morfologia tubular. Camundongos PhIP alimentados com dietas ocidentais formam adenomas com expressão gênica que inclui marcadores da diferenciação das células de Paneth, o que é altamente relevante para o estudo do CCR humano.

Algumas dietas que mimetizam a que habitualmente se ingere no mundo ocidental que têm alto teor de gorduras e baixas concentrações de cálcio e vitamina D oferecidas a camundongos e ratos durante um ano induzem o aparecimento de hiperplasia de criptas. Quando a dieta ocidental modificada para baixo conteúdo de fibras, folato, metionina e colina é oferecida ao camundongo C57B1/6J, tumores intestinais aparecem em 25% deles ao fim de 24 meses. Quase todos os tumores se localizam no intestino delgado, ceco e cólon proximal. Nesse modelo de câncer em roedores, a análise das mutações moleculares não tem sido relatada e as dietas usadas como desafio contêm também baixos teores de cálcio, de modo que ele não reflete a mutagênese no CCR[13].

A ação direta de MNU e da metilnitronitrosoguanidina (MNNG) como carcinógenos, por via oral, desenvolve cânceres no estômago, como descrito acima, nos intestinos delgado e grosso, rins, pele, pulmões e timo. O MNU injetável induz câncer de próstata e de mama. O MNU administrado por via retal causa alta incidência de câncer do reto, ainda assim induz também câncer do pulmão e linfoma do timo que são altamente letais. Essa via de aplicação do MNU causa formação de aductos do DNA nas criptas aberrantes. Por via retal, 5 doses semanais de MNNG induzem a formação de 1 a 2 adenomas e carcinomas do cólon em ratos. Esses achados podem ser modificados pelo teor de gorduras administrado na dieta. Cursos de 3 ou 15 semanas de MNNG induzem tumores com histologia semelhante à da administração do DMH. O perfil molecular dessas mutações induzidas pelo MNU e MNNG é incompletamente conhecido, mas 15 a 30% dos ratos expostos a esses agentes contêm mutações do *Kras* e 6% deles têm mutações do *Apc* nos tumores do cólon[13]. O modelo AOM (azoximetano) injetável, seguido da administração do DSS com peso molecular entre 36.000 e 50.000, é apto a induzir colite e age como promotor da carcinogênese do CCR. Estes últimos modelos configuram exemplos de colite induzida associada à carcinogênese (CAC). A quimioprevenção com estatinas e carotenoides tem-se mostrado efetiva para diminuir a inflamação[14]. A administração do DSS com concentrações entre 2 e 5% a camundongos geneticamente manipulados com expressão de genes modificadores tem sido útil na elaboração de modelos CAC. Entre esses estão os camundongos Apc^{Min}, *iNos, P53, Msh* e *Brp*[15].

Uma grande lacuna em todos esses modelos é, praticamente, a ausência de metástases sistêmicas fora da parede intestinal. Afora o xenotransplante e as linhas de células cancerosas no camundongo, há pouquíssimos modelos que exibem metástases. Alguns modelos parecem promissores nesse sentido. O camundongo deficiente para o gene *Smad3* deixa de codificar a proteína smad3, que é uma molécula sinalizadora na via da TGF-β que, por sua vez, está interrompida no CCR humano. O CCR nesse modelo é muito agressivo e desenvolve-se em todos os animais entre 4 e 6 meses com metástases para linfonodos regionais[13], independentemente de mutações em *Apc*. O modelo lança indícios interessantes para a comparação investigativa com o CCR humano porque ele é dependente da presença da microflora intestinal: não é produzido em ambiente livre de patógenos[16]. O camundongo usado para a introdução cirúrgica de um adenovírus expressando Cre para induzir alelos flanqueados por *Lox* P no cólon distal do $Apc^{CKO/+}$, foi o $LSL\text{-}Kras^{G12D}$. Em três semanas, tumores apareceram no cólon em 90% dos animais. Em 20 semanas da injeção do adenovírus, o carcinoma apareceu e em 24 semanas metástases hepáticas grosseiras foram observadas[17]. No entanto, esse é o único relato na literatura em que isso ocorreu apesar das inúmeras tentativas de combinação das mutações do gene *Apc* com o gene $Kras^{G12D}$.

CONCLUSÕES

A carcinogênese experimental no TGI com modelos *in vitro* ou *in vivo* tem mostrado progressos inegáveis. A descoberta de novas vias da tumorigênese natural válida para seres humanos implica o conhecimento aprimorado das vias de inibição da proliferação celular, da estruturação dos microambientes tumorais, inflamatório e microbiótico, dos fatores de progressão e de disseminação de metástases. A maioria dos modelos experimentais não contempla essa última fase da neoplasia avançada. Essa parece ser a última fronteira. Provavelmente os mecanismos inibitórios da instalação de metástases encobrem inúmeros alvos terapêuticos a serem perseguidos pelo investigador. Esse é o desafio do momento.

REFERÊNCIAS

1. Saikawa Y, Fukuda K, Takahashi T, Nakamura R, Takeuchi H, et al. Gastric carcinogenesis and the cancer stem cell hypothesis. Gastric Cancer. 2010;13(1):11-24.
2. Zeineldin M, Neufeld KL. Understanding phenotypic variation in rodent models with germline Apc mutations. Cancer Res. 2013;73(8):2389-99.
3. Quante M, Vargas J, Wang T C, Greten FR. The gastrointestinal tumor microenviroment. Gastroenterology. 2013;145(1):63-78.
4. Ribeiro U Jr, Posner MC, Saflate-Ribeiro AV, Reynolds JC. Risk factors for squamous cell carcinoma of the esophagus. Br J Surg. 1996;83(9):1174-85.
5. Gronnier C, Bruyère E, Piessen G, Briez N, Bot J, Buob D, et al. Operatively induced chronic reflux in rats: a suitable model for studying esophageal carcinogenesis? Surgery. 2013;154(5):955-67.
6. Kobayasi S, Tatematsu M, Ogawa K, de Camargo JL, Rodrigues MA, Ito N. Reversibility of adenomatous hyperplasia in the gastric stump after diversion of bile eflux in rats. Carcinogenesis. 1991; 12(8):1437-43.
7. Denlinger CE, Thompson RK. Molecular basis of esophageal cancer development and progression. Surg Clin North Am. 2012; 92(5):1089-103.
8. Lee A, O'Rourke J, De Ungria MC, Robertson B, Daskalopoulos G, Dixon MF. A standardized mouse model of Helicobacter pylori infection: introducing the Sydney strain. Gastroenterology. 1997;112(4):1386-97.
9. El-Omar EM, Carrington M, Chow WH, McColl KE, Bream JH, Young HA, et al. Interleukin-1 polymorphisms associated with increased risk of gastric cancer. Nature. 2000;404(6776):398-402.
10. Watanabe T, Tada M, Nagai H, Sasaki S, Nakao M. Helicobacter pylori infection induces gastric cancer in mongolian gerbils. Gastroenterology. 1998;115(3):642-8.
11. Tatematsu M, Yamamoto M, Shimizu N, Yoshikawa A, Fukami H, Kaminishi M, et al. Induction of glandular stomach cancers in Helicobacter pylori-sensitive Mongolian gerbils treated with N-methyl-N-nitrosourea and N-methyl-N'-nitro-N-nitrosoguanidine in drinking water. Jpn J Cancer Res. 1998;89(2):97-104.
12. Tu S, Bhagat G, Cui G, Takaishi S, Kurt-Jones EA, Rickman B, Betz KS, et al. Overexpression of interleukin-1 beta induces gastric inflammation and cancer and mobilizes myeloid-derived suppressor cells in mice. Cancer Cell. 2008;14(5):408-19.
13. Johnson RL, Fleet JC. Animal models of colorectal cancer. Cancer Metastasis Rev. 2013;32(1-2): 39-61.

14. Tanaka T. Animal models of carcinogenesis in inflamed colorectum: potential use in chemoprevention study. Curr Drug Targets. 2012;13(14):1689-97.
15. Kanneganti M, Mino-Kenudson MM, Mizoguchi E. Animal models of colitis-associated carcinogenesis. J Biom Biotechnol. 2011; 2011(342637):1-23.
16. Maggio-Price L, Treating P, Zeng W, Tsang M, Bielefeldt-Ohmann H, Iritani BM. Helicobacter infection is required for inflammation and colon cancer in SMAD3 – deficient mice. Cancer Res. 2006;66(2):828-38.
17. Hung K, Maricevich MA, Richard LG, Chen WY, Richardson MP, Bronson RT, et al. Development of a mouse model for sporadic and metastatic colon tumors and its use in assessing drug treatment. Proc Natl Acad Sci U S A. 2010;107(4):1565-70.

Capítulo 11

Complexo Principal de Histocompatibilidade (HLA) em Gastroenterologia

Carolina Bonet Bub
Margareth Afonso Torres

INTRODUÇÃO

O complexo principal de histocompatibilidade (CPH) é uma região genética compreendida por 3,6 milhões de pares de bases, localizada no braço curto do cromossomo 6, que contém mais de 200 genes, incluindo a região do sistema antígeno leucocitário humano (HLA). Os genes *HLA* codificam moléculas altamente polimórficas, divididas em três classes: I, II e III, que são envolvidas na regulação da resposta imune. O polimorfismo da região é a grande barreira no processo de seleção de doadores nos transplantes de células progenitoras hematopoiéticas e de órgãos sólidos.

ESTRUTURA E FUNÇÃO DAS MOLÉCULAS

As glicoproteínas HLA classe I são constituídas de uma cadeia alfa associada à cadeia beta-2-microglobulina. A cadeia alfa é caracterizada pelo polimorfismo, codificada no cromossomo 6 e constituída de três domínios extracelulares, denominados alfa 1, alfa 2 e alfa 3, e a cadeia beta, codificada no cromossomo 15, que tem a função de manter a conformação da molécula. O sítio de ligação do peptídeo consiste em uma fenda profunda, formada pelos domínios alfa 1 e alfa 2 acomodando peptídeos de 9 a 14 resíduos de aminoácidos. Os *loci* HLA-A, B, C estão expressos nas células nucleadas, os genes *HLA-E* e *F* codificam moléculas encontradas apenas em tecidos fetais e em alguns tecidos da fase adulta, e os genes *HLA-G* codificam moléculas presentes apenas em tecidos placentários. Os *loci* HLA-H, J, K e L não codificam proteínas, sendo denominados pseudogenes.

As glicoproteínas HLA classe II são constituídas de heterodímeros, cadeia alfa ligada à cadeia beta por uma ligação não covalente, expressos em células apresentadoras de antígenos. As cadeias alfa e beta possuem domínios extracelulares denominados alfa 1, alfa 2, beta 1 e beta 2. O antígeno HLA-DR é constituído de um único gene *DRA* associado a número variável de gene *DRB1*. Os antígenos HLA-DQ e HLA-DP são heterodímeros codificados por um gene *DQA1* com *DQB1* e *DPA1* com *DPB1*, respectivamente. O sítio de reconhecimento antigênico é formado pelas cadeias alfa 1 e beta 1, que são codificadas pelo éxon-2 e acomodam peptídeos de 15 a 24 resíduos de aminoácidos. Há 5 *loci* que codificam moléculas de classe II: HLA-DP, HLA-DQ, HLA-DR, HLA-DM e HLA-DO. Os genes *LMP2, 7, TAP1, TAP2, DMA, DMB* também são encontrados na região HLA classe II.

A região de classe III contém genes que codificam fatores solúveis, proteínas do sistema complemento, genes que codificam a enzima 21-hidroxilase, fatores de necrose tumoral alfa e beta, proteína do choque térmico, entre outros.

O reconhecimento do próprio e não próprio é essencial na regulação do sistema imune. O CPH é o responsável pela sinalização da informação para as células imunocompetentes. O reconhecimento dos peptídeos de patógenos ou células malignas desencadeia o início da resposta imune celular, com ativação das células T, que proliferam e secretam citocinas. A função das moléculas CPH é apresentar os pequenos peptídeos ligados na fenda e carreá-los até a superfície da célula para reconhecimentos pelos linfócitos T. As moléculas de classe I têm importante função na apresentação de peptídeos endógenos e virais às células T CD8 positivas. As principais funções das moléculas de classe II é a de apresentação de peptídeos às células CD4 positivas[1].

MÉTODOS DE TIPIFICAÇÃO E NOMENCLATURA

O maior objetivo na tipificação HLA é detectar o polimorfismo do gene que codifica o sítio de reconhecimento antigênico. As tipificações dos genes *HLA* dos pacientes e doadores são realizadas principalmente por métodos moleculares, por meio de diferentes metodologias, em dois níveis de resolução: baixa resolução (nível antigênico) e alta resolução (nível alélico). As amostras de sangue ou linfonodo ou fragmento de baço são as mais utilizadas como fonte de DNA. A maior acurácia é obtida pelo sequenciamento direto do DNA que permite a identificação do alelo específico. As sequências oficiais de todas as especificidades do sistema HLA podem ser encontradas no banco de dados IMGT/HLA (www.ebi.ac.uk/imgt/hla) e do Anthony Nolan Bone Marrow Trust (www.anthonynolan.organ.uk).

O Comitê de Nomenclatura dos Fatores do Sistema *HLA* da Organização Mundial da Saúde (OMS) normatiza a nomenclatura do sistema *HLA* e se reúne regularmente durante os Workshops Internacionais de Histocompatibilidade. O 1º Workshop Internacional de Histocompatibilidade (IHWS), em Durham, Carolina do Norte, EUA, em 1964, foi dedicado à análise sorológica das reações obtidas com os antígenos leucocitários humanos. Esses pareciam ser codificados por duas séries segregantes de genes e foram, naquela ocasião, denominados LA e FOUR. Após as análises dos resultados desses estudos, houve a necessidade de regulamentar uma nomenclatura para as diferentes denominações dadas para esses antígenos.

Na década de 1970 e 1980, foram normatizadas as regras e nomeação dos antígenos HLA. As especificidades eram definidas pelo prefixo HLA, seguido do nome do *locus*, da letra "w", de *workshop*, seguida do algarismo que definia o antígeno (exemplo: HLA-Aw24, HLA-Bw51, HLA-Cw1, HLA-DRw1). Após confirmação da especificidade, o "w" era abolido, o que demonstrava se tratar de um antígeno bem estabelecido e aceito como oficial pelo comitê de nomenclatura.

Em 1987, foram introduzidas as regras para definição dos alelos identificados pelos métodos moleculares: a sigla HLA seguida da letra correspondente ao *locus* em questão, inserindo-se o símbolo asterisco, para designar o método molecular, seguido da adição de quatro dígitos, para nomear os alelos. Os dois primeiros identificam o grupo de alelos (baixa resolução, que corresponde ao determinante sorológico), o terceiro e quarto dígitos definem a especificidade do alelo (alta resolução).

Em 1990, foram introduzidos o quinto e sexto dígitos, para nomear as mutações silenciosas, causadas pela substituição de nucleotídeos que não resultam em alteração da proteína. O sétimo e oitavo dígitos indicam mutações que ocorrem fora das regiões codificadoras do gene.

Em 1991, após a definição de alelos por métodos moleculares e a correlação com as especificidades sorológicas, a letra "w" foi abolida dos antígenos codificados pelos *loci* HLA, permanecendo apenas os do *locus* HLA-C, para diferenciá-los da nomenclatura dos genes do sistema do complemento.

Durante o 15º IHIWS, em Búzios, Brasil, em setembro de 2008, houve a reunião do comitê de nomenclatura, quando as novas regras foram estabelecidas, sendo posteriormente implantadas em abril de 2010[2]. As principais modificações foram: a introdução de delimitadores utilizados para separar o grupo de alelos; a especificidade deles; a mutação silenciosa; e variações no íntron. Todos os alelos são denominados com, no mínimo, quatro dígitos. Os dois dígitos anteriores ao primeiro delimitador descrevem os grupos de alelos, que geralmente correspondem aos antígenos determinados por métodos sorológicos: baixa resolução. A seguir, os alelos definidos por alta resolução recebem números sequenciais correspondentes às suas diferentes sequências, numeradas pela ordem de descobrimento (Figura 11.1).

ANTICORPOS HLA

A relevância dos anticorpos HLA doador específico (DSA) foi evidenciada por Patel e Terasaki, em 1969, quando correlacionaram a presença de anticorpos pré-formados, no soro do receptor, com a perda do enxerto renal, por rejeição[3].

A produção de anticorpos HLA é influenciada por vários fatores de sensibilização prévia, tais como gestação, transfusão e transplantes prévios.

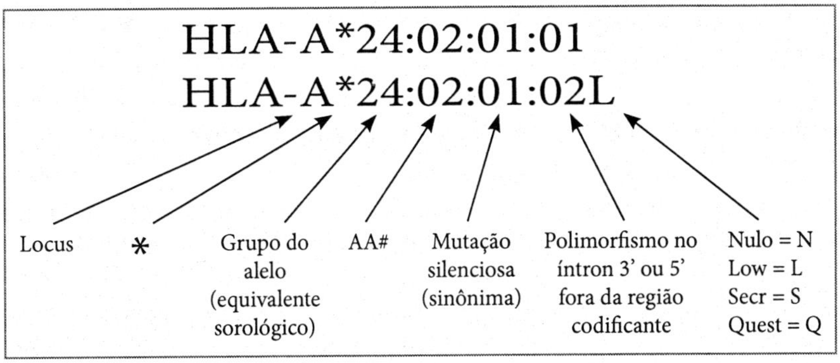

FIGURA 11.1 – Exemplo com as novas regras de nomenclatura HLA estabelecidas. http://hla.alleles.org/nomenclature/naming.html. Acessado em 9/7/2014.

O exame de prova cruzada tem a finalidade de identificar a presença de anticorpo anti-HLA doador específico e consiste na pesquisa de anticorpos anti-HLA pré-formados no soro do paciente (receptor) contra os linfócitos do(s) doador(es). As metodologias utilizadas são: microlinfocitotoxicidade dependente do complemento (CDC) e citometria de fluxo (CF). Ambos requerem viabilidade celular, pureza das subpopulações linfocitárias, e a coleta do soro do receptor deve ser no mínimo 14 dias após qualquer evento de sensibilização.

Ao longo dos anos, buscou-se o aprimoramento de técnicas mais sensíveis para determinação de anticorpos significantes, assim como o aprimoramento da técnica de CDC[4]. Algumas alterações para aumentar a sensibilidade do teste foram: inclusão da etapa de lavagem da placa contendo soro do paciente e linfócitos T do doador cuja finalidade é remover os anticorpos em suspensão que não reagiram com nenhuma célula-alvo; o uso de antiglobulina humana (CDC-AGH), para maximizar a detecção de anticorpos de baixo título ou anticorpos não fixadores de complemento *in vitro*; e a separação de linfócitos T e B. O tratamento do soro com ditiotreitol (DTT) permite a diferenciação das classes IgG e IgM dos anticorpos.

As provas cruzadas positivas contra linfócitos T identificam a presença de anticorpo anti-HLA classe I. Os linfócitos B expressam HLA classes I e II, portanto, quando apenas a prova cruzada de linfócitos B é positiva sugere a presença de baixos títulos de anticorpos anti-HLA classe I ou apenas anticorpos anti-HLA classe II.

Outro ensaio baseado em células que detecta a ligação do anticorpo aos antígenos HLA na superfície das células-alvo é a CF. Após introdução de alterações que contribuíram para a melhora significativa em relação à especificidade, como introdução da enzima proteolítica pronase, que age na remoção dos receptores Fc das células T e B, e a possibilidade da correlação dos resultados com a presença ou não de anticorpo doador específico, a metodologia tem sido altamente recomendada na pesquisa de anticorpos, devido à alta sensibilidade[5]. A detecção da ligação antígeno-anticorpo e a distinção do tipo celular, célula T ou célula B, são feitas utilizando-se o reagente antiglobulina marcado com fluorescência, geralmente um IgG, e adicionado anticorpo monoclonal

os avanços da imunossupressão, é que o transplante desse órgão se tornou uma realidade. Em 1966, William Kelly e Richard Lillehei[11] realizaram o primeiro transplante de pâncreas humano combinado a rim em uma mulher de 28 anos de idade. O mesmo grupo realizou os transplantes subsequentes registrados, mas a mortalidade e morbidade associada eram muito elevadas. Felizmente, essa mortalidade e morbidade associada ao transplante de pâncreas vêm sendo superada e o grau de sucesso dos transplantes de pâncreas é comparado àqueles descritos nos transplantes hepáticos e renais. Diante disso, a partir de 2002 a Associação Americana de Diabetes considerou o transplante de pâncreas-rim uma possibilidade de tratamento para indivíduos com diabetes insulinodependentes de estágio avançado e que apresentavam sinais de falência renal[12].

Os critérios de seleção de doador no transplante de pâncreas permanecem mais restritos do que para os demais órgãos. Uma abordagem objetiva nos fatores de risco pertencentes ao doador foi preestabelecida e elaborado um índice de risco do doador de pâncreas. Estão inclusos nesses critérios: idade, número de *mismatches* em HLA e índice de massa corporal do doador[13].

Para o receptor, também são utilizados critérios para estratificação de risco e incluem o tempo de espera em lista, dependência de diálise e presença ou não de eventos sensibilizantes.

Apesar de muitos estudos descreverem vários importantes fatores de risco para a sobrevida de curto prazo no transplante de pâncreas, não há muita informação sobre fatores que atuem de forma distinta entre a função do enxerto de curto ou longo prazo, em especial para a atuação do sistema HLA.

A análise de 18.159 transplantes de pâncreas realizada pelo Registro Internacional de Transplante de Pâncreas, durante 25 de julho de 1978 a 31 de dezembro de 2005, mostrou melhora global tanto na sobrevida de curto quanto de longo prazo do enxerto[14].

O impacto da idade do doador não está muito claro nos transplantes de pâncreas isolados, mas o traumatismo como causa de morte do doador ainda é altamente significante. Dupla incompatibilidade em HLA-B apresentou impacto significativo na função do enxerto de longo prazo nos transplantes de pâncreas isolados, enquanto incompatibilidades em HLA-A e HLA-DR não apresentaram impacto nessa sobrevida. Contudo, a compatibilidade HLA-A, HLA-B e HLA-DR não apresentou influência nos transplantes combinados pâncreas-rim[14].

Outro estudo retrospectivo de 509 transplantes de pâncreas consecutivos (442 pâncreas-rim combinados, 20 pâncreas isolados e 47 pâncreas transplantados após o rim) determinou fatores associados à sobrevida de longo prazo do enxerto[15]. Os dados mostraram que a sobrevida independe do índice de massa corporal do doador, seu gênero, sua causa de óbito, tempo de anastomose e número de incompatibilidades no sistema HLA, da idade do receptor, seu índice de massa corporal, gênero, seu painel de anticorpos anti-HLA ou tempo de lista de espera. Dados sugerem que os fatores de risco para reduzir a sobrevida do enxerto são tempo de isquemia fria e idade do doador.

Há, também, dados limitados sobre o impacto dos anticorpos anti-HLA preexistentes na função do enxerto pancreático. Muitos transplantes de pâncreas são realizados combinados com transplantes renais e dados nesse grupo têm focado mais no rim porque critérios anatomopatológicos para rejeição humoral no rim são mais bem estabelecidos[16]. Critérios para rejeição aguda mediada por anticorpos no pâncreas foram recentemente definidos e isso pode guiar ao diagnóstico de rejeição aguda ou acelerada, que muitas vezes pode ser omitida e subestimada pelo médico transplantador[17].

Baseada nos dados de literatura, a Sociedade Internacional de Transplantes, em 2013, sugere que todas as recomendações realizadas para o transplante renal devam ser aplicadas para o pâncreas no transplante simultâneo de pâncreas-rim. Como o transplante de pâncreas tem risco para rejeição mediada por anticorpos, a presença de anticorpos doadores específicos deve ser evitada sempre que possível[6].

TRANSPLANTE DE INTESTINO – MULTIVISCERAL

Os principais avanços nos transplantes intestinais ocorreram durante as décadas de 1950 e 1960 e as técnicas na anastomose vascular foram descritas por Carrel[18]. Contudo, a rejeição do enxerto era um fator limitante, sendo que a evolução dos agentes imunossupressores durante 1980 e o transplante intestinal em associação com outros órgãos permitiram que a técnica se consolidasse[19]. Hoje em dia, o transplante intestinal pode ser considerado uma opção terapêutica para adultos e crianças com falência intestinal, e em previsão de substituir a nutrição parenteral na estratégica de manejo desses pacientes em longo prazo.

O procedimento cirúrgico pode ser feito com o transplante de intestino como órgão isolado ou combinado com outros órgãos, sendo categorizado, na maioria das vezes, conforme a seguir: intestino isolado, intestino e fígado, multivisceral (fígado, intestino, estômago e pâncreas), multivisceral modificado (intestino, estômago e pâncreas)[20].

O intestino é o órgão que carreia a maior quantidade de linfócitos passageiros do que qualquer outro órgão, e o "trânsito" bidirecional de linfócitos e outros imunócitos se inicia assim que o *clamp* vascular é liberado durante o procedimento cirúrgico. Devido à lesão de isquemia-reperfusão e com a exposição para receptores *Toll-like* existentes no lúmen do órgão, a imunidade inata do enxerto é ativada e causa inflamação que deve ser controlada pelas células regulatórias. A inclusão do fígado no transplante intestinal sugere a melhora da tolerância do enxerto, mas seu mecanismo ainda não está esclarecido.

Os anticorpos anti-HLA e outros anticorpos contra o doador, claramente, têm papel determinante na sobrevida de longo prazo do enxerto. Dados no transplante intestinal são limitados. Em uma análise de série de 324 transplantes intestinais (intestino isolado ou multivisceral), a presença de elevados painéis de anticorpos anti-HLA demonstrou ser um fator de risco a rejeição. A lesão anticorpo-mediada no enxerto contribui para a rejeição aguda no intestino delgado e isso também está associado à imunidade celular em diferentes proporções[21].

Em outro estudo, anticorpos anti-HLA pré-formados apresentam efeitos adversos significativos na sobrevida do enxerto[22]. Outro caso de rejeição humoral aguda foi descrito em um transplante intestinal com anticorpo doador específico e prova cruzada positiva[21].

Diante dos dados de literatura, a Sociedade Internacional de Transplantes recomenda no consenso de 2013 que, no transplante do intestino, os anticorpos anti-HLA devem ser determinados e o risco do transplante baseado no nível de anticorpos doadores específicos[6].

DOENÇAS INFLAMATÓRIAS INTESTINAIS

Doenças inflamatórias intestinais são complexas e multifatoriais, incluem a doença de Chron e a retocolite ulcerativa. Vários estudos do genoma têm identificado aproximadamente 100 *loci* que estão associados às doenças inflamatórias intestinais de forma significativa. Esses *loci* atuam em vários mecanismos fisiopatológicos: ativação linfocitária, sinalização de citocina, reconhecimento microbiano, entre outras.

A apresentação de antígenos pelas células intestinais é essencial no equilíbrio do intestino. A ativação de células T CD8+ já foi associada a doenças inflamatórias intestinais em atividade, isso reforça a importância do MHC classe I na homeostase do intestino.

Já o mecanismo da atuação do HLA classe II nas doenças inflamatórias intestinais não está bem definido. Várias hipóteses existem; possivelmente diferentes moléculas de HLA podem ligar-se a vários peptídeos e esses apresentarem reações cruzadas entre aqueles derivados de bactérias da flora intestinal e antígenos próprios. Isso pode gerar autorreatividade de células T, o que contribui para a estimulação ou inibição do sistema imune.

Outros estudos também apontam que há um defeito na barreira da mucosa intestinal e a homeostase na mucosa é alterada. Células T efetoras são estimuladas e perpetuam o processo inflamatório. Células dendríticas ativadas também atuam de forma importante na apresentação de antígenos e ativação das células T efetoras[23].

Há diversos alelos HLA associados a diferentes formas clínicas da retocolite ulcerativa, mas eles variam de acordo com o grupo étnico. HLA-DR52 e HLA-DR2 foram descritos em japoneses[24], HLA-DR3 em caucasoides, HLA-B35 em judeus, HLA-A19, HLA-A33 em asiáticos[25,26] e HLA-DR4 em ameríndios[27]. Um haplótipo também já foi descrito em associação independente com a retocolite ulcerativa HLA-C*12:02-B*52:01-DRB1*15:02[28]; HLA-B52 está associado ao risco de retocolite ulcerativa, enquanto HLA-Cw8 e HLA-B21 estão associados a risco para doença de Chron.

HLA-G é expresso de forma diferente entre a retocolite ulcerativa de doença de Chron: expressão elevada na retocolite ulcerativa, enquanto está ausente na doença de Chron ou em indivíduos saudáveis controle. O HLA-G pode estar presente na imunopatogênese das doenças inflamatórias intestinais, na retocolite ulcerativa parece induzir um *down-regulation* do sistema imune contra a inflamação[23].

DOENÇA CELÍACA

HLA é um fator atuante na patogênese da doença celíaca, e alguns alelos HLA estão fortemente associados com a doença[29]. A doença celíaca é uma intolerância ao glúten crônica que ocorre em indivíduos geneticamente predispostos. É uma doença inflamatória crônica mediada por células T com características autoimunes e que têm componentes ambientais e imunológicos. É caracterizada por uma resposta imunológica a proteínas do glúten de trigo e afins que conduz à inflamação, atrofia das vilosidades da cripta, hiperplasia e infiltração de linfócitos, levando à má absorção de nutrientes. Um amplo espectro de fenótipos clínicos está presente, variando de manifestações gastrintestinais clássicas até sinais atípicos.

A prevalência da doença celíaca é estimada em 1:100 na população caucasiana, mas muitos casos permanecem sem diagnóstico, especialmente entre indivíduos adultos, por causa da grande variabilidade de sintomas[30]. A doença celíaca tem uma herança multifatorial, de modo que não depende de mutações específicas de um único gene, mas que é causado por uma combinação de fatores ambientais e variações em múltiplos genes[31].

O HLA é o fator genético mais importante na doença celíaca, e a herança de certos alelos HLA é uma condição necessária, mas não suficiente, para o desenvolvimento da doença[32]. Essa afecção apresenta forte suscetibilidade genética: cerca de 90% de pacientes com doença celíaca apresentam o heterodímero HLA-DQ2 (codificados por DQA1*05 e DQB1*02), enquanto menor porcentagem de indivíduos possui o heterodímero HLA-DQ8 (codificado por DQA*03 e DQB1*03:02). Os alelos HLA-DQ2 podem ser codificados em cis no haplótipo DR3-DQ2 ou em trans nos heterozigotos DR5-DQ7/DR7-DQ2[33], enquanto o heterodímero HLA-DQ8 é codificado em cis pelo haplótipo DR4-DQ8. Alelos DQ, no entanto, representam apenas 40-50% da contribuição genética para doença celíaca[34]. Tem sido relatado que nem todos os haplótipos HLA DR3/DQ2 conferem igual suscetibilidade para doença celíaca, o que sugere que DQ2 não é o único fator de risco genético ligado ao HLA.

A genotipagem HLA não tem valor diagnóstico absoluto, mas permite avaliar o risco relativo de doença celíaca: um teste positivo é indicativo de suscetibilidade genética, mas não significa necessariamente o desenvolvimento da doença[29]. O valor preditivo negativo do HLA-DQ2 e DQ8 tem papel mais relevante na intolerância ao glúten, pois ela dificilmente ocorre em indivíduos que não carreiam esses alelos. Genes HLA são marcadores estáveis ao longo da vida, por isso sua tipificação pode discriminar indivíduos suscetíveis geneticamente ou não antes de quaisquer sinais clínicos ou sorológicos. Genotipagem HLA é cada vez mais considerada suporte sólido no algoritmo de diagnóstico de doença celíaca. A Sociedade Europeia de Gastroenterologia Pediátrica, Hepatologia e Nutrição (ESPGHAN) emitiu diretrizes para o diagnóstico da doença celíaca e tem demonstrado que a biópsia duodenal pode ser omitida nos casos com anticorpos anti-TG2 positivo e com genotipagem HLA de risco[35].

REFERÊNCIAS

1. Abbas AK, Lichtman AH, Pillai S. Cellular and molecular immunology. 6th ed. Philadelphia: Saunders Elsevier; 2007.
2. Marsh SG, Albert ED, Bodmer WF, Bentrop RE, Dupomt B, Erlich HA, et al. Nomenclature for factors of the HLA system, 2010. Tissue Antigens. 2010;75(4):291-455.
3. Patel R, Terasaki PI. Significance of the positive crossmatch test in kidney transplantation. N Engl J Med. 1969;280(14):735-9.
4. Gebel HM, Bray RA, Nickerson P. Pre-transplant assessment of donor-reactive, HLA-specific antibodies in renal transplantation: contraindication vs. risk. Am J Transplant. 2003;3(12):1488-500.
5. Vaidya S, Cooper TY, Avandsalehi J, Barnes T, Brooks K, Hymel P, et al. Improved flow cytometric detection of HLA alloantibodies using pronase: potential implications in renal transplantation. Transplantation. 2001;71(3):422-8.
6. Tait BD, Susal C, Gebel HM, Nickerson PW, Zachary AA, Claas FH, et al. Consensus guidelines on the testing and clinical management issues associated with HLA and non-HLA antibodies in transplantation. Transplantation. 2013;95(1):19-47.
7. Chen G, Sequeira F, Tyan DB. Novel C1q assay reveals a clinically relevant subset of human leukocyte antigen antibodies independent of immunoglobulin G strength on single antigen beads. Hum Immunol. 2011;72(10):849-58.
8. O'Leary JG, Kaneku H, Susskind BM, Jennings LW, Neri MA, Davis GL, et al. High mean fluorescence intensity donor-specific anti-HLA antibodies associated with chronic rejection postliver transplant. Am J Transplant. 2011;11(9):1868-76.
9. Fung J, Makowka L, Klintmalm G, Duquesnoy R, Gordon R, Todo S. Combined liver-kidney transplantation: analysis of patients with preformed lymphocytotoxic antibodies. Transplant Proc. 1988;20(1 Suppl 1):88-91.
10. O'Leary JG, Gebel HM, Ruiz R, Bray RA, Marr JD, Zhou XJ, et al. Class II alloantibody and mortality in simultaneous liver-kidney transplantation. Am J Transplant. 2013;13(4):954-60.
11. Kelly WD, Lillehei RC, Merkel FK, Idezuki Y, Goetz FC. Allotransplantation of the pancreas and duodenum along with the kidney in diabetic nephropathy. Surgery. 1967;61(6): 827-37.
12. Friedman AL, Friedman EA. Pancreas transplantation for type 2 diabetes at US Transplant centers. Diabetes Care. 2002;25(10):1896.
13. Axelrod DA, Sung RS, Meuer KH, Wolfe RA, Kaufman DB. Systematic evaluation of pancreas allograft quality, outcomes and geographic variation in utilization. Am J Transplant. 2010;10(4): 837-45.
14. Gruessner AC, Sutherland DE, Greiessner RW. Long-term outcome after pancreas transplantation. Curr Opin Organ Transplant. 2012;17(1):100-5.
15. Ollinger R, Margreiter C, Bosmüller C, Weissenlacher A, Frank F, Schneeberger S, et al. Evolution of pancreas transplantation: long-term results and perspectives from a high-volume center. Ann Surg. 2012;256(5):780-6.
16. Bryan CF, McDonald SB, Luger AM, Schield CF, Winklhofer FT, Michael Borkon A, et al. Successful renal transplantation despite low levels of donor-specific HLA class I antibody without IVIg or plasmapheresis. Clin Transplant. 2006;20(5):563-70.
17. Drachenberg CB, Torrealba JR, Nankivell BJ, Rangel EB, Bajema IM, Kim DU, et al. Guidelines for the diagnosis of antibody-mediated rejection in pancreas allografts-updated Banff grading schema. Am J Transplant. 2011;11(9):1792-802.
18. Carrell A, Guthrie CC. Extirpation and replantation of the thyroid gland with reversal of the circulation. Science. 1905;22(565):535.

19. Grant D, Wall W, Mimeault R, Zhong R, Ghent C, Garcia B, et al. Successful small-bowel/liver transplantation. Lancet. 1990;335(8683):181-4.
20. Wiles A, Gabe S, Middleton S. Small bowel transplantation – the latest developments. Medicine. 2011;39(3):183-9.
21. Ruiz P, Carreno M, Weppler D, Gomes C, Island E, Selvaggi G, et al. Immediate antibody-mediated (hyperacute) rejection in small-bowel transplantation and relationship to cross-match status and donor-specific C4d-binding antibodies: case report. Transplant Proc. 2010;42(1):95-9.
22. Sindhi R, AshokKumar C, Mazariegos G, Nayyar N, Ningappa M, Soltys K, et al. Immune monitoring in small bowel transplantation. Curr Opin Organ Transplant. 2010;15(3):349-56
23. Torres MI, Palomeque T, Lorite P. HLA in Gastrointestinal Inflammatory Disorders, HLA and Associated Important Diseases, Distinguished Prof. Yongzhi Xi (Ed.), InTech, DOI: 10.5772/57497. (2014). Available from: http://www.intechopen.com/books/hla-and-associated-important-diseases/hla-in-gastrointestinal-inflammatory-disorders Duerr RH, Neigut DA. Molecularly defined HLA-DR2 alleles in ulcerative colitis and an antineutrophil cytoplasmic antibody-positive subgroup. Gastroenterology. 1995;108(2):423-7.
24. Delpre G, Kadish U, Gazit E, Joshua H, Zamir R. HLA antigens in ulcerative colitis and Crohn's disease in Israel. Gastroenterology. 1980;78(6):1452-57.
25. Rodriguez-Bores L, Fonseca GC, Villeda MA, Yamamoto-Furusho JK. Novel genetic markers in inflammatory bowel disease. World J Gastroenterol. 2007;13(42):5560-70.
26. Yamamoto-Furusho J, Uscanga LF, Vargas-Alarcón G, Ruiz-Morales JA, Hiqueros L, Cutiño T, et al. Clinical and genetic heterogeneity in Mexican patients with ulcerative colitis. Hum Immunol. 2003;64(1):119-23.
27. Okada Y, Yamazaki K, Umeno J, Takahashi A, Kumasaka N, Ashikawa K, et al. HLA-Cw*1202-B*5201-DRB1*1502 haplotype increases risk for ulcerative colitis but reduces risk for Crohn's disease. Gastroenterology. 2011;141(3):864-71.
28. Megiorni F, Pizzuti A. HLA-DQA1 and HLA-DQB1 in celiac disease predisposition: practical implications of the HLA molecular typing. J Biomed Sci. 2012;19:88.
29. Kagnoff MF. Celiac disease: pathogenesis of a model immunogenetic disease. J Clin Invest. 2007; 117(1):41-9.
30. Wolters VM, Wijmenga C. Genetic background of celiac disease and its clinical implications. Am J Gastroenterol. 2008;103(1):190-5.
31. Medrano LM, Dema B, López-Larios A, Maluenda C, Bodas A, López-Palacios N, et al. HLA and celiac disease susceptibility: new genetic factors bring open questions about the HLA influence and gene-dosage effects. PLoS One. 2012;7(10):e48403.
32. Sollid LM, Thorsby E. HLA susceptibility genes in celiac disease: genetic mapping and role in pathogenesis. Gastroenterology. 1993;105(3):910-22.
33. Sollid LM, Lie BA. Celiac disease genetics: current concepts and practical applications. Clin Gastroenterol Hepatol. 2005;3(9): 843-51.
34. Hill ID, Horvath K. Nonbiopsy diagnosis of celiac disease: are we nearly there yet? J Pediatr Gastroenterol Nutr. 2012;54(3):310-1.

Capítulo 12

Hepatite A

Heloisa Marceliano Nunes
Alex Junior Souza de Souza
Manoel do Carmo Pereira Soares

INTRODUÇÃO

As hepatites virais são doenças infecciosas que têm em comum o hepatotropismo viral primário e representam grave problema de saúde pública em todo o mundo[1].

Entre os cinco vírus reconhecidos como agentes etiológicos das diferentes hepatites virais humanas, destaca-se o vírus da hepatite A (HAV), responsável pela hepatite A, doença de distribuição mundial, de transmissão fecal-oral, em que o contato entre familiares, a falta de hábitos de higiene e a manipulação de alimentos por pessoas infectadas propiciam a disseminação do vírus[2].

O HAV é um vírus de principal transmissão pessoa a pessoa, por meio da via fecal-oral, por veiculação hídrica e de alimentos contaminados, podendo ser encontrado nas fezes, de três semanas antes a duas semanas depois do início dos sintomas[3,4].

O HAV apresenta curto período de viremia e baixa concentração viral no sangue, com exceção das formas prolongadas, podendo ser detectado nas fezes por alguns meses após o início do quadro clínico[5]. À temperatura ambiente, pode permanecer infectante por cerca de quatro semanas, ser inativado pela fervura de 5 minutos, por solução de formol ≤ a 1:4.000 e pelo hipoclorito de sódio 1 mg/L, durante 30 minutos[6,7].

O diagnóstico etiológico é feito, rotineiramente, por método imunoenzimático, com vários *kits* comerciais disponíveis no mercado, por meio da pesquisa dos marcadores sorológicos anti-HAV das classes IgM e IgG.

A doença não evolui para a cronicidade, nem para estado de portador, podendo evoluir para formas graves ou fulminantes, a mortalidade ocorre em menos de 1: 1.000 casos, pequeno percentual de infectados pode evoluir para recaída, em um curso bifásico ou prolongado, com anti-HAV IgM persistindo em títulos baixos durante até 12-14 meses[8].

Entre as populações da Amazônia brasileira, estudos soroepidemiológicos têm demonstrado alta endemicidade da hepatite viral A, entretanto com escassez de informações sobre a maioria das populações examinadas, principalmente sobre aspectos clinicolaboratoriais, socioculturais, antropológicos, geográficos, epidemiológicos e de representação social do processo saúde-doença de cada povo, que interferem na manutenção e propagação da doença.

ASPECTOS HISTÓRICOS DA DOENÇA

Conhecida desde as antigas civilizações há mais de 2.000 mil anos, Hipócrates já descrevia casos de icterícia epidêmica, provavelmente devido à hepatite A. No século XVIII, a icterícia epidêmica passou a ser denominada de icterícia catarral, conceito apoiado por Virchow, em 1865, devido à presença abundante de trombos biliares observados nas necropsias[9]. O primeiro relato escrito, apresentado por Cockayne, foi relativo à descrição de uma epidemia na ilha de Minorca, no século XVIII (*Epidemic Diseases of Minorca*, 1744 a 1749)[10], em que Cockayne utilizou o termo "hepatite infecciosa". Os principais aspectos históricos relacionados à hepatite A estão resumidos no quadro 12.1.

QUADRO 12.1 – Principais aspectos históricos relacionados à hepatite A[23].

Ano	Aspectos históricos	Autor
1745	Primeiro relato escrito – *Epidemic Disease of* Minorca (1744 a 1749)	Cleghom *apud* Cockayne[10]
1865	Denominação de icterícia catarral	Virchow *apud* Silva[9]
1912	Primeira descrição sistematizada da doença	Cockayne[10]
1931	Proposição mais sugestiva de etiologia viral	Findley et al.[11]
1942	Primeiros experimentos de transmissão homem a homem da doença	Voegt[12]
1945	Estabelecimento da existência de duas formas de hepatite: infecciosa e sérica ou a soro homólogo	Paul et al.[13]
1947	Proposta de separação das hepatites em A e B	Dible et al.[14]
1973	Detecção do HAV por imunoeletromicroscopia eletrônica em fezes de prisioneiros infectados	Feinstone et al.[15]
1975-76	Desenvolvimento de testes de fixação do complemento, imunocitoaderência e radioimunoensaio (RIA)	Provost et al.[16], Miller et al.[17], Purcel et al.[18]
1979	RIA de ligação competitiva, avaliação da anti-A IgM, ELISA por competição para detectar anti-HAV IgM	Bradley et al.[19]
1987	Sequenciamento do genoma completo do HAV	Cohen et al.[3]
1991	Primeiros resultados de uma vacina contra o HAV inativado pelo formol e com o vírus atenuado	Sjogren et al.[20], Midthun et al.[21]
1992	Disponibilização comercial de vacinas contra o HAV	Dellage[22]

ETIOLOGIA

O HAV pertence à família Picornaviridae, gênero *Hepatovirus*[2], que tem como características principais hepatotropismo, termoestabilidade da partícula viral, ciclo replicativo lento, não citopático, diâmetro de 27 a 28nm, simetria icosaédrica, não envelopado, genoma constituído de RNA, de fita simples, com polaridade positiva e pequena homologia genética com outros picornavírus[4,24].

O RNA do HAV conta com aproximadamente 7.500 nucleotídeos (nt) e consiste em três regiões: uma região não codificadora na extremidade 5' de aproximadamente 730nt, uma região intermediária, codificante, de 6.681nt e uma região não codificadora poliadenilada na extremidade 3' com cerca de 60-80nt[3,4].

O genoma do HAV apresenta uma única fase de leitura aberta (ORF, do inglês *open reading frame*), organizada em três regiões funcionais, P1, P2 e P3 (Figura 12.1). A ORF do HAV codifica uma poliproteína de 2.227 aminoácidos e peso molecular de 250kDa que, por clivagem pós-traducional, dão origem às proteínas estruturais (região P1) e não estruturais (regiões P2 e P3)[4,23].

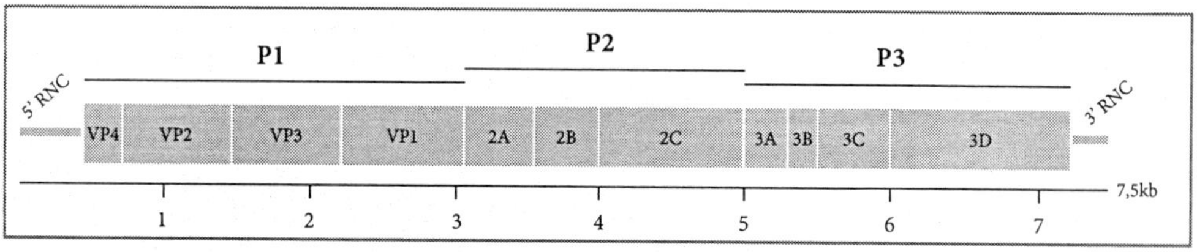

FIGURA 12.1 – Representação esquemática do genoma do HAV. As três regiões funcionais responsáveis pela codificação de proteínas estruturais (P1) e não estruturais (P2 e P3) encontram-se destacadas, bem como a identificação das respectivas proteínas em cada uma delas. RNC = região não codificante.

A região 5' não codificante (5' RNC), uma das regiões mais conservadas do genoma e que precede sua ORF, compreende aproximadamente 10% do genoma, está covalentemente ligada a uma proteína viral de VPg (ou 3B) na porção 5' terminal[25] e atua na replicação do RNA viral e como sítio de entrada interna no ribossomo (IRES), responsável pelo direcionamento da tradução da poliproteína da ORF[26].

A ORF do HAV é traduzida em um longo precursor polipeptídico, com 6.681 bases, que é processado por uma cascata de clivagens produtoras das proteínas virais maduras[27]. Esse precursor compreende três regiões: a região P1 (que codifica as proteínas estruturais VP1, VP2, VP3 e VP4), a região P2 (que codifica as proteínas estrutural 2A e as não estruturais 2B e 2C) e a região P3 (que codifica as proteínas 3A, 3B ou VPg que é ligada covalentemente ao RNA do HAV, podendo fazer o papel de iniciador[28]; proteína 3C, a principal protease viral que atua simultaneamente durante o processo de tradução e em etapas pós-traducionais; e a proteína 3D, uma RNA-polimerase)[4,29].

Os principais sítios antigênicos do HAV estão situados na VP1 e VP3 e a proteína VP1 apresenta característica imunodominante, além de alto grau de conservação nucleotídica e de aminoácidos, que resulta em propriedades antigênicas amplamente conservadas entre os diversos isolados virais e é associada à existência de um único sorotipo do HAV. Esse alto grau de conservação entre epítopos imunodominantes da VP1 se mostraram importantes para o desenvolvimento de vacinas contra a hepatite A[4,29,30].

A região 3' RNC possui mais de 20% de heterogeneidade entre as cepas de HAV, por isso é mais variável quando comparada com a região 5' RNC, e possui de 40 a 80nt, além de ser poliadenilada em sua extremidade 3'. Apresenta estruturas secundárias helicoidais que provavelmente são responsáveis pela interação entre as proteínas virais e celulares específicas e também importantes na síntese do RNA viral[4,29].

Apesar de ter sido descoberto desde 1973[15], o sequenciamento completo do genoma do HAV foi descrito somente em 1987, por Cohen et al.[3]. Uma cepa proveniente de um surto de hepatite A na Austrália, em 1985, identificada como HM-175, foi utilizada como protótipo nessa caracterização genômica do HAV[3].

Em 1992, um estudo sobre a diversidade genética deste vírus envolveu 152 isolados provenientes de 29 países, obtidos de amostras clínicas ou de cultura de células de seres humanos e primatas não humanos. Estes isolados, foram submetidos a análises filogenéticas de sequências de 168nt da região codificante de junção VP1/2A para a determinação da variabilidade genética do HAV[31].

Com base na relação filogenética entre os isolados, os autores concluíram que o HAV poderia ser classificado em sete genótipos, designados por numerais romanos de I-VII, sendo quatro genótipos de ocorrência exclusiva entre humanos (I, II, III e VII) e três específicos de símios (IV, V e VI). O critério para a classificação dos genótipos foi baseado em um parâmetro de identidade nucleotídica ≥ 85% entre os isolados nessa região genômica[31].

Com a finalidade de se determinar a consistência entre critérios de classificação genotípica, uma nova proposta baseada na análise da sequência completa da proteína VPI (900nt) foi sugerida em 1992[30]. Essa proposta se deu devido à proteína VP1 ser abundante na superfície de partículas maduras em vírus da família Picornaviridae e com propriedades imunodominantes entre diversos isolados do HAV[30,31].

Conforme essa nova proposta de classificação, baseada na análise filogenética da região VP1 completa, o até então único isolado do genótipo VII (SFL88) apresentou estreita similaridade com um isolado do genótipo II (9F94), classificado previamente de acordo com os critérios de análise da junção VP1/2A[30]. Nesse sentido, foi proposto que esse isolado do genótipo VII fosse reclassificado como um novo subgenótipo do genótipo II (IIB)[30,32].

Propostas subsequentes de classificação foram sugeridas por diversos autores, baseadas em regiões distintas do genoma do HAV, como, por exemplo, a extremidade C-terminal da região VP3, da extremidade N-terminal da região VP1[4]; entretanto, grande parte dessas propostas caiu em desuso, fazendo com que a grande maioria dos dados de sequências nucleotídicas do HAV anotadas em bancos de dados públicos de acesso descreva apenas a curta sequência de apenas 168nt da junção entre as regiões VP1/2A.

A região de junção VP1/2A é altamente conservada entre os genótipos do HAV e apresenta alto grau de homologia de aminoácidos deduzidos (Figura 12.2), indepen-

Subtipo	Id. Isolado	Origem	Código Genbank	VP1 | 2A
				280 290 300 | 10 20
IB	HM-175	Austrália	M14707	ESMMSRIAAGDLESSVDDPRSEEDKRFESHIECRKPYKELRLEVGKQRLKYAQE
	HAF-203	Brasil	AF268396	....
	RJ_23	Brasil	AY323047	...V..
IA	PR_211	Brasil	AY323046	........................R.............................
	PR_217	Brasil	AY323045	........................R.............................
	PA_156	Brasil	AY322931	........................R.............................
	HAV5	Uruguai	EU131373	........................R.............................
	HAS-15	EUA	X15464	........................R.............................
	GBM	Alemanha	X75215	........................R.............................
	AH2	Japão	AB020565	........................R.............................
	FH1	Japão	AB020567	........................R.....................S.......
	LY6	China	AF485328	........................R...........S.................
	DL3	China	AF512536	........................R.............................
IIA	CF53	França	AY644676	.T......................R.......S.....................
	FR-2008-6	França	GU390572	.T......................R.......S.....................
	FR-2004-1	França	GU390575	.T......................R.......S...........R.........
IIB	SFL88	Serra Leoa	AY644670	.T......................R.......S.....................
IIIA	NOR-21	Noruega	AJ299464	.T..D...L..............RK.......K.....................
	HMH	Alemanha	AY644337	.T..D...L..............RK.......K.....................
	HAJ-95-8F	Filipinas	AB279734	.T..D...L..............RK.......K.....................
IIIB	HAJ-85-1F	Japão	AB279735	.T.LD...L..............RK.......K.....................
	HA-JGN06-90	Japão	AB258387	.T.LD...L..............RK.......K.....................
IV	Cyn145	Filipinas	L07732	.N.LD...G...........TD..R......*K...............F...R.
V	AGM27	Quênia	D00924	...LD...S............A.........QG........M..........M.
VI	JM55	Indonésia	L07731	.T.LD...S............A.........QG........M.....T......

FIGURA 12.2 – Identidade de aminoácidos deduzidos na região codificante de junção VP1/2A do HAV. Uma sequência consenso baseada em cepa do subtipo IB (HM-175) encontra-se descrita na primeira linha. Os pontos representam aminoácidos conservados e "*" representam pontos de deleções. Sequências de HAV de símios dos genótipos IV e VI isoladas de macacos cinomolgos (*Macaca fascicularis*), e do genótipo V, de macaco-verde africano (*Cercopithecus aethiops*), foram incluídas no alinhamento.

dentemente da origem geográfica dos isolados[31]. Convencionalmente, essa região vem sendo amplamente utilizada em estudos de detecção e caracterização molecular do HAV e, nesse sentido, seu uso predominante determinou que os genomas completos de diversos isolados permanecessem desconhecidos até hoje.

A classificação filogenética vigente divide o HAV em seis genótipos principais, sendo três de ocorrência exclusiva em humanos (genótipos I, II e III) e três específicos de primatas não humanos do velho mundo (genótipos IV, V, VI). Os genótipos humanos do HAV com variabilidade nucleotídica de 7-7,5%, na região VP1/2A, são subdivididos em dois subtipos/subgenótipos cada, designados como A e B em cada genótipo[4] (Figura 12.3).

A caracterização filogenética dos isolados do HAV tem demonstrado importante valor como ferramenta de avaliação do perfil epidemiológico diferencial entre casos autóctones e importados, resultantes de viajantes que se infectam em países endêmicos e desenvolvem a doença fora da região de infecção[33].

O genótipo I do HAV é o mais prevalente ao redor do mundo e apresenta ampla distribuição geográfica. O subtipo IA é comumente encontrado na América do Norte, América do Sul, Europa, Ásia e África, já o subtipo IB, apesar de também apresentar distribuição cosmopolita, é frequentemente relatado em países do Oriente Médio[4,29,31,32].

Surtos isolados de hepatite A geralmente são associados à circulação de um único genótipo do HAV, frequentemente do subtipo IA, porém, apesar de alguns estudos indicarem que a circulação dos subtipos IA e IB apresentam distribuições geográficas distintas, a ocorrência simultânea desses dois subtipos em amostras clínicas e/ou ambientais já foi relatada em diversos lugares do mundo, incluindo o Brasil[34-38].

O genótipo II (subtipos IIA e IIB) tem sua distribuição geográfica pouco conhecida e parece ter circulação restrita no Oeste Africano (Serra Leoa, Camarões, Togo, Mauritânia, República do Benim), apesar de casos autóctones do subtipo IIA já terem sido relatados na Europa[4,33].

O genótipo III é encontrado na Ásia, Europa e América do Norte, sendo o subtipo IIIA mais frequente que o IIIB. Mesmo sendo considerado endêmico do centro e sul da Ásia, a emergência do subtipo IIIA do HAV tem sido associada ao uso de drogas injetáveis na Europa[4,39].

Os protótipos dos genótipos IV e VI do HAV foram isolados de macacos cinomolgos (*Macaca fascicularis*) das Filipinas e Indonésia, respectivamente, já o único isolado do genótipo V foi proveniente de um macaco verde africano (*Cercopithecus aethiops*) do Quênia[31].

EPIDEMIOLOGIA

Segundo a Organização Mundial da Saúde (OMS)[40], com base na soroprevalência do anti-HAV por idade, existem três padrões epidemiológicos da infecção pelo HAV: 1. alta endemicidade com ampla disseminação do vírus devido a condições sanitárias e de higiene desfavoráveis, como acontece nos países em desenvolvimento como partes

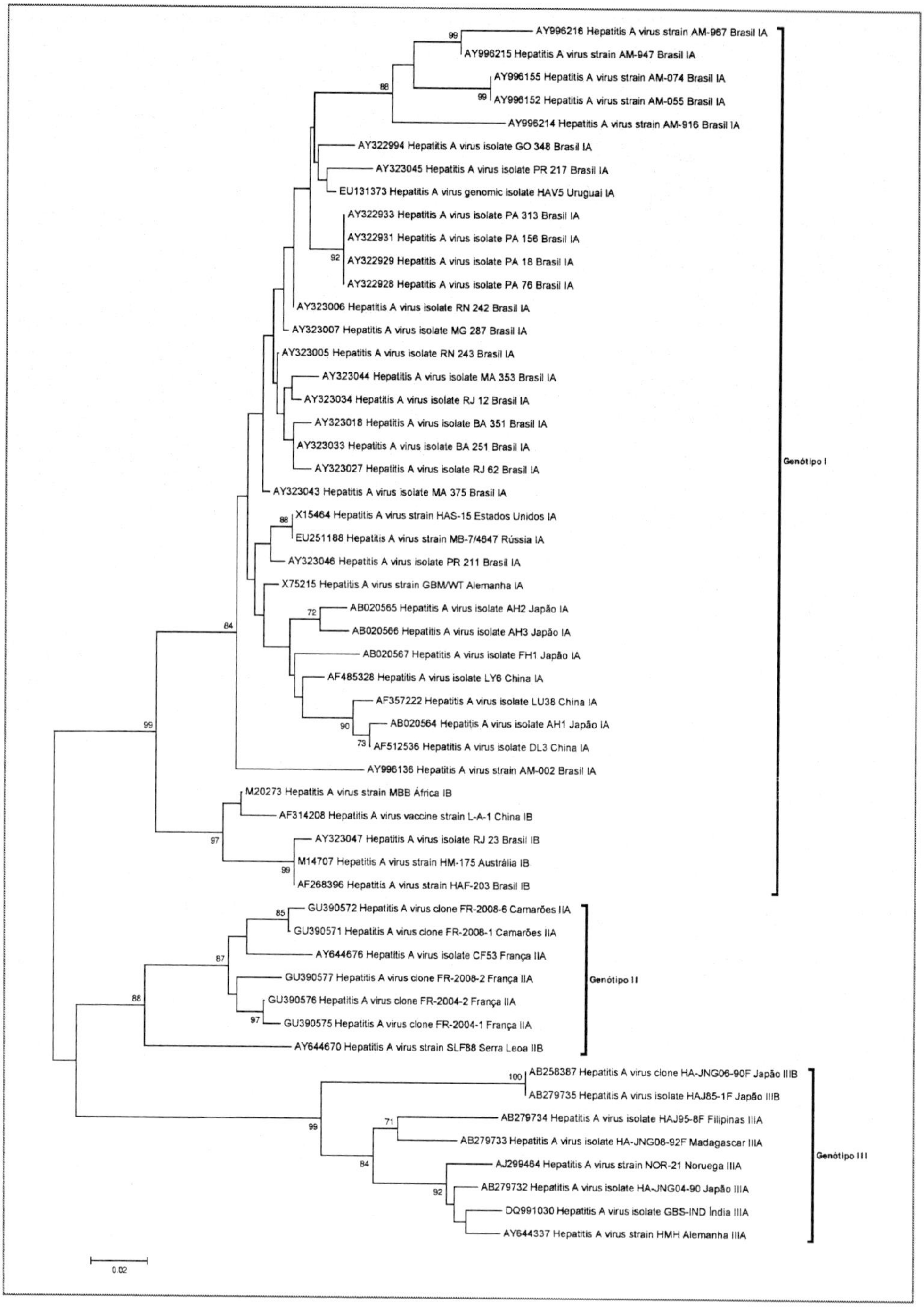

FIGURA 12.3 – Relações filogenéticas entre 53 sequências nucleotídicas da região VP1/2A (168nt) de isolados humanos do vírus da hepatite A, inferidas pelo método de *Neighbor-Joining*. As sequências estão identificadas pelos códigos de acesso do Genbank, seguidas pela identificação dos isolados, origem geográfica e subtipos. Valores de *bootstrap* (1.000 replicatas) maiores que 70 estão representados nos nós.

da África, Ásia, Américas Central e do Sul, onde a infecção ocorre geralmente de forma assintomática ou oligossintomática, em menores de 5 anos de idade, com rara ocorrência de epidemias[41]; 2. endemicidade intermediária onde as condições sanitárias e de higiene são variáveis, existe alta circulação do HAV, com surtos geralmente atingindo adolescentes e adultos jovens, à semelhança do que ocorre nos países do leste europeu, das repúblicas da antiga União Soviética e em partes das Américas e da Ásia; 3. nas áreas de baixa endemicidade, como nos países industrializados, onde as condições sanitárias e de higiene são boas, são encontradas baixas taxas da infecção na população geral, os casos acometem adultos em idade mais avançada, com surtos localizados, relacionados a grupos de risco como turistas, militares, usuários de drogas injetáveis, presidiários, doentes mentais em asilos e homossexuais ou por contaminação de fontes de abastecimento de água[42]. Alguns autores consideram um quarto padrão epidemiológico de "muito baixa endemicidade" em regiões desenvolvidas, com pouca migração, a incidência pode ser muito baixa e o pico de prevalência de pacientes com sorologia positiva para o HAV ocorre tardiamente, em adultos; nessas áreas a doença é pouco frequente, geralmente adquirida por pessoas que viajaram para áreas de maior endemicidade e os surtos epidêmicos são raros.

Estudo de soroprevalência para hepatite A realizados em seis países latino-americanos, que incluiu o Brasil, apontou a Região Norte (Manaus/AM) como a área de alta endemicidade, com soroprevalência de 92,8%, maior que a média nacional, que era de 64,7%[43].

Nos municípios de Boca do Acre/AM e Sena Madureira/AC, estudo realizado em 1986 demonstrou que as hepatites virais têm grande importância na morbidade e mortalidade na Bacia Amazônica, com taxa de mortalidade por hepatite cinco a dez vezes maiores que a média do resto do continente americano[44,45].

Estudo de prevalência desenvolvido em Marabá/PA demonstrou alta endemicidade do anti-HAV, com dois terços das infecções ocorrendo até os 3 anos de idade, conferindo 100% de imunidade até os 5 anos[46]. Ainda em Marabá, estudo de incidência revelou que, entre os 51 casos consecutivos levantados de síndrome ictérica, 74,6% eram hepatites e 13,7% foram detectados como hepatite A[46].

Na Amazônia oriental brasileira, estudo soroepidemiológico realizado em população indígena, devido a óbito de criança da aldeia Xicrin, no Município de Altamira/PA, que evoluiu clinicamente em nove dias, com quadro íctero-hemorrágico, sem confirmação etiológica, demonstrou alta endemicidade, com prevalência de 98% de anticorpos contra a hepatite A e, desses, 30,5% com infecção recente, caracterizando em base laboratorial o surto de infecção pelo vírus da hepatite A e levantando a possibilidade de estar associado com o óbito ocorrido na aldeia[47].

Estudo realizado no Município de Juruti, Oeste do Estado do Pará, com importante reserva de bauxita, cuja exploração iniciou em 2005, deslocando um grande número de trabalhadores de várias partes do Brasil, demonstrou entre as 1.630 amostras coletadas, prevalência global de 85,6% para o anti-HAV total, em 34 indivíduos com sintomas e sinais compatíveis com hepatite, também foi realizado anti-HAV IgM mostrando frequência de 2,1% para hepatite aguda A[48].

CURSO CLÍNICO

A hepatite A não evolui para a cronicidade, nem para o estado de portador e mais de 90% dos infectados podem evoluir para a cura. Pode evoluir para formas graves ou fulminantes[49], a mortalidade ocorre em menos de 1:1.000 casos. Não há um consenso na literatura que indique relação entre os genótipos virais e a evolução para as formas graves ou fulminantes da hepatite A, sabe-se, entretanto, que, dentro de um único surto causado por cepas de uma fonte comum e filogeneticamente idênticas, o curso da doença pode ser diferenciado entre os indivíduos infectados.

Essa evolução clínica diferenciada entre hepatite aguda autolimitada e hepatite fulminante foi demonstrada por um estudo que comparou três casos de hepatite A, em crianças, no México, em que duas crianças, irmãs, evoluíram para óbito devido a quadro de hepatite fulminante e falha hepática aguda, enquanto uma terceira criança desenvolveu apenas quadro de hepatite aguda autolimitada, sem maiores complicações[50].

Os autores do estudo supracitados determinaram que todos os casos foram causados por isolados praticamente idênticos de uma fonte de infecção em comum, do subtipo IA, com grau mínimo de variabilidade genética, mesmo quando os genomas completos foram comparados entre si[50].

Estudos recentes têm sugerido que fatores genéticos do hospedeiro podem ter influência no curso clínico da hepatite A, como, por exemplo, devido à presença de um polimorfismo no gene que codifica o receptor do HAV[51] ou de mutações de genes ligados à resposta imune[52] que podem determinar fatores de risco ou de suscetibilidade de evolução para formas mais graves de hepatite fulminante e falha hepática aguda induzida pelo HAV.

Hepatite A aguda

A maioria das hepatites virais agudas são anictéricas, assintomáticas, mas com elevação das aminotransferases. De evolução benigna e baixa letalidade, na dependência do agente implicado e das características imunogenéticas do hospedeiro, podem progredir para a forma fulminante até com falência hepática aguda, para a cronicidade ou para câncer de fígado.

Nas formas sintomáticas, a doença caracteriza-se por um período de incubação que pode variar de 15-20 dias (em média 28 dias), seguido de manifestações prodrômicas como febrícula, mal-estar, anorexia, náuseas, vômitos, adinamia, dor abdominal e mialgias, com duração de 2-15 dias. À medida que a icterícia se instala, esses sintomas e sinais tendem a melhorar e desaparecer. Precedendo a icterícia surge quadro de colúria e posteriormente o aparecimento de hipocolia ou acolia fecal. Sinais de hepatomegalia, esplenomegalia, hemorragias e encefalopatia podem surgir como complicações[53]. A falha hepática aguda é a complicação mais temida entre os pacientes com hepatite aguda, caracterizada por coagulopatia, com INR > 1,5 (índice normal internacional) em período igual ou inferior a 24 semanas do início dos sintomas, trazendo letalidade próxima a 50%, por edema cerebral e/ou sepse, sendo uma das principais causas, na atualidade, de indicação ao transplante hepático.

De boa evolução, a hepatite A geralmente culmina com a cura na grande maioria de casos, mesmo nas formas mais atípicas, como é o caso da forma colestática, que se caracteriza pela presença de níveis elevados de bilirrubina, icterícia intensa e prolongada, colúria e acolia fecal, principalmente em homens com mais de 40 anos de idade, cuja resolução espontânea constitui a regra, sem necessidade de intervenção medicamentosa; ou da forma recorrente que se distingue como uma recaída clínica (10% dos casos), com curso bifásico, com retorno dos sintomas de 4-15 semanas após as manifestações iniciais[54]. Complicações mais graves durante a gravidez não têm sido relatadas[55].

DIAGNÓSTICO LABORATORIAL

Diagnóstico inespecífico

Alguns exames laboratoriais são necessários para o diagnóstico de doenças hepáticas, entre elas a hepatite viral A. Esses exames, ditos inespecíficos, possuem como vantagens e finalidades se apresentarem como exames sensíveis, não invasivos do comprometimento hepático, inclusive em pacientes assintomáticos, podendo indicar o local do agravo, avaliar o grau de acometimento ou a gravidade da doença e monitorar a evolução ou o tratamento da doença.

Para facilitar o diagnóstico de uma doença hepática é necessária a utilização em conjunto de exames laboratoriais, métodos por imagem e estudo histopatológico.

Nas hepatites agudas, o hemograma pode mostrar-se normal, com leucopenia ou leucocitose. A necrose hepatocelular, em casos de hepatite fulminante, pode ser acompanhada por neutrofilia. As bilirrubinas podem elevar-se no sangue após o aumento das aminotransferases, podendo alcançar valores 20 a 25 vezes acima do normal, com predomínio da fração direta, e a colúria pode surgir antes mesmo do surgimento da icterícia. As aminotransferases, a aspartatoaminotransferase (AST) e a alaninoaminotransferase (ALT) são as enzimas que melhor representam a necrose dos hepatócitos em agressão viral, em geral elevam uma semana antes do início da icterícia e normalizam em 3-6 semanas do curso clínico da doença. Às vezes é o único exame laboratorial sugestivo de doença hepática. O aumento de níveis séricos da fosfatase alcalina na presença de icterícia, geralmente, indica colestase, e níveis moderados são comumente encontrados no curso das hepatites agudas. Os níveis séricos da gamaglutamiltransferase (GGT) podem aumentar em algumas condições em que também se elevam os níveis de fosfatase alcalina, indicando colestase. As proteínas séricas não se alteram significativamente nas hepatites agudas, podendo haver queda pouco acentuada nos níveis de albumina. Ratificamos que a dosagem da albuminemia e de alguns fatores da coagulação (como a protrombina) correspondem a verdadeiros exames da função hepática por serem essas substâncias sintetizadas pelo fígado.

Entre os métodos por imagem mais utilizados no diagnóstico da doença hepática, destaca-se a ultrassonografia por ser de baixo custo, haver facilidade na sua aplicação, detectar lesões com diâmetros mínimos, apresentar excelência no estudo das vias biliares, guiar punções e biópsias e para avaliação da hipertensão portal quando associada ao Doppler. A tomografia axial computadorizada, mesmo superior à ultrassonografia, apresenta limitações de custo e operacionais que a tornam um exame complementar à ultrassonografia. A ressonância magnética de acurácia semelhante, às vezes melhor que a da tomografia, tem limitações como o alto custo.

Os achados histopatológicos hepáticos nos quadros agudos de hepatite A são similares aos encontrados em outros quadros agudos virais e incluem atividade necroinflamatória hepatocelular, de células isoladas ou em grupos, com infiltrado inflamatório linfoplasmocítico associado nos ácinos e espaços porta, que geralmente inicia na zona centrolobular, podendo estender-se ao restante do lóbulo hepático, presença de colangite e colestase. Essas lesões, na grande maioria dos casos, regridem com restituição integral do parênquima hepático[56]. Na forma fulminante, ocorre preponderância da necrose confluente, comprometendo grande parte ou todo o lóbulo (necrose submaciça ou maciça), infiltrado inflamatório predominantemente mononuclear, colapso da trama reticular, com formação de pontes[57].

Diagnóstico etiológico

Devido à diversidade e à similaridade de sintomas e sinais dos diversos tipos de hepatites virais, um diagnóstico específico por meio da sorologia e da biologia molecular se faz necessário.

Sorologia

O diagnóstico etiológico sorológico na hepatite A é realizado pela pesquisa dos anticorpos anti-HAV, geralmente, por método de enzimaimunoensaio (*enzyme-linked immunosorbent assay* – ELISA), existindo vários *kits* disponíveis no mercado.

São dois os marcadores de infecção pelo HAV, o anti-HAV IgM (anticorpo da classe IgM contra o HAV), que pode ser detectado desde o início das manifestações clínicas até quatro a seis meses após essas manifestações, indicando infecção atual ou recente pelo HAV; e o anti-HAV da classe IgG, que surge uma semana após o início dos sintomas e permanece detectável e indica infecção pregressa ou fase de convalescença, confirmando que houve exposição passada e imunidade contra o HAV por infecção, vacinação adequada, uso de imunoglobulina ou transfusão sanguínea.

Biologia molecular

Os testes de biologia molecular pesquisam o ácido nucleico viral, entretanto não são utilizados na rotina diagnóstica da hepatite A e seu uso está restrito às atividades de pesquisa.

A detecção do RNA do HAV pode ser realizada em amostras clínicas de soro, plasma, fezes e tecido hepático de pacientes suspeitos, com quadro clínico de hepatite aguda[29]. O HAV pode ser detectado também em amostras biológicas de saliva, porém dados epidemiológicos indicam que esse tipo de material, além de conter carga significativamente menor que no soro, parece não ser fonte importante de infecção[38].

Ressalta-se que existe limitação na detecção do RNA viral em amostras de soro em virtude do breve período de viremia durante o curso clínico da hepatite A[22,29]. A viremia, que tem início cerca de uma a duas semanas pós-infecção, tende a apresentar declínio progressivo logo após o aumento sérico de enzimas hepáticas, manifestação clínica e o surgimento de icterícia (cerca de um 1-2 meses após infecção), comprometendo, assim, a sensibilidade de detecção do RNA viral em amostras de soro, comumente utilizadas em rotina diagnóstica[24,29].

Nesse sentido, mesmo pacientes positivos para anticorpos anti-HAV IgM (ou em fase convalescente) podem apresentar negatividade na detecção do HAV-RNA em virtude do período de tempo entre a infecção e o diagnóstico clinicolaboratorial. Estudos moleculares desenvolvidos no Brasil demonstram que a taxa de detecção do genoma viral, por *nested* RT-PCR, varia de aproximadamente 40-60%[35,36,38,58] em amostras clínicas de soro durante a fase aguda da doença, positivas para anti-HAV IgM.

A detecção do genoma do HAV é mais amplamente desenvolvida por métodos de transcrição reversa seguida por reação em cadeia da polimerase (RT-PCR), e a quantificação da carga viral determinada por ensaios de RT-PCR em tempo real[29]. *Kits* comerciais para a detecção e quantificação do HAV-RNA estão disponíveis para uso tanto em amostras clínicas quanto em amostras ambientais e de alimentos. Ensaios de multiplex RT-PCR em tempo real também podem ser utilizados na pesquisa simultânea do HAV e outros patógenos virais de veiculação hídrica, como o vírus da hepatite E, rotavírus e poliovírus[29].

Ademais, técnicas de sequenciamento nucleotídico pelo método de Sanger, seguidas por análises filogenéticas, permitem a classificação de genótipos e subtipos virais e podem contribuir em estudos de epidemiologia molecular, uma vez que é possível estimar a origem geográfica de um isolado por meio da caracterização de genótipo/subtipo, permitindo, junto com dados clínicos e epidemiológicos, que casos autóctones sejam diferenciados de casos importados[4,29,33] ou acompanhar a evolução molecular do HAV em determinadas populações, como, por exemplo, na pesquisa de recombinantes virais[32].

A biologia molecular também pode ser aplicada no rastreamento e definição de fontes de infecção em surtos de hepatite A, por meio da comparação filogenética entre isolados obtidos de amostras clínicas e amostras ambientais e/ou alimentos suspeitos.

MEDIDAS DE CONTROLE E PREVENÇÃO

As medidas de controle e prevenção na hepatite A mostram a necessidade de utilização tanto de medidas inespecíficas de higiene pessoal e ambiental, como medidas específicas de imunizações ativa e passiva.

Entre as medidas de higiene que envolvem cuidados pessoais, também devem ser incluídos treinamentos para manipuladores de alimentos, profissionais de creches e de instituições para doentes mentais e instruções aos viajantes para áreas endêmicas.

Quanto às medidas de higiene ambiental, principalmente nas áreas de alta endemicidade, onde persistem condições sanitárias e de higiene desfavoráveis, sobressai a necessidade de disponibilizar água potável em quantidade suficiente nos domicílios, medida mais eficaz para o controle da doença ou na sua impossibilidade de utilizar medidas alternativas de abastecimento de água para deter o avanço da infecção.

Também é necessário dar destino adequado aos dejetos, utilizando fossas sépticas corretamente construídas e localizadas, desenvolvendo, junto com as medidas de saneamento básico, trabalho educativo para valorizar as medidas de saneamento e consumo da água e esclarecimento das comunidades sobre a doença, forma de transmissão, tratamento e prevenção. E é necessário dotar as Secretarias de Saúde de recursos humanos e de infraestrutura para o desenvolvimento das atividades de vigilância epidemiológica, tais como notificação, investigação de casos/surtos e encerramento de casos[48].

As primeiras vacinas contra a hepatite A foram elaboradas a partir do fígado de saguis sul-americanos, inoculados pela cepa CR 326[59]; posteriormente, outras vacinas desenvolvidas em cultivos celulares, inativadas com formalina 1/4.000, mostraram-se seguras e eficazes. A primeira vacina licenciada pela *Food and Drug Administration*, nos Estados Unidos da América do Norte, em 1999, foi a Havrix®, produzida pela GlaxoSmithKline, assim como também foi aprovada a vacina desenvolvida pela Merck.

A vacinação contra a hepatite A no Brasil é recomendada a partir de 12 meses de idade, está disponível nos Centros de Referência de Imunobiológicos Especiais (CRIE), sendo ofertada desde julho de 2014 para crianças de um até 2 anos incompletos no Calendário Nacional de Vacinação do Sistema Único de Saúde (SUS) (http://www.blog.saude.gov.br/34211-sus-passa-a-oferecer-vacina-contra-hepatite-a-para-criancas). A meta do Ministério da Saúde é imunizar 95% do público-alvo, cerca de três milhões de crianças. Está também indicada para hepatopatas crônicos suscetíveis para a hepatite A; menores de 13 anos de idade com HIV/AIDS; adultos com HIV/AIDS portadores de HBV e/ou HCV; portadores de coagulopatias, hemoglobinopatias, doenças de depósito, fibrose cística e trissomias; indivíduos com imunodepressão terapêutica ou doença imunodepressora; candidatos a transplante de órgão sólido, transplantados ou doadores de órgão sólido[16,17] ou de medula óssea, doadores de órgão sólido ou medula óssea, cadastrados em programa de transplante[1,60].

A vacinação contra a hepatite A deve ter sua utilização discutida como recurso efetivo para a prevenção da infecção entre os suscetíveis, principalmente entre os mais idosos, uma vez que a gravidade da doença aumenta com a idade[61].

A imunização passiva contra a hepatite A por meio da utilização da imunoglobulina humana na dose de 0,02mL/kg, por via intramuscular, aplicada antes da exposição ou até duas semanas após a exposição, tem eficácia de 75 a 85% na prevenção da hepatite A sintomática[60].

REFERÊNCIAS

1. Secretaria de Vigilância em Saúde. Guia de Vigilância Epidemiológica. 7ª ed. Brasília: Ministério da Saúde; 2009.
2. Minor P. Picornaviridae. In: Francki R, Fanquel C, Knudson D, Brown F (eds) Classification and nomeclature of viruses Archives of Virology. Wien: Springer-Verlag; Supl 2, 1991. p. 326.
3. Cohen JI, Ticehurst JR, Purcell RH, Buckler-White A, Baroudy BM. Complete nucleotide sequence of wild-type hepatitis A virus: comparison with different strains of hepatitis A virus and other picornaviruses. J Virol. 1987;61(1):50-9.
4. Vaughan G, Rossi LMG, Forbi JC, de Paula VS, Purdy MA, Xia G, Khudyakov YE. Hepatitis A virus: host interactions, molecular epidemiology and evolution. Infect Genet Evol. 2014;21:227-43.
5. Yotsuyanagi H, Koike K, Yasuda K, Moriya K, Shintani Y, Fujie H, Kurokawa K. Prolonged fecal excretion of hepatitis A virus in adult patients with hepatitis A as determined by polymerase chain reaction. Hepatology. 1996;24(1):10-3.
6. Scholz E, Heinricy U, Flehmig B. Acid stability of hepatitis A virus. J Gen Virol. 1989;70:2481-5.
7. Siegl G, Frõsner GG, Gauss-Muller V, Trastschin J, Deinhardt F. The physicochemical properties of infections hepatitis A virions. J Gen Virol. 1981,57(Pt 2):331-41.
8. Moreira-Silva SF, Frauches DO, Almeida AL, Mendonça HF, Pereira FE. Acute liver failure in children: observations in Vitória, Espírito Santo State, Brazil. Rev Soc Bras Med Trop. 2002;35:483-6.
9. Silva L. Hepatite agudas e crônicas. 2ª ed. Sarvier: São Paulo; 1995. p. 137-42.
10. Cockayne E. Catarrhal jaundice, sporadic and epidemic and its relation to acute yellow atrophy of the liver. Quarterly Journal of Medicine. 1912;6: 1-29.
11. Findley G, JL Dunlop G, Brow HC. Observations on epidemic catarrhal jaundice. Transactions of the Royal Society of Tropical Medicine and Hygiene. 1931;25:7-24.
12. Voegt H. Zur aetiologie der hepatites epidemica. Muenchener Medizinische Wochenschrift. 1942; 89:76-9.
13. Paul J, Havens W, Sabin A, Philip C. Transmission experiments in infectious hepatitis. Journal of American Medical Association. 1945;1128:911-5.
14. Dible J, Mc Michel J, Sherlock S. Pathology of acute hepatitis: aspiration biopsy studies of epidemic, arsenotherapy and serum jaundice. Lancet. 1943;II:402-8.
15. Feinstone SM, Kapikian AZ, Purcel RH. Hepatitis A: detection by immuneelectronmicroscopy of a virus like antigen associated with acute illness. Science. 1973;182(4116):1026-8.
16. Provost J, Ittensohn O, Villarejos V, Hilleman M. A specific complement fixation test for human hepatitis a employing CR 326 virus antigen. Diagnosis and epidemiology. Proc Soc Exp Biol Med. 1975;148(4):962-8.
17. Miller WJ, Provost PJ, McAleer WJ, Ittensohn OL, Villarejos VM, Hilleman MR. Specific immune adherence assay for human hepatitis a antibody. Application to diagnostic and epidemiologic investigations. Proc Soc Exp Biol Med. 1975;149:254-61.
18. Purcel RH, Wong DC, Moritsugu Y, Dienstag JP, Routenberg JA, Boggs JD. A microtiter solid phase radioimmunoassay for hepatitis A antigen and antibody. J Immunol. 1976;116:349-56.
19. Bradley DM, Fields HA, MacCustland KA, Maynard JE, Decker RH, Whittington R, Overby LR. Serodiagnosis of viral hepatitis A by a modified competitive binding radioimmunoassay for immunoglobulin M anti-hepatitis A virus. J Clin Microbiol. 1979;9(1):120-7.
20. Sjogren MH, Hoke CH, Binn LN, Eckels KH, Dubois DR, Lyde L, Tsuchida A, Oaks S Jr, Warchwicki R, Lednar W, et al. Immunogenicity of an inactivated hepatitis A vaccine. Ann Intern Med. 1971;114(6):470-1.
21. Midthun K, Ellebeck E, Gershman K, Calandra G, Krab D, McCaughtry M, Nalin D, Provost P. Safety and immunogenicity of a live attenuated hepatitis A virus vaccine in seronegative volunteers. J Infect Dis. 1991;163(4):735-9.

22. Dellage G. Hepatitis A vacines: How will we usethem? Can J Infect Dis. 1993;4(1):9-10.
23. Pereira FC, Gonçalves CS. Hepatite A. Rev Soc Bras Med Trop. 2003;36(3):387-400.
24. Martin A, Lemon SM. 2006. Hepatitis A virus: From discovery to vaccines. Hepatology. 2006;43(2 Suppl. 1):S164-72.
25. Koff RS. 1998. Hepatitis A. Lancet. 1998;351(9116):1643-9.
26. Andino R, Rieckhof GE, Achacoso PL, Baltimore D. Poliovirus RNA synthesis utilizes an RNP complex formed around the 5'-end of viral RNA. Embo J. 1993;12(9):3587-98.
27. Palmenberg AC. Proteolytic processing of picornaviral polyprotein. Annu Rev Microbiol. 1990; 44:603-23.
28. Weitz M, Baroudy BM, Maloy WL, Maloy W, Ticehurst JR, Purcell RH. Detection of a genome-linked protein (VPg) of hepatitis A virus and its comparison with other picornaviral VPgs. J Virol. 1986;60(1):124-30.
29. Nainan OV, Xia G, Vaughan G, Margolis HS. Diagnosis of hepatitis A virus infection: a molecular approach. Clin Microbiol Rev. 2006;19(1):63-79.
30. Costa-Mattioli M, Cristina J, Romero H, Perez-Bercof R, Casane D, Colina R, et al. Molecular evolution of hepatitis A virus: a new classification based on the complete VP1 protein. J Virol. 2002;76(8):9516-25.
31. Robertson BH, Jansen RW, Khanna B, Totsuka A, Nainan OV, Siegl G, et al. Genetic relatedness of hepatitis A virus strains recovered from different geographical regions. J Gen Virol. 1992;73(Pt 6):1365-77.
32. Costa-Mattioli M, Di Napoli A, Ferré V, Billaudel S, Perez-Bercoff R, Cristina J. Genetic variability of hepatitis A virus. J Gen Virol. 2003;84(Pt 12): 3191-201.
33. Desbois D, Couturier E, Mackiewicz V, Graube A, Letort MJ, Dussaix E, Roque-Afonso AM. Epidemiology and genetic characterization of hepatitis A virus genotype IIA. J Clin Microbiol. 2010;48(9):3306-15.
34. Costa-Mattioli M, Ferre V, Monpoeho S, Garcia L, Colina R, Billaudel R, Vega I, Perez-Bercoff R, Cristina J. Genetic variability of hepatitis A virus in South America reveals heterogeneity and co-circulation during epidemic outbreaks. J Gen Virol. 2001;82(Pt 11):2647-52.
35. De Paula VS, Baptista ML, Lampe E, Niel C, Gaspar AM. Characterization of hepatitis A virus isolates from sub-genotypes IA and IB in Rio de Janeiro, Brazil.J Med Virol. 2002;66(1):22-7.
36. De Paula VS, Lu L, Niel C, Gaspar AM, Robertson BH. Genetic analysis of hepatitis A virus isolates from Brazil. J MedVirol. 2004;73(3):378-83.
37. De Paula VS, Diniz-Mendes L, Villar LM, Luz SL, Silva LA, Jesus MS, da Silva NM, Gaspar AM. Hepatitis A virus in environmental water samples from the Amazon Basin. Water Res. 2007; 41(6):1169-76.
38. Amado LA, Villar LM, De Paula VS, Pinto MA, Gaspar AM. Exposure to multiple subgenotypes of hepatitis A virus during an outbreak using matched serum and saliva specimens. J Med Virol. 2011;83:768-75.
39. Stene-Johansen K, Jonassen TØ, Skaug K. Characterization and genetic variability of hepatitis A virus genotype IIIA. J G Virol. 2005;86:2739-45.
40. World Health Organization. Facts sheet no. 328: Hepatitis A. Disponível em: http://www.who.int/mediacentre/factsheets/fs328/en/. Acessado em 1/11/2014.
41. Shapiro CN, Margolis HS. Worldwide epidemiology of hepatitis A virus infection. J Hepatol. 1993;18 Suppl 2:S11-4.
42. Melnick JL. History and epidemiology of hepatitis A. J. Infect. Dis. 1995;171 Suppl 1: S2-8.
43. Clemens SA, da Fonseca JC, Azevedo T, Cavalcanti A, Silveira TR, Castilho MC, Clemens R. Soroprevalência para hepatite A e hepatite B em quatro centros no Brasil Rev Soc Bras Med Trop. 2000;33(1):1-10.

44. Bensabath G, Hadler SC, Soares M, Fields H, Maynard L. Características serologicas y epidemiologicas de la hepatitis virica aguda em la cuenca Amazonica del Brasil. Boletim de la Oficina Sanitaria Panamericana. 1987;103:351-61.
45. Bensabath G, Soares M. A febre negra de lábrea e infecções pelo vírus delta. Instituto Evandro Chagas: 50 anos de contribuição às ciências biológicas e à medicina tropical. Fundação Serviços de Saúde. Belém. 1986;2:536.
46. Bensabath G, Soares M, Maia M. Hepatite por vírus. Instituto Evandro Chagas: 50 anos de contribuição às ciências biológicas e à medicina tropical. Fundação Serviços de Saúde Pública, Belém. 1986;1:483-529.
47. Nunes HM, Soares M do C, Silva HM. 2004. Infecção pelo vírus da hepatite A em área indígena da Amazônia oriental brasileira. Rev Soc Bras Med Trop. 37(Supl 2):52-6.
48. Nunes H, Soares M. Brito E, Alves M, Souza O, Borges A, Silva I, Paixão F. Prevalência de infecção pelos vírus das hepatites A, B, C e D na demanda de um hospital no Município de Juruti, oeste do Estado do Pará, Brasil. Revista Pan-Amazônica de Saúde. 2010;1(2):105-11.
49. Moreira-Silva SF, Frauches DO, Almeida AL, Mendonça H, Pereira FE. Acute liver failure in children: observations in Vitoria, Espirito Santo State, Brazil. Rev Soc Bras Med Trop. 2002; 35(5):483-6.
50. Vaughan G, Forbi JC, Xia G-L, Fonseca-Ford M, Vazquez R, Khudyakov YE, et al. Full-length genome characterization and genetic relatedness analysis of hepatitis A virus outbreak strains associated with acute liver failure among children. J Med Virol. 2014;86(2): 202-8.
51. Kim HY, Eyheramonho MB, Pichavant M, Gonzalez Cambaceres C, Matangkasombut P, Cervio G, et al. A polymorphism in TIM1 is associated with susceptibility to severe hepatitis A virus infection in humans. J Clin Invest. 2011;121:1111-8.
52. Long D, Fix OK, Deng X, Seielstad M, Lauring AS, The Acute Liver Failure Study Group. Whole genome sequencing to identify host genetic risk factors for severe outcomes of hepatitis a virus infection. J Med Virol. 2014;86(10):1661-8.
53. Del Olmo J, Ornia E, Serra MA, Garcia-Torres ML, Escudero A, Rodriguez F, Rodrigo JM. Changing prevalence, clinical features, and outcome of acute hepatitis in Spain (1982–2003). J Gastroenterol Hepatol. 2006;21(6):982-7.
54. Rezende G, Schmidt E. Manifestações clínicas das hepatites virais. In: Brandão-Mello CE, Coelho HSM, Soares JAS, Nabuco LC (eds). Hepatites. Rio de Janeiro: Editora Rubio; 2006. p. 35-49.
55. Michielsen P, Van Damme P. 1999. Viral hepatitis and pregnancy. Acta Gastroenterol Belg. 1999; 62(1):21-9.
56. Gayotto LCC, Alves VAF. Patologia das hepatites crônicas. In: Gayotto LCC, Alves VAF (eds). Doenças do *fígado e vias biliares.* Rio de Janeiro: Atheneu; 2001. p. 533-64.
57. Sherlock S, Dooley J. Viral hepatitis: general features, hepatitis A hepatitis E and other viruses. In: Sherlock S, Dooley J. Diseases of the liver and biliary system. 10th ed. London: Blackwell Science; 1997. P.267-284.
58. De Paula VS, Niel C, Teves SC, Villar LM, Virgolino H, Gaspar AM. Molecular epidemiology of hepatitis A virus in Brazilian Amazon. J Gastroenterol Hepatol. 2006;21(9):1435-8.
59. Provost PJ, Hilleman MR. 1978. An inactivated hepatitis A virus vaccine prepared from infected marmoset liver. Proc Soc Exp Biol Med. 1978;159(2):201-3.
60. Secretaria de Vigilância em Saúde. Departamento de Vigilância Epidemiológica. Manual dos Centros de Referência para Imunobiológicos Especiais. 3ª ed. Brasília: Ministério da Saúde; 2006.
61. Villarejos VM, Serra J, Anderson-Visona K, Mosley JW. Hepatitis A virus infection in households. Am J Epidemiol. 1982;115(4):577-86.

DNA polimerase

A DNA polimerase viral (P) teve sua atividade constatada em partículas virais purificadas[65] e foi confirmada após expressão em *S. cerevisiae*[66]. Surpreendentemente, demonstrou-se que essa enzima tinha a atividade de transcriptase reversa (RT), isto é, era capaz de gerar moléculas de DNA complementar a partir de moléculas de RNA[67].

Comparando-se a sequência do HBV com a sequência de retrovírus, determinou-se a região do genoma responsável por sua codificação, bem como a localização de seus domínios[68]. Esses domínios são:

1. Na extremidade aminoterminal, encontra-se a região que se liga à extremidade 5' do DNA viral e é essencial para o início da síntese do DNA, sendo também conhecida como primase terminal (TP), que contém o resíduo de tirosina na posição 63, essencial para a iniciação[69].
2. O segundo domínio não tem nenhuma função específica, além de funcionar como um espaçador[70] – essa parte corresponde a uma ORF diferente, à região pré-S, que é o segmento mais variável entre os genomas dos diferentes hepadnavírus[71], possivelmente refletindo uma adaptação à infecção de hospedeiros diferentes.
3. O terceiro domínio é a DNA polimerase em si, com atividade de transcriptase reversa.
4. O domínio carboxiterminal é a RNAse H que cliva RNA apresentado na forma de híbrido com DNA, como acontece durante o ciclo de replicação do HBV[66].

Com cerca de 90kDa em tamanho, as proteínas P dos hepadnavírus são muito maiores do que as RTs típicas. Alinhamentos com a sequência primária revelaram a presença de motivos de RT universalmente conservados[72] e menos pronunciada homologia, embora ainda significativa, a RNAse H[73].

Os domínios RT das DNAs polimerase de HBV e HIV-1 parecem globalmente semelhantes, como é ainda apoiada pela frequente ocorrência de mutações de resistência, inevitavelmente emergentes após tratamento prolongado com drogas antivirais de ação direta, em posições equivalentes em ambas as enzimas, frequentemente próximas ao motivo YMDD (Tyr-Met-Asp-Asp).

A região da TP, incluindo o motivo altamente conservado T3, com vários resíduos aromáticos AGILYKR (Ala-Gly-Ile-Leu-Tyr-Lys), é o principal responsável pela insolubilidade da proteína recombinante. Assim, nessa região resíduos de aminoácidos hidrofóbicos, incluindo Arg183, parecem ser cruciais para interações intra-P e/ou P-ε-RNA que ocorrem durante a formação do complexo de iniciação[74].

Muitas RTs retrovirais produzem cDNA a partir de praticamente qualquer RNA, se provida de iniciador e dNTP em um tampão adequado; mas não há tal atividade com as proteínas P hepadnavirais, mesmo depois que se tornaram acessíveis em quantidades maiores por expressão recombinante. A razão por trás é a dependência estrita da atividade da proteína P de chaperonas celulares (proteínas de choque térmico, Hsp). As chaperonas Hsc70 (forma constitutiva de Hsp70) e Hsp40, com ATP, são essenciais para a ativação da proteína P. No entanto, Hsp90 com Hsp, bem como a Hsp70 fator de troca de nucleotídeos Bag-1 podem estimular ainda mais a ativação por quatro a cinco vezes[74].

Genoma do HBV

O genoma do HBV consiste de uma molécula de DNA com cerca de 3.200 nucleotídeos, sendo um dos menores genomas de DNA conhecidos entre os vírus animais. Sua estrutura é peculiar: a molécula de DNA é circular, em parte fita dupla, mas com uma região de fita simples de extensão variável. A fita longa de polaridade negativa ou L (-) possui tamanho fixo, com cerca de 3.200 nucleotídeos, e um corte (*nick*) constante na posição 1.818, já a fita curta de polaridade positiva ou S (+) pode variar entre 1.700 e 2.800 nucleotídeos nas diferentes moléculas, possui extremidade 5' fixa por volta da posição 1.620 e extremidade 3' variável[24,25].

A capacidade codificadora está restrita à fita L (–), na qual foram identificadas 4 regiões codificadoras: S, C, P e X. A região S é dividida em S e pré-S, sendo aquela responsável pela codificação da proteína principal do envelope, o HBsAg[24,25]. A região pré-S, na mesma fase de leitura, codifica para as proteínas L (pré-S1 + pré-S2 + S) e M (pré-S2 + S) do envelope viral. A região C codifica para a principal proteína do nucleocapsídeo (*core*) viral. As regiões pré-core e C, quando traduzidas em conjunto, originam o HBeAg, pelos mecanismos discutidos anteriormente. A região P estende-se por cerca de 80% do genoma viral e codifica a DNA polimerase viral. Finalmente, a região X codifica o HBxAg[24].

Promotores dos genes do HBV

Diferentes promotores são responsáveis pelo controle da expressão dos genes do HBV.

Existem dois diferentes promotores para as proteínas de envelope:

1. O promotor do gene da proteína de envelope L situa-se logo antes da região pré--S1. Esse promotor, conhecido também como SPI (S promoter I), tem um "TATA box" típico e transcreve um RNA mensageiro (mRNA) com extremidade 5' bem definida. Todos os outros promotores têm sítios múltiplos para o início da transcrição. O promotor para a proteína L (SPI) contém sítios de ligação para fatores de transcrição específicos do fígado, por exemplo, HNF1[75] e HNF3[76], e é relativamente fraco em comparação com o promotor do gene das proteínas de envelopes S e M. É também funcional em células não hepáticas após transfecção[77].
2. O promotor do gene das proteínas de envelopes S e M[78] localiza-se dentro da região pré-S1, originando mRNAs de cerca de 2,1kb[79], tem sua atividade aumentada pelo *enhancer* I[77] e pela dexametasona (via fator de transcrição NF-1)[80]. Esse promotor, também conhecido como SPII (S promoter II), produz 3 mRNAs diferentes, mas apenas o maior contém o códon de iniciação para a proteína M. Ambos os promotores das proteínas de envelopes são mais ativos em hepatócitos

diferenciados[77]. Existe um composto chamado helioxantina (HE-145) que inibe esse promotor, bem como o promotor do *core* que pode potencialmente ser utilizado para o tratamento da hepatite B e suas complicações[81].

A síntese das proteínas do nucleocapsídeo viral e do mRNA pré-genômico é controlada pelo promotor básico do *core* (BCP)[82]. Esse promotor se situa na região X (1.573-1.604)[83] e regula a transcrição de três mRNAs de cerca de 3,6kb[84]. O promotor possui 4 regiões ricas em TA que funcionam simultaneamente como "TATA box" e sítio de iniciação da transcrição para esses mRNAs[85]. Os dois mRNAs maiores, cujas transcrições se iniciam cerca de 30pb acima do menor, codificam a proteína precursora pré-*core*/*core*. A transcrição do mRNA menor inicia-se quatro bases após o códon de iniciação pré-*core* e, portanto, esse mRNA não codifica o precursor pré-*core*, mas pode codificar a proteína *core*. A regulação da transcrição desses mRNAs é diferente, pois fatores de transcrição, como o fator nuclear hepatocítico NHF4, reprimem o promotor pré-*core* e outros ativam o promotor pré-genômico, como o fator ativador de transcrição Sp1[86,87]. O promotor possui ainda um elemento regulatório negativo NRE, e normalmente só está ativado por fatores celulares presentes nos hepatócitos e algumas outras linhagens celulares[88]. O promotor também é normalmente inibido pela p53 selvagem, mas não pela p53 mutante presente em hepatocarcinomas (G $\rightarrow$ T 249)[89]. Esse promotor é igualmente inibido pela helioxantina (HE-145)[81].

Finalmente, o promotor do gene *X* (1042-1354) origina um transcrito de 0,7kb que codifica apenas essa proteína[90], mas já foram descritos transcritos menores originados pelo processamento desse mRNA que poderiam originar proteínas diferentes com função ainda não determinada[91].

Para a terminação da transcrição, os genomas de todos os *Orthohepadnavirus* possuem um sinal de poliadenilação e terminação TATAAA, denominado PS2, logo no início do gene *C*. Esse sinal só se torna ativo quando o sítio de iniciação do RNA está a mais de 400pb a montante, pois ele precisa de outro elemento presente no BCP para ser ativo. Esse sinal de terminação é, portanto, ignorado na primeira passagem da RNA polimerase II na síntese do RNA pré-genômico. Esse sinal é também comum para todos os outros mRNAs, exceto para o mRNA do gene *X*. Essa estratégia de expressão utilizando apenas um terminador para vários promotores é exclusiva dos hepadnavírus[92].

Outras sequências regulatórias no genoma do HBV

Algumas estruturas peculiares são encontradas no genoma do HBV que merecem ser ressaltadas. Muitas delas têm papel importante na replicação viral e suas funções serão detalhadas abaixo.

1. As pequenas regiões repetitivas DR1 e DR2 participam do processo de encapsidação do genoma viral[93] e são os sítios de integração do vírus no genoma das células hospedeiras[94]. Além disso, DR1 possui uma estrutura secundária importante para a replicação e transcrição viral[95].

2. O sinal de encapsidação, conhecido pela letra grega épsilon (ε), localizado na região pré-*core* que forma uma estrutura secundária em alça no DNA viral[96], o qual é fundamental para o início da replicação viral por meio da interação com a polimerase viral[97]. Os sinais ε têm duas hastes, uma estrutura em bojo intermediária e uma alça superior[98]. Os efeitos encontrados nos vírus mutantes pré-*core* são também devidos às alterações causadas na encapsidação do HBV, que teria sua estabilidade aumentada e replicação viral ainda mais efetiva, o que justificaria a associação desse tipo de mutante com formas mais graves de hepatites, como será visto ulteriormente.
3. *Enhancers* são segmentos de ácidos nucleicos que possuem a capacidade de aumentar a transcrição de determinados genes, podendo atuar mesmo à distância dos genes ativados e em qualquer orientação. Os *enhancers* atuam em conjunto com os promotores para a ativação da transcrição gênica, mas esses só são capazes de atuar nos genes contíguos e sempre se localizam a montante desses. O HBV apresenta dois *enhancers* que podem ativar independentemente a transcrição de todos os genes virais. A presença de dois *enhancers* regulados de forma diferente no HBV deve refletir uma estratégia para garantir replicação eficiente em hepatócitos indiferenciados, em regeneração ou mesmo durante a hepatocarcinogênese[99]. O *enhancer* I aumenta a transcrição de HBV em 10 a 50 vezes nas células hepáticas e o efeito do *enhancer* II é ainda mais específico do fígado. Esses *enhancers* são ativados por diferentes fatores de transcrição. Os promotores e essas estruturas controlam o nível de transcrição do HBV, a expressão de seus genes, bem como sua replicação, e podem ser influenciados por substâncias ativas antivirais, por exemplo, a interleucina-6 (IL-6) ou análogos de helioxantina ou pelo estado de diferenciação dos hepatócitos. O vasto número de substâncias que podem, dessa forma, influenciar a atividade do HBV foi revisto recentemente[100].
As localizações e funções dos *enhancers* virais bem como a interação de algumas dessas substâncias com os *enhancers* do HBV serão descritas a seguir.

   a) O *enhancer* I localiza-se 450pb (1.080-1.234) a montante do promotor *core*[101], é especialmente ativo em hepatócitos[102], mas também atua em células hematopoiéticas[103], ativando os promotores dos genes *S*, *C* e *X*[77], interagindo com o fator de ativação celular específico[104]. O hepatotropismo do HBV parece ser definido pela interação do *enhancer* I com fatores nucleares hepáticos, como NHF3 e NHF4 e o receptor retinoide Xα (RXRα), ativando o promotor X[105]. O *enhancer* I relaciona-se com o processo de carcinogênese induzida pelo HBV[106], pois a p53 normalmente o reprime, mas algumas mutações no *enhancer* I fazem com que ela passe a ter efeito ativador[107]. Na ausência de atividade do *enhancer* I, a transcrição do RNA pré-genômico viral é bastante reduzida. Uma região dentro desse *enhancer* é um transativador transcricional do receptor de andrógenos e pode ser responsável pela maior frequência de evoluções mais graves da hepatite B no sexo masculino, incluindo o desenvolvimento de câncer[108].

b) O *enhancer* II localiza-se na região X (1.627-1.741), parece ser específico de hepatócitos[109], contém dois elementos diferentes que necessitam estar juntos para sua função: elemento "e II-A" (1.636 a 1.671) e elemento "e II-B" (1.704-1.741). Mutações na região desses *enhancers* podem estar envolvidas com maior risco de evolução para carcinoma hepatocelular[110].

4. Elemento responsivo a glicocorticoide (GRE)[111], localizado na posição 341-370, contendo duas cópias da sequência de hexanucleotídeos específica (5'-TGT-TCCT-3')[111,112]. Não funciona como um *enhancer* independente, mas pode explicar o efeito marcante do tratamento com corticoide sobre a replicação do HBV[113].

Replicação viral

O receptor celular para a penetração do vírus nos hepatócitos é o polipeptídeo de co-transporte taurocolato de sódio (NTCP), e o processo de entrada e adesão do vírus ao receptor celular durante o processo de replicação foi descrito anteriormente[31].

Os nucleocapsídeos são transportados para o poro nuclear e o genoma de RC-DNA (do inglês, *relaxed circular DNA*) é liberado no nucleoplasma e convertido em cccDNA (do inglês, *covalently closed circular DNA*). Esse cccDNA epissomal é o intermediário intracelular central dos hepadnavírus para a replicação, funcionalmente equivalente ao DNA proviral. Ele serve como molde de transcrição para a RNA polimerase II celular produzir vários RNAs subgenômicos que codificam as proteínas do envelope e o HBx, além de duas moléculas de comprimento maior que o genoma. Do RNAm pré-*core* mais longo, uma versão maior da proteína do nucleocapsídeo é sintetizada, que após processamento é secretada como HBeAg.

O RNA pré-genômico (RNApg) mais curto serve como mRNA para a proteína do capsídeo e proteína P. A proteína P liga-se preferencialmente à molécula pgRNA a partir da qual foi traduzida, especificamente na ponta 5' de uma estrutura terciária chamada ε (épsilon), o que inicia a encapsidação (daí o nome ε) e a transcrição reversa.

A encapsidação do RNA pregenômico (pgRNA) dentro do capsídeo icosaédrico é mediada por interações específicas com a transcriptase reversa (RT) ou DNA polimerase viral, ao mesmo tempo que se inicia a síntese de DNA[114]. Apenas um único pgRNA e uma única proteína P são embalados por partícula[97].

Para o HBV, a estrutura ε medeia a encapsidação e pode ser a origem de replicação para a fita complementar de DNA. A síntese de DNA começa com um sistema de iniciação com o domínio TP que tem um resíduo de tirosina que se liga de forma covalente à extremidade 5' de um pequeno oligonucleotídeo de DNA, o qual, posteriormente, move-se para a região repetitiva DR1 para iniciar a síntese da outra fita de DNA[115]. A síntese do DNA ocorre em grande parte dentro dos nucleocapsídeos formados e depende de alguma forma da proteína C[116].

A iniciação da síntese de DNA em hepadnavírus ocorre por uma única proteína, isso se reflete na presença de um terminal adicional de proteína (TP) na proteína P, não encontrado em qualquer outra RT[115]. A proteína P depende de moléculas chaperonas para conseguir competência para se ligar ao RNA molde e iniciar a síntese de DNA.

Durante a replicação, são também necessárias interações de longa distância entre sítios dos ácidos nucleicos moldes para gerar o genoma viral circular relaxado (RC), o que pode explicar o achado de recombinantes entre cepas diferentes do HBV[117].

O RNAm pré-*core* é excluído da encapsidação provavelmente porque a interação P-ε é impedida pelos ribossomos que traduzem a região pré-*core*. Dentro dos nucleocapsídeos recém-formados, o RNA é reversamente transcrito pela proteína P co-empacotada em RC-DNA. Esses nucleocapsídeos recém-formados podem tanto devolver seus genomas aos núcleos para criar uma reserva de cerca de 10-100 cópias de cccDNA como interagir com as proteínas do envelope e serem secretados como novos vírions infecciosos. Daí as três formas em que a informação genética dos hepadnavírus é armazenada: RC-DNA em vírions e cccDNA e pgRNA na célula.

O cccDNA nuclear produzido a partir do RC-DNA genoma serve como molde para a transcrição pela RNA polimerase II celular. Portanto, todos os transcritos virais, incluindo o pgRNA de 3,5kb, terá um cap 5' e uma cauda 3' poliadenilada. O sinal de poliadenilação no cccDNA é ignorado durante o primeiro encontro pela RNA polimerase e utilizado apenas durante o segundo encontro. Consequentemente, o pgRNA contém uma redundância terminal na qual o elemento de DR1 e o início da fase de leitura aberta (ORF) para o nucleocapsídeo estão presentes uma segunda vez[92].

A enzima de reparo de DNA humano tirosil-DNA-fosfodiesterase 2 (TDP2) está envolvida na biogênese do reservatório do cccDNA devido às similaridades estruturais entre o RC-DNA do HBV e os adutos entre topoisomerase e DNA humano[118].

O ciclo de replicação do HBV está mostrado na figura 13.1.

DIVERSIDADE GENÉTICA VIRAL

Subtipos

A primeira indicação da heterogeneidade do HBV foi a observação de diferentes determinantes antigênicos do HBsAg, que além do determinante "*a*", comum a todos os vírus, apresenta dois pares de determinantes mutuamente exclusivos *d/y* e *w/r*. A presença de tais determinantes possibilitou a classificação do HBV em 4 principais subtipos sorológicos, *adw*, *adr*, *ayw e ayr*, os quais foram posteriormente subdivididos em nove subtipos: *ayw1*, *ayw2*, *ayw3*, *ayw4*, *adw2*, *adw4*, *adrq+*, *adrq-* e *ayr*[120,121].

Com os avanços das técnicas de biologia molecular alguns estudos demonstraram que a subtipagem não refletia a verdadeira variabilidade genética do HBV. A diversidade genética observada entre amostras de um mesmo subtipo e entre amostras de diferentes subtipos era a mesma em alguns casos. Portanto, foi proposta outra forma de classificação com base na divergência da sequência de nucleotídeos do genoma completo[122] ou da sequência parcial do gene S[123].

O genótipo A inclui vírus dos subtipos *adw2 e ayw1*; genótipo B, subtipos *adw* e *ayw1*; genótipo C, subtipos *ayr, adrq-*, *ayr*; genótipo D, subtipos *ayw2* e *ayw3*[123]. Genótipos E e F, correspondentes aos subtipos *ayw4* e *adw4*, respectivamente, pela análise da sequência do gene S[123].

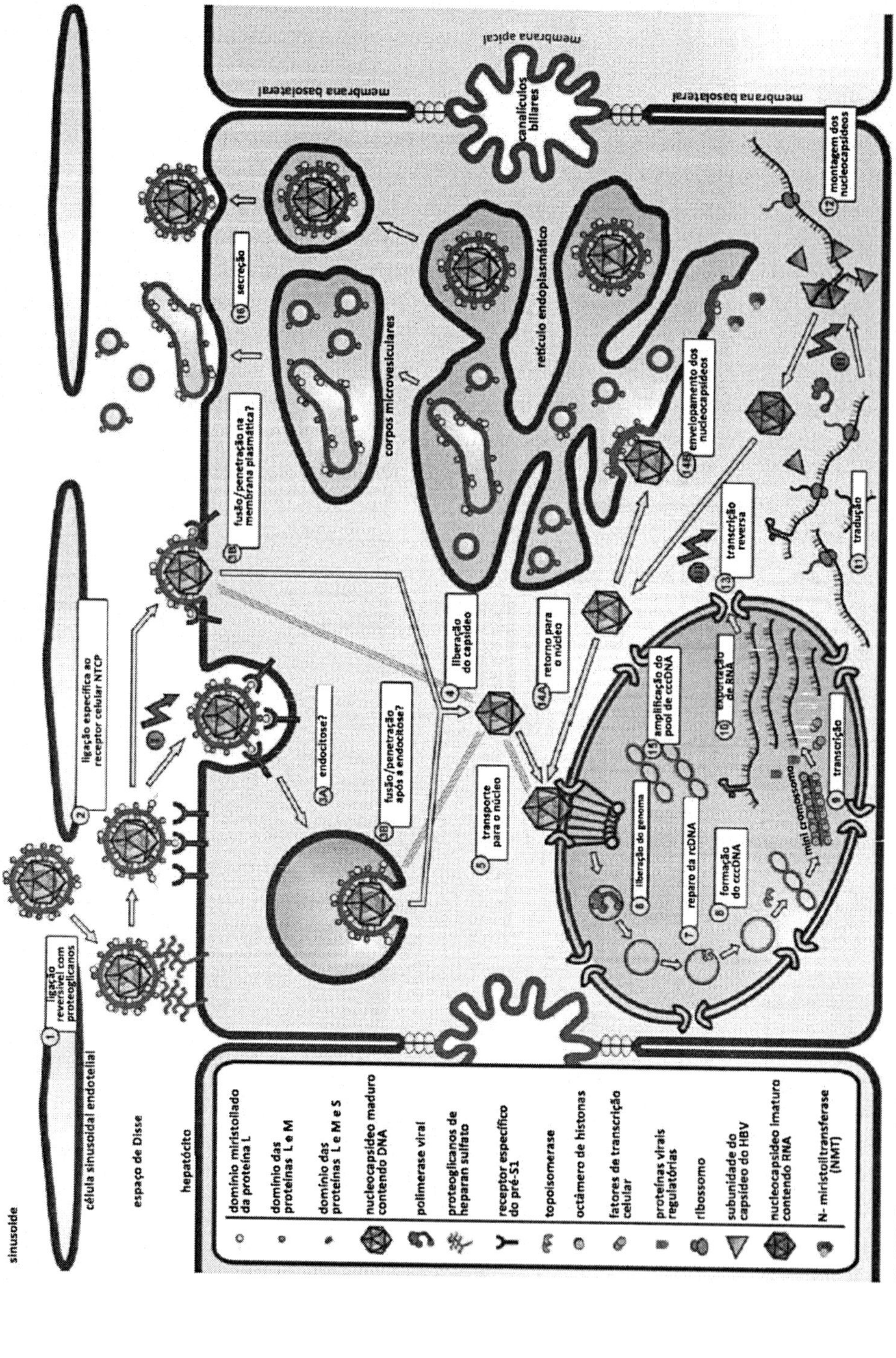

FIGURA 13.1 – Ciclo de replicação do HBV[119].

Genótipos e subgenótipos

A classificação dos genótipos do HBV é baseada no percentual de divergência da sequência do genoma completo, que deve ser maior que 7,5% entre os diferentes genótipos[124,125]. Os subgenótipos representam variantes de um mesmo genótipo cujo percentual de divergência baseado na sequência de nucleotídeos do genoma completo é superior a 4%[124,125].

Atualmente, o HBV está classificado em 10 genótipos (A, B, C, D, E, F, G, H, I e J). Os genótipos A-H estão bem estabelecidos, já o I e o J foram recentemente descritos e sua denominação como novos genótipos ainda é fruto de contínuas discussões entre os pesquisadores da área. Tal indefinição se dá pelo fato de esses supostos novos genótipos serem resultantes de recombinações entre genomas de diferentes genótipos do HBV isolados em humanos (genótipo I) ou entre genótipos isolados em humanos e em primatas não humanos (genótipo J)[126-128].

Em relação aos subgenótipos, esses só foram identificados entre os genótipos A, B, C, D e F[124,125].

A maioria dos genótipos e alguns subgenótipos apresentam padrão de distribuição geográfica característico e são associados com diferentes etnias[124,125,129]. O genótipo A predomina em algumas regiões da África, regiões norte e central da Europa e na América do Norte. Para o genótipo A, inicialmente dois subgenótipos foram descritos: o A1, encontrado principalmente em algumas regiões dos continentes Africano (África Oriental e do Sul), Asiático (Índia, Bangladesh) e Americano (Haiti, Martinica), e o A2, que predomina na Europa[125,130]. Posteriormente, mais cinco subgenótipos foram propostos para a classificação de cepas isoladas em diferentes regiões da África (A3, A4, A5 e A7) e na Bélgica entre pacientes de origem Africana (A6)[128]. Esses subgenótipos não parecem estar disseminados em outras regiões do mundo, com exceção do A5, que foi recentemente identificado com elevada frequência no Haiti[131].

Os genótipos B e C são comuns no Sudeste Asiático, China e Japão. Quanto aos subgenótipos, diversos já foram descritos para o genótipo B: B1 (Japão), B2 (Japão, China), B3 (Indonésia), B4 (Vietnã), B5 (Filipinas) e B6 (populações nativas do Ártico, incluindo Alasca, norte do Canadá e Groenlândia), B7-B9 (Indonésia); e da mesma forma para o genótipo C: C1 (Sudeste da Ásia, Sul da China), C2 (Sudeste Asiático, China e Japão), C3 (Oceania, Indonésia), C4 (Austrália), C5 (Filipinas, Vietnã, Indonésia), C6 (Indonésia, Filipinas), C7 (Filipinas), C8-C16 (Indonésia)[125,128,130].

O genótipo D tem ampla distribuição geográfica, mas é mais frequente em países localizados na bacia do Mediterrâneo e Oriente Médio. Esse genótipo também apresenta grande diversidade genética caracterizada pelos diferentes subgenótipos já identificados: D1 (Bacia do Mediterrâneo, Oriente Médio, Índia, China), D2 (Japão, Norte da Europa), D3 (Índia, África do Sul, Sul da Europa), D4 (Oceania, Haiti), D5 (Índia, Japão), D6 (Indonésia) e D7 (Tunísia), D8 (Nigéria)[128,132].

O genótipo E é considerado nativo da África e predomina na região Ocidental desse continente[133,134]. Estudos sugerem que a ampla disseminação do genótipo E na África parece ser um evento relativamente recente resultante, principalmente, da aplicação de injeções em massa (campanhas de vacinação, aplicação de medicamentos) usando as mesmas agulhas e seringas, realização de rituais tribais envolvendo o uso de objetos perfurocortantes, além de outros mecanismos de transmissão horizontal pelo contato próximo com indivíduos infectados e da transmissão sexual[134]. Apesar de uma grande população africana ter sido introduzida em outros continentes, particularmente nas Américas, casos de infecção com o genótipo E fora do continente africano têm sido encontrados apenas em indivíduos com contato recente com essa região ou indivíduos de lá provenientes[134]. Com exceção desse perfil, foi observada em Quibdó, Colômbia, onde o genótipo E foi encontrado entre indivíduos afrodescendentes sem histórico de viagens para a África ou contato recente com pessoas procedentes de qualquer país africano[135].

As cepas do HBV genótipo E caracterizadas até o momento apresentam pouca variabilidade genética e, portanto, não foram identificados subgenótipos[133,134].

O genótipo F é característico da América do Sul, sendo o único genótipo encontrado entre populações indígenas isoladas[136,137] e amplamente distribuído nos países com forte contribuição desse grupo racial em sua formação, tais como Venezuela[136], Colômbia[138] e Chile[139]. As cepas do genótipo F isoladas em diferentes regiões geográficas são classificadas em 4 subgenótipos: F1, cujo clado é subdividido em F1a (América Central) e F1b (Argentina), F2, que também tem uma subdivisão em F2a (Venezuela, Argentina) e F2b (Venezuela), F3 (Venezuela, Colômbia) e F4 (Argentina)[140].

A distribuição dos genótipos G e H ainda não é bem conhecida: o genótipo G foi identificado inicialmente na Europa (Alemanha e França) e posteriormente nas Américas (Canadá, EUA, México, Colômbia), além de alguns poucos casos na Ásia[125,127]. Já o genótipo H foi encontrado na América Central, sobretudo no México, onde é encontrado com elevada frequência[125,141].

A infecção pelo genótipo G apresenta algumas particularidades: 1. tem sido encontrada mais frequentemente entre homens que fazem sexo com homens e entre os casos de coinfecção com o vírus da imunodeficiência humana (HIV); 2. ocorre quase sempre em coinfecção com outro genótipo do HBV, sendo a coinfecção com os genótipos A e H a mais descrita até o momento[127,142,143].

O genótipo I foi encontrado no Vietnã, Laos e China e o J em um único caso no Japão[127].

No Brasil, os genótipos A, D e F circulam em todas as regiões, sendo que o genótipo A é o mais prevalente em todas elas, com exceção da Região Sul, onde o genótipo D predomina[137,144-146]. Apenas os subgenótipos A1 e A2 já foram identificados, sendo que o subgenótipo A1 é o mais frequente em todas as regiões. Entre os subgenótipos de D, os subgenótipos D2 e D3 são os mais frequentes no Sul e Sudeste do País, por outro lado o subgenótipo D4 foi o principal subgenótipo de D identificado no Maranhão[137,144,146,147].

O genótipo F é encontrado com maior frequência no Norte do País, especialmente entre populações indígenas, sendo o subgenótipo F2a o mais frequente[137].

Os genótipos B e C também circulam no Brasil, porém praticamente restritos a indivíduos com origem oriental ou seus descendentes[144,145,148], da mesma forma o genótipo E, até o momento só foi encontrado entre imigrantes africanos[149]. O genótipo G também já foi descrito em alguns casos no Rio de Janeiro, São Paulo e Acre; e o genótipo H até o momento só foi encontrado em um caso no Sul do Brasil[144,150-152].

REFERÊNCIAS

1. McCallum F. Homologous serum jaundice. Lancet. 1947(2):691-2.
2. Hollinger F. Hepatitis B virus. In: Fields BN, Knipe DM, Chanock RM (eds). Fields virology. 2nd ed. New York: Raven Press; 1990. p. 2171-236.
3. Blumberg BS, Alter HJ, Visnich S. A "new" antigen in leukemia sera. JAMA. 1965;191:541-6.
4. Prince AM. An antigen detected in the blood during the incubation period of serum hepatitis. Proc Natl Acad Sci U S A. 1968;60(3):814-21.
5. Okochi K, Murakami S. Observations on Australia antigen in Japanese. Vox Sang. 1968;15 (5):374-85.
6. Dane DS, Cameron CH, Briggs M. Virus-like particles in serum of patients with Australia-antigen-associated hepatitis. Lancet. 1970;1(7649):695-8.
7. Gust ID, Burrell CJ, Coulepis AG, Robinson WS, Zuckerman AJ. Taxonomic classification of human hepatitis B virus. Intervirology. 1986;25(1):14-29.
8. Summers J, Smolec JM, Snyder R. A virus similar to human hepatitis B virus associated with hepatitis and hepatoma in woodchucks. Proc Natl Acad Sci U S A. 1978;75(9):4533-7.
9. Marion PL, Oshiro LS, Regnery DC, Scullard GH, Robinson WS. A virus in Beechey ground squirrels that is related to hepatitis B virus of humans. Proc Natl Acad Sci U S A. 1980;77(5):2941-5.
10. Testut P, Renard CA, Terradillos O, Vitvitski-Trepo L, Tekaia F, Degott C, et al. A new hepadnavirus endemic in arctic ground squirrels in Alaska. J Virol. 1996;70(7):4210-9.
11. Lanford RE, Chavez D, Brasky KM, Burns RB 3rd, Rico-Hesse R. Isolation of a hepadnavirus from the woolly monkey, a New World primate. Proc Natl Acad Sci U S A. 1998;95(10):5757-61.
12. He B, Li Z, Yang F, Zheng J, Feng Y, Guo H, et al. Virome profiling of bats from Myanmar by metagenomic analysis of tissue samples reveals more novel Mammalian viruses. PLoS One. 2013; 8(4):e61950.
13. Mimms LT, Solomon LR, Ebert JW, Fields H. Unique preS sequence in a gibbon-derived hepatitis B virus variant. Biochem Biophys Res Commun. 1993;195(1):186-91.
14. MacDonald DM, Holmes EC, Lewis JC, Simmonds P. Detection of hepatitis B virus infection in wild-born chimpanzees (Pan troglodytes verus): phylogenetic relationships with human and other primate genotypes. J Virol. 2000;74(9):4253-7.
15. Warren KS, Heeney JL, Swan RA, Heriyanto, Verschoor EJ. A new group of hepadnaviruses naturally infecting orangutans (Pongo pygmaeus). J Virol. 1999;73(9):7860-5.
16. Grethe S, Heckel JO, Rietschel W, Hufert FT. Molecular epidemiology of hepatitis B virus variants in nonhuman primates. J Virol. 2000;74(11):5377-81.
17. Mason WS, Seal G, Summers J. Virus of Pekin ducks with structural and biological relatedness to human hepatitis B virus. J Virol. 1980;36(3):829-36.
18. Sprengel R, Kaleta EF, Will H. Isolation and characterization of a hepatitis B virus endemic in herons. J Virol. 1988;62(10):3832-9.
19. Schettler CH. Goose virus hepatitis in the Canada Goose and Snow Goose. J Wildl Dis. 1971;7(3): 147-8.
20. Prassolov AV. Detection of a new avian hepadnavirus with an unexpectedly broad host range. Dokl Biol Sci. 2002;387:593-6.
21. Pult I, Netter HJ, Bruns M, Prassolov A, Sirma H, Hohenberg H, et al. Identification and analysis of a new hepadnavirus in white storks. Virology. 2001;289(1):114-28.
22. Piasecki T, Kurenbach B, Chrzastek K, Bednarek K, Kraberger S, Martin DP, et al. Molecular characterisation of an avihepadnavirus isolated from Psittacula krameri (ring-necked parrot). Arch Virol. 2012;157(3):585-90.

23. Piasecki T, Harkins GW, Chrzastek K, Julian L, Martin DP, Varsani A. Avihepadnavirus diversity in parrots is comparable to that found amongst all other avian species. Virology. 2013;438(2): 98-105.
24. Kann M. Hepadnaviridae: structure and molecular virology. In: Zuckerman J, Thomas HC (eds). Viral Hepatitis. 2nd ed. New York: Churchill-Livingstone; 1998. p. 77-105.
25. Glebe D, Bremer CM. The molecular virology of hepatitis B virus. Semin Liver Dis. 2013;33(2): 103-12.
26. Gerlich WH, Deepen R, Heermann KH, Krone B, Lu XY, Seifer M, et al. Protective potential of hepatitis B virus antigens other than the S gene protein. Vaccine. 1990;8 Suppl:S63-8.
27. Gerlich WH. Medical virology of hepatitis B: how it began and where we are now. Virol J. 2013; 10:239.
28. Bruss V, Gerhardt E, Vieluf K, Wunderlich G. Functions of the large hepatitis B virus surface protein in viral particle morphogenesis. Intervirology. 1996;39(1-2):23-31.
29. Bruss V. Hepatitis B virus morphogenesis. World J Gastroenterol. 2007;13(1):65-73.
30. Meier A, Mehrle S, Weiss TS, Mier W, Urban S. Myristoylated PreS1-domain of the hepatitis B virus L-protein mediates specific binding to differentiated hepatocytes. Hepatology. 2013;58(1): 31-42.
31. Baumert TF, Meredith L, Ni Y, Felmlee DJ, McKeating JA, Urban S. Entry of hepatitis B and C viruses – recent progress and future impact. Curr Opin Virol. 2014;4:58-65.
32. Hallen S, Mareninova O, Branden M, Sachs G. Organization of the membrane domain of the human liver sodium/bile acid cotransporter. Biochemistry. 2002;41(23):7253-66.
33. Salisse J, Sureau C. A function essential to viral entry underlies the hepatitis B virus "a" determinant. J Virol. 2009;83(18):9321-8.
34. Abou-Jaoude G, Sureau C. Entry of hepatitis delta virus requires the conserved cysteine residues of the hepatitis B virus envelope protein antigenic loop and is blocked by inhibitors of thiol-disulfide exchange. J Virol. 2007;81(23):13057-66.
35. Lepere-Douard C, Trotard M, Le Seyec J, Gripon P. The first transmembrane domain of the hepatitis B virus large envelope protein is crucial for infectivity. J Virol. 2009;83(22):11819-29.
36. Gripon P, Le Seyec J, Rumin S, Guguen-Guillouzo C. Myristylation of the hepatitis B virus large surface protein is essential for viral infectivity. Virology. 1995;213(2):292-9.
37. Bruss V, Hagelstein J, Gerhardt E, Galle PR. Myristylation of the large surface protein is required for hepatitis B virus in vitro infectivity. Virology. 1996;218(2):396-9.
38. Le Seyec J, Chouteau P, Cannie I, Guguen-Guillouzo C, Gripon P. Infection process of the hepatitis B virus depends on the presence of a defined sequence in the pre-S1 domain. J Virol. 1999; 73(3):2052-7.
39. Blanchet M, Sureau C. Infectivity determinants of the hepatitis B virus pre-S domain are confined to the N-terminal 75 amino acid residues. J Virol. 2007;81(11):5841-9.
40. Ni Y, Sonnabend J, Seitz S, Urban S. The pre-s2 domain of the hepatitis B virus is dispensable for infectivity but serves a spacer function for L-protein-connected virus assembly. J Virol. 2010; 84(8):3879-88.
41. Gripon P, Rumin S, Urban S, Le Seyec J, Glaise D, Cannie I, et al. Infection of a human hepatoma cell line by hepatitis B virus. Proc Natl Acad Sci U S A. 2002;99(24):15655-60.
42. Gripon P, Cannie I, Urban S. Efficient inhibition of hepatitis B virus infection by acylated peptides derived from the large viral surface protein. J Virol. 2005;79(3):1613-22.
43. Petersen J, Dandri M, Mier W, Lutgehetmann M, Volz T, von Weizsacker F, et al. Prevention of hepatitis B virus infection in vivo by entry inhibitors derived from the large envelope protein. Nat Biotechnol. 2008;26(3):335-41.

44. Yan H, Zhong G, Xu G, He W, Jing Z, Gao Z, et al. Sodium taurocholate cotransporting polypeptide is a functional receptor for human hepatitis B and D virus. Elife. 2012;1:e00049.
45. Meyer zum Buschenfelde KH, Gerken G, Hess G, Manns M. The significance of the pre-S region of the hepatitis B virus. J Hepatol. 1986;3(2):273-9.
46. Gerlich WH. Prophylactic vaccination against hepatitis B: achievements, challenges and perspectives. Med Microbiol Immunol. 2015;204(1):39-55.
47. Hildt E, Urban S, Lauer U, Hofschneider PH, Kekule AS. ER-localization and functional expression of the HBV transactivator MHBst. Oncogene. 1993;8(12):3359-67.
48. Hildt E, Saher G, Bruss V, Hofschneider PH. The hepatitis B virus large surface protein (LHBs) is a transcriptional activator. Virology. 1996;225(1):235-9.
49. Karai K, Kokie K, et al. Pre-S (2) antigen in chronic hepatitis B virus infection: a new marker for HBV replication. In: Zuckermann A (ed). Viral hepatitis and liver disease. New York: Alan R. Liss; 1988. p. 284-5.
50. Sun L, Zhang Y, Zhao B, Deng M, Liu J, Li X, et al. A new unconventional HLA-A2-restricted epitope from HBV core protein elicits antiviral cytotoxic T lymphocytes. Protein Cell. 2014; 5(4):317-27.
51. Uy A, Bruss V, Gerlich WH, Kochel HG, Thomssen R. Precore sequence of hepatitis B virus inducing e antigen and membrane association of the viral core protein. Virology. 1986;155(1): 89-96.
52. Nassal M, Galle PR, Schaller H. Proteaselike sequence in hepatitis B virus core antigen is not required for e antigen generation and may not be part of an aspartic acid-type protease. J Virol. 1989;63(6):2598-604.
53. Miller RH. Proteolytic self-cleavage of hepatitis B virus core protein may generate serum e antigen. Science. 1987;236(4802):722-5.
54. Nassal M. The arginine-rich domain of the hepatitis B virus core protein is required for pregenome encapsidation and productive viral positive-strand DNA synthesis but not for virus assembly. J Virol. 1992;66(7):4107-16.
55. Chen MT, Billaud JN, Sallberg M, Guidotti LG, Chisari FV, Jones J, et al. A function of the hepatitis B virus precore protein is to regulate the immune response to the core antigen. Proc Natl Acad Sci U S A. 2004;101(41):14913-8.
56. Liang TJ. Hepatitis B: the virus and disease. Hepatology. 2009;49(5 Suppl):S13-21.
57. Zhang XD, Wang Y, Ye LH. Hepatitis B virus X protein accelerates the development of hepatoma. Cancer Biol Med. 2014;11(3):182-90.
58. Lucifora J, Arzberger S, Durantel D, Belloni L, Strubin M, Levrero M, et al. Hepatitis B virus X protein is essential to initiate and maintain virus replication after infection. J Hepatol. 2011;55(5): 996-1003.
59. Belloni L, Pollicino T, De Nicola F, Guerrieri F, Raffa G, Fanciulli M, et al. Nuclear HBx binds the HBV minichromosome and modifies the epigenetic regulation of cccDNA function. Proc Natl Acad Sci U S A. 2009;106(47):19975-9.
60. van Breugel PC, Robert EI, Mueller H, Decorsiere A, Zoulim F, Hantz O, et al. Hepatitis B virus X protein stimulates gene expression selectively from extrachromosomal DNA templates. Hepatology. 2012;56(6):2116-24.
61. Pollicino T, Belloni L, Raffa G, Pediconi N, Squadrito G, Raimondo G, et al. Hepatitis B virus replication is regulated by the acetylation status of hepatitis B virus cccDNA-bound H3 and H4 histones. Gastroenterology. 2006;130(3):823-37.
62. Ezzikouri S, Ozawa M, Kohara M, Elmdaghri N, Benjelloun S, Tsukiyama-Kohara K. Recent insights into hepatitis B virus-host interactions. J Med Virol. 2014;86(6):925-32.

63. Koshy R, Hofschneider PH. Transactivation by hepatitis B virus may contribute to hepatocarcinogenesis. Curr Top Microbiol Immunol. 1989;144:265-81.
64. Capovilla A, Carmona S, Arbuthnot P. Hepatitis B virus X-protein binds damaged DNA and sensitizes liver cells to ultraviolet irradiation. Biochem Biophys Res Commun. 1997;232(1): 255-60.
65. Kaplan PM, Greenman RL, Gerin JL, Purcell RH, Robinson WS. DNA polymerase associated with human hepatitis B antigen. J Virol. 1973;12(5):995-1005.
66. Tavis JE, Ganem D. Expression of functional hepatitis B virus polymerase in yeast reveals it to be the sole viral protein required for correct initiation of reverse transcription. Proc Natl Acad Sci U S A. 1993;90(9):4107-11.
67. Summers J, Mason WS. Replication of the genome of a hepatitis B--like virus by reverse transcription of an RNA intermediate. Cell. 1982;29(2):403-15.
68. Schlicht HJ, Schaller H. Analysis of hepatitis B virus gene functions in tissue culture and in vivo. Curr Top Microbiol Immunol. 1989;144:253-63.
69. Bartenschlager R, Schaller H. The amino-terminal domain of the hepadnaviral P-gene encodes the terminal protein (genome-linked protein) believed to prime reverse transcription. EMBO J. 1988;7(13):4185-92.
70. Radziwill G, Tucker W, Schaller H. Mutational analysis of the hepatitis B virus P gene product: domain structure and RNase H activity. J Virol. 1990;64(2):613-20.
71. Dallmeier K, Nassal, M. Hepadnaviruses have a narrow host range - do they? In: Weber O, Protzer-Knolle U (ed). Comparative hepatitis – Birkhäuser advances in infectious diseases. Birkhäuser, Basel: 2008. p. 303-40.
72. Steitz TA. Visualizing polynucleotide polymerase machines at work. EMBO J. 2006;25(15): 3458-68.
73. Chen Y, Robinson WS, Marion PL. Selected mutations of the duck hepatitis B virus P gene RNase H domain affect both RNA packaging and priming of minus-strand DNA synthesis. J Virol. 1994;68(8):5232-8.
74. Nassal M. Hepatitis B viruses: reverse transcription a different way. Virus Res. 2008;134(1-2): 235-49.
75. Raney AK, Easton AJ, Milich DR, McLachlan A. Promoter-specific transactivation of hepatitis B virus transcription by a glutamine-and proline-rich domain of hepatocyte nuclear factor 1. J Virol. 1991;65(11):5774-81.
76. Raney AK, Zhang P, McLachlan A. Regulation of transcription from the hepatitis B virus large surface antigen promoter by hepatocyte nuclear factor 3. J Virol. 1995;69(6):3265-72.
77. Faktor O, De-Medina T, Shaul Y. Regulation of hepatitis B virus S gene promoter in transfected cell lines. Virology. 1988;162(2):362-8.
78. Malpiece Y, Michel ML, Carloni G, Revel M, Tiollais P, Weissenbach J. The gene S promoter of hepatitis B virus confers constitutive gene expression. Nucleic Acids Res. 1983;11(13):4645-54.
79. Cattaneo R, Will H, Hernandez N, Schaller H. Signals regulating hepatitis B surface antigen transcription. Nature. 1983;305(5932):336-8.
80. Masuda M, Lee G, Yuasa T, Yoshikura H. Upstream region of hepatitis B virus S gene responsible for transcriptional stimulation by dexamethasone. Microbiol Immunol. 1988;32(7):741-7.
81. Tseng YP, Kuo YH, Hu CP, Jeng KS, Janmanchi D, Lin CH, et al. The role of helioxanthin in inhibiting human hepatitis B viral replication and gene expression by interfering with the host transcriptional machinery of viral promoters. Antiviral Res. 2008;77(3):206-14.
82. Yuh CH, Chang YL, Ting LP. Transcriptional regulation of precore and pregenomic RNAs of hepatitis B virus. J Virol. 1992;66(7):4073-84.

83. Treinin M, Laub O. Identification of a promoter element located upstream from the hepatitis B virus X gene. Mol Cell Biol. 1987;7(1):545-8.
84. Yaginuma K, Koike K. Identification of a promoter region for 3.6-kilobase mRNA of hepatitis B virus and specific cellular binding protein. J Virol. 1989;63(7):2914-20.
85. Chen IH, Huang CJ, Ting LP. Overlapping initiator and TATA box functions in the basal core promoter of hepatitis B virus. J Virol. 1995;69(6):3647-57.
86. Yu X, Mertz JE. Promoters for synthesis of the pre-C and pregenomic mRNAs of human hepatitis B virus are genetically distinct and differentially regulated. J Virol. 1996;70(12):8719-26.
87. Yu X, Mertz JE. Differential regulation of the pre-C and pregenomic promoters of human hepatitis B virus by members of the nuclear receptor superfamily. J Virol. 1997;71(12):9366-74.
88. Buckwold VE, Chen M, Ou JH. Interaction of transcription factors RFX1 and MIBP1 with the gamma motif of the negative regulatory element of the hepatitis B virus core promoter. Virology. 1997;227(2):515-8.
89. Uchida T, Takahashi K, Tatsuno K, Dhingra U, Eliason JF. Inhibition of hepatitis-B-virus core promoter by p53: implications for carcinogenesis in hepatocytes. Int J Cancer. 1996;67(6):892-7.
90. Guo WT, Wang J, Tam G, Yen TS, Ou JS. Leaky transcription termination produces larger and smaller than genome size hepatitis B virus X gene transcripts. Virology. 1991;181(2):630-6.
91. Zheng YW, Riegler J, Wu J, Yen TS. Novel short transcripts of hepatitis B virus X gene derived from intragenic promoter. J Biol Chem. 1994;269(36):22593-8.
92. Cherrington J, Russnak R, Ganem D. Upstream sequences and cap proximity in the regulation of polyadenylation in ground squirrel hepatitis virus. J Virol. 1992;66(12):7589-96.
93. Rieger A, Nassal M. Specific hepatitis B virus minus-strand DNA synthesis requires only the 5' encapsidation signal and the 3'-proximal direct repeat DR1. J Virol. 1996;70(1):585-9.
94. Quade K, Saldanha J, Thomas H, Monjardino J. Integration of hepatitis B virus DNA through a mutational hot spot within the cohesive region in a case of hepatocellular carcinoma. J Gen Virol. 1992;73(Pt 1):179-82.
95. Kidd AH, Kidd-Ljunggren K. A revised secondary structure model for the 3'-end of hepatitis B virus pregenomic RNA. Nucleic Acids Res. 1996;24(17):3295-301.
96. Knaus T, Nassal M. The encapsidation signal on the hepatitis B virus RNA pregenome forms a stem-loop structure that is critical for its function. Nucleic Acids Res. 1993;21(17):3967-75.
97. Bartenschlager R, Schaller H. Hepadnaviral assembly is initiated by polymerase binding to the encapsidation signal in the viral RNA genome. EMBO J. 1992;11(9):3413-20.
98. Lok AS, Akarca U, Greene S. Mutations in the pre-core region of hepatitis B virus serve to enhance the stability of the secondary structure of the pre-genome encapsidation signal. Proc Natl Acad Sci U S A. 1994;91(9):4077-81.
99. Su H, Yee JK. Regulation of hepatitis B virus gene expression by its two enhancers. Proc Natl Acad Sci U S A. 1992;89(7):2708-12.
100. Quasdorff M, Protzer U. Control of hepatitis B virus at the level of transcription. J Viral Hepat. 2010;17(8):527-36.
101. Shaul Y, Rutter WJ, Laub O. A human hepatitis B viral enhancer element. EMBO J. 1985;4(2): 427-30.
102. Antonucci TK, Rutter WJ. Hepatitis B virus (HBV) promoters are regulated by the HBV enhancer in a tissue-specific manner. J Virol. 1989;63(2):579-83.
103. Elfassi E. Broad specificity of the hepatitis B enhancer function. Virology. 1987;160(1):259-62.
104. Chou HW, Harrell D, Forough R, Watabe K. Binding of tissue-specific factors to the enhancer sequence of hepatitis B virus. FEBS Lett. 1988;229(2):349-54.

105. Fukai K, Takada S, Yokosuka O, Saisho H, Omata M, Koike K. Characterization of a specific region in the hepatitis B virus enhancer I for the efficient expression of X gene in the hepatic cell. Virology. 1997;236(2):279-87.
106. Yee JK. A liver-specific enhancer in the core promoter region of human hepatitis B virus. Science. 1989;246(4930):658-61.
107. Ori A, Zauberman A, Doitsh G, Paran N, Oren M, Shaul Y. p53 binds and represses the HBV enhancer: an adjacent enhancer element can reverse the transcription effect of p53. EMBO J. 1998;17(2):544-53.
108. Wang SH, Yeh SH, Lin WH, Wang HY, Chen DS, Chen PJ. Identification of androgen response elements in the enhancer I of hepatitis B virus: a mechanism for sex disparity in chronic hepatitis B. Hepatology. 2009;50(5):1392-402.
109. Wang Y, Chen P, Wu X, Sun AL, Wang H, Zhu YA, et al. A new enhancer element, ENII, identified in the X gene of hepatitis B virus. J Virol. 1990;64(8):3977-81.
110. Yuh CH, Ting LP. The genome of hepatitis B virus contains a second enhancer: cooperation of two elements within this enhancer is required for its function. J Virol. 1990;64(9):4281-7.
111. Tur-Kaspa R, Burk RD, Shaul Y, Shafritz DA. Hepatitis B virus DNA contains a glucocorticoid-responsive element. Proc Natl Acad Sci U S A. 1986;83(6):1627-31.
112. Tur-Kaspa R, Shaul Y, Moore DD, Burk RD, Okret S, Poellinger L, et al. The glucocorticoid receptor recognizes a specific nucleotide sequence in hepatitis B virus DNA causing increased activity of the HBV enhancer. Virology. 1988;167(2):630-3.
113. Lopez-Alcorocho JM, Cabrerizo M, Bartolome J, Cotonat T, Carreño V. Analysis of hepatitis B virus precore variants in hepatitis B e antibody-positive patients treated with prednisone plus interferon. J Viral Hepat. 1995;2(6):279-84.
114. Pollack JR, Ganem D. Site-specific RNA binding by a hepatitis B virus reverse transcriptase initiates two distinct reactions: RNA packaging and DNA synthesis. J Virol. 1994;68(9):5579-87.
115. Zoulim F, Seeger C. Reverse transcription in hepatitis B viruses is primed by a tyrosine residue of the polymerase. J Virol. 1994;68(1):6-13.
116. Le Pogam S, Chua PK, Newman M, Shih C. Exposure of RNA templates and encapsidation of spliced viral RNA are influenced by the arginine-rich domain of human hepatitis B virus core antigen (HBcAg 165-173). J Virol. 2005;79(3):1871-87.
117. Liu N, Tian R, Loeb DD. Base pairing among three cis-acting sequences contributes to template switching during hepadnavirus reverse transcription. Proc Natl Acad Sci U S A. 2003;100(4):1984-9.
118. Koniger C, Wingert I, Marsmann M, Rosler C, Beck J, Nassal M. Involvement of the host DNA-repair enzyme TDP2 in formation of the covalently closed circular DNA persistence reservoir of hepatitis B viruses. Proc Natl Acad Sci U S A. 2014;111(40):E4244-53.
119. Urban S, Schulze A, Dandri M, Petersen J. The replication cycle of hepatitis B virus. J Hepatol. 2010;52(2):282-4.
120. Courouce AM. Subtypes of HBsAg in Europe and Africa. Bibl Haematol. 1976;42:52-7.
121. Courouce-Pauty AM, Plancon A, Soulier JP. Distribution of HBsAg subtypes in the world. Vox Sang. 1983;44(4):197-211.
122. Okamoto H, Tsuda F, Sakugawa H, Sastrosoewignjo RI, Imai M, Miyakawa Y, et al. Typing hepatitis B virus by homology in nucleotide sequence: comparison of surface antigen subtypes. J Gen Virol. 1988;69(Pt 10):2575-83.
123. Norder H, Courouce AM, Magnius LO. Molecular basis of hepatitis B virus serotype variations within the four major subtypes. J Gen Virol. 1992;73(Pt 12):3141-5.
124. Kramvis A, Kew M, Francois G. Hepatitis B virus genotypes. Vaccine. 2005;23(19):2409-23.

125. Norder H, Courouce AM, Coursaget P, Echevarria JM, Lee SD, Mushahwar IK, et al. Genetic diversity of hepatitis B virus strains derived worldwide: genotypes, subgenotypes, and HBsAg subtypes. Intervirology. 2004;47(6):289-309.
126. Kurbanov F, Tanaka Y, Kramvis A, Simmonds P, Mizokami M. When should "I" consider a new hepatitis B virus genotype? J Virol. 2008;82(16):8241-2.
127. Locarnini S, Littlejohn M, Aziz MN, Yuen L. Possible origins and evolution of the hepatitis B virus (HBV). Semin Cancer Biol. 2013;23(6 Pt B):561-75.
128. Shi W, Zhang Z, Ling C, Zheng W, Zhu C, Carr MJ, et al. Hepatitis B virus subgenotyping: history, effects of recombination, misclassifications, and corrections. Infect Genet Evol. 2013;16: 355-61.
129. Kurbanov F, Tanaka Y, Mizokami M. Geographical and genetic diversity of the human hepatitis B virus. Hepatol Res. 2010;40(1):14-30.
130. Kramvis A, Arakawa K, Yu MC, Nogueira R, Stram DO, Kew MC. Relationship of serological subtype, basic core promoter and precore mutations to genotypes/subgenotypes of hepatitis B virus. J Med Virol. 2008;80(1):27-46.
131. Andernach IE, Nolte C, Pape JW, Muller CP. Slave trade and hepatitis B virus genotypes and subgenotypes in Haiti and Africa. Emerg Infect Dis. 2009;15(8):1222-8.
132. Yousif M, Kramvis A. Genotype D of hepatitis B virus and its subgenotypes: an update. Hepatol Res. 2013;43(4):355-64.
133. Kramvis A, Kew MC. Epidemiology of hepatitis B virus in Africa, its genotypes and clinical associations of genotypes. Hepatol Res. 2007;37(s1):S9-S19.
134. Andernach IE, Hubschen JM, Muller CP. Hepatitis B virus: the genotype E puzzle. Rev Med Virol. 2009;19(4):231-40.
135. Alvarado Mora MV, Romano CM, Gomes-Gouvea MS, Gutierrez MF, Carrilho FJ, Pinho JR. Molecular epidemiology and genetic diversity of hepatitis B virus genotype E in an isolated Afro-Colombian community. J Gen Virol. 2010;91(Pt 2):501-8.
136. Devesa M, Loureiro CL, Rivas Y, Monsalve F, Cardona N, Duarte MC, et al. Subgenotype diversity of hepatitis B virus American genotype F in Amerindians from Venezuela and the general population of Colombia. J Med Virol. 2008;80(1):20-6.
137. Mello FC, Souto FJ, Nabuco LC, Villela-Nogueira CA, Coelho HS, Franz HC, et al. Hepatitis B virus genotypes circulating in Brazil: molecular characterization of genotype F isolates. BMC Microbiol. 2007;7:103.
138. Alvarado Mora MV, Romano CM, Gomes-Gouvea MS, Gutierrez MF, Botelho L, Carrilho FJ, et al. Molecular characterization of the hepatitis B virus genotypes in Colombia: a Bayesian inference on the genotype F. Infect Genet Evol. 2011;11(1):103-8.
139. Di Lello FA, Leone FGPY, Munoz G, Campos RH. Diversity of hepatitis B and C viruses in Chile. J Med Virol. 2009;81(11):1887-94.
140. Torres C, Piñeiro y Leone FG, Pezzano SC, Mbayed VA, Campos RH. New perspectives on the evolutionary history of hepatitis B virus genotype F. Mol Phylogenet Evol. 2011;59(1):114-22.
141. Panduro A, Maldonado-Gonzalez M, Fierro NA, Roman S. Distribution of HBV genotypes F and H in Mexico and Central America. Antiviral Therapy. 2013;18(3 Pt B):475-84.
142. Marin JAM, Anduiza CIA, Calderon GM, Rodriguez SC, Allen JLF, Flores RA, et al. Prevalence and resistance pattern of genotype G and H in chronic hepatitis B and HIV co-infected patients in Mexico. Ann Hepatol. 2012;11(1):47-51.
143. van der Kuyl AC, Zorgdrager F, Hogema B, Bakker M, Jurriaans S, Back NKT, et al. High prevalence of hepatitis B virus dual infection with genotypes A and G in HIV-1 infected men in Amsterdam, the Netherlands, during 2000-2011. BMC Infect Dis. 2013;13:540

144. Bertolini DA, Gomes-Gouvêa MS, Guedes de Carvalho-Mello IM, Saraceni CP, Sitnik R, Grazziotin FG, et al. Hepatitis B virus genotypes from European origin explains the high endemicity found in some areas from southern Brazil. Infect Genet Evol. 2012;12(6):1295-304.
145. Sitnik R, Pinho JR, Bertolini DA, Bernardini AP, Da Silva LC, Carrilho FJ. Hepatitis B virus genotypes and precore and core mutants in Brazilian patients. J Clin Microbiol. 2004;42(6): 2455-60.
146. Gomes-Gouvêa MS, Ferreira AC, Teixeira R, Andrade JR, Ferreira AS, Barros LM, et al. HBV carrying drug-resistance mutations in chronically infected treatment-naive patients. Antivir Ther. 2015;20(4):387-95.
147. Barros LM, Gomes-Gouvea MS, Kramvis A, Mendes-Correa MC, dos Santos A, Souza LA, et al. High prevalence of hepatitis B virus subgenotypes A1 and D4 in Maranhao state, Northeast Brazil. Infect Genet Evol. 2014;24:68-75.
148. Clemente CM, Carrilho FJ, Pinho JR, Ono-Nita SK, Da Silva LC, Moreira RC, et al. A phylogenetic study of hepatitis B virus in chronically infected Brazilian patients of Western and Asian descent. J Gastroenterol. 2009;44(6):568-76.
149. Sitnik R, Sette H Jr, Santana RA, Menezes LC, Graca CH, Dastoli GT, et al. Hepatitis B virus genotype E detected in Brazil in an African patient who is a frequent traveler. Braz J Med Biol Res. 2007;40(12):1689-92.
150. Bottecchia M, Souto FJ, O KM, Amendola M, Brandão CE, Niel C, et al. Hepatitis B virus genotypes and resistance mutations in patients under long term lamivudine therapy: characterization of genotype G in Brazil. BMC Microbiol. 2008;8:11.
151. Lobato C, Tavares-Neto J, Rios-Leite M, Trepo C, Vitvitski L, Parvaz P, et al. Intrafamilial prevalence of hepatitis B virus in Western Brazilian Amazon region: epidemiologic and biomolecular study. J Gastroenterol Hepatol. 2006;21(5):863-8.
152. Mendes-Correa MC, Pinho JR, Locarnini S, Yuen L, Sitnik R, Santana RA, et al. High frequency of lamivudine resistance mutations in Brazilian patients co-infected with HIV and hepatitis B. J Medical Virol. 2010;82(9):1481-8.

Capítulo 14

Hepatite B

Michele Soares Gomes Gouvêa
João Renato Rebello Pinho
Maria Cássia Jacintho Corrêa Mendes

EPIDEMIOLOGIA DA HEPATITE B NO BRASIL E NO MUNDO

A hepatite B é uma doença de distribuição universal, presente em todos os continentes, porém com variações nos níveis de endemicidade. A Organização Mundial da Saúde estima que cerca de 2 bilhões de pessoas tenham sido infectadas pelo vírus da hepatite B (HBV) em algum momento de suas vidas e que cerca de 240 milhões desses indivíduos tenham se tornado portadores crônicos do vírus. Estima-se que essa infecção seja a principal causa de carcinoma hepatocelular (HCC) em todo o mundo e que cerca de 780.000 mortes por ano sejam devidas à infecção aguda ou crônica pelo HBV[1].

A prevalência do HBV e os padrões de transmissão variam muito nas diferentes partes do mundo, dependendo da taxa de infecção crônica, da proporção de pessoas com o vírus replicando ativamente e da via predominante de transmissão em cada região[2]. As regiões do mundo foram divididas de acordo com o padrão de endemicidade da hepatite B, que é classificado com base na prevalência do HBsAg na população geral: baixa (0,1 a 2%), intermediária (2 a 7%) ou alta (> 8%)[3].

O HBV é transmitido principalmente através do sangue, mas outros fluidos como sêmen, secreções vaginais e saliva podem estar envolvidos na transmissão desse agente[1,2].

Há três principais formas de transmissão do HBV: vertical, sexual e parenteral. Nas áreas com prevalência intermediária ou alta, a maioria dos indivíduos se infecta no momento do nascimento (transmissão vertical) ou durante os primeiros anos da infância pelo contato com portadores do vírus, o que ocorre com mais frequência entre membros da mesma família. Já nas áreas de baixa prevalência a infecção é adquirida primariamente durante a vida adulta, principalmente pela via sexual[1,2].

Em geral, quando a infecção pelo HBV ocorre em indivíduos adultos, a mesma tende a evoluir para a cronicidade em cerca de 5% dos indivíduos infectados. Entretanto, o risco de progressão para a cronicidade varia, dependendo da idade de infecção, sendo inversamente proporcional a essa: acima de 90% daqueles infectados no momento do nascimento desenvolvem infecção crônica, o que também ocorre em cerca de 30 a 50% dos indivíduos infectados durante os primeiros 5 anos de vida[1,2].

No quadro 14.1 estão resumidas as informações acerca das principais características das regiões com os diferentes níveis de endemicidade do HBsAg.

QUADRO 14.1 – Características das regiões geográficas de acordo com o nível de endemicidade do HBsAg[4].

Padrão de endemicidade	Alta	Intermediária	Baixa
Prevalência do HBsAg	> 8%	2 a 7%	< 2%
Distribuição	Sudeste Ásia, China, Alasca (esquimós), África Subsaarariana, Oriente Médio (exceto Israel), Haiti, República Dominicana	Europa Oriental e Ocidental, Mediterrâneo, Ásia Central, América Latina e do Sul, Israel	Estados Unidos, Canadá, Oeste Europeu, Austrália, Nova Zelândia
Idade infecção	Perinatal e primeiros anos vida	Primeiros anos vida	Adulta
Modo de transmissão	Vertical e perinatal	Percutânea	Sexual, percutânea

Pesquisas realizadas até o final da década de 1990 classificaram o Brasil como uma área de endemicidade intermediária, porém com grande diversidade na distribuição das taxas de portadores entre as diferentes regiões do País[5]. Esses dados mostraram crescente prevalência do HBV na direção Sul-Norte, embora com áreas de elevada prevalência no Espírito Santo, Região Oeste do Paraná e de Santa Catarina. Diferenças nos níveis de endemicidade do HBV também foram encontradas dentro de uma mesma região ou cidade[5].

A implementação da vacinação contra hepatite B, inicialmente (1989) em áreas de elevada prevalência como a Amazônia Ocidental Brasileira, e posteriormente em todo o País, contribuiu para um declínio nas taxas de prevalência nas diferentes regiões, fato também observado em outros países. Na região de Lábrea, estado do Amazonas, a taxa de portadores do HBV passou de 15,3% em 1988 para 3,3% em 2000[6]. Na Amazônia mato-grossense foi observada redução de 10,4% para 2% na taxa de portadores crônicos[7]. No Estado do Acre, em um estudo de base populacional, foi observada prevalência do HBsAg de 3,3% em 12 dos seus 22 municípios[8]. Entre indígenas do Sudeste do Pará houve redução da prevalência entre indivíduos de 1 a 14 anos[9].

Recentemente, um inquérito nacional de base populacional foi realizado para estimar a prevalência das hepatites A, B e C na população de 13 a 69 anos das capitais das cinco macrorregiões brasileiras e no Distrito Federal. A prevalência global do HBsAg referente ao conjunto das capitais do Brasil foi de 0,37%, classificando o País como uma região de baixa endemicidade[10].

Embora os estudos mostrem resultados animadores no que se refere ao controle da disseminação da infecção pelo HBV, é importante ter em mente que no Brasil, particularmente nas regiões com histórico de elevada prevalência do HBsAg, há um reservatório significante de portadores crônicos. Segundo o Ministério da Saúde, a estimativa de portadores de hepatite B crônica no Brasil é de aproximadamente 600 mil pessoas[11]. Esses portadores constituem importante fonte de infecção para indivíduos suscetíveis, que ainda compõem uma parcela importante da população em nosso país. De acordo com o levantamento feito pelo inquérito Nacional, em algumas Regiões, como o Nordeste, o percentual de suscetíveis chegou a 75% da população investigada[12].

Ressalta-se também a importância dos movimentos populacionais internos e das migrações na disseminação da infecção pelo HBV, o que pode alterar o perfil epidemiológico de uma determinada população ou região. Tal fato já foi observado em algumas regiões brasileiras e também em outros países[7,13,14].

PREVENÇÃO DA INFECÇÃO PELO VÍRUS DA HEPATITE B

As vacinas mais comumente usadas na atualidade para a prevenção dessa infecção são as que utilizam a tecnologia do DNA recombinante. As mais utilizadas são a Engerix-B[15] e a Recombivax-HB[16].

O esquema vacinal recomendado para adultos é de três doses (com intervalos de 0, 1 e 6 meses), por via intramuscular. Doses maiores de vacinas ou número maior de doses podem ser recomendados em pacientes imunodeprimidos e naqueles em regime de hemodiálise. A recomendação para utilização da vacina para hepatite B é universal, em diferentes regiões do mundo. Em alguns países, a recomendação se restringe a grupos de maior risco para aquisição dessa infecção.

A profilaxia pós-exposição ao HBV (acidentes percutâneos e contato sexual) deve ser realizada com a utilização de imunoglobulina específica para hepatite B (HBIg) e vacinação. Nessa situação, recomenda-se 0,06mL/kg (ou 5mL para adultos) de HBIg, por via intramuscular, logo após o contato com o caso-índice de hepatite. De preferência, a utilização de HBIg deverá acontecer nas primeiras 24 horas após o contato. Na profilaxia pós-natal, recomenda-se vacinação e HBIg nas primeiras 24 horas de vida do recém-nascido de mãe infectada pelo HBV[17].

ASPECTOS CLÍNICOS

O HBV pode causar ampla gama de manifestações clínicas, desde o estado de portador assintomático até outras formas de doença, como hepatite aguda, fulminante ou crônica, cirrose hepática e carcinoma hepatocelular.

O período de incubação varia de 1 a 4 meses e a evolução da infecção depende de vários fatores que influenciam a resposta imune (idade no momento da aquisição da infecção, fatores genéticos do hospedeiro e variabilidade genética do vírus)[18].

Após a infecção, essa pode evoluir para: 1. hepatite fulminante, que é rara, mas de elevada gravidade e letalidade; 2. resolução da infecção; 3. infecção crônica[18].

A resolução da infecção aguda pelo HBV é caracterizada pelo desaparecimento do HBsAg e detecção dos anticorpos anti-HBs em 6 meses. Contudo, é importante ressaltar que essa resolução não significa eliminação completa do vírus e sim controle eficiente da replicação pelo sistema imune do hospedeiro, o que pode resultar em reativação da infecção na ocorrência de imunossupressão[18].

O diagnóstico de infecção crônica caracteriza-se pela detecção do HBsAg por período superior a 6 meses, o que é observado na maioria dos indivíduos infectados antes dos 5 anos de idade e na minoria daqueles infectados durante a fase adulta. Alguns fatores clínicos, demográficos e epidemiológicos têm sido associados à evolução da doença: idade avançada, idade no momento da infecção, sexo masculino, co-infecção com os vírus das hepatites C, D ou com o HIV, níveis de carga viral do HBV, consumo de álcool, genótipo do HBV e presença de determinadas mutações no genoma viral[19].

No curso natural da infecção crônica pelo HBV são definidas quatro fases, nem sempre identificadas em todos os pacientes e com durações extremamente diferentes[20,21].

A primeira fase, denominada fase de tolerância imune, é caracterizada pela presença do HBeAg, elevados níveis de carga viral (> 20.000UI/mL e comumente acima de 10^{7-8}UI/mL), níveis de aminotransferases persistentemente normais e sem lesões hepáticas significantes. Essa fase é vista com mais frequência e mais longa entre indivíduos infectados pela via perinatal, nos quais pode perdurar por 30 anos ou mais.

Posteriormente, segue-se a fase de clareamento imune, também chamada de fase da hepatite B crônica. Nessa fase, o sistema imune passa a reconhecer o HBV como um agente estranho e inicia intensa resposta imunológica, o que resulta em lesão hepática. Nessa fase ainda se detecta o HBeAg no soro, altos níveis de HBV-DNA (> 2.000UI/mL), assim como aumento persistente nos níveis das aminotransferases, especialmente a alanina aminotransferase (ALT), e inflamação hepática ativa. Durante a fase de clareamento imune pode ocorrer a soroconversão do HBeAg para anti-HBe espontaneamente (taxa de 10 a 20% ao ano) ou resultante da terapia antiviral, o que reduz o risco de descompensação hepática. A soroconversão para anti-HBe pode ser precedida por exacerbação (*flare*) aguda da hepatite B crônica. Essa fase da infecção pode durar vários anos e resultar no desenvolvimento de cirrose hepática e complicações.

A terceira fase, denominada fase de portador inativo, é caracterizada pela negativação do HBeAg e presença do anti-HBe, níveis de HBV-DNA baixos (< 2.000UI/mL) ou indetectáveis e níveis de ALT persistentemente normais resultante da resolução do processo necroinflamatório. O paciente pode permanecer nesse estado por longos anos. A resolução completa da infecção com soroconversão HBsAg/anti-HBs (taxa de 0,5% ao ano) pode ocorrer, assim como o retorno à fase replicativa com reativação da doença caracterizando a fase de reativação.

Essa última fase é também conhecida como hepatite B crônica HBeAg negativo e tem como característica a ausência do HBeAg, presença do anti-HBe, níveis de ALT e HBV-DNA persistentemente elevados e inflamação hepática ativa. Pacientes nessa fase geralmente têm mais idade e apresentam doença hepática mais avançada do que aqueles em outras fases da doença. A presença de variantes do HBV com mutações no genoma que abortam a síntese do HBeAg é comum em pacientes nessa fase[20,21].

DIAGNÓSTICO E MONITORAMENTO

O diagnóstico da infecção aguda ou crônica pelo HBV envolve a detecção de vários antígenos virais específicos e de anticorpos direcionados contra esses antígenos. Diferentes marcadores sorológicos ou combinação de marcadores são utilizados para identificar as diferentes fases da infecção: para determinar se o paciente está na fase aguda ou crônica, se obteve imunidade contra a infecção pela vacinação ou está suscetível à infecção.

Diagnóstico da hepatite B aguda

O HBsAg é o primeiro marcador sorológico viral detectado após a infecção aguda pelo HBV, o qual se torna detectável cerca de 6 a 12 semanas após a exposição, podendo surgir antes do aparecimento dos sintomas. Os anticorpos contra os antígenos virais começam a aparecer durante a fase sintomática e os primeiros anticorpos a serem detectados são os da classe IgM direcionados contra o antígeno do nucleocapsídeo viral (anti-HBc IgM). Os anticorpos anti-HBc IgM tendem a desaparecer após 3 a 12 meses, independente da evolução da doença, enquanto os títulos de anticorpos anti-HBcIgG aumentam e permanecem detectáveis pelo resto da vida do indivíduo[22].

Anticorpos contra o HBeAg (anti-HBe) podem ser detectados juntamente com o anti-HBc IgM ou logo após seu aparecimento. A soroconversão do HBeAg para o anti-HBe coincide com intenso aumento da ALT, o que é devido à lise das células infectadas pela resposta imunológica. Geralmente o anti-HBe persiste por anos, mas, na ausência de replicação viral ativa, os títulos tendem a reduzir. Por fim surgem os anticorpos contra o HBsAg (anti-HBs), que são anticorpos neutralizantes e reconhecidos como um marcador de imunidade. O aparecimento dos anticorpos anti-HBs não deve ser interpretado como eliminação completa da infecção, uma vez que o cccDNA viral permanece nos hepatócitos infectados, mas sim como o resultado de um controle eficiente da infecção viral pelo sistema imune do hospedeiro. Alguns pacientes podem não produzir níveis detectáveis de anti-HBs, apesar do controle eficiente da replicação viral. O anti-HBs também é um importante marcador que confirma a eficiência da vacinação contra o HBV[22].

O HBV-DNA pode ser encontrado no soro poucas semanas após a infecção usando técnicas de amplificação, como a reação em cadeia da polimerase (PCR), contudo a detecção desse marcador não tem muita importância no diagnóstico da infecção aguda[22].

No quadro 14.2 está apresentada de forma resumida a interpretação clínica dos diversos marcadores sorológicos relacionados ao diagnóstico da hepatite B.

QUADRO 14.2 – Interpretação clínica dos marcadores sorológicos relacionados ao diagnóstico da hepatite B.

Perfil sorológico		Situação clínica
HBsAg	negativo	Suscetível
Anti-HBc total	negativo	
Anti-HBs	negativo	
HBsAg	negativo	Infecção passada pelo HBV
Anti-HBc total	positivo	
Anti-HBs	positivo	
HBsAg	negativo	Imunidade adquirida pela vacinação
Anti-HBc total	negativo	
Anti-HBs	positivo	
HBsAg	positivo	Infecção aguda
Anti-HBc total	positivo	
Anti-HBc IgM	positivo	
Anti-HBs	negativo	
HBsAg	positivo	Infecção crônica
Anti-HBc total	positivo	
Anti-HBc IgM	negativo	
Anti-HBs	negativo	

Diagnóstico e monitoramento da hepatite B crônica

A persistência do HBsAg durante 6 meses ou mais após a infecção aguda indica que a infecção evoluiu para a cronicidade. A replicação viral nos estágios iniciais da infecção crônica pode ser identificada pela presença do HBeAg e do HBV-DNA. Nesse estágio, a resposta imune humoral caracteriza-se pela presença de anticorpos anti-HBc IgG, que são detectados como anti-HBc total[22].

A soroconversão do HBeAg para anti-HBe caracteriza uma fase de pouca replicação viral com redução dos níveis de HBV-DNA circulantes. Contudo, alguns casos podem permanecer com altos níveis de carga viral, apesar da soroconversão para anti-HBe, o que é resultado da presença das variantes virais com mutações que reduzem ou eliminam a síntese do HBeAg[22].

Nos casos de hepatite crônica, os níveis de HBV-DNA necessitam ser constantemente analisados (a cada 6 meses ou anualmente nos casos de portadores inativos) para auxiliar no monitoramento da evolução da doença hepática, na avaliação da necessidade de introdução de tratamento antiviral e no monitoramento da resposta ao tratamento[22].

O clareamento do HBsAg e o desenvolvimento dos anticorpos anti-HBs podem ocorrer espontaneamente durante a hepatite crônica ou como resultado da terapia antiviral[23]. A quantificação do HBsAg tem sido utilizada como preditor de evolução da doença hepática e resposta ao tratamento, particularmente com interferon[24].

Atualmente, são empregados ensaios comerciais para a quantificação dos níveis de HBsAg no soro, entre os quais os mais comumente utilizados são o ARCHITECT HBsAg QT (Abbott Laboratories, Rungis, França) e o Elecsys HBsAg II Quant (Roche Diagnostics, Penzberg, Alemanha). Esses ensaios são completamente automatizados e os títulos de HBsAg são expressos em unidades internacionais (UI)/mL.

A quantificação do HBeAg chegou a ser proposta para essa finalidade, mas seu uso era restrito aos pacientes positivos para esse marcador, o que reduzia a utilização, uma vez que muitos pacientes apresentam negatividade para o HBeAg e positividade para o anti-HBe[25]. Um estudo realizado com casuística brasileira demonstrou que a quantificação do HBeAg simultaneamente à quantificação do HBV-DNA poderia prever o padrão de resposta dos pacientes ao tratamento com interferon e lamivudina[26].

O primeiro teste proposto para a detecção da replicação do HBV foi a técnica de detecção da atividade da DNA polimerase[27], criada em 1973, que foi depois simplificada, evitando-se o passo da ultracentrifugação pela inibição específica da polimerase viral pelo ácido fosfonofórmico[28], o qual chegou a ser realizado no Brasil[29].

Posteriormente, surgiu a técnica da hibridação molecular para a detecção do DNA viral no soro, que exigia o emprego de compostos radiativos, mas mesmo assim não alcançava boa sensibilidade, pois muitas amostras positivas para o HBeAg continuavam sem o DNA viral detectável[30]. Um importante incremento na sensibilidade de tal reação só foi possível com o desenvolvimento da técnica de reação em cadeia da polimerase (PCR) para detectar o DNA viral, que apresentava o problema inverso, ou seja, quase todas as amostras HBsAg eram positivas, perdendo assim o poder de discriminar as diferentes fases evolutivas da hepatite B descritas acima. Dessa forma, o uso de técnicas quantitativas para serem utilizadas em rotina se tornava obrigatória para o acompanhamento da hepatite B.

Com o desenvolvimento da técnica de PCR em tempo real, vários grupos de pesquisa desenvolveram técnicas de quantificação em seus próprios laboratórios, pois as empresas que geralmente desenvolvem essas metodologias por uma série de motivos acabaram demorando muito para liberar essas reações em rotina para o HBV. Essas metodologias incorporavam o uso de controles internos para certificar-se de que não existiam diferenças de amplificação dentro de cada amostra que poderiam influenciar os resultados. Essas metodologias por muito tempo eram as únicas opções disponíveis para a quantificação do HBV-DNA, em especial em nosso país. Esse método detecta baixas cargas virais e, com a disponibilização de um padrão pela Organização Mundial da Saúde que expressa os resultados em UI/mL, foi possível a comparação entre os diferentes ensaios[31].

Atualmente já estão disponíveis no mercado brasileiro reações baseadas nos testes mais comumente utilizados no mundo: o bDNA Bayer VERSANT HBV 3.0 TEST, que emprega passos de hibridizações sequenciais para produzir um sinal quimioluminescente que é proporcional à quantidade de HBV-DNA inicial presente na amostra, sendo seu limite de detecção inferior de 357UI/mL e superior a 17.000.000UI/mL; e outros três testes baseados em amplificação por reação em cadeia da polimerase em tempo real: Abbott Real Time HBV (linearidade de 10 a 10^9UI/mL)[32]; Roche COBAS Taq Man HBV (linearidade de 30UI/mL a > 1,1 × 10^8UI/mL) e Artus Real Art HBV LC PCR (linearidade de 2 × 10^2UI/mL a 10^9UI/mL)[33].

Padrões sorológicos atípicos

Alguns pacientes poderão apresentar perfis sorológicos diferentes do padrão esperado. Baixos níveis de anti-HBc IgM podem, algumas vezes, ser detectados em casos de reativação da infecção crônica. Além disso, pequena proporção de pacientes cronicamente infectados podem apresentar soropositividade simultânea para o HBsAg e anti-HBs. A presença de HBV-DNA também pode ser detectada na ausência do HBsAg, caracterizando a chamada hepatite B oculta, nesses casos, com frequência, anticorpos anti-HBc são encontrados isoladamente[33].

TRATAMENTO

O tratamento da hepatite B crônica tem como objetivo a supressão permanente da replicação do HBV e consequentemente a remissão da doença hepática, prevenindo, dessa forma, a progressão para cirrose e HCC.

Atualmente, há sete medicamentos aprovados, que incluem duas apresentações de interferon – INF (interferon alfa, interferon alfa peguilado) e cinco análogos nucleosídeos ou nucleotídeos (AN): lamivudina, adefovir, entecavir, telbivudina e tenofovir[20,34-36].

As apresentações de interferon (convencional ou forma peguilada) apresentam ação antiviral direta e ação imunomoduladora. Cerca de 30% dos pacientes com hepatite crônica HBeAg positivo e 40% daqueles com hepatite crônica HBeAg negativo apresentam resposta virológica sustentada após a utilização do interferon peguilado. Além da baixa taxa de resposta, os pacientes tratados com INF experimentam efeitos adversos durante a terapia que muitas vezes dificultam sua finalização[20,36].

Os análogos AN são medicamentos de uso por via oral que atuam primariamente na inibição da transcrição do RNA pré-genômico para a formação da primeira fita do DNA viral e secundariamente inibindo a formação da fita complementar (positiva). O uso desses medicamentos promove inibição rápida e potente da replicação viral, de forma segura e com poucos efeitos colaterais, resultando na redução da progressão da fibrose hepática, da evolução para a cirrose e do desenvolvimento de HCC[20,34-36].

Embora os AN sejam eficazes na inibição da replicação do HBV, eles não são capazes de eliminar totalmente o vírus das células hepáticas infectadas. Isso ocorre devido à presença do cccDNA no núcleo dessas células, o qual não sofre a ação dos AN e funciona como um reservatório celular para a formação de novas moléculas de RNA pré-genômico. Portanto, a manutenção da supressão viral só é possível com o uso de AN por longos períodos.

Essa necessidade de tratamento em longo prazo leva a uma séria consequência, a seleção de cepas do HBV resistentes à ação desses medicamentos, o que representa um dos principais obstáculos para o sucesso do tratamento com AN. A emergência de cepas resistentes geralmente resulta na perda de todos os benefícios alcançados anteriormente com o tratamento, podendo resultar em episódios de exacerbação e até descompensação hepática[20,34-36].

Os AN aprovados para o tratamento da HBC apresentam diferenças na sua potência de inibição da replicação viral e na sua capacidade de manter essa potência na presença de alterações que ocorrem na polimerase viral em decorrência de mutações no seu gene codificante (barreira genética)[20,34-36].

O primeiro AN aprovado para o tratamento da HBC foi a lamivudina. A lamivudina promove redução eficaz da replicação do HBV, porém, longos períodos de tratamento estão relacionados com a seleção de HBV resistentes ao medicamento. A resistência a esse AN aumenta progressivamente ao longo do tratamento, e após 48 meses de tratamento cerca de 80% dos pacientes apresentam vírus resistentes[20,36].

Num estudo com pacientes sob tratamento com lamivudina no Brasil, observou-se taxa de resposta de 65,7% após um ano de tratamento. Nesse estudo, utilizando uma dose maior de lamivudina no primeiro ano de tratamento, envolvendo tanto pacientes cirróticos como não cirróticos, a taxa de resposta foi semelhante e observou-se o aparecimento das mutações de resistência a esse medicamento[37]. A elevada frequência de mutações de resistência à lamivudina também foi verificada em pacientes co-infectados pelo HBV e HIV, dos quais muitos usavam a lamivudina por um longo prazo para o tratamento da AIDS: foram encontradas em 50% dos pacientes virêmicos para o HBV[38].

Em 2002 foi introduzido o adefovir, um AN que se mostrou efetivo nos casos com resistência à lamivudina. No entanto, a monoterapia com adefovir está associada à seleção de cepas do HBV resistentes ao ADV, o que ocorre em cerca de 2% dos pacientes com HBeAg negativo após dois anos de terapia, aumentando para 30% após 5 anos de tratamento. Nos casos de tratamento de pacientes com HBV resistentes à lamivudina, a resistência ao adefovir é observada mais precocemente e cerca de 20% apresentam resistência após 12 meses de terapia[20,36].

Em 2005 foi aprovado o entecavir, um AN com atividade antiviral bem mais potente do que os dois anteriores e com elevada barreira genética. As taxas de resistência ao entecavir são bem mais baixas, vírus resistentes foram descritos em 0,1% dos casos após um ano de terapia, chegando a apenas 1,2% dos casos após 6 anos. Todavia, essa taxa aumenta quando pacientes com vírus resistentes à lamivudina são tratados, indo de 6% em um ano a quase 60% após 6 anos de tratamento[20,36].

A telbivudina foi outro AN aprovado em 2006 para o tratamento da HCB, que apresenta capacidade de supressão da replicação comparável à lamivudina. Embora a barreira genética da telbivudina seja um pouco mais alta que a da lamivudina, as taxas de desenvolvimento de resistência são bem elevadas: 21,6% em pacientes com HBeAg positivo e 8,6% naqueles com HBeAg negativo após 1 e 2 anos de terapia, respectivamente[20,36].

O tenofovir é o mais novo medicamento aprovado para o tratamento da hepatite B, é um análogo nucleotídeo estruturalmente relacionado ao adefovir, porém muito mais potente em sua ação de supressão da replicação viral. Desde sua introdução em 2008 até o momento não houve relatos de seleção de cepas do HBV com mutações que promovam resistência viral completa à ação desse AN[20,36]. Por sua potência e elevada barreira genética, o tenofovir, assim como o entecavir, são indicados atualmente como primeira opção de tratamento da HCB[34,35].

No Brasil, em 2002 o Ministério da Saúde aprovou e disponibilizou as primeiras opções de tratamento para HBC pelo Sistema Único de Saúde (SUS), que consistia em dois medicamentos: IFN-alfa e lamivudina. Nesse momento também foi disponibilizado um protocolo clínico nacional (Protocolo Clínico e Diretrizes Terapêuticas) com diretrizes para o uso desses medicamentos no tratamento da doença[39]. Essas foram as únicas opções para o tratamento da HCB no Brasil até 2009, quando foi aprovado um novo Protocolo Clínico e Diretrizes Terapêuticas que incorporavam novos medicamentos no arsenal terapêutico: PEG-IFN alfa-2a e 2b, adefovir, entecavir e tenofovir[40].

O tratamento não é indicado para todos os pacientes com hepatite B crônica (HBC), a indicação é baseada em três critérios principais: 1. níveis de HBV-DNA; 2. níveis de transaminases hepáticas; 3. gravidade (grau) e estágio da lesão hepática[34,35].

As recomendações para o tratamento de pacientes com hepatite B crônica podem ser observadas no quadro 14.3.

Também o tratamento está indicado em pacientes com hepatite B aguda, nas formas fulminantes ou agudas graves. Na verdade, pacientes com essas apresentações de doença grave deveriam ser avaliados para transplante de fígado e receber medicação específica, sendo o entecavir ou tenofovir os medicamentos de escolha nesse caso[34].

Há ainda situações particulares de tratamento da infecção pelo HBV, como em co-infectados pelo HIV ou em gestantes, em situações de falha medicamentosa devido à presença de cepas resistentes aos esquemas utilizados, onde os esquemas preconizados são distintos.

Vale ainda lembrar a necessidade de profilaxia da reativação dessa infecção em portadores de HBsAg ou em indivíduos com marcadores sorológicos de infecção prévia, quando submetidos à imunossupressão. Também nessa situação esquemas específicos são recomendados[34].

IMPLICAÇÕES DA DIVERSIDADE GENÉTICA DO HBV

Têm crescido o número de estudos relatando que, além das diferenças no padrão de distribuição, alguns genótipos e subgenótipos do HBV apresentam diferenças na forma de transmissão, na capacidade de desenvolver infecção crônica, na gravidade da doença hepática e na resposta ao tratamento. Contudo, vale ressaltar que ainda é necessário cautela no uso dessas informações na prática clínica, uma vez que há uma série de limitações e controvérsias nesse campo do conhecimento.

QUADRO 14.3 – Seleção de pacientes e esquemas de tratamento da hepatite B crônica[34,35,41].

HBeAg	HBV-DNA	ALT	Estratégia recomendada
+	> 20.000UI/mL	< 2 × LSN	Considerar biópsia hepática se idade > 40, ALT > 1 e < 2 × LSN, história familiar de carcinoma hepatocelular, HIV+; considerar tratamento se fibrose moderada ou avançada
+	> 20.000UI/mL	> 2 × LSN	Observar durante 3-6 meses se ocorre soroconversão de HBeAg
			Tratamento com PEG IFN (48 semanas) ou AN (pelo menos um ano; mínimo 6 meses após a soroconversão HBeAg)
–	> 20.000UI/mL	> 2 × LSN	Tratamento com PEG IFN (48 semanas) ou AN (tempo de tratamento não definido; possivelmente sem interrupção)
–	> 2.000UI/mL	1 a < 2 × LSN	Considerar biópsia hepática e tratamento se fibrose ou inflamação moderada a grave (PEG IFN ou AN)
–	> 2.000UI/mL	< LSN	Observar; tratar se HVB-DNA ou ALT se elevarem
+/–	+	Cirrose	Compensada: tratar com AN se HBV-DNA > 2.000UI/mL; se HBV-DNA < 2.000UI/mL, considerar tratamento se ALT > LSN
			Descompensada: AN; considerar transplante hepático
+/–	–	Cirrose	Compensada: observar
			Descompensada: considerar transplante hepático

HBV-DNA = carga viral do HBV; ALT = nível de alanina aminotransferase; LSN = limite superior da normalidade.

Os diferentes genótipos e alguns subgenótipos parecem estar mais associados a algumas vias específicas de transmissão e uma das razões para explicar essas diferenças está relacionada com diferenças no tempo de conversão do HBeAg para o anti-HBe. Indivíduos com HBeAg positivo apresentam níveis de carga viral mais elevados e consequentemente maior possibilidade de transmissão, particularmente pela via vertical[42-47]. Os genótipos B e C estão mais envolvidos em casos de transmissão vertical do que outros genótipos, que têm sido mais associados com a transmissão horizontal (sexual e parenteral). O subgenótipo A2 parece estar mais associado com transmissão sexual, assim como o genótipo G, cuja transmissão é mais frequente entre homossexuais masculinos[42,44]. Na Europa, as infecções pelo HBV transmitidas pelo uso de drogas por via intravenosa estão relacionadas com o genótipo D[42,44].

Em relação ao papel dos genótipos na evolução da doença, a maioria dos estudos publicados até agora foi realizada na Ásia e restringem-se a comparar os genótipos B e C, que predominam naquela região. Esses estudos associam as formas mais graves de doença hepática e o aparecimento de cirrose ao genótipo C. Além disso, os pacientes com o genótipo C parecem apresentar mais frequentemente a presença do HBeAg e níveis mais altos de viremia, o que pode contribuir para pior evolução da doença[44-47].

Embora os subgenótipos C1 e C2 estejam associados com o desenvolvimento de HCC, apenas o subgenótipo C2 foi independentemente associado a maior risco de evolução para esse quadro. Na China e em Taiwan, a infecção com o subgenótipo B2 foi associada com desenvolvimento ou recorrência de HCC em pacientes jovens, enquanto a infecção pelo subgenótipo B1 é frequentemente associada a episódios de hepatite fulminante no Japão[44-47].

Estudos realizados em regiões (principalmente Europa) onde os genótipos A e D são mais prevalentes sugerem que a infecção pelo genótipo A tem maior evolução para a cronicidade do que a infecção pelo genótipo D[44]. Por outro lado, estudo realizado na Espanha entre pacientes com HBC mostrou que os casos com infecção pelo genótipo A (provavelmente A2) estiveram mais associados com elevada taxa de remissão bioquímica sustentada, clareamento do HBV-DNA e do HBsAg do que aqueles infectados pelo genótipo D[46]. Estudo realizado na Índia mostrou maior relação do genótipo D com gravidade da doença hepática e evolução para HCC em relação ao genótipo A[46].

Comparações feitas entre indivíduos infectados pelo subgenótipo A2 e genótipo D mostraram que a taxa de complicações da doença hepática, incluindo HCC, foi menor nos casos de A2[44,46].

O subgenótipo A1 tem sido associado com elevadas taxas de HCC na África subsaariana. Um estudo caso-controle com pacientes africanos demonstrou que o risco de desenvolver HCC foi 4,5 vezes maior naqueles infectados com o HBV/A1 do que entre aqueles infectados com outros genótipos[44,46,47].

No Alasca, em um estudo que acompanhou pacientes com HBC por cerca de 20 anos, uma proporção significantemente alta dos pacientes infectados com os subgenótipos F1 ou C2 desenvolveram HCC em comparação com aqueles infectados com A2, B6 ou D[44,46].

No México, o genótipo H foi encontrado em grande número de casos de hepatite B oculta, caracterizada por baixos níveis de carga viral, HBsAg negativo e com presença ou não de evidências de infecção prévia pelo HBV (anti-HBs e anti-HBc + ou anti-HBc + isoladamente)[48].

Em relação ao tratamento, pacientes com genótipos A e B apresentaram maior taxa de resposta ao tratamento com interferon (soroconversão do HBeAg e negativação do HBV-DNA) do que aqueles infectados com genótipos D ou C. Contudo, nenhuma diferença significante foi observada na resposta ao tratamento com análogos nucleosídeos[44,45,47,49].

Mutações no gene *S*

A proteína S é constituída por 226 aminoácidos e apresenta três regiões: região N-terminal (aminoácidos 1-99), a principal região hidrofílica (MHR, do inglês, *major hydrophilic region*) (aminoácidos 100-169) e a região C-terminal (aminoácidos 170-226). Dentro da MHR está localizada uma região conhecida como determinante "a", que é o principal sítio de reconhecimento dos anticorpos neutralizantes anti-HBs. Essa região está localizada entre os aminoácidos 124 e 147 e nela são encontrados cinco resíduos de cisteína (C) ligados por pontes dissulfeto (121 - 124, 124 - 137 e 139 - 147), as quais são responsáveis pela estabilidade e estrutura conformacional que conferem a imunogenicidade ao HBsAg[50].

Mutações localizadas no gene *S* do HBV podem resultar na alteração da estrutura antigênica do HBsAg com consequente perda da imunogenicidade. Vírus com mutações no gene *S*, principalmente na região do determinante "a", podem não ser neutralizados pelos anticorpos induzidos pela vacina e causar infecção em pessoas vacinadas. Além disso, alguns desses mutantes podem não ser detectados pelos testes imunoenzimáticos utilizados na detecção do HBsAg[50].

Cepas do HBV com mutações na região que codifica o determinante "a" são selecionadas, sobretudo, pela pressão seletiva exercida pela vacinação ou tratamento com imunoglobulina hiperimune[50,51]. Alguns trabalhos têm demonstrado que a seleção dessas cepas também pode ocorrer durante o curso natural da infecção crônica sem a interferência de agentes seletivos exógenos, em alguns desses casos tem sido observada a coexistência de HBsAg e anti-HBs[52], e em outros, a ocorrência de hepatite B oculta[53].

A mutação mais comumente descrita que induz escape vacinal é a substituição do aminoácido glicina (G) por arginina (R) na posição 145 (sG145R) do HBsAg, a qual está localizada na segunda alça do determinante "a". Esse mutante foi identificado pela primeira vez na Itália, infectando uma criança nascida de mãe positiva para o HBsAg e HBeAg. Nesse caso, a criança havia recebido imunoprofilaxia adequada (vacina e imunoglobulina hiperimune) e apresentava anti-HBs[54]. O HBV-DNA foi detectado nesse caso e na sequência nucleotídica foi identificada essa mutação[55]. Outros casos semelhantes foram também descritos em outras regiões, após o uso de vacina, imunoglobulina ou anticorpo monoclonal[56] e foram associados com hepatites pós-transfusionais soronegativas para o HBsAg com os testes utilizados[57-60]. Testes sorológicos aprimorados, contendo anticorpos também contra outros epítopos do HBsAg, permitem a detecção desse mutante[50].

Cepas do HBV com a mutação sG145R podem também ser transmitidas horizontalmente e permanecer replicando de forma estável durante vários anos, embora a capacidade replicativa seja inferior à observada nas cepas selvagens, o que está relacionado com o fato de essa mutação resultar em secreção de vírions deficientes e redução de sua estabilidade[51].

Diversas outras mutações dentro da MHR associadas com escape vacinal, escape aos anticorpos utilizados no tratamento com imunoglobulina hiperimune ou escape aos anticorpos utilizados nos testes para a detecção do HBsAg têm sido descritas, entre elas as mais comuns são: sP120E/S/T, sT123N, sC124R/Y, sI/T126A/N/S, sQ129H/L, sG130D/R, sM133L, sF/Y134N/R, sK141E/I, sP142S, sD144A/E, sN146S, sT148I, sC149R, sA157D/R, sF158Y, sE164D[50].

A prevalência de cepas do HBV com mutações no determinante "a" tem sido relatada com maior frequência entre crianças que receberam vacinas recombinantes do que entre aquelas que receberam vacinas derivadas de plasma. Além disso, também foram encontradas com maior frequência em países que implementaram a vacinação universal contra o HBV, entretanto com prevalência variada: 39% em Cingapura, 22% em Taiwan, 12% no Reino Unido e 0% na África do Sul[50,51].

No Paraná, analisando cepas do HBV isoladas de 25 crianças que tinham recebido imunoprofilaxia porque eram filhas de mães portadoras do HBV, apenas uma delas tinha sido infectada por esse vírus. Essa amostra apresentava mutações previamente associadas com infecção pelo HBV em transplantados de fígado que haviam realizado a imunoprofilaxia e em crianças imunizadas em Cingapura. Esse achado demonstra a possibilidade de circulação de cepas resistentes à imunoprofilaxia no Sudoeste do Paraná[61].

Em um trabalho envolvendo 702 amostras de diferentes regiões brasileiras, 57 (8,5%) das amostras analisadas apresentaram cepas do HBV com mutações na região MHR previamente relacionadas com alteração da antigenicidade do HBsAg e escape dos anticorpos anti-HBs ou com prejuízo na secreção do HBsAg e, consequentemente, das partículas virais. Essas mutações foram observadas em 20 posições da região MHR do HBsAg (dentro e fora do determinante "a"): Y100S, Q101H, P105R, T118R, V118A, G119R, G119E, P120T, P120S, K122N, T126I, A128T, Q129H, Q129R, G130R, G130N, M133T, M133L, M133I, Y134N, F134L, F134Y, S136P, T140I, S140T, S143L, 144E, D144A, D144G, G145R, G145A, E164D, R169P. A mutação G145R foi relatada em 3 casos, mas ainda não existem outros dados sobre esses casos[62].

Mutações no gene *P*

As mutações de maior importância no gene da polimerase ocorrem na região com função de transcriptase reversa (RT) e estão relacionadas com resistência aos AN utilizados no tratamento da hepatite B crônica. Assim como as demais mutações, essas surgem naturalmente em decorrência de erros inerentes ao processo de transcrição reversa, o que pode dar-se durante o curso natural da HBC ou durante o tratamento com AN. Nesse último caso, o surgimento de cepas com mutações de resistência ocorre devido à supressão incompleta da replicação, que pode ser resultado da baixa potência da droga, baixa dosagem ou aderência inadequada ao tratamento[63].

O tratamento com AN promove a pressão seletiva necessária para a emergência das cepas com mutações de resistência, as quais, pela sua vantagem seletiva de se replicar na presença do antiviral, vão se tornando dominantes sobre a população de vírus selvagens e estabelecendo-se lentamente pela substituição do arquivo genético de cccDNA da cepa selvagem[63].

A identificação das mutações na polimerase é realizada por meio de uma nomenclatura padronizada que numera de forma independente os aminoácidos de cada uma das quatro regiões da polimerase (aminoterminal, espaçadora, RT e carboxiterminal). Essa padronização foi sugerida devido a diferenças no tamanho do genoma observadas entre os genótipos do HBV (presença de inserções ou deleções principalmente na região dos genes pré-S1 e polimerase), o que resultava em divergências no tamanho das polimerases e consequentemente na localização dos aminoácidos. O domínio de RT da polimerase do HBV de todos os genótipos inicia com uma sequência de aminoácidos padrão altamente conservada entre eles (EDWGPCDEHG) e possui 344 aminoácidos[64]. As mutações são identificadas usando as letras rt para identificar a região, o aminoácido original, o número da posição do aminoácido e o novo aminoácido gerado pela mutação, por exemplo rtM204I[65].

As mutações estabelecidas como causadoras de resistência do HBV aos AN ocorrem em 8 códons localizados nos diferentes domínios da região de RT da polimerase viral: domínio B (rtI169, rtL180, rtA181, rtT184), domínio C (rtS202, rtM204), domínio D (rtN236) e domínio E (rtE250). Existem outras mutações de grande importância no âmbito da resistência aos análogos, que são as mutações chamadas de compensatórias ou secundárias. Essas mutações têm a função de restaurar completa ou parcialmente a capacidade replicativa das cepas resistentes, geralmente reduzida em comparação com as cepas selvagens devido às alterações na estrutura da polimerase. As mutações compensatórias são de grande importância para as cepas resistentes porque promovem a fixação das mutações de resistência no arquivo de cccDNA devido ao aumento dos níveis de replicação[63,66].

A mais importante mutação responsável pela resistência à lamivudina localiza-se no *locus* YMDD (domínio C) e é caracterizada pela substituição de uma metionina (M) para uma isoleucina (I), para valina (V) ou para serina (S) na posição 204: rtM204I/V/S. Posteriormente, a mutação rtA181T/V/S também foi relacionada com a redução da suscetibilidade viral a esse AN[63,67]. Além dessas mutações, diversas mutações compensatórias em diferentes domínios da RT já foram identificadas em cepas com resistência à lamivudina: rtL80V/I, rtV173L, rtL180M/C[63,68], rtA200V[69], rtV/F/L/M207I[70], rtQ215S[71], rtL217P[72] e rtL229F[73].

A resistência ao adefovir foi inicialmente caracterizada pelas mutações rtA181V/T (domínio B) e/ou rtN236T (domínio D)[63,66,71].

Posteriormente, outras mutações foram associadas com resistência ou suscetibilidade reduzida ao adefovir: rtL80V/I[68,74], rtV84M, rtS85A[68,71], rtL180M[75], rtA181S[67], rtV214A, rtQ215S[68], rtL217R[69], rtE218G[76], rtI233V[63], rtP237H68,71, rtN238T/D/R, rtT240Y, rtN248H[68,71,77]. Entre essas, a rtV214A e a rtQ215S também foram associadas com falhas na resposta ao tratamento com lamivudina[71,78]. Entretanto, o papel dessas mutações na resistência a esses AN não está estabelecido, em alguns casos os estudos ainda são escassos e em outros os resultados apresentados por diferentes estudos são contraditórios. Algumas dessas mutações têm sido confirmadas como polimorfismos de determinados genótipos, como é o caso da rtL217R, que é encontrada em praticamente todas as cepas de A2[79], e das mutações na posição rt215, que são encontradas com frequência bem maior nas cepas do genótipo D[80].

A resistência ao entecavir ocorre quando há combinação das mutações de resistência à lamivudina (rtM204V/I) com uma das seguintes mutações: rtI169T, rtT184G/A/I/S/C/L/F/M, rtS202G/I/C/A ou rtM250V/I/L/C[63,81]. Essas mutações isoladamente conferem redução mínima da suscetibilidade ao entecavir[63]. Um estudo publicado recentemente associou a presença de duas novas mutações (rtS219A e rtY245H) à redução da suscetibilidade ao entecavir[82].

Para o tenofovir nenhuma mutação foi definitivamente associada à resistência, todas aquelas associadas com redução da suscetibilidade descritas até o momento ainda são alvo de muita controvérsia ou foram pouco estudadas. Por outro lado, já se conhece que as mutações que conferem resistência ao adefovir (rtN236T e rtA181V/T) promovem a redução da eficácia do tratamento com tenofovir, uma vez que essas drogas são estruturalmente relacionadas[63,66].

Há discussão na literatura acerca do papel da mutação rtA194T na redução da suscetibilidade a esse medicamento. Essa mutação foi encontrada em cepas do HBV isoladas de dois pacientes co-infectados pelo HIV que estavam em tratamento com tenofovir[83]. Dois estudos que realizaram testes *in vitro* demonstraram que a mutação rtA194T causa redução na suscetibilidade ao tenofovir e também à lamivudina[80,83], contudo outros dois estudos não observaram esses resultados[84,85].

Recentemente um estudo testou uma série de mutações que poderiam interferir na ligação da polimerase do HBV com o tenofovir, as quais foram selecionadas após análises com métodos de bioinformática, tendo como base a homologia existente entre as polimerases do HBV e HIV. Nesses estudos, os autores concluíram que cepas do HBV com as mutações rtP177G ou rtF249A apresentam redução na suscetibilidade ao tenofovir[86].

A diversificação do arsenal terapêutico para o tratamento da hepatite B trouxe grandes benefícios para os pacientes não respondedores ao tratamento com interferon e àqueles que inicialmente se beneficiaram com a introdução da lamivudina, mas que logo foram surpreendidos pelo surgimento dos vírus resistentes. Por outro lado, o manejo do tratamento da hepatite B tornou-se muito mais complexo, exigindo cada vez mais a disponibilidade de exames que permitam avaliar a resposta ao tratamento e a emergência de cepas resistentes. Esse monitoramento é fundamental no acompanhamento dos pacientes em tratamento com AN pelo fato de algumas mutações conferirem resistência cruzada a vários medicamentos. Por exemplo, cepas do HBV resistentes à lamivudina com as mutações rtL180M ± rtM204V/I, que desenvolvam mutações nas posições rtT184, rtS202 ou rtM250, serão resistentes também ao entecavir. A mutação rtA181T/V, que pode ser selecionada durante o tratamento com lamivudina, confere resistência ao adefovir e redução da suscetibilidade ao tenofovir[63,66].

Embora a detecção de cepas com mutações de resistência aos AN seja mais frequente em pacientes submetidos a tratamento com esses medicamentos, alguns estudos realizados em diferentes países relatam a presença dessas variantes em pacientes virgens de tratamento para a HBC. Tal achado pode ser resultante da seleção por outros mecanismos que não o tratamento (pressão imunológica exercida sobre o HBsAg que levou à seleção de cepas com mutações no gene S resultando em mutações na polimerase) ou de infecção com cepas resistentes adquirida de um indivíduo sob tratamento com AN.

A transmissão de cepas com mutações de resistência aos AN foi documentada inicialmente em um caso HIV positivo, que desenvolveu infecção aguda por cepas do HBV com mutações de resistência à lamivudina (rtL180M, rtM204V)[87], sendo posteriormente identificada em outros casos de infecção aguda[88-91]. Um desses estudos avaliou a evolução para a cronicidade e observou que um caso dos 11 (9%) infectados com cepas com mutações de resistência à lamivudina desenvolveu infecção crônica pelo HBV, porém com característica de hepatite B oculta[91].

É importante ressaltar que o manejo inadequado do tratamento na presença de resistência viral aos AN aumenta o potencial de transmissão dessas cepas, uma vez que a replicação é mantida levando ao ganho de mutações compensatórias que restabelecem e até aumentam a carga viral. No Brasil, estudo recente, incluindo 702 portadores crônicos do HBV nunca submetidos a tratamento com NA, encontrou cepas com resistência em 1,6% dos pacientes, as quais apresentavam mutações de resistência aos diferentes AN (rtS202G, rtM204V/I, rtA194T, rtM250I, rtA181T/S e rtT184S) associadas ou não a mutações compensatórias (rtL80I, rtV173L, rtL180M e rtV207I)[92].

O quadro 14.4 apresenta de forma resumida as mutações na polimerase (região RT) relacionadas em algum aspecto com a resistência a lamivudina, adefovir, tenofovir e entecavir.

QUADRO 14.4 – Mutações associadas à resistência do HBV aos principais análogos nucleosídeos utilizados no tratamento da hepatite B.

Região da RT (domínio)	Posição do aminoácido na região RT	Medicamentos			
		Lamivudina	Adefovir	Entecavir	Tenofovir
A	80	L8V/I	L8V/I		
	84		V84M		
	85		S85A		
B	169			I169*	
	173	V173L			
	177				P177G
	180	L180M/C	L180M		
	181	A181T/V/S	A181T/V/S		A181T/V/S
	184			T184G/A/I/S/C/L/F/M*	
Entre B-C	194	A194T			A194T
C	200	A200V			
	202			S202G/I/C/A*	
	204	M204V/I/S		M204V/I/S	
	207	V/F/L/M207I			
Entre C-D	214	V214A	V214A		
	215	Q215S/Q215S	Q215S		
	217	L217P	L217R		
	218		E218G		
	219			S219A	
	229	L229F			

(Continua)

QUADRO 14.4 – Mutações associadas à resistência do HBV aos principais análogos nucleosídeos utilizados no tratamento da hepatite B. *(Continuação)*.

Região da RT (domínio)	Posição do aminoácido na região RT	Medicamentos			
		Lamivudina	Adefovir	Entecavir	Tenofovir
D	233		I233V		
	236		N236T		N236T
	237		P237H		
	238		N238T/D/R		
	240		T240Y		
E	245			Y245H	
	248		N248H		
	249				P249A
	250			M250V/I/L/C*	

* Códons de parada.
As mutações estão destacadas com diferentes tons de acordo com seu papel na resistência aos análogos nucleosídeos:
Cinza claro: mutações de resistência.
Cinza médio: mutações que conferem resistência parcial.
Cinza escuro: mutações compensatórias que restauram a capacidade replicativa quando associadas às mutações na posição 204.
Cinza muito escuro: mutações que conferem resistência ao entecavir apenas quando associadas às mutações rtM204I/V ± rtL180M.
Branco: mutações potencialmente associadas com resistência.

Efeitos de mutações no gene *P* no gene *S*

Além da redução da suscetibilidade do vírus ao tratamento, as mutações que ocorrem no gene da polimerase têm importante implicação epidemiológica, uma vez que podem gerar alterações no HBsAg. Algumas dessas alterações podem reduzir a antigenicidade do HBsAg a ponto de promover o escape dos anticorpos neutralizantes anti-HBs desenvolvidos em resposta ao HBsAg selvagem, de forma similar ao que ocorre com as cepas mutantes selecionadas pela vacina ou tratamento com imunoglobulina.

Isso ocorre devido à organização genômica do HBV, cujas regiões codificantes são sobrepostas, ou seja, uma mesma sequência de nucleotídeos é utilizada para a codificação de duas ou mais proteínas. A parte do genoma utilizada para codificar as proteínas do envelope também é utilizada para codificar a polimerase viral, logo substituições de nucleotídeos que provocam alterações em uma proteína podem também alterar a outra.

O quadro 14.5 mostra o impacto no HBsAg das mutações mais comuns no gene da polimerase selecionadas pelo uso de AN.

A capacidade de ligação dos anticorpos anti-HBs a proteínas HBs com algumas dessas mutações foi avaliada em um estudo que demonstrou redução elevada da afinidade na presença das mutações sE164D + sI195M, a qual foi similar àquela produzida pela presença da mutação sG145R[50]. Essas mutações são geradas pela ocorrência das

QUADRO 14.5 – Mutações no HBsAg geradas em decorrência da presença de mutações na polimerase.

Mutações na polimerase (região RT)	Mutações geradas no HBsAg
rtL80V/I	Não altera
rtI169T	sF161H/L
rtV173L	sE164D
rtL180M	Não altera
rtA181T	sW172*
rtA181T	sW172L
rtA181V	sL173F
rtA181S	sL173C
rtT184G	sL176V
rtT184A	Não altera
rtT184I	Não altera
rtT184S	sL175F
rtT184C	sL175F + sL176V
rtT184L	sL175F
rtT184F	sL175F
rtT184M	sL176*
rtA194T	Não altera
rtS202G	Não altera ou sS193L
rtS202I	sV194F/S
rtS202C	Não altera ou sS193F
rtS202A	sV194H
rtM204V	sI195M
rtM204I	sW196*, S ou L
rtV/F/L/M207I	sW199*
rtN236T	Após o final do gene S
rtM250V/I/C	Após o final do gene S

*Códons de parada.

mutações de resistência à lamivudina rtV173L + rtM204V, que no geral são observadas em conjunto com a mutação rtL180M constituindo o padrão rtV173L + rtL180M + rtM204V encontrado em cerca de 20% dos casos com resistência à lamivudina[63].

Proteínas HBs com as mutações sE164D, sI195M, sW196S e sM198I também apresentam redução na capacidade de ligação com o anti-HBs, embora em menor grau[50].

Outro tipo de alteração que pode ser provocada em decorrência das mutações na polimerase é a introdução de mutações que geram códons de parada prematura no gene *S*, o que leva à síntese de proteínas de envelope de tamanho menor do que o esperado. No quadro 14.5 são descritos aqueles resultantes de mutações relacionadas à resistência aos

AN, contudo a presença dessa alteração já foi encontrada em outras posições do HBsAg (sL15*, sL21*, sL95*, sW156*, sW163*, sW165*, sW182*, sW191*, sL216*)[51,63,93-95].

Essas proteínas truncadas prejudicam a secreção de partículas virais e consequentemente a infectividade do vírus. Apesar disso, as cepas com genomas produtores dessas proteínas conseguem se propagar e se manter na população viral por meio dos mecanismos de transcomplementação, onde os vírus mutantes utilizam as proteínas produzidas por cepas selvagens para a montagem da partícula viral e infecção de outras células. Por outro lado, a não utilização dessas proteínas defeituosas resulta em seu acúmulo no interior dos hepatócitos, ocasionando estresse celular e ativação de vias celulares oncogênicas. Alguns estudos têm demonstrado a associação dessas mutações com risco aumentado de desenvolvimento de HCC[93-95].

Mutações nos gene *pré-core/core* e *X* e alteração na síntese do HBeAg, níveis de replicação e evolução para HCC

A região pré-*core* tem importante papel na replicação viral, pois o RNApg forma uma estrutura em alça (*hairpin*) nessa região por meio do pareamento entre os nucleotídeos das posições 1855 a 1858 com os nucleotídeos das posições 1896 a 1899. Essa estrutura é o local de interação entre a polimerase e o RNApg, o que constitui o primeiro passo da encapsidação do RNApg nas partículas de *core*. A mutação mais comumente descrita no gene *pré-core* é a substituição de guanina (G) por adenina (A) na posição 1896 (G1896A), que gera um códon de parada prematura e aborta a síntese do HBeAg. Essa mutação também pode aumentar a estabilidade da estrutura em alça do sinal de encapsidação (ε) do RNApg, o que aumenta a capacidade replicativa do vírus e, consequentemente, agrava o dano hepático[96].

A frequência da mutação G1896A varia entre os diferentes genótipos, pois depende do nucleotídeo na posição 1858, oposta ao nucleotídeo 1896 na alça do sinal de encapsidação. Portanto, a mutação G1896A raramente é encontrada nos genótipo A, F e H, nos quais G na posição 1896 normalmente pareia com citosina (C) na posição 1858. Nesses genótipos, a substituição G1896A resulta no pareamento de bases C-A, o que desestabiliza a estrutura em alça do ε. Porém, na América Central foram descritas cepas do HBV pertencentes ao genótipo F com uma T na posição 1858 juntamente com a mutação G1896A. Os demais genótipos apresentam uma timina (T) na posição 1858 que forma um pareamento estável com uma A na posição 1896, estabilizando a estrutura secundária do ε e, consequentemente, aumentando a replicação viral. No entanto, foram observadas cepas do HBV pertencentes ao genótipo C com uma C na posição 1858 em pacientes asiáticos[96].

O papel da mutação G1896A no curso clínico da infecção ainda é bastante controverso. Inicialmente, alguns trabalhos demonstraram que esse mutante está associado a maior dano hepático e com surtos de hepatite fulminante, mas esse mutante também foi detectado em portadores assintomáticos do HBV[97,98].

Uma mutação associada à negatividade do HBeAg em que também há uma substituição de G por A foi observada na posição 1899, podendo ocorrer isoladamente, em associação com a G1896A ou com outras mutações. Essa mutação também aumenta a estabilidade do ε por gerar um pareamento estável adicional[98].

Outras mutações menos comuns na região pré-*core* também podem resultar na ausência de síntese do HBeAg, tais como mutações no códon de iniciação do gene localizado nas posições 1814 a 1816.

As mutações A1762T e G1764A, localizadas dentro do promotor basal do *core* (BCP), estão envolvidas na supressão da síntese do HBeAg. Essas alterações provocam interferência na transcrição do RNA mensageiro dessa proteína, que é regulada pelo BCP[99].

Mutações nas posições 1809 a 1812, que se localizam um pouco antes do códon de iniciação do gene *pré-core*, têm sido relacionadas com prejuízos na expressão do HBeAg. Experimentos de transfecção demonstraram que a expressão do HBeAg foi intensamente prejudicada pela presença de mutações concomitantes nas posições 1809, 1811 e 1812 (G1809T, A1811T/C e C1812T) e sofreu redução moderada (semelhante à observada na presença das mutações A1762T/G1764A) pela presença de dupla mutação nas posições 1809 e 1812 (G1809T/A e C1812T)[100]. Mutações nessa região têm sido descritas como características das cepas HBV/A1 circulantes na África, particularmente África do Sul. Dupla ou tripla mutação na região 1809-1812 foi encontrada em cerca de 80% de cepas HBV/A1 caracterizadas na África do Sul[101].

A presença de uma timina (T) na posição 1653 caracterizando a mutação C1653T tem sido associada com risco aumentado de desenvolvimento de carcinoma hepatocelular, assim como a alteração de uma T na posição 1753 para V (C, A ou G)[102,103].

Duas outras mutações associadas à evolução clínica da infecção são as que ocorrem nas posições 1766 e 1768. A alteração de C para T na posição 1766 (C1766T) tem sido relacionada principalmente com aumento da replicação viral quando associada à dupla mutação A1762T/G1764A. Alguns estudos têm relacionado a presença dessa mutação com a evolução da infecção pelo HBV para insuficiência hepática aguda. Na posição 1768, a mutação que comumente tem sido encontrada é a substituição de T por A (T1768A) e sua presença tem sido associada com desfechos similares àqueles descritos para a mutação na posição 1766[99]. Essas mutações também têm sido associadas com o desenvolvimento de HCC[104].

Estudo realizado na Índia mostrou que as mutações C1766T e T1768A foram significantemente associadas com HCC e encontradas predominantemente no subgenótipo A1[104]. Vale ressaltar que o subgenótipo A1 tem sido associado com elevadas taxas de HCC na África subsaariana, o que também foi observado em outro estudo realizado na Índia[104,105]. Neste último foi avaliada a associação de HCC com a presença de mutações no genoma do HBV e as mutações C1766T/T1768A foram significantemente associadas com o genótipo A1 e com o HCC[104].

REFERÊNCIAS

1. WHO. Hepatitis B. 2014. http://www.who.int/mediacentre/factsheets/fs204/en/08. Acessado em 26/04/2016.
2. Te HS, Jensen DM. Epidemiology of hepatitis B and C viruses: a global overview. Clin Liver Dis. 2010;14(1):1-21.
3. Merrill RM, Hunter BD. Seroprevalence of markers for hepatitis B viral infection. International journal of infectious diseases: IJID: official publication of the International Society for Infectious Diseases. 2011;15(2):e78-121.
4. Koziel MJ, Thio CL. Hepatitis B virus and hepatitis delta. In: Mandell GL, Bennett JE, Dolin R (eds). Principles and practice of infectious diseases. 7th ed. Philadelphia: Churchill Livingstone Elsevier; 2010. p. 2059-86.
5. Souto FJD. Distribuição da hepatite B no Brasil: atualização do mapa epidemiológico e proposições para seu controle. GED. 1999;18(4):143-50.
6. Braga WSM, Brasil LM, Souza RAB, Melo MS, Rosas MDG, Castilho MC, et al. Prevalence of hepatitis B virus (HBV) and hepatitis D virus (HDV) infections in Labrea, Purus River Basin, Western Brazilian Amazon. Epidemiologia e Serviços de Saúde. 2004;13(1):35-46.
7. Souto FJ. [Hepatitis B and the human migratory movements in the State of Mato Grosso, Brazil]. Rev Soc Bras Med Trop. 2004;37 Suppl 2:63-8.
8. Viana S, Parana R, Moreira RC, Compri AP, Macedo V. High prevalence of hepatitis B virus and hepatitis D virus in the western Brazilian Amazon. Am J Trop Med Hyg. 2005;73(4):808-14.
9. Nunes HM, Monteiro MR, Soares Mdo C. [Prevalence of hepatitis B and D serological markers in the Parakana, Apyterewa Indian Reservation, Para State, Brazil]. Cad Saude Publica. 2007;23(11):2756-66.
10. Estudo de Prevalência de Base Populacional das Infecções pelos vírus das Hepatites A, B e C nas Capitais do Brasil 2010 [cited 2015 16/02/2015]. Available from: http://www.aids.gov.br/publicacao/2010/estudo_de_prevalencia_de_base_populacional_das_infeccoes_pelos_virus_das_hepatites_b.
11. Ministério da Saúde, Aids e Hepatites Virais. Secretaria de Vigilância em Saúde. Hepatites virais no Brasil: situação, ações e agenda. 2011.
12. Pereira LM, Martelli CM, Merchan-Hamann E, Montarroyos UR, Braga MC, de Lima ML, et al. Population-based multicentric survey of hepatitis B infection and risk factor differences among three regions in Brazil. Am J Trop Med Hyg. 2009;81(2):240-7.
13. Ahmed F, Foster GR. Global hepatitis, migration and its impact on Western healthcare. Gut. 2010;59(8):1009-11.
14. Passos AD, Gomes UA, Figueiredo JF, do Nascimento MM, de Oliveira JM, Gaspar AM, et al. [Influence of migration on the prevalence of serologic hepatitis B markers in a rural community. 2. Comparative analysis of various characteristics of the population studied]. Revista de Saude Publica. 1993;27(1):36-42.
15. Keating GM, Noble S. Recombinant hepatitis B vaccine (Engerix-B): a review of its immunogenicity and protective efficacy against hepatitis B. Drugs. 2003;63(10):1021-51.
16. Venters C, Graham W, Cassidy W. Recombivax-HB: perspectives past, present and future. Expert Rev Vaccines. 2004;3(2):119-29.
17. Orenstein WA, Pickering LK, Mawle A, Hinman AR, Wharton M. Immunization. In: Mandell GL, Bennett JE, Dolin R (eds). Principles and practice of infectious diseases. 7th ed. Philadelphia: Churchill Livingstone Elsevier; 2010. p. 1577-92.
18. Nebbia G, Peppa D, Maini MK. Hepatitis B infection: current concepts and future challenges. QJM. 2012;105(2):109-13.

19. Taylor BC, Yuan JM, Shamliyan TA, Shaukat A, Kane RL, Wilt TJ. Clinical outcomes in adults with chronic hepatitis B in association with patient and viral characteristics: A systematic review of evidence. Hepatology. 2009;49(5 Suppl):S85-95.
20. Kwon H, Lok AS. Hepatitis B therapy. Nat Rev Gastroenterol Hepatol. 2011;8(5):275-84.
21. McMahon BJ. The natural history of chronic hepatitis B virus infection. Hepatology. 2009;49(5): S45-S55.
22. Bowden S. Serological and molecular diagnosis. Semin Liver Dis. 2006;26(2):97-103.
23. Da Silva LC, Madruga CL, Carrilho FJ, Pinho JR, Saez-Alquezar A, Santos C, et al. Spontaneous hepatitis B surface antigen clearance in a long-term follow-up study of patients with chronic type B hepatitis. Lack of correlation with hepatitis C and D virus superinfection. J Gastroenterol. 1996;31(5):696-701.
24. Hadziyannis E, Hadziyannis SJ. Hepatitis B surface antigen quantification in chronic hepatitis B and its clinical utility. Expert Rev Gastroenterol Hepatol. 2014;8(2):185-95.
25. Maylin S, Boyd A, Martinot-Peignoux M, Delaugerre C, Bagnard G, Lapalus M, et al. Quantification of hepatitis B e antigen between Elecsys HBeAg and Architect HBeAg assays among patients infected with hepatitis B virus. J Clin Virol. 2013;56(4):306-11.
26. Da Silva LC, Nova ML, Ono-Nita SK, Pinho JR, Sitnik R, Santos VA, et al. Simultaneous quantitation of serum HBV DNA and HBeAg can distinguish between slow and fast viral responses to antiviral therapy in patients with chronic hepatitis B. Rev Inst Med Trop Sao Paulo. 2009;51(5):261-8.
27. Kaplan PM, Greenman RL, Gerin JL, Purcell RH, Robinson WS. DNA polymerase associated with human hepatitis B antigen. J Virol. 1973;12(5):995-1005.
28. Lin HJ, Wu PC, Lai CL, Chak W. Micromethod for phosphonoformate inhibition assay of hepatitis B viral DNA polymerase. Clin Chem. 1984;30(4):549-52.
29. Miyamoto YP, JRR. Análise de alguns parâmetros envolvidos com o ensaio da DNA polimerase do vírus da Hepatite B. Revista do Instituto Adolfo Lutz. 1990;50(1):297-9.
30. Scotto J, Hadchouel M, Hery C, Yvart J, Tiollais P, Brechot C. Detection of hepatitis B virus DNA in serum by a simple spot hybridization technique: comparison with results for other viral markers. Hepatology. 1983;3(3):279-84.
31. Sitnik R, Paes A, Mangueira CP, Pinho JR. A real-time quantitative assay for hepatitis B DNA virus (HBV) developed to detect all HBV genotypes. Rev Inst Med Trop Sao Paulo. 2010;52(3):119-24.
32. Thibault V, Pichoud C, Mullen C, Rhoads J, Smith JB, Bitbol A, et al. Characterization of a new sensitive PCR assay for quantification of viral DNA isolated from patients with hepatitis B virus infections. J Clin Microbiol. 2007;45(12):3948-53.
33. Bowden S, Locarnini S. Molecular diagnostics in hepatitis B. In: Runge MS, Patterson C (ed). Principles of molecular medicine. Humana Press; 2006. p. 554-66.
34. EASL. EASL clinical practice guidelines: management of chronic hepatitis B virus infection. J Hepatol. 2012;57(1):167-85.
35. Lok AS, McMahon BJ. Chronic hepatitis B: update 2009. Hepatology. 2009;50(3):661-2.
36. Marzio DHD, Hann HW. Then and now: the progress in hepatitis B treatment over the past 20 years. World J Gastroenterol. 2014;20(2):401-13.
37. Da Silva LC, Pinho JR, Sitnik R, Da Fonseca LE, Carrilho FJ. Efficacy and tolerability of long-term therapy using high lamivudine doses for the treatment of chronic hepatitis B. J Gastroenterol. 2001;36(7):476-85.
38. Mendes-Correa MC, Pinho JR, Locarnini S, Yuen L, Sitnik R, Santana RA, et al. High frequency of lamivudine resistance mutations in Brazilian patients co-infected with HIV and hepatitis B. J Med Virol. 2010;82(9):1481-8.
39. Ministério da Saúde. Protocolo Clínico e Diretrizes Terapêuticas. Hepatite Viral Crônica B: interferon alfa, lamivudina. 2002.

40. Ministério da Saúde, Aids e Hepatites Virais. Protocolo Clínico e Diretrizes Terapêuticas para o Tratamento da Hepatite Viral Crônica B e Coinfecções. 2009.
41. Dienstag JL. Chronic viral hepatitis. In: Mandell GL, Bennett JE, Dolin R (eds). Principles and practice of infectious diseases. 7th ed. Philadelphia: Churchill Livingstone Elsevier; 2010. p. 1593-617.
42. Araujo NM, Waizbort R, Kay A. Hepatitis B virus infection from an evolutionary point of view: how viral, host, and environmental factors shape genotypes and subgenotypes. Infect Genet Evol. 2011;11(6):1199-207.
43. Guirgis BSS, Abbas RO, Azzazy HME. Hepatitis B virus genotyping: current methods and clinical implications. Int J Infect Dis. 2010;14(11):E941-53.
44. Kim BK, Revill PA, Ahn SH. HBV genotypes: relevance to natural history, pathogenesis and treatment of chronic hepatitis B. Antivir Ther. 2011;16(8):1169-86.
45. Lin CL, Kao JH. The clinical implications of hepatitis B virus genotype: recent advances. J Gastroenterol Hepatol. 2011;26 Suppl 1:123-30.
46. McMahon BJ. The influence of hepatitis B virus genotype and subgenotype on the natural history of chronic hepatitis B. Hepatol Int. 2009;3(2):334-42.
47. Tanwar S, Dusheiko G. Is there any value to hepatitis B virus genotype analysis? Curr Gastroenterol Rep. 2012;14(1):37-46.
48. Panduro A, Maldonado-Gonzalez M, Fierro NA, Roman S. Distribution of HBV genotypes F and H in Mexico and Central America. Antivir Ther. 2013;18(3 Pt B):475-84.
49. Cooksley WGE. Do we need to determine viral genotype in treating chronic hepatitis B? J Viral Hepatitis. 2010;17(9):601-10.
50. Alavian SM, Carman WF, Jazayeri SM. HBsAg variants: diagnostic-escape and diagnostic dilemma. J Clin Virol. 2013;57(3):201-8.
51. Rodriguez-Frias F, Buti M, Tabernero D, Homs M. Quasispecies structure, cornerstone of hepatitis B virus infection: mass sequencing approach. World J Gastroenterol. 2013;19(41):6995-7023.
52. Ponde RA. The underlying mechanisms for the "simultaneous HBsAg and anti-HBs serological profile". Eur J Clin Microbiol Infect Dis. 2011;30(11):1325-40.
53. Huang CH, Yuan Q, Chen PJ, Zhang YL, Chen CR, Zheng QB, et al. Influence of mutations in hepatitis B virus surface protein on viral antigenicity and phenotype in occult HBV strains from blood donors. J Hepatol. 2012;57(4):720-9.
54. Carman WF, Zanetti AR, Karayiannis P, Waters J, Manzillo G, Tanzi E, et al. Vaccine-induced escape mutant of hepatitis B virus. Lancet. 1990;336(8711):325-9.
55. Okamoto H, Yano K, Nozaki Y, Matsui A, Miyazaki H, Yamamoto K, et al. Mutations within the S gene of hepatitis B virus transmitted from mothers to babies immunized with hepatitis B immune globulin and vaccine. Pediatr Res. 1992;32(3):264-8.
56. McMahon G, Ehrlich PH, Moustafa ZA, McCarthy LA, Dottavio D, Tolpin MD, et al. Genetic alterations in the gene encoding the major HBsAg: DNA and immunological analysis of recurrent HBsAg derived from monoclonal antibody-treated liver transplant patients. Hepatology. 1992; 15(5):757-66.
57. Carman WF, Korula J, Wallace L, MacPhee R, Mimms L, Decker R. Fulminant reactivation of hepatitis B due to envelope protein mutant that escaped detection by monoclonal HBsAg ELISA. Lancet. 1995;345(8962):1406-7.
58. Rasenack JW, Schlayer HJ, Hettler F, Peters T, Preisler-Adams S, Gerok W. Hepatitis B virus infection without immunological markers after open-heart surgery. Lancet. 1995;345(8946):355-7.
59. Sallie R, Rayner A, Naoumov N, Portmann B, Williams R. Occult HBV in NANB fulminant hepatitis. Lancet. 1993;341(8837):123.

60. Chazouilleres O, Mamish D, Kim M, Carey K, Ferrell L, Roberts JP, et al. "Occult" hepatitis B virus as source of infection in liver transplant recipients. Lancet. 1994;343(8890):142-6.
61. Bertolini DA, Ribeiro PC, Lemos MF, Saraceni CP, Pinho JR. Characterization of a hepatitis B virus strain in southwestern Parana, Brazil, presenting mutations previously associated with anti-HBs Resistance. Rev Inst Med Trop Sao Paulo. 2010;52(1):25-30.
62. Gomes-Gouvêa MS. Prevalência de resistência primária aos antivirais utilizados no tratamento da hepatite B entre pacientes com infecção crônica pelo vírus da hepatite B não submetidos a tratamento. 2014.
63. Zoulim F, Locarnini S. Hepatitis B virus resistance to nucleos(t)ide analogues. Gastroenterology. 2009;137(5):1593-608.
64. Stuyver LJ, Locarnini SA, Lok A, Richman DD, Carman WF, Dienstag JL, et al. Nomenclature for antiviral-resistant human hepatitis B virus mutations in the polymerase region. Hepatology. 2001;33(3):751-7.
65. Lok AS, Zoulim F, Locarnini S, Bartholomeusz A, Ghany MG, Pawlotsky JM, et al. Antiviral drug-resistant HBV: standardization of nomenclature and assays and recommendations for management. Hepatology. 2007;46(1):254-65.
66. Locarnini SA, Yuen L. Molecular genesis of drug-resistant and vaccine-escape HBV mutants. Antivir Ther. 2010;15(3 Pt B):451-61.
67. Karatayli E, Karayalcin S, Karaaslan H, Kayhan H, Turkyilmaz AR, Sahin F, et al. A novel mutation pattern emerging during lamivudine treatment shows cross-resistance to adefovir dipivoxil treatment. Antivir Ther. 2007;12(5):761-8.
68. Shaw T, Bartholomeusz A, Locarnini S. HBV drug resistance: mechanisms, detection and interpretation. J Hepatol. 2006;44(3):593-606.
69. Sheldon J, Rodes B, Zoulim F, Bartholomeusz A, Soriano V. Mutations affecting the replication capacity of the hepatitis B virus. J Viral Hepat. 2006;13(7):427-34.
70. Fu L, Cheng YC. Role of additional mutations outside the YMDD motif of hepatitis B virus polymerase in L(-)SddC (3TC) resistance. Biochem Pharmacol. 1998;55(10):1567-72.
71. Bartholomeusz A, Locarnini S. Hepatitis B virus mutations associated with antiviral therapy. J Med Virol. 2006;78 Suppl 1:S52-5.
72. Ji D, Liu Y, Si LL, Li L, Chen GF, Xin SJ, et al. Variable influence of mutational patterns in reverse-transcriptase domain on replication capacity of hepatitis B virus isolates from antiviral-experienced patients. Clin Chim Acta. 2011;412(3-4):305-13.
73. Ji D, Liu Y, Li L, Xu Z, Si LL, Dai JZ, et al. The rtL229 substitutions in the reverse transcriptase region of hepatitis B virus (HBV) polymerase are potentially associated with lamivudine resistance as a compensatory mutation. J Clin Virol. 2012;54(1):66-72.
74. Lee YS, Chung YH, Kim JA, Kim SE, Shin JW, Kim KM, et al. Hepatitis B virus with the rtL80V/I mutation is associated with a poor response to adefovir dipivoxil therapy. Liver Int. 2009;29(4):552-6.
75. Lee YS, Chung YH, Kim JA, Jin YJ, Park WH, Kim SE, et al. rtL180M mutation of hepatitis B virus is closely associated with frequent virological resistance to adefovir dipivoxil therapy. J Gastroenterol Hepatol. 2012;27(2):300-5.
76. Liu LJ, Wang JH, Du SC, Tian JH, Yang RF, Wei L. rtE218G, a novel hepatitis B virus mutation with resistance to adefovir dipivoxil in patients with chronic hepatitis B. J Viral Hepat. 2010;17 Suppl 1:66-72.
77. Bo Qin RP, TingTing He, ZhaoHui Huang, GuoShao Pan, ChunYu Tu, MengJi Lu, XinWen Chen. Polymerase mutations rtN238R, rtT240Y and rtN248H of hepatitis B virus decrease susceptibility to adefovir. Chinese Science Bulletin. 2013;58(15):1760-6.

78. Locarnini S. Molecular virology and the development of resistant mutants: implications for therapy. Semin Liver Dis. 2005;25 Suppl 1:9-19.
79. Bottecchia M, Madejon A, Sheldon J, Garcia-Samaniego J, Barreiro P, Soriano V. Hepatitis B virus genotype A2 harbours an L217R polymorphism which may account for a lower response to adefovir. J Antimicrob Chemother. 2008;62(3):626-7.
80. Amini-Bavil-Olyaee S, Herbers U, Mohebbi SR, Sabahi F, Zali MR, Luedde T, et al. Prevalence, viral replication efficiency and antiviral drug susceptibility of rtQ215 polymerase mutations within the hepatitis B virus genome. J Hepatol. 2009;51(4):647-54.
81. Baldick CJ, Tenney DJ, Mazzucco CE, Eggers BJ, Rose RE, Pokornowski KA, et al. Comprehensive evaluation of hepatitis B virus reverse transcriptase substitutions associated with entecavir resistance. Hepatology. 2008;47(5):1473-82.
82. Karatayli E, Karatayli SC, Cinar K, Gokahmetoglu S, Guven K, Idilman R, et al. Molecular characterization of a novel entecavir mutation pattern isolated from a multi-drug refractory patient with chronic hepatitis B infection. J Clin Virol. 2012;53(2):130-4.
83. Sheldon J, Camino N, Rodes B, Bartholomeusz A, Kuiper M, Tacke F, et al. Selection of hepatitis B virus polymerase mutations in HIV-coinfected patients treated with tenofovir. Antivir Ther. 2005;10(6):727-34.
84. Delaney WEt, Ray AS, Yang H, Qi X, Xiong S, Zhu Y, et al. Intracellular metabolism and in vitro activity of tenofovir against hepatitis B virus. Antimicrob Agents Chemother. 2006;50(7):2471-7.
85. Zhu Y, Curtis M, Borroto-Esoda K. The YMDD and rtA194T mutations result in decreased replication capacity in wild-type HBV as well as in HBV with precore and basal core promoter mutations. Antivir Chem Chemother. 2011;22(1):13-22.
86. Qin B, Budeus B, Cao L, Wu C, Wang Y, Zhang X, et al. The amino acid substitutions rtP177G and rtF249A in the reverse transcriptase domain of hepatitis B virus polymerase reduce the susceptibility to tenofovir. Antiviral Res. 2013;97(2):93-100.
87. Thibault V, Aubron-Olivier C, Agut H, Katlama C. Primary infection with a lamivudine-resistant hepatitis B virus. Aids. 2002;16(1):131-3.
88. Hayashi K, Katano Y, Ishigami M, Itoh A, Hirooka Y, Nakano I, et al. Prevalence and clinical characterization of patients with acute hepatitis B induced by lamivudine-resistant strains. J Gastroenterol Hepatol. 2010;25(4):745-9.
89. Morando F, Rosi S, Fasolato S, Cavallin M, Gola E, Gatta A, et al. Severe acute hepatitis B in a treatment-naive patient with antiviral drug resistant mutations in the polymerase gene. J Med Virol. 2013;85(2):210-3.
90. Xu Z, Liu Y, Xu T, Chen L, Si L, Wang Y, et al. Acute hepatitis B infection associated with drug-resistant hepatitis B virus. J Clin Virol. 2010;48(4):270-4.
91. Luo QZ, Zhong YD, Yang YF, Xiong QF, Hu ZL, Lu WM, et al. Clinical characteristics and chronicity of acute hepatitis B induced by lamivudine-resistant strains. J Med Virol. 2012;84(10):1558-61.
92. Gomes-Gouvea MS, Ferreira AC, Teixeira R, Andrade JR, Ferreira AS, Barros LM, et al. HBV carrying drug-resistance mutations in chronically infected treatment-naive patients. Antivir Ther. 2015;20(4):387-95.
93. Huang SF, Chen YT, Lee WC, Chang IC, Chiu YT, Chang Y, et al. Identification of transforming hepatitis B virus s gene nonsense mutations derived from freely replicative viruses in hepatocellular carcinoma. PloS One. 2014;9(2):e89753.
94. Lai MW, Huang SF, Hsu CW, Chang MH, Liaw YF, Yeh CT. Identification of nonsense mutations in hepatitis B virus S gene in patients with hepatocellular carcinoma developed after lamivudine therapy. Antivir Ther. 2009;14(2):249-61.

95. Lee SA, Kim K, Kim H, Kim BJ. Nucleotide change of codon 182 in the surface gene of hepatitis B virus genotype C leading to truncated surface protein is associated with progression of liver diseases. J Hepatol. 2012;56(1):63-9.
96. Tong S, Li J, Wands JR, Wen Y-m. Hepatitis B virus genetic variants: biological properties and clinical implications. Emerg Microb Infect. 2013;2(e10):1-11.
97. Chotiyaputta W, Lok AS. Hepatitis B virus variants. Nat Rev Gastroenterol Hepatol. 2009;6(8): 453-62.
98. Kim BK, Revill PA, Ahn SH. HBV genotypes: relevance to natural history, pathogenesis and treatment of chronic hepatitis B. Antivir Ther. 2011;16(8):1169-86.
99. Quarleri J. Core promoter: a critical region where the hepatitis B virus makes decisions. World J Gastroenterol. 2014;20(2):425-35.
100. Kramvis A, Kew MC. Molecular characterization of subgenotype A1 (subgroup Aa) of hepatitis B virus. Hepatol Res. 2007;37(s1):S27-32.
101. Kimbi GC, Kramvis A, Kew MC. Distinctive sequence characteristics of subgenotype A1 isolates of hepatitis B virus from South Africa. J Gen Virol. 2004;85(Pt 5):1211-20.
102. Ito K, Tanaka Y, Orito E, Sugiyama M, Fujiwara K, Sugauchi F, et al. T1653 mutation in the box alpha increases the risk of hepatocellular carcinoma in patients with chronic hepatitis B virus genotype C infection. Clin Infect Dis. 2006;42(1):1-7.
103. Liu S, Zhang H, Gu C, Yin J, He Y, Xie J, et al. Associations between hepatitis B virus mutations and the risk of hepatocellular carcinoma: a meta-analysis. J Natl Cancer Inst. 2009;101(15): 1066-82.
104. Gopalakrishnan D, Keyter M, Shenoy KT, Leena KB, Thayumanavan L, Thomas V, et al. Hepatitis B virus subgenotype A1 predominates in liver disease patients from Kerala, India. World J Gastroenterol. 2013;19(48):9294-306.
105. Kew MC, Kramvis A, Yu MC, Arakawa K, Hodkinson J. Increased hepatocarcinogenic potential of hepatitis B virus genotype A in Bantu-speaking sub-saharan Africans. J Med Virol. 2005;75(4): 513-21.

Capítulo 15

Hepatite Delta

João Renato Rebello Pinho
Michele Soares Gomes-Gouvêa
Mario Rizzetto

HISTÓRICO

O vírus da hepatite delta (HDV) foi descoberto em meados da década de 1970 por Rizzetto et al.[1], que comunicaram a descoberta de um novo antígeno, denominado antígeno delta (δ), encontrado em portadores do vírus da hepatite B (HBV). Sua distribuição no núcleo de hepatócitos mostrou-se semelhante à do antígeno do nucleocapsídeo do HBV (HBcAg), sendo que inicialmente se acreditava ser outro constituinte do HBV. Estudos de inoculação experimental em chimpanzés provaram, poucos anos depois, que esse antígeno era o componente de um vírus defectivo associado ao HBV[2,3], que recebeu o nome de vírus da hepatite delta (HDV).

Assim como o HBV, o HDV possui características extremamente peculiares e interessantes, que foram sendo descobertas com uma série de experimentos de biologia molecular, sendo um tipo único de patógeno viral humano.

TRANSMISSÃO E EPIDEMIOLOGIA

O HDV é transmitido principalmente pela via parenteral. Um dos principais fatores de risco é o contato pessoal estreito com portadores do HBV infectados pelo HDV, como ocorre no âmbito familiar[4,5]. Embora a via sexual também represente uma via potencial de transmissão[6,7], a disseminação por esse meio parece ser limitada entre homens que fazem sexo com homens[8]. O HDV não é frequentemente transmitido pela via perinatal e o risco de transmissão entre hemodialisados é reduzido quando as condutas adequadas são adotadas[9].

A infecção pelo HDV tem distribuição mundial; dados da década de 1980 mostram que cerca de 15 milhões dos portadores crônicos do HBV apresentavam evidência sorológica de infecção pelo HDV, com ampla variabilidade na prevalência, dependendo da região geográfica estudada (Figura 15.1). Vale ressaltar que em muitas regiões o nível de endemicidade do HDV reflete a endemicidade do HBV, porém isso não é regra geral, uma vez que algumas regiões como a China, onde a infecção pelo HBV é endêmica, a prevalência do HDV relatada até o momento é baixa[10].

Na década de 1980, o HDV era endêmico no sul da Europa, África Central, Oriente Médio, Bacia Amazônica (Brasil, Peru, Venezuela e Colômbia), e em outros países nos quais a infecção pelo HBV era endêmica. A taxa de infecção era elevada nos países da África Central e Bacia Amazônica, com alta prevalência de HBV, mas era limitada aos grupos de risco, particularmente usuários de drogas, nas outras regiões onde a prevalência do HBV era baixa. Na Ásia, a prevalência era alta em Taiwan, mas baixa no Japão e Coreia, apesar da presença do HBV nesses países[10].

Com a adoção de medidas de saúde pública para se evitar a disseminação do HIV, melhorias das condições de higiene e principalmente com a introdução da vacinação contra o HBV, em muitos países observou-se controle da disseminação da infecção pelo HBV[10]. Tais medidas também levaram a um declínio na prevalência do HDV nos países industrializados, que foi particularmente intenso durante os anos 1990 no sul da Europa, levando à hipótese de que a infecção pelo HDV havia sido erradicada dessa região. Contudo, recentemente, observou-se que esse declínio não estava sendo mantido, pelo contrário, estava ocorrendo aumento no número de casos de infecção pelo HDV devido à sua reintrodução nessas regiões por imigrantes procedentes de áreas de elevada endemicidade, como o Oriente Médio e África[10,11].

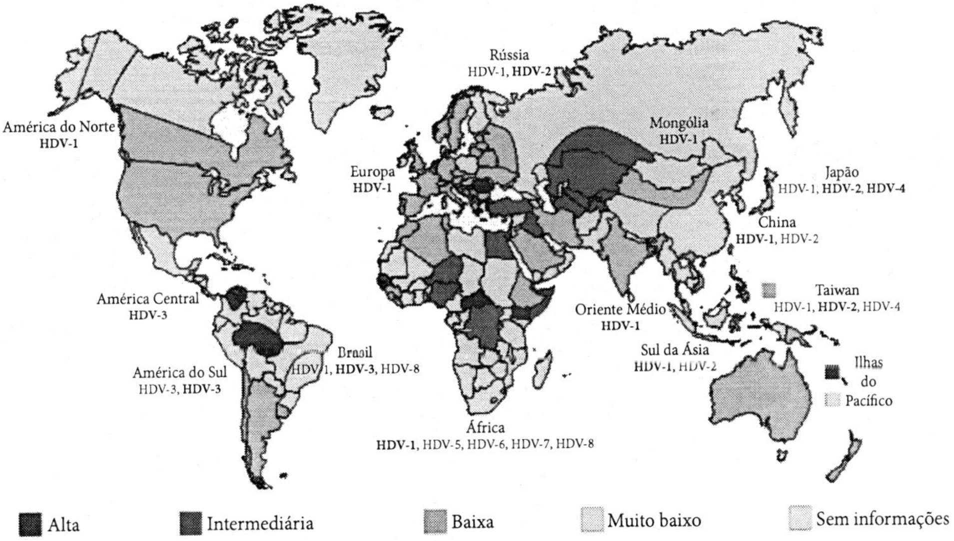

FIGURA 15.1 – Prevalência da infecção pelo HDV e distribuição de seus diferentes genótipos no mundo. Os genótipos mais prevalentes em cada região estão destacados em negrito. Adaptado de Rizzetto, 2015[11].

A falta de informação sobre a situação epidemiológica da infecção pelo HDV foi outro fator que favoreceu a ideia de sua aparente ausência nos países desenvolvidos e desestimulou a investigação da infecção nos portadores do HBV. Estudos recentes têm revelado que essa infecção permanece um grande problema de saúde pública em várias regiões do mundo[10].

No Brasil, a infecção pelo HDV foi incialmente caracterizada em meados da década de 1980 por Bensabath et al.[12], que demonstraram o papel do HDV como agente causal de quadros de hepatite fulminante em pacientes do Acre e Amazonas. Esses casos de evolução grave eram observados na região desde a década de 1950, sendo que originalmente foram descritos na região de Lábrea e recebeu a denominação de hepatite de Lábrea. A evolução para a forma fulminante apresentava características clínicas e histológicas peculiares, atingindo principalmente crianças e adultos jovens e, na maioria das vezes, membros da mesma família[12]. Estudos realizados durante a década de 1980 mostraram elevada endemicidade da infecção pelo HDV na Amazônia Ocidental Brasileira, com taxas de positividade para o anti-HD que alcançavam 100% dos portadores crônicos do HBV analisados[12-14].

A vacinação contra o HBV foi introduzida na Amazônia Ocidental Brasileira em 1989, e, como ocorreu em outros lugares, observou-se o controle da infecção pelo HBV, contudo a infecção por esse vírus ainda permanece importante problema de saúde pública nessa região pelas dificuldades de se atingir uma cobertura vacinal adequada da população e pelo reservatório de portadores crônicos que ali habitam[15]. Da mesma forma, a infecção pelo HDV permanece endêmica na região: entre doadores de sangue HBsAg positivos de Manaus, 8,5% também apresentaram positividade para o anti-HD, enquanto essa taxa de positividade foi de 65% entre portadores crônicos do HBV em seguimento ambulatorial[16]; no Acre, um estudo que avaliou a população de 12 municípios encontrou prevalência de 21,3% de anti-HD entre portadores do HBsAg[17]; e entre populações ribeirinhas da Amazônia Ocidental, Braga et al.[18]observaram taxas de positividade para o anti-HD entre os portadores do HBsAg que variaram de 6,3 a 100%. Foi interessante observar nesse último estudo que em algumas dessas comunidades não foi observada evidência de infecção pelo HDV, apesar da elevada prevalência de portadores do HBsAg, constituindo, portanto, uma população suscetível a essa infecção[18].

Analisamos recentemente amostras de portadores crônicos do HBV de diferentes regiões brasileiras não amazônicas (Maranhão, Bahia, Minas Gerais, São Paulo, Paraná e Rio Grande do Sul) e observamos prevalência de 1,3% de anti-HD (10/752), sendo esses casos procedentes do Paraná (8%, 2/25), São Paulo (0,3%, 1/321), Minas Gerais (1,2%, 2/164) e Maranhão (3,8%, 5/133). Contudo, evidência de infecção ativa pelo HDV (HDV- RNA detectável) só foi identificada entre três casos procedentes do Maranhão, os quais descreveremos em detalhes mais adiante[19]. Em São Paulo, foi avaliada uma população de pacientes co-infectados HIV/HBV e observou-se prevalência de 1,2% (1/86) de anti-HD, caso no qual também foi identificada a infecção ativa pelo HDV[20].

Embora as pesquisas recentes mostrem que a infecção pelo HDV ainda tem sua maior relevância na região amazônica, a vigilância constante dessa infecção entre portadores do HBV é de grande importância por diversas razões:

1. A prevalência do HDV ainda não é conhecida em muitas regiões brasileiras, inclusive em algumas localizadas fora da região amazônica, com elevada prevalência do HBV, como Espírito Santo, Oeste de Santa Catarina e Paraná.
2. Ocorrência de migrações internas, quando portadores procedentes de áreas endêmicas podem introduzir o HDV em outras áreas.
3. Entrada recente no País de imigrantes procedentes de regiões onde o HDV circula.

CLASSIFICAÇÃO DO HDV

Devido a sua grande particularidade, o HDV não se assemelha a nenhum outro vírus animal descrito até então. Entretanto, ele apresenta muita semelhança com agentes transmissíveis encontrados em plantas, como os viroides, virusoides e RNAs satélites. Como os RNAs satélites de plantas, o HDV é recoberto por proteínas provenientes de um vírus auxiliar (no caso, o antígeno de superfície do HBV, o HBsAg). Como os RNAs satélites e os viroides, o HDV guarda uma série de semelhanças no que diz respeito a seu genoma, que é formado por um pequeno RNA fita única, circular, com estrutura secundária característica, com intermediários de replicação lineares, circulares e multiméricos sugestivos de replicação por mecanismo duplo círculo rolante (*doubling rolling circle*)[21].

Finalmente, como os vírus satélites de plantas, seu genoma codifica para uma proteína estrutural. No momento, ele se encontra classificado apenas dentro do gênero *Delta virus,* aguardando ainda sua classificação taxonômica final[22-24].

ESTRUTURA DO HDV

As partículas virais do HDV são muito semelhantes às partículas ocas formadas apenas pelos antígenos de superfície do HBV, sem um nucleocapsídeo nítido, com tamanho em torno de 36 nanômetros (nm). A densidade de flutuação em gradiente de cloreto de césio é intermediária entre as diferentes partículas do HBV (1,25g/cm^3). O vírus é constituído pelo RNA genômico, duas formas do antígeno delta e o envelope lipídico formado pelas proteínas do envelope do HBV[25].

O genoma viral é uma molécula de RNA com 1.672 a 1.694 nucleotídeos (dependendo do genótipo viral), circular, de polaridade negativa (isto é, a fita codificante para o antígeno delta é complementar àquela presente na partícula viral). Esse RNA está dobrado sobre si mesmo, com 70% de suas bases nucleotídicas pareadas entre si, assumindo uma estrutura secundária em forma de bastão. Essa estrutura é semelhante à encontrada em agentes subvirais de plantas, bem como a alguns íntrons de genes de eucariotos, o que tem levado a considerações sobre a origem comum ou convergência evolutiva desses elementos[26,27]. Uma teoria propõe que o HDV teria origem híbrida entre um viroide e um RNA mensageiro, pois possui dois domínios bem distintos, um sem capacidade codificante, mas semelhante a um viroide, e outro que codificaria o antígeno delta[28]. Os candidatos para mRNA precursores para esse antígeno incluem proteínas encontradas em eucariotos superiores que apresentam homologia com o antígeno delta como DIPA (*delta interacting protein A*)[29] ou CPEB3 (*cytoplasmic polyadenylation element binding protein 3*)[30]. Esse campo ainda está em aberto e teorias mais recentes propõem que o HDV é originário de hepatócitos infectados com o HBV, a partir dos quais algumas espécies de RNAs virais foram processadas para formas circulares e que, por uma série de eventos fortuitos, levaram a RNAs replicados pelas enzimas hospedeiras e montados em partículas infecciosas, utilizando as proteínas do envelope do HBV. Esses RNAs liberados foram sofrendo mutações sucessivas até se tornarem as sequências atuais, com suas propriedades biológicas características[31].

O genoma do HDV também é capaz de realizar autoclivagem e autoligação, eventos que possuem papel fundamental no mecanismo de replicação viral[32]. As características estruturais e funcionais dessa atividade enzimática indicam que o RNA do HDV seja classificado como uma classe separada de ribozima[33]. Tanto o RNA genômico como o antigenômico do HDV contêm uma única sequência pequena que funciona como ribozima[32].

A replicação do HDV, assim como dos agentes subvirais de plantas, faz-se por meio do processo de duplo círculo rolante. Nesse processo, que ocorre em duas etapas (tanto para o RNA genômico como para o antigenômico), a molécula circular de RNA é copiada várias vezes, dando origem a uma longa fita de RNA contendo várias cópias complementares à molécula original, que é posteriormente clivada em cada uma de suas cópias individuais[21]. Essa replicação é dependente de uma das formas do antígeno delta e é mediada pela RNA polimerase II da célula hospedeira, cuja capacidade para replicar um RNA em outro RNA seria devida à interação com o antígeno delta[34-36].

O antígeno delta é codificado pela fita complementar ao RNA genômico viral. Existem duas formas de antígeno delta, uma menor (S – 24kDa) e outra maior (L – 27kDa), fato que é bastante intrigante, uma vez que existe apenas uma fase de leitura aberta capaz de codificar proteínas de tal porte. A existência dessas duas diferentes formas antigênicas é devida a um mecanismo dinâmico muito interessante que ocorre durante a replicação desse vírus. Tal mecanismo consiste na introdução de uma mutação que leva à síntese de dois tipos de RNAs: o primeiro codifica a proteína S, de 195 aminoácidos; e outro maior codifica a proteína L, de 214 aminoácidos. A síntese da proteína L se dá porque a mutação introduzida altera o códon de terminação UAG, que abortaria a tradução originando a forma S, para o códon UGG, que codifica para triptofano (W) e permite a extensão da tradução com a incorporação de mais 20 aminoácidos. Esse processo parece ser mediado por uma enzima celular que ataca RNAs fita dupla, provocando a desaminação de alguns resíduos de adenosina, a adenosina desaminase específica para RNA (ADAR)[37-39].

O antígeno delta (HDAg) possui a capacidade de se ligar ao RNA, especialmente ao RNA-HDV[40]. Possui quatro domínios: 1. domínio de ligação com RNA, no terço médio da proteína, que possui dois motivos ricos em arginina[41]; 2. sinal de localização nuclear, na extremidade amina[42]; 3. sequência *coiled-coil*, no primeiro terço após a extremidade amina, responsável pela oligomerização da proteína e ligação com outras proteínas[43]; 4. o quarto domínio só está presente na forma L, é uma região prenilada[44]. Essa prenilação torna possível a interação entre o HDAg e o HBsAg, necessária para a formação da partícula viral.

Essas duas formas de antígeno delta possuem também papel fundamental na replicação do HDV. A forma S é essencial para que o genoma viral se replique, mas não permite sua incorporação em uma partícula viral. Por outro lado, a forma L não promove a replicação do genoma, mas participa do processo de formação da partícula viral, ou seja, o englobamento do genoma pelo antígeno delta para posterior revestimento pelo HBsAg. Dessa forma, inicialmente, ocorre a síntese da forma S, promovendo a replicação do HDV-RNA, que vai ao mesmo tempo sendo paulatinamente mudado, levando à síntese da forma L, que permite a montagem da partícula viral. O papel do HBV na replicação do HDV parece estar restrito ao fornecimento de seu envelope viral[45].

CICLO E REPLICAÇÃO VIRAL

A adesão do HDV ocorre pela interação de sequências de aminoácidos encontradas nas regiões pré-S1 e pré-S2 das proteínas de envelope do HBV com proteoglicanos de heparan sulfato (HSPG), seguida da ligação específica com o polipeptídeo de co--transporte taurocolato de sódio (NTCP). NTCP está presente na membrana sinusoidal/basolateral dos hepatócitos e participa do processo de endocitose da partícula[46].

Após a entrada no hepatócito, ocorre a descapsidação viral que expõe um sinal dentro do HDAg, resultando na sua translocação para o núcleo, onde ocorre a replicação do RNA viral, a qual envolve três passos: síntese, clivagem e ligação do RNA. O primeiro passo gera RNAs oligoméricos que resultam da transcrição repetitiva dos moldes circulares de ambas as polaridades e é catalisado principalmente pela RNA polimerase RNA dependente II da célula hospedeira, que são redirecionados para transcrever moldes de RNA[47]. A partir desse modelo de círculo rolante, três formas de RNA são geradas: circular genômico, circular antigenômico e RNA mensageiro linear de 0,8kb, que contém a fase de leitura aberta do HDAg. As evidências sugerem que a síntese das diferentes espécies de RNAs ocorre em várias localizações subcelulares, mediada por polimerases celulares distintas: a síntese de RNA antigenômico ocorre no nucléolo e é mediada pela RNA polimerase I, enquanto a síntese de RNA genômico realiza-se mais difusamente no nucleoplasma pela RNA polimerase II[9].

Posteriormente à transcrição dos monômeros de RNAs genômicos e antigenômicos, entra em ação a atividade de ribozima desses RNAs, que realiza a autoclivagem das múltiplas cópias de RNAs complementares das moléculas originais, gerando cópias individuais. E por fim, é realizada a circularização das moléculas de RNA genômico ou antigenômico por enzimas do hospedeiro[48,49].

GENÓTIPOS DO HDV

Oito genótipos do HDV (HDV-1 a HDV-8) foram descritos, distribuídos ao longo de diferentes partes do mundo (ver Figura 15.1): o genótipo 1 é o mais comum em todo o mundo e mais frequente na Europa, África, Oriente Médio, América do Norte e Índia. Os genótipos 2 e 4 são predominantes no Extremo Oriente, enquanto o genótipo 3 foi encontrado apenas em países do Norte da América do Sul. Os genótipos 5-8 foram identificados em pacientes africanos[11,50]. A infecção pelo genótipo 1 tem um curso clínico variável e a infecção pelo genótipo 2 muitas vezes resulta em doença menos agressiva[50]. O genótipo 3 é o mais divergente e mais agressivo, muitas vezes causando hepatite fulminante através de um processo citopático de microesteatose hepática[51-53]. Pouco se sabe sobre a evolução clínica dos demais genótipos do HDV.

O genótipo 3 encontrado na região Amazônica associa-se a formas particularmente graves da doença, que ocorre em surtos, como no caso da febre de Lábrea descrita no estado do Amazonas e Acre no Brasil[12,51] e a febre de Santa Marta na Colômbia[53,54]. Tal evolução clínica foi relacionada anteriormente com a infecção pelo genótipo 3 do HDV juntamente com o genótipo F do HBV[52]. Contudo, no Brasil observamos a associação do genótipo 3 do HDV com os genótipos A, D e F do HBV nos casos de hepatite fulminante que ocorreram na região amazônica durante as décadas de 1970 e 1980[51], bem como a associação com o genótipo A do HBV nos casos de hepatite crônica na Amazônia Oriental Brasileira[55].

A infecção pelo genótipo 8 também foi encontrada recentemente no Estado do Maranhão, no Nordeste do Brasil, região com população de origem africana[19], bem como a presença do genótipo 1 nos raros casos de HDV encontrados na Região Sudeste[20].

O HDV-RNA é encontrado no hospedeiro na forma de quasispécies virais, a taxa de mutação do HDV está entre 3×10^{-2} e 10^{-3} substituições por sítio de nucleotídeo por ano[56] e foram recentemente descritos recombinantes entre diferentes isolados virais[57].

HISTÓRIA NATURAL

O HDV é considerado um vírus satélite que infecta portadores do HBV, assim a infecção pode ocorrer ao mesmo tempo que a infecção pelo HBV (co-infecção) ou em pacientes já infectados pelo HBV (superinfecção). A infecção pelo HDV é geralmente associada com a supressão da replicação do HBV, encontrando-se diminuição ou desaparecimento de HBcAg em tecido hepático e diminuição nos níveis séricos de HBsAg[11].

A expressão clínica da infecção pelo HDV aguda adquirida por meio de co-infecção com HBV varia de alterações enzimáticas subclínicas até a doença fulminante. A viremia pelo HDV pode não ser detectada em casos de co-infecção subclínica ou leve, sendo apenas possível a detecção por meio do aumento tardio de anticorpos IgM e IgG específicos. A viremia é detectada precocemente, em casos graves, pelo achado de HDAg e HDV-RNA no soro, seguido logo por soroconversão tanto IgM como IgG[58].

O curso geral da hepatite D aguda é mais grave do que o da hepatite B aguda isolada, muitas vezes requerendo hospitalização. Hepatite grave ou fulminante é mais frequentemente observada na co-infecção HBV-HDV, em comparação com a monoinfecção pelo HBV. A co-infecção aguda resolve-se em mais de 95% dos casos, sendo rara a evolução para a cronicidade. Por outro lado, nos casos de superinfecção, a infecção crônica se desenvolve em 70-90% dos pacientes e segue um curso mais progressivo do que a hepatite crônica B, podendo levar à cirrose em 2 anos 10-15% dos pacientes. A presença de replicação ativa do HBV e HDV pode ser associada com um padrão de doença mais progressiva. Além disso, diferentes genótipos do HDV e HBV podem contribuir para as diferenças observadas na evolução da doença hepática, sendo o genótipo 3 considerado o mais patogênico[59]. Em um estudo europeu, a infecção pelo HDV aumentou o risco de descompensação hepática e de mortalidade em 2,2 e 2 vezes, respectivamente, em comparação com a doença causada apenas pelo HBV[60].

A hepatite delta crônica pode ser associada com o desenvolvimento de carcinoma hepatocelular (HCC). A diminuição do tamanho do fígado e as evidências indiretas de hipertensão portal mais grave e mais precoce do que em comparação com a monoinfecção pelo HBV indicam que a infecção pelo HDV pode provocar HCC indiretamente por meio da indução de inflamação e cirrose. O risco de carcinoma hepatocelular em pacientes com HBV e HDV foi aumentado em relação aos pacientes com infecção crônica pelo HBV utilizados como população de referência[61].

PATOGÊNESE

O quadro clínico da hepatite delta crônica é variável e, em áreas endêmicas, uma forma benigna da doença hepática com portadores assintomáticos tem sido descrita. Por outro lado, a doença é muitas vezes grave, em particular no norte da América do Sul com cursos subfulminantes ou fulminantes. Em áreas não endêmicas, a doença geralmente envolve grupos de risco (em particular, usuários de drogas ilícitas) e o quadro clínico tende a ser grave. O espectro de quadros clínicos está relacionado com a diferença na patogenicidade entre as cepas virais, como já foi descrito anteriormente.

As lesões histopatológicas hepáticas são semelhantes a outros tipos de hepatite viral. A hepatite delta aguda fulminante mostra extenso colapso do parênquima com o desaparecimento dos hepatócitos, exceto aqueles em regeneração com um arranjo pseudoductular. Características histológicas peculiares foram encontradas em surtos no norte da América do Sul, como microesteatose com alguma necrose, bem como infiltração linfocítica portal, com a configuração típica de células em mórula, que são macrófagos intralobulares contendo grânulos PAS-positivos que contêm o HDAg. A lesão característica em casos com HDV é a presença de esteatose microvesicular e necrose extensa eosinofílica. Outras características que acompanham são a inflamação de células *scavenger* intra-acinares, principalmente macrófagos, intensa inflamação portal, com regeneração do parênquima e proliferações ductular e arteriolar[62].

DIAGNÓSTICO LABORATORIAL

Os marcadores utilizados para a detecção da infecção pelo HDV, além dos marcadores da infecção pelo HBV, que normalmente são também positivos, são: detecção do antígeno delta circulante e no tecido hepático, quando o material proveniente de biópsia ou necropsia for disponível; detecção de anticorpos contra o HDAg, das classes IgG e IgM; e a detecção do RNA viral por técnica de amplificação de ácidos nucleicos[63].

Na prática, a detecção do HDAg não é mais encontrada, pois as técnicas de detecção do RNA viral são muito mais sensíveis, apesar de ainda não existirem *kits* comerciais para a detecção e quantificação do HDV-RNA de todos os genótipos, especialmente o genótipo 3, que é o mais prevalente na população brasileira.

A detecção de anticorpos das classes IgG e IgM estão disponíveis nos principais laboratórios. Os anticorpos da classe IgG são os indicadores de infecção passada ou presente pelo HDV, sendo que nem todos os casos que se infectam pelo HDV permanecem com anticorpos IgG positivos. Casos de co-infecção podem muitas vezes apresentar apenas anticorpos anti-HD IgM de forma transitória e seu desaparecimento é associado com melhora na evolução da doença. Por outro lado, os casos de superinfecção pelo HDV em portadores do HBV em geral evoluem com infecção crônica, com persistência de anticorpos tanto da classe IgG como IgM, bem como RNA viral detectável. O nível de anticorpos IgM aumenta transitoriamente na infecção aguda pelo HDV e pode ser o único marcador de infecção aguda em fase de janela imunológica antes da recuperação. Se a doença avança para a cronicidade, anti-HD IgM pode persistir e até mesmo aumentar[9,63].

A replicação do HDV é mais eficientemente avaliada por meio de ensaios de transcrição reversa seguidos de reação em cadeia da polimerase (RT-PCR)[63,64].

Os estudos disponíveis mostram que os níveis de viremia podem mudar durante o curso da infecção pelo HDV[65]. As cargas virais costumam ser significativamente maiores em pacientes com hepatite crônica do que no quadro de cirrose. Variações de viremia também ocorrem durante o tratamento com interferon no seguimento de pacientes cronicamente infectados. Nessa configuração, redução de pelo menos 5 log cópias/mL durante o tratamento prevê um resultado virológico favorável da terapia[66].

Recentemente, diversas metodologias foram desenvolvidas para determinar a carga viral de HDV, mas os ensaios disponíveis até agora necessitam ser testados em maior número de amostras para avaliar a capacidade de quantificar igualmente todos os genótipos do HDV[67]. O Instituto Paul-Ehrlich lançou recentemente um padrão de referência (genótipo 1) para HDV-RNA, permitindo, dessa forma, a padronização dos testes de quantificação do HDV-RNA, mas ainda há necessidade de mais estudos sobre o genótipo 3, que é o mais frequente na América do Sul[53].

TRATAMENTO ANTIVIRAL

O HDV não é um vírus comum nem oferece alvo ao ataque antiviral, é muito pequeno para codificar proteínas necessárias para o complexo de replicação independente e depende inteiramente da maquinaria de replicação dos hepatócitos. Devido a essa característica, até o momento não há nenhum medicamento antiviral de ação direta disponível para o tratamento da hepatite delta crônica e o interferon (IFN) alfa permanece como o único tratamento recomendado pelas diretrizes internacionais de tratamento dessa infecção[68,69].

O tratamento com ambos, interferon peguilado ou padrão, tem mostrado eficácia apenas em um pequeno percentual de pacientes. Com IFN padrão, uma dose de 3-6MU três vezes por semana durante 6-12 meses, o tratamento leva ao controle das enzimas hepáticas em não mais que 20 a 25% dos pacientes com taxas de depuração do HDV-RNA ainda inferiores e com resultados ainda piores em pacientes cirróticos. Os estudos são difíceis de comparar pela sua heterogeneidade, pois tinham diferentes protocolos, envolviam pequeno número de pacientes e usavam testes desenvolvidos em laboratório para a detecção do HDV-RNA, os quais apresentavam diferenças na sensibilidade[70].

Com IFN peguilado (Peg-IFN), o aumento da eficácia variou entre 17 e 47%. O aumento da dosagem de IFN, prolongando a terapia em até 24 meses, a adição de um antiviral específico contra o HBV (como adefovir ou tenofovir) ou ribavirina não resultou em nenhuma vantagem. Análogos de nucleosídeos utilizados para o HBV foram testados como tratamentos para a infecção crônica pelo HDV, mas se mostraram ineficazes quando administrados em monoterapia[71].

A questão do tratamento da hepatite delta crônica foi reconsiderada recentemente em número maior de pacientes em estudos realizados por um consórcio alemão-turco-grego chamado HIDIT-I (*Hep-Net International Delta Hepatitis Intervention Trial*). Em um primeiro estudo, foram randomizados 90 pacientes da Alemanha, Turquia e Grécia e o tratamento com Peg-IFN levou a 28% de resposta virológica sustentada; a adição de adefovir não melhorou a resposta virológica; e a monoterapia com adefovir foi ineficaz, levando a apenas 8% de resposta. Seis pacientes clarearam o HBsAg e 2 dos 5 para quem os dados estavam disponíveis soroconverteram para o anti-HBs[72]. Dados de acompanhamento de longo prazo foram obtidos de 58 dos 77 pacientes (75%) que completaram o tratamento de HIDIT-I, com tempo médio de seguimento de 4,5 anos. Dos 16 pacientes com HDV-RNA indetectável seis meses após terapia, 9 (56%) voltaram a apresentar resultados positivos, pelo menos uma vez durante o período pós-tratamento. O sequenciamento confirmou o reaparecimento da cepa original do vírus em todos os casos. A recidiva virológica foi associada com o aumento dos níveis de ALT em pelo menos quatro indivíduos.

Pacientes que conseguem resposta com IFN, mas permanecem com HbsAg positivo, podem voltar a apresentar o HDV em qualquer momento depois de um tratamento aparentemente bem-sucedido. Claramente, o objetivo final da terapia seria a eliminação de HBsAg; esse é o único objetivo confiável de cura da hepatite delta, infelizmente raramente atingido[73,74]. A recaída em quatro anos diminuiu a taxa de depuração do HDV-RNA para menos do que a metade da resposta original. Deve-se notar que os outros pacientes que mantiveram a resposta não podem ser considerados curados do HDV; eles permanecem em risco de uma recaída, pois abrigam o HBsAg. Apenas 10%

dos pacientes que eliminam o HbsAg parecem ser inequivocamente curados do HDV. Para aumentar a eficácia, a terapia pode ser prolongada. No entanto, em uma terceira parte do HIDIT-I, recaídas da terapia eram encontradas mesmo após 96 semanas de terapia com Peg-IFN, isolado ou combinado com o tenofovir[73,74].

A terapia para esse agente permanece um desafio formidável, pois, como já colocado, o HDV não oferece nenhum alvo viral específico para a terapia antiviral. Portanto, considerando as características particulares desse vírus, as novas estratégias terapêuticas visam interferir com outras etapas do ciclo viral, que não a replicação do genoma[75]. Duas abordagens em desenvolvimento clínico são a interferência com a montagem do vírion e a inibição da entrada/saída do HDV dos hepatócitos através do bloqueio dos receptores para o HBsAg ou da síntese de partículas subvirais do HBsAg.

Um modelo da primeira estratégia é o uso de inibidores de prenilação por via oral, que inibem a prenilação do LHDAg e sua combinação com o HBsAg, passo necessário para a montagem da partícula viral do HDV. Em culturas de células de hepatócitos, a prenilação do LHDAg foi inibida pelo inibidor da prenilação BZA5B, e inibidores de prenilação *in vivo* FTI-277 e FTI-2153 foram eficazes na erradicação da viremia do HDV em um modelo de infecção em camundongos[76,77].

Lonafarnib é um inibidor de prenilação do LHDAg por via oral. Em um estudo cego, randomizado e controlado[78], seis e quatro pacientes com hepatite delta crônica foram distribuídos aleatoriamente para receber lonafarnib 200mg (100mg duas vezes ao dia) ou 400mg (200mg duas vezes por dia), respectivamente. Dois pacientes adicionais em cada grupo receberam o placebo; dois doentes tratados com placebo do grupo de 200mg recebeu posteriormente lonafarnib 400mg. O tratamento foi administrado durante 28 dias, com seis meses de acompanhamento pós-tratamento. No dia 28, em comparação com o placebo, a queda média de log do HDV-RNA, a partir da linha de base, foi −0,73 log UI/mL em pacientes que receberam 200mg e −1,54 log UI/mL em pacientes que receberam 400mg. O nível de HBsAg no soro permaneceu inalterado. Nenhuma mutação no genoma do HDV foi associada com a não resposta ao lonafarnib, conforme estudos de sequenciamento populacional da região codificante do LHDAg. Efeitos adversos foram frequentes, com 50 e 33% dos pacientes que receberam a dose de 200mg apresentando diarreia e náuseas, respectivamente, e todos os pacientes que receberam a dose de 400mg experimentando náuseas, diarreia, distensão abdominal e perda de peso superior a 2kg (média de 4kg). Não houve interrupção do tratamento em nenhum grupo de tratamento. Observou-se que o ritonavir pode aumentar ainda mais o efeito antiviral de lonafarnib[79].

Uma variedade de medicamentos pode inibir o receptor NTCP para HbsAg[80]. Experiência preliminar foi obtida com Myrcludex®[81,82], um fragmento de 47 aminoácidos da região miristoilada da proteína L do envelope do HBV (peptídeo pré-S1) que se liga ao NTCP e atua como inibidor competitivo de entrada viral, na qual foi observada queda de HDV-RNA > 1 log no soro e o controle temporário do desenvolvimento da infecção em camundongos com superinfecção pelo HDV[83].

O uso preliminar do polímero de ácido nucleico REP-2139, uma vez por semana por via intravenosa durante 2 horas (dose de 500mg), primeiro em monoterapia e em seguida com a adição de Peg-IFN na semana 16, induziu redução de 4-5 log de HBsAg no soro e de 5-8 log de HDV-RNA em 4 de 7 doentes tratados. O anti-HBs tornou-se detectável em 6 pacientes[84], esperando-se confirmação desses resultados em outros estudos.

Outras abordagens mais futuristas que estão atualmente em estágios preliminares incluem terapias com RNA de interferência ou antissenso, IFN lambda e agonistas de *Toll-like* receptor.

REFERÊNCIAS

1. Rizzetto M, Canese MG, Arico S, Crivelli O, Trepo C, Bonino F, et al. Immunofluorescence detection of new antigen-antibody system (delta/anti-delta) associated to hepatitis B virus in liver and in serum of HBsAg carriers. Gut. 1977;18(12):997-1003.
2. Rizzetto M, Canese MG, Gerin JL, London WT, Sly DL, Purcell RH. Transmission of the hepatitis B virus-associated delta antigen to chimpanzees. J Infect Dis. 1980;141(5):590-602.
3. Rizzetto M, Hoyer B, Canese MG, Shih JW, Purcell RH, Gerin JL. Delta agent: association of delta antigen with hepatitis B surface antigen and RNA in serum of delta-infected chimpanzees. Proc Natl Acad Sci U S A. 1980;77(10):6124-8.
4. Niro GA, Casey JL, Gravinese E, Garrubba M, Conoscitore P, Sagnelli E, et al. Intrafamilial transmission of hepatitis delta virus: molecular evidence. J Hepatol. 1999;30(4):564-9.
5. Sagnelli E, Stroffolini T, Ascione A, Bonino F, Chiaramonte M, Colombo M, et al. The epidemiology of hepatitis delta infection in Italy. Promoting Group. J Hepatol. 1992;15(1-2):211-5.
6. Rosenblum L, Darrow W, Witte J, Cohen J, French J, Gill PS, et al. Sexual practices in the transmission of hepatitis B virus and prevalence of hepatitis delta virus infection in female prostitutes in the United States. JAMA. 1992;267(18):2477-81.
7. Wu JC, Chen CM, Sheen IJ, Lee SD, Tzeng HM, Choo KB. Evidence of transmission of hepatitis D virus to spouses from sequence analysis of the viral genome. Hepatology. 1995;22(6):1656-60.
8. Smedile A, Rizzetto M, Gerin JL. Advances in hepatitis D virus biology and disease. Prog Liver Dis. 1994;12:157-75.
9. Hughes SA, Wedemeyer H, Harrison PM. Hepatitis delta virus. Lancet. 2011;378(9785):73-85.
10. Rizzetto M, Alavian SM. Hepatitis delta: the rediscovery. Clin Liver Dis. 2013;17(3):475-87.
11. Rizzetto M. Hepatitis D virus: introduction and epidemiology. Cold Spring Harb Perspect Med. 2015;5(7):a021576.
12. Bensabath G, Hadler SC, Soares MC, Fields H, Dias LB, Popper H, et al. Hepatitis delta virus infection and Labrea hepatitis. Prevalence and role in fulminant hepatitis in the Amazon Basin. JAMA. 1987;258(4):479-83.
13. de Paula VS, Arruda ME, Vitral CL, Gaspar AM. Seroprevalence of viral hepatitis in riverine communities from the Western Region of the Brazilian Amazon Basin. Mem Inst Oswaldo Cruz. 2001;96(8):1123-8.
14. Fonseca JC, Simonetti SR, Schatzmayr HG, Castejón MJ, Cesário AL, Simonetti JP. Prevalence of infection with hepatitis delta virus (HDV) among carriers of hepatitis B surface antigen in Amazonas State, Brazil. Trans R Soc Trop Med Hyg. 1988;82(3):469-71.
15. Braga WS, Castilho Mda C, Borges FG, Martinho AC, Rodrigues IS, Azevedo EP, et al. Prevalence of hepatitis B virus infection and carriage after nineteen years of vaccination program in the Western Brazilian Amazon. Rev Soc Bras Med Trop. 2012;45(1):13-7.

16. Crispim MA, Fraiji NA, Campello SC, Schriefer NA, Stefani MM, Kiesslich D. Molecular epidemiology of hepatitis B and hepatitis delta viruses circulating in the Western Amazon region, North Brazil. BMC Infect Dis. 2014;14:94.
17. Viana S, Paraná R, Moreira RC, Compri AP, Macedo V. High prevalence of hepatitis B virus and hepatitis D virus in the western Brazilian Amazon. Am J Trop Med Hyg. 2005;73(4):808-14.
18. Braga WS, Castilho Mda C, Borges FG, Leao JR, Martinho AC, Rodrigues IS, et al. Hepatitis D virus infection in the Western Brazilian Amazon – far from a vanishing disease. Rev Soc Bras Med Trop. 2012;45(6):691-5.
19. Barros LM, Gomes-Gouvea MS, Pinho JR, Alvarado-Mora MV, Dos Santos A, Mendes-Correa MC, et al. Hepatitis Delta virus genotype 8 infection in Northeast Brazil: inheritance from African slaves? Virus Res. 2011;160(1-2):333-9.
20. Mendes-Correa MC, Gomes-Gouvêa MS, Alvarado-Mora MV, Da Silva MH, Lazari C, Cavalcanti NC, et al. Hepatitis delta in HIV/HBV co-infected patients in Brazil: is it important? Int J Infect Dis. 2011;15(12):e828-32.
21. Chen PJ, Kalpana G, Goldberg J, Mason W, Werner B, Gerin J, et al. Structure and replication of the genome of the hepatitis delta virus. Proc Natl Acad Sci U S A. 1986;83(22):8774-8.
22. Elena SF, Dopazo J, Flores R, Diener TO, Moya A. Phylogeny of viroids, viroidlike satellite RNAs, and the viroidlike domain of hepatitis delta virus RNA. Proc Natl Acad Sci U S A. 1991;88(13): 5631-4.
23. Mayo MA. Current ideas about the taxonomy of sub-viral virus-like agents. Prog Clin Biol Res. 1993;382:117-24.
24. King AMQ, Adams MJ, Carstens EB. Virus taxonomy: classification and nomenclature of viruses: Ninth Report of the International Committee on Taxonomy of Viruses: Elsevier Academic Pres, San Diego, USA; 2012.
25. Bonino F, Hoyer B, Ford E, Shih JW, Purcell RH, Gerin JL. The delta agent: HBsAg particles with delta antigen and RNA in the serum of an HBV carrier. Hepatology. 1981;1(2):127-31.
26. Taylor JM. Hepatitis delta virus: cis and trans functions required for replication. Cell. 1990;61(3):371-3.
27. Wang KS, Choo QL, Weiner AJ, Ou JH, Najarian RC, Thayer RM, et al. Structure, sequence and expression of the hepatitis delta (delta) viral genome. Nature. 1986;323(6088):508-14.
28. Robertson HD. How did replicating and coding RNAs first get together? Science. 1996;274(5284): 66-7.
29. Brazas R, Ganem D. A cellular homolog of hepatitis delta antigen: implications for viral replication and evolution. Science. 1996;274(5284):90-4.
30. Salehi-Ashtiani K, Luptak A, Litovchick A, Szostak JW. A genomewide search for ribozymes reveals an HDV-like sequence in the human CPEB3 gene. Science. 2006;313(5794):1788-92.
31. Taylor JM. Host RNA circles and the origin of hepatitis delta virus. World J Gastroenterol. 2014;20(11):2971-8.
32. Kuo MY, Sharmeen L, Dinter-Gottlieb G, Taylor J. Characterization of self-cleaving RNA sequences on the genome and antigenome of human hepatitis delta virus. J Virol. 1988;62(12): 4439-44.
33. Hampel A, Tritz R. RNA catalytic properties of the minimum (-)sTRSV sequence. Biochemistry. 1989;28(12):4929-33.
34. Kuo MY, Chao M, Taylor J. Initiation of replication of the human hepatitis delta virus genome from cloned DNA: role of delta antigen. J Virol. 1989;63(5):1945-50.
35. Chang J, Nie X, Chang HE, Han Z, Taylor J. Transcription of hepatitis delta virus RNA by RNA polymerase II. J Virol. 2008;82(3):1118-27.

36. Liao FT, Hsu LS, Ko JL, Lin CC, Sheu GT. Multiple genomic sequences of hepatitis delta virus are associated with cDNA promoter activity and RNA double rolling-circle replication. J Gen Virol. 2012;93(Pt 3):577-87.
37. Luo GX, Chao M, Hsieh SY, Sureau C, Nishikura K, Taylor J. A specific base transition occurs on replicating hepatitis delta virus RNA. J Virol. 1990;64(3):1021-7.
38. Jayan GC, Casey JL. Inhibition of hepatitis delta virus RNA editing by short inhibitory RNA-mediated knockdown of ADAR1 but not ADAR2 expression. J Virol. 2002;76(23):12399-404.
39. Wong SK, Lazinski DW. Replicating hepatitis delta virus RNA is edited in the nucleus by the small form of ADAR1. Proc Natl Acad Sci U S A. 2002;99(23):15118-23.
40. Chao M, Hsieh SY, Taylor J. The antigen of hepatitis delta virus: examination of in vitro RNA-binding specificity. J Virol. 1991;65(8):4057-62.
41. Lee CZ, Lin JH, Chao M, McKnight K, Lai MM. RNA-binding activity of hepatitis delta antigen involves two arginine-rich motifs and is required for hepatitis delta virus RNA replication. J Virol. 1993;67(4):2221-7.
42. Xia YP, Yeh CT, Ou JH, Lai MM. Characterization of nuclear targeting signal of hepatitis delta antigen: nuclear transport as a protein complex. J Virol. 1992;66(2):914-21.
43. Rozzelle JE Jr, Wang JG, Wagner DS, Erickson BW, Lemon SM. Self-association of a synthetic peptide from the N terminus of the hepatitis delta virus protein into an immunoreactive alpha-helical multimer. Proc Natl Acad Sci U S A. 1995;92(2):382-6.
44. Glenn JS, Watson JA, Havel CM, White JM. Identification of a prenylation site in delta virus large antigen. Science. 1992;256(5061):1331-3.
45. Ryu WS, Bayer M, Taylor J. Assembly of hepatitis delta virus particles. J Virol. 1992;66(4):2310-5.
46. Baumert TF, Meredith L, Ni Y, Felmlee DJ, McKeating JA, Urban S. Entry of hepatitis B and C viruses – recent progress and future impact. Curr Opin Virol. 2014;4:58-65.
47. Beeharry Y, Rocheleau L, Pelchat M. Conserved features of an RNA promoter for RNA polymerase II determined from sequence heterogeneity of a hepatitis delta virus population. Virology. 2014; 450-451:165-73.
48. Flores R, Grubb D, Elleuch A, Nohales MA, Delgado S, Gago S. Rolling-circle replication of viroids, viroid-like satellite RNAs and hepatitis delta virus: variations on a theme. RNA Biol. 2011;8(2): 200-6.
49. Webb CH, Luptak A. HDV-like self-cleaving ribozymes. RNA Biol. 2011;8(5):719-27.
50. Deny P. Hepatitis delta virus genetic variability: from genotypes I, II, III to eight major clades? Curr Top Microbiol Immunol. 2006;307:151-71.
51. Gomes-Gouvea MS, Soares MC, Bensabath G, de Carvalho-Mello IM, Brito EM, Souza OS, et al. Hepatitis B virus and hepatitis delta virus genotypes in outbreaks of fulminant hepatitis (Labrea black fever) in the western Brazilian Amazon region. J Gen Virol. 2009;90(Pt 11):2638-43.
52. Casey JL, Niro GA, Engle RE, Vega A, Gomez H, McCarthy M, et al. Hepatitis B virus (HBV)/ hepatitis D virus (HDV) coinfection in outbreaks of acute hepatitis in the Peruvian Amazon basin: the roles of HDV genotype III and HBV genotype F. J Infect Dis. 1996;174(5):920-6.
53. Alvarado-Mora MV, Romano CM, Gomes-Gouvea MS, Gutierrez MF, Carrilho FJ, Pinho JR. Dynamics of hepatitis D (delta) virus genotype 3 in the Amazon region of South America. Infect Genet Evol. 2011;11(6):1462-8.
54. Buitrago B, Popper H, Hadler SC, Thung SN, Gerber MA, Purcell RH, et al. Specific histologic features of Santa Marta hepatitis: a severe form of hepatitis delta-virus infection in northern South America. Hepatology. 1986;6(6):1285-91.
55. Gomes-Gouvea MS, Pereira Soares Mdo C, Guedes de Carvalho Mello IM, Brito EM, Pereira Moia Lde J, Bensabath G, et al. Hepatitis D and B virus genotypes in chronically infected patients from the Eastern Amazon Basin. Acta Trop. 2008;106(3):149-55.

56. Krushkal J, Li WH. Substitution rates in hepatitis delta virus. J Mol Evol. 1995;41(6):721-6.
57. Sy BT, Nguyen HM, Toan NL, Song LH, Tong HV, Wolboldt C, et al. Identification of a natural intergenotypic recombinant hepatitis delta virus genotype 1 and 2 in Vietnamese HBsAg-positive patients. J Viral Hepat. 2015;22(1):55-63.
58. Aragona M, Macagno S, Caredda F, Crivelli O, Lavarini C, Maran E, et al. Serological response to the hepatitis delta virus in hepatitis D. Lancet. 1987;1(8531):478-80.
59. Yurdaydin C, Idilman R, Bozkaya H, Bozdayi AM. Natural history and treatment of chronic delta hepatitis. J Viral Hepat. 2010;17(11):749-56.
60. Fattovich G, Giustina G, Christensen E, Pantalena M, Zagni I, Realdi G, et al. Influence of hepatitis delta virus infection on morbidity and mortality in compensated cirrhosis type B. The European Concerted Action on Viral Hepatitis (Eurohep). Gut. 2000;46(3):420-6.
61. Ji J, Sundquist K, Sundquist J. A population-based study of hepatitis D virus as potential risk factor for hepatocellular carcinoma. J Natl Cancer Inst. 2012;104(10):790-2.
62. Popper H, Thung SN, Gerber MA, Hadler SC, de Monzon M, Ponzetto A, et al. Histologic studies of severe delta agent infection in Venezuelan Indians. Hepatology. 1983;3(6):906-12.
63. Olivero A, Smedile A. Hepatitis delta virus diagnosis. Semin Liver Dis. 2012;32(3):220-7.
64. Niro GA, Gioffreda D, Fontana R. Hepatitis delta virus infection: open issues. Dig Liver Dis. 2011; 43 Suppl 1:S19-24.
65. Yamashiro T, Nagayama K, Enomoto N, Watanabe H, Miyagi T, Nakasone H, et al. Quantitation of the level of hepatitis delta virus RNA in serum, by real-time polymerase chain reaction--and its possible correlation with the clinical stage of liver disease. J Infect Dis. 2004;189(7):1151-7.
66. Le Gal F, Gordien E, Affolabi D, Hanslik T, Alloui C, Deny P, et al. Quantification of hepatitis delta virus RNA in serum by consensus real-time PCR indicates different patterns of virological response to interferon therapy in chronically infected patients. J Clin Microbiol. 2005;43(5): 2363-9.
67. Brichler S, Le Gal F, Butt A, Chevret S, Gordien E. Commercial real-time reverse transcriptase PCR assays can underestimate or fail to quantify hepatitis delta virus viremia. Clin Gastroenterol Hepatol. 2013;11(6):734-40.
68. EASL. EASL clinical practice guidelines: Management of chronic hepatitis B virus infection. J Hepatol. 2012;57(1):167-85.
69. Lok AS, McMahon BJ. Chronic hepatitis B: update 2009. Hepatology. 2009;50(3):661-2.
70. Niro GA, Rosina F, Rizzetto M. Treatment of hepatitis D. J Viral Hepat. 2005;12(1):2-9.
71. Gunsar F. Treatment of delta hepatitis. Expert Rev Anti Infect Ther. 2013;11(5):489-98.
72. Wedemeyer H, Yurdaydin C, Dalekos GN, Erhardt A, Cakaloglu Y, Degertekin H, et al. Peginterferon plus adefovir versus either drug alone for hepatitis delta. N Engl J Med. 2011;364(4): 322-31.
73. Heidrich B, Yurdaydin C, Kabacam G, Ratsch BA, Zachou K, Bremer B, et al. Late HDV RNA relapse after peginterferon alpha-based therapy of chronic hepatitis delta. Hepatology. 2014;60(1): 87-97.
74. Rizzetto M, Smedile A. Pegylated interferon therapy of chronic hepatitis D: in need of revision. Hepatology. 2015;61(4):1109-11.
75. Rizzetto M. Current management of delta hepatitis. Liver Int. 2013;33 Suppl 1:195-7.
76. Bordier BB, Marion PL, Ohashi K, Kay MA, Greenberg HB, Casey JL, et al. A prenylation inhibitor prevents production of infectious hepatitis delta virus particles. J Virol. 2002;76(20): 10465-72.
77. Glenn JS. Prenylation of HDAg and antiviral drug development. Curr Top Microbiol Immunol. 2006;307:133-49.

78. Koh C, Canini L, Dahari H, Zhao X, Uprichard SL, Haynes-Williams V, et al. Oral prenylation inhibition with lonafarnib in chronic hepatitis D infection: a proof-of-concept randomised, double-blind, placebo-controlled phase 2A trial. Lancet Infect Dis. 2015;15(10):1167-74.
79. Yurdaydin C, Idilman R, Choong I, Kalkan C, Keskin O, Karakaya MF, et al. Optimizing the prenylation inhibitor lonafarnib using ritonavir boosting in patients with chronic delta hepatitis. J Hepatol. 2015;62(Suppl 2):S252.
80. Blanchet M, Sureau C, Labonte P. Use of FDA approved therapeutics with hNTCP metabolic inhibitory properties to impair the HDV lifecycle. Antiviral Res. 2014;106:111-5.
81. Ni Y, Lempp FA, Mehrle S, Nkongolo S, Kaufman C, Falth M, et al. Hepatitis B and D Viruses Exploit Sodium Taurocholate Co-transporting Polypeptide for Species-Specific Entry into Hepatocytes. Gastroenterology. 2014;146(4):1070-U301.
82. Urban S, Bartenschlager R, Kubitz R, Zoulim F. Strategies to Inhibit Entry of HBV and HDV Into Hepatocytes. Gastroenterology. 2014;147(1):48-64.
83. Volz T, Giersch K, Allweiss L, Bhadra OD, Petersen J, Lohse AW, et al. Myrcludex-B inhibits establishment of HDV super-infection in HBV infected mice and reduces HDV viremia in stably HBV/HDV co-infected mice. J Hepatol. 2015;62(Suppl 2):S514.
84. Bazinet M, Pantea V, Cebotarescu V, Cojuhari L, Jimbei P, Vaillant A. Significant reduction of HBsAg and HDV RNA by the nucleic acid polymer REP 2139 in caucasian patients with chronic HBV/HDV co-infection. J Hepatol. 2015;62(Suppl 2):S257-S8.

Capítulo 16

Hepatite C

Fernanda de Mello Malta
Ana Catharina Santos Seixas Nastri
João Renato Rebello Pinho

EPIDEMIOLOGIA

A hepatite C é considerada uma epidemia silenciosa de impacto mundial. A Organização Mundial da Saúde (OMS) estima que entre 130 e 170 milhões de pessoas, no mundo, estejam cronicamente infectadas pelo vírus da hepatite C (HCV) com risco de desenvolver cirrose e carcinoma hepatocelular[1].

A prevalência da hepatite C é categorizada em elevada (> 3,5%), moderada (1,5-3,5%) e baixa (< 1,5%); existe grande variação dessa prevalência de acordo com a região estudada, em alguns países, como, por exemplo, o Egito, a prevalência é tão elevada que pode chegar a 15%[2,3]. O fato de a maioria dos casos agudos não serem diagnosticados clinicamente dificulta a determinação do número real de novas infecções[4]. Estudos mostram que na Europa e nos Estados Unidos uma epidemia de hepatite C aguda está em curso, especialmente entre usuários de drogas injetáveis (UDIs) e entre homens que fazem sexo com homens (HSH)[5-10].

No Brasil os estudos que avaliam a prevalência do HCV são escassos e pouco representativos, de maneira geral os resultados são restritos a populações específicas, como, por exemplo, doadores de sangue. No entanto, estima-se que a soroprevalência da infecção pelo HCV esteja entre 1 e 2%, dependendo da região do País[11,12].

TRANSMISSÃO

A exposição parenteral é o meio mais eficiente de transmissão da hepatite C. As principais situações de risco para a infecção pelo HCV são a transfusão de hemoderivados de doadores não testados para o anti-HCV, uso de drogas injetáveis, transplante de órgãos, hemodiálise, transmissão vertical, exposição sexual e ocupacional. Apesar de o HCV-RNA ter sido amplificado a partir de sêmen, saliva, lágrimas e urina, há pouca evidência de que esses fluidos sejam importantes fontes de transmissão do vírus[13,14]. A transmissão vertical do HCV parece ser muito baixa e sua incidência foi relatada em 3 a 10%. O risco de transmissão aumenta em mães infectadas pelo vírus da imunodeficiência humana (HIV), usuárias de drogas e com altos níveis de HCV-RNA no sangue.

Além disso, procedimentos realizados com equipamentos contaminados como tatuagem, *piercing*, serviços de barbearia, circuncisão, acupuntura, tratamento odontológico e compartilhamento de material de higiene pessoal (lâminas de barbear e alicates) são considerados situações que aumentam a exposição ao HCV[15,16].

Pela ausência de vacina ou profilaxia pós-exposição eficaz, o foco principal da prevenção é o reconhecimento e controle dessas situações de risco. No entanto, a falta de bons dados epidemiológicos sobre a incidência de infecção na maioria dos países torna difícil a implementação de estratégias para reduzir essa transmissão.

HEPATITE AGUDA

A hepatite C em sua fase aguda é raramente diagnosticada, uma vez que na maioria dos casos é assintomática. O quadro de hepatite aguda ocorre em geral de 10 a 14 semanas após a exposição ao HCV. Os sintomas da fase aguda em sua maioria são inespecíficos, incluindo mal-estar geral, vômitos, náuseas e, com menos frequência, icterícia, que é um sintoma mais específico. Em pacientes que apresentam tais sintomas, a doença normalmente dura de 2-12 semanas[4,17]. Juntamente com a melhora clínica dos sintomas, as transaminases voltam a se normalizar em cerca de 40% dos pacientes. A não detecção do HCV-RNA indica cura da hepatite C, isso ocorre em cerca de 20% dos pacientes[18]. A insuficiência hepática fulminante, devido à infecção aguda pelo HCV, pode acontecer em pacientes co-infectados pelo vírus da hepatite B[19,20]. A permanência do HCV-RNA após 12 semanas de infecção aguda é uma indicação para tratamento. Quanto mais precoce o tratamento, maior a chance de cura.

HEPATITE CRÔNICA

O risco de desenvolver infecção crônica pelo HCV é elevado. A maioria dos indivíduos infectados (80-100%) permanece com HCV-RNA detectável e as enzimas mantêm-se elevadas após a fase aguda da infecção, caracterizando assim a fase crônica[4,21]. A maioria dos pacientes com infecção crônica é assintomática ou tem apenas sintomas leves e inespecíficos. A queixa mais frequente é a fadiga. Manifestações menos comuns são náuseas, fraqueza, mialgia, artralgia e perda de peso. Todos esses sintomas são inespecíficos e não refletem a atividade e a gravidade da infecção. Os níveis de transaminases podem variar consideravelmente ao longo da história natural da hepatite C crônica[22].

HISTÓRIA NATURAL

Após a infecção aguda, existem basicamente duas possíveis trajetórias da infecção: resolução espontânea (clareamento viral) ou persistência da infecção, podendo levar a cirrose, doença hepática grave e carcinoma hepatocelular; ambas determinadas por um conjunto complexo de interações vírus-hospedeiro[23]. A taxa de eliminação espontânea do HCV é estimada em 25% dos indivíduos infectados. Em alguns grupos especiais, tais como mulheres jovens, pode atingir 50% sem o uso de qualquer tratamento antiviral.

Nos indivíduos com infecção crônica pelo HCV, o risco de desenvolvimento de cirrose no período de 20 anos é de 10 a 20% e, em alguns estudos, as estimativas chegam até 50%[24,25]. O fato é que a hepatite C crônica não é necessariamente uma doença progressiva em todos os pacientes infectados, cerca de 30% dos pacientes não desenvolverão cirrose em pelo menos 50 anos[26]. A prevalência de cirrose em biópsia hepática de pacientes infectados há 20 anos variou de 7 a 18%[27]. Por outro lado, não há dúvida que pacientes crônicos têm elevado risco de desenvolver cirrose e, a longo prazo, carcinoma hepatocelular[28]. Alguns fatores como idade avançada ao adquirir a infecção, sexo masculino, uso de álcool, obesidade, co-infecção com HIV, *diabetes mellitus* e recidiva da infecção após transplante hepático aumentam o risco de cirrose. Os fatores associados às diferentes evoluções da infecção pelo HCV ainda não são totalmente conhecidos.

HCV

Taxonomia e genótipos

O vírus da hepatite C (HCV) pertence ao gênero *Hepacivirus* da família Flaviviridae. Embora suas variantes virais mostrem grande diversidade genética entre si, os 7 genótipos atualmente descritos são todos classificados como uma única espécie, conforme as regras do Comitê Internacional de Taxonomia dos Vírus (ICTV). A diversidade intragenotípica também é observada, e na análise filogenética essas variantes se agrupam em subgrupos que são designados de subtipos. As variantes do HCV identificadas com maior frequência são 1a, 1b, 2a, 2b, 3a, 4a e 6a[29].

Estrutura do genoma

O vírus da hepatite C (HCV) é um vírus envelopado que possui genoma RNA de fita simples e polaridade positiva com aproximadamente 9,6kb (9.600 nucleotídeos), pertencente ao gênero *Hepacivirus* da família Flaviviridae. Apresenta uma única fase aberta de leitura (ORF, do inglês, *open reading frame*) que compreende quase todo o genoma e codifica uma poliproteína de pouco mais de 3.000 aminoácidos. Possui em suas extremidades 5' e 3' regiões não traduzidas. A poliproteína é clivada por proteases virais e celulares em proteínas estruturais (*core*, E1 e E2) e não estruturais (p7, NS2, NS3, NS4A, NS4B, NS5A e NS5B), conforme ilustrado na figura 16.1[30,31].

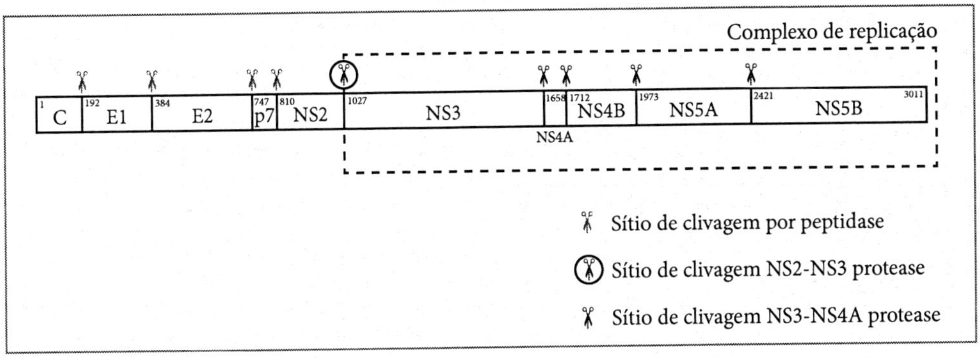

FIGURA 16.1 – Processamento da poliproteína viral.

As proteínas virais apresentam funções específicas e algumas delas já foram descritas (Quadro 16.1).

QUADRO 16.1 – Principais funções das proteínas estruturais e não estruturais do HCV.

Proteína viral	Função
Core	Proteína formadora do capsídeo viral. Regula a tradução, replicação e montagem das partículas virais
E1	Glicoproteínas transmembrana do envelope viral. Participam do processo de adsorção e endocitose da partícula viral mediada por receptores de membrana
E2	
p7	Forma um canal iônico no retículo endoplasmático. Essencial na formação de partículas virais infecciosas
NS2	Catalisa a clivagem da porção NS2-3 da poliproteína precursora
NS3	Protease NS2-NS3. Atividade ATPase/helicase
NS4A	Cofator da NS3-NS4A protease
NS4B	Fundamental na replicação viral. Indutora da rede membranosa junto ao retículo endoplasmático rugoso durante a replicação
NS5A	Fosfoproteína multifuncional. Contém a região que determina a sensibilidade ao IFN-α (ISDR) que desempenha papel importante na resposta à terapia baseada em IFN-α
NS5B	RNA polimerase dependente de RNA. Responsável pela replicação viral

Replicação viral

O estabelecimento de sistemas de replicação do HCV *in vitro* permitiu a análise das diferentes etapas da replicação viral[32-37]. No entanto, a falta de um modelo *in vivo* pequeno e eficiente dificulta a análise em detalhes desse complexo mecanismo.

Diferentes interações entre o HCV e a célula hepática são necessárias para que o HCV consiga entrar nos hepatócitos e iniciar o processo de replicação e montagem de novas partículas virais.

Os mecanismos de entrada e replicação do HCV na célula hepática não estão completamente descritos, mas o modelo atualmente aceito é o de que as partículas virais, associadas às lipoproteínas de baixa densidade (LDL), ligam-se à superfície celular pela interação específica de suas glicoproteínas de envelope com diferentes receptores celulares, entre esses receptores estão a proteína CD81, o *scavenger receptor B type I* (SR-BI), os receptores de LDL-colesterol, a proteína claudina (CLDN1) e a ocludina (OCLN). Após essas interações, a partícula viral é internalizada por endocitose e no citoplasma ocorre a liberação do genoma viral que será traduzido no retículo endoplasmático rugoso (RER), levando à síntese da poliproteína precursora das proteínas virais que participarão do processo de replicação do HCV-RNA[38].

O processo de replicação do HCV é complexo, e sabe-se que fatores celulares e virais participam desse processo. A enzima viral chave da replicação é a NS5B, que é uma RNA polimerase dependente de RNA (RdRp). Além dela, a proteína NS4B participa induzindo a formação de uma rede membranosa que serve de sustentação (plataforma) para as etapas da replicação do RNA viral. Após a síntese das proteínas e do RNA viral, segue-se a montagem da partícula viral dentro do retículo endoplasmático, nesse processo estão envolvidas gotículas lipídicas. No entanto, os mecanismos precisos para a formação e liberação de partículas HCV infecciosas ainda são desconhecidos[30,38-40].

DIAGNÓSTICO

A hepatite C muitas vezes é diagnosticada acidentalmente e, infelizmente, permanece subdiagnosticada. Para o diagnóstico de hepatite C estão disponíveis testes sorológicos e moleculares sensíveis, e esses são baseados na detecção do ácido nucleico viral com menor limite de detecção < 15UI/mL[41]. Resultados sorológicos positivos exigem quantificação do HCV-RNA, a fim de diferenciar entre a hepatite C crônica e a infecção passada resolvida.

Nos casos de hepatite C aguda, a triagem sorológica por si só é insuficiente, pois os anticorpos anti-HCV aparecem cerca de 8 semanas após a infecção. Entretanto, o HCV-RNA é detectável em poucos dias, assim o teste molecular fundamental para o diagnóstico da hepatite C aguda é, além disso, essencial para a indicação, duração e sucesso do tratamento[42].

Testes sorológicos

Os ensaios imunoenzimáticos (EIA) de 2ª geração podem detectar anticorpos específicos para o HCV cerca de 10 semanas após a infecção[43]. Para limitar a janela de diagnóstico de transmissão viral de resultados sorológicos positivos, uma terceira geração de EIA foi introduzida, que inclui um antígeno da região NS5 e/ou a substituição de um epítopo altamente imunogênico de NS3, permitindo a detecção de anticorpos anti--HCV aproximadamente de quatro a seis semanas após a infecção, e a sensibilidade é superior a 99%[13]. Entretanto, a dosagem de IgM não permite discriminar entre a hepatite C aguda e a crônica.

Resultados falso-positivos são mais frequentes em pacientes com fatores reumatológicos e em populações com baixa prevalência de hepatite C, por exemplo, doadores de sangue e de órgãos. Resultados falso-negativos podem ocorrer em pacientes em hemodiálise ou em pacientes gravemente imunodeprimidos ou naqueles com doenças hematológicas malignas ou na fase inicial da infecção aguda.

Testes moleculares

Devido à importância da determinação exata da carga viral do HCV para a conduta clínica, a Organização Mundial da Saúde (OMS) estabeleceu o padrão internacional de HCV-RNA baseado em unidades internacionais (UI), que é usado em todos os testes de HCV-RNA clinicamente aplicados.

Atualmente, diferentes testes moleculares estão disponíveis comercialmente para a detecção e determinação do número de cópias do HCV-RNA (Quadro 16.2). Todos esses testes são calibrados a partir de padrões da WHO baseados no HCV genótipo 1[44,45].

QUADRO 16.2 – Ensaios disponíveis para a detecção do HCV-RNA.

Ensaio	Fornecedor	Tecnologia	Limite de detecção (linearidade) UI/mL
Qualitativo para detecção do HCV-RNA			
Amplicor™ HCV 2.0	Roche Molecular Systems	PCR	50
Versant™ HCV	Siemens Medical Solutions Diagnostics	TMA	5-10
Quantitativo para detecção do HCV-RNA			
Amplicor™ HCV Monitor 2.0	Roche Molecular Systems	PCR	500-500.000
Versant™ HCV RNA 3.0	Siemens Medical Solutions Diagnostics	bDNA	615-8.000.000
CobasAmpliPrep/ High pure system/ Cobas® TaqMan®	Roche Molecular Systems	PCR em tempo real	15-10.000.000
Abbott Real*Time*™ HCV	Abbott Diagnostics	PCR em tempo real	12-10.000.000
Artus HCV QS-RGQ	Qiagen	PCR em tempo real	30-100.000.000

UI/mL = unidades internacionais por mL; TMA = Transcrição mediada por amplificação; bDNA = hibridização de DNA ramificada; PCR = reação em cadeia da polimerase.

Na conduta clínica da hepatite C, os testes qualitativos aos poucos foram sendo substituídos pelos quantitativos à medida que esses tiveram sua sensibilidade (limite de detecção inferior reduzido) e especificidade (99,5%) melhoradas. A tecnologia de PCR em tempo real foi a grande responsável por essa melhoria; essa metodologia utiliza iniciadores e sondas específicos que permitem a detecção do HCV-RNA à medida que sua amplificação acontece. A sonda é marcada com uma fluorescência que é emitida a cada ciclo de amplificação, esse sinal de fluorescência é proporcional à quantidade inicial de ácido nucleico. A determinação do número absoluto de cópias do HCV-RNA de cada amostra é feita por comparação com um controle interno, cuja concentração inicial é conhecida.

Adicionalmente à detecção e quantificação do HCV-RNA, o genótipo do HCV deve ser determinado, uma vez que os esquemas terapêuticos atuais são diferenciados de acordo com o genótipo viral (duração e dose de ribavirina). Para a atual terapia com múltiplas combinações de agentes antivirais diretos, a determinação do genótipo e subtipo viral é importante para indicar o tratamento para cada caso específico[46].

A determinação do genótipo e subtipo viral pode ser feita a partir do sequenciamento direto de regiões genômicas do HCV (por exemplo: 5'UTR, *core* e/ou NS5B), pelo ensaio de hibridização reversa e por PCR em tempo real. O quadro 16.3 mostra os testes comerciais disponíveis.

QUADRO 16.3 – Ensaios disponíveis para a determinação do genótipo do HCV.

Ensaio	Fornecedor	Tecnologia	Proteína viral analisada
Versant™ HCV Genotype 2,0 System (LiPA)	Siemens Medical Solutions Diagnostics	Hibridização reversa	5'UTR e core
Trugene® HCV 5'NC genotyping	Visiblegenetics	Sequenciamento direto	5'UTR
RealTime™ HCV Genotype II assay	Abbott Diagnostics	PCR em tempo real	5'UTR e NS5B

PCR = reação em cadeia da polimerase.

O sistema Versant™ HCV Genotype 2.0 permite a identificação dos genótipos 1 ao 6 do HCV e mais de 15 subtipos diferentes. Atualmente, é o ensaio preferido para a genotipagem do HCV. Essa técnica é baseada na análise simultânea da região 5'UTR e da proteína *core*, permitindo assim diferenciar os subtipos do genótipo 1 (1a *vs.* 1b).

O ensaio Trugene® permite determinar o genótipo do HCV e o subtipo por análise direta da sequência de nucleotídeos da região 5'UTR. A genotipagem incorreta raramente ocorre com este ensaio. No entanto, a subtipagem fica comprometida, uma vez que se baseia apenas na análise da região 5'UTR, a qual não retrata a diversidade genética do HCV.

O ensaio RealTime™ PCR-HCV Genotype II é baseado na tecnologia de PCR em tempo real, a qual é menos onerosa do que o sequenciamento direto. Dados preliminares revelam concordância de 96% no genótipo e 93% no subtipo do genótipo 1, quando comparado ao sequenciamento direto das regiões 5'UTR e NS5B. Entretanto, esse ensaio apresentou problemas na diferenciação de outros genótipos do HCV[47].

TRATAMENTO

A terapia antiviral objetiva a erradicação da infecção pelo HCV com consequente prevenção das suas complicações hepáticas e extra-hepáticas. O desfecho desejado é a resposta virológica sustentada (RVS) à terapia, e essa é definida como HCV-RNA não detectado após 12 ou 24 semanas do fim do tratamento, dependendo do esquema terapêutico utilizado[48,49].

Todo paciente infectado pelo HCV com doença hepática compensada deve ser considerado para tratamento. Porém, a prioridade deve ser dada aos pacientes com graus de fibrose avançada (F3 e F4). A primeira droga disponível para o tratamento do HCV foi o interferon α convencional (IFN), ainda em 1986, quando a infecção ainda era denominada hepatite pós-transfusional não A não B. Com a monoterapia com IFN havia em média apenas 6% de RVS ao tratamento. Apenas em 1998 a ribavirina (RBV) foi liberada pelo *US Food and Drug Administration* (FDA) para uso em associação com IFN α, levando ao aumento das chances de resposta virológica ao tratamento[38]. Em 2001 foi liberado o primeiro interferon peguilado (PEG-IFN), o PEG-IFN α-2b (PEG--Intron, Schering) para tratamento de hepatite crônica C (HC-C) e no mesmo ano houve a liberação para sua associação com RBV. Em 2002, o PEG-IFN α-2a (Pegasys, Genentech) também obteve liberação pelo FDA para tratamento da infecção pelo HCV e a associação com RBV. Esses novos medicamentos aumentaram ainda mais a chance de sucesso do tratamento. Em 2005, foi iniciada a produção de RBV genérica para reduzir o custo da terapia. O esquema terapêutico de IFN-PEG e RBV manteve-se como esquema padrão no mundo até recentemente.

Alguns fatores de melhor resposta ao tratamento com IFN e RBV são conhecidos, como etnia (asiáticos e caucasianos), obesidade (ausência), sexo (feminino), idade (< 40 anos), genótipo viral (genótipos 2 e 3), carga viral no início do tratamento (carga viral baixa < 600.000 UI/mL), carga viral na quarta semana de tratamento (HCV-RNA negativo após 4 semanas de tratamento ou resposta virológica rápida – RVR), tipo de antígeno leucocitário humano (HLA, do inglês, *human leukocyte antigen*), grau de fibrose (fibrose F0, F1 e F2) e polimorfismos nos genes *IFNL3* e *IFNL4* do hospedeiro[38,50-53].

Em 2009, ocorreram os primeiros estudos clínicos em humanos com esquemas terapêuticos livres de IFN. Em13 de maio e 23 de maio de 2011, o FDA liberou, para tratamento de HCV, o uso das primeiras drogas antivirais de ação direta (DAA), respectivamente, boceprevir e telaprevir, correspondendo aos primeiros inibidores de protease (IP) viral NS3/4 A, em associação com PEG-IFN e RBV. No Brasil, essas drogas foram liberadas pela Agência Nacional de Vigilância Sanitária (ANVISA) em 25 de julho de 2011 e 28 de outubro de 2011, respectivamente. Porém, tais drogas, chamadas de IP de primeira geração, apenas podem ser usadas para HCV genótipo 1. Uma segunda geração de DAA iniciou-se com a aprovação do simeprevir, também um IP, porém de segunda geração, para tratamento de HCV genótipo 1, em novembro de 2013. Essa nova droga ainda deveria ser usada em conjunto com PEG-IFN e RBV. Em dezembro do mesmo ano, o sofosbuvir, o primeiro inibidor de polimerase NS5B, foi aprovado pelo FDA para tratamento de infecção pelo HCV para os genótipos 1, 2, 3 e 4. E, pela primeira vez, poderia ser realizado um tratamento livre de IFN com a associação de sofosbuvir e ribavirina[54]. Em 14 de outubro de 2014, houve a liberação da primeira associação de drogas em um único comprimido, a combinação de sofosbuvir e ledipasvir (inibidor de NS5A)[55]. Mais tarde, em 6 de novembro, houve a liberação nos Estados Unidos do uso de simeprevir e sofosbuvir sem IFN e RBV para o tratamento dos genótipos 1 e 4. Em 19 de dezembro, o FDA liberou o comprimido contendo ombitasvir (inibidor de NS5A), paritaprevir (inibidor de protease NS3/4A) e ritonavir (inibidor da CYP3A, aprovado anteriormente para uso contra o HIV) em associação com dasabuvir (inibidor não nucleosídeo da polimerase NS5B) para o tratamento dos genótipos 1a e 1b[56].

Até o final de 2014, a agência reguladora de produtos medicinais para a União Europeia (*European Medicines Agency*, EMA) havia aprovado para o tratamento da hepatite C as seguintes drogas: simeprevir, sofosbuvir e daclatasvir (inibidor do complexo de replicação NS5A), além do interferon peguilado e ribavirina.

Em julho de 2014, o Japão aprovou a liberação de daclatasvir e asunaprevir (inibidor de protease) para o genótipo 1.

No Brasil, o daclatasvir foi aprovado em janeiro de 2015 para uso em associação com outros medicamentos para os genótipos 1, 2, 3 e 4 do HCV. Em março de 2015, o simeprevir foi aprovado pela ANVISA para o tratamento de HCV, o mesmo acontecendo em abril de 2015 com o sofosbuvir. O "Protocolo Clínico e Diretrizes Terapêuticas para as hepatites C e co-infecções" foi publicado em 27 de junho de 2015 pelo Departamento de DST, AIDS e Hepatites Virais do Ministério da Saúde, incorporando estas drogas ao tratamento da hepatite C em nosso país (http://www.aids.gov.br/publicacao/2015/protocolo-clinico-e-diretrizes-terapeuticas-para-hepatite-c-e-coinfeccoes).

O esquema de monoterapia com DAA não é indicado porque mutações de resistência são selecionadas (Quadro 16.4) em poucos dias após o início do tratamento, resultando no aumento da carga viral e falha à terapia. Com todas as drogas disponíveis atualmente, há várias combinações terapêuticas possíveis que dependem do estadiamento da doença, genótipo viral, presença de comorbidades e resposta a tratamentos anteriores. Taxas de respostas a esses novos esquemas terapêuticos atingiram níveis superiores a 90%. Os dois principais conjuntos de diretrizes para tratar a hepatite C atualmente no mundo são o *EASL-Recommendations on Treatment of Hepatitis C* e o *AASLD – Recommendations for Testing, Managing, and Treating Hepatitis C*[48,49].

Tratamento para HCV genótipo 1

A primeira geração de IPs, boceprevir e telaprevir, apresenta ação somente contra o genótipo 1. Houve melhora nos índices de RVS com essas drogas, porém, devido aos seus efeitos colaterais importantes, principalmente em pacientes cirróticos, seu uso é limitado e será substituído pelas novas drogas.

QUADRO 16.4 – Substituições de aminoácidos associadas à resistência aos DAA.

	Posições de aminoácidos													
Inibidores de protease (NS3-4a)[60,63-65]									1a	1b	1a	1b		
	V	F	T	V	Q	S	R	A	D	I	V	L	M	
	36	43	54	55	80	122	155	156	168	170		175		
Boceprevir	A/M		A/S/V/G/C	A/I			T/K	T/S/V		F/T	A/T		L	
Telaprevir	A/M/G/L		A/S			A/G/R	T/K/G/M	T/S/V	A/H/T/V					
Simeprevir	M	S			K/R/L	A/R	K/T	T/V	A/V/E/H/T	A/T/L	A/T/L			
Paritaprevir (ABT-450)	A/M/G/L	L	A/S	I			K	T/V	A/V/Y/E/K					
Asunaprevir		S				G/N/R	K		A/E/G/V/Y	V/T	T			
Grazoprevir	L		S		K		T/K	T/A/V	A/N/Y					
Inibidores de NS5B[58, 66, 67]														
	L	S	C	L	V									
Inibidores nucleosídeos	159	282	316	320	321									
Sofosbuvir	F	T	N	F	A									
Inibidores não nucleosídeo	C	S	A	N	M	N	C	Y	C	A	S	D	S	I
	316	368	395	411	414	444	445	448	451	553	556	559	565	585
Dasabuvir	Y/N	T	G	S	T	K	F	C/H	R/S	V	G/N	G	F	V

	Posições de aminoácidos							
Inibidores de NS5A[65,68-71]								
HCV genótipo 1a	M	Q	L	P	Q	H		Y
	28	30	31	32	54	58		93
Daclatasvir	A/T/V	E/H/R/K	M/V/F	L	H/L/N	D/P		C/H/N
Ledipasvir		E	M					C/H/N

(Continua)

QUADRO 16.4 – Substituições de aminoácidos associadas à resistência aos DAA. *(Continuação).*

Ombitasvir	T/V	R/H	M			D		C/H/N/S
Elbasvir	T	R/H						
HCV genótipo 1b	L	R	L	P	Q	P		Y
	28	30	31	32	54	58		93
Daclatasvir	M/V	Q/H	M/V/F	L	H	S/T/L		C/H
Ledipasvir			M					C/H
Ombitasvir	T/M/V	Q	M/V/F			A/L/S		H/N
Elbasvir								
HCV genótipo 2a	F	K	M					
	28	30	31					
Daclatasvir	I	R	L					
Ombitasvir	S							
HCV genótipo 2b	L		M				L	Y
	28		31				92	93
Daclatasvir	F		L				C	
Ombitasvir	F		V					H
HCV genótipo 3a	M	A	L					Y
	28	30	31					93
Daclatasvir	V/I	T/K/L						H
Ombitasvir	T		F					H
HCV genótipo 4	L	R	M				P	Y
	28	30	31				92	93
Daclatasvir	M/I/V	L/S/Q/A/T	L				T	H/S/T
Ombitasvir	V							

Esquemas terapêuticos utilizando sofosbuvir, simeprevir, daclatasvir e ledispavir, em geral não associados a interferon peguilado e/ou ribavirina, já foram liberados em diversos países. Várias combinações terapêuticas são propostas dependendo de fatores do hospedeiro, de resposta a tratamentos anteriores e de presença de mutações virais de resistência aos antivirais. A mutação Gln80Lys (Q80K) no HCV confere resistência ao simeprevir e foi comumente encontrada em pacientes nos Estados Unidos, porém com baixa incidência no Brasil[57]. Taxas de respostas a tratamentos com esquemas utilizando um DAA e interferon peguilado e/ou ribavirina chegam a 90%, inclusive em pacientes cirróticos[58].

Tratamentos sem o uso de interferon peguilado foram aprovados mais recentemente e utilizam combinações de drogas com ou sem ribavirina e apresentam maior eficácia e maior tolerabilidade, porém com custo mais elevado. Os esquemas terapêuticos podem conter: um IP ou inibidor de NS5A mais um inibidor nucleosídeo de NS5B com ou sem ribavirina; uma combinação de um IP, um inibidor de NS5A e um inibidor não nucleosídeo de NS5B com ou sem ribavirina; ou associação de um IP e um inibidor de NS5A com ou sem ribavirina, dependendo das diretrizes americanas ou europeias.

O esquema terapêutico proposto para pacientes infectados com o HCV genótipo 1 constante no "Protocolo Clínico e Diretrizes Terapêuticas para Hepatites C e Co-infecções" é o uso de sofosbuvir associado com simeprevir ou daclatasvir durante 12 semanas. Para pacientes com cirrose Child-Pugh B e C, experimentados com boceprevir ou telaprevir ou co-infectados com HIV, o tratamento proposto é a associação de sofosbuvir/daclastavir durante 24 semanas, podendo nesses ser ainda associada a ribavirina.

Tratamento para HCV genótipos 2 e 3

A opção mais recomendada é o uso de sofosbuvir e ribavirina. Outros esquemas estão aguardando liberação, como o uso de daclatasvir e sofosbuvir ou sofosbuvir e ledipasvir, além de novas drogas ainda a serem liberadas. Sem a possibilidade de utilizar essas drogas, ainda é prescrito IFN-PEG e RBV.

O esquema terapêutico proposto para pacientes infectados com o HCV genótipo 2 constante no "Protocolo Clínico e Diretrizes Terapêuticas para Hepatites C e Co-infecções" é o uso de sofosbuvir associado com ribavirina durante 12 semanas.

Para o genótipo 3, esse protocolo prevê o uso de sofosbuvir associado a IFN-PEG e RBV durante 12 semanas, exceto nos pacientes nos quais esse tratamento for contraindicado, quando se deve utilizar sofosbuvir associado ao daclatasvir, também durante 12 semanas. Eventualmente, pode-se associar a ribavirina a esse tratamento se não houver contraindicações específicas para esse medicamento.

Tratamento para HCV genótipos 4, 5 e 6

Semelhante à recomendação para o tratamento dos outros genótipos de HCV, o esquema mais recomendado é o sofosbuvir e a ribavirina. Para o genótipo 4 podem ser utilizados ainda o daclatasvir e o simeprevir em associação.

O esquema terapêutico proposto para pacientes infectados com o HCV genótipo 4 constante no "Protocolo Clínico e Diretrizes Terapêuticas para Hepatites C e Co-infecções" é o uso de daclastavir associado a IFN-PEG e RBV durante 2 semanas, exceto nos pacientes nos quais esse tratamento for contraindicado, quando se deve utilizar sofosbuvir associado ao daclatasvir durante 12 semanas.

Outras drogas em estudo poderão ser aprovadas em um futuro próximo para o tratamento de HCV.

Situações especiais

Todos os pacientes com manifestações extra-hepáticas da infecção pelo HCV têm indicação para tratamento[48].

No caso de infecção concomitante com HBV, geralmente este último permanece na forma inativa ou com baixa viremia. A diretriz para o tratamento do HCV permanece a mesma daqueles pacientes sem infecção pelo HBV. E a indicação para o tratamento do HBV permanece a mesma, independentemente do HCV, lembrando que o interferon peguilado faz parte da terapêutica para infecção pelo HBV[48,49,59].

Pacientes com infecção concomitante pelo HIV têm indicação para terapia independente do grau de fibrose e com o aparecimento das novas drogas as escolhas para o tratamento tornaram-se as mesmas naqueles pacientes monoinfectados por HCV, pois alcançaram altas taxas de RVS[58,60,61]. Cabe ressaltar que a evolução da doença hepática nos pacientes co-infectados é mais rápida e as escolhas terapêuticas devem sempre levar em conta as interações medicamentosas entre drogas anti-HCV e os antirretrovirais. Os inibidores de NS3/4 A, os de protease anti-HIV e os de transcriptase reversa não nucleosídeos (NNRTI) são metabolizados pela mesma via citocromo p450. Os inibidores de NS5A e NS5B apresentam menos interação medicamentosa com os antirretrovirais[62].

Pacientes cirróticos compensados devem ser tratados com os novos DAA, conforme as diretrizes de tratamento. Em pacientes com cirrose descompensada, é possível que haja benefício com o tratamento com os DAA, porém devem ser encaminhados para tratamento em serviços especializados. Pacientes na lista de espera de transplantes também se beneficiam do tratamento pré-transplante, principalmente se o HCV-RNA estiver indetectável no momento da colocação do enxerto para diminuir a ocorrência de recidiva viral pós-transplante[48,49,59].

Pacientes que apresentam insuficiência renal têm maior probabilidade de não tolerar o tratamento com ribavirina pela presença de anemia importante, portanto seu uso, quando indicado, deve ser monitorado com frequência. Os DAA nesses pacientes podem ser utilizados, porém com atenção no caso de uso de sofosbuvir. Em pacientes com *clearance* de creatinina < 30mL/min ou doença renal grave não há dose de sofosbuvir bem estabelecida, mas há relato de tratamento com metade da dose[59].

REFERÊNCIAS

1. WHO. Hepatitis C. Factsheet Nº 1642013 July 2013 [cited 02/28/2014]. Available from: http://www.who.int/mediacentre/factsheets/fs164/en/.

2. Mohamoud YA, Mumtaz GR, Riome S, Miller D, Abu-Raddad LJ. The epidemiology of hepatitis C virus in Egypt: a systematic review and data synthesis. BMC Infect Dis. 2013;13:288.
3. Mohd Hanafiah K, Groeger J, Flaxman AD, Wiersma ST. Global epidemiology of hepatitis C virus infection: new estimates of age-specific antibody to HCV seroprevalence. Hepatology. 2013; 57(4):1333-42.
4. Vogel M, Deterding K, Wiegand J, Grüner NH, Baumgarten A, Jung MC, et al. Initial presentation of acute hepatitis C virus (HCV) infection among HIV-negative and HIV-positive individuals-experience from 2 large German networks on the study of acute HCV infection. Clin Infect Dis. 2009;49(2):317-9.
5. Wandeler G, Gsponer T, Bregenzer A, Günthard HF, Clerc O, Calmy A, et al. Hepatitis C virus infections in the Swiss HIV Cohort Study: a rapidly evolving epidemic. Clin Infect Dis. 2012; 55(10):1408-16.
6. Soriano V, Mocroft A, Rockstroh J, Ledergerber B, Knysz B, Chaplinskas B, et al. Spontaneous viral clearance, viral load, and genotype distribution of hepatitis C virus (HCV) in HIV-infected patients with anti-HCV antibodies in Europe. J Infect Dis. 2008;198(9):1337-44.
7. J Rockstroh, D. Grint, C Boesecke, V Soriano, J Lundgren, A D'Arminio Monforte, et al. Increases in acute hepatitis C (HCV) incidence across. Europe: which regions and patient groups are affected? Which regions and patient groups are affected? J Int AIDS Soc. 2012;15(4):18116.
8. Bottieau E, Apers L, Van Esbroeck M, Vandenbruane M, Florence E. Hepatitis C virus infection in HIV-infected men who have sex with men: sustained rising incidence in Antwerp, Belgium, 2001-2009. Euro Surveill. 2010;15(39):19673.
9. Nastouli E,Thomson EC, Karayiannis P, Main J, McClure M, Muir D. Diagnosing acute hepatitis C in HIV-infected patients: nucleic acid testing compared with antibody and antigen-antibody detecting methods. J Clin Virol. 2009;44(1):78-80.
10. Centers for Disease Control and Prevention (CDC). Sexual transmission of hepatitis C virus among HIV-infected men who have sex with men – New York City, 2005-2010. MMWR Recomm Rep. 2011;60(28):945-50.
11. Focaccia R, da Conceição OJ, Sette H Jr, Sabino E, Bassit L, Nitrini DR, et al. Estimated Prevalence of Viral Hepatitis in the General Population of the Municipality of Sao Paulo, Measured by a Serologic Survey of a Stratified, Randomized and Residence-Based Population. Braz J Infect Dis. 1998;2(6):269-84.
12. Martins T, Narciso-Schiavon JL, Schiavon Lde L. [Epidemiology of hepatitis C virus infection]. Rev Assoc Med Bras. 2011;57(1):107-12.
13. Mendel I, Muraine M, Riachi G, el Forzli F, Bertin C, Colin R, et al. Detection and genotyping of the hepatitis C RNA in tear fluid from patients with chronic hepatitis C. J Med Virol. 1997;51(3): 231-3.
14. Boesecke C, Wasmuth JC. Hepatitis C. In:Mauss S, Berg T, Rockstroh J, Sarrazin C, Wedemeyer H (eds). Hepatology clinical textbook. Flying Publisher; 2013. p. 46-56.
15. Samaranayake L, Scully C. Needlestick and occupational exposure to infections: a compendium of current guidelines. Br Dent J. 2013;215(4):163-6.
16. Féray C, Bouscaillou J, Falissard B, Mohamed MK, Arafa N, Bakr I, et al. A novel method to identify routes of hepatitis C virus transmission. PLoS One. 2014;9(1):e86098.
17. EASL. EASL Clinical Practice Guidelines: management of hepatitis C virus infection. J Hepatol. 2011;55(2):245-64.
18. Ghany MG, Strader DB, Thomas DL, Seeff LB; American Association for the Study of Liver Diseases. Diagnosis, management, and treatment of hepatitis C: an update. Hepatology. 2009;49(4): 1335-74.

19. Rantala M, van de Laar ML. Surveillance and epidemiology of hepatitis B and C in Europe – a review. Euro Surveill. 2008;13(21).pii: 18880.
20. Ch CJ, Lee SD. Hepatitis B virus/hepatitis C virus coinfection: epidemiology, clinical features, viral interactions and treatment. J Gastroenterol Hepatol. 2008;23(4):512-20.
21. Alter MJ, Kruszon-Moran D, Nainan OV, McQuillan GM, Gao F, Mouer LA, et al. The prevalence of hepatitis C virus infection in the United States, 1988 through 1994. N Engl J Med. 1999; 341(8):556-62.
22. Lauer GM, Walker BD. Hepatitis C virus infection. N Engl J Med. 2001;345(1):41-52.
23. Hoofnagle JH. Course and outcome of hepatitis C. Hepatology. 2002;36(5 Suppl 1):S21-9.
24. Poynard T, Bedossa P, Opolon P. Natural history of liver fibrosis progression in patients with chronic hepatitis C. The OBSVIRC, METAVIR, CLINIVIR, and DOSVIRC groups. Lancet. 1997; 349(9055):825-32.
25. Sangiovanni A, Prati GM, Fasani P, Ronchi G, Romeo R, Manini M, et al. The natural history of compensated cirrhosis due to hepatitis C virus: a 17-year cohort study of 214 patients. Hepatology. 2006;43(6):1303-10.
26. Wiese M, Berr F, Lafrenz M, Portst H, Oesen U. Low frequency of cirrhosis in a hepatitis C (genotype 1b) single-source outbreak in germany: a 20-year multicenter study. Hepatology. 2000; 32(1):91-6.
27. Thein HH, Yi Q, Dore GJ, Krahn MD. Natural history of hepatitis C virus infection in HIV-infected individuals and the impact of HIV in the era of highly active antiretroviral therapy: a meta-analysis. AIDS. 2008;22(15):1979-91.
28. de Lédinghen V, Trimoulet P, Mannant PR, Dumas F, Champbenoit P, Baldit C, et al. Outbreak of hepatitis C virus infection during sclerotherapy of varicose veins: long-term follow-up of 196 patients (4535 patient-years). J Hepatol. 2007;46(1):19-25.
29. Simmonds P. The origin of hepatitis C virus. Curr Top Microbiol Immunol. 2013;369:1-15.
30. Lindenbach BD, Rice CM. Unravelling hepatitis C virus replication from genome to function. Nature. 2005;436(7053):933-8.
31. Penin F, Dubuisson J, Rey FA, Moradpour D, Pawlotsky JM. Structural biology of hepatitis C virus. Hepatology. 2004;39(1):5-19.
32. Galli A, Scheel TK, Prentoe JC, Mikkelsen LS, Gottwein JM, Burh J. Analysis of hepatitis C virus core/NS5A protein co-localization using novel cell culture systems expressing core-NS2 and NS5A of genotypes 1-7. J Gen Virol. 2013; 94(Pt 10):2221-35.
33. Li YP, Ramirez S, Jensen SB, Purcell RH, Gottwein JM, Bukh J. Highly efficient full-length hepatitis C virus genotype 1 (strain TN) infectious culture system. Proc Natl Acad Sci U S A. 2012; 109(48):19757-62.
34. Lindenbach BD, Evans MJ, Syder AJ, Wölk B, Tellinghisen TL, Lin CC, et al. Complete replication of hepatitis C virus in cell culture. Science. 2005;309(5734):623-6.
35. Lohmann V, Körner F, Koch J, Herian U, Theilmann L, Bartenschlager R. Replication of subgenomic hepatitis C virus RNAs in a hepatoma cell line. Science. 1999;285(5424):110-3.
36. Wakita T, Pietschmann T, Kato T, Date T, Miyamoto M, Zhao Z, et al. Production of infectious hepatitis C virus in tissue culture from a cloned viral genome. Nat Med. 2005;11(7):791-6.
37. Zhong J, Gastaminza P, Cheng G, Kapadia S, Kato T, Burton DR, et al. Robust hepatitis C virus infection in vitro. Proc Natl Acad Sci U S A. 2005;102(26):9294-9.
38. Scheel TK,Rice CM. Understanding the hepatitis C virus life cycle paves the way for highly effective therapies. Nat Med. 2013;19(7):837-49.
39. Bartenschlager R, Penin F, Lohmann V, Andre P. Assembly of infectious hepatitis C virus particles. Trends Microbiol. 2011;19(2):95-103.

40. Pawlotsky JM, Chevaliez S, McHutchison JG. The hepatitis C virus life cycle as a target for new antiviral therapies. Gastroenterology. 2007;132(5):1979-98.
41. Scott JD,Gretch DR. Molecular diagnostics of hepatitis C virus infection: a systematic review. JAMA. 2007;297(7):724-32.
42. Terrault NA, Pawlotsky JM, McHutichison J, Anderson E, Krajden M, Gordon S, et al. Clinical utility of viral load measurements in individuals with chronic hepatitis C infection on antiviral therapy. J Viral Hepat. 2005;12(5):465-72.
43. Pawlotsky JM. Diagnostic testing in hepatitis C virus infection: viral kinetics and genomics. Semin Liver Dis. 2003;23 Suppl 1:3-11.
44. Chevaliez S, Bouvier-Alias M, Brillet R, Pawlotsky JM. Overestimation and underestimation of hepatitis C virus RNA levels in a widely used real-time polymerase chain reaction-based method. Hepatology. 2007;46(1):22-31.
45. Vermehren J, Kau A, Gärtner BC, Göbel R, Zeuzem S, Serrazin C. Differences between two real-time PCR-based hepatitis C virus (HCV) assays (RealTime HCV and Cobas AmpliPrep/Cobas TaqMan) and one signal amplification assay (Versant HCV RNA 3.0) for RNA detection and quantification. J Clin Microbiol. 2008;46(12):3880-91.
46. Bowden DS, Berzsenyi MD. Chronic hepatitis C virus infection: genotyping and its clinical role. Future Microbiol. 2006;1(1):103-12.
47. Ciotti M, Marcuccilli F, Guenci T, Babakir-Mina M, Chiodo F, Favarato M, et al. A multicenter evaluation of the Abbott RealTime HCV Genotype II assay. J Virol Methods. 2010;167(2):205-7.
48. EASL. EASL recommendations on treatment of hepatitis C 2014. J Hepatol. 2014;61(2):373-95.
49. AASLD. Recomendations for Testing, Managing, and Treating Hepatitis C, in AASLD. 2014.
50. Ghany MG, Nelson DR, Strader DB, Thomas DL, Seeff LB; American Association for Srudy of Liver Diseases. An update on treatment of genotype 1 chronic hepatitis C virus infection: 2011 practice guideline by the American Association for the Study of Liver Diseases. Hepatology. 2011; 54(4):1433-44.
51. Pawlotsky JM. New hepatitis C virus (HCV) drugs and the hope for a cure: concepts in anti-HCV drug development. Semin Liver Dis. 2014;34(1):22-9.
52. Prokunina-Olsson L, Muchmore B, Tang W, Pfeiffer RM, Park H, Dickensheets H, et al. A variant upstream of IFNL3 (IL28B) creating a new interferon gene IFNL4 is associated with impaired clearance of hepatitis C virus. Nat Genet. 2013;45(2):164-71.
53. Rosen HR. Clinical practice. Chronic hepatitis C infection. N Engl J Med. 2011;364(25):2429-38.
54. FDA. Approval of Sovaldi (sofosbuvir) tablets for the treatment of chronic hepatitis C, U.S.F.a.D. Administration, Editor; 2014.
55. FDA. FDA approves first combination pill to treat hepatitis C. 2014.
56. FDA. FDA approves Viekira Pak to treat hepatitis C. 2014.
57. Lisboa-Neto G, Noble CF, Pinho JR, Malta FM, Gomes-Gouvêa MS, Alvarado-Mora MV, et al. Resistance mutations are rare among protease inhibitor treatment-naive hepatitis C genotype-1 patients with or without HIV coinfection. Antivir Ther. 2015;20(3):281-7.
58. Lawitz E, Gane EJ. Sofosbuvir for previously untreated chronic hepatitis C infection. N Engl J Med. 2013;369(7):678-9.
59. Webster DP, Klenerman P, Dusheiko GM. Hepatitis C. Lancet. 2015;385(9973):1124-35.
60. Lawitz E, Gane E, Pearlman B, Tam E, Ghesquiere W, Guyader D, et al. Efficacy and safety of 12 weeks versus 18 weeks of treatment with grazoprevir (MK-5172) and elbasvir (MK-8742) with or without ribavirin for hepatitis C virus genotype 1 infection in previously untreated patients with cirrhosis and patients with previous null response with or without cirrhosis (C-WORTHY): a randomised, open-label phase 2 trial. Lancet. 2015;385(9973):1075-86.

61. Sulkowski MS, Naggie S, Lalezari J, Fessel WJ, Mounzer K, Achuhart M, et al. Sofosbuvir and ribavirin for hepatitis C in patients with HIV coinfection. JAMA. 2014;312(4):353-61.
62. Coppola N, Martini S, Pisaturo M, Sagnelli C, Filippini P, Sagnelli E, et al. Treatment of chronic hepatitis C in patients with HIV/HCV coinfection. World J Virol. 2015;4(1):1-12.
63. Wyles DL. Antiviral resistance and the future landscape of hepatitis C virus infection therapy. J Infect Dis. 2013;207 Suppl 1:S33-9.
64. Poveda E, Wyles DL, Mena A, Pedreira JD, Castro-Iglesias A, Cachay E, et al. Update on hepatitis C virus resistance to direct-acting antiviral agents. Antiviral Res. 2014;108:181-91.
65. Forns X, Gordon SC, Zuckerman E, Lawitz E, Calleja JL, Hofer H, et al. Grazoprevir and elbasvir plus ribavirin for chronic HCV genotype-1 infection after failure of combination therapy containing a direct-acting antiviral agent. J Hepatol. 2015;63(3):564-72.
66. Kati W, Koev G, Irvin M, Beyer J, Liu Y, Krishnan P, et al. In vitro activity and resistance profile of dasabuvir, a nonnucleoside hepatitis C virus polymerase inhibitor. Antimicrob Agents Chemother. 2015;59(3):1505-11.
67. Pol S, Sulkowski MS, Hassanein T, Gane EJ, Liu L, Mo H, et al. Sofosbuvir plus pegylated interferon and ribavirin in patients with genotype 1 hepatitis C virus in whom previous therapy with direct-acting antivirals has failed. Hepatology. 2015;62(1):129-34.
68. Paolucci S, Fiorina L, Mariani B, Gulminetti R, Novati S, Barbarini G, et al. Naturally occurring resistance mutations to inhibitors of HCV NS5A region and NS5B polymerase in DAA treatment-naïve patients. Virol J. 2013;10:355.
69. Nakamoto S, Kanda T, Mistry N, Koev G, Reisch T, DeGoey D, et al. Hepatitis C virus NS5A inhibitors and drug resistance mutations. World J Gastroenterol. 2014;20(11):2902-12.
70. Krishnan P, Beyer J, Wu S, Shiraswa H, Yokosuka O, et al. In vitro and in vivo antiviral activity and resistance profile of ombitasvir, an inhibitor of hepatitis C virus NS5A. Antimicrob Agents Chemother. 2015;59(2):979-87.
71. Lawitz E, Gane E, Pearlman B, Tam E, Ghesquiere W, Guyader D, et al. Efficacy and safety of 12 weeks versus 18 weeks of treatment with grazoprevir (MK-5172) and elbasvir (MK-8742) with or without ribavirin for hepatitis C virus genotype 1 infection in previously untreated patients with cirrhosis and patients with previous null response with or without cirrhosis (C-WORTHY): a randomised, open-label phase 2 trial. Lancet. 2015;385(9973):1075-86.

Capítulo 17

Hepatite E

Alex Junior Souza de Souza
Adriano Claudio Pereira de Moraes
Mário Guimarães Pessôa

INTRODUÇÃO

Um importante avanço na descoberta e caracterização de agentes virais causadores de hepatite aguda e crônica teve início a partir da segunda metade do século XX com a descoberta, a princípio, dos vírus das hepatites A e B, porém uma parcela de hepatites infecciosas agudas, classificadas como "não A não B", ainda permaneceu com etiologia desconhecida durante muitos anos[1,2].

Estudos clinicoepidemiológicos e de diagnóstico laboratorial associaram essa forma de hepatopatia a um agente viral, convencionalmente denominado vírus da hepatite E (HEV, do inglês, *hepatitis E virus*), agente etiológico de uma forma de doença necroinflamatória hepática atualmente reconhecida como hepatite E[3].

Considerado por alguns autores a principal causa de hepatite viral de transmissão entérica no mundo, o HEV constitui importante patógeno de transmissão fecal-oral, causador de amplas epidemias de hepatite aguda em países subdesenvolvidos[4,5]. Estima-se que só na Índia mais de dois milhões de casos de hepatite E ocorram anualmente[4].

Em países desenvolvidos, a doença apresenta características diferenciadas, pois a infecção pelo HEV é responsável por casos esporádicos de hepatite aguda em indivíduos imunocompetentes e também por causar hepatite crônica entre grupos especiais, de pacientes imunossuprimidos e pós-transplantados[6,7].

A existência de isolados endêmicos e enzoóticos do HEV culminam em importante variabilidade clínica e epidemiológica da infecção[6,8]. Nesse sentido, as ferramentas moleculares são fundamentais para a determinação do diagnóstico diferencial da hepatite E dentro do amplo painel de doenças hepáticas causadas por vírus hepatotrópicos em humanos.

ASPECTOS HISTÓRICOS DA DOENÇA

As primeiras evidências da circulação do HEV surgiram no final de década de 1970, após a ocorrência de uma grande epidemia de hepatite aguda na região da Caxemira, na Índia. Durante o período de cerca de um ano, aproximadamente 52 mil pessoas foram acometidas e apresentaram quadro clínico característico de uma forma ictérica de hepatite aguda autolimitada[2].

A associação da transmissão de um agente infeccioso por via fecal-oral e veiculação hídrica, somada à exclusão das hepatites A e B na etiologia da enfermidade, fizeram com que, naquele momento, a então nova doença fosse designada como "hepatite de transmissão entérica não A não B" (ETNABH, do inglês, *enterically transmitted non-A, non-B hepatitis*)[2].

Para reproduzir experimentalmente a doença e caracterizar um possível agente, o Dr. Mikhail Balayan, ao estudar um surto de ETNABH no Afeganistão, ingeriu deliberadamente um *pool* com suspensões fecais de pacientes presumidamente acometidos pela doença e, após um período de incubação 36 dias, reproduziu o quadro típico de hepatite viral aguda descrito previamente e caracterizou morfologicamente, por imunoeletromicroscopia, as partículas virais eliminadas pelas fezes, confirmando a participação de um agente viral associado à doença, que posteriormente seria denominado HEV[3].

Estudos experimentais posteriores em primatas não humanos obtiveram resultados similares, ratificando a participação do vírus na etiologia da ETNABH[9].

Surtos de ETNABH nas comunidades rurais no México, entre 1986 e 1987, configuraram o primeiro registro da doença nas Américas e até 1997 os relatos indicavam uma circulação exclusiva do HEV entre humanos de regiões geográficas de baixo *status* sanitário da Ásia, África, América Latina, Oriente Médio[6,8,10].

A ocorrência de casos esporádicos autóctones de hepatite E em países industrializados permaneceu sem explicação durante muitos anos, porém a descoberta de isolados do vírus filogeneticamente relacionado ao HEV humano entre suínos nos Estados Unidos mudou o cenário de entendimento da doença, pois apontou para hipóteses, posteriormente confirmadas, de que suínos poderiam constituir uma fonte de infecção zoonótica pelo vírus para humanos de países industrializados[7,11].

Nos últimos anos, a ampliação das técnicas de detecção determinou importante aumento no diagnóstico da infecção, tanto entre humanos quanto entre animais. Esses importantes avanços ampliaram o entendimento sobra a hepatite E, demonstrando que o HEV se encontra mais amplamente distribuído ao redor do mundo do que se acreditava anteriormente, porém a complexa epidemiologia da hepatite E ainda necessita de investigações clínicas, laboratoriais e epidemiológicas adicionais para esclarecer relevantes aspectos a respeito da distribuição geográfica, patogenia, resposta imunológica à infecção, curso clínico e impactos na saúde pública relacionados à circulação do HEV[7,10,12].

ETIOLOGIA

As características morfológicas das partículas virais recuperadas das fezes de pacientes infectados pelo HEV fizeram com que, entre 1988 e 1998, o vírus fosse classificado taxonomicamente como um membro da família Caliciviridae[13], porém essa classificação começou a ser questionada a partir do início dos anos 1990, quando o sequenciamento do genoma completo e a análise filogenética do vírus demonstraram não dar suporte à classificação[14,15].

Devido à falta de consenso na classificação taxonômica, entre os anos 2000 e 2005 o Comitê Internacional em Taxonomia de Vírus (ICTV, do inglês, *International Committee on Taxonomy for Viruses*) classificou o HEV como *hepatitis E-like viruses.* Atualmente, o vírus encontra-se inserido na família Hepeviridae, como único membro do gênero *Hepevirus*[1,16].

As partículas virais do HEV são compostas por um nucleocapsídeo não envelopado, de simetria icosaédrica e diâmetro variando de 27-34nm[8,9]. Em alimentos contaminados, o vírus é inativado à temperatura interna de cozimento de 71°C durante 20 minutos, indicando relativa resistência térmica[17].

O genoma viral é composto por um ácido nucleico do tipo RNA de fita simples e polaridade positiva, com tamanho aproximado de 7,2kb, delimitado por duas curtas regiões não traduzidas nas extremidades 5', que contém uma estrutura de cap e região 3' não traduzida com cauda poliadenilada[1,16].

O RNA viral é composto por três fases abertas de leitura (ORFs, do inglês, *open reading frames*) parcialmente sobrepostas: ORF1, ORF2 e ORF3 (Figura 17.1). A ORF1, composta por aproximadamente 5kb, é responsável pela síntese de proteínas não estruturais envolvidas na replicação viral[1].

A ORF1 contém 4 domínios funcionais: metiltransferase, responsável pelo *capping* do RNA viral; cisteinoprotease do tipo papaína, de significado funcional ainda pouco conhecido; helicase, essencial para a replicação do genoma viral; e uma RNA polimerase RNA-dependente, necessária para a replicação do RNA genômico em seu intermediário replicativo. Adicionalmente, a ORF1 contém duas regiões com funções desconhecidas denominadas "y" e "x", além de uma região hipervariável rica em prolina[1].

As proteínas das ORF2 e ORF3 são traduzidas a partir de um RNA subgenômico de tamanho aproximado de 2,2kb, sintetizado durante a replicação viral. A ORF2 possui aproximadamente 2kb e codifica o capsídeo viral e uma curta ORF3, com quase 400 bases, é responsável pela tradução de uma poliproteína não estrutural[18].

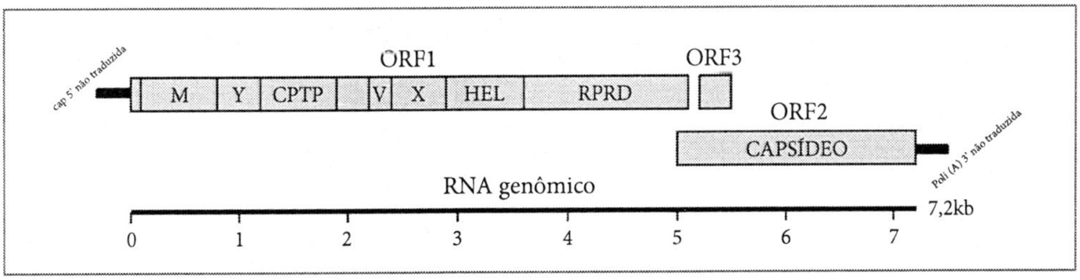

FIGURA 17.1 – Representação esquemática do genoma do HEV. M = metiltransferase; Y = domínio Y; CPTP = cisteinoprotease do tipo papaína; V = domínio rico em prolina; X = domínio X; HEL = helicase; RDRP = RNA-polimerase RNA-dependente.

Estudos de microscopia crioeletrônica e de reconstituição de imagem indicaram que a expressão da ORF2 em partículas virais HEV-*like* é responsável pela síntese de uma proteína estrutural de 72kDa, constituída por 660 aminoácidos, organizados em três domínios proteicos lineares interligados, responsáveis pela constituição do capsídeo viral: S, M e P[5].

Enquanto o domínio S apresenta conformação homogênea e sem cavitações, as projeções estruturais de M e P contêm sítios de polissacarídeos envolvidos com interações vírus-hospedeiro e, dessa forma, desempenham papel importante na determinação antigênica[5].

A ORF3 que codifica uma pequena fosfoproteína multifuncional de 114 aminoácidos que, apesar de não ter todas as suas funções conhecidas, parece desempenhar atividade modulatória na replicação viral por vias diretas e indiretas. Essa proteína participa da liberação de partículas virais e inibe a via mitocondrial de apoptose em células infectadas, além de interagir com outras proteínas virais e com o citoesqueleto de hepatócitos infectados[1,10].

Evidências *in vitro* indicam que a expressão da proteína da ORF3 não é fundamental para a replicação do HEV em células Huh-7[19], porém a expressão *in vivo* dessa proteína parece ser fundamental para garantir a infectividade em macacos rhesus experimentalmente inoculados com o HEV[20].

EPIDEMIOLOGIA MOLECULAR

A classificação taxonômica vigente insere o HEV na família Hepeviridae, gênero *Orthohepevirus*, espécie *Orthohepevirus A*, que corresponde à espécie de isolados obtidos de humanos e outros mamíferos (Quadro 17.1)[21]. A espécie *Orthohepevirus A* atualmente se encontra subdividida em 7 genótipos e os isolados que acometem humanos estão inseridos nos genótipos 1-4[21].

A menor variabilidade filogenética entre os isolados dos genótipos 1 e 2, quando comparados aos genótipos 3 e 4, parece estar relacionada às diferenças entre os mecanismos de transmissão e maior especificidade de hospedeiros[22].

Os genótipos 1 e 2 apresentam circulação exclusiva entre humanos e encontram-se distribuídos em regiões classificadas como endêmicas para o vírus, onde são responsáveis por surtos de hepatite aguda autolimitada de veiculação hídrica[4,6]. Em regiões de alta endemicidade, o HEV pode corresponder por cerca de mais de 50% dos casos esporádicos de hepatite aguda[7].

O genótipo 1 é considerado hiperendêmico no subcontinente indiano e também altamente prevalente em algumas regiões da Ásia (Nepal, Paquistão, Vietnã, Bangladesh, China) e no norte da África (Egito e Marrocos)[4,22]. O genótipo 2 foi descrito somente durante o registro original de ocorrência, no México, e em epidemias na África central (República Democrática do Congo, Namíbia e Nigéria)[4,22] (Figura 17.2).

O genótipo 3 corresponde ao genótipo mais amplamente distribuído ao redor do mundo e já foi registrado nas Américas do Norte e do Sul, na Europa e em regiões da

QUADRO 17.1 – Classificação taxonômica da família Hepeviridae.

Família	Gênero	Espécie	Genótipos	Hospedeiros
Hepeviridae	*Orthohepevirus*	*Orthohepevirus A*	HEV-1	Homem
			HEV-2	Homem
			HEV-3	Homem, suíno, coelho, veado, mangusto
			HEV-4	Homem, suíno
			HEV-5	Javali
			HEV-6	Javali
			HEV-7	Camelo
		Orthohepevirus B	–	Frango
		Orthohepevirus C	HEV-C1	Rato
			HEV-C2	Furão
		Orthohepevirus D	–	Morcego
	Piscihepevirus	*Piscihepevirus A*	–	Truta

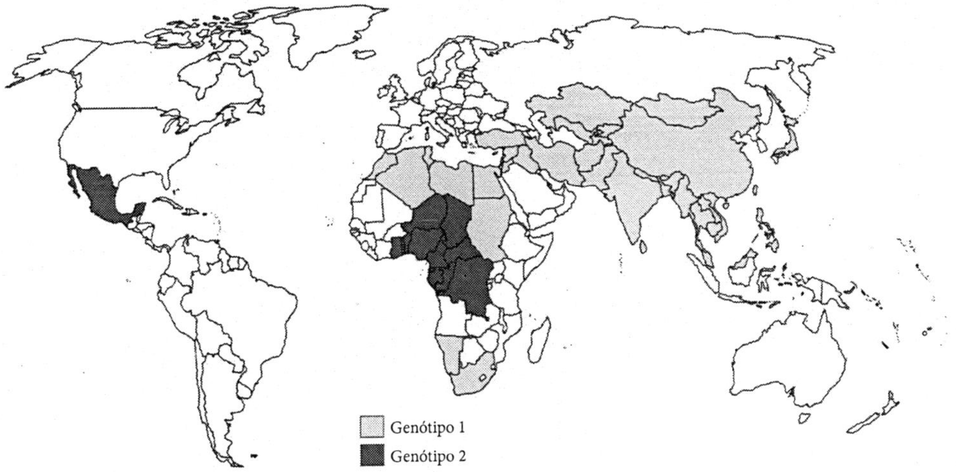

FIGURA 17.2 – Distribuição geográfica mundial de ocorrência dos genótipos 1 e 2 do HEV.

Ásia[7,12,16]. O genótipo 4 apresenta circulação restrita a algumas regiões da Ásia, em países como China, Japão, Taiwan e Vietnã[10] (Figura 17.3).

Os genótipos 3 e 4 agrupam isolados humanos e animais do HEV que possuem estreita similaridade filogenética. Suínos domésticos são caracterizados como os principais reservatórios animais desses genótipos do HEV tanto em regiões endêmicas quanto não endêmicas para o vírus[8].

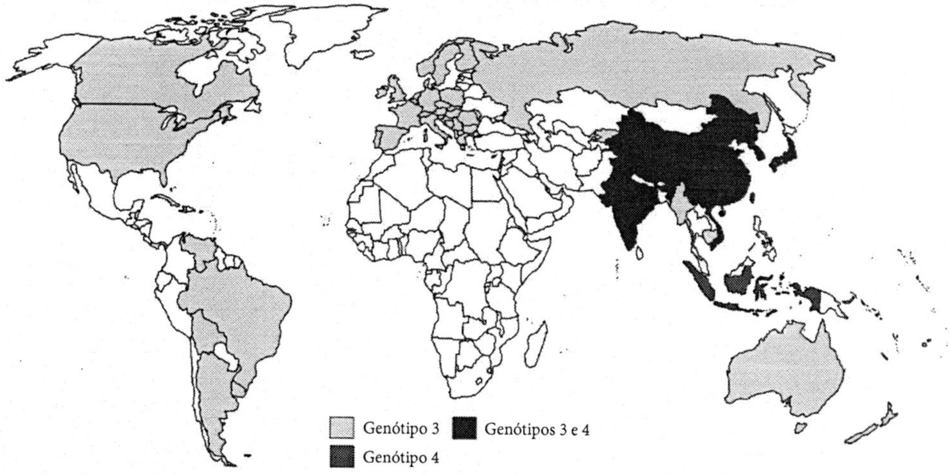

FIGURA 17.3 – Distribuição geográfica mundial de ocorrência dos genótipos 3 e 4 do HEV entre humanos.

Evidências de transmissão direta de alguns desses isolados para humanos após o consumo de fígados de suínos, javalis e cervídeos foram confirmadas a partir de estudos filogenéticos das sequências recuperadas dos pacientes e animais, ratificando o caráter zoonótico desses genótipos[6,8].

Infecções pelos genótipos 3 e 4 determinam a ocorrência de casos esporádicos de hepatite aguda ou crônica por meio da veiculação por alimentos de origem animal contaminados ou de infecções ocupacionais[8], diferentemente das formas epidêmicas causada pelos genótipos 1 e 2.

Estima-se, com base em análise de relógio molecular da ORF2, que o tempo de divergência do ancestral comum entre os genótipos 3 e 4 do HEV date de aproximadamente 400 anos[23].

A detecção do HEV também já foi registrada em outras espécies de mamíferos como coelhos, ratos, furões, mangustos e morcegos[21] e, apesar do desconhecimento de transmissão direta para humanos, essa pluralidade de reservatórios pode representar risco zoonótico em potencial, já que as vias de transmissão interespécies ainda não estão completamente compreendidas.

Na América do sul, os primeiros isolados do vírus foram obtidos de pacientes com hepatite E aguda na Argentina, país onde, posteriormente, foram identificados isolados suínos também do genótipo 3[24].

No Brasil, País considerado não endêmico para o HEV, até o momento só foram identificadas sequências do genoma viral em suínos e humanos, todas do genótipo 3. O primeiro registro da circulação do vírus se deu a partir da detecção do HEV-RNA em suínos no Estado de São Paulo[25]. A circulação do vírus entre suínos também já foi demonstrada nos Estados do Rio de Janeiro, Mato Grosso, Pará e Paraná, além de efluentes de matadouros suínos no Estado do Rio de Janeiro[26-28].

O primeiro caso humano confirmado de hepatite E autóctone no País foi observado em um paciente de 30 anos de idade, do Rio de Janeiro, que apresentou quadro clínico típico de hepatite aguda e, laboratorialmente, positividade para o HEV-RNA e negatividade para infecção pelos vírus das hepatites A, B e C, vírus Epstein-Barr, citomegalovírus, herpes-vírus, HIV, *Toxoplasma gondii* e *Treponema pallidum*[29]. Recentemente, 3 casos de infecção crônica pelo HEV foram relatados em pacientes pós-transplantados renais no Estado de São Paulo[30].

CURSO CLÍNICO

Hepatite E aguda

O curso clássico da hepatite E em humanos é caracterizado por um quadro clínico de hepatite aguda, autolimitada, com período de incubação que pode variar de 15 a 65 dias[6].

Os sintomas e sinais clínicos da fase aguda incluem anorexia, febre, vômitos, dor abdominal, hepatomegalia, hipocolia fecal, colúria e icterícia. A hepatite E é clinicamente indistinguível de hepatites virais agudas, porém, em comparação com a hepatite A, a E apresenta maior período de incubação, maior elevação de bilirrubina e maior taxa de mortalidade[6]. A evolução para hepatite grave ou fulminante é restrita a alguns grupos, como, por exemplo, grávidas, nas quais a taxa de letalidade pode atingir até 20%[31].

Durante o curso da infecção, o RNA viral pode ser detectado de modo breve no soro, somente no estágio inicial da doença, durante a fase pré-ictérica, porém a excreção de partículas virais pelas fezes do paciente, que tem início cerca de uma semana antes do início das manifestações clínicas, tende a se manter por um período mais prolongado, por até duas ou três semanas após o início dos sintomas[6].

Os achados bioquímicos indicam que o pico sérico de transaminases hepáticas, como alanina aminotransferase (ALT), aspartato aminotransferase (AST) e gamaglutamiltransferase (γGT), tende a coincidir com o período de icterícia, que geralmente se estabelece durante cerca de duas semanas, logo após o período de incubação[32].

Os títulos de anticorpos anti-HEV IgM tendem a apresentar crescimento já durante a etapa de manifestação clínica, porém costumam apresentar declínio de acordo com a recuperação do quadro. De modo inverso, os títulos de anti-HEV IgG tendem a apresentar aumento mais expressivo no início da fase convalescente e costumam manter-se estáveis durante muitos anos, conferindo proteção contra novas infecções[32].

De modo geral, a doença evolui para resolução espontânea em até 6 meses, sem apresentar características de cronicidade[6]. A manifestação clínica da infecção parece ter caráter dose-dependente e, diferentemente da hepatite A, maior proporção de casos ictéricos é observada entre homens adultos de meia-idade[7]. Médicos veterinários e pessoas que trabalham diretamente com suínos são considerados grupo de risco para a infecção[8].

Infecções subclínicas podem ocorrer e determinam apenas discreta alteração nos níveis de transaminases hepáticas, seguidas por soroconversão, sem que ocorram maiores prejuízos aos indivíduos infectados[8,32].

Os achados histopatológicos hepáticos nos quadros agudos de hepatite E são similares aos encontrados em outros quadros agudos virais e incluem necrose hepatocelular de células isoladas ou em grupos, com infiltrado inflamatório linfoplasmocítico associado nos ácinos e espaços porta. Colangite e colestase também são bastante comuns em quadros agudos de hepatite E[33].

Hepatite E crônica

Desde 2008, relatos sobre a ocorrência de hepatite E crônica em pós-transplantados deram início à discussão sobre a possibilidade da doença apresentar um curso clínico não usual em hospedeiros com condições imunológicas especiais, atribuídos à infecção pelo genótipo 3, na exclusão de outras causas de hepatites virais crônicas[34,35].

A triagem sorológica e molecular para hepatite E desenvolvida entre 217 pacientes pós-transplantados, com aumento de transaminases hepáticas sem etiologia determinada, confirmou que 14 indivíduos apresentaram positividade para marcadores de infecção aguda pelo HEV (6,5%). Essa observação foi feita em 3 pacientes receptores de fígado, 9 de rins e 2 de receptores simultâneos de rins e pâncreas[35]. O mesmo estudo constatou ainda que 8 casos evoluíram para hepatite crônica.

Casos de hepatite E crônica já foram demonstrados também entre pacientes pós-transplantados receptores de outros órgãos sólidos, como coração e pulmões[36].

A manifestação clínica da hepatite E crônica em pacientes pós-transplantados geralmente é discreta, porém os indivíduos apresentam, além do aumento nas transaminases hepáticas, lesões histopatológicas características de inflamação hepática viral crônica, podendo, inclusive, evoluir rapidamente para cirrose[34,35,37].

A patogenia da infecção em pós-transplantados ainda não está completamente elucidada, porém parece ter relação com a terapia imunossupressora que induz a uma disfunção nas taxas de linfócitos responsáveis pelo controle da infecção (principalmente CD4), resultando na persistência do agente[10].

Outras condições que induzem à imunossupressão como a co-infecção pelo HIV também podem determinar a ocorrência de hepatite E crônica e, como particularidade, esses pacientes pós-transplantados/imunossuprimidos apresentam um curso diferenciado de infecção, caracterizado por viremia persistente do HEV por períodos maiores que 6 meses, associada a oscilações nas transaminases hepáticas[38].

O perfil de resposta sorológica nos casos de hepatite E crônica também é diferenciado, uma vez que os títulos de anti-HEV IgM tendem a acompanhar a viremia persistente, sem que ocorra aumento nos títulos de anti-HEV IgG[34,35,37].

Sugere-se que o diagnóstico laboratorial seja baseado na detecção associada de marcadores sorológicos e do HEV-RNA e, apesar de não haver consenso a respeito do manejo clínico nos casos de hepatite E crônica, estudos sugerem que a redução na terapia imunossupressora e uso de ribavirina apresentam bons resultados no controle da infecção[6,36].

A problemática em potencial da ocorrência de hepatite E crônica entre pós-transplantados/imunossuprimidos indica necessidade no aprimoramento das estratégias de diagnóstico laboratorial da doença, dada a inclusão do HEV no diagnóstico diferencial entre as doenças hepáticas de pacientes pós-transplantados e imunossuprimidos, com aumento de transaminases, sem etiologia determinada.

Até o momento não existe uma conduta específica para o tratamento da hepatite E aguda ou crônica e a abordagem clínica geralmente é similar à aplicada em outras hepatites virais.

DIAGNÓSTICO LABORATORIAL

Sorologia

Apesar de haver relevante variabilidade genotípica entre os isolados do HEV, somente um sorotipo é atualmente reconhecido. Usualmente, o diagnóstico sorológico é determinado pela detecção de anticorpos anti-HEV IgM e IgG por técnicas de enzimaimunoensaio (ELISA) e imunoblot.

A resposta humoral à infecção é baseada, principalmente, na produção de anticorpos com alvo nos epítopos do capsídeo viral, codificado pela região ORF2 do genoma. Grande semelhança antigênica entre cepas humanas e suínas sugerem a presença de epítopos cruzados entre as espécies, entretanto até o momento não há um teste sorológico capaz de diferenciar infecções pelo HEV humano e suíno[8].

Estudos vêm demonstrando que a sensibilidade e especificidade dos testes sorológicos comerciais disponíveis apresentam importantes variações relacionadas à sensibilidade de detecção para determinados genótipos, como, por exemplo, o genótipo 4[7,39,40].

Essa discrepância de resultados pode estar relacionada aos antígenos recombinantes utilizados nos *kits* comerciais, uma vez que a grande maioria dos testes utiliza como base sequências da ORF2 e/ou ORF3 de isolados do genótipo 1[40].

Anticorpos anti-HEV IgM podem ser detectados durante a fase aguda de infecção e os títulos tendem a permanecer detectáveis durante 4 a 5 meses pós-infecção. A detecção isolada de anti-HEV IgM sugere um quadro de infecção aguda, porém esse resultado deve ser interpretado com cautela, principalmente entre pacientes pós-transplantados/imunossuprimidos, uma vez que, nesses, a soroconversão é tardia e os títulos de anti-HEV IgM podem permanecer altos por mais de seis meses, acompanhando a persistência do HEV-RNA no soro[12,34,35,37-39].

Os títulos de anticorpos anti-HEV IgG tendem a apresentar aumento na etapa final de manifestação clínica da infecção, permanecendo altos durante longos períodos de tempo, conferindo proteção contra novas infecções. Nos casos de hepatite E crônica, a soroconversão para IgG pode não ser observada, dificultando a interpretação de infecções pregressas[30,34,38].

A soroprevalência para hepatite E varia de acordo com a região geográfica, em regiões consideradas não endêmicas para o vírus (industrializadas) e a detecção de anticorpos anti-HEV varia de 1 a 5%. A detecção de anti-HEV IgG entre indivíduos clinicamente saudáveis sem histórico de doença hepática sugere a possibilidade de ocorrência de infecções subclínicas[32].

No Brasil, a primeira evidência sorológica da circulação do HEV foi observada a partir da detecção de anticorpos anti-HEV específicos entre mineradores no Estado do Mato Grosso[41]. Posteriormente, inquéritos sorológicos demonstraram baixa prevalência, similar a outras regiões caracterizadas como não endêmicas.

A ausência de um teste sorológico "padrão-ouro" para o diagnóstico da hepatite E, somada à inconsistência de resultados de *kits* comerciais disponíveis e variações importantes no perfil sorológico da hepatite E crônica, determina que os resultados de diagnóstico sorológico sejam interpretados com cautela e que, preferencialmente, sejam acompanhados por testes confirmatórios de biologia molecular. Como a presença do HEV já foi demonstrada no Brasil tanto em humanos quanto em suínos, mesmo que em baixa prevalência, a triagem sorológica para hepatite E deve ser considerada dentro do diagnóstico diferencial de casos de hepatites agudas não A não B e não C.

Biologia molecular

Técnicas baseadas na detecção do ácido nucleico do HEV apresentam alta especificidade e sensibilidade para o diagnóstico da hepatite E e, quando utilizadas combinadas com testes sorológicos, são eficientes no diagnóstico correto da infecção[42].

Ressalta-se, porém, que a ausência de detecção do HEV-RNA em amostras de soro ou plasma, utilizadas na rotina diagnóstica, não exclui a possibilidade de infecção pelo vírus, uma vez que o breve período de viremia tende a preceder as manifestações clínicas[32]. A detecção do HEV-RNA em amostras de fezes também pode auxiliar no diagnóstico da infecção[32].

Após a caracterização do genoma completo do HEV, diversos ensaios convencionais de RT-PCR (transcrição reversa-reação em cadeia da polimerase) e *nested* RT-PCR são amplamente descritos na literatura e têm regiões conservadas das ORF1 e ORF2 como as principais sequências-alvo de amplificação.

A amplificação de sequências parciais ou do genoma completo do vírus são importantes também para a caracterização dos genótipos dos isolados. A classificação vigente, que divide os isolados mamíferos do vírus em 4 genótipos e 24 subtipos, é baseada em amplo estudo que comparou filogeneticamente 421 isolados do HEV em humanos e animais do mundo todo[22].

A análise filogenética baseada no genoma completo e de sequências parciais da ORF1 e ORF2, de modo geral, tende a apresentar reprodutibilidade para a caracterização dos genótipos dos isolados[22].

A ampliação no painel de reservatórios animais em que o vírus foi detectado indica que essa classificação necessita de revisões para se ampliar o número de genótipos para que se classifiquem as sequências divergentes recém-relatadas.

Diversas técnicas de RT-PCR em tempo real (quantitativo) também são descritas para o diagnóstico molecular da infecção, porém um protocolo *in house* de RT-PCR em tempo real com alta sensibilidade e especificidade, baseado em uma região conservada da região ORF3 dos genótipos 1-4, vem sendo amplamente difundido e aplicado na detecção e quantificação do genoma do HEV[43].

Recentemente, dois *kits* comerciais para a quantificação da carga viral do HEV encontram-se disponíveis e estudos preliminares sugerem que eles apresentam alta sensibilidade e reprodutibilidade para a detecção do genótipo 3 do HEV[42].

Para padronizar e aperfeiçoar o diagnóstico molecular da infecção pelo HEV, a Organização Mundial da Saúde (WHO, do inglês, *World Health Organization*) instituiu um estudo colaborativo internacional para determinar um padrão internacional para a detecção do HEV-RNA. Como resultado, a WHO estabeleceu que um padrão internacional com 250.000UI/mL, derivado de um isolado do genótipo 3a do Japão, está disponível para ser aplicado na padronização das técnicas de detecção do HEV-RNA em laboratórios de pesquisa e diagnóstico ao redor do mundo[12].

Em virtude da grande variabilidade entre os ensaios *in house* e comerciais disponíveis para o diagnóstico molecular da hepatite E, atualmente o Centro para Controle e Prevenção de Doenças (CDC, do inglês, *Center for Disease Control and Prevention*), dos Estados Unidos da América, disponibiliza um serviço de suporte para o diagnóstico laboratorial da hepatite E baseado em técnicas de sorologia (pesquisa de anti-HEV IgM e IgG) e de detecção do HEV-RNA por RT-PCR em amostras de soro e fezes. Esses exames estão disponíveis em poucos laboratórios especializados em hepatites em nosso país.

PROFILAXIA

Em regiões hiperendêmicas, o controle e a profilaxia do HEV são baseados na identificação epidemiológica dos surtos em associação com a aplicação de medidas de saneamento básico para minimizar transmissão e ocorrência de novos casos[4,44].

Na China, a primeira vacina contra hepatite E (Hecolin®) é produzida comercialmente desde 2012 e proporciona bons resultados de proteção contra o HEV. A vacina recombinante é baseada na expressão, em *Escherichia coli*, da proteína 239 da ORF2 do genótipo 1 do vírus e é indicada para populações com maior risco de exposição em regiões endêmicas[44].

Ainda não existe um consenso a respeito da conduta universal de imunização, porém, a fim de se minimizar um curso clínico desfavorável, a vacina também pode ser futuramente indicada para uso em grávidas de regiões endêmicas e grupos de pacientes imunossuprimidos (receptores de transplantes e infectados pelo HIV) e/ou com maior risco de infecção zoonótica de regiões não endêmicas.

TRATAMENTO

Devido à hepatite aguda E ser normalmente autolimitada, ela não necessita de tratamento específico. Os pacientes que apresentam a forma aguda grave ou agudização de uma doença hepática crônica devem ser admitidos em uma unidade de cuidados intensivos, onde medidas para o controle de edema cerebral e avaliação por uma equipe de transplante hepático possam ser realizadas.

Nenhum dado se encontra disponível quanto ao impacto da necessidade de interrupção da gravidez nas pacientes cujos testes de função hepática estejam alterados. Sabe-se que o risco de coagulopatia está aumentado, bem como maior risco de hemorragia pós-parto, por isso, o uso profilático de drogas que estimulem a contração uterina, bem como a utilização de infusão de plasma fresco nos casos de sangramento são bastante úteis[45,46].

Conhecimentos recentes da infecção pelo HEV e a associação com o risco de progressão para doença hepática crônica têm conduzido os estudiosos a indicar diferentes estratégias no tratamento da hepatite E, incluindo redução da medicação imunossupressora, quando possível, além da utilização do interferon peguilado e ribavirina associados ou em monoterapia[45,46].

A dose recomendada da terapia com a ribavirina ainda precisa ser definida, porém 600 a 1.000mg/dia durante 3 a 5 meses tem sido sugerida. Alguns esquemas propostos são interferon peguilado alfa-2a/alfa-2b com ribavirina durante 3 a 12 meses nos pacientes com doença hepática crônica, tendo moderado sucesso em atingir níveis de HEV-RNA indetectáveis[45]. Estudo francês demonstrou a normalização de testes de função hepática e clareamento do HEV-RNA em 2 pacientes transplantados de rim e pâncreas, cuja biópsia comprovou doença crônica pelo HEV, quando esquema de monoterapia com ribavirina 12mg/kg de peso ao dia foi utilizado durante 12 semanas. Os níveis de HEV-RNA tornaram-se indetectáveis já na quarta semana após o início de tratamento, tendo os pacientes apresentado leves efeitos colaterais da droga[47]. Outro estudo em transplantados cardíacos com infecção crônica pelo HEV demonstrou clareamento do HEV-RNA já após o primeiro mês de uso de ribavirina 17mg/kg/dia em monoterapia durante 3 meses[48]. No entanto, apenas curtas séries de casos estão disponíveis e estudos controlados com maior seguimento devem ser ainda realizados. Terapias mais curtas estiveram associadas com recidivas e por isso devem ser evitadas[49]. Se essas drogas serão úteis nos casos de hepatite fulminante pelo HEV, naqueles com doença hepática crônica ou nos casos de superinfecção, ainda permanece incerto. A teratogenicidade da ribavirina pode ser um grande limitador do seu uso durante a gravidez. Além disso, o curso rápido de desenvolvimento que a doença assume em alguns casos e o tempo que a medicação pode levar para atuar podem ser fatores limitantes para seu uso em casos graves[50]. Não há dados disponíveis sobre o papel das drogas antivirais na infecção aguda pelo vírus da hepatite E associados à insuficiência hepática aguda ou crônica.

REFERÊNCIAS

1. Ahmad I, Holla RP, Jameel S. Molecular virology of hepatitis E virus. Virus Res. 2011;161(1):47-58.
2. Khuroo MS. Study of an epidemic of non-A, non-B hepatitis: possibility of another human hepatitis virus distinct from post-transfusion non-A, non-B type. Am J Med. 1980;68(6):818-23.
3. Balayan MS, Andjapardize AG, Savinskaya SS, Ketildaze ES, Braginsky DN, Savinov AP, et al. Evidence for a virus in non-A, non-B hepatitis transmitted via faecal-oral route. Intervirology. 1983;20(1):23-31.
4. Khuroo MS. Discovery of hepatitis E: The epidemic non-A, non-B hepatitis 30 years down the memory lane. Virus Res. 2011;161(1):3-14.
5. Yamashita T, Mori Y, Miyazaki N, Cheng RH, Yoshimura M, Unno H, et al. Biological and immunological characteristics of hepatitis E virus-like particles based on the crystal structure. Proc Natl Acad Sci U S A. 2009;106(31):12986-91.
6. Aggarwal R. Clinical presentation of hepatitis E. Virus Res. 2011;161(1):15-22.
7. Clemente-Casares P, Pina S, Buti M, Jardi R, Martín M, Bofill-Mas S, et al. Hepatitis E virus epidemiology in industrialized countries. Emerg Infect Dis. 2003;9(4):448-54.
8. Meng XJ. Hepatitis E virus: animal reservoirs and zoonotic risk. Vet Microbiol. 2010;140(3-4): 256-5.
9. Bradley DW, Krawczynski K, Cook EH Jr, McCaustland KA, Humphrey CD, Spelbring JE, et al. Enterically transmitted non-A, non-B hepatitis: serial passage of disease in cynomolgus macaques and tamarins and recovery of disease-associated 27- to 34-nm viruslike particles. Proc Natl Acad Sci U S A. 1987;84(17):6277-81.
10. Pérez-Gracia MT, Suay B, Mateos-Lindemann ML. Hepatitis E: an emerging disease. Infect Genet Evol. 2014;22:40-59.
11. Meng XJ, Purcell RH, Halbur PG, Lehman JR, Webb DM, Tsareva TS, et al. A novel virus in swine is closely related to the human hepatitis E virus. Proc Natl Acad Sci U S A. 1997;94(18):98605.
12. Baylis SA, Blümel J, Mizusawa S, Matsubayashi K, Sakata H, Okada Y, et al.; HEV Collaborative Study Group. World Health Organization International Standard to harmonize assays for detection of hepatitis E virus RNA. Emerg Infect Dis. 2013;19(5):729-35.
13. Tsarev SA, Emerson SU, Reyes GR, Tsareva TS, Legtersi LJ, Malik IA, et al. Characterization of a prototype strain of hepatitis E virus. Proc Natl Acad Sci U S A. 1992;89:559-63.
14. Reyes GR, Purdy MA, Kim JP, Luk KC, Young LM, Fry KE, et al. Isolation of a cDNA from the virus responsible for enterically transmitted non-A, non-B hepatitis. Science. 1990;247(4948): 1335-9.
15. Tam AW, Smith MM, Guerra ME, Huang CC, Bradley DW, Fry KE, et al. Hepatitis E virus (HEV): molecular cloning and sequencing of the full-length viral genome. Virology. 1991;185:120-31.
16. Okamoto H. Genetic variability and evolution of hepatitis E virus. Virus Res. 2007;127(2):216-28.
17. Barnaud E, Rogée S, Garry P, Rose N, Pavio N. Thermal inactivation of infectious hepatitis E virus in experimentally contaminated food. Appl Environ Microbiol. 2012;78(15):5153-9.
18. Graff J, Torian U, Nguyen H, Emerson SU. A bicistronic subgenomic mRNA encodes both the ORF2 and ORF3 proteins of hepatitis E virus. J Virol. 2006;80(12):5919-26.
19. Emerson SU, Nguyen H, Torian U, Purcell RH. ORF3 protein of hepatitis E virus is not required for replication, virion assembly, or infection of hepatoma cells in vitro. J Virol. 2006;80(21): 10457-64.
20. Graff J, Nguyen H, Yu C, Elkins WR, St. Claire M, Purcell RH, et al. Emerson SU. The open reading frame 3 gene of hepatitis E virus contains a cis-reactive element and encodes a protein required for infection of macaques. J Virol. 2005;79(11):6680-9.

21. Smith DB, Simmonds P, members of the International Committee on the Taxonomy of Viruses Herpeviridae Study Group, Jameel S, Emerson SU, Harrison TJ, Meng XJ, et al. Consensus proposals for classification of the family Hepeviridae. J Gen Virol. 2014;95(1):2223-32.
22. Lu L, Li C, Hagedorn CH. Phylogenetic analysis of global hepatitis E virus sequences: genetic diversity, subtypes and zoonosis. Rev Med Virol. 2006;16(1):5-36.
23. Purdy MA, Khudyakov YE. Evolutionary history and population dynamics of hepatitis E virus. PloS ONE 2010;5(12):e14376.
24. Echevarría JM, González JE, Lewis-Ximenez LL, dos Santos DRL, Munné MS, Pinto MA, et al. Hepatitis E virus infection in Latin America: a review. J Med Virol. 2013;85(6):1037-45.
25. Paiva HH, Tzaneva V, Haddad R, Yokosawa J. Molecular characterization of swine hepatitis E virus from Southeastern Brazil. Braz J Microbiol. 2007;38:693-8.
26. De Souza AJS, Gomes-Gouvêa MS, Soares MCP, Pinho JRR, Malheiros AP, Carneiro LA, et al. HEV infection in swine from Eastern Brazilian Amazon: evidence of co-infection by different subtypes. Comp Immunol Microbiol Infect Dis. 212;35(5):477-85.
27. Dos Santos DRL, Vitral CL, de Paula VS, Marchevsky RS, Lopes JF, Gaspar AM, et al. Serological and molecular evidence of hepatitis E virus in swine in Brazil. Vet J. 2009;182:474-80.
28. Dos Santos DRL, de Paula VS, de Oliveira JM, Marchevsky RS, Pinto MA. Hepatitis E virus in swine and effluent samples from slaughterhouses in Brazil. Vet Microbiol. 2011;149:236-41.
29. Dos Santos DRL, Lewis-Ximenez L, da Silva MF, de Sousa PS, Gaspar AM, Pinto MA. First report of a human autochthonous hepatitis E virus infection in Brazil. J Clin Virol. 2010;47:276-9.
30. Passos AM, Heringer TP, Medina-Pestana JO, Ferraz MLG, Granato CFH. First report and molecular characterization of hepatitis E virus infection in renal transplant recipients in Brazil. J Med Virol. 2013;85(4):615-9.
31. Krain LJ, Nelson KE, Labrique AB. Host immune status and response to hepatitis E virus infection. Clin Microbiol Rev. 2014;27(1):139-65.
32. Dalton HR, Bendall R, Ijaz S, Banks M. Hepatitis E: an emerging infection in developed countries. Lancet Infect Dis. 2008;8(11):698-709.
33. Peron JM, Danjoux M, Kamar N, Missoury R, Poirson H, Vinel JP, et al. Liver histology in patients with sporadic acute hepatitis E: a study of 11 patients from South-West France. Virch Archiv. 2007; 450(4):405-10.
34. Gérolami R, Moal V, Colson P. Chronic Hepatitis E with cirrhosis in a kidney-transplant recipient. N Engl J Med. 2008;358(8):859-60.
35. Kamar N, Selves J, Mansuy JM, Ouezzani L, Péron JM, Guitard J, et al. Hepatitis E virus and chronic hepatitis in organ-transplant recipients. N Engl J Med. 2008;358(8):811-7.
36. Koning L, Pas SD, de Man RA, Balk AHMM, de Knegt RJ, ten Kate FJ, et al. Clinical implications of chronic hepatitis E virus infection in heart transplant recipients. J Heart Lung Transpl. 2013; 32(1):78-85.
37. Haagsma EB, van den Berg AP, Porte RJ, Benne CA, Vennema H, Reimerink JHJ, et al. Chronic hepatitis E virus infection in liver transplant recipients. Liver Transpl. 2008;14(4):547-53.
38. Kaba M, Richet H, Ravaux I, Moreau J, Poizot-Martin I, Motte A, et al. Hepatitis E virus infection in patients infected with the human immunodeficiency virus. J Med Virol. 20011;83(10):1704-16.
39. Bendall R, Ellis V, Ijaz S, Ali R, Dalton H. A comparison of two commercially available anti-HEV IgG kits and a re-evaluation of anti-HEV IgG seroprevalence data in developed countries. J Med Virol. 2010;82(5):799-805.
40. Wang Y, Zhang H, Li Z, Gu W, Lan H, Hao W, et al. Detection of sporadic cases of hepatitis E virus (HEV) infection in China using immunoassays based on recombinant open reading frame 2 and 3 polypeptides from HEV genotype 4. J Clin Microbiol. 2001;39(12):4370-9.

41. Pang L, Alencar FE, Cerutti C Jr, Milhous WK, Andrade AL, Oliveira R, et al. Short report: hepatitis E infection in the Brazilian Amazon. Am J Trop Med Hyg. 1995;52(4):347-8.
42. Abravanel F, Chapuy-Regaud S, Lhomme S, Dubois M, Peron J-M, Alric L, et al. Performance of two commercial assays for detecting hepatitis E virus RNA in acute or chronic infections. J Clin Microbiol. 2013;51(6):1913-6.
43. Jothikumar N, Cromeans TL, Robertson BH, Meng XJ, Hill VR. A broadly reactive one-step real-time RT-PCR assay for rapid and sensitive detection of hepatitis E virus. J Virol Methods. 2006;131(1):65-71.
44. Zhang J, Shih JW, Wu T, Li S-W, Xia N-S. Development of the hepatitis E vaccine: from bench to field. Semin Liver Dis. 2013;33(1):79-88.
45. Aggarwal R. Hepatitis E: historical, contemporary and future perspectives. J Gastroenterol Hepatol. 2011;26(Suppl 1):72-82.
46. Aggarwal R. Hepatitis E: the diagnosis. Nat Rev Gastroenterol Hepat. 2013;16:24-33.
47. Worm HC, Schlauder GC, Brandstätter G. Hepatitis E and its emergence in non-endemic areas. Wien Klin Wochenschr. 2012;114(15-9):663-70.
48. Zhang S, Tian D, Zhang Z, Xiong J, Yuan Q, Ge S, et al. Clinical significance of anti-HEV IgA in diagnosis of acute genotype 4 hepatitis E virus infection negative for anti-HEV IgM. Dig Dis Sci. 2009;52:2512-8.
49. Yugo DM, Xiang-Jin Meng XJ. Hepatitis E virus: foodborne, waterborne and zoonotic transmission. Int J Environ Res Public Health. 2013;10(10):4507-33.
50. Chaillon A, Sirinelli A, De Muret A, Nicandi E, d'Alteroche L, Goudeau A. Sustained virologic response with ribavirin in chronic hepatitis E virus infection in heart transplantation. J Heart Lung Transplant. 2011;30(7):841-3.

Capítulo 18

Farmacogenômica das Hepatites

Ana Catharina de Seixas Santos Nastri
Fernanda de Mello Malta
João Renato Rebello Pinho

As respostas clínicas individuais às terapias medicamentosas ou não, quanto aos seus efeitos colaterais e eficácias, apresentam grande variabilidade. Dessa observação, investigou-se a presença de um componente genético individual, além de outros mais óbvios como fatores inerentes ao indivíduo (idade, comorbidades, sexo), ou relacionados às patologias e toxicidade das drogas. As primeiras observações foram feitas na década de 1930 e posteriormente na década de 1950 com a observação de diferentes graus de hemólise após uso de antimaláricos relacionados ao nível de atividade da enzima glicose-6-fosfato desidrogenase em eritrócitos, ou neuropatia periférica decorrente do uso de isoniazida e diferenças individuais na acetilação desse medicamento[1].

Com a evolução tecnológica e do conhecimento sobre o genoma humano, houve a criação da farmacogenética. Inicialmente, era uma ciência que se dedicava a desvendar o efeito da variabilidade genética individual na resposta às drogas. Posteriormente, em conjunto com o projeto genoma foi utilizado o termo farmacogenômica para designar uma ciência mais ampla que não se limita a estudar um gene ou alguns polimorfismos genéticos, e as diferenças interpessoais de enzimas metabolizadoras de medicamentos, como a farmacocinética estudava. Agora essa nova ciência abrange o estudo do genoma completo, as interações entre os genes e suas funções na variabilidade de respostas às drogas, envolvendo tanto sua farmacocinética (FC) como farmacodinâmica (FD)[2].

A *Internacional Conference on Harmonisation* (ICH), em 2007, definiu farmacogenômica como o estudo de variações de características de DNA e RNA relacionadas às respostas a drogas. Uma parte dessa ciência seria a farmacogenética que estudaria as variações na sequência do DNA relacionadas à resposta à terapia, incluindo a biodisponibilidade e a absorção da droga (FC), bem como seus efeitos colaterais e eficácia (FD). Porém, na prática, vemos que tais definições são usadas muitas vezes como sinônimos[3,4].

As características de DNA a serem estudadas incluem, entre outros: polimorfismos de nucleotídeos únicos (SNPs, do inglês, *single nucleotide polymorphisms*), variações de repetições de sequências pequenas, haplótipos, modificações no DNA como metilação e acetilação, deleções ou inserções de nucleotídeos, variações do número de cópias e rearranjos citogenéticos como translocações, duplicações, deleções ou inversões. Sequências de RNA, níveis de expressão de RNA, níveis de microRNA e processamento do RNA (*splicing* e edição) também são avaliados[1,2].

A farmacogenética/farmacogenômica e as ferramentas genômicas utilizadas podem ser aplicadas no reconhecimento de alvos genéticos a serem usados para a diminuição de efeitos colaterais de drogas, desenvolvimento de novas drogas e na individualização terapêutica e em subgrupos de indivíduos com características genéticas específicas.

No início, os principais alvos eram a caracterização genética das enzimas envolvidas na metabolização de drogas e o reconhecimento de polimorfismos genéticos individuais relacionados a essas. Na farmacogenética clássica, um polimorfismo genético corresponde a uma característica farmacológica monogênica herdada existente em pelo menos dois fenótipos (e, presumivelmente, pelo menos em dois genótipos), o mais raro dos quais existe em pelo menos 1% da população[2]. Aqueles com frequência menor que 1% são considerados patogênicos ou potencialmente patogênicos e em geral referidos com o termo "mutações". O polimorfismo mais comum é o de mutação em uma única base na sequência de DNA, que substitui um nucleotídeo por outro, sendo conhecido como SNP. Com o uso da ferramenta de epidemiologia genética, os estudos de associação genômica ampla (GWAS, do inglês, *genome-wide association studies*) podem identificar polimorfismos genéticos (SNPs) associados a doenças ou manifestações clínicas de interesse dentro de um grupo de indivíduos e sua distribuição em diferentes populações, que podem predizer riscos para determinadas doenças. O projeto HapMap é um esforço mundial que objetiva mapear variações genéticas no genoma humano e entender como essas se distribuem entre diferentes populações de diversas partes do mundo[5].

HEPATITE C

Um desses estudos GWAS bem-sucedido foi sobre a resposta ao tratamento da hepatite C crônica (HC-C) com interferon e ribavirina. Em 2009, alguns estudos mostraram que variantes alélicas no gene da interleucina-28B (*IL-28B*), os SNPs rs12979860 genótipo CC e rs8099917 genótipo TT, estão associadas à resposta virológica sustentada (RVS) quando pacientes com HC-C são tratados com interferon peguilado (PEG-IFN) e ribavirina (RBV)[6-8]. Vários outros estudos confirmaram e reproduziram esses achados[9,10]. Entretanto, houve algumas diferenças nos resultados conforme a etnia da população estudada, onde o SNP rs8099917 teve maior papel preditor de resposta em pacientes asiáticos quando comparado ao rs12979860[8,11]. Esses dois SNPs são os mais testados e encontram-se no cromossomo 19 e em forte desequilíbrio de ligação, próximos ao gene *IL-28B*, agora chamado de gene interferon λ3 (*IFNL3*). Taxas de RVS são piores em pacientes afrodescendentes, comparadas àquelas de pacientes caucasianos[12].

A distribuição das frequências alélicas desses SNPs variam em diferentes populações, o que poderia explicar a diferença de resposta ao tratamento da HC-C entre caucasianos, asiáticos, hispânicos e afrodescendentes[6,13]. O alelo favorável C do SNP rs12979860 é mais frequente em países asiáticos, seguido por caucasianos, hispânicos e afrodescendentes (0,9, 0,63, 0,55 e 0,39, respectivamente)[6,10,14,15]. Esses SNPs também estão associados com melhor cinética viral durante o tratamento com esquemas de tratamento para HC-C livres de interferon[16]. Em pacientes tratados pela primeira vez com PEG-IFN e RBV, no estudo de Thompson et al., em 2010, a taxa de RVS em caucasianos com genótipo CC era de 69%, enquanto nos pacientes com genótipo CT e TT era de 33 e 27%, respectivamente, com $p < 0,0001$. Embora para pacientes com HC-C por genótipo 1 do HCV o genótipo do *IFNL3* seja o mais forte fator preditor de resposta ao tratamento, outros fatores podem influenciar o resultado do tratamento com PEG-IFN e RBV, portanto esse não deve ser o único fator em consideração na decisão sobre o tratamento da HC-C.

Em populações com alta miscigenação, como no Brasil, alguns estudos foram realizados. Na população de pacientes co-infectados com HIV em São Paulo, as frequências dos SNPs rs12979860 e rs8099917 foram CC 34,6%, CT 50,0%, TT 15,4% e TT 53,8%, TG 46,2%, respectivamente. Nesse trabalho, o genótipo CC do rs12979860 estava correlacionado com RVS[17]. No mesmo grupo populacional, no Rio Grande do Sul, os genótipos CT/TT conferiram quase três vezes maior risco de infecção crônica de HCV em relação ao genótipo CC, mostrando a associação do polimorfismo rs12979860 com a eliminação espontânea do HCV em pacientes co-infectados com HIV-1[18]. Em trabalho realizado em Salvador, demonstrou-se que tanto os genótipos CC de rs12979860 como o genótipo TT de rs8099917 estavam associados com RVS em pacientes infectados não só com o genótipo 1, como também naqueles infectados com o genótipo 3. Curiosamente, esse trabalho também demonstrou que os pacientes com maior componente racial africano tinham menor probabilidade de resposta ao tratamento, enquanto aqueles com maior componente racial ameríndio tinham maior chance de resposta ao tratamento[19].

Outros marcadores genéticos podem ainda ser monitorados para se prever a possibilidade de resposta ao tratamento. Assim como muitos outros trabalhos publicados por diversos grupos ao redor do mundo, esse mesmo grupo de pesquisa analisou pacientes infectados com HCV submetidos a tratamento e encontrou maior frequência de RVS em pacientes que apresentavam alguns fenótipos protetores em diferentes genes, como o supressor de sinalização de citocina 3 (SOCS3, do inglês, *suppressor of cytokine signaling* – rs4969170), osteopontina (rs2853744 e rs11730582) (64,3%) e a proteína de resistência aos mixovírus (rs2071430)[20].

O estudo IDEAL, com 3.070 pacientes, comparou o tratamento para HC-C com PEG-IFN-α 2a ou 2b e RBV. Ele também incluiu um estudo de farmacogenética para identificar fatores preditores de resposta ao tratamento e de efeitos colaterais que confirmaram o papel preditor de resposta ao tratamento do polimorfismo do *IFNL3*[6,21]. Nesse estudo, também foi encontrada associação entre o polimorfismo do gene *ITPA* com o desenvolvimento de anemia induzida por RBV nos pacientes recebendo PEG-IFN e RBV, conforme detalhado a seguir.

Em metanálise de Luo, foram selecionados 20 estudos de diversos países que concluiu que os SNPs rs12979860 genótipo CC e rs8099917 genótipo TT estavam relacionados com RVS ao tratamento com PEG-IFN e RBV em pacientes com HCV genótipo 1[22].

Para Huang et al., em estudo com população asiática, o polimorfismo de *IFNL3* também apresenta papel importante no retratamento de pacientes com recidiva do HCV, mas não em pacientes com resposta nula ao primeiro tratamento com PEG-IFN e RBV. Nesses pacientes, o principal fator determinante de sucesso do tratamento foi a obtenção de resposta virológica rápida (RVR)[14].

Em pacientes infectados com HCV genótipo 2 ou 3, o polimorfismo do *IFNL3* também foi associado com melhores taxas de RVS, principalmente naqueles que não atingiram RVR. E essa associação é mais atenuada quando comparada a pacientes infectados por HCV genótipo 1[23].

Em pacientes tratados pela primeira vez, incluindo os inibidores de protease de primeira geração com PEG-IFN e RBV, aqueles com os SNPs rs12979860 genótipo CC e rs8099917 genótipo TT, favoráveis à eficiência do tratamento, ainda possuíam maiores taxas de RVS. A resposta rápida na cinética viral do HCV (RVR) torna-se, nesse caso, o mais forte preditor de resposta a tratamento, minimizando o fator preditor do polimorfismo do *IFNL3*. Com o advento de DAAs mais potentes, o efeito da variabilidade genética tende a diminuir[24-26].

Esse mesmo estudo mostrou que a concordância dos 2 genótipos favoráveis rs12979860 CC e rs8099917 TT não melhoravam o poder de associação entre genótipo de *IFNL3* e RVS quando comparado à análise utilizando apenas o genótipo do SNP rs12979860[24].

Em pacientes co-infectados, HCV e HIV, o genótipo de *IFNL3* foi associado com clareamento espontâneo da infecção pelo HCV e melhores respostas ao tratamento com PEG-IFN e RBV[27].

HLA e gene *KIR*

A diversidade haplotípica do *KIR* fez de seus genes um alvo promissor para estudos de associação de doenças. Estudos genéticos da associação do *KIR* os têm correlacionado, principalmente, com infecções virais e doenças autoimunes[28,29].

Estudos tentaram correlacionar combinações gênicas de *HLA* e *KIRs* à resolução da infecção pelo HCV. Khakoo et al., em 2004, relataram que portadores da correlação de genes *HLA-C1* e *KIR2DL3* (em homozigose para ambos) têm maior probabilidade de clareamento da infecção aguda. A hipótese proposta é que KIR2DL3 se liga com menor afinidade ao HLA-C do que os receptores KIR2DL1 e KIR2DL2, portanto reduzindo a inibição das células NK e favorecendo a resolução da infecção[30,31].

Genótipo HLA-C2 homozigoto foi associado à falha de resposta ao tratamento com PEG-IFN e RBV[32].

Suppiah et al. demonstraram que a associação de HLA-C2C2/IL-28B G* tem valor preditivo positivo maior do que apenas o genótipo IL-28B G* na falência do tratamento (80% e 66%, respectivamente). Anteriormente, eles encontraram que a presença de um alelo G no SNP rs8099917, na sua população estudada, era mais eficaz em predizer falência em clarear o HCV após terapia com interferon do que ao usar o SNPs rs12979860[33].

Encontram-se três publicações sobre a associação de HLA e *KIR* com hepatite C em nosso país, dessas apenas uma utilizou população com clareamento viral espontâneo. Esse estudo comparou 75 pacientes infectados cronicamente pelo HCV com 29 pacientes com resolução espontânea da infecção e com um grupo controle de 166 indivíduos saudáveis sem evidência de infecção pelo HCV. Esse estudo foi composto de diferentes grupos étnicos e nessa população também houve forte associação dos alelos *DRB1*01* e *DQB1*03* com clareamento viral espontâneo, como descrito em populações etnicamente homogêneas[34].

Corghi et al. compararam 52 pacientes respondedores com 50 não respondedores ao tratamento-padrão utilizando IFN-α2a ou 2b mais ribavirina. Não houve associação entre os alelos *DRB1*07* e *DQB1* e a resposta ao tratamento para hepatite C crônica. Nas análises dos dados notou-se maior frequência do alelo *DRB1*07* nos pacientes com infecção crônica pelo HCV[35].

Outro estudo avaliando associação entre resposta ao tratamento e polimorfismo genético foi realizado por Carneiro et al. Nesse estudo, foi comparada a frequência do gene *KIR* e genótipos *KIR/HLA-C* com o resultado do tratamento de 167 pacientes infectados cronicamente pelo HCV. Como resultado obteve-se associação entre o genótipo *KIR2DL-5* e a não resposta ao tratamento.

Gene *ITPA*

O polimorfismo no gene *ITPA* foi associado com o risco de anemia induzida por ribavirina. Esse gene codifica uma proteína que hidrolisa a inosina trifosfato. Esse dado é importante, pois aproximadamente 15% dos pacientes recebendo PEG-IFN e RBV precisam diminuir a dose de RBV para controlar a anemia, recebendo, portanto, doses subótimas. Nesse estudo, participaram 1.286 pacientes da coorte do estudo IDEAL, com predominância de caucasianos. Dois SNPs mostraram forte associação independente com proteção contra anemia induzida pelo tratamento. São eles: rs1127354 (alelo A protetor) e rs6501702 (alelo C protetor)[36,37]. Importante salientar que o polimorfismo no gene *ITPA* não foi associado com resposta ao tratamento, portanto ele serviria apenas para predizer um efeito colateral crítico da terapia.

Medida de níveis de IP-10 em associação ao genótipo de IL-28B

Níveis de IP-10 pré-tratamento com PEG-IFN e RBV foram associados com resposta ao tratamento[38,39]. Num estudo com 272 pacientes caucasianos e afrodescendentes (157 respondedores e 115 não respondedores) da coorte do estudo VIRAHEP-C, esses níveis foram combinados ao genótipo de IL-28B para demonstrar melhora no fator preditor de RVS ao tratamento. Níveis séricos baixos de IP-10 (abaixo de 600pg/mL), independentemente, possuíam valor preditivo positivo de 69%, porém quando associados ao genótipo de IL-28B melhoravam o valor preditivo desse. Esse ganho foi visto principalmente quando associado ao genótipo contendo o alelo T no SNP rs12979860[40].

Interferon λ4

Houve mudança na nomenclatura oficial dos genes *IL-29, IL-28A* e *IL-28B* promovida pelo HUGO *Nomenclature Committee* em 2012, para *IFNL1, IFNL2, IFNL3*, respectivamente. E as proteínas transcritas por esses genes são escritas como IFNλ1, IFNλ2 e IFNλ3.

Depois de reconhecida a importância como fator preditor de resposta a tratamento do polimorfismo do gene *IFNL3*, tentou-se elucidar o papel desse interferon na resolução da infecção pelo HCV. Cogitou-se que essa se devia a uma expressão alterada do *IFNL3*, mas isso não se conseguiu demonstrar. Em 2013, Prokunina-Olsson et al. postularam a descoberta de um novo polimorfismo dinucleotídeo (ss469415590,ΔG/TT), localizado entre o *IFNL3* e o *IFNL2*, no éxon 1 do gene *IFNL4*[41]. Esta variante genética foi posteriormente redenominada como rs368234815. Nesse mesmo estudo, foi constatado que o SNP rs12979860 está localizado no íntron 1 do gene *IFNL4*, sendo a denominação mais correta para ele *IFNL4* rs12979860.

A presença da variante *IFNL4-ΔG* permite a transcrição do *IFNL4* e a produção de um novo interferon, IFNλ4, que não pode ser produzido em indivíduos homozigotos *IFNL4-TT*. Esse novo gene está em forte desequilíbrio de ligação com o alelo desfavorável rs12979860-T. Esse desequilíbrio de ligação é muito alto em indivíduos asiáticos ($r^2 = 1,0$) e europeus ($r^2 > 0,9$), não fornecendo valores preditivos para respostas a tratamento muito melhores do que a análise do SNP rs12979860 isolado. Em afrodescendentes, essa correlação é moderada ($r^2 \sim 0,7$)e o SNP rs368234815 prediz melhor resposta do que o SNP rs12979860. Essa observação está em acordo com o observado anteriormente, em que a resposta de afrodescendentes ao tratamento é pior que de asiáticos e caucasianos. A presença do alelo desfavorável rs368234815-ΔG está associado a pior resposta ao tratamento. O IFNλ4 ativa os genes estimulados por interferon (ISGs) através da fosforilação das moléculas STAT1 e STAT2. Os mecanismos pelos quais essa resposta interfere no clareamento do HCV continuam a ser discutidos[42,43]. Estudos sugerem que células expostas ao IFNλ4 apresentam, quando submetidas a tratamento com IFNα, um estado refratário a sua ação[9,44,45]. Outra hipótese é a de que o IFNλ4 envolveria a regulação de expressão do receptor IFNλR1[46]. Esse polimorfismo apresenta relevância também nos tratamentos sem interferon, incluindo tratamentos com novos DAAs de segunda geração de inibidores de protease e inibidores de polimerase[42]. Até o momento, a variante genética *IFNL4* rs368234815 mostrou-se a melhor preditora de resposta a tratamento de HCV.

HEPATITE B

Os fatores que determinam a persistência ou a resolução da infecção pelo vírus da hepatite B (HBV) não estão totalmente esclarecidos. Para prevenir a progressão da doença hepática causada pelo HBV, para cirrose ou hepatocarcinoma, há poucas estratégias terapêuticas disponíveis. As principais drogas para o tratamento da hepatite crônica B (HC-B) são o interferon convencional ou interferon peguilado α (PEG-IFN) e os análogos de nucleotídeos (NUCs). O uso do PEG-IFN ou IFN convencional é por um período de tempo determinado, enquanto o uso dos NUCs geralmente requer um longo período de tempo, até que haja supressão viral e/ou soroconversão sustentadas[47]. Apesar dos efeitos colaterais secundários ao uso de interferon e a via injetável para aplicação, esse oferece maior possibilidade de clareamento do HBsAg com a produção de anti-HBs (até 25% dos pacientes infectados), incluindo controle imunomodulatório da infecção tardio ao tratamento, quando comparado ao uso de NUCs para tratamento[48]. A identificação de fatores preditivos de respostas de sucesso ao tratamento da HC-B com o uso de PEG-IFN são de grande interesse pela sua grande aplicabilidade clínica. É conhecido que candidatos ideais para tratamento com PEG-IFN possuem baixos níveis de HBV-DNA, altos níveis de alanina aminotransferase (ALT), são jovens, sexo feminino e portadores dos genótipos A e B[49].

Para tentar identificar novos marcadores de resposta, foram realizados estudos GWAS utilizando os polimorfismos no gene *IFNL3*, rs12979860 e rs8099917 (Quadro 18.1), já utilizados como preditores de resposta a tratamento para infecção pelo HCV. Além dessa abordagem, estudos têm como alvo as moléculas do antígeno leucocitário humano (HLA) classes I e II que apresentam antígenos virais para células T CD8+ citotóxicas e células T auxiliares CD4+, respectivamente, desempenhando papel central na resposta imunológica ao HBV. Algumas moléculas HLA classe I também se ligam a receptores de células *natural killer* (NK)[50].

Polimorfismos de HLA classe II

Uma metanálise feita em 2014 selecionou quatro grandes estudos GWAS, entre 2009 e 2012, que relacionavam variações no gene *HLA* classe II e cronicidade ou clareamento do HBV (Quadro18.1)[51]. O primeiro estudo GWAS, realizado com populações japonesa e tailandesa, mostraram forte associação entre evolução da infecção pelo HBV e dois SNPs próximos à região do HLA-*DPA1* e HLA-*DPB1*. São eles: HLA-*DPA1* rs3077(A/G) e HLA-DPB1 rs9277535 (A/G). Além disso, os haplótipos DPA1*0103-DPB1*0402 e DPA1*0103-DPB1*0401 mostraram-se protetores em relação à infecção e os haplótipos DPA1*0202-DPB1*0501 e DPA1*0202-DPB1*0301 relacionaram-se à cronicidade[52]. Outros estudos menores reproduziram esses resultados.

Um segundo estudo GWAS confirmou a associação entre o *locus* HLA-*DP* e infecção pelo HBV e apontou para outra relação independente para os SNPs rs2856718 (A/G), no *locus* HLA-*DQB1* e rs7453920 (A/G), no *locus* HLA-*DQB2*, com suscetibilidade à cronificação da infecção. Nesse caso, os haplótipos DQA1*0102-DQB1*0604 e DQA1*0101-DQB1*0501 mostraram associação com efeito protetor, e os haplótipos DQA1*0102-DQB1*0303 e DQA1*0301-DQB1*0601 associaram-se com HC-B[53].

No terceiro estudo GWAS, os autores mostram forte associação entre *loci* HLA-*DPA1* e HLA-*DPB1* com efeitos protetores contra o HBV. Os SNPs rs3077 e rs 9277542 foram associados com o clareamento de HBV[54].

QUADRO 18.1 – Marcadores genéticos associados à evolução da infecção pelo HBV.

Gene	Polimorfismo/alelo/haplótipo	População	Efeito	Referência
HLA-*DPA1*	rs3077 (A)	Japonesa e tailandesa	Clareamento da infecção pelo HBV	51, 53, 58
	rs3077 (G)	Caucasiana	Cronicidade da infecção pelo HBV	57
HLA-*DPB1*	rs9277535 (A)	Japonesa e tailandesa	Clareamento da infecção pelo HBV	51
	rs9277542 (A/G)	Japonesa e coreana	Clareamento da infecção pelo HBV	53
	rs9277378 (G/A)	Chinesa e tailandesa	Clareamento da infecção pelo HBV	55, 51
	rs3128917 (G/T)	Chinesa	Clareamento da infecção pelo HBV	55
HLA-*DPA1* e HLA-*DPB1*	rs3077/rs9277378/rs3128917 (GAT)	Chinesa	Clareamento da infecção pelo HBV	55
	DPA1*0103 – DPB1*0402	Japonesa e tailandesa	Clareamento da infecção pelo HBV	51
	DPA1*0103 – DPB1*G401	Japonesa e tailandesa	Clareamento da infecção pelo HBV	51
	DPA1*0202 – DPB1*0501	Japonesa e tailandesa	Cronicidade da infecção pelo HBV	51
	DPA1*0202 – DPB1*0301	Japonesa e tailandesa	Cronicidade da infecção pelo HBV	51
HLA-*DQB1*	rs2856718 (A/G)	Japonesa	Cronicidade da infecção pelo HBV	52
HLA-*DQB2*	rs7453920 (A/G)	Japonesa	Cronicidade da infecção pelo HBV	52
HLA-*DQA1* e HLA-*DQB1*	DQA1*0102 – DQB1*0604	Japonesa	Clareamento da infecção pelo HBV	52
	DQA1*0101 – DQB1*0501	Japonesa	Clareamento da infecção pelo HBV	52
	DQA1*0102 – DQB1*0303	Japonesa	Cronicidade da infecção pelo HBV	52
	DQA1*0301 – DQB1*0601	Japonesa	Cronicidade da infecção pelo HBV	52
TNF	rs1799964 (T/C)	Chinesa	Cronicidade da infecção pelo HBV	56
TNF e HLA-*DRB1*	rs1799964/rs1800630/rs1799724/ rs1800629/rs361525 (CACGC)	Indiana (Sul)	Cronicidade da infecção pelo HBV	56
GRIN2A	rs11866328 (G/T)	Chinesa	Cronicidade da infecção pelo HBV	54
IFNL3	rs12979860/rs8099917 (CT)	Chinesa	Clareamento da infecção pelo HBV	55

O quarto estudo GWAS mostrou que o SNP rs11866328 (G/T), localizado no gene do receptor ionotrópico N-metil D-aspartato 2A de glutamato (GRIN2A), apresentou forte associação com a progressão da doença[55]. Todos esses estudos foram realizados em populações asiáticas.

Há poucos estudos com populações caucasianas e africanas com resultados de análises para esses polimorfismos.

Num estudo de caso controle, em população chinesa, foi avaliado o clareamento espontâneo de HBsAg (com ou sem anti-HBs presente) com haplótipo do gene *HLADP* rs3077/rs9277378/rs3128917 GAT e haplótipo do gene *IFNL3* rs12979860/rs8099917 CT[51,56].

Há poucos estudos com populações caucasianas e africanas com resultados de análises para esses polimorfismos. Vermehren et al. mostraram que o alelo G rs3077 era associado à HC-B na população da Alemanha, diferentemente dos achados em população asiática. E concluíram que não havia associação desse SNP com evolução clínica da HC-B e resposta a tratamento[57].

Associação entre polimorfismos no gene *TNF* (rs1799964) e no gene *HLA* (rs1800630/rs1799724/rs1800629/rs361525) foi estudada em população do sul da Índia. O haplótipo CACGC (rs1799964/rs1800630/rs1799724/rs1800629/rs361525) mostrou associação significativa com infecção crônica pelo HBV (Quadro 18.1)[58].

Outro estudo de 2014[11], em pacientes tailandeses, confirmou a associação dos polimorfismos no gene *HLADP* rs3077 e rs9277378 e HC-B, mas não para o SNP rs3128917. O alelo A no SNP rs3077 e rs9277335 tem efeito protetor contra cronificação do HBV. População asiática, principalmente chinesa, e africana tem menor frequência do alelo A do que europeus e Americanos caucasianos[59]. A função do HLA-DP é apresentar antígenos peptídeos para linfócitos T CD4+, auxiliando células T CD8+. A falha ou maior eficácia nesse passo da resposta imunológica do hospedeiro pode ser decisiva para o clareamento ou cronicidade da infecção pelo HBV[60]. Nesse estudo, além dos polimorfismos para *HLA-DP*, os autores tentam reproduzir associações com outros dois SNPs, rs1419881 no gene *TCF19* e rs652888 no gene *EHMTZ*, que foram relacionados à cronificação do HBV em estudo GWAS recente[61]. Entretanto, nesse estudo tais associações não foram encontradas. Num estudo com GWAS, realizado na Coreia, outros dois SNPs, rs1419881 no gene *TCF19* (fator de transcrição 19) e rs652888 no gene *EHMT2* (histona-lisina metiltransferase eucromática), foram relacionados com a cronificação do HBV em estudo GWAS recente[61]. Esses resultados não foram reproduzidos em estudos posteriores[62].

Polimorfismos em genes de HLA classe I

Em 2013, estudo realizado em indivíduos do grupo étnico Han, da região de Qidong, onde há maior incidência de infecção pelo HBV, pesquisou variabilidades genéticas em genes *HLA* classe I (*HLA-A*, *HLA-B* e *HLA-C*) e encontrou associação entre *HLA-A**33:03:01G e HC-B. A variante HLA-B*13:01:01G foi significantemente maior no grupo que clareou o HBsAg comparada ao grupo com infecção persistente[63].

Em americanos caucasianos, haplótipos HLA-A*01-B*08-DRB1*03, B*44-Cw1601 e B*44-Cw*0501 foram associados com persistência viral e HLA-A*0301 associado a clareamento viral[50].

Estudo realizado na Turquia mostrou que os polimorfismos HLA-B35 e HLA-Cw4 apresentavam associação significativa com o grupo de indivíduos com HC-B[64].

Polimorfismos genéticos associados a tratamento de HC-B

Estudos que tentam identificar polimorfismos genéticos preditores de resposta a tratamento com interferon para infecção por HC-B, HBeAg + ou – são contraditórios e não confirmam as associações descritas acima. Porém esses estudos apresentam grandes diferenças populacionais, tamanho de amostras, regime e desfechos de tratamento.

Em estudo com pacientes italianos infectados cronicamente com HBV, negativos para HBeAg, polimorfismos em *IL-28B* foram relacionados com resposta diferente ao tratamento da HC-B, bem como infecção pelo HBV genótipo E foi um fator preditivo negativo[65].

Polimorfismos de genes que codificam citocinas

Associação entre polimorfismos em genes que codificam citocinas e evolução da infecção pelo HBV também são investigadas. A seguir, estão citados alguns achados de associação.

Num estudo realizado na China, o alelo 511C do gene *IL-1β* foi associado com infecção persistente pelo HBV[66].

Outro achado foi que o polimorfismo do gene *IL-10*, –1082G, mostrou associação com clareamento do HBV intrauterino e baixa carga viral na fase imune inflamatória em crianças[67,68], associando-se com menor taxa de transmissão vertical. Há alguns estudos com resultados conflitantes na análise do polimorfismo do gene *IL-10*. Zhang et al.[69], em metanálise, mostraram associação entre *IL-10* –592CA e clareamento viral. Em outro estudo, não houve nenhuma associação entre polimorfismos de IL-10 e HCB[70].

O polimorfismo –137C no gene *IL-18* mostrou associação com proteção contra infecção pelo HBV em população chinesa e o genótipo AA na posição –60 causa inibição da replicação viral[71]. Outro estudo mostrou associação entre o genótipo AA e o alelo C nas posições –607 e –137 do mesmo gene (respectivamente) com portadores inativos[72].

Nível sérico de TNF-α e expressão de receptor para TNF-α estão aumentados em pacientes infectados pelo HBV[73,74]. Dois polimorfismos na posição –308G/A e –238G/A da região promotora podem afetar a expressão de TNF-α. Em dois estudos houve associação entre variação –238A e HC-B[70,75]. Contraditoriamente, outros estudos não mostraram tais associações[76,77]. A variante genética –308A do gene *TNF-α* mostrou associação com progressão da doença pelo HBV[78].

Metanálise envolvendo 30 estudos, separando os pacientes em etnias diferentes, sugere que não há associação estatisticamente significativa entre polimorfismos TNF-α –238 e TNF-α –863 e HC-B[79,80]. Apenas no subgrupo de pacientes caucasianos o alelo –238A esteve associado com HC-B. Shi et al., em outra metanálise, mostraram que o alelo –857T-TNFα se associou ao menor risco de infecção crônica pelo HBV, em população asiática[81]. Já outro estudo de metanálise, em 2011, sugeriu que os polimorfismos -863A e –308G podem ser um fator de risco para a persistência do HBV[82]. Devido à influência da etnia, os resultados continuam contraditórios nos diversos estudos[80].

Polimorfismos de microRNAs

MicroRNAs (miRNAs) são pequenos RNAs não codificantes que regulam a expressão gênica pós-transcripcional em diversos processos biológicos[83]. O miR-122 foi encontrado suprimido e levando a aumento na replicação do HBV[84]. A perda da expressão de miR-122 por mRNAs do vírus e/ou inflamação crônica leva a aumento do crescimento celular e invasão[85].

REFERÊNCIAS

1. Evans WE, Relling MV. Pharmacogenomics: translating functional genomics into rational therapeutics. Science. 1999;286(5439):487-91.
2. Brøsen K. Pharmacogenetics and pharmacogenomics. In: Souich PD, Orme M, Erill S (eds). The IUPHAR Compendium of Basic Principles for Pharmacological Research in Humans. California, USA: IUPHAR; 2004. p. 27-33.
3. Food and Drug Administration, HHS, International Conference on Harmonisation; Guidance on E15 Pharmacogenomics Definitions and Sample Coding; Availability. Notice. Fed Regist. 2008; 73(68):19074-6.
4. Maliepaard M, Nofziger C, Papaluca M, Zineh I, Uyama Y, Prasad K, et al. Pharmacogenetics in the evaluation of new drugs: a multiregional regulatory perspective. Nat Rev Drug Discov. 2013; 12(2):103-15.
5. International HapMap Consortion. The International HapMap Project. Nature. 2003;426(6968): 789-96.
6. Ge D, Fellay J, Thompson AJ, Simon JS, Shianna KV, Urlan TJ, et al. Genetic variation in IL28B predicts hepatitis C treatment-induced viral clearance. Nature. 2009;461(7262):399-401.
7. Suppiah V, Moldovan M, Ahlenstiel G, Berg T, Abate ML, Bassendine M, et al. IL28B is associated with response to chronic hepatitis C interferon-alpha and ribavirin therapy. Nat Genet. 2009; 41(10):1100-U74.
8. Tanaka Y, Nishida N, Sugiyama M, Kurosaki M, Matsuura K, Sakamoto N, et al. Genome-wide association of IL28B with response to pegylated interferon-alpha and ribavirin therapy for chronic hepatitis C. Nat Genet. 2009;41(10):1105-9.
9. Rauch A, Keetalik Z, Descombes P, Cai T, Di Iulio J, Mueller T, et al. Genetic variation in IL28B is associated with chronic hepatitis C and treatment failure: a genome-wide association study. Gastroenterology. 2010;138(4):1338-45.
10. Thompson AJ, Muir AJ, Sulkowshi MS, Ge D, Fellay J, Shianna KV, et al. Interleukin-28B polymorphism improves viral kinetics and is the strongest pretreatment predictor of sustained virologic response in genotype 1 hepatitis C virus. Gastroenterology. 2010;139(1):120-9.e18.

11. Ito K, higami K, Masaki N, Sugiyama M, Saito H, Aoki Y, et al. The rs8099917 polymorphism, when determined by a suitable genotyping method, is a better predictor for response to pegylated alpha interferon/ribavirin therapy in Japanese patients than other single nucleotide polymorphisms associated with interleukin-28B. J Clin Microbiol. 2011;49(5):1853-60.
12. Muir AJ, Bornstein JD, Killenberg PG; Atlantic Coast Hepatitis Treatment Group. Peginterferon alfa-2b and ribavirin for the treatment of chronic hepatitis C in blacks and non-Hispanic whites. N Engl J Med. 2004;350(22):2265-71.
13. Halfon P, Bourlieree M, Ouzan D, Maor Y, Renou C, Wartelle C, et al. A single IL28B genotype SNP rs12979860 determination predicts treatment response in patients with chronic hepatitis C Genotype 1 virus. Eur J Gastroenterol Hepatol. 2011;23(10):931-5.
14. Huang C-F, Yeh ML, Huang JF, Hsieh MY, Lin ZY, Chen SC, et al. Host interleukin-28B genetic variants versus viral kinetics in determining responses to standard-of-care for Asians with hepatitis C genotype 1. Antiviral Res. 2012;93(2):239-44.
15. Kobayashi M, Suzuki F, Akuta N, Sezaki X, Hosaka T, Kawamura X, et al. Association of two polymorphisms of the IL28B gene with viral factors and treatment response in 1,518 patients infected with hepatitis C virus. J Gastroenterol. 2012;47(5):596-605.
16. Chu TW, Kulkarni R, Gane EJ, Roberts SK, Stedmanc C, Anqus PW, et al. Effect of IL28B genotype on early viral kinetics during interferon-free treatment of patients with chronic hepatitis C. Gastroenterology. 2012;142(4):790-5.
17. Ferreira PR, Santos C, Côrtes R, Reis A, Tenore S de B, Silva MH, et al. Association between IL28B gene polymorphisms and sustained virological response in patients coinfected with HCV and HIV in Brazil. J Antimicrob Chemother. 2012;67(2):509-10.
18. Lunge VR, da Rocha DB, Béria JU, Tietzmann DC, Stein AT, Simon D, et al. IL28B polymorphism associated with spontaneous clearance of hepatitis C infection in a Southern Brazilian HIV type 1 population. AIDS Res Hum Retroviruses. 2012;28(2):215-9.
19. Cavalcante LN, Abe-Sandes K, Angelo AL, Machado TM, Lemaire DC, Mendes CM, et al. IL28B polymorphisms are markers of therapy response and are influenced by genetic ancestry in chronic hepatitis C patients from an admixed population. Liver Int. 2012;32(3):476-86.
20. Angelo AL, Cavalcante LN, Abe-Sandes K, Machado TB, Lemaire DC, Malta F, et al. Myxovirus resistance, osteopontin and suppressor of cytokine signaling 3 polymorphisms predict hepatitis C virus therapy response in an admixed patient population: comparison with IL28B. Clinics (Sao Paulo). 2013;68(10):1325-32.
21. McHutchison JG, Lawitz EJ, Shiffman ML, Muir AJ, Galler GW, McCone J, et al. Peginterferon alfa-2b or alfa-2a with ribavirin for treatment of hepatitis C infection. N Engl J Med. 2009; 361(6):580-93.
22. Luo Y, Jin C, Ling JZ, Mou X, Zhang Q, Xiang C, et al. Association study of IL28B: rs12979860 and rs8099917 polymorphisms with SVR in patients infected with chronic HCV genotype 1 to PEG-INF/RBV therapy using systematic meta-analysis. Gene. 2013;513(2):292-6.
23. Mangia A, Thompson AJ, Santoro R, Piazzolla V, Tillmann HL, Patel K, et al. An IL28B polymorphism determines treatment response of hepatitis C virus genotype 2 or 3 patients who do not achieve a rapid virologic response. Gastroenterology. 2010;139(3):821-7.e1.
24. Poordad F, Bronowicki JP, Gordon SC, Zeuzem S, Jacobson IM, Sulkowski MS, et al., Factors that predict response of patients with hepatitis C virus infection to boceprevir. Gastroenterology. 2012; 143(3):608-18.e1-5.
25. Muir AJ. IL28B in the era of direct-acting antivirals for hepatitis C. J Clin Gastroenterol. 2013; 47(3):222-7.

26. Muir AJ, Gong L, Johson SG, Lee MT, Williams MS, Klein TE, et al. Clinical Pharmacogenetics Implementation Consortium (CPIC) Guidelines for IFNL3 (IL28B) Genotype and PEG Interferon-alpha-Based Regimens. Clin Pharmacol Ther. 2014;95(2):141-6.
27. Mangia A, Santoro R, Copetti M, Massari M, Piazzolla V, Spada E, et al. Treatment optimization and prediction of HCV clearance in patients with acute HCV infection. J Hepatol. 2013;59(2):221-8.
28. Romero V, Azocar J, Zúñiga J, Clavijo OP, Terreros D, Gu X, et al. Interaction of NK inhibitory receptor genes with HLA-C and MHC class II alleles in hepatitis C virus infection outcome. Mol Immunol. 2008;45(9):2429-36.
29. Williams AP, Bateman AR, Khakoo SI. Hanging in the balance. KIR and their role in disease. Mol Interv. 2005;5(4):226-40.
30. Knapp S, Warshow U, Hegazy D, Brackenbury L, Guha IN, Fowell A, et al. Consistent beneficial effects of killer cell immunoglobulin-like receptor 2DL3 and group 1 human leukocyte antigen-C following exposure to hepatitis C virus. Hepatology. 2010;51(4):1168-75.
31. Khakoo S, Thio CL, Martin MP, Brooks CR, Gao X, Astemborski J, et al. HLA and NK cell inhibitory receptor genes in resolving hepatitis C virus infection. Science. 2004;305(5685):872-4.
32. Ahlenstiel G, Booth DR, George J. IL28B in hepatitis C virus infection: translating pharmacogenomics into clinical practice. J Gastroenterol. 2010;45(9):903-10.
33. Suppiah V, Gaudieri S, Armstrong NJ, O'Connor KS, Berg T, Weltman M. IL28B, HLA-C, and KIR variants additively predict response to therapy in chronic hepatitis C virus infection in a European Cohort: a cross-sectional study. PLoS Med. 2011;8(9):e1001092.
34. Cursino-Santos JR, Donadi EA, Martinelli AL, Louzada-Junior P, Martinez-Rossi NM. Evolution of hepatitis C virus infection under host factor influence in an ethnically complex population. Liver Int. 2007;27(10):1371-8.
35. Corghi DB, Gonçales NS, Marques SB, Gonçales FL Jr. Distribution of the human leukocyte antigen class II alleles in Brazilian patients with chronic hepatitis C virus infection. Braz J Med Biol Res. 2008;41(10):884-9.
36. Fellay J, Thompson AJ, Ge D, Gumbs CE, Urban TJ, Shianna KV, et al. ITPA gene variants protect against anaemia in patients treated for chronic hepatitis C. Nature. 2010;464(7287):405-8.
37. Thompson AJ, Fellaay J, Patel K, Tillmann HL, Naggie S, Ge D, et al. Variants in the ITPA gene protect against ribavirin-induced hemolytic anemia and decrease the need for ribavirin dose reduction. Gastroenterology. 2010;139(4):1181-9.
38. Diago M, Castellano G, García-Samaniego J, Pérez C, Fernández I, Romero M, et al. Association of pretreatment serum interferon gamma inducible protein 10 levels with sustained virological response to peginterferon plus ribavirin therapy in genotype 1 infected patients with chronic hepatitis C. Gut. 2006;55(3):374-9.
39. Zeremski M, Markatou M, Brown QB, Dorante G, Cunningham-Rundles S, Talal AH, et al. Interferon gamma-inducible protein 10: a predictive marker of successful treatment response in hepatitis C virus/HIV-coinfected patients. J Acquir Immune Defic Syndr. 2007;45(3):262-8.
40. Darling JM, Aerssens J, Fanning G, Mc Hutchison JG, Goldstein DB, Thompson AJ, et al. Quantitation of pretreatment serum interferon-γ-inducible protein-10 improves the predictive value of an IL28B gene polymorphism for hepatitis C treatment response. Hepatology. 2011;53(1):14-22.
41. Prokunina-Olsson L, Muchmore B, Tang W, Pfeiffer RM, Park H, Dickensheets H, et al. A variant upstream of IFNL3 (IL28B) creating a new interferon gene IFNL4 is associated with impaired clearance of hepatitis C virus. Nat Genet. 2013;45(2):164-71.
42. Meissner EG, Bon D, Prokunina-Olsson L, Tang W, Masur H, O'Brien TR, et al. IFNL4-ΔG genotype is associated with slower viral clearance in hepatitis C, genotype-1 patients treated with sofosbuvir and ribavirin. J Infect Dis. 2014;209(11):1700-4.

43. O'Brien TR, Prokunina-Olsson L, Donnelly RP. IFN-λ4: the paradoxical new member of the interferon lambda family. J Interferon Cytokine Res. 2014;34(11):829-36.
44. Makowska Z, Duong FH, Trincucci G, Tough DF, Heim MH. Interferon-β and interferon-λ signaling is not affected by interferon-induced refractoriness to interferon-α in vivo. Hepatology. 2011;53(4):1154-63.
45. François-Newton V, Magno de Freitas Amlmeida G, Payelle-Brogard B, Monneron D, Pichard-Garcia L, Piehler J, et al. USP18-based negative feedback control is induced by type I and type III interferons and specifically inactivates interferon α response. PLoS One. 2011;6(7):e22200.
46. Duong FH, Trinccucci G, Boldanova T, Calabrese D, Campana B, Krol I, et al. IFN-λ receptor 1 expression is induced in chronic hepatitis C and correlates with the IFN-λ3 genotype and with nonresponsiveness to IFN-α therapies. J Exp Med. 2014;211(5):857-68.
47. European Association For The Study Of The Liver. EASL clinical practice guidelines: Management of chronic hepatitis B virus infection. J Hepatol. 2012;57(1):167-85.
48. Janssen HL,Lau GK. Chronic hepatitis B: HBeAg seroconversion after pegylated interferon and nucleos(t)ide analogs. Hepatology. 2005;42(6):1459; author reply 1459-60.
49. Viganò M, Lampertico P. Antiviral drugs for HBV liver disease. Expert Opin Biol Ther. 2011; 11(3):285-300.
50. Thio CL, Thomas DL, Karacki P, Gao X, Marti D, Kaslow RA, et al. Comprehensive analysis of class I and class II HLA antigens and chronic hepatitis B virus infection. J Virol. 2003;77(22): 12083-7.
51. Galmozzi E, Vigano M, Lampertico P. Systematic review with meta-analysis: do interferon lambda 3 polymorphisms predict the outcome of interferon-therapy in hepatitis B infection? Aliment Pharmacol Ther. 2014;39(6):569-78.
52. Kamatani Y, Wattanapokaykit S, Ochi H, Kawaguchi T, Takahashi A, Hosono N, et al. A genome-wide association study identifies variants in the HLA-DP locus associated with chronic hepatitis B in Asians. Nat Genet. 2009;41(5):591-5.
53. Mbarek H, Ochi H, Urabe Y, Kumar V, Kubo M, Hosono N, et al. A genome-wide association study of chronic hepatitis B identified novel risk locus in a Japanese population. Hum Mol Genet. 2011;20(19):3884-92.
54. Nishida N, Sawai H, Matsuura K, Sugiyama M, Ahn SH, Park JY, et al. Genome-wide association study confirming association of HLA-DP with protection against chronic hepatitis B and viral clearance in Japanese and Korean. PLoS One. 2012;7(6):e39175.
55. Liu L, Li J, Uao J, Zhang J, Ning Q, Wen Z, et al. A genome-wide association study with DNA pooling identifies the variant rs11866328 in the GRIN2A gene that affects disease progression of chronic HBV infection. Viral Immunol. 2011;24(5):397-402.
56. Seto WK, Wong DK, Kopaniszen M, Proitsi P, Sham PC, Hung IF, et al. HLA-DP and IL28B polymorphisms: influence of host genome on hepatitis B surface antigen seroclearance in chronic hepatitis B. Clin Infect Dis. 2013;56(12):1695 703.
57. Vermehren J, Rötsch J, Susser S, Wicker S, Berger A, Zeuzem S, et al. A common HLA-DPA1 variant is associated with hepatitis B virus infection but fails to distinguish active from inactive Caucasian carriers. PLoS One. 2012;7(3):e32605.
58. Fletcher GJ, Samuel P, Christdas J, Gnanamory M, Ismael AM, Anantharam R, et al. Association of HLA and TNF polymorphisms with the outcome of HBV infection in the South Indian population. Genes Immun. 2011;12(7):552-8.
59. Posuwan N, Payungporn S, Tangkijvanich P, Ogawa S, Murakami S, Lijimas S, et al. Genetic association of human leukocyte antigens with chronicity or resolution of hepatitis B infection in thai population. PloS One. 2014;9(1):e86007.

60. Yang PL, Althage A, Chung J, Maier H, Wieland S, Isogawa M, et al. Immune effectors required for hepatitis B virus clearance. Proc Natl Acad Sci U S A. 2010;107(2):798-802.
61. Kim YJ, Kim HY, Lee JH, Xu SJ, Yoon JH, Lee HS, et al. A genome-wide association study identified new variants associated with the risk of chronic hepatitis B. Hum Mol Genet. 2013;22(20): 4233-8.
62. Png E, Thalamuthu A, Ong RT, Snippe H, Boland GJ, Seielstad M. A genome-wide association study of hepatitis B vaccine response in an Indonesian population reveals multiple independent risk variants in the HLA region. Hum Mol Genet. 2011;20(19):3893-8.
63. Miao F, Sun H, Pan N, Xu J, Qiu J, Shen Y, et al. Association of human leukocyte antigen class I polymorphism with spontaneous clearance of hepatitis B surface antigen in Qidong Han population. Clin Dev Immunol. 2013;2013:145725.
64. Albayrak A, Ertek M, Tasyaran MA, Pirim I. Role of HLA allele polymorphism in chronic hepatitis B virus infection and HBV vaccine sensitivity in patients from eastern Turkey. Biochem Genet. 2011;49(3-4):258-69.
65. Boglione L, Cusato J, Allegra S, Esposito J, Patti F, Cariti G, et al. Role of IL28-B polymorphisms in the treatment of chronic hepatitis B HBeAg-negative patients with peginterferon. Antiviral Res. 2014;102:35-43.
66. Kim SS, Cheong JY, Lee D, Lee SK, Kim MH, Kwack K, et al. Interleukin-1ß and interleukin-1 receptor accessory protein gene polymorphisms are associated with persistent hepatitis B virus infection. Hepatogastroenterology. 2012;59(113):190-7.
67. Zhu QR, ge YL, Gu SQ, Yu H, Wang JS, Gu XH, et al. Relationship between cytokines gene polymorphism and susceptibility to hepatitis B virus intrauterine infection. Chin Med J (Engl). 2005;118(19):1604-9.
68. Wu JF, Niy H, Rin YT, Lee TJ, Hsu SH, Chen HL, et al. Human interleukin-10 genotypes are associated with different precore/core gene mutation patterns in children with chronic hepatitis B virus infection. J Pediatr. 2011;158(5):808-13.
69. Zhang TC, Pan FM, Zhang LZ, Gao YF, Zhang ZH, Gao J, et al. A meta-analysis of the relation of polymorphism at sites -1082 and -592 of the IL-10 gene promoter with susceptibility and clearance to persistent hepatitis B virus infection in the Chinese population. Infection. 2011;39(1): 21-7.
70. Li C, Zhi-Xin C, Li-Juan Z, Chen P, Xião-Zhong W, et al. The association between cytokine gene polymorphisms and the outcomes of chronic HBV infection. Hepatol Res. 2006;36(3):158-66.
71. Zhang PA, Wu JM, Li Y, Yang XS. [Relationship of interleukin-18 gene promoter polymorphisms with chronic hepatitis B in Chinese Han population]. Zhonghua Yi Xue Yi Chuan Xue Za Zhi. 2005;22(5):528-32.
72. Migita K, Sawakami-Kobayashi K, Maeda Y, Nakao K, Kondoh S, Sugiura M, et al. Interleukin-18 promoter polymorphisms and the disease progression of Hepatitis B virus-related liver disease. Transl Res, 2009;153(2):91-6.
73. Conde SR, Feitosa RN, Freitas FB, Hermes RB, Demachki S, Araújo MT, et al. Association of cytokine gene polymorphisms and serum concentrations with the outcome of chronic hepatitis B. Cytokine. 2013;61(3):940-4.
74. Zhang G, Li Z, Han Q, Li N, Ahu Q, Li F, et al. Altered TNF-α and IFN-γ levels associated with PD1 but not TNFA polymorphisms in patients with chronic HBV infection. Infect Genet Evol. 2011;11(7):1624-30.
75. Höhler T, Kruger A, Gerlen G, Schneider PM, Meyer Zum Büschenefelde KH, Rittner C, et al. A tumor necrosis factor-alpha (TNF-alpha) promoter polymorphism is associated with chronic hepatitis B infection. Clin Exp Immunol. 1998;111(3):579-82.

76. Somi MH, Najafi L, Noori BN, Alizadeh AH, Aghah MR, Shavakhi A, et al. Tumor necrosis factor-alpha gene promoter polymorphism in Iranian patients with chronic hepatitis B. Indian J Gastroenterol. 2006;25(1):14-5.
77. Migita K, Miyazol S, Maeda Y, Daikoku M, Abiru S, Ueki T, et al. Cytokine gene polymorphisms in Japanese patients with hepatitis B virus infection--association between TGF-beta1 polymorphisms and hepatocellular carcinoma. J Hepatol. 2005;42(4):505-10.
78. Wang B, Wang J, Zheng Y, Zhou S, Zheng J, Wang G, et al. A study of TNF-alpha-238 and -308 polymorphisms with different outcomes of persistent hepatitis B virus infection in China. Pathology. 2010;42(7): 674-80.
79. Zheng MH, Xiao DD, Lin XF, Wu SJ, Peng MM, Yu Xy, et al. The tumour necrosis factor-α-238A allele increases the risk of chronic HBV infection in European populations. J Viral Hepat. 2012; 19(2):e11-7.
80. Tunçbilek S. Relationship between cytokine gene polymorphisms and chronic hepatitis B virus infection. World J Gastroenterol. 2014;20(20):6226-35.
81. Shi KQ, Cai XH, Xiao DD, Wu SJ, Peng MM, Lin XF, et al. Tumour necrosis factor-α-857T allele reduces the risk of hepatitis B virus infection in an Asian population. J Viral Hepat. 2012;19(2): e66-72.
82. Xia Q, Zhou L, Liu D, Chen Z, Chen F. Relationship between TNF-α gene promoter polymorphisms and outcomes of hepatitis B virus infections: a meta-analysis. PLoS One. 2011;6(5):e19606.
83. Lindsay MA. microRNAs and the immune response. Trends Immunol. 2008;29(7):343-51.
84. Wang S, Qiu L, Yan X, Jin W, Wang Y, Chen L, et al. Loss of microRNA 122 expression in patients with hepatitis B enhances hepatitis B virus replication through cyclin G(1)-modulated P53 activity. Hepatology. 2012;55(3):730-41.
85. Li C, Wang Y, Wang S, Wu B, Hao J, Fan H, Ju Y, et al. Hepatitis B virus mRNA-mediated miR-122 inhibition upregulates PTTG1-binding protein, which promotes hepatocellular carcinoma tumor growth and cell invasion. J Virol. 2013;87(4):2193-205.

Capítulo 19

Avaliação Laboratorial da Hepatite Crônica

João Renato Rebello Pinho
Nairo Massakazu Sumita

INTRODUÇÃO

Hepatites são definidas como processos inflamatórios que acometem o fígado e que podem ter diferentes etiologias. A delimitação entre hepatite aguda e crônica está fixada em 4 a 6 meses, mas em muitos casos é difícil precisar o início do quadro.

As etiologias infecciosas, particularmente virais, são as mais frequentes e serão abordadas com mais detalhes posteriormente. Existem muitas outras etiologias, algumas que têm aumentado de importância recentemente.

Entre essas, merece destaque a esteato-hepatite não alcoólica, que tem sido identificada em casos de síndrome metabólica, muitas vezes associada a obesidade, resistência à insulina, *diabetes mellitus*, hipertrigliceridemia e perda de peso. Importante salientar que as recentes descobertas das interações do vírus da hepatite C com o metabolismo lipídico justificam a associação de quadros de esteato-hepatite não alcoólica sobrepondo-se a casos de hepatite C, dado que seu agente etiológico circula na forma de lipoviropartículas, envolvendo muitas das proteínas, enzimas e lipídios do metabolismo humano na gênese de sua partícula viral e manutenção do ciclo replicativo. A história e o exame físico com medidas da massa corporal, sorologias virais e perfil lipídico permitem distinguir esses quadros (ver Capítulos 16 e 26).

As hepatites induzidas por drogas são também importantes. A droga classicamente envolvida com esse quadro é o paracetamol, que tem hepatotoxicidade intrínseca com quadros muito graves, mas em geral necessita de quantidades muito grandes para ter efeito. Muitas outras drogas podem, também, estar envolvidas com o desenvolvimento de hepatopatias, sendo que nesses casos a maioria dos casos é rara, idiossincrásica e imprevisível. O diagnóstico de hepatite induzida por drogas necessita de história clínica detalhada, com exclusão de outras possíveis causas, perguntas sobre a ingestão de drogas, incluindo fitoterápicos e a relação temporal da ingestão das drogas com o aparecimento do quadro clínico. As principais drogas envolvidas com esse quadro são paracetamol, amiodarona, ritonavir, carbamazepina, fitoterápicos como kava kava e chaparral, drogas de abuso, anabolizantes, vitamina A e hepatotoxinas ambientais como aflatoxinas e outras toxinas presentes em cogumelos e compostos halogenados[1].

Entre as hepatites induzidas por drogas, o uso excessivo do álcool merece destaque. A ingestão em torno de 40 a 80 gramas por dia de álcool entre homens e de 20 a 40 gramas por dia em mulheres está associada com o desenvolvimento de quadros hepáticos relacionados ao seu uso. Esses quadros podem variar desde hepatites agudas até crônicas, muitas vezes associadas à cirrose hepática. O diagnóstico etiológico desse quadro pode ser evidente na anamnese, mas pode depender de uma história clínica muito bem realizada[1].

Quadros de hepatites autoimunes também entram no diagnóstico diferencial de hepatites crônicas, podendo esses quadros ter evolução extremamente rápida ou mesmo mais indolente e serem suspeitadas quando o quadro crônico começar a manifestar sintomas mais claros. As hepatites autoimunes são acompanhadas de hipergamaglobulinemia e de autoanticorpos circulantes e em geral têm boa resposta ao tratamento com imunossupressores. Além dos dados de história e da pesquisa de gamaglobulinas circulantes, é muito importante a detecção de autoanticorpos específicos: antinúcleo, antimúsculo liso e antiactina para autoimune tipo I, antimicrossomo de fígado e rim para autoimune tipo II e antiantígeno hepático solúvel que pode definir a hepatite autoimune tipo III ou se relacionar com a gravidade do tipo I[2].

Várias doenças genéticas também entram no diagnóstico diferencial das hepatites virais, que podem muitas vezes ser diferenciadas dessas por dados de história e por exames específicos para elas.

A doença de Wilson é autossômica recessiva com acúmulo de cobre no fígado, cérebro, córnea e rim. É muitas vezes diagnosticada em uma idade mais precoce e pode estar acompanhada do sinal clássico do anel de Kaiser-Fleischer, sendo diagnosticada laboratorialmente pela detecção do aumento da ceruloplasmina circulante, cuprúria e detecção de cobre no tecido hepático (ver Capítulo 25).

A hemocromatose é uma doença causada por acúmulo de ferro no tecido, que, além de afetar o fígado, pode causar também insuficiência cardíaca e *diabetes mellitus*. Seu diagnóstico se faz pela detecção do aumento da saturação da transferrina e da ferritina sérica e ela pode ser causada por várias mutações em diferentes genes, gerando uma série de quadros com variados níveis de gravidades e idades de instalação (ver Capítulo 24).

A deficiência de alfa-1-antitripsina é outra doença genética relacionada aos alelos Z e S do gene que codifica essa enzima, cujo quadro clínico pode ser variável conforme a combinação desses alelos com o alelo normal M (ver Capítulo 29).

A doença celíaca pode apresentar-se em 40% dos pacientes com elevação das enzimas hepáticas e, dessa forma, entrar no diagnóstico diferencial das hepatites crônicas, pelo menos no início da avaliação clínica e laboratorial (ver Capítulo 33).

MARCADORES BIOQUÍMICOS DE LESÃO HEPÁTICA[3-7]

O fígado recebe elementos absorvidos pelo sistema digestivo, como aminoácidos, carboidratos, ácidos graxos, colesterol e vitaminas. É responsável pela síntese da bile a partir do colesterol, armazenamento de glicose na forma de glicogênio, armazenamento de ferro, cobre e vitaminas, síntese de proteínas, em especial albumina, alfa e betaglobulinas, fatores de coagulação e proteínas transportadoras, bem como pela retenção de complexos imunes circulantes. É também responsável pela síntese do colesterol, produz carboidratos a partir de lipídios e gliconeogênese, pela depuração do álcool e outras substâncias tóxicas e pelo metabolismo de drogas, enzimas, hormônios da tireoide e esteroides.

A avaliação laboratorial da função hepática é constituída por ampla gama de parâmetros que tem por finalidade avaliar as atividades metabólicas do fígado. Esses testes possibilitam o diagnóstico, prognóstico e monitoração dos processos que agridem o fígado.

Os principais marcadores bioquímicos do fígado são:

- Bilirrubinas.
- Aminotransferases: aspartatoaminotransferase (AST ou TGO) e alanina aminotransferase (ALT ou TGP).
- Fosfatase alcalina (FAL).
- Gamaglutamiltransferase (GGT).
- Amônia.
- Albumina.
- Tempo de protrombina (TP) e razão normalizada internacional (RNI ou INR).

Bilirrubinas[3-7]

As bilirrubinas são produtos de degradação da hemoglobina. O sistema reticuloendotelial destrói as hemácias e metaboliza a molécula heme formando a bilirrubina não conjugada, também conhecida como bilirrubina indireta que, no fígado, é transformada na bilirrubina conjugada ou bilirrubina direta, para posterior eliminação com a bile. A bilirrubina indireta é insolúvel em água no pH fisiológico, sendo que a solubilidade no sangue é obtida em razão da sua ligação principalmente com a albumina. A bilirrubina conjugada é hidrolisada pela betaglicuronidase encontrada nas células epiteliais intestinais e então transformada em estercobilinogênio, mesobilinogênio e urobilinogênio. Cerca de 20% é reabsorvido e o restante é oxidado em estercobilina, mesobilina e urobilina e excretado com as fezes. Uma quantidade representando cerca de 5% da bilirrubina é ainda excretada pela urina.

A bilirrubina indireta tem meia-vida inferior a 5 minutos, enquanto a meia-vida da bilirrubina direta é bem maior, sendo essa dividida ainda em betabilirrubina (monoconjugada), gamabilirrubina (diconjugada) e delta bilirrubina (ligada à albumina), esta última com meia-vida de 17 a 20 dias.

A icterícia é o principal sinal clínico decorrente da elevação da bilirrubina no sangue, sendo reflexo das alterações, seja na síntese, seja nas etapas do metabolismo e excreção da bilirrubina. A icterícia torna-se clinicamente evidente quando a bilirrubina está acima de 2mg/dL.

As hiperbilirrubinemias conjugadas são causadas por quadros de colestase intra-hepática (hepatites virais, alcoólica ou induzidas por drogas), obstruções mecânicas (coledocolitíase ou carcinomas de pâncreas ou vias biliares), síndromes genéticas, como, por exemplo, a de Dubin-Johnson, que afeta a excreção de bilirrubinas, e a de Rotor, que afeta a captação hepática e a ligação aos ânions orgânicos.

As hiperbilirrubinemias não conjugadas mais comuns são:

- Icterícia fisiológica do recém-nascido que pode ser neurotóxica se for muito intensa, levando a quadro de encefalopatia (kernicterus).
- Síndrome de Criggler-Najjar, cujos quadros mais graves podem atingir níveis de bilirrubina total ao redor de 20mg/dL, com ausência de atividade de UDP glicuroniltransferase.
- Síndrome de Gilbert com nível de bilirrubina total ao redor de 3mg/dL, causada por mutações no mesmo gene, com atividade parcial, levando a defeito de transporte nas membranas.
- Hemólise com bilirrubina total maior que 6mg/dL, em geral relacionada com quadros hematológicos.

Aminotransferases: aspartatoaminotransferase (AST ou TGO) e alanina aminotransferase (ALT ou TGP)[3-7]

As aminotransferases, também conhecidas como transaminases, são enzimas indicadoras de dano hepático, particularmente nas lesões agudas, como, por exemplo, a hepatite aguda. Ambas as enzimas não são específicas para avaliação da função hepática. A AST é encontrada também em outros tecidos como o coração, músculo esquelético, rins, cérebro, pâncreas e, portanto, é muito menos específica de lesão hepática do que a ALT. A ALT é encontrada particularmente no fígado e nos rins e em menor concentração no coração e músculo esquelético. ALT está presente exclusivamente no citoplasma. Já a AST é encontrada tanto no citoplasma como nas mitocôndrias.

Em doença aguda, níveis de pico de aminotransferases ocorrem entre o 7º e 12º dias. Após, ocorre a queda gradual retornando aos níveis normais após 3 a 5 semanas se houver regressão da doença. A relação de Ritis é a razão entre AST/ALT. Quando essa relação está menor que 1, é indicadora de provável hepatite aguda viral. A elevação persistente dos níveis de ALT superior a 6 meses após quadro de hepatite aguda já pode ser caracterizada como hepatite crônica. A grande maioria dos portadores de hepatite crônica apresenta atividade de ALT menor do que 7 vezes o limite superior da normalidade. Quando a infecção viral vai tornando-se cada vez mais crônica, a razão AST/ALT tende a se inverter.

Fosfatase alcalina (FAL)[3-7]

A fosfatase alcalina total é composta por três isoenzimas: hepática (50%), óssea (40%) e intestinal (5 a 10%). Essa enzima é excretada pela bile, sendo que um processo de obstrução das vias biliares promove elevações significativas. Sua meia-vida é de três dias.

A elevação na atividade da FAL é comumente originária do fígado ou tecido ósseo. Assim, a medida da fosfatase alcalina é utilizada na investigação de duas situações: doença hepatobiliar e doença óssea associada a aumento da atividade osteoblástica.

A obstrução da árvore biliar induz maior produção de fosfatase alcalina pelo fígado. A elevação tende a ser mais acentuada na obstrução extra-hepática (acima de três vezes) do que na intra-hepática.

Situações benignas em que se observa elevação da fosfatase alcalina são:

- Gravidez – duas a três vezes o limite superior da normalidade, particularmente no terceiro trimestre da gestação, em função da fosfatase alcalina de origem placentária.
- Crianças – elevação transitória benigna da fosfatase alcalina ao redor de 10 vezes o limite superior da normalidade.

Gamaglutamiltransferase (gama-GT ou GGT)[3-7]

A medida da atividade da gamaglutamiltransferase possui elevada sensibilidade na presença de doença hepatobiliar. A GGT é sensível à doença obstrutiva hepática mais do que a FAL, aumentando em mais de 12 vezes o limite superior da normalidade.

A GGT encontra-se no túbulo renal proximal, fígado, pâncreas, mas a atividade sérica em geral reflete a atividade hepática, sua meia-vida é de 7 a 10 dias, exceto na hepatite alcoólica, quando pode elevar-se para 28 dias.

No aumento isolado de GGT considera-se lesão ocupando espaço ou outros fatores indutores, como uso de drogas e álcool.

As situações em que se observa elevação da GGT são:

- Câncer primário ou metastático hepático.
- Hepatite infecciosa.
- Pancreatites aguda e crônica.
- Hepatite alcoólica.
- Drogas anticonvulsivantes: fenitoína e fenobarbital.

Amônia[3-7]

A amônia é o produto do metabolismo das proteínas e também pela atividade das bactérias intestinais. Em doença hepática grave, o fígado deixa de metabolizar a amônia em ureia, resultando na elevação dos níveis de amônia plasmática, ao qual pode induzir quadro de encefalopatia hepática.

Albumina[3-7]

A albumina é sintetizada pelos hepatócitos. A determinação da concentração de albumina é útil na avaliação da síntese proteica pelo fígado. A vida média da albumina é de 15-20 dias. Assim o nível plasmático é um bom parâmetro para avaliação de doença hepática crônica. Na ausência de doença hepática, devem-se também avaliar estados de desnutrição e as síndromes em que há aumento das perdas de albumina pela urina, como, por exemplo, a síndrome nefrótica ou perda intestinal, como a enteropatia perdedora de proteínas.

Tempo de protrombina (TP) e razão normalizada internacional (RNI ou INR)[3-7]

Todos os fatores de coagulação, com exceção do fator VIII, são sintetizados no fígado. Assim, na doença hepática crônica, pode ser observada a redução das concentrações plasmáticas de fibrinogênio, protrombina, fatores V, VII, IX e X. O exame que avalia a deficiência desses fatores é o tempo de protrombina, que pode também ser expresso como INR.

Importante lembrar que as condições clínicas que cursam com deficiência de vitamina K, como, por exemplo, em situação de má absorção de lipídios por doença hepática ou não hepática, também prolongam o tempo de protrombina. Tempo de protrombina não corrigido com a administração de vitamina K é indicativo de doença hepática.

HEPATITES CRÔNICAS VIRAIS

Os marcadores descritos acima são os mais utilizados para a orientação do diagnóstico nos quadros hepáticos. Começamos descrevendo as principais causas das hepatites crônicas, depois os marcadores bioquímicos e sua utilização junto de outros marcadores para o diagnóstico de hepatite crônica e vamos concluir agora descrevendo os marcadores etiológicos específicos para o diagnóstico das hepatites virais.

A hepatite A tem como seus principais marcadores os anticorpos das classes IgM e IgG. O HAV não causa hepatites agudas, mas os marcadores da classe IgG devem ser realizados em todos os pacientes. Se algum paciente com quadro crônico hepático não tiver evidência prévia de infecção pelo HAV, esse deve ser vacinado, pois quadros de hepatite A podem ser muito graves em hepatopatas crônicos (ver Capítulo 12).

Todos os outros vírus conhecidos como agentes etiológicos das hepatites (B, C, D e E) estão envolvidos com quadros crônicos.

O HEV até recentemente era apenas associado com quadros agudos frequentes em alguns países em desenvolvimento na Ásia, mas recentemente se descobriu que ele pode estar envolvido com quadros crônicos por todo o mundo, em particular em países com criações de suínos. O HEV está associado com quadros crônicos em imunossuprimidos, em particular em transplantados de órgãos, e já foi mesmo encontrado em nosso país.

Assim, quadros hepáticos em transplantados de outros órgãos ou agravamento de quadros clínicos em pacientes submetidos a transplante de fígado devem levantar a suspeita de infecção por esse vírus, que deve ser pesquisada com anticorpos das classes IgG e IgM e pela pesquisa do RNA viral. Os três métodos devem ser aplicados, pois não se encontra correlação absoluta entre eles (ver Capítulo 17).

O HBV é um agente clássico de hepatites crônicas presente em todas as regiões do mundo, inclusive em nosso país. A hepatite pode ser diagnosticada durante sua fase aguda, quando vai apresentar o HBsAg como o primeiro marcador positivo, seguido logo depois pelo aparecimento do HBeAg. Logo depois aparecem os anticorpos anti-HBc, os da classe IgG tendem a permanecer positivos pelo resto da vida dos pacientes, os da classe IgM, necessariamente, têm que estar positivos no caso de hepatite B aguda. É importante frisar que apenas a detecção dos anticorpos anti-HBc IgM não dão a certeza que se trate de fato de hepatite B aguda, pois esses foram já descritos em casos de hepatite B crônica, especialmente nas fases de exacerbação, isto é, períodos com durações de poucas semanas até alguns meses, nos quais ocorre aumento importante das aminotransferases que podem ocorrer durante a evolução de hepatite B crônica. Assim, dados de história clínica são muito importantes para se ter certeza de que de fato seja uma hepatite B aguda, a não ser que se façam titulações do anti-HBc IgM, método este não disponível comercialmente e nem ainda padronizado para uso de rotina (ver Capítulo 14).

Durante o acompanhamento de uma hepatite B bem-sucedida, inicialmente temos a soroconversão HBeAg/anti-HBe, depois a queda do HBsAg e sua substituição pelo anti-HBs, o que, em alguns casos, pode demorar cerca de um mês (mas o paciente será sempre positivo para o anti-HBc IgM nessa fase).

Caso a evolução do caso não seja favorável, não há soroconversão para anti-HBe ou para anti-HBs e se isso não ocorrer em 6 meses o paciente passa a ser considerado um portador crônico do HBV, passível, portanto, de ser tratado.

O tratamento da hepatite B faz-se em função da persistência dos antígenos virais HBsAg. Podem ser tratados mesmo pacientes que converteram para anti-HBe, mas que continuem HBsAg positivos. Outros exames são muito importantes para orientar o tratamento antiviral: a dosagem das enzimas hepáticas e de outros exames relacionados com a função hepática citados anteriormente são muito importantes; a realização de exames para avaliar a histologia hepática, em especial a presença de fibrose hepática por meio da biópsia hepática ou de testes de elastografia para avaliar a presença de fibrose. Mas, nessa fase, um exame muito importante para avaliar a necessidade de tratamento é a avaliação da carga viral do HBV, o que atualmente é realizado com testes de biologia molecular, com testes extremamente sensíveis que detectam cargas virais mínimas.

A evolução de um paciente com hepatite B crônica prevê quatro fases diferentes: tolerância imune, resposta imune, portador inativo e reativação. A avaliação de qual fase está um paciente se faz com os marcadores acima – HBeAg, ALT, HBV-DNA, biópsia hepática ou elastografia. Quase todos os autores sugerem que o tratamento não deva ser realizado em pacientes que ainda estejam na fase inicial, isto é, alta replicação viral com mínima lesão hepática. Se o paciente for anti-HBe positivo, a carga viral que indica o tratamento é muitas vezes menor nas diferentes diretrizes, pois esse paciente deve estar em fases mais avançadas da doença, provavelmente na fase de reativação.

Testes quantitativos para o HBsAg foram recentemente propostos para determinar quais pacientes estariam na fase de portador negativo, para quais pacientes estaria indicado o tratamento com interferon peguilado e para auxiliar na determinação do prognóstico, mas esses testes ainda não são encontrados de rotina.

A determinação dos genótipos do HBV serve para distinguir os pacientes que portam os genótipos virais com melhor chance de evolução espontânea e resposta ao tratamento, especialmente com interferon (genótipos A e B). Testes de determinação de resistência a drogas podem ser também utilizados para orientar o médico a saber qual a melhor opção terapêutica caso a caso. No Brasil, as opções são tenofovir, entecavir, interferon peguilado e ainda a lamivudina, se o paciente já estiver com boa resposta a essa droga (ver Capítulo 14).

O HDV é um importante agente encontrado na região amazônica de nosso país, especialmente nos estados do Amazonas, Acre e Rondônia. O diagnóstico dessa infecção se faz pela detecção dos anticorpos IgG e IgM e do RNA viral por biologia molecular. Pode haver co-infecção do HDV com HBV, que às vezes evolui para a cura, inclusive com perda dos marcadores sorológicos virais ou superinfecção com os dois vírus que tende a ser mais grave, tendo frequente evolução para hepatite crônica grave ou mesmo hepatite fulminante. O tratamento da hepatite delta não é muito eficaz, com resposta abaixo de 50% quando se usa só o interferon e que não melhora quando se associam análogos de nucleotídeos eficazes para o HBV. Outras opções estão sendo estudadas, como o lonafarnibe e o mircludex. Persiste o problema da ausência de métodos comerciais para a detecção e quantificação do RNA viral, especialmente para o genótipo 3, presente em nosso país, que é muito mal detectado pela maior parte dos ensaios disponíveis (ver Capítulo 15).

O HCV é o mais frequente causador de hepatites crônicas em nosso país. O diagnóstico dessa infecção se faz com os testes de detecção de anticorpos anti-HCV, mais frequentemente detectados em pacientes assintomáticos quando vão fazer doações de sangue ou exames de *check-up*. Raramente a doença tem uma forma aguda exuberante, assim costuma ser diagnosticada já na fase crônica, muitas vezes em pacientes assintomáticos, mas mesmo assim muitos vão mostrar desde elevações das enzimas hepáticas até alterações na histopatologia em biópsias hepáticas ou alterações nos exames sorológicos para avaliar fibrose hepática (APRI, FIB-4, Hepascore, Fibrotest) ou na elastografia hepática (Fibroscan).

É importante que todos os pacientes com anti-HCV positivo sejam submetidos à detecção do ácido nucleico, o qual vai indicar se ele clareou ou não a infecção viral, que pode acontecer em cerca de 20% dos pacientes infectados. A maior parte que não clareou deve então ser submetida aos exames descritos acima para avaliação da lesão hepática (ver Capítulo 16).

Em setembro de 2015, o ministério da saúde aprovou o tratamento para hepatite C utilizando a nova classe de medicamentos – os agentes antivirais diretos (DAAs) – para os pacientes com alterações de fibrose F3 e F4. Quando as drogas estiverem disponíveis, as eficiências de tratamento vão ficar próximas de 90 a 95%, para todos os genótipos virais (o genótipo 3 passa a ser o mais difícil agora) e mesmo para pacientes co-infectados com HIV e com insuficiência renal concomitante[8].

Obviamente, os pacientes para serem tratados têm que ter a carga viral detectável e uma nova dosagem ainda é necessária, senão ao final do tratamento, ao menos 12 semanas após, para detectar os casos com resposta virológica sustentada.

A genotipagem persiste sendo importante, pois vários esquemas de tratamento são propostos para os diferentes genótipos virais.

Testes de resistência a drogas foram padronizados e não serão utilizados no pré-tratamento de forma rotineira. Como para uma das classes de medicamentos utilizados, os inibidores de NS5A, já foram descritos mutantes de resistência, esses testes são, por enquanto, importantes para se monitorar a população de vírus circulantes em nosso país. Os testes podem ser utilizados para se monitorar o desaparecimento de mutações de resistência em pacientes previamente tratados com boceprevir e telaprevir, bem como para avaliar eventuais falhas de resposta ao tratamento (ver Capítulo 16).

Em conclusão, a avaliação laboratorial das hepatites crônicas demanda uma série de exames diferentes de bioquímica, imunologia, biologia molecular e anatomia patológica que permitem aos médicos melhor diagnosticarem e indicarem o tratamento dessas diferentes patologias.

REFERÊNCIAS

1. Ono-Nita SK, Alves VAF, Carrilho FJ. Hepatites crônicas. In: Martins MA, Carrilho FJ, Alves VAF, de Castilho EA, Cerri GG, Wen CL. Clínica médica. Vol 4, Doenças do aparelho digestivo, nutrição e doenças nutricionais. Barueri, SP: Manole; 2009. p. 291-313.
2. Cançado ELR, Deguti MM, Evangelista AS. Doenças hepáticas auto-imunes e metabólicas. In: Martins MA, Carrilho FJ, Alves VVF, de Castilho EA, Cerri GG, Wen CL. Clínica médica. Vol 4, Doenças do aparelho digestivo, nutrição e doenças nutricionais. Barueri, SP: Manole; 2009. p. 344-68.
3. Andriolo A, Borges DR. Enzimologiaclínica. In: Andriolo A. Guias de medicina ambulatorial e hospitalar. UNIFESP/Escola Paulista de Medicina – Medicina Laboratorial. 2ª ed. São Paulo: Manole; 2008. p. 21-8.
4. Andriolo A, Ferraz MLCG, Borges DR. Testes hepáticos. In: Andriolo A. Guias de medicina ambulatorial e hospitalar. UNIFESP/Escola Paulista de Medicina – Medicina laboratorial. 2ª ed. São Paulo: Manole; 2008. p. 61-7.
5. Borges DR, Borges AR. Enzimologia clínica. In: Andriolo A, Carrazza FR. Diagnóstico laboratorial em pediatria. 2ª ed. São Paulo: Sarvier; 2007. p. 129-39.
6. Dufour DR. Liver disease. In: Burtis CA et al. Tietz textbook of clinical chemistry and molecular diagnostics. 5th ed. St. Louis: Elsevier Saunders; 2012. p.1637-93.
7. Pincus MR, Tierno PM Jr, Fenelus M, Bowne WB, Bluth MH. Evaluation of liver function. In: Mc Pherson RA, Pincus MR. Henry's clinical diagnosis and management by laboratory methods. 22nd ed. Philadelphia: Elsevier Saunders; 2011. p. 296-311.
8. Brasil. Ministério da Saúde. Secretaria de Vigilância em Saúde. Departamento de DST, Aids e Hepatites Virais. Protocolo Clínico e Diretrizes Terapêuticas para Hepatite C e Coinfecções. Brasília: Ministério da Saúde, 2015.http://www.aids.gov.br/publicacao/2015/protocolo-clinico-e-diretrizes-terapeuticas-para-hepatite-c-e-coinfeccoes. Acessado em 09/10/2015.

Capítulo 20

Estrongiloidíase

Fabiana Martins de Paula
Ronaldo Cesar Borges Gryschek

CONSIDERAÇÕES GERAIS

A estrongiloidíase é uma parasitose intestinal causada por nematódeos do gênero *Strongyloides*, sendo que somente duas espécies foram descritas como infectantes para o homem: *S. stercoralis*, com distribuição mundial, e *S. fuelleborni*, restrito em algumas regiões da África e Ásia. Essa helmintíase tem maior prevalência em áreas tropicais e subtropicais, acometendo em torno de 30 a 100 milhões de pessoas[1,2]. O Brasil é considerado a área de elevada endemicidade, porém com dados epidemiológicos escassos e pontuais, com ocorrência em torno de 5,5%, dependendo da região e do método de escolha para o diagnóstico parasitológico. Além disso, a maioria dos estudos envolve inquéritos de populações com características particulares, como creches, escolas, indivíduos hospitalizados ou grupos geograficamente restritos.

Na maioria das vezes, a estrongiloidíase é assintomática ou oligoassintomática. No entanto, em indivíduos imunocomprometidos, sobretudo pelo uso de corticosteroide, pode assumir extrema gravidade, levando a um quadro de hiperinfecção e/ou doença disseminada[3,4].

S. stercoralis é uma espécie dimorfobiótica, isto é, apresenta uma forma parasitária e outra de vida livre. O ciclo evolutivo é considerado complexo, sendo o único nematoide parasita do homem capaz de se desenvolver no meio ambiente ou no hospedeiro humano. No meio ambiente, as larvas rabditoides eliminadas no meio externo, junto com as fezes em ambiente quente e úmido, podem sofrer mudas e evoluírem em larvas filarioides infectantes. Alternativamente, outras larvas rabditoides podem diferenciar-se em machos ou fêmeas de vida livre, e por reprodução sexuada originam larvas filarioides infectantes. As larvas infectantes, quando em contato com a pele ou mucosa do homem, penetram ativamente, caem na circulação e realizam o ciclo cardiopulmonar, em seguida, são deglutidas alcançando o duodeno, onde se transformam em fêmeas partenogenéticas. Essas, por sua vez, exercem o parasitismo, produzindo larvas rabditoides[4,5].

Outra importante particularidade desse nematódeo é a habilidade de promover autoinfecção, na qual as larvas rabditoides sofrem mudas ainda na luz intestinal. Assim, as larvas filarioides podem penetrar através da mucosa intestinal ou da pele da região perineal e completarem seu ciclo sem a passagem pelo meio ambiente. Como resultado, a estrongiloidíase pode ter duração indefinida, mesmo na ausência de novas exposições ao parasita. Em condições clínicas especiais de imunodepressão, sobretudo pelo uso prolongado de corticosteroides, esse processo de autoinfecção pode ser acelerado, resultando em cargas parasitárias muito elevadas com graves consequências clínicas[3,4].

DADOS CLÍNICOS

A maioria dos indivíduos com estrongiloidíase apresenta forma assintomática ou manifestações clínicas brandas. A patologia e a sintomatologia da estrongiloidíase não estão associadas somente à carga parasitária, mas também a fatores como a diminuição da resistência orgânica e o estado de nutrição do paciente. A evolução da doença pode ocorrer com largo espectro de manifestações clínicas, desde formas oligossintomáticas, em indivíduos com baixa carga parasitária, até formas graves e fatais em pacientes com imunossupressão ou em uso de corticoides (Quadro 20.1).

A infecção crônica por *S. stercoralis*, quando sintomática, apresenta-se com quadros cutâneos, gastrintestinais ou pulmonares. Aproximadamente 50 a 80% dos indivíduos infectados são assintomáticos, e em torno de 75% dos casos sintomáticos apresentam eosinofilia. Inicialmente, no local de penetração da larva infectante na pele pode ocasionar prurido, eritema e urticária. Os sintomas intestinais incluem dores epigástricas,

QUADRO 20.1 – Definição clínica da estrongiloidíase humana[3].

Classificação da estrongiloidíase	Definição
Estrongiloidíase intestinal	Presença de fêmea adulta parasita no trato gastrintestinal. Capacidade de estabelecer o ciclo de autoinfecção (mantendo a infecção crônica)
Síndrome de hiperinfecção	Aumento da carga parasitária no sítio usual de migração do parasita, devido à aceleração do ciclo de autoinfecção. Exacerbação dos sintomas gastrintestinais e pulmonares
Estrongiloidíase disseminada	Migração sistêmica da larva infectante fora do sítio usual de migração, com invasão de vários órgãos. A estrongiloidíase disseminada implica coexistência da síndrome de hiperinfecção, porém a hiperinfecção pode ocorrer sem disseminação

diarreia, náuseas, vômitos, constipação, perda de peso. Sintomas pulmonares podem ocorrer em intensidade variável, incluindo tosse com ou sem expectoração, febre, dispneia e crises asmatiformes.

Em pacientes com imunossupressão, a doença pode tomar proporções ainda maiores, culminando em hiperinfecção e/ou disseminação do parasita por todo o organismo do paciente. Nos casos de hiperinfecção, ocorre exuberância de sintomas gastrintestinais, com o completo rompimento dos padrões normais da mucosa com ulcerações e, eventualmente, o desenvolvimento de íleo paralítico. O pulmão é o órgão extraintestinal mais afetado nos casos de hiperinfecção, podendo ocorrer broncopneumonia, síndrome de Löffler, edema pulmonar e insuficiência pulmonar. A doença disseminada é caracterizada pela presença de larvas rabditoides e/ou de parasitas adultos em outros tecidos fora dos sítios usuais, com manifestações clínicas decorrentes desse fato, além do estabelecimento de infecção por enterobactérias. É comum o comprometimento do sistema nervoso central com meningite e graus variados de encefalite. Outros órgãos para os quais pode haver disseminação de parasitas incluem linfonodos mesentéricos, coração, pâncreas, rins, ovários e musculatura esquelética. A eosinopenia é comum em pacientes com estrongiloidíase grave e é considerada sinal de mau prognóstico. É válido ressaltar que as formas disseminadas são frequentemente fatais, dada sua rápida evolução e dificuldade diagnóstica. Os casos fatais estão associados com o comprometimento da imunidade celular, como ocorre nos linfomas, tumores sólidos, infecções por micobactérias, desnutrição, uso de corticosteroide ou outros agentes imunossupressores e infecção retroviral.

DIAGNÓSTICO

Em virtude das peculiaridades de seu ciclo biológico e da frequente ausência de sintomatologia, o parasitismo por *S. stercoralis* não é obtido por meio do exame clínico.

O diagnóstico definitivo da estrongiloidíase usualmente é feito mediante a detecção de larvas nas fezes, e ocasionalmente em outros fluidos corporais (lavado broncoalveolar, escarro, urina, fluido cerebroespinhal), ou em amostras de tecidos. Como na maioria dos casos, a eliminação de larvas nas fezes é pequena e irregular e o diagnóstico parasitológico torna-se difícil. O exame parasitológico tem baixa sensibilidade; quando uma única amostra de fezes é examinada ocorre a detecção da infecção em apenas 30% dos casos, aumenta para 50% se forem usadas três amostras, podendo chegar a 100% com o uso de sete amostras.

Várias técnicas têm sido descritas para o diagnóstico parasitológico da estrongiloidíase, incluindo exame direto, métodos de concentração (método de sedimentação e as técnicas de Baermann-Moraes e de Rugai), métodos de cultura em papel-filtro e em placa de ágar. Diversas pesquisas demonstram que o método de cultura em placa de ágar é mais sensível, podendo detectar mais de 85% dos casos positivos para *S. stercoralis* (Figura 20.1).

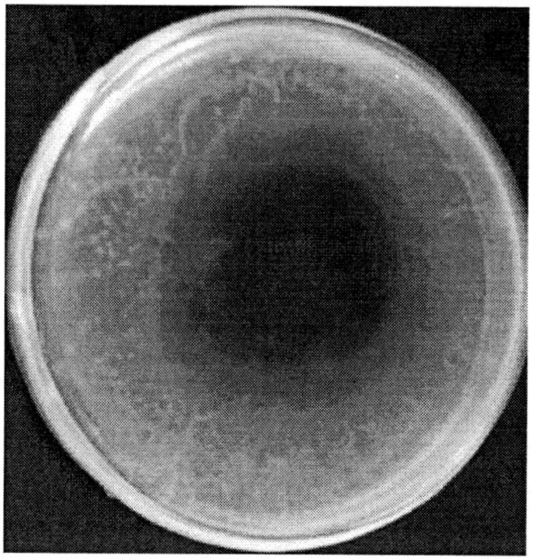

FIGURA 20.1 – Placa de ágar positiva, em amostra de paciente voluntário, mostrando o crescimento bacteriano no caminho que a larva faz na superfície do ágar (Fonte: Laboratório de Investigação Médica, FMUSP).

Vários ensaios imunológicos têm sido desenvolvidos ao longo dos anos, incluindo testes intradérmicos, imunofluorescência indireta, hemaglutinação indireta, teste imunoenzimático e *Western blot*. As técnicas sorológicas, principalmente as imunoenzimáticas, podem ser uma boa alternativa para o diagnóstico da estrongiloidíase, principalmente em estudos epidemiológicos e clínicos.

Os testes sorológicos possuem algumas limitações, como a obtenção de quantidades de antígenos de *S. stercoralis* suficientes para o fracionamento e análise e o fenômeno de "reação cruzada", principalmente com outros nematódeos.

Muitas pesquisas apontam a utilização de antígenos heterólogos, ou seja, provenientes de larvas de outras espécies de *Strongyloides*, principalmente *S. ratti* e *S. venezuelensis*, pois são de fácil obtenção, constituem uma fonte segura de antígenos e não representam risco para seus manipuladores, além de apresentarem alta correlação com *S. stercoralis*.

O teste ELISA é considerado superior aos outros métodos sorológicos no que diz respeito à praticidade, à segurança e à disponibilidade de reagentes. A sensibilidade do teste ELISA varia de 87 a 100% e a especificidade pode chegar a 100%. O teste ELISA detecta a presença de anticorpos das classes de imunoglobulinas (IgG, IgA, IgM e IgE), específicos para o parasita, mas não confere um valor quantitativo da carga parasitária, além de não diferenciar uma infecção recente de uma crônica.

A análise da técnica de *Western blott* tem possibilitado o reconhecimento de moléculas com o uso potencial em diagnóstico, podendo ser utilizado como método adicional na detecção dessa helmintíase.

Os testes sorológicos têm sido utilizados para avaliar a eficácia do tratamento. Estudos demonstraram que ocorre diminuição na resposta de anticorpos IgG a *S. stercoralis* após tratamento e que os indivíduos permanecem soropositivos por um longo período (pelo menos 18 meses, em alguns casos).

Atualmente, buscam-se formas alternativas e reprodutíveis de diagnóstico. A caracterização de proteínas recombinantes expressas pode ser uma fonte de antígenos importante no imunodiagnóstico, porém os *kits* diagnósticos disponíveis necessitam de melhores avaliações. A produção de anticorpos policlonais e monoclonais contra diferentes proteínas de larvas de *S. stercoralis* também podem ser utilizada no diagnóstico para a detecção de coproantígeno.

O diagnóstico molecular utilizando como ferramenta a reação em cadeia da polimerase (PCR) tem-se mostrado bastante atrativo para a detecção de parasitoses intestinais, apresentando alta sensibilidade e especificidade, além de boa reprodutibilidade, potencial de desenvolvimento em larga escala, minimizando o tempo do diagnóstico e diminuindo o custo da técnica. O material resultante da extração de DNA das amostras fecais permite fácil e prolongado armazenamento, possibilitando novas investigações. No entanto, para a validação das técnicas moleculares, é importante o conhecimento de sequências específicas do material genético de parasitas, para a escolha de marcadores capazes de detectar e diferenciar espécies e cepas.

Apesar de não ter sido descrita uma técnica molecular para o diagnóstico laboratorial da estrongiloidíase, avanços no conhecimento de sequências gênicas de *S. stercoralis* estão sendo obtidos[6], como o sequenciamento do gene *18S* rRNA. Um dos primeiros resultados descritos nessa área foi o sequenciamento de 1.766 bases do gene *18s* rRNA de *S. stercoralis*[7]. O conhecimento dessas sequências possibilitou a comparação genética entre as espécies do gênero *Strongyloides*, evidenciando as semelhanças entre elas[8].

A PCR tem sido mencionada como uma metodologia auxiliar, com alta sensibilidade e especificidade para o diagnóstico molecular de *S. stercoralis*[9,10]. A detecção de DNA do parasita em amostras fecais, por meio da amplificação por PCR em tempo real utilizando iniciadores referentes à porção do DNA ribossomal, mostrou-se sensível e específica para a detecção de *S. stercoralis*[11]. Outra variação de PCR em tempo real multiplex tem apresentado resultados satisfatórios para a detecção de DNA específico de *S. stercoralis* em relação a outros parasitas avaliados[12-15]. A técnica de *nested*-PCR empregada para o reconhecimento do parasita em amostras de fezes, por meio de uma região altamente repetitiva do gene do DNA ribossomal, também tem-se mostrado promissora[16].

Em estudos utilizando modelo experimental analisando a infecção por *S. venezuelensis*, a técnica de PCR convencional tem demonstrado grande sensibilidade na detecção do parasita, inclusive para baixas cargas parasitárias[17,18].

Por outro lado, são necessárias definições da sensibilidade utilizando amostras conhecidas, a especificidade baseada na escolha de iniciadores ideais, e assim eliminar os resultados falso-negativos e positivos. Para tanto, é necessário boa extração de material genético, o que inclui quantidade suficiente, boa qualidade e integridade do material utilizado para a extração de DNA, além da eliminação de possíveis inibidores da PCR, que vão desde excesso ou falta de reagentes até os mais diversos produtos resultantes do metabolismo encontrados nas amostras fecais. Dessa forma, a utilização da PCR em amostras fecais tem grande valia para um diagnóstico rápido e sensível da estrongiloidíase humana[19] (Figura 20.2). Uma vez que a disponibilização de técnicas diagnósticas sensíveis e específicas se torna de extrema importância, sobretudo no contexto das imunodepressões, a identificação do parasita seguida do tratamento é fundamental.

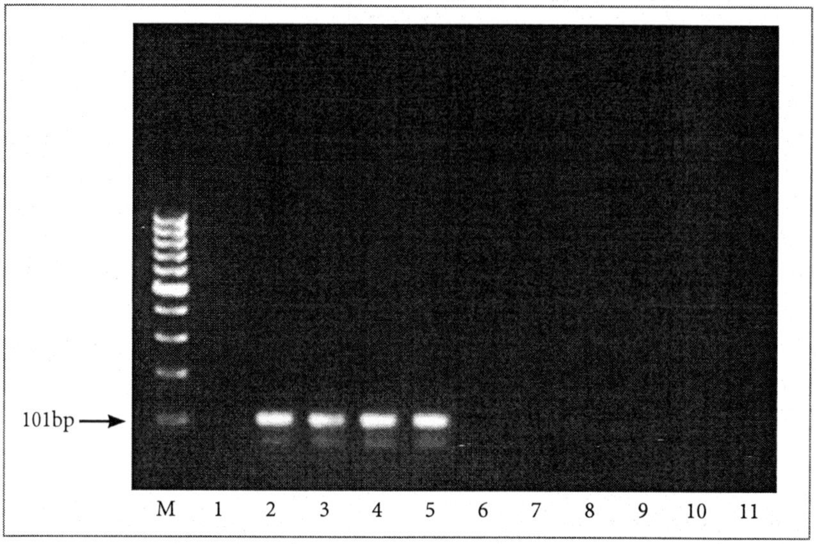

FIGURA 20.2 – Produto de amplificação obtido de amostras de fezes de pacientes positivos (3-5); negativos (6-11), utilizando o iniciador espécie-específico (101pb), em gel de agarose a 2% corado com brometo de etídio. Controle positivo – larvas filarioides de *S. stercoralis* (2); controle negativo – mix da reação de PCR sem DNA (1). Padrão de 100 pares de bases[19].

PROGNÓSTICO

A estrongiloidíase, na maioria das vezes, é uma infecção assintomática ou oligossintomática, porém pode assumir extrema gravidade em pacientes imunocomprometidos, na forma de doença disseminada.

Com isso, a elevada prevalência em regiões tropicais e subtropicais, a facilidade de transmissão, o caráter de cronicidade e autoinfecção, originando formas graves de hiperinfecção e disseminação, além da possibilidade da reagudização em indivíduos imunossuprimidos, evoluindo muitas vezes para óbito, tornam a estrongiloidíase um importante problema médico e social no Brasil.

REFERÊNCIAS

1. Marcos LA, Terashima A, DuPont HL, Gotuzzo E. Strongyloides hyperinfection syndrome: an emerging global infectious disease. Trans R Soc Trop Med Hyg. 2008;102(4):314-8.
2. Olsen A, van Lieshout L, Marti H, Polderman T, Polman K, Steinmann P, et al. Strongyloidiasis – the most neglected of the neglected tropical diseases? Trans R Soc Trop Med Hyg. 2009;103(10):967-72.
3. Concha R, Harrington W Jr, Rogers AI. Intestinal strongyloidiasis: recognition, management, and determinants of outcome. J Clin Gastroenterol. 2005;39(3):203-11.
4. Liu LX, Weller PF. Strongylodiasis and other intestinal nematode infections. Infect Dis Clin North Am. 1993;37(3):655-82.
5. Grove DI. Human strongyloidiasis. Adv Parasitol. 1996;38:251-309.
6. Hunt VL, Tsai IJ, Coghlan A, Reid AJ, Holroyd N, Foth BJ, et al. The genomic basis of parasitism in the Strongyloides clade of nematodes. Nat Genet. 2016;48(3):299-307.
7. Putland RA, Thomas SM, Grove DI, Johnson AM. Analysis of the 18S ribosomal RNA gene of Strongyloides stercoralis. Int J Parasitol. 1993;23(1):149-51.
8. Dorris M, Blaxter M. The small subunit ribosomal RNA sequence of Strongyloides stercoralis. Int J Parasitol. 2000;30(8):939-41.
9. Nilforoushan MR, Mirhendi H, Rezaie S, Rezaian M, Meamar AR, Kia EB. A DNA-based identification of Strongyloides stercoralis isolates from Iranian. J Public Health. 2007;36(3):166-20.
10. Repetto SA, Soto CD, Cazorla SI, Tayeldin ML, Cuello S, Lasala MB, et al. An improved DNA isolation technique for PCR detection of Strongyloides stercoralis in stool samples. Acta Trop. 2013;126:110-4.
11. Verweij JJ, Canales M, Polman K, Ziem J, Brienen EA, Polderman AM, et al. Molecular diagnosis of Strongyloides stercoralis in faecal samples using real-time PCR. Trans R Soc Trop Med Hyg. 2009;103(4):342-6.
12. ten Hove RJ, van Esbroeck M, Vervoort T, van den Ende J, van Liesshout L, Verweij JJ. Molecular diagnostics of intestinal parasites in returning travellers. Eur J Clin Microbiol Infect Dis. 2009; 28(9):1045-53.
13. Basuni M, Muhi J, Othman N, Verweij JJ, Ahmad M, Miswan N, et al. A pentaplex real-time polymerase chain reaction assay for detection of four species of soil-transmitted helminths. Am J Trop Med Hyg. 2011;84(2):338-43.
14. Taniuchi M, Verweij JJ, Noor Z, Sobuz SU, Rieshout LV, Petri WA Jr, et al. High throughput multiplex PCR and probe-based detection with Luminex beads for seven intestinal parasites. Am J Trop Med Hyg. 2011;84(2):332-7.
15. Schär F, Odermatt P, Khieu V, Panning M, Duong S, Muth S, et al. Evaluation of real-time PCR for Strongyloides stercoralis and hookworm as diagnostic tool in asymptomatic school children in Cambodia. Acta Trop. 2013;126(2):89-92.
16. Moghaddassani H, Mirhendi H, Hosseini M, Rokni M, Mowlavi G, Kia E. Molecular diagnosis of Strongyloides stercoralis infection by PCR detection of specific DNA in human stool samples. Iran J Parasitol. 2011;6(2):23-30.
17. Marra NM, Chiuso-Minicucci F, Machado GC, Zorzella-Pezavento SF, França TG, Ishikawa LL, et al. Faecal examination and PCR to detect Strongyloides venezuelensis in experimentally infected Lewis rats. Mem Inst Oswaldo Cruz. 2010;105(1):57-61.
18. Paula FM, Sitta RB, Malta FM, Gottardi M, Corral MA, Gryschek RC, et al. Parasitological and molecular diagnosis in experimental Strongyloides venezuelensis infection. Rev Inst Med Trop S Paulo. 2013;55(2):141-3.
19. Sitta RB, Malta FM, Pinho JR, Chieff PP, Gryschek C, Paula FM. Conventional PCR for molecular diagnosis of human strongyloidiasis. Parasitology. 2014;141(5):716-21.

Capítulo 21

Esquistossomose Mansônica

Maria Cristina do Espírito Santo
Ronaldo Cesar Borges Gryschek

ASPECTOS EPIDEMIOLÓGICOS

A esquistossomose constitui-se em grande problema de saúde pública, sendo que estimativas apontam para 200 milhões de pessoas infectadas no mundo. Além disso, 700 milhões encontram-se em áreas de risco para a infecção por uma ou mais das seis espécies que podem infectar seres humanos: *Schistosoma haematobium*, *S. intercalatum*, *S. japonicum*, *S. mansoni*, *S. mekongi* e *S. malayensis* (Figura 21.1). A infecção esquistossomótica ocorre em várias partes do mundo, principalmente na região do Oriente Médio (Israel, Arábia Saudita, Iêmen, Irã, Iraque), grande parte da África (Egito, Líbia, Moçambique, Camarões, Nigéria, Angola), na China (bacia do rio Yangtze), Laos, Camboja (bacia do rio Mekong), Malásia, Filipinas, Antilhas (Porto Rico), República Dominicana e na América do Sul (Venezuela e Brasil). Estimativas sugerem que 85% dos casos estão na África subsaariana[1,2].

Os movimentos de refugiados, os deslocamentos migratórios, religiosos e turísticos de pessoas, além de erros na gestão da água doce, podem promover a disseminação da esquistossomose[3,4].

A falta de infraestrutura de saúde em muitas dessas áreas dificulta tanto o diagnóstico como o acesso ao tratamento precoce, favorecendo a evolução para formas crônicas debilitantes. Assim, estratégias de controle devem ser desenvolvidas para vencer esse desafio e garantir o acesso precoce ao diagnóstico e tratamento, não só da esquistossomose, como também das outras helmintíases[5].

No Brasil, a esquistossomose atinge 19 unidades federadas[6], estimando-se que cerca de 6 milhões de indivíduos estejam infectados e 25 milhões expostos aos riscos de adquirir a doença, variando as taxas de prevalência de estado para estado[7]. Essa endemia pertence ao grupo de doenças em eliminação, distribuindo-se em áreas de alta, média e baixa endemicidades e comprometendo, principalmente, as populações de baixa renda (Figura 21.2)[8].

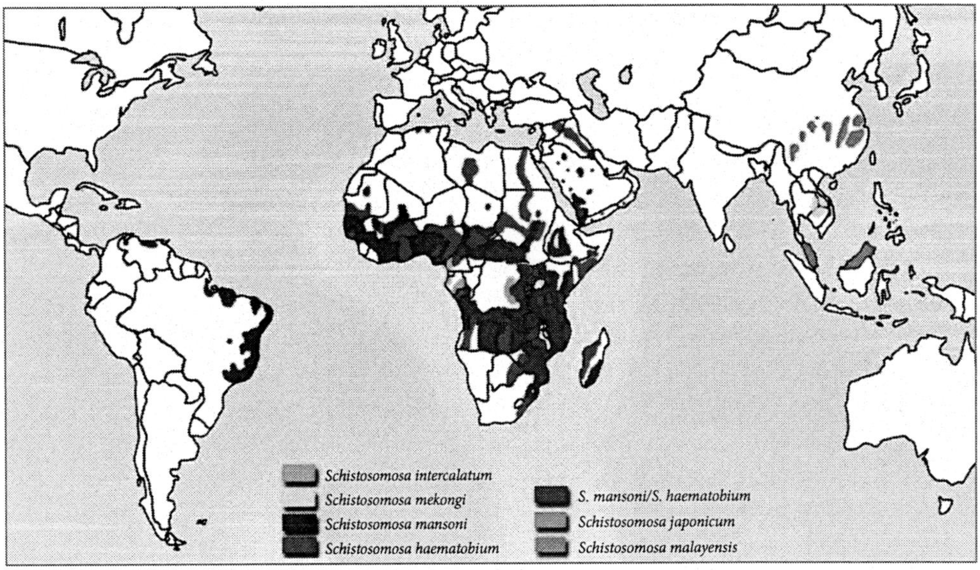

FIGURA 21.1 – Mapa da distribuição mundial da esquistossomose.

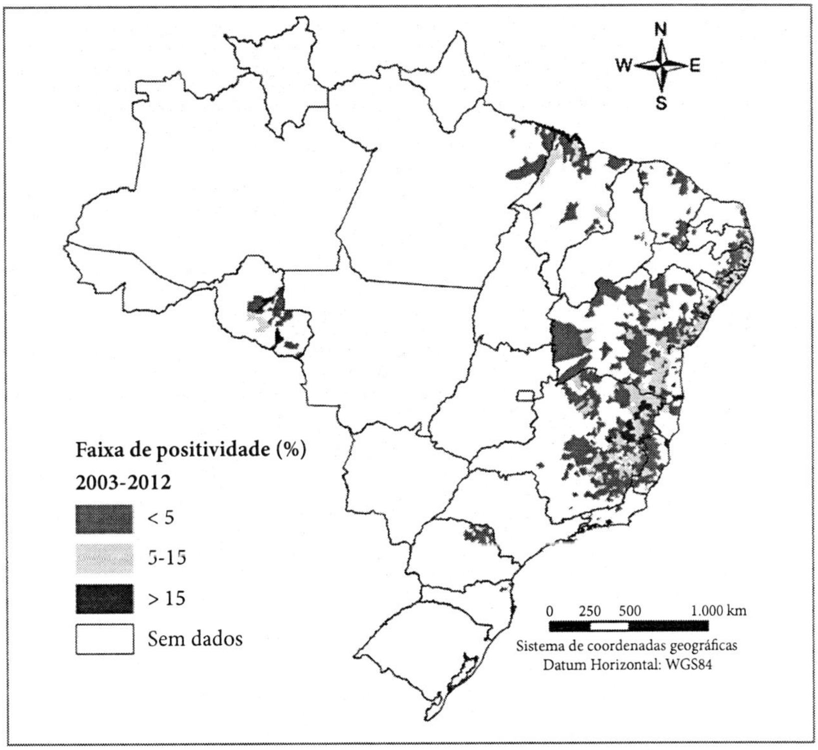

FIGURA 21.2 – Distribuição da esquistossomose de acordo com a faixa de prevalência por município[8].

Das várias espécies conhecidas de *Schistosoma*, sabe-se que *S. mansoni* é a espécie com maior distribuição global e a única espécie causadora da esquistossomose no Brasil[9].

Ainda que as formas graves se tornem cada vez menos frequentes, graças principalmente à implementação da quimioterapia em massa, a esquistossomose continua sua expansão geográfica em função da extensão das zonas agrícolas e das áreas irrigadas[10].

No Brasil, a área endêmica de maior importância encontra-se em uma faixa que abrange os estados do Rio Grande do Norte, Paraíba, Pernambuco, Alagoas e Sergipe, alargando-se ao sul para os estados da Bahia, Minas Gerais e áreas do Espírito Santo. As prevalências mais altas concentram-se em municípios dos estados de Pernambuco, Alagoas, Sergipe, seguidos dos da Bahia e da Paraíba. Focos de transmissão isolados são identificados do Pará ao Rio Grande do Sul, sendo os do Sul de formação recente[6,11].

Devido à mobilidade das populações das zonas endêmicas, a presença de portadores da parasitose é observada em quase todos os estados brasileiros, independente da existência de focos de transmissão[10].

A classificação das áreas endêmicas segue o critério de intensidade de infecção por *S. mansoni* apresentada pelos indivíduos e estimada pela quantidade de ovos observada no exame parasitológico de fezes pela técnica KK[12]. Dessa forma, nas áreas de alta endemicidade, os indivíduos infectados apresentam infecções com mais de 400pg; as áreas de média endemicidade apresentam de 100 a 400pg, e nas áreas de baixa endemicidade, abaixo de 100pg[13-15].

Em relação às áreas de baixa endemicidade, observa-se que aproximadamente 80% dos indivíduos são assintomáticos ou apresentam formas leves da doença, o que dificulta o diagnóstico da parasitose[14].

O Estado do Rio de Janeiro apresenta o menor número de casos confirmados e de óbitos por esquistossomose da região Sudeste, Brasil[6,16].

CADEIA EPIDEMIOLÓGICA

A esquistossomose mansoni é uma infecção causada por um trematódeo do gênero *Schistosoma*, espécie *S. mansoni*, pertencente ao filo *Platyhelminthes* e à classe *Trematodea*. São digenéticos, apresentam dimorfismo sexual na fase adulta e possuem o corpo achatado dorsoventralmente. A fêmea mede cerca de 1,5cm e possui o tegumento liso[4]. O macho mede cerca de 1cm, tem o tegumento coberto por tubérculos e espinhas e um canal ginecóforo para albergar a fêmea e fecundá-la. A fêmea não é capaz de completar sua maturação sem o acasalamento com o parasito macho[17]. Esse possui um mecanismo desconhecido que é capaz de regular a expressão de genes na fêmea[18]. Dessa forma, sabe-se que a fêmea necessita do macho não só no processo de fertilização, mas também na estimulação de fatores imprescindíveis para seu crescimento e desenvolvimento[18,19].

A transmissão da doença ocorre pelo contato do homem com águas onde existam moluscos infectados. O ciclo biológico de *S. mansoni* apresenta alternância de gerações entre o hospedeiro intermediário, moluscos do gênero *Biomphalaria* spp. e os hospedeiros definitivos vertebrados, entre eles o homem. O ciclo de vida de *S. mansoni* inicia-se quando as fezes de indivíduos contaminados, contendo ovos do parasito, entram em contato com a água doce. Os ovos, em contato com a água, eclodem, liberando miracídios, que são a forma infectante do hospedeiro invertebrado. Os miracídios infectam os caramujos suscetíveis e cada miracídio se transforma em esporocistos primários. Cada um desses, por poliembrionia, origina 150 a 200 esporocistos secundários, que migram para as glândulas digestivas e ovotéstis do caramujo, originando as cercárias que serão liberadas na água. A cercária, forma infectante do hospedeiro vertebrado, infecta o homem por penetração ativa na pele. Ao penetrar na pele, as cercárias perdem a cauda, transformando-se em esquistossômulos. Os esquistossômulos migram para os pulmões cerca de sete dias após a penetração e, posteriormente, para o sistema porta. Após a maturação, aproximadamente 45 dias após a infecção, os vermes adultos se alojam no plexo mesentérico e vivem por vários anos, podendo viver até 20 anos no hospedeiro definitivo[20,21]. O ciclo se completa com a postura de ovos pela fêmea (Figura 21.3), aproximadamente 300 ovos por dia[22,23]. Uma parte dos ovos é eliminada com as fezes. Contudo, cerca de dois terços dos ovos ficam retidos na mucosa intestinal e outros alcançam os ramos da veia porta intra-hepáticos, onde, após ficarem impactados em posição pré-sinusoidal, desencadeiam uma reação inflamatória granulomatosa. Estabelece-se, assim, um processo obstrutivo para o fluxo portal intra-hepático, levando à hipertensão portal, dependendo da quantidade de ovos e da fibrogênese que se estabelece nos granulomas[24].

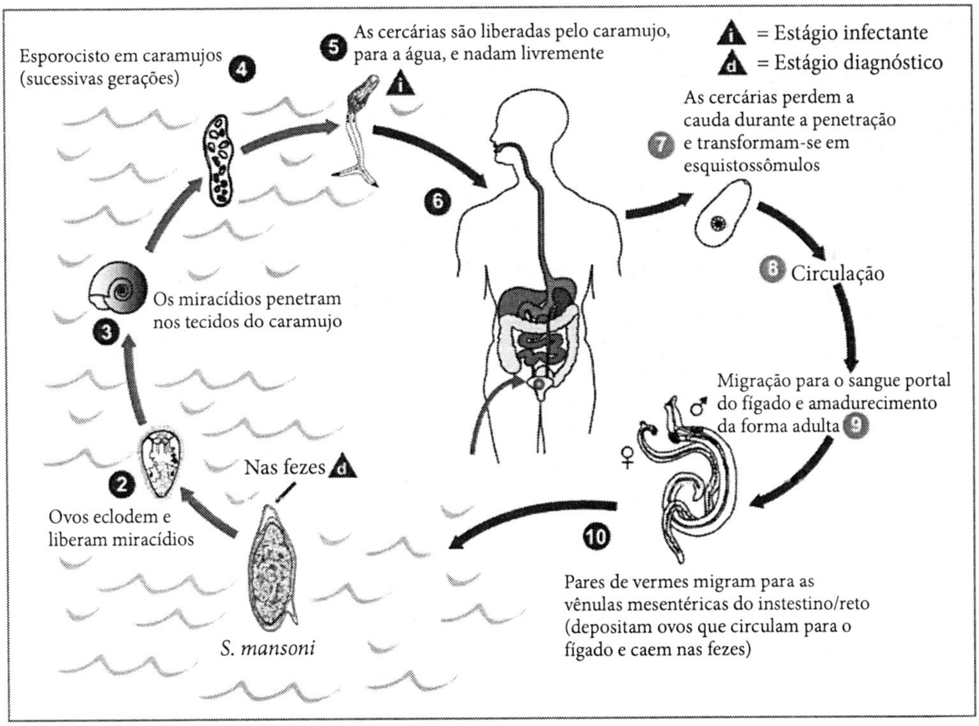

FIGURA 21.3 – Cadeia epidemiológica do *S. mansoni*.

A ESQUISTOSSOMOSE MANSÔNICA

Os vários aspectos patogênicos e patológicos encontrados na esquistossomose mansônica dependem da interação parasito-hospedeiro nas três fases evolutivas e migratórias do verme no hospedeiro definitivo: esquistossômulo, verme adulto e ovos[25]. Os ovos e a reação granulomatosa que os envolvem constituem os principais fatores causadores de morbidade. Os antígenos dos vermes e seus produtos, além da formação e depósito de imunocomplexos nos tecidos, são responsáveis também por aspectos importantes da doença, como a glomerulopatia[26].

Do ponto de vista clínico, pode-se identificar na esquistossomose uma fase aguda e outra crônica. A fase aguda inicia-se pela penetração das cercárias na pele e abrange eventos como a passagem dos esquistossômulos pelos pulmões, a localização dos vermes adultos em veias do sistema porta e o início da postura dos ovos. A fase crônica representa as manifestações patológicas e clínicas decorrentes da localização dos ovos nos tecidos, da reação inflamatória específica em torno deles e da ação de antígenos, seja dos vermes adultos, seja dos ovos, nos tecidos, principalmente complexados com anticorpos[17].

Na esquistossomose aguda ocorre uma reação de hipersensibilidade sistêmica desencadeada pela migração de esquistossômulos e ovos. Ocorre em indivíduos expostos às cercárias pela primeira vez e por isso é mais frequentemente observada em recrutas militares, membros de congregações religiosas, ecoturistas e pessoas que tenham contato com coleções hídricas com finalidade recreativa[27]. Crianças que nascem e moram em áreas endêmicas podem apresentar sinais clínicos de esquistossomose aguda, que podem ser semelhantes aos de outras doenças que incidem nessa faixa etária em comunidades rurais. No entanto, esses poderão estar ausentes em função de anticorpos maternos anti-*Schistosoma* adquiridos ao longo da gestação[28,29]. Uma variedade de manifestações clínicas pode aparecer durante essa fase: dermatite cercariana, febre, pneumonia, diarreia, hepatomegalia, esplenomegalia, exantema, abscessos do fígado e mielorradiculopatia. Hipereosinofilia acentuada é a manifestação hematológica mais característica. A forma aguda da doença tem sido negligenciada, mal diagnosticada, subestimada e subnotificada em áreas endêmicas. A sorologia positiva pode ajudar no diagnóstico, mas o achado de granulomas necrótico-exsudativos em amostra obtida por biópsia hepática é patognomônico, existindo uma lacuna de métodos para o diagnóstico dessa fase[17,21].

Na fase crônica, aparecem os sinais e sintomas de evolução da infecção em diversos órgãos, com níveis de gravidade bastante variáveis. A reação granulomatosa ao redor dos ovos é a principal causa das alterações teciduais e funcionais na esquistossomose[25]. As manifestações clínicas variam, a depender da intensidade da carga parasitária, bem como da capacidade do hospedeiro em produzir fibrose tecidual[30], caracterizando as formas intestinais, hepatointestinal, hepatoesplênica, neurológica e formas ectópicas[17].

A essas características clínicas correspondem os exuberantes quadros anatomopatológicos, cuja especificidade foi reconhecida pela primeira vez em nosso meio por

Bogliolo[31]. Na forma intestinal, quando do início da postura, a fêmea de *S. mansoni* já se localiza no plexo venoso hemorroidário (*retalis*), nas vênulas da submucosa intestinal, notadamente do cólon descendente, sigmoide e reto. A reação granulomatosa inflamatória pode desencadear microulcerações, pseudopólipos e micro-hemorragias. Dor abdominal e diarreia são sintomas comuns, porém inespecíficos[17].

No fígado, os ovos funcionam como êmbolos, ficando retidos na luz de pequenos vasos, desencadeando resposta imune celular. A partir dessa resposta inflamatória, forma-se o granuloma necrótico-exsudativo[26].

As obstruções sucessivas dos pequenos vasos intra-hepáticos e das suas colaterais neoformadas, com resposta granulomatosa periovular secundária, resultam na fibrose hepática de Symmers, fibrose periportal ou em haste de caximbo de barro (*clay pipe stem fibrosis*)[32].

A fibrose de Symmers caracteriza-se pelo desenvolvimento de peripileflebite, pileflebite granulomatosa crônica e depósito de tecido conjuntivo neoformado, rico em fibras colágenas[32]. Essa fibrose respeita os limites da cápsula de Glisson e não invade o interior dos lobos hepáticos, preservando sua arquitetura.

Com a oclusão progressiva dos vasos portais, instalam-se a hipertensão portal e esplenomegalia, desenvolvendo-se rica rede de colaterais que darão vazão ao fluxo reprimido para a circulação sistêmica, surgindo as varizes de esôfago.

As formas crônicas da doença podem desencadear, além da hipertensão portal, lesões pulmonares, neurológicas, genitais e renais, comprometendo sobremaneira a vida produtiva dos pacientes, além de envolverem apreciável risco de letalidade, principalmente decorrente de hemorragia digestiva alta[17,21]. Associam-se a isso sequelas debilitantes, tais como anemia, astenia, diminuição do apetite, déficit de atenção e, nas formas hepatoesplênicas, hipodesenvolvimento pôndero-estatural[33], caracterizado como atraso no crescimento e desenvolvimento de crianças e adolescentes, comprometendo o processo de aprendizagem em uma fase de formação muito importante para a vida produtiva, social e cultural[34].

O impacto dessa moléstia é demonstrado por dados como 4,5 milhões DALYs (*disability adjusted life years*) perdidos por ano e mortalidade de 7.000 pessoas por ano[5]. Incluem-se, aqui, as sequelas debilitantes e a morbimortalidade indireta da esquistossomose, como a doença hepática, hipertensão portal, mielopatia, disfunção renal com síndrome nefrótica e hipertensão pulmonar[35].

DIAGNÓSTICO

Métodos parasitológicos

Em relação aos métodos diagnósticos, a técnica parasitológica de fezes para a detecção de ovos é, historicamente, o padrão-ouro para o diagnóstico da esquistossomose, sendo as espécies identificadas por meio de sua morfologia. Trata-se de método específico, pouco dispendioso e de execução relativamente simples. A técnica de Kato-Katz[12,36,37] é a mais utilizada para a detecção dos ovos de *S. mansoni* e *S. japonicum*, permitindo a quantificação de ovos nas amostras fecais. A técnica de Hoffman[38], que se baseia na sedimentação espontânea, embora não se preste à quantificação de ovos nas fezes, permite sua detecção, pelo fato de esses ovos embrionados serem pesados.

Em que pese o fato de serem pouco dispendiosas e tecnicamente simples, as técnicas parasitológicas carecem de sensibilidade, sobretudo nas áreas de baixa endemicidade[39-44].

Os fatores que contribuem para essa limitação incluem a variação de excreção dos ovos pelos indivíduos[45-47], da intensidade da infecção[48,49], da infecção por formas imaturas do parasito[50], da imunidade aos produtos dos ovos[51,52], dos desbalanços entre a quantidade de machos e fêmeas[50], da presença de lesões teciduais[39] e da resposta imunológica do hospedeiro[51,52].

A baixa sensibilidade dos métodos parasitológicos torna-se mais evidente nas infecções com baixa carga parasitária, nas áreas endêmicas de baixa prevalência da infecção, nos indivíduos com exposição recente ou tardia, e, ainda, no período pós-tratamento[53]. Esse óbice pode ser minimizado por meio da análise de várias amostras fecais obtidas em intervalos regulares, mas essa prática, em estudos de campo, torna-se onerosa e de difícil execução[54,55]. O emprego da biópsia retal, como método de diagnóstico parasitológico, também apresenta limitações de sensibilidade, sobretudo nas infecções antigas, além das óbvias limitações éticas e técnicas para sua execução em estudos populacionais[55].

Dessa forma, em áreas de baixa transmissão, onde a prevalência da infecção é reduzida, bem como nas situações de controle de cura da parasitose após o tratamento, o diagnóstico da esquistossomose demanda o uso de técnicas diagnósticas mais sensíveis do que a pesquisa de ovos nas fezes, pois a permanência de portadores com resultados falso-negativos nos inquéritos coproscópicos é suficiente para a manutenção dos riscos de transmissão, mesmo após intervenções adequadas mediante ações de controle sanitário[56].

As alternativas ao método parasitológico clássico são aquelas que envolvem o imunodiagnóstico, seja pela detecção de antígenos parasitários, seja pela detecção de anticorpos dirigidos contra esses antígenos[57-61] ou pelo diagnóstico molecular, por meio da pesquisa de material genético do parasito em soro, fezes, urina e tecidos em geral[62-64].

Métodos imunológicos

Alguns países, como a China[65] e a Venezuela[66], utilizam o imunodiagnóstico nos programas de controle da esquistossomose. Esses países, após anos de programa de controle utilizando ferramentas sorológicas, principalmente as técnicas de ELISA (*enzyme linked immunosorbent assay)* e suas variantes para o diagnóstico da população-alvo, associadas à quimioterapia repetida, reduziram a prevalência da parasitose, apresentando, na atualidade, predominantemente áreas de baixa endemicidade.

Na Venezuela, país onde a esquistossomose nas últimas décadas se caracteriza por absoluta maioria de casos assintomáticos em função de infecções com cargas parasitárias muito reduzidas, Noya et al.[67] propuseram que métodos imunológicos teriam maior valia quando comparados ao exame parasitológico de fezes para a detecção da infecção por *S. mansoni*.

Wang et al.[65], em sua meta-análise, demonstraram a alta sensibilidade dos ensaios de ELISA e da HAI (hemaglutinação indireta) e sua utilização no programa de controle da esquistossomose japônica. Esse estudo evidenciou a importância dessas técnicas no controle da prevalência durante 50 anos de programa de controle da esquistossomose japônica, mas sugeriu o desenvolvimento de novas tecnologias de imunodiagnóstico ou de biologia molecular.

No Brasil, da mesma forma, novas alternativas diagnósticas vêm sendo desenvolvidas para a aplicação em programas de controle da esquistossomose mansônica em áreas de baixa endemicidade[58,60,68,69]. Entretanto, o método parasitológico de fezes continua a ser utilizado no programa de controle da esquistossomose no País[6].

As infecções esquistossomóticas são muito imunogênicas, havendo grande variedade de substâncias antigênicas nos diferentes estágios do parasito, o que favorece a detecção de antígenos, anticorpos e células imunorreativas no sangue periférico dos indivíduos infectados[61,70,71].

O potencial diagnóstico de alguns desses antígenos foi verificado por meio de análise de imunorreatividade demonstrada pela técnica de imunoblot em soro de pacientes infectados por *S. mansoni*. O trabalho de Ruppel et al.[72] demonstrou que as proteínas de 31 a 32kDa, presentes no tubo digestivo dos vermes, estavam entre as primeiras a serem reconhecidas pelo sistema imunológico do hospedeiro. Cerca de quatro semanas após a infecção por *S. mansoni* já é possível a detecção de anticorpos específicos contra a fração Sm 31/32.

A proteína Sm 31 possui uma atividade proteolítica, sendo caracterizada, por Klinkert et al.[73], como uma catepsina B. A proteína Sm 32 é uma protease liberada do tubo digestivo do verme. As duas proteínas (Sm 31/32) estão envolvidas no processo de degradação da hemoglobina, a principal fonte de aminoácidos do parasito[74].

Valli et al.[75] detectaram a presença de anticorpos da classe IgM (imunoglobulina M) e IgA (imunoglobulina A) contra as proteínas que compõem a fração Sm 31/32 em pacientes com esquistossomose aguda e, em menor percentagem, na fase crônica. Entretanto, os anticorpos da classe IgG (imunoglobulina G) foram demonstrados nas duas fases clínicas dessa parasitose.

Doenhoff et al.[71] avaliaram, pela técnica de ELISA, o desempenho, como substrato antigênico, do extrato solúvel de ovos de *S. mansoni* (do inglês, SEA, *soluble egg antigens* – antígeno solúvel de ovos) e da CEF6 (do inglês, *cationic egg antigens* – fração solúvel de ovos de *S. mansoni* contendo dois antígenos catiônicos). Os resultados demonstraram que a absorbância medida no ELISA pós-tratamento foi de 60% (CEF6) ou 45% (SEA) mais baixa do que os valores do pré-tratamento, sendo sua redução com CEF6 significativamente maior que a observada com o SEA ($p < 0,001$), estando fortemente associada à contagem dos ovos.

Smith et al.[61] avaliaram o desempenho da preparação de antígeno de *S. mansoni* cercarial (SmCTF – *cercarial transformation fluid* – fluido de transformação cercarial) para a detecção de anticorpos antiesquistossomo em soros humanos. Os resultados fornecidos por SmCTF por meio do ELISA foram muito semelhantes aos obtidos pelo SmSEA. Entretanto, a SmCTF apresenta custo menor, constituindo-se, dessa forma, em nova possibilidade diagnóstica para esquistossomose.

Diferentes métodos estão progressivamente sendo incorporados ao diagnóstico individual e aos estudos soroepidemiológicos. Um estudo desenvolvido na Venezuela[67] comparou a especificidade e a sensibilidade de dois antígenos diferentes, AWA (*adult worm antigen* – antígeno de verme adulto) e SEA (extrato de ovos de *S. mansoni*). Reações falso-positivas são observadas com ELISA-SEA (15,3%) e ELISA-AWA (20,8%)[76]. O método de ELISA-SEA é utilizado para a triagem diagnóstica para o Programa de Controle da Esquistossomose do Ministério da Saúde da Venezuela[53].

Entretanto, a especificidade do ELISA-SEA é baixa (85%), especialmente em comunidades onde o poliparasitismo é frequente. Dessa forma, desenvolveu-se um tratamento desses antígenos com metaperiodato de sódio, o que aumentou a sensibilidade para 99% e a especificidade para 97%[77].

Alarcón de Noya et al.[66,78] relataram, além do ELISA-SEA-SMP (extrato de ovos tratado com metaperiodato de sódio), a pesquisa de anticorpos contra antígenos de vermes adultos da fase sólida da fosfatase alcalina de *S. mansoni* e a APIA (*alcaline phosphatase immunoassay*) como técnicas de triagem da população-alvo.

Como técnica confirmatória, na Venezuela, o programa utiliza a pesquisa de anticorpos contra os antígenos de excreção ou secreção dos ovos viáveis de *S. mansoni* por meio da reação periovular (RPO)[66,79,80]. Embora seja uma técnica muito trabalhosa que requer o isolamento e a purificação dos ovos de *S. mansoni*, é a única técnica baseada na detecção de anticorpos que se correlaciona com a atividade do parasito[81]. Segundo Alarcón de Noya et al.[53], os anticorpos começam a declinar três meses após a quimioterapia bem-sucedida.

Alguns estudos demonstraram o envolvimento da fração catiônica-6 do extrato solúvel do ovo de *S. mansoni* (CEF6), que apresenta dois antígenos, ômega-1 e alfa-1, isolados do precipitado formado em torno dos ovos incubados com soro de pacientes infectados por *S. mansoni*[82-84].

Considerada por alguns pesquisadores como a técnica padrão-ouro no diagnóstico sorológico da esquistossomose em áreas de baixa endemicidade, a RPO apresenta sensibilidade de 92 a 100% e especificidade de 96 a 100%[53,80].

Em nosso meio, alguns estudos têm demonstrado que a reação de imunofluorescência indireta (RIFI), utilizando corte parafinado de vermes adultos que permite detectar IgM contra antígenos do tubo digestivo do parasito, é altamente sensível para o diagnóstico de infecções esquistossomóticas agudas e crônicas. A especificidade dessa reação também se revelou bastante adequada[69,85,86]. Dessa forma, essa técnica tem sido utilizada, inclusive, na rotina de laboratórios de saúde pública.

Estudos comparativos entre os métodos parasitológicos e sorológicos confirmam a alta sensibilidade dos últimos. Entretanto, a existência de reação cruzada com a infecção por outros helmintos e a lenta redução do nível de anticorpos específicos após tratamento constituem-se em desvantagens na utilização dessas técnicas[65,87,88].

BIOLOGIA MOLECULAR

S. mansoni é um organismo diploide que possui oito pares de cromossomos[89,90], sendo sete pares autossômicos e dois cromossomos sexuais (Figura 21.4). O sexo heterogamético é a fêmea (ZW), enquanto o macho é homogamético (ZZ)[91]. O tamanho do genoma haploide compreende 270Mb[92-94]. Com base no tamanho do seu genoma e posição evolutiva, estima-se que o *S. mansoni* possua cerca de 14 mil genes[95]. O genoma é constituído de 4 a 8% de sequências de DNA (do inglês, *deoxyribonucleic acid* - ácido desoxirribonucleico) altamente repetitivas (>1.000 cópias), 35 a 40% de sequências de DNA de média repetitividade (~100 cópias) e aproximadamente 60% representam famílias de genes ou regiões de cópia única[93].

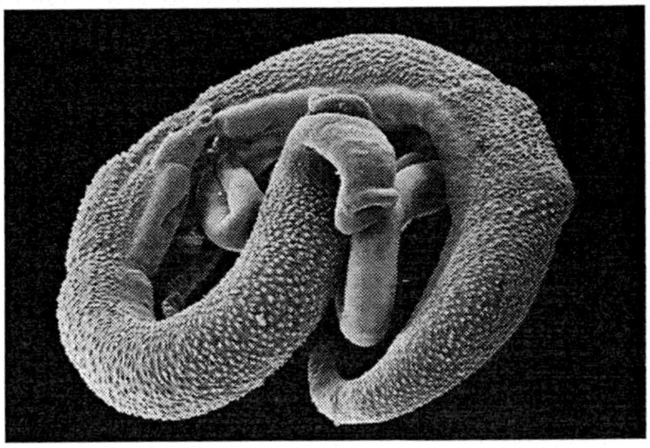

FIGURA 21.4 - *S. mansoni* e dimorfismo sexual.

Recentes avanços tecnológicos na área de parasitologia têm criado um impacto significativo no diagnóstico das doenças parasitárias e tendência cada vez maior da utilização de métodos moleculares, principalmente os sistemas que têm como base a amplificação de DNA pela reação em cadeia da polimerase (PCR - *polymerase chain reaction*)[96].

Uma nova técnica diagnóstica baseada na PCR foi desenvolvida. Essa demonstrou ser um método sensível e específico para a detecção da infecção em caramujos, bem como para a identificação de cercárias em coleções hídricas[97].

A primeira região de DNA repetitivo descrita em *S. mansoni* consistiu do complexo gênico que codifica o RNA ribossomal (rRNA)[98,99]. Esse complexo é constituído de unidades repetitivas em tandem. Cada unidade contém aproximadamente 10kb que codificam três tipos altamente conservados de rRNA em eucariotas: 5.8S, 18S e 28S[98,99].

Sequências de DNA repetitivo descritas em *S. mansoni*[62], distribuídas de maneira dispersa ou em arranjos pelo genoma, foram encontradas em transcritos de mRNA (do inglês, *messenger ribonucleic acid* - ácido ribonucleico mensageiro) do parasito, similares a regiões hipervariáveis no genoma humano[100].

Alguns estudos têm sido realizados utilizando vários tipos de amostras no desenvolvimento de técnicas moleculares para o diagnóstico dessa parasitose. O primeiro estudo realizado com amostras de fezes e soros revelou que a PCR convencional pode detectar 2,4fg de DNA de *S. mansoni*/grama de fezes, sendo esse ensaio 10 vezes mais sensível que o KK[63]. Porém, menor detecção da infecção foi observada nas amostras de soro, devido à menor quantidade de DNA circulante. Pontes et al.[101] avaliaram a prevalência da infecção por *S. mansoni* nas fezes por meio da técnica de KK e da PCR convencional, demonstrando que a detecção da infecção nessa população foi 13% maior quando se utilizou a técnica de PCR convencional comparada com o KK.

Suzuki et al.[102], em estudo experimental com camundongos, demonstraram que a PCR convencional para a detecção de DNA nas fezes é mais sensível que o método de ELISA-SEA e SWAP (do inglês, *soluble adult worm antigen preparation* – preparação antigênica solúvel de verme adulto), mostrando-se positivo duas semanas após a infecção dos animais, sendo que a de técnica de ELISA se revelou positiva após seis semanas.

Mais recentemente, outros estudos têm buscado melhorar a sensibilidade dos métodos moleculares. Gomes et al.[103] lograram um limite de deteção de 3fg de DNA de *S. mansoni* nas fezes. Em amostras de urina, Sandoval et al.[104] reportaram 1fg de DNA. Em amostras de soro, Wichmann et al.[105] obtiveram um limite de detecção de 1fg de DNA. Oliveira et al.[106] obtiveram sensibilidade usando PCR convencional de um ovo em suspensão de 300μL de fezes. Gomes et al.[107] obtiveram um sistema de detecção de ELISA-PCR com sensibilidade de 0,15 ovo/grama de fezes (1,3fg de DNA), quando avaliado em géis de poliacrilamida corados por sais de prata[108]. Enk et al.[109] detectaram o DNA de *S. mansoni* em amostras de urina utilizando a PCR convencional.

Espírito-Santo et al.[110], em estudo experimental em hamster, demonstraram pela amplificação da PCR convencional (Re-PCR), em amostras com menos de 100 ovos por grama (opg) de fezes de *S. mansoni*, sensibilidade de detecção de cinco ovos de *S. mansoni*/500mg de fezes humanas artificialmente marcadas com ovos de *S. mansoni*, quando avaliado em géis de agarose a 2,5% (Figura 21.5). Empregou-se, nesse estudo, o mesmo par de *primers* desenhado por Pontes et al.[63] para a reamplificação do DNA extraído de *S. mansoni*.

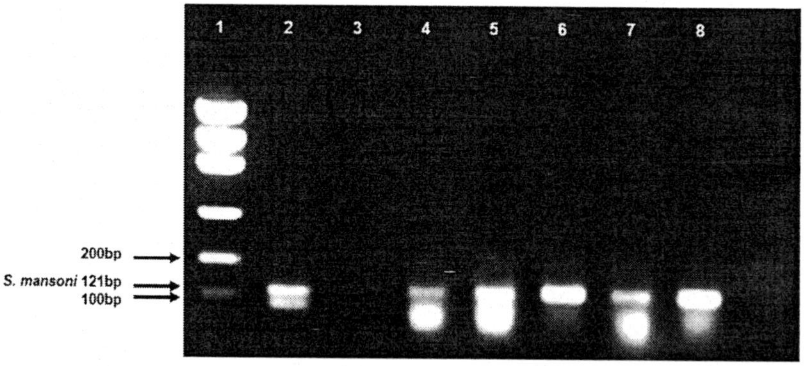

FIGURA 21.5 – Detecção de DNA do *S. mansoni* por meio de Nested-PCR. 1. *Low mass ladder*; 2. controle positivo (1.000 ovos/mL); 3. controle negativo; 4. amostra 1 (5 ovos/mL); 5. amostra 2 (10 ovos/mL); 6. amostra 3 (20 ovos/mL); 7. amostra 4 (30 ovos/mL); 8. amostra 5 (50 ovos/mL).

Primer – 1: 5'-GATCTGAATCCGACCAACCG-3'	(*Forward* – 20mer)
Primer – 2: 5'-ATATTAACGCCCACGCTCTC-3'	(*Backward* – 20mer)

No mesmo estudo, foram utilizados três métodos para a ruptura dos envoltórios dos ovos de *S. mansoni* e duas técnicas de extração de DNA foram aplicadas. O DNA extraído foi quantificado e os resultados sugeriram que a técnica de extração de melhor produtividade foi a que associa esferas de vidro a uma solução de isotiocianato de guanidina/fenol/clorofórmio – GT (Figura 21.6).

Recentemente, em estudo experimental em camundongos, Hussein et al.[111] detectaram o DNA livre circulante de *S. mansoni* a partir do terceiro dia pós-infecção, utilizando PCR convencional. Zhou et al.[112] demonstraram a aplicação da técnica de qPCR na detecção de DNA livre circulante de *S. japonicum* com sensibilidade de detecção de 10fg do DNA desse parasito, sendo 100 vezes mais sensível que a PCR convencional.

Espírito-Santo et al.[113], em estudo experimental em hamster, demonstraram a detecção de DNA de *S. mansoni* no período pré-patente e pós-patente da infecção, utilizando a técnica de TaqMan® Real-Time PCR system (qPCR). Nesse estudo, a detecção do DNA de *S. mansoni* nas amostras de soro ocorreu no 14º dia pós-infecção (DPI) e no 35º DPI nas amostras de fezes.

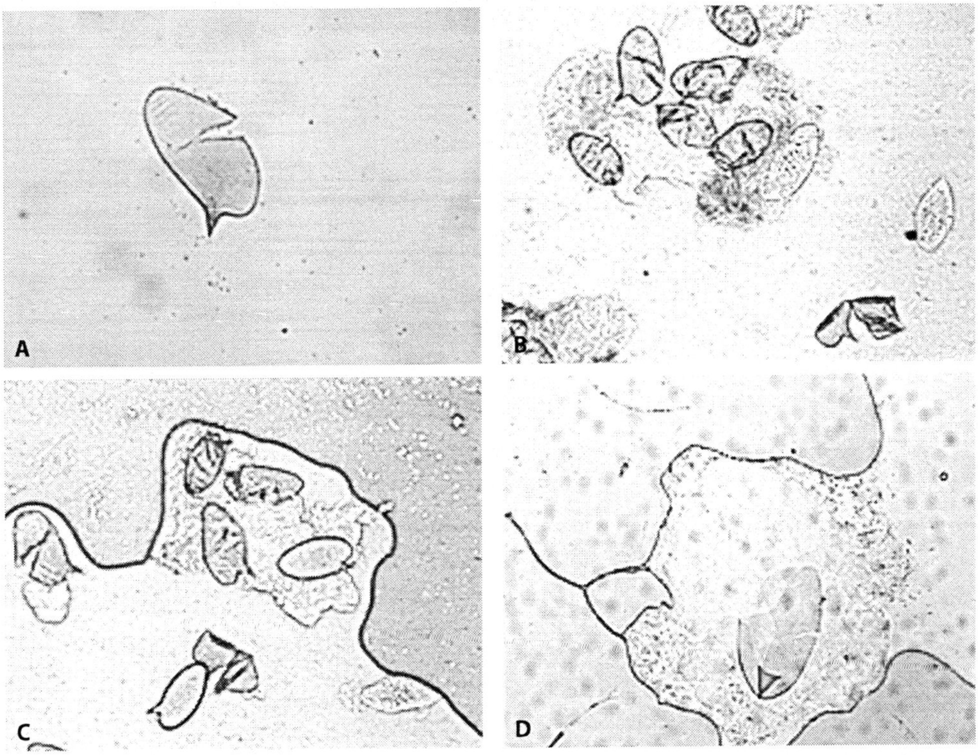

FIGURA 21.6 – Padronização do método de extração de DNA. Fotos dos ovos do *S. mansoni* após tratamento com *glass beads* (**A** e **B**), fibra de vidro (**C**) e nitrogênio líquido (**D**). Os resultados foram: nitrogênio líquido mais GT = 181ng/µL; nitrogênio líquido mais *kit* = 9ng/µL; vidro moído mais GT = 313,2ng/µL; vidro moído mais *kit* = 60,9ng/µL; *glass beads* mais GT = 437,9ng/µL; *glass beads* mais *kit* = 106,6ng/µL. Kit-QIAamp® DNA Stool Mini Kit; Glass beads – pérolas de vidro; GT – a técnica de Isotiocianato de Guanidina/Fenol/Clorofórmio.

Espírito-Santo et al.[114] desenvolveram no município de Barra Mansa, Rio de Janeiro, Brasil, que apresenta uma prevalência estimada de 1% para esquistossomose mansônica, um estudo de corte transversal, com amostragem probabilística. Nesse estudo, aplicou-se a técnica de PCR em tempo real utilizando o sistema TaqMan® em amostras de fezes e soro. Observou-se positividade 12 vezes maior, 9,8% (60/610), que as técnicas parasitológicas de Kato-Katz e Hoffman, 0,8% (5/612), tendo como referência de comparação a técnica da reação periovular. Em relação à técnica de PCR em tempo real utilizando o sistema TaqMan® em amostras de soro, observou-se menor positividade,1,5% (9/612) (Figura 21.7).

Assim, a técnica de PCR representa uma ferramenta com potencial de diagnóstico não invasivo das infecções por *S. mansoni*, mesmo nas infecções com baixa carga parasitária.

Diante das lacunas diagnósticas dessa helmintíase, sobretudo com a utilização de técnicas parasitológicas nas infecções com baixa carga parasitária, uma perspectiva aponta para a possibilidade de utilização de ferramentas diagnósticas combinadas, seja no âmbito da clínica, seja em estudos epidemiológicos.

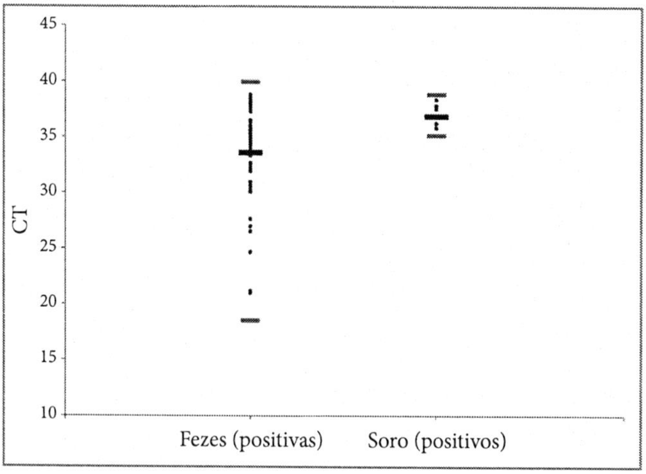

FIGURA 21.7– Descrição da positividade do *threshhold cycle* (CT) em amostras de fezes e de soro da população de Barra Mansa/RJ, 2011.

REFERÊNCIAS

1. Chitsulo L, Engels D, Montresor A, Savioli L. The global status of schistosomiasis and its control. Acta Trop. 2000;77(1):41-51.
2. WHO. World Health Organization. Media Centre. Schistosomiasis. Fact sheet no. 115. Geneva; Jan. 2012.
3. Patz JA, Graczyk TK, Geller N, Vittor AY. Effects of environmental change on emerging parasitic diseases. Int J Parasitol. 2000;30(12-13):1395-405.
4. Ross AG, Bartley PB, Sleigh AC, Olds GR, Li Y, Williams GM, McManus DP. Schistosomiasis. N Engl J Med. 2002;346(16):1212-20.

5. WHO. World Health Organization. TDR Reference Group on Schistosomiasis. Schistosomiasis: Strategic direction for research. Geneva; 2002. Available from: http://www.who.int/tdr/diseases/schisto/direction.htm.
6. Brasil. Ministério da Saúde. Secretaria de Vigilância a Saúde. Sistema de Informação do Programa de Controle da Esquistossomose. Sistema de Informação de Agravos em Saúde/2012. Casos confirmados de Esquistossomose. Brasil, Grandes Regiões e Unidades Federadas. 1995 a 2011. Brasília (DF); 2012.
7. São Paulo. Secretaria de Estado da Saúde. Centro de Vigilância Epidemiológica. Coordenadoria de Controle de Doenças. Vigilância Epidemiológica e Controle da Esquistossomose – Normas e Instruções. São Paulo; 2007.
8. Brasil. Ministério da Saúde. Gabinete do Ministro. Portaria no 2.556 de 28 de outubro de 2011. Estabelece mecanismo de repasse financeiro do Fundo Nacional de Saúde aos fundos de saúde estaduais, do Distrito Federal e municipais, por meio do Piso Variável de Vigilância e Promoção da Saúde, para implantação, implementação e fortalecimento da Vigilância Epidemiológica de Hanseníase, Tracoma, Esquistossomose e Geohelmintíases. Brasília (DF): 2011.
9. Bergquist NR. Schistosomiasis: from risk assessment to control. Trends Parasitol. 2002;18(7): 309-14.
10. Pordeus LC, Aguiar LR, Quinino LRM, Barbosa CS. A ocorrência das formas aguda e crônica da esquistossomose mansônica no Brasil no período de 1997 a 2006: uma revisão de literatura. Epidemiol Serv Saúde. 2008;17:163-75.
11. Graeff-Teixeira C, dos Anjos CB, de Oliveira VC, Velloso CF, da Fonseca MB, Valar C, et al. Identification of a transmission focus of Schistosoma mansoni in the southernmost Brazilian State, Rio Grande do Sul. Mem Inst Oswaldo Cruz. 1999;94:9-10.
12. Katz N, Chaves A, Pellegrino J. A simple device for quantitative stool thick-smear technique in Schistosomiasis mansoni. Rev Inst Med Trop Sao Paulo. 1972;14(6):397-400.
13. Utzinger J, N'Goran EK, Ossey YA, Booth M, Traoré M, Lohourignon KL, et al. Rapid screening for Schistosoma mansoni in western Côte d'Ivoire using a simple school questionnaire. Bull World Health Organ. 2000;78(3):389-98.
14. WHO. World Health Organization. Report of informal consultation on schistosomiasis in low transmission areas: control strategies and criteria for elimination, London, 10-13 April 2000. Geneva; 2001.
15. WHO. World Health Organization Elimination of schistosomiasis from low-transmission areas. Report of a WHO Informal Consultation. Salvador, Bahia, Brazil. 18-19 Aug 2008. Geneva; 2009.
16. Brasil. Ministério da Saúde. Secretaria de Vigilância a Saúde. Departamento de Análise da Situação de Saúde. Sistema de Informação sobre Mortalidade. Óbitos por Esquistossomose. Brasil, Grandes Regiões e Unidades Federadas, 1990 a 2011. Brasília (DF); 2012.
17. Gryseels B. Schistosomiasis. Infect Dis Clin North Am. 2012;26(2):383-97.
18. Kunz W. Schistosome male-female interaction: induction of germ-cell differentiation. Trends Parasitol. 2001;17(5):227-31.
19. Grevelding CG, Sommer G, Kunz W. Female-specific gene expression in Schistosoma mansoni is regulated by pairing. Parasitology. 1997;115(Pt 6):635-40.
21. Lambertucci JR. Acute schistosomiasis mansoni: revisited and reconsidered. Mem Inst Oswaldo Cruz. 2010;105(4):422-35.
22. Pellegrino J, Coelho PM. Schistosoma mansoni: wandering capacity of a worm couple. J Parasitol. 1978;64(1):181-2.
20. Rey L. Bases da parasitologia médica. 2ª ed. Rio de Janeiro: Guanabara Koogan; 2002.

23. Valadares TE, Coelho PM, Pellegrino J, Sampaio IB. [Schistosoma mansoni aspects of the oviposition of the LE strain in mice infected with a couple of worms]. Rev Inst Med Trop Sao Paulo. 1981;23(1):6-11.
24. Gryschek RCB, Chieffi PP. Esquistossomose. In: Amato-Neto V et al. Parasitologia: uma abordagem clínica. Rio de Janeiro: Elsevier; 2008. p.175-84.
25. Wilson MS, Mentink-Kane MM, Pesce JT, Ramalingam TR, Thompson R, Wynn TA. Immunopathology of schistosomiasis. Immunol Cell Biol. 2007;85(2):148-54.
26. Andrade ZA. [Agression of hepatic fibrosi]. Rev Soc Bras Med Trop. 2005;38(6):514-20.
27. Clerinx J, Van Gompel A. Schistosomiasis in travellers and migrants. Travel Med Infect Dis. 2011; 9(1):6-24.
28. Eloi-Santos SM, Novato-Silva E, Maselli VM, Gazzinelli G, Colley DG, Correa-Oliveira R. Idiotypic sensitization in utero of children born to mothers with schistosomiasis or Chagas' disease. J Clin Invest. 1989;84(3):1028-31.
29. Novato-Silva E, Gazzinelli G, Colley DG. Immune responses during human schistosomiasis mansoni. XVIII. Immunologic status of pregnant women and their neonates. Scand J Immunol. 1992;35:429-37.
30. Dessein AJ, Marquet S, Henri S, El Wali NE, Hillaire D, Rodrigues V, et al. Infection and disease in human schistosomiasis mansoni are under distinct major gene control. Microbes Infect. 1999; 1(7):561-7.
31. Bogliolo L. Sobre o quadro anatômico do fígado na forma hepatoesplênica da esquistossomose mansônica. Hospital (Rio J). 1954;45:29-58.
32. Bogliolo L. The anatomical picture of the liver in hepato-splenic schistosomiasis mansoni. Ann Trop Med Parasitol. 1957;51(1):1-14.
33. King CH, Dickman K, Tisch DJ. Reassessment of the cost of chronic helmintic infection: a meta-analysis of disability-related outcomes in endemic schistosomiasis. Lancet. 2005;365(9470):1561-9.
34. WHO. World Health Organization. Weekly Epidemiol Record. 2006;81(16):145-64.
35. Van der Werf MJ, de Vlas SJ. Morbidity and infection with schistosomes orsoil-transmitted helminths. Rotterdam: Department of Public Health, Faculty of Medicine and Health Sciences; 2001.
36. Kato K, Miura M. Comparative examinations. Jpn J Parasitol. 1954;3:35.
37. Martin LK, Beaver PC. Evaluation of Kato thick-smear technique for quantitative diagnosis of helminth infections. Am J Trop Med Hyg. 1968;17(3):382-91.
38. Hoffman WA, Pons JA, Janer JL. The sedimentation-concentration method in schistosomiasis mansoni. PR J Public Health Trop Med. 1934;9(3):283-91.
39. Ruiz-Tiben E, Hillyer GV, Knight WB, Gómez de Rios I, Woodall JP. Intensity of infection with Schistosoma mansoni: its relationship to the sensitivity and specificity of serologic tests. Am J Trop Med Hyg. 1979;28(2):230-6.
40. Sleigh A, Hoff R, Mott K, Barreto M, de Paiva TM, Pedrosa J de S, Sherlock I. Comparison of filtration staining (Bell) and thick smear (Kato) for the detection of quantitation of Schistosoma mansoni eggs in faeces. Trans R Soc Trop Med Hyg. 1982;76(3):403-6.
41. Barreto ML, Smith DH, Sleigh AC. Implications of faecal egg count variation when using the Kato-Katz method to assess Schistosoma mansoni infections. Trans R Soc Trop Med Hyg. 1990; 84(4):554-5.
42. de Vlas SJ, Gryseels B. Underestimation of Schistosoma mansoni prevalences. Parasitol Today. 1992;8(8)274-7.
43. Gryseels B, de Vlas SJ. Worm burdens in schistosome infections. Parasitol Today. 1996;12(3):115-9.
44. Ebrahim A, El-Morshedy H, Omer E, El-Daly S, Barakat R. Evaluation of the Kato-Katz thick smear and formol ether sedimentation techniques for quantitative diagnosis of Schistosoma mansoni infection. Am J Trop Med Hyg. 1997;57(6):706-8.

45. Barreto ML, Silva JT, Mott KE, Lehman JS Jr. Stability of faecal egg excretion in Schistosoma mansoni infection. Trans R Soc Trop Med Hyg. 1978;72(2):181-7.
46. Engels D, Sinzinkayo E, Gryseels B. Day-to-day egg count fluctuation in Schistosoma mansoni infection and its operational implications. Am J Trop Med Hyg. 1996;54(4):319-24.
47. VanEtten L, Kremsner PG, Krijger FW, Deelder AM. Day-to-day variation of egg output and schistosome circulating antigens in urine of Schistosoma haematobium-infected school children from Gabon and follow-up after chemotherapy. Am J Trop Med Hyg. 1997;57(3):337-41.
48. Engels D, Sinzinkayo E, de Vlas SJ, Gryseels B. Intraspecimen fecal egg count variation in Schistosoma mansoni infection. Am J Trop Med Hyg. 1997;57(5):571-7.
49. Ye XP, Donnelly CA, Anderson RM, Fu YL, Agnew A. The distribution of Schistosoma japonicum eggs in faeces and the effect of stirring faecal specimens. Ann Trop Med Parasitol. 1998;92(2): 181-5.
50. Cheever AW. A quantitative post-mortem study of Schistosomiasis mansoni in man. Am J Trop Med Hyg. 1968;17(1):38-64.
51. Karanja DM, Colley DG, Nahlen BL, Ouma JH, Secor WE. Studies on schistosomiasis in western Kenya: I. Evidence for immune-facilitated excretion of schistosome eggs from patients with Schistosoma mansoni and human immunodeficiency virus coinfections. Am J Trop Med Hyg. 1997;56(5):515-21.
52. Doenhoff MJ. A vaccine for schistosomiasis: alternative approaches. Parasitol Today. 1998;14(3): 105-9.
53. Alarcón de Noya BA, Noya O, Balzan C, Cesari IM. New approaches for the control and eradication of schistosomiasis in Venezuela. Mem Inst Oswaldo Cruz. 1992;87 Suppl:227-31.
54. Lewert RM. A brief review of seroepidemiologic and quantitative stool techniques relative to schistosomiasis japonica. Southeast Asian J Trop MedPublic Health. 1984;15(4):482-5.
55. Feldmeier H, Poggensee G. Diagnostic techniques in schistosomiasis control. A review. Acta Trop. 1993;52(4):205-20.
56. Teles HMS. Estudo parasitológico da transmissão e dos impactos da profilaxia da esquistossomose mansônica no município de Bananal, Estado de São Paulo, Brasil [tese]. Campinas: Universidade Estadual de Campinas, Instituto de Biologia; 2001.
57. Dias LC, Glasser CM, Marçal O Jr, Bonesso PI. Epidemiologia da esquistossomose mansônica em área de baixa endemicidade. Cad Saúde Pública. 1994;10 Supl 2:254-60.
58. Kanamura HY, Dias LC, Glasser CM, da Silva RM, Patucci RM, Chiodelli SG, Addiss DG. Detection of IgM antibodies to Schistosoma mansoni gut-associated antigens for the study of the dynamics of schistosomiasis transmission in an endemic area with low worm burden. Rev Inst Med Trop São Paulo. 1998;40(4):225-31.
60. Oliveira EJ, Kanamura HY, Lima DM. Efficacy of an enzyme-linked immunosorbent assay as a diagnostic tool for schistosomiasis mansoni in individuals with low worm burden. Mem Inst Oswaldo Cruz. 2005;100(4):421-5.
61. Smith H, Doenhoff M, Aitken C, Bailey W, Ji M, Dawson E, Gilis H, Spence G, Alexander C, van Gool T. Comparison of Schistosoma mansoni soluble cercarial antigens and soluble egg antigens for serodiagnosing schistosome infections. PLoS Negl Trop Dis. 2012;6(9):e1815.
62. Hamburger J, Turetski T, Kapeller I, Deresiewicz R. Highly repeated short DNA sequences in the genome of Schistosoma mansoni recognized by a species-specific probe. Mol Biochem Parasitol. 1991;44(1):73-80.
63. Pontes LA, Dias-Neto E, Rabello A. Detection by polymerase chain reactionof Schistosoma mansoni DNA in human serum and feces. Am J Trop Med Hyg. 2002;66(2):157-62.

64. Gomes AL, Melo FL, Werkhauser RP, Abath FG. Development of a real time polymerase chain reaction for quantitation of Schistosoma mansoni DNA. Mem Inst Oswaldo Cruz. 2006;101 Suppl 1:133-6.
65. Wang W, Li Y, Li H, Xing Y, Qu G, Dai J, Liang Y. Immunodiagnostic efficacy of detection of Schistosoma japonicum human infections in China: a meta analysis. Asian Pac J Trop Med. 2012; 5(1):15-23.
66. Alarcón de Noya BA, Guevara RR, Colmenares C, Losada S, Noya O. Low transmission areas of schistosomiasis in Venezuela: consequences on the diagnosis, treatment, and control. Mem Inst Oswaldo Cruz. 2006;101 Suppl:29-35.
67. Noya O, Alarcón de Noya B, Losada S, Colmenares C, Guzmán C, Lorenzo MA, Bermúdez H. Laboratory diagnosis of Schistosomiasis in areas of low transmission: a review of a line of research. Mem Inst Oswaldo Cruz. 2002;97 Suppl 1:167-9.
68. Dias LC, Kawazoe U, Glasser C, Hoshino-Shimizu S, Kanamura HY, Cordeiro JA, et al. Schistosomiasis mansoni in the municipality of Pedro de Toledo (São Paulo, Brazil) where the Biomphalaria tenagophila is the snail host. I-Prevalence in human population. Rev Inst Med Trop Sao Paulo. 1989;31(2):110-8.
69. Kanamura HY, Silva RM, Chiodelli SG, Glasser CM, Dias LC. IgM-immunofluorescence test as a diagnostic tool for epidemiologic studies of Schistosomiasis in low endemic areas. Mem Inst Oswaldo Cruz. 2002;97(4):485-9.
70. Sathe BD, Pandit CH, Chanderkar NG, Badade DC, Sengupta SR, Renapurkar DM. Sero-diagnosis of schistosomiasis by ELISA test in an endemic area of Gimvi village, India. J Trop Med Hyg. 1991;94(2):76-8.
71. Doenhoff MJ, Wheeler JG, Tricker K, Hamilton JV, Sturrock RF, Butterworth AE, et al. The detection of antibodies against Schistosoma mansoni soluble egg antigens (SEA) and CEF6 in ELISA, before and after chemotherapy. Ann Trop Med Parasitol. 2003;97(7):697-709.
72. Ruppel A, Diesfeld HJ, Rother U. Immunoblot analysis of Schistosoma mansoni antigens with sera of schistosomiasis patients: diagnostic potential of an adult schistosome polypeptide. Clin Exp Immunol. 1985;26(3):499-506.
73. Klinkert MQ, Felleisen R, Link G, Ruppel A, Beck E. Primary structures of Sm31/32 diagnostic proteins of Schistosoma mansoni and their identification as proteases. Mol Biochem Parasitol. 1989;33(2):113-22.
74. Dalton JP, Clough KA, Jones MK, Brindley PJ. Characterization of the cathepsin-like cysteine proteinases of Schistosoma mansoni. Infect Immun. 1996;64(4):1328-34.
75. Valli LC, Kanamura HY, Da Silva RM, Ribeiro-Rodrigues R, Dietze R. Schistosomiasis mansoni: immunoblot analysis to diagnose and differentiate recent and chronic infection. Am J Trop Med Hyg. 1999;61(2):302-7.
76. Colmenares C, Fermín Z, Losada S, Spencer L, Masroua G, Noya O, Alarcón de Noya B. Reactividad cruzada en el inmunodiagnóstico de la esquistosomiasis mansoni. Acta Cient Venez.1993;44:211.
77. Alarcón de Noya B, Colmenares C, Lanz H, Caracciolo MA, Losada S, Noya O. Schistosoma mansoni: immunodiagnosis is improved by sodium metaperiodate which reduces cross-reactivity due to glycosylated epitopes of soluble egg antigen. Exp Parasitol. 2000;95(2):106-12.
78. Alarcón de Noya B, Ruiz R, Losada S, Colmenares C, Contreras R, Cesari IM, Noya O. Detection of schistosomiasis cases in low-transmission areas based on coprologic and serologic criteria The Venezuelan experience. Acta Trop. 2007;103(1):41-9.
79. Oliver-Gonzalez J. Anti-egg precipitins in the serum of humans infected with Schistosoma mansoni. J Infect Dis. 1954;95(1):86-91.

80. Spencer L, Alarcón de Noya B, Noya O, Masroua G. Comparative analysis between the circumoval precipitin test and ELISA with raw antigens for the diagnosis of schistosomiasis in Venezuela. Gen. 1991;45(2):77-83.
81. Hillyer GV, Ruiz Tiben E, Knight WB, Gómez de Rios I, Pelley RP. Immunodiagnosis of infection with Schistosoma mansoni: comparison of ELISA, radioimmunoassay, and precipitation tests performed with antigens from eggs. Am J Trop Med Hyg. 1979;28(4):661-9.
82. Dunne DW, Bain J, Lillywhite J, Doenhoff MJ. The stage-, strain- and species-specificity of a Schistosoma mansoni egg antigen fraction (CEF6) with serodiagnostic potential. Trans R Soc Trop Med Hyg. 1984;78(4)460-70.
83. Dunne DW, Hillyer GV, Vazquez G. Schistosoma mansoni cationic egg antigens (CEF6): immunoserology with oxamniquine-treated patients and involvement of CEF6 in the circumoval precipitin reaction. Am J Trop Med Hyg. 1988;38(3):508-14.
84. Everts B, Perona-Wright G, Smits HH, Hokke CH, van der Ham AJ, Fitzsimmons CM, et al. Omega-1, a glycoprotein secreted by Schistosoma mansoni eggs, drives Th2 responses. J Exp Med. 2009;206(8):1673-80.
85. Kanamura HY, Dias LC, da Silva RM, Glasser CM, Patucci RM, Vellosa SA, Antunes JL. A comparative epidemiologic study of specific antibodies (IgM and IgA) and parasitological findings in an endemic area of low transmission of Schistosoma mansoni. Rev Inst Med Trop Sao Paulo. 1998;40(2):85-91.
86. Burlandy-Soares LC, de Souza Dias LC, Kanamura HY, de Oliveira EJ, Ciaravolo RM. Schistosomiasis mansoni: follow-up of control program based on parasitologic and serologic methods in a Brazilian community of low endemicity. Mem Inst Oswaldo Cruz. 2003;98(6):853-9.
87. Doenhoff MJ, Butterworth AE, Hayes RJ, Sturrock RF, Ouma JH, Koech D, et al. Seroepidemiology and serodiagnosis of schistosomiasis in Kenya using crude and purified egg antigens of Schistosoma mansoni in ELISA. Trans R Soc Trop Med Hyg. 1993;87(1):42-8.
88. Gonçalves MM, Barreto MG, Peralta RH, Gargioni C, Gonçalves T, Igreja RP, et al. Immunoassays as an auxiliary tool for the serodiagnosis of Schistosoma mansoni infection in individuals with low intensity of egg elimination. Acta Trop. 2006;100(1-2):24-30.
89. Short RB, Menzel MY. Chromosomes of nine species of schistosomes. J Parasitol. 1960;46:273-87.
90. Short RB, Menzel MY, Pathak S. Somatic chromosomes of Schistosoma mansoni. J Parasitol. 1979; 65(3):471-3.
91. Short RB, Grossman AI. Conventional giemsa and C-banded karyotypes of Schistosoma mansoni and S. rodhaini. J Parasitol. 1981;67(5):661-71.
92. Hillyer GV. Buoyant density and thermal denaturation profiles of schistosome DNA. J Parasitol. 1974;60(4):725-7.
93. Simpson AJ, Sher A, McCutchan TF. The genome of Schistosoma mansoni: isolation of DNA, its size, bases and repetitive sequences. Mol Biochem Parasitol. 1982;6(1):125-37.
94. Marx KA, Bizzaro JW, Blake RD, Hsien Tsai M, Feng Tao L. Experimental DNA melting behavior of the three major Schistosoma species. Mol Biochem Parasitol. 2000;107(2):303-7.
95. Verjovski-Almeida S, DeMarco R, Martins EA, Guimarães PE, Ojopi EP, Paquola AC, et al. Transcriptome analysis of the acoelomate human parasite Schistosoma mansoni. Nat Genet. 2003; 35(2):148-57.
96. Saiki RK, Gelfand DH, Stoffel S, Scharf S, Higuchi R, Horn G, et al. Primer-directed enzymatic amplification of DNA with a thermostable DNA polymerase. Science. 1988;239(4839):487-91.
97. Hamburger J, He-Na, Xin XY, Ramzy RM, Jourdane J, Ruppel A. A polymerase chain reaction assay for detecting snails infected with bilharzia parasites (Schistosoma mansoni) from very early prepatency. Am J Trop Med Hyg. 1998;(6)59:872-6.

98. Simpson AJ, Dame JB, Lewis FA, McCutchan TF. The arrangement of ribosomal RNA genes in Schistosoma mansoni. Identification of polymorphic structural variants. Eur J Biochem. 1984; 139(1):41-5.
99. VanKeulen H, Loverde PT, Bobek LA, Rekosh DM. Organization of the ribosomal RNA genes in Schistosoma mansoni. Mol Biochem Parasitol. 1985;15(2):215-30.
100. Spotila LD, Rekosh DM, LoVerde PT. Polymorphic repeated DNA element in the genome of Schistosoma mansoni. Mol Biochem Parasitol. 1991;48(1):117-20.
101. Pontes LA, Oliveira MC, Katz N, Dias-Neto E, Rabello A. Comparison of a polymerase chain reaction and the Kato-Katz technique for diagnosing infection with Schistosoma mansoni. Am J Trop Med Hyg. 2003;68(6):652-6.
102. Suzuki T, Osada Y, Kumagai T, Hamada A, Okuzawa E, Kanazawa T. Early detection of Schistosoma mansoni infection by touchdown PCR in a mouse model. Parasitol Int. 2006;55(3):213-8.
103. Gomes LI, Marques LH, Enk MJ, Coelho PM, Rabello A. Further evaluation of an updated PCR assay for the detection of Schistosoma mansoni DNA in human stool samples. Mem Inst Oswaldo Cruz. 2009;104(8):1194-6.
104. Sandoval N, Siles-Lucas M, Lopez Aban J, Pérez-Arellano JL, Gárate T, Muro A. Schistosoma mansoni: a diagnostic approach to detect acute schistosomiasis infection in a murine model by PCR. Exp Parasitol. 2006;114(2):84-8.
105. Wichmann D, Panning M, Quack T, Kramme S, Burchard GD, Grevelding C, Drosten C. Diagnosing schistosomiasis by detection of cell-free parasite DNA in human plasma. PLoS Negl Trop Dis. 2009;3(4):e422.
106. Oliveira LM, Santos HL, Gonçalves MM, Barreto MG, Peralta JM. Evaluation of polymerase chain reaction as an additional tool for the diagnosis of low-intensity Schistosoma mansoni infection. Diagn Microbiol Infect Dis. 2010;68(4):416-21.
107. Gomes LI, dos Santos Marques LH, Enk MJ, de Oliveira MC, Coelho PM, Rabello A. Development and evaluation of a sensitive PCR-ELISA system for detection of schistosoma infection in feces. PLoS Negl Trop Dis. 2010;4(4):e664.
108. Sanguinetti CJ, Dias-Neto E, Simpson AJG. Rapid silver staining and recovery of PCR products separated on polyacrylamide gels. Bio Techniques. 1994;17(5):914-21.
109. Enk MJ, Oliveira e Silva G, Rodrigues NB. Diagnostic accuracy and applicability of a PCR system for the detection of Schistosoma mansoni DNA in human urine samples from an endemic area. PLoS One. 2012;7(6):e38947.
110. Espírito-Santo MCC, Alvarado-Mora MV, Pinto PL, Carrilho FJ, Pinho JR, Gryschek RCB. Two sequential PCR amplifications for detection of Schistosoma mansoni in fecal samples with low parasite load. Rev Inst Med Trop Sao Paulo. 2012;54:245-8.
111. Hussein HM, El-Tonsy MM, Tawfik RA, Ahmed SA. Experimental study for early diagnosis of prepatent schistosomiasis mansoni by detection of free circulating DNA in serum. Parasitol Res. 2012;111(1):475-8.
112. Zhou L, Tang J, Zhao Y, Gong R, Lu X, Gong L, Wang Y. A highly sensitive TaqMan real-time PCR assay for early detection of Schistosoma species. Acta Trop. 2011;120(1-2):88-94.
113. Espírito-Santo MC, Alvarado-Mora MV, Pinto PL, de Brito T, Botelho-Lima L, Heath AR, Amorim MG, et al. Detection of Schistosoma mansoni infection by TaqMan® Real-Time PCR in a hamster model. Exp Parasitol. 2014;143:83-9.
114. Espírito-Santo MC, Alvarado-Mora MV, Pinto PLS, Maria Carmen Arroyo MCS, Dias-Neto E, Castilho VLP, et al. Comparative Study of the Accuracy of Different Techniques for the Laboratory Diagnosis of Schistosomiasis Mansoni in Areas of Low Endemicity in Barra Mansa City, Rio de Janeiro State, Brazil. Biomed Res Int.Volume 2015, Article ID 135689, 2015. 16p.

Capítulo 22

Hidatidose

Karen Luisa Haag
Manoel do Carmo Pereira Soares
Guilherme Brzoskowski dos Santos
Andreza Pinheiros Malheiros
Alex Junior Souza de Souza

INTRODUÇÃO

A hidatidose, também conhecida como equinococose, é uma antropozoonose causada por formas larvais de platelmintos do gênero *Echinococcus*, responsáveis pelo surgimento de lesões uni ou policísticas em órgãos como fígado, baço e pulmões do homem e de outros mamíferos. Cinco principais espécies são importantes para a infecção humana, considerando-se a inclusão da espécie *E. ortleppi*, outrora reconhecida como variante de genótipo 5 do *E. granulosus*, na classificação taxonômica do gênero[1]. Quatro dessas cinco espécies são consideradas por sua importância médica, segundo critérios ecoepidemiológicos, morfológicos e moleculares do parasita, de distribuição geográfica e de apresentação da doença: *E. granulosus*, de distribuição cosmopolita, causador da forma unicística da doença; *E. multilocularis*, encontrado no norte e centro da Eurásia, causador da equinococose alveolar; e duas espécies neotropicais (*E. vogeli* e *E. oligarthrus*), encontradas na América Central e do Sul, causadoras da forma policística da hidatidose.

No Brasil a hidatidose cística, causada pelo *E. granulosus* (forma transmitida entre ovelhas e cães) ou *E. ortleppi* (forma transmitida entre bovinos e cães), é transmitida por ciclo heteroxênico, em que os ruminantes abrigam as formas larvais do verme em vísceras que, após serem ingeridas por cães domésticos, desenvolvem-se como vermes adultos no intestino delgado dos canídeos e posteriormente atuam liberando ovos do parasita que, por contaminação peri ou domiciliar, infectam o homem. São mais prevalentes no Sul do Brasil, expandindo-se por toda a América do Sul[2,3]. No homem, tal como em outros hospedeiros intermediários, a infecção por formas larvais do parasita ocasiona o desenvolvimento de grandes cistos, normalmente localizados no abdômen, associados ao fígado, ou nos pulmões.

Os cistos se desenvolvem lentamente, caracterizando uma doença crônica, cujo único tratamento efetivo é a cirurgia para sua remoção. Apesar de a sua prevenção consistir de precauções simples de higiene e de impedir os cães de ingerirem as vísceras cruas de animais abatidos, a doença ainda é altamente prevalente em países subdesenvolvidos, especialmente na África. A incidência de cirurgias para a remoção de cistos hidáticos nessas regiões varia de 0,1 a 45 casos por 100.000 habitantes, e a prevalência real varia de 0,22 a 24% nas áreas endêmicas[4].

Na hidatidose policística, causada por *E. vogeli* e *E. oligarthrus* (embora haja propostas em reclassificar esta última na etiologia de hidatidose unicística), a infecção do homem se dá de modo similar, porém o ciclo da doença envolve a participação de canídeos e felídeos silvestres, respectivamente, como hospedeiros definitivos, além de roedores selvagens neotropicais como hospedeiros intermediários, principalmente pacas e cotias (Figura 22.1)[5].

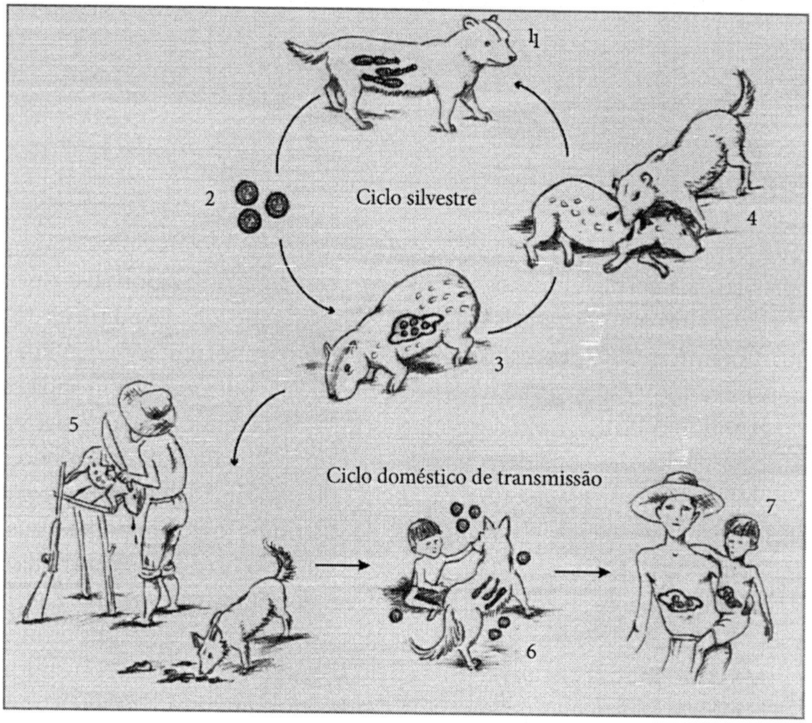

FIGURA 22.1 – Representação esquemática do ciclo de transmissão da hidatidose neotropical: 1. Verme adulto no intestino do cachorro-vinagre (*Speothos venaticus*). 2. Ovos do parasita liberados no ambiente silvestre. 3. Hospedeiro intermediário silvestre (pacas e cotias) infectado com lesões larvais (císticas) em vísceras (principalmente em fígado, baço e pulmão). 4. Cachorro-vinagre se infecta ao predar o hospedeiro intermediário infectado. 5. Homem oferece vísceras infectadas ao cão doméstico. 6. Verme adulto se desenvolve no intestino do cão doméstico, liberando ovos no ambiente domiciliar/peridomiciliar. 7. Homem se infecta ao ingerir ovos do parasita. Fonte: Soares MCP.

Uma diferença fundamental entre as zoonoses do Sul e Norte do Brasil é a existência, na região amazônica, de um reservatório selvagem do parasita, sobre o qual as ações de controle sanitário não têm efeito. No contexto mundial, há outra espécie de relevância epidemiológica – *E. multilocularis*, causadora da hidatidose alveolar – encontrada primariamente no Hemisfério Norte, a qual é transmitida entre roedores e raposas, mas pode também atingir o homem por meio de gatos e eventualmente o cão. Essa zoonose surpreendentemente tem-se expandido nos últimos anos e, devido ao caráter altamente invasivo e patogênico da sua forma larval, grandes esforços têm sido feitos no entendimento da sua biologia e no estabelecimento de estratégias de controle[6].

Uma característica única das formas larvais – chamada protoescóleces – é a capacidade de desenvolver-se bidirecionalmente em verme adulto no trato gastrintestinal do cão ou em um cisto hidático secundário no próprio hospedeiro intermediário (ungulados e ser humano), em um processo desencadeado pelos ácidos biliares. Outra característica distinta do *Echinococcus* é a capacidade de infectar e se adaptar a um grande número de espécies de mamíferos, como hospedeiros intermediários, o que contribui para sua distribuição global cosmopolita.

Recentemente, um consórcio de laboratórios, liderados pelo Instituto Sanger, sequenciou os genomas de *E. granulosus* e *E. multilocularis*[7]. Existem ainda resultados paralelos, genoma de *E. granulosus*, liderado por programas de auxílio à pesquisa básica da China[8].

ASPECTOS CLÍNICOS E TRATAMENTO DA HIDATIDOSE

O espectro clínico da hidatidose prevalente no Brasil é amplo, geralmente associado ao curso crônico da doença. A manifestação clínica, frequentemente, tende a se desenvolver em indivíduos adultos. Os sinais e sintomas mais proeminentes incluem dor abdominal, fadiga, perda de peso, massa abdominal palpável, febre, náuseas e vômitos[9]. Ressalta-se, porém, que a manifestação clínica depende da localização e tamanho das lesões císticas, bem como das estruturas anatômicas comprometidas[10].

Na ocorrência de lesões no fígado, órgão predominantemente acometido pelos tipos uni e policísticos da doença, a progressão no crescimento dos cistos determina que, por vezes, as lesões sejam palpáveis como massas ou nódulos na superfície hepática. Os achados também podem incluir icterícia (por compressão das vias biliares), colúria e sinais de hipertensão portal (esplenomegalia, varizes de esôfago e ascite)[10,11].

A observação das lesões associadas aos achados supracitados leva a diagnóstico diferencial obrigatório, conforme as nosologias regionais. O prognóstico da hidatidose é reservado em pacientes que apresentam icterícia e/ou hipertensão portal. Ocasionalmente, as lesões císticas hepáticas ou mesentéricas podem evoluir para fístulas órgão-cutâneas (Figura 22.2).

Na hidatidose pulmonar, os achados incluem dor torácica, hemoptise e expectoração mucopurulenta, entretanto casos assintomáticos podem ser detectados ocasionalmente somente por exames clínicos ou de imagem.

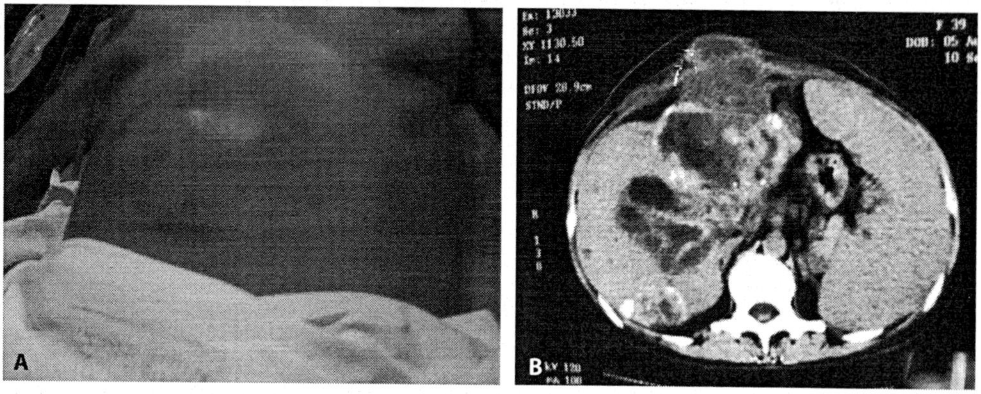

FIGURA 22.2 – **A**) Fístula hepatocutânea em um caso de hidatidose policística neotropical. **B**) Tomografia computadorizada axial correspondente ao caso clínico. Fonte: Fonte: Soares MCP.

O tratamento da hidatidose pode ser clínico e/ou cirúrgico, arbitrado de acordo com as características morfológicas e de localização dos cistos e do estado geral do paciente. O tratamento com albendazol (10 a 15mg/kg/dia) é preconizado atualmente, porém, a resposta à terapêutica tem-se demonstrado variável em casos específicos, em que as lesões apresentam curso avançado[10,12,13]. A ressecção cirúrgica das lesões pode ser associada ao tratamento farmacológico, quando não há resposta eficiente no recrudescimento das lesões após o uso de albendazol ou quando que há comprometimento significativo do tecido hepático[11]. Relatos na literatura descrevem, inclusive, a necessidade de transplante hepático em pacientes com hidatidose policística[14] e alveolar[15].

Um estudo de coorte na Amazônia ocidental brasileira demonstrou que a abordagem cirúrgica demonstrou maior eficiência para a cura entre 60 pacientes com hidatidose policística causada por *E. vogeli*[11]. A conduta cirúrgica deve ser avaliada com cautela, entretanto, na dependência do número, características e localizações dos cistos, bem como a ocorrência de lesões secundárias.

O diagnóstico diferencial da hidatidose é amplo e inclui doenças infecciosas ou não infecciosas. No âmbito amazônico, em que há caráter endêmico e enzoótico da hidatidose policística, a doença deve ser considerada no painel de diagnóstico diferencial de abscessos amebianos, piogênicos e fúngicos. Em casos clínicos graves, com lesões hepáticas e/ou pulmonares de aspecto cisticopseudotumorais em exames de imagenologia, a hidatidose deve ser considerada no diagnóstico diferencial de tumores malignos[9]. A dosagem de alfafetoproteína pode auxiliar no diagnóstico diferencial de carcinoma hepatocelular. Na ocorrência de compressão de vias biliares (principalmente devido a cistos localizados no hilo hepático), colangite, icterícia obstrutiva ou neoplasia de pâncreas devem ser consideradas.

Pacientes que apresentam sinais de hipertensão portal (esplenomegalia, ascite, varizes de esôfago), geralmente associados também à lesão compressiva no hilo hepático pelas lesões císticas, a cirrose hepática deve ser considerada no diagnóstico diferencial[10].

DIAGNÓSTICO DA HIDATIDOSE

O diagnóstico da hidatidose pode ser estabelecido com base na associação dos achados epidemiológicos, clínicos, laboratoriais e de imagem. Entre as provas que auxiliam no diagnóstico destacam-se técnicas de sorologia, de diagnóstico por imagem, parasitoscopia, histopatologia e provas de biologia molecular.

Sorologia

A pesquisa de anticorpos para o gênero *Echinococcus* pode ser desenvolvida em amostras de soro ou plasma por técnicas de ELISA ou *imunoblot*, entretanto, apesar de serem auxiliares no diagnóstico, os *kits* comerciais disponíveis até o momento ainda carecem de mais acurácia diagnóstica, uma vez que apresentam sensibilidade/especificidade variáveis[12]. Adicionalmente, esses exames disponíveis comercialmente são baseados em antígenos recombinantes de *E. granulosus*, o que determina limitações para o diagnóstico da hidatidose policística, causada pelas espécies *E. vogeli* e *E. oligarthrus*[12]. Reações cruzadas de falso-positivos também são observadas com outras parasitoses, como cisticercose e esquistossomose. Nesse sentido, a sorologia deve ser utilizada com prudência, nunca como critério único, para confirmar ou descartar a doença[9,10].

Diagnóstico por imagem

Técnicas de radiografia simples e ultrassonografia são capazes de identificar lesões císticas da doença. Conforme a forma de apresentação da doença, uni ou policística, os cistos podem ser encontrados de modo isolado ou multifocal. As lesões policísticas podem, entretanto, apresentar-se de modo coalescente em estágios avançados da doença, podendo mimetizar cisto único (Figura 22.3). Os cistos também podem apresentar aspecto degenerado, e a observação de áreas de calcificação nas margens das lesões tem valor preditivo positivo no diagnóstico[10]. Exames de tomografia computadorizada, principalmente quando acompanhados por contraste venoso, permitem a localização exata dos cistos, presença de calcificações e comprometimento de órgãos, estruturas vasculares e/ou biliares[16].

Parasitoscopia

As formas larvais de *Echinococcus* evoluem para estruturas uni ou policísticas, geralmente encontradas na superfície do fígado, porém a proliferação parasitária pode levar também ao comprometimento do interior do parênquima hepático. Cabe ressaltar que esses cistos parasitários hepáticos superficiais podem sofrer ruptura espontânea, levando disseminação das lesões para outros órgãos como mesentério, pleura, pulmões, pericárdio. No interior dos cistos, classicamente é observado material líquido translúcido ou exsudato de aspecto gelatinoso e coloração amarelada[16,17].

As formas larvais do parasita, protoescóleces, apresentam, em todos os estágios evolutivos, ganchos (acúleos) rostelares plenamente desenvolvidos. O diagnóstico pa-

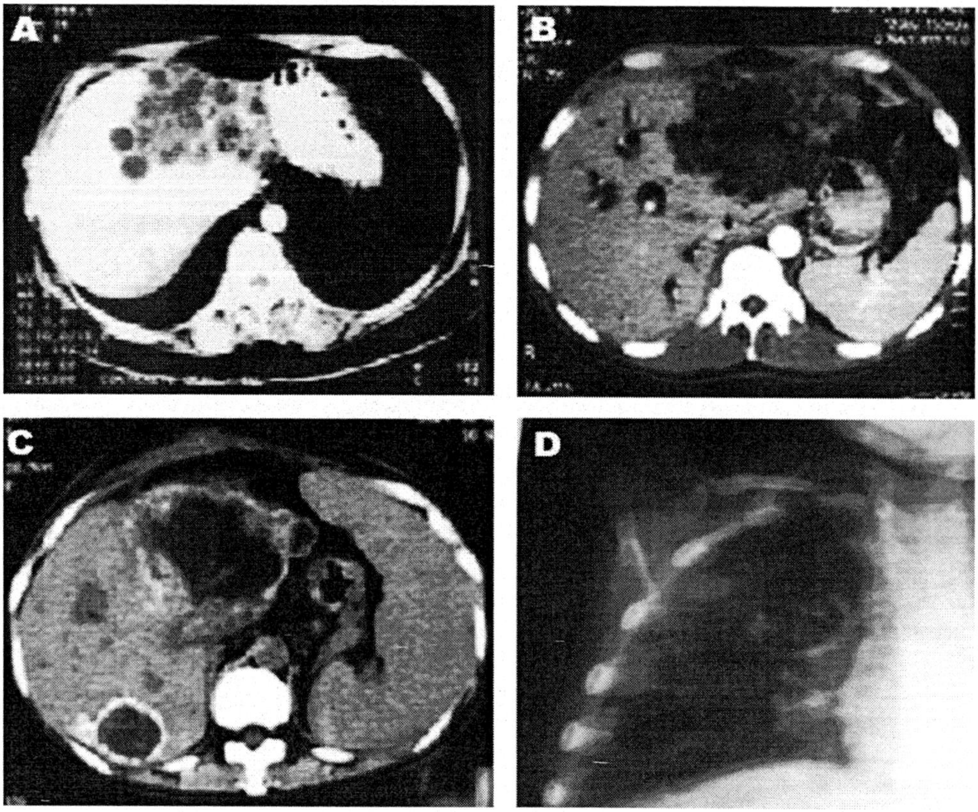

FIGURA 22.3 – Apresentações da hidatidose policística neotropical em exames de imagem. **A**, **B** e **C**) Tomografia axial computadorizada de lesões hepáticas. **D**) Radiografia correspondente a lesão pulmonar. Fonte: Soares MCP.

rasitoscópico direto da doença pode ser estabelecido por meio da pesquisa microscópica – entre lâmina e lamínula – de protoescóleces e/ou acúleos obtidos a partir do material a fresco do conteúdo das lesões císticas[18].

A caracterização morfológica e morfométrica dos acúleos permitem, inclusive, a identificação da espécie de *Echinococcus*, uma vez que existem importantes diferenças de tamanho e forma entre as quatro principais espécies de maior importância médica (*E. granulosus*, *E. vogeli*, *E. oligarthrus* e *E. multilocularis*). Os critérios de identificação taxonômica, a partir da morfometria dos acúleos parasitários, são estabelecidos, classicamente, a partir das medidas de comprimento total, tamanho do cabo e tamanho da lâmina (Figura 22.4)[17-19].

Histopatologia

As lesões císticas obtidas por ressecção cirúrgica também podem ser encaminhadas para histopatologia para confirmação diagnóstica. Microscopicamente, os cistos hidá-

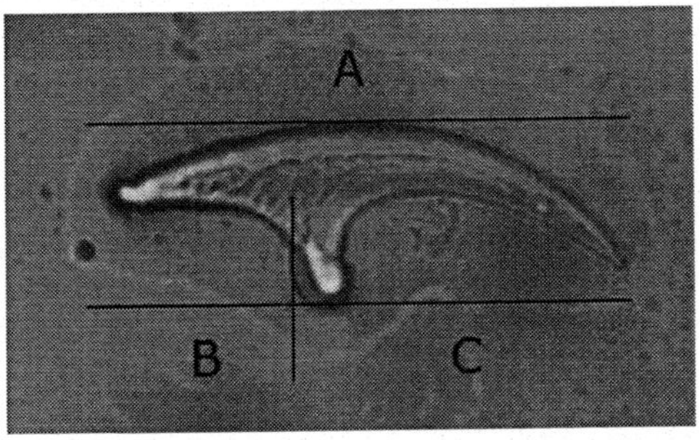

FIGURA 22.4 – Representação dos critérios de morfometria para medida de acúleos de *Echinococcus* para o diagnóstico da hidatidose policística neotropical causadas por *E. vogeli* e *E. oligarthrus*. Fonte: Soares MCP.

ticos são formados externamente por uma membrana laminada externa, de aspecto hialino, homogêneo e espessura variando entre 8 e 65μM e, internamente, por uma membrana germinativa delgada (3 a 13μM) que apresenta projeções para o interior do cisto, formando as cápsulas prolígeras, de aspecto ligeiramente circular, dentro dos quais são encontrados os protoescóleces[9,10].

A reação tecidual adjacente às lesões inclui infiltrado inflamatório composto predominantemente por eosinófilos e células mononucleares, reação granulomatosa, com macrófagos dispostos em paliçada e numerosas células do tipo corpo estranho também podem ser observadas, bem como lesões em estágio avançado de necrose, que apresentam degeneração de protoescóleces (encontrados como corpúsculos calcificados) e da membrana laminada (encontrada com aspecto cerebroide, formando dobras que preenchem a cavidade cística)[9,18]. Ressaltamos que, mesmo na ocorrência de avançado estágio de degeneração, os acúleos rosteolares podem persistir no interior dos cistos, tendo, portanto, valor diagnóstico[20].

Biologia molecular

Fragmentos da lesão que contenham segmentos larvais, conteúdo cístico, ou secreções oriundas do paciente por fístulas viscerocutâneas podem ser utilizados no diagnóstico molecular de *Echinococcus* por reação em cadeia da polimerase (PCR). A técnica apresenta alta sensibilidade e especificidade no diagnóstico e, quando utilizada em conjunto com sequenciamento nucleotídico e análise filogenética, permite determinar, com precisão, a espécie envolvida[10,21].

O gene mitocondrial que codifica a subunidade 1 da citocromo c oxidase (COX-1)[22] é frequentemente utilizado como sequência alvo de amplificação parcial para análise filogenética e caracterização taxonômica do gênero *Echinococcus* (Figura 22.5), entretanto genes nucleares também podem ser empregados com essa finalidade[21,23,24].

A identificação taxonômica baseada na análise filogenética de sequências parciais da COX-1 apresenta ampla consistência com resultados de exames parasitoscópicos e histopatológicos em amostras obtidas de humanos e animais e, apesar de não ter a facilidade dos testes sorológicos, agrega informações objetivas para o diagnóstico etiológico específico da doença.

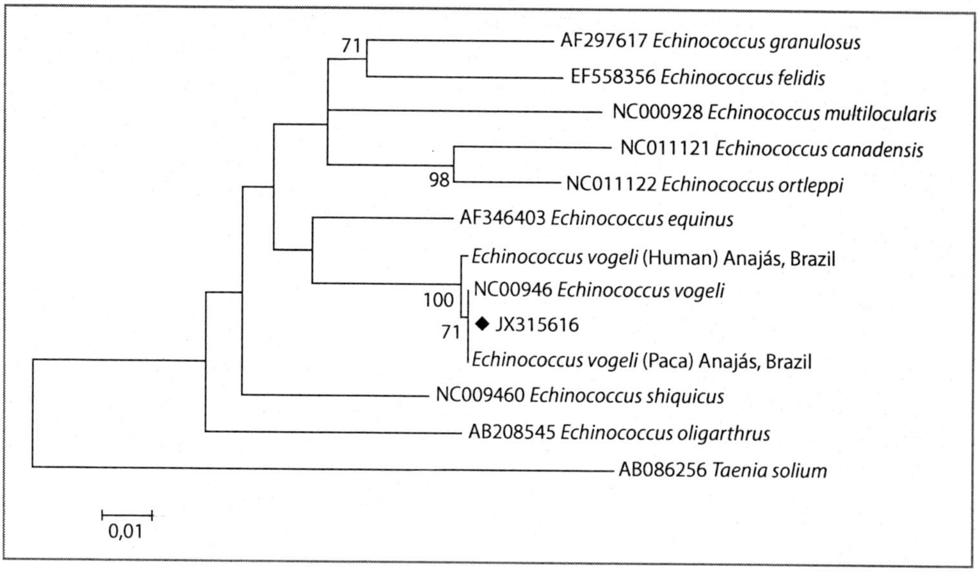

FIGURA 22.5 – Árvore filogenética inferida pelo método de *neighbor-joining*, a partir de sequência parcial do genoma mitocondrial (COX-1) (396pb). As sequências estão identificadas pelo código de acesso do Genbank, seguido pela identificação das espécies. Um isolado de *Taenia solium* foi usado como grupo externo. Fonte: Soares et al., 2014.

GENÔMICA E PRODUTOS DE EXPRESSÃO GÊNICA DE *ECHINOCOCCUS*

Cada um dos genomas disponíveis de *Echinococcus* apresenta um total de nove pares de cromossomos. A montagem dos genomas de *E. granulosus* e *E. multilocularis* está sendo finalizada manualmente, mas já se constitui de sequências de referência de alta qualidade. No caso do *E. multilocularis*, um dos cromossomos está completo de um telômero ao outro (cromossomo 5) e, dos 18 esperados, 13 telômeros foram identificados. Essa qualidade e cobertura, aproximadamente 89%, são comparáveis à da primeira publicação do genoma de *Caenorhabditis elegans*[25].

A anotação (processo de identificação de genes) dos genomas de *E. granulosus* e *E. multilocularis* revelou diversas similaridades entre as duas espécies, incluindo a expansão da família de genes codificadores de proteínas de choque térmico Hsp70 e a falta de algumas vias metabólicas essenciais para a síntese de vários aminoácidos, ácidos graxos e colesterol. Corroborado pelo sequenciamento do transcriptoma, é possível identificar entre 10.500 e 12.500 possíveis genes por genoma, os quais estão em processo contínuo de anotação.

O tamanho dos genomas das espécies de *Echinococcus* (em torno de 150Mpb) equivale a aproximadamente metade do genoma de *Schistosoma mansoni* (270Mpb)[26], principalmente porque apresentam menor número de sequências repetitivas. Interessantemente, ao sequenciar várias cepas de *E. multilocularis*, podemos constatar tetraploidia e trissomia no cromossomo 9 em protoescóleces, o que é consistente com observações anteriores obtidas por estudos do cariótipo realizado em platelmintos[27]. Os cromossomos 3 e 5 de *E. multilocularis* correspondem ao cromossomo sexual Z de *S. mansoni*, característica interessante, uma vez que *S. mansoni* tem dimorfismo sexual, o que é marcantemente diferente em relação a qualquer das espécies do gênero *Echinococcus*[7].

A análise comparativa de genomas e transcriptomas de organismos parasíticos propicia o reconhecimento de uma série de características, como ganho e perda de genes e expansão de famílias multigênicas, rearranjos dos genomas, plasticidade no desenvolvimento ontogenético e redução da capacidade metabólica. Na linha de genes perdidos durante o processo evolutivo, destacam-se os genes de *homeobox*, que codificam fatores de transcrição, os quais estão implicados na organização dos planos corporais de vertebrados e invertebrados. A maioria dos invertebrados com simetria bilateral possui um conjunto conservado de aproximadamente 100 genes *homeobox* (por exemplo, 92 genes conservados em *C. elegans* e 102 em *D. melanogaster*)[28]. Nas espécies de *Echinococcus* e demais tênias, 34 genes estão ausentes. Há também perda de genes envolvidos no desenvolvimento neural (*mnx*, *gbx* e *rax*), o que é surpreendente, considerando que os tenídeos possuem um sistema nervoso bem desenvolvido, ainda que com reduzida encefalização[8].

Platelmintos são modelos animais para pesquisa em células-tronco, devido a sua capacidade regenerativa e plasticidade no desenvolvimento mediadas pelos neoblastos. Por meio da análise do genoma e transcriptoma, podemos observar, por exemplo, que as espécies de *Echinococcus* têm duas cópias da helicase PL10, que muito provavelmente assumem algumas das funções do gene *vasa*, marcador de células-tronco, identificado em todos os organismos multicelulares já estudados, mas ausente nos genomas de *Echinococcus*. Surpreendentemente, as espécies de *Echinococcus* e demais tênias já estudadas não possuem também a subfamília de genes *piwi*, os quais pertencem a uma subfamília de genes que codificam proteínas Argonauta, as quais são o componente catalítico de RISC (*RNA induced silencing complex*), complexo proteico responsável pelo silenciamento de genes pela via do RNA de interferência. Tanto *piwi* quanto *vasa* são considerados essenciais na regulação do destino das células-tronco germinativas em animais, sendo que a supressão de *vasa* leva inclusive à infertilidade ou mesmo à morte. Juntos, esses resultados sugerem que a via de diferenciação das células-tronco em platelmintos parasitas deve ser altamente modificada em relação aos demais organismos multicelulares[29].

A perda de genes em *E. granulosus* e *E. multilocularis* está diretamente implicada em reduções na sua capacidade metabólica, compensada por aumento na capacidade absortiva de nutrientes. Como ocorre com a imensa maioria dos eucariotos, sua fonte energética são os carboidratos, que podem ser catabolizados pela respiração aeróbica ou pela via anaeróbica da dismutação do malato. Entretanto, as espécies do gênero *Echinococcus* e demais tenídeos são incapazes de realizar a síntese *de novo* de ácidos graxos e colesterol. Por essa razão, os ácidos graxos essenciais são adquiridos do hospedeiro, utilizando para tanto transportadores especializados. Dois grupos de proteínas servem para essa finalidade, as FABPs (*fatty acid binding proteins*), que compõem uma família gênica presente em todas as tênias já estudadas, e a apolipoproteína antígeno B (AgB), a qual está presente apenas nas espécies do gênero *Echinococcus* e que atua na adsorção de ácidos graxos.

A importância do transporte de ácidos graxos em *Echinococcus* é evidenciada pelas altas taxas de expressão dessas duas famílias gênicas em ambos os estágios de seu ciclo de vida. As tênias perderam muitos genes associados com o peroxissomo, uma organela em que a oxidação de ácidos graxos ocorre, e pode ter peroxissomos desempenhando atividade incompleta, como pode ser visto em vários outros organismos parasitas[30]. Além de ácidos graxos, os platelmintos do gênero *Echinococcus* também necessitam do hospedeiro para obter aminoácidos, sendo a biossíntese de serina e prolina totalmente ausente em *E. multilocularis*[8].

A camada laminar rica em carboidratos que reveste a parte externa do *Echinococcus* não possui correspondente direto com os demais organismos já estudados, assim considerada uma característica intrínseca do gênero e uma das poucas características morfológicas que diferem entre as espécies *E. granulosus* e *E. multilocularis*. As duas espécies também diferem em relação à família gênica de apomucinas, importante constituinte da camada laminar. A sequência nucleotídica de um dos genes dessa família é particularmente divergente, e esse mesmo gene é muito mais expresso na fase larval de *E. multilocularis* do que em *E. granulosus*. As apomucinas poderiam ser utilizadas futuramente tanto no estabelecimento de marcadores moleculares, para diferenciar as espécies de *Echinococcus* dos demais tenídeos, como para distinguir as espécies do gênero pela quantificação de transcritos[7,29].

Ao analisar famílias de genes expandidas nas tênias, encontramos muitas que apresentam, com frequência, novos domínios envolvidos na adesão celular e na formação do tegumento. Uma das mais marcantes expansões em famílias gênicas encontrada nos genomas de *Echinococcus* refere-se à família de proteínas Hsp70 e Hsp110. Análises filogenéticas revelam expansões independentes e paralelas tanto em Hsp110 (as quais lidam com alterações na temperatura) quanto em Hsp70 (que lidam com o estresse proteotóxico)[31]. Particularmente a expansão desta última família resultou na formação de 22 cópias em cada uma das espécies de *Echinococcus* estudada, o que é contrastante com as seis cópias encontradas em drosófila e duas em seres humanos[7]. Interessantemente, os genes de Hsp70 canônicos citosólicos são expressos constitutivamente em diferentes fases do ciclo de vida do parasita, já os genes não canônicos têm expressão residual, sugerindo que as cópias individuais da família podem ser altamente expressas sob certas condições de estresse ainda não determinadas. Todas Hsp70 não canônicas conhecidas têm sido sistematicamente encontradas em produtos de excreção/secreção durante a fase larval de *Echinococcus*, o que leva a especular que ela tenha papel importante na interação parasita-hospedeiro.

Perspectivas no desenvolvimento de marcadores genéticos

Os genomas e o transcriptoma disponíveis de *Echinococcus* fornecem suporte para futuros estudos sobre evolução, arquitetura genômica e biologia do desenvolvimento bidirecional em *Echinococcus*. Vimos que o *Echinococcus* perdeu uma gama de genes associados com a síntese de lipídios e de aminoácidos, mas adquiriu outros com potencial para aperfeiçoar a resposta imune ao hospedeiro e a produção de fatores que são benéficos para o crescimento e sobrevivência do parasita, como as proteínas da família Hsp70. Dados de genoma e transcriptoma estão fornecendo uma plataforma, não só para a compreensão mais profunda da biologia molecular e fisiologia da hidatidose, mas também para o desenvolvimento de novas formas de intervenção na saúde pública, dada a ineficiência das drogas atualmente disponíveis, a falta de procedimentos diagnósticos adequados e as dificuldades no controle da zoonose.

Diversos marcadores genéticos nucleares de *Echinococcus* têm sido utilizados, e novos marcadores continuam sendo testados e implementados para a identificação e caracterização de cepas e espécies[2,32,33]. Futuramente, as proteínas identificadas pela anotação gênica serão úteis em estudos de comparação dos níveis de expressão gênica e muito possivelmente na determinação de marcadores proteicos para identificação e caracterização da hidatidose. Esses estudos em larga escala auxiliarão na identificação da epidemiologia e ecologia das espécies de *Echinococcus*, além de elucidarem os padrões de transmissão, apoiando assim a prevenção da doença.

PROTEÔMICA

A hidatidose cística é uma grave doença tropical negligenciada, havendo necessidade urgente de se conhecer melhor os mecanismos de evasão da resposta imune, interação parasito-hospedeiro e imunopatogênese, bem como encontrar novos biomarcadores para diagnóstico e caracterização da doença. Estudos do proteoma em distintos estágios fornecem informações valiosas sobre a biologia do *Echinococcus* e a sua interação com seus hospedeiros definitivos e/ou intermediários.

Os primeiros estudos dos componentes proteicos da fase larval foram realizados em *E. granulosus* e identificaram principalmente proteínas que desempenham papéis na modulação da resposta imune do hospedeiro. A presença de proteínas do hospedeiro em associação com proteínas do cisto hidático nesses estudos sugerem que o parasita pode adsorver moléculas do hospedeiro sobre sua superfície, as quais teriam distintas funções, como, por exemplo, despistar antígenos do hospedeiro, além de realizar a captura de nutrientes[34,35]. Esses estudos baseavam-se na utilização de géis bidimensionais seguidos da identificação dos *spots* por espectrometria de massas do tipo LC-MS (*liquid chromatography-mass spectrometry*), que em sua época foram muito importantes para a geração de informação sobre a expressão gênica das espécies responsáveis pela hidatidose.

Em estudos mais recentes, baseados em metodologias que garantem a geração de maior quantidade de dados, e que utilizam espectrômetros mais precisos, têm possibilitado a identificação mais fiel do perfil de proteínas existentes durante a infecção causada pela hidatidose. Até 90% das proteínas identificadas nesses estudos utilizaram a anotação dos genomas disponíveis das espécies de *Echinococcus* como referência[36], destacando a importância de genomas completos na interpretação de dados de transcriptoma e proteoma de larga escala. Por outro lado, esses resultados também refletem a deficiência inerente a qualquer processo de anotação gênica. Por essa razão, os dados de proteoma são úteis também na correção e complementação da anotação dos seus respectivos genomas.

Proteínas expressas em diferentes estágios do desenvolvimento

Por meio de estudos de proteômica em larga escala foi possível identificar mais de 1.500 proteínas no protoescólex, das quais seis correspondem a GSTs (glutationa S-transferases), que vêm sendo utilizadas para o diagnóstico da hidatidose. Além disso, identificaram-se importantes antígenos, como, por exemplo, três variantes de calnexina, principal antígeno encontrado na oncosfera do *Echinococcus* e 6-fosfofrutoquinase (PFK), que têm sido há muito tempo descritas como antígenos em *S. mansoni*[37]. Outras proteínas potencialmente antigênicas incluem duas variantes do antígeno de diagnóstico TSES38 usado abundantemente para o diagnóstico de tenídeos, a glutamato desidrogenase (GDH), para *Haemonchus contortus*, e a frutose-1,6-bisfosfatase (FBPase) usada para *Clonorchissinensis*[36].

Já no verme adulto foram encontradas proteínas mais abundantes, incluindo proteínas musculares como a miosina, enzimas como a frutose bisfosfatoaldolase (FBA), enolase, fosfogliceratoquinase e malatodesidrogenase (MDH)[36]. O verme adulto de *Echinococcus* expressa um grupo de proteínas antigênicas, como, por exemplo, o antígeno 5 (Ag5), antígeno encontrado abundantemente também na fase larval e utilizado para o diagnóstico da hidatidose[38]. Outros antígenos identificados no verme adulto incluem a proteína antigênica EPC1, o antígeno diagnóstico P-29 e o antígeno EgTeg, que contém similaridade de sequência com *S. mansoni* e é conhecidamente localizado nos ganchos de protoescóleces e na membrana laminar do cisto hidático.

De forma geral, o verme adulto de *Echinococcus* expressa vários candidatos conhecidos à vacina, como a proteína 14-3-3, um alvo vacinal já testado em *E. multilocularis*[39]. O mesmo ocorre com uma das sete variantes da proteína enolase, que se encontra expressa em adultos. Além disso, entre as proteínas identificadas no adulto destaca-se a GAPDH, alvo atualmente utilizado como vacina em *S. mansoni*[40].

Não apenas o proteoma do protoescólex e o do verme adulto de *E. granulous* estão disponíveis, como também dispõem de informações sobre as proteínas presentes no líquido hidático. Por meio de contagem espectral, um método semiquantitativo utilizado para registrar a abundância relativa de proteínas em uma mistura complexa foi possível confirmar que o Ag5 e diferentes subunidades do AgB são as proteínas parasitárias mais abundantes nesse meio. Estima-se que proteínas com função metabólica e contendo domínios de ligação (principalmente a de lipídios e outras proteínas) correspondem a mais de 70% das proteínas identificadas[41]. Os dados disponíveis mostram que apenas 30% do proteoma secretado contém um motivo consenso de sinais de secreção na região N-terminal, abrindo caminhos para estudos de identificação de vias de excreção/secreção não convencionais dessas proteínas parasitárias. Outras proteínas identificadas que chamam a atenção são a ciclofilina, que em humanos atua de modo a regular a resposta inflamatória por meio de interações com a ciclosporina e CD147[42], bem como a ferritina, uma molécula de ligação ao ferro, que pode estar ligada ao processo de captação de ferro e que tem mostrado ser uma candidata à vacina eficaz contra *E. granulosus*[43].

Uma das dificuldades na análise dos produtos de excreção/secreção presentes no líquido hidático da fase larval de *Echinococcus granulosus* é a existência de grande quantidade de proteínas séricas oriundas do hospedeiro. Como ocorre em análises proteômicas de plasma, proteínas abundantes tendem a diminuir o desempenho da análise por espectrometria de massas, e muitas vezes acabam impedindo a identificação de proteínas presentes em concentrações mais baixas. Um método bem estabelecido e utilizado, tanto em análises de plasma quanto para os proteomas de líquido hidático, é a remoção das proteínas mais abundantes. Entretanto, isso implica também a depleção não específica de outras proteínas menos abundantes, o que acaba limitando significativamente as análises quantitativas.

Papel das proteínas do hospedeiro

As proteínas contidas no líquido hidático de *E. granulosus* oriundas do hospedeiro têm-se tornado alvo de muitos estudos, não apenas pelo fato de estarem presentes em grande quantidade, como também por estarem provavelmente desempenhando importantes funções. As mais abundantes são as já mencionadas proteínas séricas, tais como albumina e hemoglobina[41]. Destacam-se também as imunoglobulinas, principalmente as IgG de cadeia pesada, IgM e IgA. Todas essas proteínas devem estar envolvidas com a regulação da resposta imune e morte celular.

Embora os dados referentes a proteínas do hospedeiro sejam limitados, pode-se verificar que, como em outros helmintos, as espécies do gênero *Echinococcus* são capazes de absorver proteínas do hospedeiro através de sua camada germinativa, e que essas servem de nutriente ou mesmo para confundir as defesas do hospedeiro, inibindo os efetores de resposta imune. Não se conhecem os mecanismos pelos quais essas proteínas são obtidas por *Echinococcus*, no entanto se sabe que em *Taenia crassiceps* a absorção é mediada por endocitose, a qual, muito possivelmente, é estimulada pela presença de proteínas exógenas[41].

CONCLUSÕES

Com o avanço das mais diversas tecnologias, o sequenciamento de genomas está se tornando mais fácil e de mais baixo custo, levando ao acúmulo de transcriptomas e proteomas completos de diferentes organismos, em distintos estágios de desenvolvimento e/ou sob diversas condições ambientais. Não seria diferente com organismos parasitas, tampouco com *Echinococcus*. As novas metodologias fornecem recursos poderosos, mas os estudos muitas vezes carecem de profundidade, devido à ausência de foco ou à baixa aplicabilidade de seus resultados. Muitos desses trabalhos se preocupam apenas com a identificação de novos alvos para drogas e determinação de novos candidatos a vacinas. No entanto, não estariam as questões mais fundamentais sendo negligenciadas?

É fundamental desprendermos nossos esforços principalmente em estudos comparativos, sejam genômicos, sejam proteômicos, para assim alcançarmos respostas significativas como: 1. Quais são as mudanças metabólicas fundamentais que ocorrem na transição do protoescólex para verme adulto? 2. Como o tratamento da infecção, no hospedeiro intermediário ou definitivo, afeta o parasita, e quais são as mudanças no metabolismo decorrentes da infecção em diferentes hospedeiros ou órgãos? 3. Por que certa espécie ou cepa de *Echinococcus* consegue se desenvolver em determinado hospedeiro, mas não em outro, ou ao menos não com tanta facilidade? 4. Quais são os mecanismos que permitem a infecção em humanos? 5. Que interações moleculares ocorrem na interface parasita-hospedeiro e como essas interações ocorrem nas espécies que não são modelos de estudo do gênero *Echinococcus*?

Essas e muitas outras perguntas referentes à hidatidose continuam sem respostas, e o avanço de novas plataformas de sequenciamento deverão servir não apenas para gerar grandes volumes de dados, mas também para esclarecer questões relevantes a respeito das interações parasita-hospedeiro e assim compreendermos a etiologia da hidatidose.

Links para os genomas

Genoma de *E. granulosus:*

https://www.sanger.ac.uk/resources/downloads/helminths/echinococcus-granulosus.html

Genoma de *E. multilocularis:*

https://www.sanger.ac.uk/resources/downloads/helminths/echinococcus-multilocularis.html

REFERÊNCIAS

1. Thompson RCA. The taxonomy, phylogeny and transmission of Echinococcus. Exp Parasitol. 2008;119(4):439-46.
2. Badaraco JL, Ayala FJ, Bart J-M, Gottstein B, Haag KL. Using mitochondrial and nuclear markers to evaluate the degree of genetic cohesion among Echinococcus populations. Exp Parasitol. 2008; 119(4):453-9.
3. Haag KL, Ayala FJ, Kamenetzky L, Gutierrez AM, Rosenzvit M. Livestock trade history, geography, and parasite strains: the mitochondrial genetic structure of Echinococcusgranulosus in Argentina. J Parasitol. 2004;90(2):234-9.
4. Institute of Medicine (US) Forum on Microbial Threats. The Causes and Impacts of Neglected Tropical and Zoonotic Diseases: Opportunities for Integrated Intervention Strategies, The National Academies Collection: Reports funded by National Institutes of Health. National Academies Press (US), Washington (DC); 2011.

5. Tappe D, Stich A, Frosch M. Emergence of polycystic neotropical echinococcosis. Emerg Infect Dis. 2008;14(2):292-7.
6. Torgerson PR, Keller K, Magnotta M, Ragland N. The global burden of alveolar Echinococcosis. PLoS Negl Trop Dis. 2010;4(6):e722.
7. Tsai IJ, Zarowiecki M, Holroyd N, Garciarrubio A, Sanchez-Flores A, Brooks KL, et al. The genomes of four tapeworm species reveal adaptations to parasitism. Nature. 2013;496(7443):57-63.
8. Zheng H, Zhang W, Zhang L, Zhang Z, Jun Li, Lu G, et al.The genome of hydatid tapeworm Echinococcus granulosus. Nat Genet. 2013;45(10):1168-75.
9. D'Alessandro A, Rausch RL. New aspects of neotropical polycystic (Echinococcus vogeli) and unicystic (Echinococcus oligarthrus) echinococcosis. Clin Microbiol Rev. 2008;21:380-401.
10. Soares MCP, Moraes MAP, Arnaud MVC, Póvoa MM. Equinococose policística neotropical. In: Leão RNQ. Medicina tropical e infectologia na Amazônia. Belém: Samaúma; 2013. p. 1357-66.
11. Siqueira NG, Siqueira CMVM, Rodrigues-Silva R, Soares MCP, Póvoa MM. Polycystic echinococcosis in the state of Acre, Brazil: contribution to patient diagnosis, treatment and prognosis. Mem Inst Oswaldo Cruz. 2013;108(5):533-40.
12. Moro P, Schantz PM. Echinococcosis: a review. Int J Infect Dis. 2009;13(2):125-33.
13. Siqueira NG, Almeida FB, Chalub SRS, Machado-Silva JR, Rodrigues-Silva R. Successful outcome of hepatic polycystic echinococcosis managed with surgery and chemotherapy. Trans R Soc Trop Med Hyg. 2007;101(6):624-6.
14. Genzini T, Siqueira NG, Noujaim HM, Santos RG, Yamashita ET, Trevizol AP, Perosa M. Liver transplantation for neotropical polycystic echinococcosis caused by Echinococcus vogeli: a case report. Rev Soc Bras Med Trop. 2013;46(1):119-20.
15. Bresson-Hadni S, Koch S, Miguet JP, Gillet M, Mantion GA, Heyd B, Vuitton DA; European Group of Clinicians. Indications and results of liver transplantation for Echinococcus alveolar infection: an overview. Langenbecks Arch Surg. 2003;388(4):231-8.
16. Siqueira NG, Almeida FB, Suzuki YAC, Lima RNA, Machado-Silva JR, Rodrigues-Silva R. Atypical polycystic echinococcosis without liver involvement in Brazilian patients. Trans R Soc Trop Med Hyg. 2010;104(3):230-3.
17. Soares M do C, Rodrigues AL, Moreira Silva CA, Brito EM, Gomes-Gouvea MS, dos Santos Correa IR, et al. Anatomo-clinical and molecular description of liver neotropical echinococcosis caused by Echinococcus oligarthrus in human host. Acta Trop. 2013;125(1):110-4.
18. Soares MCP, Moreira-Silva CA, Alves MM, Nunes HM, Amaral IA, Moia LJMP, et al. Equinococose policística na Amazônia oriental brasileira: atualização da casuística. Rev Soc Bras Med Trop. 2004;137:75-83.
19. Soares MCP, De Souza AJS, Malheiros AP, Nunes HM, Carneiro LA, Alves MM, et al. Neotropical echinococcosis: second report of Echinococcus vogeli natural infection in its main definitive host, the bush dog (Speothos venaticus). Parasitol Int. 2014;63(2):485-7.
20. de Almeida FB, Corrêa CL, de Siqueira NG, de Carvalho NV, Rodrigues-Silva R, de Andrade AF, et al. Histopathological findings of an uncommon co-infection: Echinococcus vogeli, HIV, hepatitis C virus, and hepatitis B virus. Int J Infect Dis. 2013;17(10)925-7.
21. Nakao M, Lavikainen A, Yanagida T, Ito A. Phylogenetic systematics of the genus Echinococcus (Cestoda: Taeniidae). Int J Parasitol. 2013;43(12-13):1017-29.
22. Bowles J, Blair D, McManus DP. Genetic variants within the genus Echinococcus identified by mitochondrial DNA sequencing. Mol Biochem Parasitol. 1992;54(2):165-73.
23. Carmena D, Cardona GA. Echinococcosis in wild carnivorous species: epidemiology, genotypic diversity, and implications for veterinary public health. Vet Parasitol. 2014;202(3-4):69-94.
24. McManus DP. Current status of the genetics and molecular taxonomy of Echinococcus species. Parasitology. 2013;140(13):1617-23.

25. Berks M. The C. elegans genome sequencing project. Genome Res. 2000;2:99-104.
26. Protasio AV, Tsai IJ, Babbage A, Nichol S, Hunt M, Aslett MA, et al. A systematically improved high quality genome and transcriptome of the human blood fluke Schistosoma mansoni. PLoS Negl Trop Dis. 2012;6(1):e1455.
27. Spakulová M, Orosová M, Mackiewicz JS. Cytogenetics and chromosomes of tapeworms (Platyhelminthes, Cestoda). Adv Parasitol. 2011;74:177-230.
28. Zhong YF, Holland PW. HomeoDB2: functional expansion of a comparative homeobox gene database for evolutionary developmental biology. Evol Dev. 2011;13(6):567-8.
29. Parkinson J, Wasmuth JD, Salinas G, Bizarro CV, Sanford C, Berriman M, et al. A transcriptomic analysis of Echinococcus granulosus larval stages: implications for parasite biology and host adaptation. PLoS Negl Trop Dis. 2012;6(11):e1897.
30. Kaash AJ, Joiner KA. Targeting and subcellular localization of Toxoplasma gondii catalase. Identification of peroxisomes in an apicomplexan parasite. J Biol Chem. 2000;275(2):1112-8.
31. Subjeck JR, Repasky EA. Heat shock proteins and cancer therapy: the trail grows hotter! Oncotarget. 2011;2(6):433-4.
32. Haag KL, Araújo AM, Gottstein B, Zaha A. Selection, recombination and history in a parasitic flatworm (Echinococcus) inferred from nucleotide sequences. Mem Inst Oswaldo Cruz. 1998; 93(5):695-702.
33. Santos GB, Soares M do CP, Brito de FEM, Rodrigues AL, Siqueira NG, Gomes-Gouvêa MS, et al. Mitochondrial and nuclear sequence polymorphisms reveal geographic structuring in Amazonian populations of Echinococcus vogeli (Cestoda: Taeniidae). Int J Parasitol. 2012;42(13-14): 1115-8.
34. Chemale G, Van Rossum AJ, Jefferies JR, Barret J, Brophy PM, Ferreira HB, Zaha A. Proteomic analysis of the larval stage of the parasite Echinococcus granulosus: causative agent of cystic hydatid disease. Proteomics. 2003;3(8):1633-6.
35. Monteiro KM, de Carvalho MO, Zaha A, Ferreira HB. Proteomic analysis of the Echinococcus granulosus metacestode during infection of its intermediate host. Proteomics. 2010;10(10):1985-99.
36. Cui SJ, Xu LL, Zhang T, Xu M, Yao J, Fang CY, et al. Proteomic characterization of larval and adult developmental stages in Echinococcus granulosus reveals novel insight into host-parasite interactions. J Proteomics. 2013;84(12):158-75.
37. Harispe L, García G, Arbildi P, Pascovich L, Chalar C, Zaha A, et al. Biochemical analysis of a recombinant glutathione transferase from the cestode Echinococcus granulosus. Acta Trop. 2010; 114(1):31-6.
38. Li Y, Xu H, Chen J, Gan W, Wu W, Wu W, Hu X. Gene cloning, expression, and localization of antigen 5 in the life cicle of Echinococcus granulosus. Parasitol Res. 2012;110(6):2315-23.
39. Margos M, Gottstein B. Gerbu adjuvant modulates the immune response and thus the course of infection in C56BL/6 mice immunised with Echinococcus multilocularis rec14-3-3 protein. Parasitol Res. 2010;107(3):623-9.
40. Argiro L, Henri S, Dessein H, Kouriba B, Dessein J, Bourgois A. Induction of a protection against S. mansoni with a MAP containing epitopes of Sm37-GAPDH and Sm10-DLC. Effect of coadsorption with GM-CSF on alum. Vaccine. 2000;18(19):2033-8.
41. Aziz A, Zhang W, Li J, Loukas A, McManus DP, Mulvenna J. Proteomic characterization of Echinococcus granulosus hydatid cyst fluid from sheep, cattle and humans. J Proteomics. 2011; 74(9):1560-72.
42. Yurchenko V, Constant S, Eisenmesser E, Bukrinsky M. Cyclophilin-CD147 interactions: a new target for anti-inflammatory therapeutics. Clin Exp Immunol. 2010;160(3):305-17.
43. Ikegami Y, Inukai K, Imai K, Sakamoto Y, Katagiri H, Kurihara S, et al. Adiponectin upregulates ferritin heavy chain in skeletal muscle cells. Diabetes. 2009;58(1):61-70.

Capítulo 23

Doença de Chagas

Maria Aparecida Shikanai Yasuda
Bianca Silvana Zingales

EPIDEMIOLOGIA

A doença de Chagas, causada pelo protozoário *Trypanosoma cruzi*, é uma antropozoonose descrita por Carlos Chagas em 1909, acometendo cerca de 6-7 milhões de infectados, principalmente na América Latina[1]. Apenas a doença aguda e a reativação da doença de Chagas são de notificação compulsória.

A urbanização da doença de Chagas atinge hoje os grandes centros para onde migraram grandes contingentes de pessoas infectadas em zonas rurais. Nos países endêmicos desde o México, ao norte, até a Argentina e o Chile, ao sul, passando principalmente pelo Brasil, Argentina, Venezuela, Chile, Bolívia, Paraguai e Uruguai, a prevalência é 1 a 10%, após implementação de medidas de controle dos principais vetores triatomíneos, responsáveis pela principal via de transmissão (vetorial), bem como do controle da transmissão por sangue e hemoderivados. Além disso, a doença atingiu vários países não endêmicos da Europa (Espanha, França, Itália, Inglaterra), Ásia (Japão), Austrália, América do Norte (Estados Unidos, Canadá), onde migrantes infectados podem ser fonte de transmissão por sangue, hemoderivados, transplante de órgãos e transmissão vertical[2].

Na América Latina, ocorrem cerca de 300.000 casos novos por ano, com dois a três milhões de pacientes com complicações crônicas da moléstia, atingindo 21.000 óbitos por ano. A doença de Chagas é considerada a quarta causa de morte no Brasil entre as doenças infectoparasitárias nas faixas etárias acima de 45 anos[1].

No Brasil, estimava-se, em 1995, soroprevalência de infecção de 1,3%, com 1.961.000 infectados, estimando-se a redução da taxa de infecção de candidatos a doadores de sangue em 2005 para 0,2%[3]. Desde junho de 2006, no Brasil, a transmissão vetorial pelo principal vetor *Triatoma infestans* está sob controle, segundo certificação da Organização Panamericana de Saúde.

Nos centros urbanos, deve-se atentar para o risco de reintrodução de mecanismos de transmissão como transfusão de sangue e derivados, transplante de órgãos ou congênita e a reativação da tripanossomíase em face da presença de coinfecção com o vírus de imunodeficiência humana.

VIAS DE TRANSMISSÃO

Transmissão vetorial

Os vetores mais importantes são os triatomíneos do gênero *Triatoma*, *Rhodnius* e *Panstrongylus*, seguindo-se a contaminação pelo ato de coçar a pele lesada após a picada, com inoculação de formas infectantes depositadas pelos insetos após o repasto sanguíneo ou pelo contato com mucosas sãs.

Transmissão oral

Deve-se à ingestão de alimentos acidentalmente contaminados (caldo de cana, açaí, bacaba, sucos) por triatomíneos infectados ou secreção de marsupiais contaminados, constituindo-se atualmente na maior causa de registros de doença aguda, principalmente na região amazônica, embora também tenha sido registrada em região extra-amazônica. Durante o ato de amamentar, foi raramente descrita a transmissão por sangue de mãe infectada através de fissura mamilar[4].

Transmissão por transfusão de sangue e hemoderivados

A transmissão por via transfusional ocorre na ausência de triagem sorológica adequada dos doadores, preconizando-se atualmente no País apenas uma técnica de alto desempenho para triagem em bancos de sangue em função do baixo índice de infecção em candidatos a doadores de sangue.

Transmissão vertical

O risco de transmissão congênita é de cerca 1% no Brasil. Em outros países da América Latina varia de 0,5 a 4%. O risco é maior após o terceiro mês de gestação, mas pode ocorrer em qualquer período gestacional. Em pacientes infectadas pelo vírus da imunodeficiência humana (HIV), taxas de até 50% de transmissão têm sido observadas, seguidas de elevada morbimortalidade.

Transmissão por transplante de órgãos

Tem sido registrada na ausência de triagem adequada de doadores infectados, recomendando-se duas provas sorológicas de alta sensibilidade e especificidade.

Transmissão por acidentes perfurocortantes

A transmissão pode também ocorrer por acidente com material biológico de animais ou pacientes contaminados em laboratórios ou hospitais, sendo necessária a implementação de práticas seguras e vigilância para monitorar possível infecção em indivíduos que sofreram acidentes.

FORMAS CLÍNICAS

T. cruzi é um parasita intracelular capaz de invadir diferentes tipos celulares, em cujo citoplasma se multiplica por divisão binária. Após vários ciclos de divisão, as formas amastigotas intracelulares se transformam em formas tripomastigotas, que destroem a célula e emergem na circulação, estando aptas a invadir novas células hospedeiras.

A fase aguda inicia-se após a infecção e dura cerca de 1-3 meses, caracterizando por elevada parasitemia e início da formação de anticorpos anti-*Trypanosoma cruzi* após duas semanas de infecção. A fase crônica inicia-se 2 a 3 meses após a infecção inicial, caracterizando-se por parasitemia baixa e intermitente, no entanto, os parasitas são encontrados sob forma de amastigotas em infiltrados linfomononucleares focais no miocárdio e nos plexos mioentéricos.

Forma aguda

A forma aguda aparente ocorre em apenas 1 de cada 30 infectados por via vetorial. O parasita é o principal responsável pela resposta inflamatória e alterações da fase aguda, disseminando-se para o sistema fagocítico nuclear, manifestando-se como síndrome febril com adenomegalia, hepato e esplenomegalia, exantema cutâneo e edema não inflamatório. Em metade dos casos, os sinais de porta de entrada podem preceder esse quadro clínico. Podem ocorrer miocardite e meningoencefalite, que representam os quadros de maior gravidade nessa fase. Há invasão dos plexos mioentéricos com desnervação intensa.

Fase crônica

Inicialmente, assintomática e sem sinais de comprometimento cardíaco e/ou digestivo, a fase crônica pode apresentar-se com as seguintes formas:

Forma indeterminada

Presente em 60% dos pacientes de áreas endêmicas, representa o início da fase crônica da doença, podendo permanecer pelo resto da vida.

O paciente é assintomático, normal ao exame físico, apresenta ECG de repouso sem alterações e radiografias de coração e esôfago e colo normais. Apresenta 30-60% de alterações ao ecocardiograma, eletrocardiografia dinâmica e estudos com radioisótopos e histopatológicos detectam alterações em 30 a 60% dos pacientes, porém geralmente sem alterações importantes na função cardiocirculatória. Esse quadro poderá perdurar por toda a vida do indivíduo infectado ou evoluir para a forma cardíaca, digestiva ou associada (cardiodigestiva). A evolução é observada em 1% dos pacientes da forma indeterminada ao ano.

Forma cardíaca

Registrada em cerca de 30 a 40% dos pacientes nas áreas endêmicas do Brasil, sendo mais comum em homens com idade superior a 25 anos, manifestando-se com as seguintes síndromes: a) insuficiência cardíaca congestiva (ICC), com dispneia e tosse; b) arritmias simples ou complexas, acompanhadas de palpitações; c) distúrbios de condução com bloqueios atrioventriculares, como, por exemplo, a síndrome de Stokes-Adams, com síncope por baixo débito, com indicação de marca-passo, bradiarritmias e taquiarritmias associadas a tonturas; d) acidentes tromboembólicos.

Forma digestiva

A forma digestiva é encontrada quase exclusivamente ao sul da bacia Amazônica (principalmente na Argentina, Bolívia, Brasil e Chile), sendo rara nos países do norte da América do Sul, América Central e no México. As principais disfunções gastrintestinais são o megaesôfago, o megacolo ou ambos e se desenvolvem em cerca de 10 a 15% dos pacientes na fase crônica.

Megaesôfago – causa dificuldade de deglutição ou disfagia progressiva a sólidos e depois a líquidos, dor retroesternal (esofagite de refluxo), regurgitação, hipersalivação e hipertrofia da glândula parótida. Nas formas graves, podem ocorrer desnutrição e caquexia, com broncoaspiração e broncopneumonia.

Exames radiológicos são essenciais para a confirmação do diagnóstico e o estágio da doença. Conforme o grau de dilatação, coordenação motora e tempo de trânsito, o megaesôfago é classificado em 4 grupos: grupo I – ausência de estase, com tempo de trânsito aumentado da boca ao estômago, embora o diâmetro do esôfago esteja dentro dos limites normais; grupo II – dilatação moderada do esôfago e incoordenação motora; grupo III – dilatação e tempo de trânsito mais pronunciados e atividade motora diminuída; grupo IV – formas avançadas com grande dilatação e alongamento do esôfago (dolicomegaesôfago). A definição do grupo é essencial para a seleção da terapia mais apropriada.

Megacolo – os sintomas mais comuns são constipação, meteorismo e disquinesia. A obstipação é de grau variável, desde 6 dias até 6 meses, com formação de fecaloma. Na presença de colo alongado (dolicocolo), pode ocorrer volvo, com bloqueio da circulação arterial por torção do colo sobre sua própria raiz, que pode causar o óbito do paciente, se não for revertido prontamente.

Outras alterações – o duodeno é outro segmento que pode apresentar dilatação. A dilatação pode ser localizada no bulbo, no segundo e terceiros segmentos ou afetar toda a arcada duodenal. Os sintomas causados pelo megaduodeno podem ser confundidos com dispepsia de origem gástrica ou do tipo dismotilidade.

Estudos histopatológicos indicam menos desnervação do intestino delgado, quando comparado com o esôfago ou colo. A desnervação intrínseca da vesícula biliar pode ser observada, causando alterações em seu funcionamento. A dilatação do jejuno ou íleo é rara na doença de Chagas[5].

Doença de Chagas em imunodeprimidos

A reativação da doença de Chagas crônica pode ocorrer sob forma de quadros oligossintomáticos e mononucleose infecciosa-símile em transplante renal, quadros graves de miocardite, pericardite, encefalites em transplante de coração e de outros órgãos sólidos[6,7], meningoencefalite (mais frequente), miocardite, meningoencefalite + miocardite em pacientes com AIDS[8].

Desde janeiro de 2004, a reativação da doença de Chagas (meningoencefalite e/ou miocardite) passou a ser reconhecida oficialmente na lista de doenças indicativas de AIDS para o Sistema Único de Saúde, no sistema nacional de saúde[9].

HISTÓRIA NATURAL

A maioria dos indivíduos infectados na fase aguda é oligo ou assintomática. Dos pacientes sintomáticos, cerca de 10% desenvolverão formas graves como meningoencefalite e miocardite. Pacientes não tratados na fase aguda evoluem para a forma crônica da doença.

Na forma crônica, cerca de 60-70% situa-se inicialmente na forma indeterminada e, em função da região endêmica, têm-se registros de evolução de 1% ao ano para a forma cardíaca e/ou digestiva.

Calcula-se que entre 10 e 40% dos infectados têm ou terão cardiopatia crônica, e pelo menos 10% do total apresentarão formas graves.

A forma cardíaca tem significante impacto econômico por gerar importante absenteísmo, devendo-se ainda considerar o custo do tratamento das formas graves cardíacas e digestivas pela presença de arritmias, da implantação de marca-passo ou das intervenções cirúrgicas nas formas digestiva e cardíaca. A doença de Chagas é considerada a infecção parasitária de maior impacto socioeconômico na América Latina, sendo responsável pela perda de produtividade anual de cerca 1,2 bilhão de dólares[10].

DIAGNÓSTICO

Fase aguda[11]

Diagnóstico etiológico (parasitológico/sorológico/histopatológico/molecular)

Microscopia direta no sangue periférico ou líquidos biológicos – a pesquisa do parasita por exame microscópico direto do sangue periférico ou liquor ou material biológico do sítio acometido é o método de escolha para firmar o diagnóstico da fase aguda ou reativação. A pesquisa é inicialmente realizada no sangue a fresco, devendo a amostra de sangue ser simultaneamente coletada em tubo com anticoagulante (creme leucocitário) ou sem anticoagulante (Strout) ou micro-hematócrito para a pesquisa do parasita.

Histopatologia – o achado de ninhos de amastigotas em meio a infiltrado inflamatório agudo nos tecidos é sugestivo de fase aguda. Quando a reativação ocorre em tecidos, no miocárdio ou encéfalo, a pesquisa da reativação nesses sítios por biópsia ou do parasita em material biológico (liquor) é acompanhada de maior sensibilidade do que a pesquisa em sangue periférico.

Provas moleculares – o diagnóstico por meio da reação em cadeia da polimerase qualitativa (PCR) é de uso restrito, na fase aguda, sendo útil nos pacientes previamente não imunes (sorologicamente negativos) pela sua elevada sensibilidade. Adicionalmente, o ensaio de PCR não está comercializado e não foi validado em nosso meio, sendo confiável em poucos laboratórios de especialistas reconhecidos.

Provas sorológicas[11,12]

A partir do final da terceira semana pós-infecção, provas sorológicas devem ser utilizadas: ensaio imunoenzimático, reação de imunofluorescência indireta e de hemaglutinação indireta. O antígeno mais utilizado é derivado de formas epimastigotas, sendo responsável por reatividade cruzada e resultados falso-positivos na leishmaniose, malária, hanseníase, doenças autoimunes, entre outras. Alguns *kits* diagnósticos com proteínas recombinantes estão disponíveis. A presença de anticorpos da classe IgM pode ser sugestiva da fase aguda, mas pela falta de padrão positivo e pela presença de reatividade cruzada em várias infecções, esta só pode ser realizada com confiabilidade em poucos laboratórios no Brasil. Para fins de confirmação pela vigilância epidemiológica, o laboratório de referência é a FUNED, de Minas Gerais. Para se confirmar um caso agudo por IgG são necessárias duas coletas, com intervalo de 21 dias entre elas, com demonstração de soroconversão.

Diagnóstico da doença congênita[13]

A pesquisa do parasita no recém-nascido pode ser realizada nos primeiros 10 dias de vida por métodos diretos ou indiretos. Apesar de não comercializada, a prova de PCR tem-se revelado mais sensível para o diagnóstico do que as provas parasitológicas. Quando não houver exame parasitológico positivo nem sinais ou sintomas de doença congênita, recomenda-se repetir as provas sorológicas de pesquisa de anticorpos *anti-T. cruzi* da classe IgG aos 9 meses de idade. Os anticorpos presentes antes desse período podem ter sido transferidos a partir da mãe. Diante da ausência de anticorpos, fica excluída a transmissão vertical.

Em casos de alta parasitemia na mãe, decorrente da presença de doença de Chagas aguda ou coinfecção por *T. cruzi* + HIV, recomenda-se a pesquisa do parasita até dois meses após o nascimento (exames parasitológicos diretos, xenodiagnóstico e hemocultura) e, caso negativas, as provas sorológicas após nove meses devem ser realizadas.

Fase crônica

Provas sorológicas ELISA, reação e imunofluorescência indireta e reação de hemaglutinação indireta[11,12]

O padrão-ouro para o diagnóstico é representado pela presença de anticorpos IgG anti-*T. cruzi* detectados por imunoensaio (ELISA), imunofluorescência indireta ou hemaglutinação indireta, com elevada sensibilidade, embora a especificidade não seja a ideal, ocorrendo reatividade cruzada com outras doenças, conforme referido.

Recomenda-se a utilização de duas técnicas distintas ou imunoensaio com antígenos diferentes. Considera-se presença de infecção mediante exame positivo por duas técnicas ou pela mesma técnica em duas amostras diferentes. Não há obrigatoriedade de notificação compulsória dos pacientes na fase crônica da doença de Chagas. Diante de pacientes que apresentam provas sorológicas inconclusivas (uma positiva e uma negativa ou duvidosa, ou duas duvidosas, ou resultados contraditórios em diferentes amostras – uma positiva e outra negativa ou duvidosa), pode-se recorrer a provas de elevadas sensibilidade e especificidade, porém não disponíveis na rotina (Immunoblot com antígenos de tripomastigotas) e/ou PCR e/ou hemocultura.

Provas parasitológicas indiretas de enriquecimento

Na fase crônica, a parasitemia é baixa e intermitente, sendo a sensibilidade da hemocultura e/ou xenodiagnóstico variável (30 a 50%), com pouco valor no diagnóstico, embora a elevada especificidade torne seu valor indiscutível diante de quaisquer dúvidas[11].

Diagnóstico molecular

Reação em cadeia da polimerase – *polymerase chain reaction* (PCR) – nessa técnica qualitativa utilizam-se iniciadores desenhados para sequências repetitivas do DNA do cinetoplasto ou do DNA genômico, que apresentam cerca de 80.000 cópias por parasita e que amplificam produtos de 330 e 188 pares de base, respectivamente[14,15]. Em estudos comparativos, tem-se mostrado limite de detecção menor para o alvo do DNA genômico (iniciadores TCZ1-TCZ2), com limite de detecção até 0,005 parasita/mL. Em amostras clínicas, a amplificação da sequência do DNA do cinetoplasto apresentou limite de detecção de 0,2fg de DNA ou 0,01 parasita/ensaio[16].

Na fase crônica, a PCR é mais sensível que os métodos parasitológicos indiretos, tanto em pacientes imunocompetentes como em imunodeprimidos com infecção por HIV.

A PCR qualitativa é positiva em cerca de 45 a 95% dos pacientes na fase crônica[14], sendo que a sensibilidade varia conforme a região estudada no Brasil, podendo ter influência o tempo de afastamento do paciente de regiões endêmicas.

A PCR quantitativa presta-se ao monitoramento de pacientes imunodeprimidos com doença de Chagas crônica (coinfecção HIV/*Trypanosoma cruzi* ou outras formas de imunodepressão) que podem evoluir com alta parasitemia, prestando-se à terapêutica preemptiva[16]. Essa técnica é de uso restrito, sendo realizada em poucos centros de pesquisa. Recentemente, a Organização Mundial da Saúde patrocinou um estudo internacional para avaliar a melhor abordagem empregando a PCR para a detecção do DNA de *T. cruzi* em amostras de sangue de pacientes com doença de Chagas, sendo necessário trabalho adicional para validar esses métodos em estudos prospectivos, tais como o seguimento de pacientes submetidos a tratamento.

QUIMIOTERAPIA ESPECÍFICA DA DOENÇA DE CHAGAS

Um fármaco ideal para a quimioterapia específica da doença de Chagas deve ser capaz de eliminar os parasitas, atuar em todas as fases da doença e não apresentar efeitos colaterais. É desejável ainda que o fármaco seja de administração por via oral, de tratamento de curta duração e de baixo custo[10]. Lamentavelmente, esse fármaco ainda não existe.

Apenas dois fármacos estão disponíveis para a doença de Chagas: benzonidazol (BZ) e nifurtimox (NFX). Ambos são compostos nitro-heterocíclicos: BZ, um derivado 2-nitroimidazólico, e NFX, um derivado do 5-nitrofurano[17]. Os dois fármacos são pró-drogas, sendo ativados por nitrorredutases do parasita.

Os fármacos são administrados por via oral. A dose recomendada para crianças é de 5 a 10mg/kg de BZ, divididos em 2 a 3 doses diárias, durante 60 dias. Alternativamente, pode-se administrar 15mg/kg de NFX, dividido em 3 doses diárias, durante 60 a 90 dias. Para adultos, as doses diárias são de 5mg/kg de BZ ou 8 a 10mg/kg de NFX, com tratamento de igual duração daquele administrado em crianças[5]. BZ tem sido mais utilizado em ensaios clínicos, sendo recomendado como tratamento de primeira linha.

O efeito colateral mais frequente do BZ é dermatite alérgica localizada, que afeta 20 a 30% dos pacientes. NFX está associado a vários efeitos adversos que, em geral, desaparecem com a suspensão do tratamento. Sintomas gastrintestinais são os efeitos mais comuns do NFX e ocorrem em 50% dos pacientes[5]. Sintomas menos frequentes para ambos os medicamentos são a polineuropatia periférica e a depressão medular.

Ensaios clínicos indicam que, na fase aguda, ambos os fármacos promovem até 80% de cura parasitológica (definida pela negativação dos testes parasitológicos e de sorologia convencional)[18] e 60-70% de cura na fase crônica recente, em crianças de até 14 anos de idade. A maior limitação no uso de BZ ou NFX é a baixa atividade antiparasitária na fase crônica da doença, uma vez que cerca de 80% dos pacientes tratados não são considerados curados. Por outro lado, alguns estudos clínicos não randomizados demonstram a eficácia do tratamento etiológico na redução do título de anticorpos anti-*T. cruzi* e na progressão da cardiomiopatia chagásica[19]. O efeito positivo observado na evolução clínica dos pacientes foi atribuído à redução da carga parasitária nos tecidos infetados, que, por sua vez, diminuiria a gravidade dos processos inflamatórios[17].

Com base nesses dados, em 2006, um painel de expertos, a convite dos *US Centers for Disease Control and Prevention*, recomendou que o tratamento etiológico fosse oferecido a adultos com idade inferior a 50 anos e que apresentem a fase crônica indeterminada ou manifestações leves a moderadas. Em pacientes com mais de 50 anos de idade, o tratamento é opcional. Por outro lado, o tratamento é contraindicado durante a gestação, em pacientes com insuficiência renal ou hepática grave, com cardiomiopatia chagásica avançada ou com megaesôfago com significativa dificuldade de deglutição[5]. O projeto BENEFIT – *Benznidazole Evaluation for Interrupting Trypanosomiasis* – é um ensaio clínico duplo-cego, controlado por placebo, com grande número de pacientes adultos, que foi desenhado para avaliar se a terapia com BZ melhoraria o prognóstico de pacientes com cardiomiopatia chagásica crônica[20]. Os resultados são esperados em breve.

Além das diferenças da eficácia do tratamento com BZ ou NFX, observadas entre as fases aguda e crônica da doença, alguns relatos mostram diferenças regionais marcantes no declínio de anticorpos anti-*T. cruzi* em crianças com idade inferior a 15 anos submetidas a tratamento com BZ[21]. O estudo, coordenado pelos Médicos sem Fronteira, mostra taxas de soroconversão que variam muito entre pacientes de países da América Central e América do Sul, com declínio dos anticorpos ocorrendo mais precoce e eficazmente em crianças da América Central[21]. A variabilidade de resposta ao medicamento foi atribuída a diferenças na sensibilidade natural a BZ entre as cepas de *T. cruzi*. Corroborando essa hipótese, evidências experimentais em modelo experimental murino evidenciam que BZ e NFX apresentam atividades divergentes contra diferentes cepas do parasita[22]. Um estudo recente também relata grande variação entre as cepas quanto à resposta para inibidores da biossíntese do ergosterol (ver adiante) em amastigotas intracelulares[23]. Tal comportamento é o reflexo da variabilidade genética de *T. cruzi*, como será visto adiante.

Nos últimos anos, tem-se intensificado a pesquisa e o desenvolvimento de novos fármacos para o tratamento da doença de Chagas, com a formação de importantes consórcios e colaborações. Entre os compostos mais promissores se incluem inibidores da biossíntese do ergosterol, inibidores da cisteinoprotease cruzipaína, 5-nitroimidazol fexinidazol e fungicida fenarimol[17,24]. Um ensaio clínico de fase IIa para a avaliação da atividade antiparasitária de inibidores da biossíntese do ergosterol (posaconazol e ravuconazol) na fase crônica foi concluído recentemente, porém com resultados desanimadores[25].

Além da busca por novos fármacos, regimes alternativos de tratamento estão sendo considerados, incluindo terapias combinadas, como, por exemplo, amiodarona com posaconazol[26]. A combinação de fármacos visa sinergismo, melhor tolerância, evitar resistência aos medicamentos e prover medicamentos alternativos no caso do aparecimento de resistência[10].

Para a cardiomiopatia chagásica crônica é amplamente aceito que alterações de caráter imunopatológico levem à destruição focal e cumulativa dos tecidos e os sintomas da doença clínica[5]. Isso justifica a importância da elucidação dos mecanismos pelos quais a inflamação destrói o tecido cardíaco, pois seu controle ou atenuação poderia ter implicações terapêuticas para pacientes na fase crônica. Embora o conjunto de dados indique que a doença de Chagas, como um todo, deva ser considerada uma infecção parasitária, a ser combatida com um fármaco parasiticida específico, a identificação de fatores genéticos de suscetibilidade do hospedeiro pode permitir uma intervenção terapêutica mais abrangente em tais pacientes (por exemplo, o tratamento parasiticida precoce e o bloqueio de citocinas inflamatórias).

Em conjunto com a pesquisa visando às novas abordagens para o tratamento da doença de Chagas, é de alta prioridade o desenvolvimento de testes de diagnóstico para a determinação da resposta terapêutica e da cura[10,24].

TAXONOMIA

Diversidade genética de *T. cruzi*

Levantamentos epidemiológicos realizados em países da América Latina indicam que a doença de Chagas tem diferentes apresentações clínicas. Cerca de 70% dos indivíduos são assintomáticos, ao passo que cardiomiopatias graves e lesões digestivas são observadas em 30% dos indivíduos na fase crônica. Além disso, cerca de 1 a 2% dos indivíduos assintomáticos passam a apresentar, anualmente, as manifestações cardíacas, digestivas ou ambas. Sabe-se ainda que a prevalência das manifestações varia geograficamente. De fato, a forma digestiva é praticamente ausente em países ao norte da bacia Amazônica. Ainda, há diferenças regionais na resposta ao tratamento com BZ ou NFX. Os determinantes da variação desses parâmetros são desconhecidos.

A comunidade científica há tempo se pergunta se essas variações seriam resultado da grande heterogeneidade biológica dos isolados do parasita. Os isolados, também denominados cepas, obtidos de humanos, animais silvestres e vetores, apresentam diferenças fenotípicas quanto a sua virulência, patogenicidade e suscetibilidade a drogas, entre outros. Ao contrário do que ocorre na maior parte das espécies, o conteúdo de DNA celular varia muito entre os isolados: desde 80 a 120Mpb (Mpb, milhões de pares de bases). Desde a década de 1970, começou a busca de marcadores moleculares que pudessem correlacionar o genótipo do parasita com as manifestações clínicas da doença de Chagas. Alguns marcadores do DNA genômico revelaram a existência de dois grupos principais no taxon *T. cruzi*, que foram denominados *T. cruzi* I (TcI) e *T. cruzi* II (TcII), por consenso de um comitê de expertos[27].

A relevância epidemiológica dos dois grupos de *T. cruzi* foi investigada em vários países da América Latina, utilizando ensaios simples de amplificação por PCR de um domínio do gene de RNA ribossômico 24Sα e da região intergênica do gene de mini-éxon[28]. Com base nesses ensaios, conclui-se que parasitas TcI predominam em pacientes ao norte da bacia Amazônica, e parasitas TcII, em pacientes de países do Cone Sul. Dessa conclusão deriva que parasitas do grupo TcI não determinariam a forma digestiva da doença de Chagas.

Nos 10 anos que sucederam o consenso, a comunidade científica continuou explorando a diversidade genética dos isolados e novos grupos de isolados foram identificados, assim como a presença de isolados híbridos. Em comemoração ao centenário da descoberta da doença de Chagas, foi organizado um simpósio que recomendou que o *T. cruzi* fosse dividido em seis grupos (TcI a TcVI), denominados unidades discretas de tipagem (DTUs, do inglês, *discrete typing units*)[29]. O termo DTU descreve um conjunto de organismos que são geneticamente mais semelhantes entre si e que podem ser identificados por marcadores moleculares comuns. A determinação da DTU a que pertence um dado isolado pode ser obtida por ensaios de PCR, executáveis em laboratórios de áreas endêmicas[30]. Os isolados de cada DTU também apresentam certa variabilidade genética, evidenciável por técnicas moleculares sofisticadas, baseada na análise de microssatélites (MLMT, do inglês, *multilocus microsatellite typing*) e de sequências de várias regiões do genoma (MLST, do inglês, *multilocus sequence typing*).

Características epidemiológicas das DTUs

As DTUs possuem associações ecológicas e epidemiológicas distintas, mas não exclusivas. As DTUs TcI, TcII, TcV e TcVI são agentes da doença de Chagas com distribuição geográfica diferencial[30,31] (Figura 23.1). TcI predomina em pacientes da Amazônia, países Andinos, América Central e México. As manifestações clínicas incluem a cardiomiopatia chagásica e casos graves de meningoencefalite em indivíduos imunodeprimidos. Em países do Cone Sul, as DTUs TcII, TcV e TcVI estão associadas com a infecção humana. A cardiomiopatia chagásica pode ser grave, e uma porcentagem dos indivíduos pode desenvolver megaesôfago e/ou megacolo[30]. As DTUs TcIII e TcIV estão associadas ao ciclo silvestre de transmissão, sendo raras nas infecções humanas.

Nos pacientes do Brasil, há clara predominância da DTU TcII, independentemente da manifestação clínica da fase crônica. Esse fato estimulou a busca de identificadores de isolados de *T. cruzi* obtidos de pacientes assintomáticos, com cardiomiopatia ou com a forma digestiva. A caracterização de tais marcadores determinaria a proposta de testes de prognóstico a serem aplicados em pacientes assintomáticos, na tentativa de predizer as patologias que eles poderiam desenvolver no futuro. Até o momento, nenhum marcador do parasita relacionado com a manifestação clínica foi identificado.

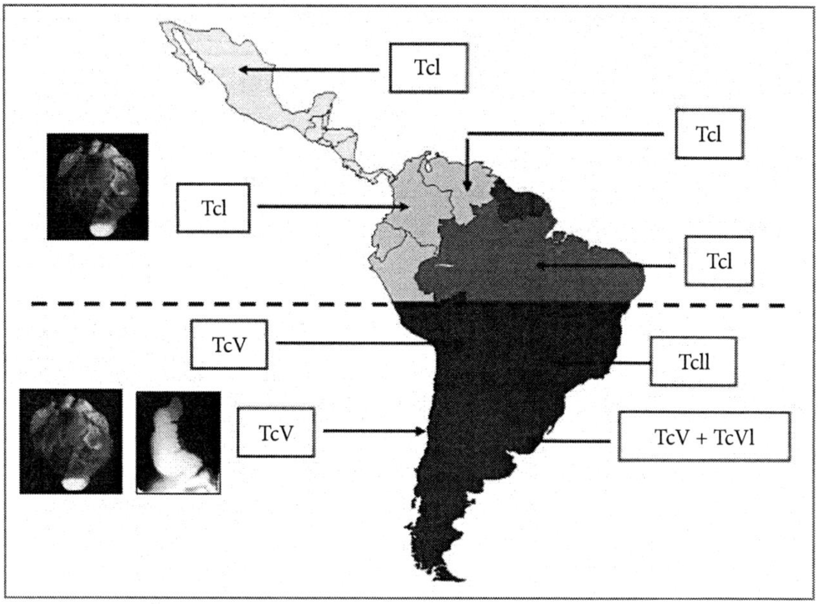

FIGURA 23.1 – Distribuição geográfica aproximada das DTUs de *T. cruzi* associadas com a infecção humana. A linha tracejada separa a prevalência das manifestações cardíacas e digestivas da fase crônica da doença de Chagas.

A visão atual é que a manifestação clínica da doença de Chagas seja resultante da interação entre o genótipo do parasita infectante, as características imunogenéticas do hospedeiro e de fatores ambientais. Estudos estão em andamento visando identificar fatores genéticos do hospedeiro, preditores precoces ou causais para a progressão clínica da doença de Chagas[32,33]. Esses marcadores teriam um papel importante para a definição de modalidades de tratamento apropriadas.

Não foi encontrada nenhuma associação entre as DTUs e a sensibilidade aos fármacos BZ e NFX. Dessa forma, recomenda-se que a triagem de novas drogas para a doença de Chagas seja conduzida com cepas de *T. cruzi* representantes de distintas DTUs, preferencialmente daquelas prevalentes em infecções humanas: TcI, TcII, TcV e TcVI[24].

GENÔMICA DE *TRIPANOSOMA CRUZI*

Os projetos genoma dos tripanossomatídeos patogênicos *T. cruzi*, *Trypanosoma brucei* e *Leishmania major*, denominados coletivamente TriTryp, foi lançado no Rio de Janeiro em abril de 1994, em reunião de planejamento, organizada pela FIOCRUZ, e o Programa Especial para Pesquisa e Treinamento em Doenças Tropicais (TDR). O objetivo central desses projetos era o de encontrar alvos genéticos para o desenvolvimento de testes de diagnóstico, vacinas e novos quimioterápicos.

Para o projeto genoma de *T. cruzi* foi escolhida a cepa CL Brener, membro da DTU TcVI[34]. Essa é uma cepa híbrida, o que dificultou bastante o sequenciamento de seu genoma, que possui cerca de 110Mpb. O sequenciamento revelou que o genoma de CL Brener contém cerca de 22.000 genes codificadores de proteína, cuja função putativa foi atribuída a mais da metade desses genes. Muitos genes que codificam proteínas de superfície estão representados em famílias multigênicas e atuariam em processos de invasão celular e escape à resposta imune[34]. No mesmo volume da revista *Science* de 15 de julho de 2005 foram publicados os genomas dos três tripanossomatídeos patogênicos. Além dos dados do genoma, estão disponíveis dados do transcriptoma, proteoma e metaboloma dos três parasitas.

A análise comparativa do conteúdo de genes e da arquitetura do genoma dos TrTryp mostra elevada sintenia gênica (conservação da ordem de localização cromossômica dos genes) e presença de um conjunto de cerca de 6.200 genes codificadores de proteína, conservados nas três espécies[35]. A identificação de genes conservados representa a oportunidade do desenvolvimento de fármacos que seriam eficazes contra alvos comuns aos três patógenos.

Como discutido anteriormente, evidências experimentais indicam que as DTUs TcI, TcII, TcV e TcVI são os principais agentes da doença de Chagas nas Américas e que são capazes de causar cardiomiopatias. No entanto, apenas as DTUs TcII, TcV e TcVI estão associadas às síndromes digestivas crônicas. A análise comparativa dos genomas de isolados de várias DTUs poderá identificar características associadas à patogenia, promovendo o desenvolvimento de testes diagnósticos DTU-específicos. Nesse sentido, o sequenciamento do genoma de vários isolados de *T. cruzi* está em andamento.

CONSIDERAÇÕES FINAIS

Atualmente temos boa noção das características ecoepidemiológicas dos grupos de cepas de *T. cruzi*. Métodos de tipagem estão disponíveis e estão sendo implementados para aumentar sua sensibilidade de detecção. Por outro lado, a identificação de marcadores genéticos da patogênese é um enorme desafio, e seus determinantes permanecem obscuros. Inegavelmente, a busca de novos fármacos para a doença de Chagas é de elevada prioridade, assim como a definição de marcadores para o seguimento do tratamento e diagnóstico de cura.

Para um progresso rápido e eficiente da pesquisa, é fundamental a colaboração integrada entre diferentes laboratórios públicos e privados e a otimização do financiamento que é limitado. O esforço contínuo certamente beneficiará a população afetada pela doença de Chagas.

REFERÊNCIAS

1. Moncayo A, Silveira AC. Current epidemiological trend for Chagas disease in Latin America and future challenges in epidemiology, surveillance and health policy. Mem Inst Oswaldo Cruz. 2009; 204(Suppl 1):17-30.
2. Schmunis GA, Yadon ZE. Chagas disease: a Latin American health problem becoming a world health problem. Acta Tropica. 2010;115(1-2):14-21.
3. Organización Panamericana de la Salud. Estimación cuantitativa de la enfermedad de Chagas en las Américas (OPS/HDM/CD/425-06); 2006.
4. Shikanai Yasuda MA, Carvalho NB. Oral transmission of Chagas disease. Clin Infect Dis. 2012; 54(6):845-52.
5. Rassi A Jr, Rassi A, Marcondes de Rezende J. American trypanosomiasis (Chagas disease). Infect Dis Clin North Am. 2012;26(2):275-91.
6. Riarte A, Luna C, Sabatiello R, Sinagra A, Schiavelli R, De Rissio A, et al. Chagas' disease in patients with kidney transplants: 7 years of experience 1989-1996. Clin Infect Dis. 1999;29(3): 561-7.
7. Campos SV, Strabelli TM, Amato Neto V, Silva CP, Bacal F, Bocchi EA, Stolf NA. Risk factors for Chagas' disease reactivation after heart transplantation. J Heart Lung Transplant. 2008;27(6): 597-602.
8. Sartori AM, Ibrahim KY, Nunes Westphalen EV, Braz LM, Oliveira OC Jr, Gakiya E, et al. Manifestations of Chagas disease (American trypanosomiasis) in patients with HIV/AIDS. Ann Trop Med Parasitol. 2007;101(1):31-50.
9. http://www.aids.gov.br/sites/default/files/criterios_aids_2004.pdf. Acessado 30 de junho 2014.
10. World Health Organization. Technical Report Series 2012. Research Priorities for Chagas Disease, Human African Trypanosomiasis and Leishmaniasis. Number 975. Geneva: WHO. http://apps.who.int/iris/bitstream/10665/77472/1/WHO_TRS_975_eng.pdf.
11. Camargo ME, Takeda GKF. Diagnóstico de laboratório. In Brener Z, Andrade Z. Trypanosoma cruzi e doença de Chagas. 1ª ed. Rio de Janeiro: Guanabara Koogan; 1979. P. 165-98.
12. Furuchó CR, Umezawa ES, Almeida I, Freitas VL, Bezerra R, Nunes EV, et al. Inconclusive results in conventional serological screening for Chagas' disease in blood banks: evaluation of cellular and humoral response. Trop Med Int Health. 2008;13(12):1527-33.
13. Carlier Y, Torrico F, Sosa-Estani S, Russomando G, Luquetti A, Freilij H, Albajar Vinas P. Congenital Chagas disease: recommendations for diagnosis, treatment and control of newborns, siblings and pregnant women. PLoS Negl Trop Dis. 2011;5(10):e1250.
14. Britto C, Cardoso MA, Vanni CM, Hasslocher-Moreno A, Xavier SS, Oeleman W, et al. Polymerase chain reaction detection of Trypanosoma cruzi in human blood samples as a tool for diagnosis and treatment evaluation. Parasitology. 1995;110(Pt 3):241-47.
15. Moser DR, Kirchhoff LV, Donelson JE. Detection of Trypanosoma cruzi by DNA amplification using the polymerase chain reaction. J Clin Microbiol. 1989;27(7):1477-82.
16. de Freitas VL, da Silva SC, Sartori AM, Bezerra RC, Westphalen EV, Molina TD, et al. Real-time PCR in HIV/Trypanosoma cruzi coinfection with and without Chagas disease reactivation: association with HIV viral load and CD4 level, PLoS Negl Trop Dis. 2011;5(8):e1277.
17. Urbina JA. Specific chemotherapy of Chagas disease: Relevance, current limitations and new approaches. Acta Trop. 2010;115(1-2):55-68.
18. Cançado JR. Criteria of Chagas disease cure. Mem Inst Oswaldo Cruz. 1999;94(Suppl I):331-5.
19. Sosa-Estani S, Viotti R, Segura E. Therapy, diagnosis and prognosis of chronic Chagas disease: insight gained in Argentina. Mem Inst Oswaldo Cruz. 2009;104 Suppl 1:167-80.

20. Marin-Neto JA, Rassi A Jr, Avezum A Jr, Mattos AC, Rassi A. The BENEFIT trial: testing the hypothesis that trypanocidal therapy is beneficial for patients with chronic Chagas heart disease. Mem Inst Oswaldo Cruz. 2009;104(Suppl. I):319-24.
21. Yun O, Lima MA, Ellman T, Chambi W, Castillo S, Flevaud L, et al. Feasibility, drug safety, and effectiveness of etiological treatment programs for Chagas disease in Honduras, Guatemala, and Bolivia: 10-Year experience of Médecins Sans Frontiéres. PLoS Negl Trop Dis. 2009;3(7):e488.
22. Filardi LS, Brener Z. Susceptibility and natural resistance of Trypanosoma cruzi strains to drugs used clinically in Chagas disease. Trans R Soc Trop Med Hyg. 1987;81(5):755-9.
23. Moraes CB, Giardini M, Kim H, Franco CH, Araujo-Junior AM, Schenkman S, et al. Nitroheterocyclic compounds are more efficacious than CYP51 inhibitors against Trypanosoma cruzi: implications for Chagas disease drug discovery and development. Sci Rep. 2014;4:4703.
24. Zingales B, Miles MA, Moraes CB, Luquetti A, Guhl F, Schijman AG, Ribeiro I. Drug discovery for Chagas disease should consider Trypanosoma cruzi strain diversity. Mem Inst Oswaldo Cruz. 2014;(6):828-33.
25. Molina I, Prat JG, Salvador F, Treviño B, Sulleiro E, Serre N, et al. Randomized trial of posaconazole and benznidazole for chronic Chagas' disease. N Engl J Med. 2014;370(20):1899-908.
26. Benaim G, Sanders JM, Garcia-Marchán Y, Colina C, Lira L, Caldera AR, et al. Amiodarone has intrinsic anti-Trypanosoma cruzi activity and acts synergistically with posaconazole. J Med Chem. 2006;49(3):892-9.
27. Anônimo. Recommendations from a satellite meeting. Mem Inst Oswaldo Cruz 1999;94 (Suppl 1):429-32.
28. Souto RP, Fernandes O, Macedo AM, Campbell DA, Zingales B. DNA markers define two major phylogenetic lineages of Trypanosoma cruzi. Mol Biochem Parasitol. 1996;83(2):141-52.
29. Zingales B, Andrade SG, Briones MR, Campbell DA, Chiari E, Fernandes O, et al. A new consensus for Trypanosoma cruzi intraspecific nomenclature: second revision meeting recommends TcI to TcVI. Mem Inst Oswaldo Cruz. 2009;104(7):1051-54.
30. Zingales B, Miles MA, Campbell DA, Tibayrenc M, Macedo AM, Teixeira MMG, et al. The revised Trypanosoma cruzi subspecific nomenclature: rationale, epidemiological relevance and research applications. Inf Genet Evol. 2012;12(2):240-53.
31. Miles MA, Llewellyn MS, Lewis MD, Yeo M, Baleela R, Fitzpatrick S, Gaunt MW, Mauricio IL. The molecular epidemiology and phylogeography of Trypanosoma cruzi and parallel research on Leishmania: looking back and to the future. Parasitolology. 2009;1369(12):1509-28.
32. Drigo SA, Cunha-Neto E, Ianni B, Cardoso MR, Braga PE, Fae KC, et al. TNF gene polymorphisms are associated with reduced survival in severe Chagas' disease cardiomyopathy patients. Microbes Infect. 2006;8(3):598-603.
33. Ramasawmy R, Cunha-Neto E, Fae KC, Martello FG, Muller NG, Cavalcanti VL, et al. The monocyte chemoattractant protein-1 gene polymorphism is associated with cardiomyopathy in human Chagas disease. Clin Infect Dis. 2006;43(3):305-11.
34. El-Sayed NM, Myler PJ, Bartholomeu DC, Nilsson D, Aggarwal G, Tran AN, et al. The genome sequence of Trypanosoma cruzi, etiologic agent of Chagas disease. Science. 2005;309(5733):409-15.
35. El-Sayed NM, Myler P, Blandin G, Berriman M, Crabtree J, Aggarwal G, et al. Comparative genomics of trypanosomatid parasitic protozoa. Science. 2005;309(5733):404-9.

Capítulo 24

Hemocromatose Hereditária

Andreia Silva Evangelista
Maria Cristina Nakhle
Eduardo Luiz Rachid Cançado

INTRODUÇÃO

A hemocromatose hereditária (HH) é uma doença sistêmica por sobrecarga de ferro de origem genética. É resultante do influxo excessivo do ferro no plasma, causado por mutações de genes responsáveis pela síntese de proteínas essenciais para seu controle no organismo. Caracteriza-se pela elevação progressiva dos estoques de ferro, com saturação inicial do compartimento plasmático e, posteriormente, depósito tecidual de ferro e lesão de órgãos como pâncreas, fígado, glândulas endócrinas, coração, além de pele e articulações. Diabetes, cirrose hepática, hipogonadismo, escurecimento de pele e artralgia compõem o quadro clássico de HH e são manifestações tardias e responsáveis pela morbimortalidade e prejuízo à qualidade de vida dos pacientes.

A eritropoiese mantém-se preservada e há boa resposta à flebotomia, que é considerada a principal abordagem terapêutica para essa enfermidade[1].

HISTÓRICO

A primeira descrição da HH ocorreu em 1889 por von Recklinghausen, ao observar impregnação de órgãos parenquimatosos por ferro em análise *post mortem* de pacientes com diabetes, cirrose hepática e escurecimento de pele[2]. Em 1935, Sheldon sugeriu o papel da transmissão hereditária como origem para a sobrecarga de ferro[3], hipótese que foi comprovada em 1975, com a descrição da associação da HH com o HLA-A3. O gene *HFE*, cujas mutações estão presentes na maioria dos casos clássicos de HH, foi identificado em 1996, por Feder et al., no braço curto do cromossomo 6[4]. Desde então, os avanços no reconhecimento de outros genes e proteínas envolvidos na homeostase do ferro possibilitaram melhor compreensão da fisiopatologia dos distúrbios relacionados ao seu metabolismo.

FISIOPATOLOGIA E CLASSIFICAÇÃO

A homeostase do ferro é mantida por meio de complexas vias de integração entre proteínas regulatórias denominadas HFE, TfR2 (receptor 2 da transferrina), hemojuvelina, hepcidina e ferroportina, codificadas por genes homônimos, ativos primordialmente em hepatócitos, macrófagos e enterócitos duodenais. Em condições normais, o ferro não heme (Fe^{+3}) da dieta é absorvido pelo enterócito, reduzido ao estado ferroso (Fe^{+2}) pela enzima redutase férrica duodenal (*Dcytb*) e proteína transmembrana do antígeno prostático epitelial 3 (STEAP3)[5]. Após a absorção, o Fe^{+2} é captado pelo transportador de metal divalente 1 (DMT1) e conduzido ao citoplasma, podendo ser utilizado pela célula, estocado como ferritina ou exportado para o plasma. Essa liberação ocorre por meio da ferroportina, molécula exportadora de ferro localizada na membrana basal de enterócitos e macrófagos. A hefestina, enzima oxidase transmembrana, atua na conversão Fe^{+2} para Fe^{+3}, capacitando-o, assim, para a captação pela transferrina[5].

O Fe^{+3} ligado à transferrina é captado pelas células pela interação da proteína HFE com o receptor 1 da transferrina (TfR1) localizado principalmente na membrana dos hepatócitos. Ele é liberado em endossomos e reduzido pela ferrorredutase STEAP3, o que promove a dissociação do complexo ferro-transferrina. Outro receptor da transferrina (TfR2), igualmente expresso na membrana dos hepatócitos, liga-se também ao complexo ferro-transferrina com menor grau de afinidade quando comparado à interação HFE/TfR1[5].

O aumento nos níveis sanguíneos e intra-hepatocitários de ferro é captado pelas proteínas HFE/TfR1 e TfR2 ou estimula diretamente, por via parácrina, a síntese da proteína de membrana hemojuvelina (HJV). Por meio de vias de transcrição de sinal que envolvem as proteínas morfogenéticas ósseas 6 (*bone morphogenetic protein 6, BMP6*) e ativação intracelular (fosforilação) das proteínas SMAD1, 5, 8 que, ligadas ao mediador comum SMAD8, translocam para o núcleo, ocorre a transcrição dos genes-alvo codificadores da hepcidina (*HAMP*)[6].

A hepcidina é um peptídeo de 25 aminoácidos que atua como hormônio ao inibir a liberação de ferro para o plasma mediante a internalização e degradação da ferroportina[6,7].

O banco de dados *Online Mendelian Inheritance in Man* (*OMIM*) (http://www.ncbi.nlm.nih.gov/omim) classifica as hemocromatoses hereditárias de acordo com o gene envolvido nos tipos: 1. clássica ou HFE; 2. juvenil relacionada aos genes *HJV* e *HAMP*; 3. relacionada ao gene *TfR2*; e 4. relacionada ao gene da ferroportina (Quadro 24.1).

QUADRO 24.1 – Classificação da hemocromatose de acordo com o gene envolvido.

Tipo	Tipo 1 Forma clássica	Tipo 2 (subtipos A e B) Juvenil		Tipo 3	Tipo 4 (subtipos 4A e 4B)
Gene envolvido	*HFE*	*HJV*	*HAMP*	*TfR2*	*SLC40A1*
Produto do gene	HFE	Hemojuvelina	Hepcidina	Receptor 2 da transferrina	Ferroportina
Localização do gene	6p21.3	1q21	19q13.1	7q22	2q32

A forma clássica da HH, tipo 1 OMIM, é associada ao gene *HFE*. Esse gene é constituído por seis éxons e codifica a proteína de membrana HFE, de estrutura similar às proteínas do complexo de histocompatibilidade principal. A proteína HFE, como dito anteriormente, é moduladora da síntese de hepcidina. Uma vez que ocorrem alterações em sua estrutura decorrentes de mutações em seu gene homônimo, a perda funcional de sua atividade leva à redução da síntese de hepcidina. Recentemente, novas mutações HFE têm sido descritas, e heterogeneidades nos fenótipos da HH podem ocorrer decorrentes dessas alterações[8,9].

A hemocromatose juvenil (HJ), tipo 2 OMIM, rara doença autossômica recessiva, é subdividida em tipos 2A e 2B, associados, respectivamente, às mutações dos genes *HJV* e *HAMP*. Apenas as mutações em homozigose estão associadas à sobrecarga de ferro, enquanto os indivíduos heterozigotos são assintomáticos e têm padrão de ferro normal. O gene *HJV*, identificado em 2004, constituído por quatro éxons, codifica a proteína hemojuvelina (HJV). Pacientes com mutações *HJV* apresentam níveis acentuadamente reduzidos de hepcidina, o que demonstra a participação dessa proteína como importante adjuvante na produção da hepcidina. A mutação mais frequente encontrada nos pacientes com HJ associada ao gene *HJV* é a p.Gly320Val. Outras mutações HJV também foram descritas, como a p.Arg54del, p.Cys80Arg, p.Ser85Pro, p. Gly99Val, entre outras, e isso pode contribuir para formas distintas de apresentação da doença[8,9].

O subtipo 2B é a forma mais rara de HJ e é causado pela mutação no gene *HAMP*, constituído por três éxons que codificam a hepcidina. Foi descrito número restrito de casos em pacientes de origem portuguesa com a mutação 5'UTR–25G→A (c.-25G>A)[10]. A mesma mutação foi encontrada em homozigose em pacientes provenientes da mesma região do Sul da Bahia (dados não publicados).

O tipo 3 da HH é doença autossômica recessiva rara causada por mutações no gene *TfR2* que codifica o receptor 2 da transferrina (TfR2). A doença é clinicamente similar ao fenótipo apresentado pela HH relacionada ao gene *HFE*[8,9]. A maioria das mutações verificadas no gene *TfR2* foi encontrada em indivíduos de origem italiana. Existem aproximadamente 20 mutações descritas no gene *TfR2*, desde mutações do tipo *missense*, *nonsense*, deleções e *frameshifts*, até mutações do tipo *stop codon* e *splicing* alternativos.

No tipo 4, doença autossômica dominante, também conhecida como doença da ferroportina, os níveis de hepcidina são normais. O gene da ferroportina, SLC40A1, codifica a proteína de 62,5kDa, que se localiza na superfície da célula e que se postula conter 12 domínios transmembrana que forma um canal pelo qual o ferro é exportado da célula.

A doença da FPN é dividida em subtipo 4A, em que há perda de função dessa proteína, sobrecarga de ferro em células do SRE e baixa saturação da transferrina com intolerância à flebotomia. Nesse subtipo em que ocorre perda da função da proteína mutante, observa-se sobrecarga de ferro que não é considerada a forma de HH. A ressonância magnética evidencia sobrecarga de ferro no fígado, baço e medula óssea. O subtipo 4B, em que a FPN não responde aos estímulos da hepcidina e há ganho de função dessa proteína, ocorre liberação maciça de ferro para a circulação, com saturação do compartimento sanguíneo do ferro, semelhante ao que ocorre com os casos associados às mutações *HFE*, *TfR2*, *HJV* e *HAMP*[8,9].

Em todos os casos de HH, a via final comum que acarreta aumento dos níveis de ferro é a alteração na síntese ou na ação da hepcidina. Mutações que afetam diretamente sua síntese, como aquelas dos genes da hepcidina (*HAMP*) e hemojuvelina (*HJV*), resultam em níveis de hepcidina praticamente indetectáveis. Essas formas, classificadas como juvenis, resultam de maciço influxo plasmático de ferro que ocorre nas primeiras décadas de vida, originando quadros clínicos graves. Mutações nos genes *HFE*, por sua vez, resultam em produção limitada, mas não ausente, de hepcidina. Nesses casos, o acúmulo de ferro é gradual, ocorre ao longo da vida e as manifestações resultantes são tardias[3,6]. As mutações *TfR2* ou ainda a combinação entre as mutações levam a quadros intermediários de sobrecarga de ferro, manifestos em idade mais jovem com relação aos quadros clássicos, porém de maior gravidade.

EPIDEMIOLOGIA

Os dados epidemiológicos sobre HH na literatura referem-se principalmente à forma mais comum, resultante de mutações no gene *HFE*. Tais mutações são originárias do norte da Europa, em caucasianos, população de ancestralidade nórdica ou celta, em que a doença ocorre na prevalência de 1:200. As mutações clássicas são a p.C282Y (p.Cys282Tyr ou c.845G>A), p.H63D (p.His63Asp) e p.S65C (p.Ser65Cys), cujas frequências alélicas estimadas na população geral são da ordem de 6,2%, 14% e 0,5%, respectivamente[11]. De acordo com a teoria da origem celta, tais mutações são mais prevalentes no norte da Europa, com frequências alélicas de até 12,5% para o polimorfismo C282Y[11].

Cerca de 90-95% dos caucasianos diagnosticados com HH apresentam homozigose para a mutação C282Y no gene *HFE*. A heterozigose composta C282Y/H63D ocorre em cerca de 3-5% dos casos[12]. Estudos de prevalência, determinantes ambientais e genéticos na HH observaram que, ainda que os homozigotos para a mutação C282Y apresentem níveis séricos maiores de saturação de transferrina e ferritina do que aqueles sem esse genótipo, a morbidade associada à doença ocorre em apenas cerca de 10-30% dos casos[11,13]. Atualmente, questiona-se a contribuição da heterozigose composta C282Y/H63D no desenvolvimento de sobrecarga de ferro significativa. Alguns autores defendem a ideia de que tal genótipo estaria associado a graus menores de sobrecarga de ferro, sendo fundamental a participação de cofatores para o desenvolvimento da doença[1,11].

No Brasil, as mutações C282Y e H63D ocorrem em 1-3,7% e 16-20,3%, respectivamente, nos caucasianos, e em menores frequências quando se analisam mestiços e não são detectadas em nativos[14,15]. Esses dados evidenciam menor frequência das mutações no gene *HFE* em pacientes brasileiros, quando comparados a caucasianos de origem celta, entretanto, demonstram concordância com a literatura, pela maior prevalência em indivíduos descendentes de origem nórdica. Em estudo que avaliou 19 pacientes brasileiros com sobrecarga de ferro sem causas associadas, evidenciou-se a presença de genótipo compatível com a forma HFE da HH em 50% dos casos clássicos de HH, sugerindo que no Brasil 50% dos casos clássicos de HH possam estar associados às mutações de outros genes relacionados ao metabolismo do ferro[15].

QUADRO CLÍNICO

Forma clássica

A forma clássica da HH, causada mais comumente pelas mutações *HFE*, é caracterizada por acúmulo lento e gradual de ferro. A ocorrência das mutações *HFE* não é o único determinante para o desenvolvimento da doença[11,13]. A influência de fatores ambientais, como infecções, ingestão excessiva de ferro e politransfusões, contribui sobremaneira na manifestação dos sintomas característicos. Apresenta-se na 5ª e 6ª décadas de vida, mais comumente em homens (8:1) e mais tardiamente nas mulheres, devido às perdas menstruais. A elevação da saturação da transferrina é o primeiro sinal de sobrecarga férrica, fase geralmente assintomática. O aumento da ferritina ocorre posteriormente e é o marcador da sobrecarga tecidual de ferro. Nos graus intermediários de sobrecarga, surgem sintomas inespecíficos como artralgia e fadiga (Quadro 24.2). Na ausência de tratamento específico, há impregnação de órgãos, resultando em diabetes, osteoporose, escurecimento de pele, cirrose hepática, hipogonadismo hipogonadotrófico e cardiopatia (Quadro 24.3). Nessas situações, a sobrecarga de ferro ultrapassa 30-40g e os níveis de ferritina 1.000µg/dL[16].

QUADRO 24.2 – Estádios clínicos na hemocromatose hereditária[13].

Estádio	Quadro clínico (C282Y/C282Y; C282Y/H63D)	Grau de sobrecarga de ferro	Idade
0	Saturação de ferro e ferritina normais Assintomático	< 5g	0-20
1	↑ Saturação de transferrina > 45% ♂; > 35% ♀ Assintomático	5-10g	20-40
2	↑ Saturação de transferrina ↑ Ferritina Assintomático	10-20g	
3	↑ Saturação de transferrina ↑ Ferritina Letargia, fraqueza, artralgia Prejuízo à qualidade de vida	20-30g	> 40
4	↑ Saturação de transferrina ↑ Ferritina Depósito sistêmico, complicações em órgãos-alvo Morbimortalidade elevada	> 30-40g	

QUADRO 24.3 – Principais manifestações clínicas na forma HFE da hemocromatose hereditária.

Órgão	Manifestação
Fígado	Alterações de enzimas hepáticas, hepatomegalia, cirrose, carcinoma hepatocelular
Pâncreas	*Diabetes mellitus*
Gônadas	♂ Impotência ♀ Amenorreia
Tireoide	Hipotireoidismo
Coração	Anormalidades ECG, ICC, arritmias
Articulações	Artralgia, artropatia (2ª, 3ª metacarpofalangianas)

Forma juvenil

As formas juvenis são raras, resultantes das mutações nos genes da hepcidina ou da hemojuvelina, manifestam-se na 2ª ou 3ª década de vida e são decorrentes da liberação maciça de ferro na circulação, resultando em exuberante elevação dos níveis de ferritina e da saturação de transferrina. Nessas formas não há muita diferença na frequência entre os gêneros masculino e feminino e o coração e as glândulas endócrinas são preferencialmente acometidos, devido ao maior número de mitocôndrias em suas células e à menor capacidade de antioxidação, quando comparados aos hepatócitos. O hipogonadismo e a cardiopatia na forma de insuficiência cardíaca ou arritmias são características predominantes[1,16].

O quadro 24.4 caracteriza as diferentes formas hereditárias da HH.

QUADRO 24.4 – Formas clássica e juvenil da hemocromatose hereditária.

Juvenil	Clássica
Genes *HJV, HAMP*	Gene *HFE*
Início na 2ª-3ª décadas	Início na 5ª-6ª décadas
Acúmulo rápido e maciço de ferro	Acúmulo gradual de ferro
Principais manifestações: cardiopatia e hipogonadismo	Principais manifestações: cirrose hepática, diabetes e escurecimento de pele

DIAGNÓSTICO

Testes bioquímicos

A investigação diagnóstica dos casos suspeitos deve ser iniciada pela saturação de transferrina (ST) e ferritina sérica (FS). O ponto de corte da FS é de 200µg/L para mulheres e 300µg/L para homens, e da ST, 45% para ambos. Aumentos desses índices são indicativos de investigação da HH. É importante atentar-se aos casos de hiperferritinemia isolada, isto é, aumento exclusivo da FS, com ST normal, em que a probabilidade de se diagnosticar HH é baixa e outras causas devem ser investigadas. Por outro lado, nos portadores de HH, FS acima de 1.000µg/L tem boa correlação com a presença de cirrose hepática e está associada a maior risco de mortalidade[7,12,17].

Nem todos os portadores de homozigose C282Y desenvolverão aumento dos níveis bioquímicos de ferro. Cerca de 30-50% dos homozigotos apresentam sobrecarga de ferro e uma proporção ainda menor, 10-30%, expressam clinicamente a hemocromatose, com acometimento de órgãos-alvo[11]. Esses pacientes, portanto, devem ser acompanhados com dosagens periódicas da ST e FS[3-5,18-20].

Teste genético e classificação da hemocromatose hereditária

A genotipagem *HFE* atualmente está disponível na rotina da maioria dos laboratórios. A presença da mutação C282Y em homozigose é responsável pelo diagnóstico da forma mais comum ou clássica de HH, também denominada tipo 1, assim como a heterozigose composta C282Y/H63D. Outras mutações no gene *HFE*, a heterozigose simples ou homozigose H63D, ou ainda outras mutações HFE, como S65C, associam-se a pequenas alterações no perfil de ferro, principalmente quando existem comorbidades[1].

A análise dos outros genes responsáveis pelas formas mais raras, *HJV, HAMP, TfR2, SLC40A1*, é realizada em poucos centros, geralmente associada a protocolos de pesquisa.

Desde a descoberta da mutação HFE em 1996, o teste genético tem substituído a biópsia hepática no diagnóstico da HH, na maioria dos casos. Os homozigotos C282Y, com índices séricos de ferro elevados, não necessitam de biópsia hepática para a confirmação diagnóstica e o tratamento poderá ser iniciado[16].

Biópsia hepática

A medida da concentração hepática de ferro (CHF), historicamente, tem sido considerada o "padrão-ouro" para o diagnóstico de HH. Valores acima de 4.000µg/g de peso seco do fígado são considerados específicos para o fenótipo de HH. Além disso, o padrão de depósito de ferro avaliado com o azul da Prússia (coloração de Perls) é útil na avaliação de sobrecarga de ferro em portadores de outros genótipos diferentes da homozigose C282Y. O padrão de depósito predominantemente hepatocitário, acima de 3+, ajuda a diferenciar do padrão de sobrecarga de ferro com depósito mesenquimal e hepatocitária (padrão misto), visto em outras doenças hepáticas[21].

O surgimento de exames não invasivos para avaliação do grau de fibrose na biópsia hepática, como a elastografia hepática transitória, tem progressivamente limitado a utilização desse procedimento para investigar cirrose em pacientes com HH e FS acima de 1.000µg/L[21]. Assim, o papel da biópsia hepática tem sido útil em avaliar os portadores de genótipos HFE diferentes da homozigose C282Y e na presença de outros fatores de risco, como esteatose hepática, hepatite viral e uso de álcool[22].

Ressonância magnética

A ressonância magnética vem sendo proposta como método não invasivo e eficaz para detectar e quantificar a sobrecarga de ferro. O decréscimo da intensidade de sinal do parênquima dos órgãos nas sequências T2* é inversamente proporcional ao grau da concentração hepática de ferro, o que permite conhecer a distribuição tridimensional do metal e a quantificação da massa depositada. A concentração avaliada por esse método tem alta sensibilidade e especificidade em predizer sobrecarga de ferro. É útil para avaliar a sobrecarga férrica nos casos em que a ferritina é menor que 1.000µg/L e não há suspeita de outra doença hepática concomitante, quando a biópsia teria papel de maior relevância, e os depósitos de ferro em locais como fígado, coração, pâncreas e hipófise, bem como o diagnóstico do acometimento do sistema reticuloendotelial, nos casos em que há acometimento esplênico[18]. No entanto, valores contraditórios de sobrecarga de ferro por ressonância magnética em portadores de hiperferritinemia, muitas vezes com quadro de síndrome metabólica e sem perfil genético de hemocromatose, têm conduzido muitos indivíduos a se submeterem à sangria de forma desnecessária. Nessa situação, a biópsia hepática continua sendo de fundamental importância.

TRATAMENTO

A terapia de escolha para os casos de HH é a flebotomia, por ser o método mais seguro, efetivo e econômico[13]. Consiste na retirada semanal de 500 a 1.000mL de sangue, o equivalente a aproximadamente 250mg de ferro. A queda da hemoglobina estimula a eritropoiese que, por sua vez, mobiliza ferro do estoque parenquimatoso para a medula óssea que o utiliza para a síntese de mais hemoglobina. Ao se reduzir os níveis de ferro tecidual, a tendência natural é a queda dos valores séricos de ferritina, enquanto os da saturação da transferrina se modificam apenas tardiamente após o início do tratamento.

É indicada nos casos de homozigose C282Y com elevação da saturação de ferro e ferritina acima do limite superior do normal, objetivando-se a redução da saturação de transferrina e níveis de ferritina para cerca de 50% e 50-100µg/L, respectivamente, mantendo-se os níveis de hemoglobina em torno de 12g/dL de hemoglobina[17]. Deve-se evitar a deficiência de ferro, uma vez que os baixos estoques de ferro podem levar à diminuição adicional na hepcidina e paradoxalmente induzir o reacúmulo do ferro. Para facilitar o acompanhamento, recomenda-se a realização semanal de flebotomia para pacientes com níveis de FS > 1.000µg/L, a cada duas semanas para os níveis de 500-1.000µg/L e a cada 4 a 8 semanas para níveis de 200-499µg/L[17,19]. A dosagem da hemoglobina, ferro sérico e saturação da transferrina deve ser feita após a remoção de 1-2g de ferro, seguida da terapia de manutenção, após obtenção do alvo terapêutico, com intervalos a cada dois ou três meses, e deve ser individualizada de acordo com a resposta do paciente, podendo ocorrer até mesmo uma vez por ano[1]. Portadores de genótipos HFE diferentes da homozigose C282Y ou heterozigose composta C282Y/H63D (H63D/H63D, H63D/–, C282Y/–) não têm a mesma suscetibilidade para o depósito de ferro que os homozigotos C282Y e não necessitam de terapia agressiva de remoção de ferro. A indicação da flebotomia deve ser cautelosa e, caso realizada, a monitorização deve ser rigorosa, para evitar a depleção de ferro, que se desenvolve mais facilmente nesses pacientes[19].

A terapia resulta em melhora de sintomas e sinais como fraqueza, fadiga, da função cardíaca, diminui as necessidades de insulina nos pacientes diabéticos e o risco de evolução para carcinoma hepatocelular, reduzindo a morbimortalidade da HH[13]. Geralmente é ineficaz em melhorar a artrite, o hipogonadismo e não reverte cirrose e o diabetes já estabelecidos[13].

Em geral, a flebotomia é bem tolerada, porém em alguns casos há contraindicações, como na insuficiência cardíaca, na cirrose descompensada ou na presença de anemia. Nesses casos, a alternativa é o emprego de quelantes de ferro, entre os quais os mais utilizados são a deferoxamina, a deferiprona e o deferasirox. Nos casos graves, como insuficiência cardíaca descompensada, a associação de quelantes pode trazer benefícios, pela potencialização e rapidez em reduzir a quantidade de ferro no organismo[13].

O transplante hepático é opção curativa, pois resulta em normalização dos níveis de hepcidina e evita o acúmulo de ferro no fígado transplantado. Deve ser reservado para os casos em que há cirrose hepática descompensada ou hepatocarcinoma irressecável, dentro dos critérios de Milão[24].

Screening populacional

O emprego populacional do *screening HFE* é limitado pela baixa penetrância das mutações na população. Além disso, outros fatores são limitantes, como a baixa disponibilidade do método na maioria dos centros, o alto custo e pouca evidência de custo-benefício.

Recomenda-se, então, a utilização do rastreamento com dosagem da saturação de ferro ou genotipagem HFE em populações de alto risco, como homens de descendência do norte da Europa[1,20].

Familiares de primeiro grau de pacientes com HH ou casos de doença hepática inexplicada e sobrecarga de ferro devem ser avaliados com teste genético HFE e dosagem dos índices de ferro[11,17].

O rastreamento antes da idade adulta não é necessário, devido ao baixo risco de se desenvolver HH antes dos 18 anos, com exceção dos casos de hemocromatose juvenil, em que o início das manifestações clínicas é bem mais precoce[11,17].

REFERÊNCIAS

1. Pietrangelo A. Hereditary hemochromatosis: pathogenesis, diagnosis and treatment. Gastroenterology. 2010;139(2):393-408.
2. Batts KP. Iron overload syndromes and the liver. Mod Pathol. 2007;20 Suppl 1:S31-39.
3. Bacon BR. Joseph H. Sheldon and hereditary hemochromatosis: historical highlights. J Lab Clin Med. 1989;113(6):761-62.

4. Allen KJ, Bertalli NA, Osborne NJ, Constantini CC, Delatycki MB, Nisselle AE. HFE Cys282Tyr homozygotes with serum ferritin concentrations below 1000 microg/L are at low risk of hemochromatosis. Hepatology. 2010;52(3):925-933.
5. Andrews NC. Disorders of iron metabolism. N Engl J Med. 1999;341(26):1986-95.
6. Deugnier Y, Brissot P, Loreal O. Iron and the liver: update 2008. J Hepatol. 2008;48 Suppl 1:S113-23.
7. Nemeth E, Tuttle MS, Powelson J, Vaughn MB, Donovan A, Ward DM, et al. Hepcidin regulates cellular iron efflux by binding to ferroportin and inducing its internalization. Science. 2004; 306(5704):2090-93.
8. De Domenico I, Ward DM, Musci G, Kaplan J. Iron overload due to mutations in ferroportin. Haematologica. 2006;91(1):92-5.
9. Santos PCJ, Krieger JE, Pereira AC. Molecular diagnostic and pathogenic of hereditary hemochromatosis. Int J Mol Sci. 2012;13(2):1497-511.
10. Porto G, Roetto A, Daraio F, Pinto JP, Almeida S, Bacelar C, et al. A Portuguese patient homozygous for the -25G>A mutation of the HAMP promoter shows evidence of steady-state transcription but fails to up-regulate hepcidin levels by iron. Blood. 2005;106:2922-3.
11. EASL clinical practice guidelines on hemochromatosis. J Hepatol. 2010;53(1):3-22.
12. Feder JN, Gnirke A, Thomas W, Tsuchihasgi Z, Ruddy DA, Basava A, et al. A novel MHC class I-like gene is mutated in patients with hereditary haemochromatosis. Nat Genet. 1996;13(4):399-408.
13. Adams PC, Reboussin DM, Barton JC, Eckfeldt JH, McLaren CE, Dawkins FM, et al. Hemochromatosis and iron-overload screening in a racially diverse population. N Engl J Med. 2005; 352(17):1769-78.
14. Agostinho MF, Arruda VR, Basseres DS, Bordin S, Soares MC, Menezes RC, Costa FF, Saad ST. Mutation analysis of the HFE gene in Brazilian populations. Blood Cells Mol Dis. 1999;25(5-6): 324-7.
15. Bittencourt PL, Couto CA, Marin ML, Cançado EL, Carrilho FJ, Goldberg AC. Analysis of HFE and non-HFE gene mutations in Brazilian patients with hemochromatosis. Clinics (Sao Paulo). 2009;64(19):837-41.
16. Brissot P, de Bels F. Current approaches to the management of hemochromatosis. Hematology Am Soc Hematol Educ Program. 2006:36-41.
17. Leitman SF. Hemochromatosis: the new blood donor. Hematology Am Soc Hematol Educ Program, 2013;2013:645-50.
18. Alústiza JM, Castiella A, De Juan MD, Emparanza JI, Artexe J, Uranga M. Iron overload in the liver: diagnostic and quantification. Eur J Radiol. 2007;61(3):499-506.
19. Bacon BR, Adams PC, Kowdley KV, Powell LM, Tavill AS, American Association for the Study of Liver Disease. Diagnosis and management of hemochromatosis: 2011 practice guideline by the American Association for the Study of Liver Diseases. Hepatology. 2011;54(1):328-43.
20. Barton JC, Acton RT, So J, Chan S, Adams PC. Increased risk of death from iron overload among 422 treated probands with HFE hemochromatosis and serum levels of ferritin greater than 1000 mg/L at diagnosis. Clin Gastroenterol Hepatol. 2012;10(4):412-6.
21. Adhoute X, Foucher J, Laharie D, Terrebonne E, Vergoniol J, Castera L, et al. Diagnosis of liver fibrosis using FibroScan and other noninvasive methods in patients with hemochromatosis: a prospective study. Gastroenterol Clin Biol. 2008;32(2):180-7.
22. Deugnier Y, Turlin B. Pathology of hepatic iron overload. Semin Liver Dis. 2011;31(3):260-71.
23. Allen KJ, Gurrin LC, Constantine CC, Osborne NJ, Delaycki MB, Nicoll AJ, McLaren CE. Iron-overload-related disease in HFE hereditary hemochromatosis. N Engl J Med. 2008;358(3):221-30.
24. Fagiuoli S, Daina E, D'Antiga L, Colledan M, Remuzzi G. Monogenic diseases that can be cured by liver transplantation. J Hepatol. 2013;59(3):595-612.

Capítulo 25

Doença de Wilson

Thiago Ferreira de Araújo
Fabiana Cordeiro de Araújo
Eduardo Luiz Rachid Cançado

ASPECTOS GERAIS

A doença de Wilson (DW) é um distúrbio autossômico recessivo decorrente de alteração na excreção biliar do cobre. Foi descrita, primeiramente, por Samuel Alexander Kinnier Wilson como degeneração lenticular progressiva, denominação que remete ao comprometimento mais importante dos dois órgãos na doença (fígado e cérebro) e relaciona a lesão dos gânglios da base com a cirrose hepática. A DW pode ocorrer na proporção de 1 para cada 30.000 a 100.000 indivíduos, sendo observada com mais frequência em regiões geográficas com elevadas taxas de consanguinidade.

HISTÓRICO

Publicações anteriores à de Alexander Kinnier Wilson já tinham feito menções à doença, tais como a de Gowers, em 1888, que relatou casos de coreia tetanoide associada à cirrose hepática; a de Westphal e Strümpell, em 1889, que caracterizaram a pseudoesclerose em prováveis portadores dessa patologia. Kayser e Fleisher, em 1902 e 1903, respectivamente, descreveram os anéis corneanos associados à doença neurológica e à hepática, e Alzheimer, em 1912, observou pacientes com pseudoesclerose e alterações intensas das células dos gânglios da base com neurônios preservados. Hall, em 1921, sugeriu o caráter genético autossômico recessivo, o que foi confirmado por Bearn em 1953. Tanziet al.[1], Bull et al.[2] e Yamaguchi et al.[3], independentemente, identificaram e clonaram, em 1993, o gene *ATP7B,* responsável pela DW.

No Hospital das Clínicas da Faculdade de Medicina da Universidade de São Paulo (HC-FMUSP), o primeiro caso de DW foi identificado em 1946 e o diagnóstico foi realizado mediante manifestações neurológicas e hepáticas, além da presença dos anéis de Kayser-Fleischer[4]. Na década de 1960, iniciou-se, nesse hospital, a investigação da enfermidade com o estudo do cobre e da ceruloplasmina[5,6]. Nos anos 1980, houve a incorporação de exames de imagens, ecografia e tomografia computadorizada[7,8]. O diagnóstico molecular, por meio da detecção das mutações do gene *ATP7B*, começou a ser feito no início da década passada, com análise de pacientes provenientes do serviço, assim como de outras instituições[9,10].

A PROTEÍNA ATP7B e O METABOLISMO DO COBRE

O cobre tem papel essencial em vários processos biológicos envolvidos na geração de energia, no transporte de oxigênio, na transdução de sinal, geração de ATP, além de ser cofator de várias enzimas. A deficiência desse metal afeta o desenvolvimento do coração, o metabolismo de lipídios, os processos inflamatórios e a resistência a drogas quimioterápicas.

O cobre apresenta dois estados redox, um oxidado Cu^{+} e outro reduzido Cu^{2+}. É extremamente útil como cofator em proteínas que realizam reação redox ou transporte de elétrons. Apesar dessa importante função, é sabido que o Cu^{+} tem efeitos citotóxicos, embora os mecanismos moleculares dessa toxicidade não estejam completamente claros.

Em condições fisiológicas, a concentração citosólica do cobre é essencialmente zero, uma vez que 95% do cobre é retirado da circulação pelo fígado em 24 horas. Seis a 8% reaparece incorporado à ceruloplasmina, o que corresponde a aproximadamente 95% do cobre plasmático. A ceruloplasmina é uma ferroxidase sintetizada no fígado e secretada no plasma após a incorporação de seis átomos de cobre. O cobre que não retorna à corrente sanguínea é excretado na bile. A não incorporação do cobre à ceruloplasmina durante sua síntese resulta na secreção de apoceruloplasmina desprovida de atividade ferroxidase, o que a torna rapidamente degradada. Em pacientes com DW a falta de funcionalidade da ATP7B também resulta na secreção de apoceruloplasmina e níveis diminuídos de ceruloplasmina no plasma.

Aproximadamente 60% do cobre oriundo da dieta (cerca de 1-2mg/dia) é absorvido na parte proximal do intestino delgado, o que é suficiente para as necessidades do indivíduo, entretanto interferem nesse processo sexo, idade, uso de contraceptivos e alimentação. Estudos mostram que, na faixa etária de 20 a 59 anos, a absorção é maior no sexo feminino e não há diferença em relação à idade.

Na absorção do cobre são necessárias as ações de uma metalorredutase que atua no polo apical do enterócito, antes do seu ingresso. O transporte transmembrana é realizado via proteínas transportadoras de cobre humano 1 (hCTR1) e transportador de metal divalente 1 (DMT1). A proteína ATP7A, expressa no trato gastrintestinal, exporta o metal à circulação portal ligado à albumina ou à histidina, de onde é transportado a vários tecidos, principalmente ao fígado. No hepatócito, desliga-se das proteínas transportadoras e é introduzido ao citosol pela proteína transportadora hCTR1, situada no polo sinusoidal dessa célula. No citoplasma, é ligado a proteínas citoprotetoras (metalotioneína, glutationa) e à chaperona Atox1, que o transporta até a proteína ATP7B, localizada no complexo de Golgi do hepatócito.

A ATP7B é uma proteína transportadora de cobre de 1.465 resíduos de aminoácidos com regiões conservadas, chamadas domínios, também presentes em outras ATPases do tipo P. A região N-terminal possui seis domínios de ligação de cobre e cada um contém aminoácidos conservados MXCXXC (C = cisteína, M = metionina e X = qualquer outro aminoácido). Outros domínios funcionalmente importantes são típicos de ATPases transportadores de íons: 1. domínio de fosforilação contendo um motivo altamente conservado Asp-Lys-Thr-Gly-Thr (DKTGT), sendo o aminoácido ácido aspártico fosforilado (Asp) típico de ATPases tipo P; 2. domínio com motivo Thr-Gly-Glu (TGE) envolvido na transdução de energia da hidrólise do ATP para transportar cátion; 3. uma prolina invariavelmente entre duas cisteínas (CPC) no canal de cátion; 4. domínio de ligação de ATP.

A ATP7B participa do metabolismo do cobre por meio de dois mecanismos: 1. incorporação à apoceruloplasmina, originando a holoceruloplasmina, mais estável, com meia-vida de 4 a 5 dias, que é a forma secretada para o plasma, contendo 95% do cobre circulante; 2. redistribuição do metal para o endossomo e lisossomo até sua excreção biliar. Nesse último processo, a proteína COMMD1 interage com a ATPase para excreção biliar do metal. Outra via de eliminação é a renal, que representa menos de 5% do cobre excretado.

Em condições normais de concentração de cobre (< 1μM), a ATP7B localiza-se no complexo de Golgi. Com maior concentração de cobre extracelular ocorre redistribuição da ATPase na membrana apical canicular, em vesículas e em seguida em vacúolos nos canalículos biliares. As vesículas com cobre prosseguem através da membrana do canalículo biliar do hepatócito, fundindo-se com lisossomos, e são excretadas na bile por exocitose.

A ATP7B também é expressa em outros tecidos, tais como cérebro, coração, rins, pulmões e placenta. Estudos experimentais, em murinos, sugeriram que, ao ocorrer excesso de cobre no intestino, o metal é compartimentado em forma de vesículas por essa proteína, contribuindo para a homeostase do metal também no enterócito.

BIOLOGIA MOLECULAR DW

Gene *ATP7B*

A DW é causada por mutações no gene *ATP7B*, responsável pela síntese de um transportador de cobre, ATPase tipo P. Após as evidências apresentadas por Hall em 1921 sobre o possível papel genético nessa enfermidade, foram realizados vários trabalhos a fim de se localizar o gene da DW. Com base na homologia com o gene da doença de Menkes, responsável também pela síntese de transportador de cobre do tipo P, ATP7A, Bull et al.[2] identificaram, por clonagem posicional, usando cromossomos artificiais de leveduras (YACs), na região 13q14.3, um gene cujo produto era uma proteína com 57% de homologia com ATP7A. Tanziet al.[1] analisaram diversos cDNAs por hibridização e observaram uma ATPase transportadora de metal pesado com 76% de homologia com a transportadora da doença de Menkes, e essa proteína foi nomeada ATP7B. O *ATP7B* é um gene com 21 éxons, mais de 80.000 pares de bases (pb) e uma região codificadora de aproximadamente 4.100pb. A primeira caracterização da estrutura do gene foi realizada em 1994 e já foram descritas mais 500 mutações (http://www.wilsondisease.med.ualberta.ca/database.asp).

Mutações no gene *ATP7B*

As primeiras mutações no gene *ATP7B* foram detectadas na década de 1990. No Brasil, os casos de DW ocorrem em associação com pelo menos 37 mutações no gene *ATP7B*, 14 das quais tiveram sua identificação relatada pela primeira vez: p.M33T p.N41S, c.1434delC, c.2296insA, c.2438-2440delTAAinsAT, p.S932X, p.V949G, p.L1088X, p.F1094L, p.T1232P, p.K1258X, p.L1275S, p.L1373R e c.IVS3+1 G/C[9,11].

Apesar da grande diversidade de mutações, observa-se que pacientes de determinados grupos étnicos ou de algumas regiões geográficas manifestam preferencialmente a DW associada a uma única mutação ou a pequeno número delas (Tabela 25.1).

No Brasil, p.A1135Qfs (34,8% no total de pacientes estudados) foi a mais frequente e ocorreu em 63,3% das famílias oriundas do estado de São Paulo. A p.L708P teve frequência alélica de 14,1% em 46 casos índices estudados e em 27,4% das famílias de Minas Gerais e Bahia. As demais mutações ocorreram em frequências inferiores a 5%, em pacientes provenientes de vários estados[12].

Bem et al.[13] demonstraram que, em regiões em que a imigração europeia é mais importante como no Sul do Brasil, a mutação mais frequente foi a p.H1069Q, seguida das mutações p.M769Hfs e p.A1135Qfs.

TABELA 25.1 – Mutações mais comuns da DW de acordo com a população estudada.

País	N	Mutação mais comum	FA* em %	Outra mutação	FA* em %
Áustria	125	p. H1069	34,1	p.G710S c.2299insC	6,4 3,6
Alemanha	243	p. H1069Q	47,9	c.2299insC p.A1135Qfs	2,9 4,3
Rússia	48	p. H1069Q	39,0	p.A1135Qfs	19
Itália	99	p. H1069Q	17,0	c.2299insC p.2530delC	6,8 9,0
Ilhas Canárias	24	p. L708P	64,0	–	–
Grécia	62	p. H1069Q	35,0	p.R969Q	12,0
China	66	p.R778L	49,2	–	

*FA = frequência alélica.

Mutações do tipo *missense* que apresentam substituição de um nucleotídeo por outro, por exemplo, a p.L708P, podem alterar as características da proteína ATP7B (estabilidade, ligação com o ATP, interações com outras proteínas, localização da ATP7B no hepatócito e transporte do cobre para fora do hepatócito) que resultam, finalmente, na perda da função da proteína. A mutação H1069Q, caracterizada pela substituição do aminoácido histidina na posição 1069 pelo aminoácido glutamina, corresponde de 35 a 50% dos alelos de DW na população europeia. Stapelbroek et al.[14] analisaram 577 pacientes e sugeriram a relação entre a mutação p.H1069Q com manifestações neurológicas e início tardio das manifestações clínicas e dos sintomas. Panagiotakaki et al.[15] também associaram a mutação p.H1069Q com manifestações neurológicas e início tardio, porém, Vrabelova et al.[16] não encontraram relação entre manifestações neurológicas e hepáticas com a mutação p.H1069Q. Estudos *in vitro* sugeriram que as proteínas com essa mutação, H1069Q, são mais sensíveis a temperaturas superiores a 20°C e perdem sua função. Portanto, elas não teriam função na temperatura corporal por permanecerem desenoveladas.

Mutação do tipo *nonsense*, por exemplo, a p.L1088X, é mutação pontual e muda o códon específico de um aminoácido para um dos códons finalizadores (UAG, UAA, UGA). Já as mutações *frameshift*, por exemplo, a p.A1135QfsX13, são causadas por deleções ou inserções de um ou uma série de nucleotídeos, não formando as trincas corretas de nucleotídeos (códons), o que resulta em não alinhamento adequado das duas fitas de DNA, deixando a "leitura confusa", com tradução diferente da do original. Além disso, por mecanismo desconhecido, mutações *nonsense* resultam, muitas vezes, na síntese de mRNA altamente instável, que é rapidamente degradado pela via conhecida como decaimento de mRNA mediado por alterações sem sentido, com perda completa da estrutura e função da proteína. Mutações do tipo *nonsense* e *frameshift* provocam início precoce das manifestações clínicas, porém essas informações não foram confirmadas em outros estudos.

A mutação p.A1135QfsX13 (p.Ala1135Gln, troca do aminoácido alanina pela glutamina), também conhecida como c.3402delC, é comum em caucasianos norte-americanos, suecos, também está presente em 19% das mutações na Rússia e em 9% das alemãs. Foram observados em nossa casuística que quatro de 16 (25%) alelos dos pacientes que foram submetidos a transplante hepático apresentavam ao menos um alelo com p.A1135QfsX13. Araujo[17] observou que 40% dos pacientes submetidos a transplante hepático apresentavam ao menos um alelo com mutações do tipo *nonsense* ou *frameshift*.

Em testes *in vitro*, foi observado que a proteína p.A1135Qfs apresentou localização anormal (fora do complexo de Golgi) e difusa e, como consequência, o transporte de cobre não foi induzido, sugerindo que a localização errada, juntamente com a proteína aberrante, influenciaria na patologia da DW.

Huster et al.[18] realizaram amplo estudo funcional das mutações de DW, havendo, entre elas, algumas mutações encontradas em nossa população, tais como a p.D765N, p.N1270S, p.P1273L, p.M645R, p.H1069Q e o polimorfismo p.V456L. Todas as mutações, com exceção da p.M645R, apresentavam a capacidade de transporte de cobre deficiente. Segundo esse estudo, as mutações p.D765N e p.P1273L demonstraram transporte parcial de 48,87% e 13,53%, respectivamente. Sugeriram que o transporte de cobre na presença da mutação p.N1270S é bastante reduzido, correspondendo a apenas 1,5%, quando comparado com a proteína ATP7B normal. Esses mesmos autores realizaram testes funcionais da mutação p.M645R e classificaram o transporte de cobre como normal, correspondendo a 88,72%, comparado com o da proteína ATP7B normal. A substituição de uma metionina por uma arginina na posição 645 ocorre entre o sexto domínio de ligação de cobre e o primeiro domínio transmembrana, e essa região não é essencial para a função[19].

Araujo[20] genotipou pacientes e indivíduos suspeitos de serem portadores de DW e observou que as mutações mais frequentes foram as p.A1135Qfs (33,1%), p.L708P (13,8%), p.H1069Q (4,4%) e p.M645R (5,62%). Esses resultados foram semelhantes aos encontrados previamente em população com características semelhantes às do referido estudo[12].

Resultado interessante reportado por Araujo[20] foi a detecção da mutação p.M645R, em heterozigose composta com a p.A1135Qfs, em pacientes depois da quarta década de vida, com evolução extremamente benigna. Como essa mutação foi identificada em associação com outras mutações, como a p.N1270S e a p.L708P, em pacientes com quadro hepático e neurológico graves, respectivamente, sugeriu-se que a gravidade do quadro pode estar relacionada com a mutação que a acompanha. Contudo, a relação entre o genótipo e o fenótipo é muito difícil de ser estabelecida em DW devido à variedade de fatores genéticos e ambientais envolvidos e difíceis de serem identificados na prática clínica.

Mecanismo patogênico na doença de Wilson

O mecanismo patogênico na DW envolve dano oxidativo devido à sobrecarga de cobre. Têm sido detectados em fígados de pacientes com DW a geração de espécies reativas de oxigênio (ERO), a oxidação lipídica e danos ao DNA, particularmente em estágios avançados da doença, o que ocasiona apoptose. Ainda não foram definidas quais vias de apoptose influenciam a perda celular na DW, mas somente os danos provocados pela geração de espécies reativas de oxigênio não explicam a falta de correlação fenótipo-genótipo, a variabilidade de manifestações clínicas, inclusive entre gêmeos, e a piora no quadro neurológico no tratamento com agentes quelantes de cobre.

Apesar de a patogênese na DW não estar completamente esclarecida, sabe-se que a ATP7B codificada pelo gene mutante não consegue excretar o cobre do hepatócito, o que produz desequilíbrio no balanço e acúmulo tóxico do metal, que inicialmente se distribui no citosol, levando posteriormente à formação de radicais livres, depósito de glicogênio nuclear, disfunção mitocondrial, alteração da oxidação lipídica (gerando esteatose) e estresse oxidativo, que resultam em dano celular, inflamação, fibrogênese e cirrose. Esse estresse também provoca resposta adaptativa celular com expressão de vários genes, alguns relacionados à degradação proteassomal e outros que possibilitam a sobrevivência celular.

O cobre acumula-se em diversos tecidos, principalmente no fígado e cérebro, ocasionando manifestações hepáticas, neurológicas, hematológicas, oftalmológicas, renais, osteomusculares e neuropsiquiátricas, porém alguns casos são assintomáticos por longos períodos.

Quando a capacidade de armazenamento hepático do cobre se esgota, há liberação desse metal na circulação, o que acarretará seu depósito em outros tecidos. No cérebro, ainda não está bem esclarecido como esse acúmulo é lesivo, porém sua interação com proteínas forma complexos bioinorgânicos, com propriedade oxidante ou antioxidante, que poderiam alterar a função neuronal ou desencadear processo neurodegenerativo.

No fígado, a sobrecarga de cobre pode desenvolver hepatite, cirrose, podendo progredir para insuficiência hepática. No cérebro, putâmen, globo pálido, tálamo, mesencéfalo, ponte e corpo caloso são as estruturas mais afetadas. O desenvolvimento de sintomas neuropsiquiátricos (movimentos involuntários, ataxia, depressão) geralmente ocorre em pacientes de mais idade.

O cobre atua direta ou indiretamente (produzindo radicais livres) na esfingomielinase ácida liberando ceramida, que está implicada no processo de apoptose de hepatócitos e eritrócitos nos indivíduos com DW. Outro mecanismo com potencial de lesão descrito é que o excesso do metal resulta em mudança na conformação e degradação mais precoce da proteína relacionada à inibição do apoptose (XIAP), que atua na supressão da caspase-3, o que leva à maior suscetibilidade ao processo de morte celular.

Embora as mutações pareçam exercer algum papel na determinação da apresentação clínica, não há linearidade entre genótipo e fenótipo. Têm-se buscado outros fatores modificadores da doença, como outros genes que possam influenciar na apresentação clínica da DW. Recentes estudos em modelos animais têm demonstrado novas vias que podem contribuir para o desenvolvimento da patologia. Embora sejam limitados, esses estudos sugerem envolvimento de processos celulares que anteriormente não tinham sido associados à DW.

Estudos sugeriram que pacientes com os polimorfismos C677T e A1298C no gene da 5,10-metilenotetra-hidrofolato redutase (MTHFR), enzima relacionada ao metabolismo da homocisteína, apresentaram alteração na apresentação clínica em relação aos que não os possuíam. O polimorfismo C677T foi associado à apresentação hepática e início mais precoce dos sintomas. Foi sugerido que a homocisteína promove estresse oxidativo, resultando em toxicidades hepática e neurológica.

A apolipoproteína E (APOE) está expressa principalmente no fígado e cérebro e atua no metabolismo e transporte dos lipídios para os tecidos. Possui três polimorfismos principais: APOE2, APOE3 e APOE4, sendo essa última associada à despolimerização microtubular e à inibição do crescimento de axônios e dendritos. Estudos subsequentes sugeriram que pacientes com DW e homozigotos H1069Q e genótipo APOE 3/3 exibiram manifestações clínicas mais tardias em relação ao APOE 3/4, possivelmente devido à ação antioxidante da APOE3. Outros estudos observaram que os pacientes com os genótipos APOE3/4 eAPOE4/4 exibiram quadro clínico mais precoce em relação àqueles com os genótipos APOE3/3 no sexo feminino.

Alguns estudos têm sugerido que pacientes com DW e com polimorfismos no códon 129 no gene *PRP* (gene codificador da proteína príon), em homozigose para metionina, apresentaram quadro neurológico mais grave, associado à faixa etária mais elevada. Príon é uma glicoproteína de superfície celular ligado a GPI (glicosilfosfatidilinositol), com aproximadamente 209 resíduos de aminoácidos, codificado pelo gene *PRP*, e apresenta duas regiões distintas: um domínio C-terminal α-hélice e uma região N-terminal altamente flexível, sem estrutura secundaria definida na ausência de Cu^+, com uma região com repetição de oito resíduos de aminoácidos.

DIAGNÓSTICO

O diagnóstico precoce, em fase assintomática, é a melhor oportunidade para iniciar tratamento eficaz na DW. Ao longo de seis décadas foram utilizados parâmetros diagnósticos propostos por Wilson em 1912, Scheinberg e Sternlieb[21], Ferenci et al.[22] e Roberts e Schilsky[23]. Ferenci et al.[22] e a Sociedade Europeia para o Estudo do Fígado[24] sugeriram sistema de escore para o diagnóstico de DW, que não considera a hepatopatia variável de pontuação, contemplando somente os casos neurológicos e hematológicos. Não há forma hepática típica de DW, porém a identificação de doença hepática não colestática com presença de anéis de KF é altamente sugestiva do diagnóstico (se não diagnóstica) de DW[17]. Da mesma forma, o relato da existência de irmão com DW não está entre os critérios diagnósticos propostos, mas quem não trataria um familiar identificado no rastreamento familiar com ceruloplasmina baixa e alterações de enzimas hepáticas como DW, mesmo não tendo sido atingido o escore diagnóstico proposto internacionalmente?

Scheinberg e Sternlieb[21] estabeleceram critérios diagnósticos baseados nos achados clínicos e laboratoriais associados à presença dos anéis de KF, aos níveis de ceruloplasmina sérica menor que 20mg/dL, à concentração de cobre hepático maior que 250µg/g de tecido seco, à cuprúria basal de 24 horas maior que 100µg/dia e ao teste com cobre radiativo. Para o estabelecimento do diagnóstico seria necessária a presença de pelo menos dois desses parâmetros.

Anéis de Kayser-Fleischer

São observados na DW e devem ser pesquisados por lâmpada de fenda, principalmente na forma neurológica. Podem ser encontrados excepcionalmente em colestases de longa duração, como, por exemplo, na colestase extra-hepática e na cirrose biliar primária[21,23]. Nessas situações, os níveis de ceruloplasmina são normais ou mesmo elevados. Crianças assintomáticas com DW raramente apresentam essas estruturas.

Ceruloplasmina

A ceruloplasmina é uma α_2-globulina com atividades de ferroxidase e de transporte de cobre sérico. Seus níveis são mais frequentemente mensurados no soro pelo método de nefelometria, radioimunoensaio e imunodifusão radial[24]. Seus níveis elevam-se em processos inflamatórios, gestação, uso de contraceptivos, hepatite aguda e em neoplasias. Por outro lado, está reduzida nos casos de DW, desnutrição grave, cirrose descompensada, falência hepática aguda, aceruloplasminemia, enteropatia ou nefropatia perdedora de proteínas, síndrome de Menkes e em aproximadamente 20% dos indivíduos heterozigotos para o gene *ATP7B*. Em outras condições neurológicas também podem ser observados valores reduzidos de ceruloplasmina, como doença de Huntington, esclerose múltipla, aceruloplasminemia, panencefalite esclerosante subaguda e síndrome de Hallervorden.

Níveis séricos de ceruloplasmina menores que 20mg/dL podem ser encontrados em 5,8% de indivíduos saudáveis. A partir desse valor, a sensibilidade e a especificidade no diagnóstico da DW foram de 93% e 100%, respectivamente, e o valor preditivo positivo 100% e negativo 97,1%.

Cobre urinário

A concentração normal do cobre urinário é menor que 30μg/24h, entretanto, valores maiores que 100μg/24h são encontrados em pacientes sintomáticos com DW, e menos frequentemente na cirrose biliar primária, colangite esclerosante primária e hepatite autoimune. Indivíduos heterozigotos e assintomáticos com DW podem apresentar valores intermediários[23]. Alguns estudos sugeriram utilizar cuprúria basal maior que 40μg/24h em crianças assintomáticas com DW, pois observaram sensibilidade e especificidade de 78,9% e 87,9%, respectivamente, sugerindo, dessa forma, que 40μg/24h seja o valor adotado. Para aumentar a acurácia diagnóstica nessa população, foi proposto o teste desafio com a D-penicilamina (DPA), em que 500mg de DPA são administrados com intervalo de 12 horas, com coleta de urina durante 24 horas, a partir da primeira dose. Níveis maiores que 1.600μg/24h apresentaram sensibilidade e especificidade para o diagnóstico de 88% e 98,2%, respectivamente. Quando esse teste foi reproduzido em crianças sintomáticas, a sensibilidade observada foi de 92%, enquanto nas assintomáticas foi de 46%.

Estudos subsequentes sugeriram outros valores para diferenciar os portadores de DW de outras hepatopatias, sendo 1.057μg/24h com sensibilidade e especificidade de 100% e 82,3%, respectivamente.

O valor desse teste em rotina de portadores de doença hepática crônica sem etiologia definida é desconhecido. Tentando avaliar o resultado desse exame em heterozigotos prováveis de DW, Vieira et al.[25] analisaram pais de wilsonianos e verificaram que nenhum indivíduo do estudo apresentou valores acima de 1.400μg/24h, porém níveis tão altos quanto 1.085μg/24h foram encontrados em um pai sem evidência de ser portador da doença[25].

Quantificação do cobre hepático

A quantificação do cobre hepático maior que 250μg/g de tecido seco é considerada o melhor teste diagnóstico para DW. Os indivíduos sadios geralmente apresentam valores menores que 50μg/g de tecido seco[23].

Níveis menores que 250µg/g de tecido seco podem ser encontrados em 17% dos wilsonianos. A sensibilidade e a especificidade observadas foram 83,3% e 98,6%, respectivamente, e, ao se reduzir o limite de 250 para 75µg/g, aumentou-se a sensibilidade do exame para 96,5% com leve queda na especificidade. Todavia, as colestases e outras hepatopatias também apresentam cobre hepático elevado[23].

Estudos de imagem encefálica

Os achados mais frequentes da DW nos estudos de imagem encefálica são as alterações nos gânglios da base, tálamo, tronco cerebral e placa tectal visibilizadas na tomografia de crânio, como hiperdensidade, e na ressonância nuclear magnética encefálica, como hiperintensidade do sinal em T2. Outras alterações são as atrofias cortical e subcortical. Uma imagem característica da doença é o sinal do urso panda gigante, encontrado na ponte ou mesencéfalo[23].

Teste genético para o gene *ATP7B*

A análise de mutações *ATP7B* é realizada com técnicas de sequenciamento direto de todo o gene ou pesquisa de alelos específicos. Recomenda-se o estudo genético naqueles pacientes em que o diagnóstico não pôde ser estabelecido mediante os achados do quadro clínico e dos exames laboratoriais e nos indivíduos assintomáticos com irmão portador de DW[22-24].

Desde a identificação do gene *ATP7B* como gene da DW em 1993, o teste genético tem sido sugerido para o diagnóstico de DW. A sensibilidade do teste genético foi inicialmente de 80%. Estudos subsequentes têm reportado sensibilidade superior a 95%, com as novas técnicas de sequenciamento.

Atualmente, o teste genético vem sendo comercializado em laboratórios de diagnósticos no Brasil. Em sua grande maioria, o teste é realizado somente para a detecção de mutações nos éxons 2, 14 e 18, outros laboratórios apenas realizam a genotipagem da mutação p.H1069Q, localizada no éxon 14. As mutações mais frequentes nos estudos realizados em São Paulo estão nos éxons 8, 14 e 15. Dessa forma, antes de se solicitar o teste genético em pacientes em laboratórios no Brasil, o médico deve primeiro ter conhecimento se está ou não sendo feito o sequenciamento completo do gene *ATP7B*. Se estiver sendo realizada a pesquisa de mutações mais frequentes em outros países, provavelmente não estarão sendo pesquisadas mutações mais comumente encontradas em brasileiros com suspeita de DW. Por outro lado, o sequenciamento do gene *ATP7B* completo comercialmente tem o valor aproximado de R$ 6.500 reais e está fora da realidade para ser usado como *screening* para o diagnóstico de hepatopatias crônicas.

O sequenciamento direto de éxons e suas bordas intrônicas do gene *ATP7B* podem apresentar sensibilidade diagnóstica que é comparável, senão superior, à da quantificação de cobre no tecido e evita a necessidade de biópsia hepática. No entanto, o teste genético tem suas limitações: além de ser caro, não se consegue detectar mutações em todos os casos (cerca de 10% dos pacientes são heterozigotos simples ou não têm nenhuma mutação), é um exame cujo resultado pode demorar até 90 dias para ser liberado e não está disponível em grande parte dos serviços.

Dessa forma, os testes genéticos têm auxiliado o diagnóstico da DW em pacientes com dados clínicos e bioquímicos de difícil interpretação e em familiares de pacientes afetados. Em populações com maior frequência de determinadas mutações, o teste direto para identificá-las pode simplificar e acelerar o diagnóstico. Ao longo do tempo, esse teste vem sendo usado regularmente como diagnóstico, o que permite maior precocidade para iniciar o tratamento. Diagnóstico mais rápido induzirá a reversão ou mesmo a prevenção de novas lesões induzidas pelo cobre em pacientes com suspeita de DW. Poderá, ainda, evitar o aparecimento de formas mais graves nos pacientes com doenças hepáticas mais discretas.

O sequenciamento do gene *ATP7B* tem potencial prático no diagnóstico de DW, como demonstrou Araujo[20], que analisou 45 pacientes suspeitos de DW, 22 casos-índices e 23 familiares, divididos em grupos de rastreamento familiar, de hepatopatia crônica criptogênica e de insuficiência hepática aguda grave que não atingiram o diagnóstico de DW de forma absoluta. Foram detectadas mutações em homozigose ou heterozigose composta em 85% dos pacientes em rastreamento familiar, 50% dos pacientes com hepatopatia crônica criptogênica e 42,9% dos pacientes de insuficiência hepática aguda grave. Foram caracterizados casos em que o sequenciamento do gene *ATP7B* foi de grande importância para a confirmação do diagnóstico, como em um adolescente com insuficiência hepática aguda grave com análise histológica do explante hepático sugerindo fortemente hepatite autoimune. Da mesma forma, em outro paciente com hepatopatia crônica criptogênica com a ceruloplasminemia, com biópsia hepática exibindo esteatose grau III, siderose graus II-III e rodanina negativa, em que foram detectadas mutações no gene *ATP7B* em heterozigose composta para DW. Ao contrário, também foram observados casos como o de paciente com hepatopatia crônica criptogênica, ceruloplasmina baixa e cuprúria basal e após teste desafio com 1 grama de DPA elevadas, com manifestações neuropsiquiátricas após o início do tratamento com DPA, porém sem nenhuma melhora dos exames bioquímicos hepáticos após 12 meses de tratamento com trientina. A não identificação de mutações no gene *ATP7B* descartou definitivamente o diagnóstico de DW. À medida que a genotipagem se torna mais acessível na prática clínica, o diagnóstico da DW será definido (ou excluído) mais agilmente, de modo menos invasivo e possivelmente será estendido a número maior de portadores de formas assintomáticas, atípicas ou muito graves. Os resultados apresentados por Araujo[20] confirmam essas previsões.

Escore internacional para o diagnóstico da doença de Wilson

Em 2003, Ferenciet al.[22] sugeriam um sistema de escore para auxiliar o diagnóstico de DW em que o sequenciamento seria um dos parâmetros mais importante, pois a detecção de mutações em homozigose e heterozigose composta seria diagnóstica, a despeito da presença de alterações clínicas, laboratoriais e histológicas, pois teria pontuação quatro, o escore exigido para o "diagnóstico muito provável" de DW. Na tabela 25.2 está apresentado esse sistema de escore.

TABELA 25.2 – Sistema de escore sugerido por EASL[24].

Parâmetros	Escore
Anéis de Kayser-Fleischer: presente	2
ausente	0
Sintomas neuropsiquiátricos: severo	2
moderado	1
ausente	0
Cuprúria basal: > 1-2 vezes o valor normal	1
> 2 vezes o valor normal	2
Normal, mas teste desafio com 1g de DPA Aumento na excreção do cobre maior que 5 vezes o limite superior da normalidade	2
Cobre no tecido hepático: ≤ 50µg/g de tecido seco	−1
50-250µg/g de tecido seco	1
> 250 µg/g tecido seco	2
cobre hepático (rodanina)	1
Ceruloplasmina: > 20mg/dL	0
10-20mg/dL	1
< 10mg/dL	2
Mutações: homozigoto ou heterozigoto composto	4
heterozigoto simples	1

≥ 4 = muito provável; 3 = provável, investigar mais; 0-2 = improvável.

Como todo escore diagnóstico, há limitações na utilização do proposto para diagnóstico da DW. Quadro neurológico grave é muito inespecífico. Pacientes com quadro neurológico grave que se assemelha ao da DW podem ter diagnóstico sugerido em razão da pontuação de 2. Como foi mencionado acima, o teste desafio com 1 grama de DPA fornece resultados acima de 5 vezes o limite superior em mais de 80% de prováveis heterozigotos da DW[25]. Dessa forma, poder-se-ia atingir escore "diagnóstico muito provável" em razão de pontuação em parâmetros questionáveis ou mal definidos.

TRATAMENTO

O tratamento inicial de todos os casos sintomáticos com doença hepática deverá incluir agentes quelantes do cobre como DPA ou trietiltetramina (trientina)[23,24], enquanto nos assintomáticos ou com quadro neurológico os sais de zinco tiveram melhor tolerância. A Associação Europeia para o Estudo do Fígado[24] sugere que os sais de zinco possam ser a primeira escolha na apresentação neurológica. Contudo, tem de se considerar que a melhora clínica será lenta, uma vez que esse tratamento não influenciará imediatamente nos níveis do cobre já depositados nos diversos órgãos, apenas agirá na absorção do cobre ingerido na dieta. Nos assintomáticos, tanto os agentes quelantes quanto o zinco poderiam ser utilizados como tratamento inicial.

Dieta

Alimentos com alto teor de cobre, como feijão, castanha, nozes, cogumelos, vísceras e chocolates, devem ser evitados, ao menos no primeiro ano de tratamento. Em pacientes que não utilizam agentes quelantes, a dieta deve ser mais rigorosa[23,24].

D-Penicilamina

A DPA promove a excreção urinária do cobre e induz a síntese de metalotioneína. É usada na dose inicial de 250 a 500mg/dia, aumentando-se 250mg a cada sete dias, até atingir 1.500 a 1.500mg/dia, dividida em quatro tomadas. Administra-se 1 hora antes das refeições. Na prática, prescreve-se essa dose em duas tomadas para facilitar a aderência. A manutenção é de 750 a 1.000mg/dia. Entre os efeitos adversos mais frequentes estão hipersensibilidade, piora neurológica que ocorre em 10 a 50% dos casos, síndrome nefrótica e mielotoxicidade. Faz-se suplementação de piridoxina (vitamina B_6) 25mg/dia. Em geral, doses prolongadas acima de 1g/dia estão associadas a lesões dermatológicas do tipo elastose serpiginosa perfurante.

O controle terapêutico faz-se com cuprúria de 24 horas, que deve estar entre 200 e 500μg/24 horas e com o cobre sérico livre entre 5 e 1μg/dL. Esse exame tem valor estimado, obtido pela fórmula cobre sérico total menos o produto da dosagem sérica da ceruloplasmina × 3,15[23,24].

Trientina

Atua aumentando a excreção renal do cobre e ferro. Pode causar deterioração neurológica, mas em menor frequência que a DPA. Outros efeitos colaterais são anemia sideroblástica, plaquetopenia e gastrite. A dose inicial é de 750 a 1.500mg/dia, e a de manutenção, de 750 a 1.000mg/dia, dividida em duas a três tomadas, 1 hora antes das refeições[23,24]. O controle terapêutico é igual ao da DPA, havendo também necessidade de administração suplementar de vitamina B_6.

Sais de zinco

Seu mecanismo de ação é diferente da penicilamina e trientina: o zinco interfere com a absorção do cobre a partir do trato gastrintestinal. Os sais de zinco estimulam a síntese de metalotioneína intestinal e hepática. Uma vez ligado a metalotioneína, o cobre ficará retido nos enterócitos e será eliminado nas fezes com a esfoliação fisiológica das células intestinais[23]. A formulação dos sais poderá ser em acetato ou sulfato. Para o sulfato de zinco, a dose deve ser de 220mg, e para o acetato de zinco, de 170mg três vezes ao dia, que correspondem a 150mg de zinco elementar por dia, também administrados 1 hora antes das refeições[23,24].

Tetratiomolibdato de amônia

É potente quelante de cobre, que funciona por meio de dois mecanismos: pode interferir na absorção intestinal de cobre (se administrado nas refeições) ou na ligação do cobre do plasma (quando tomado entre as refeições). Em doses baixas, remove cobre de metalotioneína no fígado, porém, com doses mais elevadas, forma um complexo de cobre insolúvel que é depositado no fígado. Não causa deterioração neurológica, mas não está disponível comercialmente[23,24].

Transplante hepático

É reservado para os casos de insuficiência hepática aguda grave, mesmo sem tentativa de tratamento, ou de cirrose hepática descompensada, que não melhoraram com tratamento clínico.

Na forma hepática da DW, é considerado tratamento curativo, ao contrário das sequelas neurológicas, que não constituem indicações para tal procedimento[23,24].

REFERÊNCIAS

1. Tanzi RE, Petrukhin K, Chernov I, Pellequer JL, Wasco W, Ross B, et al. The Wilson disease gene is a copper transporting ATPase with homology to the Menkes disease gene. Nat Genet. 1993; 5(4):344-50.
2. Bull PC, Thomas GR, Rommens JM, Forbes JR, Cox DW. The Wilson disease gene is a putative copper transporting P-type ATPase similar to the Menkes gene. Nat Genet. 1993;5(4):327-37.
3. Yamaguchi Y, Heiny ME, Gitlin JD. Isolation and characterization of a human liver cDNA as a candidate gene for Wilson disease. Biochem Biophys Res Commun. 1993;197(1):271-7.
4. Barbosa ER, Machado AA, Cançado EL, Deguti MM, Scaff M. Wilson's disease: a case report and a historical review. Arq Neuropsiquiatr. 2009;67(2B):539-43.
5. de Jorge F, Canelas HM, de Costa-Silva. [Contribution to the study of copper metabolism. I. Methodology of determination of copper in biological materials]. Rev Paul Med. 1962;61:350-5.
6. De Jorge FB, Canelas HM. [Contribution to the Study of Ceruloplasmin. I. Normal Blood Values]. Arq Neuropsiquiatr. 1964;22:271-6.
7. Barbosa ER, Culchebachi MD, Navarro JM, Scaff M, Canelas HM. [Hypoattenuating lesions of the basal ganglia associated with pyramido-extrapyramidal features: report of two cases in brothers]. Arq Neuropsiquiatr. 1986;44(1):55-9.

8. Cançado EL, Rocha Mde S, Barbosa ER, Scaff M, Cerri GG, Magalhaes A, et al. Abdominal ultrasonography in hepatolenticular degeneration. A study of 33 patients. Arq Neuropsiquiatr. 1987;45(2):131-6.
9. Deguti MM, Genschel J, Cancado EL, Barbosa ER, Bochow B, Mucenic M, et al. Wilson disease: novel mutations in theATP7B gene and clinical correlation in Brazilian patients. Hum Mutat. 2004;23(4):398.
10. Machado AA, Deguti MM, Genschel J, Cancado EL, Bochow B, Schmidt H, et al. Neurological manifestations and ATP7B mutations in Wilson's disease. Parkinsonism Relat Disord. 2008; 14(3):246-9.
11. Machado A, Chien FH, Deguti MM, Cançado EL, Azevedo RS, Scaff M, et al. Neurological manifestations in Wilson's disease: report of 119 cases. Mov Disord. 2006;21(12):2192-6.
12. Deguti M. Doença de Wilson: aspectos demográficos e fenotípicos relacionados ao genótipo ATP7B e estudo do haplótipo em portadores da mutação L708P. Tese de Doutorado Departamento de Gastroenterologia, Universidade de São Paulo, São Paulo. 2004. p 121.
13. Bem R. Avaliação clínica e genética de uma amostra sul-brasileira de pacientes com doença de Wilson. Tese de Doutorado. Universidade Federal do Paraná, Paraná. 2011. p 82.
14. Stapelbroek JM, Bollen CW, van Amstel JK, van Erpecum KJ, van Hattum J, van den Berg LH, et al. The H1069Q mutation in ATP7B is associated with late and neurologic presentation in Wilson disease: results of a meta-analysis. J Hepatol. 2004;41(5):758-63.
15. Panagiotakaki E, Tzetis M, Manolaki N, Loudianos G, Papatheodorou A, Manesis E, et al. Genotype-phenotype correlations for a wide spectrum of mutations in the Wilson disease gene (ATP7B). Am J Med Genet. 2004;131(2):168-73.
16. Vrabelova S, Letocha O, Borsky M, Kozak L. Mutation analysis of the ATP7B gene and genotype/phenotype correlation in 227 patients with Wilson disease. Mol Genet Metab. 2005;86(1-2):277-85.
17. Araujo FC. Doença de Wilson: a experiência de seis décadas no HC-FMUSP. Dissertação de Mestrado. Departamento de Gastroenterologia, Universidade de São Paulo, São Paulo. 2012. p. 153.
18. Huster D, Kühne A, Bhattacharjee A, Raines L, Jantsch V, Noe J, et al. Diverse functional properties of Wilson disease ATP7B variants. Gastroenterology. 2012;142(4):947-56.e5.
19. Margarit E, Bach V, Gómez D, Bruguera M, Jara P, Queralt R, et al. Mutation analysis of Wilson disease in the Spanish population – identification of a prevalent substitution and eight novel mutations in the ATP7B gene. Clin Genet. 2005;68(1):61-8.
20. Araujo TF. Importância da detecção de mutações do gene ATP7B para o diagnóstico da doença de Wilson. Tese de Doutorado. Departamento de Gastroenterologia, Universidade de São Paulo, São Paulo. 2014.
21. Scheinberg H, Sternlieb I. Wilson`s disease. Major problems in internal medicine. Philadelphia: WB Saunders; 1984.
22. Ferenci P, Caca K, Loudianos G, Mieli-Vergani G, Tanner S, Sternlieb I, et al. Diagnosis and phenotypic classification of Wilson disease. Liver Int. 2003;23(3):139-42.
23. Roberts EA, Schilsky ML, American Association for Study of Liver Diseases. Diagnosis and treatment of Wilson disease: an update. Hepatology. 2008;47(6):2089-111.
24. European Association for Study of L. EASL Clinical Practice Guidelines: Wilson's disease. J Hepatol. 2012;56(3):671-85.
25. Vieira J, Oliveira PV, Juliano Y, Warde KR, Deguti MM, Barbosa ER, et al. Urinary copper excretion before and after oral intake of d-penicillamine in parents of patients with Wilson's disease. Dig Liver Dis. 2012;44(4):323-7.

Capítulo 26

Esteato-Hepatite Não Alcoólica

José Tadeu Stefano
Claudia Pinto Marques Souza de Oliveira

INTRODUÇÃO

A doença hepática gordurosa não alcoólica (DHGNA) representa a forma mais comum de doença hepática, tornando-se assim uma epidemia no mundo ocidental, com grande impacto na saúde pública. Sua etiologia é multifatorial e está relacionada a obesidade, *diabetes mellitus* (DM), resistência à insulina, dislipidemia e hipertensão. A DHGNA abrange um largo espectro de doenças que varia de esteatose simples não progressiva a esteato-hepatite não alcoólica (EHNA), que constitui uma forma mais grave de dano hepático que pode progredir para fibrose, cirrose e para carcinoma hepatocelular (HCC). Recentemente, evidências sugerem que a DHGNA pode evoluir diretamente para HCC, independente da presença de cirrose[1,2].

Inicialmente, a DHGNA foi considerada um componente hepático da síndrome metabólica devido às suas fortes associações com a resistência à insulina e obesidade visceral. Atualmente, a DHGNA é considerada uma condição multifatorial que leva não só ao aumento da mortalidade relacionada ao fígado, mas também ao aumento do risco do desenvolvimento de *diabetes mellitus* tipo 2 (DM2) e doenças cardiovasculares (DCV)[2].

Embora se conheçam os fatores predisponentes, sua patogênese, terapêutica, assim como sua evolução para formas mais agressivas (cirrose e HCC) permanecem pouco conhecidas. A DHGNA, incluindo sua forma mais grave, a EHNA, é claramente marcada pela influência ambiental e padrões dietéticos, no entanto, a verdadeira relação causal entre esteatose/EHNA, fibrose, cirrose e HCC ainda não está totalmente esclarecida. Mesmo em populações de risco elevado, como na obesidade mórbida, apesar de a maioria dos pacientes apresentar algum grau de esteatose hepática, apenas um terço desses apresenta EHNA. Igualmente em pacientes com DM, apenas 69,5% dos indivíduos têm evidência de DHGNA. Esses dados sugerem influência genética não só na suscetibilidade para o desenvolvimento da DHGNA, mas também na gravidade da lesão hepática. Evidências da influência genética para o desenvolvimento de DHGNA/EHNA vêm sendo demonstradas em estudos de agregação familiar[3-5], pela variável prevalência dessas condições em indivíduos de diferentes etnias[6-8] e pela maior prevalência de DHGNA associada às síndromes genéticas raras, como a de Prader-Willi, lipodistrofia e abetalipoproteinemia[9].

Nos últimos anos, com o advento da genômica, transcriptômica e proteômica passamos de uma abordagem fisiopatológica para uma abordagem que deriva da própria experiência, isto é, procuram-se diferenças na expressão gênica ou proteica de populações com e sem doença e, só posteriormente, avaliam-se se essas diferenças podem ter significado fisiológico.

FISIOPATOGÊNESE DA DHGNA E DA EHNA

Atualmente, a teoria proposta mais aceita pelos pesquisadores para explicar a patogênese e evolução da DHGNA é a dos múltiplos *hits*. Essa inclui a resistência insulínica (RI) como condição inicial para o depósito de ácidos graxos nos hepatócitos (*first hit*), uma vez que favorece a lipogênese e inibe a lipólise, até mesmo no fígado, aumentando de maneira excessiva a oferta de ácidos graxos a esse órgão, seguida da ativação de vias do estresse oxidativo, ativação de citocinas, estresse do retículo endoplasmático e ativação das vias de sinalização da apoptose e fibrogênese (*second hits/multiple hits*), levando a lesão hepatocelular, inflamação e fibrose[10,11].

A RI é fator determinante para estimular o deslocamento de ácidos graxos livres (AGL) para a β-oxidação, e é esse influxo de AGL intramitocondrial que esgota o mecanismo de fosforilação oxidativa, depleta a produção de ATP e inicia a liberação de espécies reativas de oxigênio (EROs), desencadeando a lesão celular e ativação dos mecanismos de fibrose. Em associação, a RI também bloqueia a exportação de triglicérides dos hepatócitos por degradar e impedir a produção de lipoproteína de densidade muito baixa (VLDL-colesterol)[12,13].

Nesse contexto, a oferta excessiva de ácidos graxos direcionados diretamente para a mitocôndria do hepatócito para serem oxidados esgota a β-oxidação, gerando superprodução de EROs, aumentando o estresse oxidativo hepático, promovendo assim a disfunção mitocondrial. Na depleção da oxidação mitocondrial ocorre a ativação de vias alternativas, como as vias microssomal e peroxissomal, resultando na formação adicional de EROs[14]. Este último, por sua vez, ocorre quando o equilíbrio entre a formação de EROs e as defesas intracelulares antioxidantes se encontra rompido. Por outro lado, os produtos intermediários advindos tanto da peroxidação lipídica quanto da formação cíclica de EROs são importantes agentes pró-inflamatórios e parecem ativar as células estreladas hepáticas (CEHs), favorecendo a formação de fibrose hepática[15-18]. Dessa forma, a progressão de esteatose para EHNA e fibrose poderia ocorrer por meio de três mecanismos principais: peroxidação lipídica, indução de citocinas pró-inflamatórias e também indução de ligantes Fas (e apoptose). A peroxidação de lipídios deflagrada pelas EROS causa necrose celular ou induz apoptose que pode ligar-se a proteínas hepatocitárias (formando neoantígenos e iniciando uma resposta imune potencialmente danosa), gerar citoqueratinas de ligação cruzada para formar corpúsculo hialino de Mallory ou ativar células-tronco hepáticas, promovendo síntese de colágeno e estímulo de quimiotaxia de neutrófilos[18,19] (Figura 26.1).

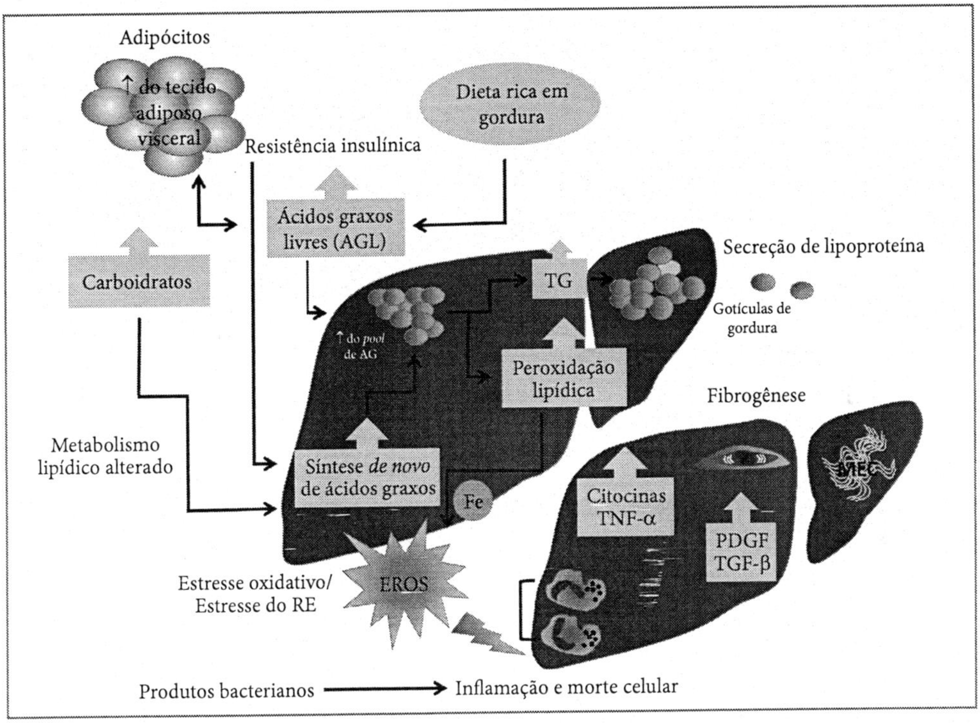

FIGURA 26.1 – Mecanismos envolvidos na patogênese da doença hepática gordurosa não alcoólica (DHGNA)/esteato-hepatite não alcoólica (EHNA)[49].

GENES CANDIDATOS PARA O DESENVOLVIMENTO E PROGRESSÃO DA DHGNA

Até o momento, não há associações consistentes demonstradas entre DHGNA/EHNA e variantes genéticas. No entanto, uma série de estudos de perfis de expressão gênica e de associação genômica ampla (do inglês, *Genome Wide Association Study - GWAS*) têm identificado polimorfismos em genes que afetam o metabolismo lipídico, citocinas, mediadores de fibrose e estresse oxidativo, bem como novas vias moleculares relacionadas à EHNA e/ou fibrose e que podem ser potenciais biomarcadores de progressão da DHGNA. Contudo, a maioria desses achados requer validação, pois a natureza multifatorial da DHGNA e o número limitado de estudos dificultam a aplicabilidade desses possíveis marcadores na prática clínica. De acordo com o papel desses genes na fisiopatologia da DHGNA, podemos subdividi-los de maneira didática em várias categorias: a) genes pró-esteatogênicos que regulam a distribuição de gordura corporal, a sensibilidade à insulina e o metabolismo de ácidos graxos; b) genes pró-inflamatórios ou que promovem o estresse oxidativo; e c) genes pró-fibrogênicos (Quadro 26.1).

GENES PRÓ-ESTEATOGÊNICOS

Proteína microssomal transportadora de triglicérides (MTP)

Os ácidos graxos são exportados na forma de VLDL-colesterol, sua formação depende da apolipoproteína B (apoB) e é mediada pela proteína microssomal transportadora de triglicérides (MTP). Evidências sugerem que a depleção da MTP é suficiente para a ocorrência de esteatose. Em seres humanos, alterações genéticas na apoB ou na MTP podem levar ao acúmulo de gordura hepática, como na abetalipoproteinemia. Estudos mostram que o polimorfismo –493 G/T na região promotora do gene da MTP leva ao aumento da suscetibilidade da esteatose hepática. A presença do alelo G resulta na diminuição da transcrição do gene da MTP e no aumento do acúmulo de triglicérides no fígado. Indivíduos homozigotos para o alelo G têm menor atividade da MTP e esteatose grave. Um perfil lipídico pós-prandial mais aterogênico tem sido descrito em pacientes com EHNA, independentemente da RI. Estudo realizado por nosso grupo em amostragem da população brasileira de pacientes com DHGNA não demonstrou diferença significativa na frequência dos genótipos GG e GT entre EHNA e esteatose simples ou entre pacientes com DHGNA e indivíduos controle. A análise das frequências genotípicas dos estudos das populações brasileira e japonesa demonstrou elevado grau de similaridade nos grupos controle (GG 59,3% *vs.* 60,7%; GT 31% *vs.* 31,3%; TT 9% *vs.* 8%, respectivamente), mas demonstrou diferença entre os grupos de EHNA (GG 51,2% *vs.* 82,5%, GT 44% *vs.* 17,5%, respectivamente). Isso levanta a hipótese de que possa haver diferenças geográficas na suscetibilidade dos genes responsáveis pela DHGNA. No entanto, mais estudos avaliando uma casuística maior de diferentes populações são necessários para elucidar a verdadeira participação desse polimorfismo na suscetibilidade da DHGNA[21].

Apolipoproteína E (ApoE)

Apesar de poucos dados, genes que codificam apolipoproteínas também são fortes candidatos no estudo da suscetibilidade e da progressão da DHGNA. A ApoE é uma proteína plasmática envolvida no metabolismo e transporte de lipídios e seu papel na patogênese da DHGNA é amplamente aceito. Três alelos, ε2, ε3 e ε4, no *locus* da ApoE determinam três isoformas, a ApoE2, a ApoE3 e a ApoE4, resultando em seis genótipos ApoE (E2/2, E3/3, E4/4, E2/3, E2/4, E3/4). Essas isoformas diferem pela substituição

QUADRO 26.1 – Genes associados à suscetibilidade e gravidade da doença hepática gordurosa não alcóolica.

Genes	Função proteica	Associação com DHGNA
Pró-esteatogênicos		
Proteína microssomal transportadora de triglicérides (MTP)	Síntese e secreção de VLDL-colesterol no fígado	Polimorfismo –493 G/T está associado à DHGNA. Pacientes homozigotos GG têm menor atividade MTP, esteatose grave e perfil lipídico pós-prandial mais aterogênico em pacientes NASH, independente da RI[20,21]
Apolipoproteína E (ApoE)	Transportadora de lipídios plasmáticos	• Alelo APOE-ε3 tem alta incidência em pacientes EHNA • Alelo APOE-ε2 pode ser protetor contra DHGNA[22,23]
Apolipoproteína C3 (ApoC3)	Inibidora da lipase lipoproteica	Portadores das variantes C482T e T455C têm aumento de 30% da APOC3 plasmática e aumento de 60% de triglicérides durante o jejum. 38% dos portadores C482T e da variante T455C apresentam DHGNA[24,25]
Peroxisome-proliferator-activated receptor α (PPARα)	Ativa a oxidação de ácidos graxos e a hidrólise de lipídios	A variante Ala227 está associada com menores índices de gordura em pacientes com DHGNA[26-29]
Peroxisome-proliferator-activated receptor γ (PPARγ)	Regula a diferenciação de adipócitos, a sensibilidade à insulina e o metabolismo lipídico	Suas variantes alteram a suscetibilidade à esteatose hepática, inflamação lobular e fibrose[29-32]
Phosphatidylethanolamine N-methyltransferase (PEMT)	Catalisa a síntese *de novo* da fosfatidilcolina	O polimorfismo V175M confere suscetibilidade à EHNA[23-26]
Hepatic patatin-like phospholipase 3 (PNP LA3)	Apresenta função lipolítica e lipogênica *in vitro*	A variante I148M predispõe a um espectro de lesões hepáticas que inclui: esteatose, EHNA e fibrose progressiva[37,38]
Pró-inflamatórios ou que promovem o estresse oxidativo		
Fator de necrose tumoral alfa (TNFα)	Citocina pró-inflamatória	Maior prevalência do polimorfismo –238, mas não do polimorfismo 308, foi associada a pacientes com DHGNA e com o aumento de RI[39-41]
Interleucina-6 (IL-6)	Citocina pró-inflamatória	A variante IL6-174C está presente em maior frequência em pacientes com EHNA do que em DHGNA e está acompanhada por aumento de RI em indivíduos caucasianos[42]

(Continua)

QUADRO 26.1 – Genes associados à suscetibilidade e gravidade da doença hepática gordurosa não alcóolica. *(Continuação)*.

Genes	Função proteica	Associação com DHGNA
Toll-like receptor 4 (TLR4)	Desempenha papel crucial na imunidade inata estimulando resposta inflamatória	Polimorfismos D229G e T399I estão associados com a proteção da fibrose, reduzindo a sinalização inflamatória e fibrogênica, e diminuiu o limiar apoptótico das células estreladas hepáticas ativadas[43,44]
Glutamate-cystein ligase (GCLC)	Catalisa a subunidade do heterodímero da γ-GCL, a primeira enzima na formação da GSH	A presença de pelo menos um alelo T no polimorfismo –129 C/T foi independentemente associada à EHNA[21,45]
Pró-fibrogênicos		
Fator de transformação do crescimento beta 1 (TGF-β1)	Regula o crescimento e a diferenciação celular influenciando na produção de proteínas de matriz extracelular	Indivíduos obesos que herdam os dois genótipos pró-fibróticos apresentam aumento significativo do risco de desenvolverem fibrose avançada[41,46,47]
Kruppel-like factor 6 (KLF6)	Desempenha papéis diferentes na diferenciação, desenvolvimento, crescimento celular, angiogênese e apoptose	Homozigoto para o alelo selvagem está associado ao aumento do risco de fibrose na DHGNA[48]

de um único aminoácido na posição 112 e 158 da ApoE, que leva a uma associação diferente com lipoproteínas e afinidade para o receptor de LDL-colesterol. Estudos de polimorfismos na ApoE têm revelado que homozigose para o alelo ε2 está associada à hiperlipidemia, no entanto, esses estudos não demonstraram diferença significativa nem nas frequências alélicas nem nos genótipos da ApoE entre pacientes com DHGNA e controles. Comparando pacientes não obesos com controles, verificou-se que o alelo ε2 e o genótipo E2/3 foram mais prevalentes no grupo controle, sugerindo que a presença desse alelo e desse genótipo pode ter efeito protetor contra a DHGNA. Já outro estudo demonstrou que o genótipo ApoE3/3 está associado com risco aumentado de EHNA, enquanto o genótipo ApoE3/4 confere proteção[22,23].

Apolipoproteína C3 (ApoC3)

A ApoC3 é um dos principais componentes plasmático da VLDL-colesterol e dos quilomícrons e está presente em pequena quantidade na lipoproteína de alta densidade (HDL-colesterol). Funciona como inibidor da lipase lipoproteica (LPL-colesterol), que hidrolisa triglicérides em partículas de VLDL-colesterol e quilomícrons. Sua deficiência ou expressão aumentada resulta em hiper ou hipotrigliceridemia, respectivamente. Estudos demonstram que a insulina inibe a expressão da ApoC3 por meio da exclusão do fator de transcrição nuclear FOXO1, levando à produção aumentada de ApoC3 na presença de RI. Dois polimorfismos descritos na região promotora do gene da ApoC3, o T-455C e o C-482T, alteram o metabolismo lipídico e a IR, pois dificultam a regulamentação da expressão da ApoC3 através da via de sinalização da insulina, predispondo ao acúmulo de gordura no fígado. Estudo avaliando fatores de risco para DHGNA em homens indianos demonstrou que a presença desses dois alelos foi significativamente mais comum entre os casos de DHGNA em comparação ao grupo controle. No entanto, em estudo recente e bem maior envolvendo norte-americanos de diferentes etnias, não se demonstrou associação entre essas variantes e conteúdo de triglicérides hepático ou presença de RI[24,25].

Peroxisome-proliferator-activated receptor α (PPARα)

O PPARα pertence a um grupo de proteínas receptoras nucleares que funciona como fator de transcrição regulando a expressão de genes. O PPARα desempenha importante papel na regulação do metabolismo lipídico, pois ativa a oxidação de AG e a hidrólise de lipídios, impedindo o acúmulo desses nos hepatócitos. Em condições de aumento do influxo ou diminuição do fluxo de AG nos hepáticos, a ativação do PPARα aumenta a taxa de catabolismo dos AG impedindo o acúmulo de triglicérides. Tem-se demonstrado que a expressão diminuída do PPARα está envolvida na patogênese da EHNA, pois reduz o catabolismo de AG livres. O polimorfismo Val227Ala no gene do PPARα pode estar implicado na patogênese da DHGNA e desempenhar papel protetor contra o desenvolvimento da obesidade. Postula-se que a substituição de valina pela alanina no códon 227 leva a uma alteração funcional no PPARα e que a isoforma Ala227 tem maior atividade do que a isoforma Val227. Estudos mostram correlação entre a variante Val227Ala e os baixos níveis séricos de lipídios. Estudo comparativo caso-controle de pacientes com DHGNA destacou o potencial papel protetor da variante Val227Ala contra a obesidade. Os indivíduos com a variante Ala227 parecem ter índices de gordura inferiores, apesar de nenhuma diferença significativa ter sido identificada nos níveis séricos de glicose, triglicérides e colesterol. O papel funcional desse polimorfismo requer maior elucidação[26-29].

Peroxisome-proliferator-activated receptor γ (PPARγ)

O PPARγ é outro fator de transcrição pertencente à família de receptores nucleares. Altamente expresso no tecido adiposo, sua ativação regula a diferenciação de adipócitos, a sensibilidade à insulina e o metabolismo lipídico, representando um gene candidato para o desenvolvimento da DHGNA. O PPARγ é o alvo molecular das glitazonas e sua ativação farmacológica melhora a RI em casos de diabetes. Na DHGNA, tem-se demonstrado que o PPARγ restaura a sensibilidade à insulina no tecido adiposo e diminui o fluxo de AG livres para o fígado, reduzindo assim os danos hepáticos. Estudos utilizando modelos experimentais de DHGNA demonstraram aumento da expressão do PPARγ e revelaram que sua deleção atenua o desenvolvimento de esteatose hepática. Estudos em humanos com EHNA demonstram expressão aumentada do PPARγ e ativação de enzimas lipogênicas, o que resulta na piora da doença. O polimorfismo Pro12Ala no gene do PPARγ foi associado com a redução da atividade do PPARγ no tecido adiposo e diminuição da RI em caucasianos. No entanto, em pacientes com DHGNA a presença do alelo Pro12Ala não foi associada com a progressão da doença hepática, provavelmente devido ao seu efeito sobre RI. Em outro estudo com 212 pacientes italianos com DHGNA, o alelo 12Ala não foi associado à suscetibilidade DHGNA, dano hepático ou RI. Recentemente, estudo americano com portadores de DHGNA demonstrou que as variantes do PPARγ alteram a suscetibilidade à esteatose hepática, inflamação lobular e fibrose. Indivíduos com haplótipos contendo ambos os alelos mais raros, Pro12Ala e C1431T, apresentam risco reduzido para DHGNA, bem como de suas características histológicas associadas à EHNA, como inflamação lobular e fibrose. Embora essas evidências sugiram que variações genéticas no PPARγ possam influenciar na progressão da doença, as implicações desses polimorfismos sobre o risco de EHNA permanecem obscuras[29-32].

Phosphatidylethanolamine N-methyltransferase (PEMT)

APEMT é uma enzima que catalisa a síntese *de novo* da fosfatidilcolina no fígado. A síntese de novas moléculas de fosfatidilcolina é essencial para a formação de VLDL-colesterol e secreção de triglicérides hepáticos e, quando elas não estão disponíveis, gotículas de gordura se acumulam no citosol dos hepatócitos. Em modelo experimental, observou-se que a perda da função da PEMT resulta no aumento de acúmulo de lipídios. Camundongos *knockout* para o gene da PEMT não apresentam nenhuma atividade da PEMT no fígado e dependem completamente da ingestão dietética de colina, e quando alimentados com dieta deficiente em colina desenvolvem esteatose grave. A substituição de valina por metionina na região 175 (V175M) no gene *PEMT* está associada à perda de função. Maior ocorrência da variante 175M foi encontrada em indivíduos de etnia mista com biópsia confirmada de DHGNA em comparação com o grupo controle, sugerindo que esse polimorfismo pode conferir suscetibilidade à EHNA. Outro estudo demonstrou que a presença do alelo variante V175M foi significativamente mais frequente em pacientes com EHNA que em voluntários saudáveis. Também demonstrou que os portadores não obesos da variante V175M apresentavam risco aumentado para EHNA. No entanto, em outro estudo com pacientes com DHGNA não se encontrou nenhuma diferença na frequência do genótipo do gene *PEMT* entre pacientes e grupo controle. Além disso, em estudo de coorte multiétnico utilizando 2.349 indivíduos também não se observou associação entre o alelo V175M e teor de triglicérides hepáticos. Com base nesses resultados, sugere-se que seja improvável que a mutação V175M represente um dos principais fatores de risco para a suscetibilidade da EHNA, pois a frequência desse polimorfismo é muito variável em diferentes populações e etnias e seu papel funcional ainda requer mais estudos[33-36].

Hepatic patatin-like phospholipase 3 (PNPLA3)

A PNPLA3 ou adiponutrina é uma proteína que pertence à família *Hepatic patatin-like phospholipase* (PNPLA) e é expressa principalmente em frações intracelulares da membrana dos hepatócitos. Está envolvida no metabolismo lipídico e, recentemente, foi identificada como um dos principais determinantes do conteúdo de gordura no fígado. A PNPLA3 correlaciona-se positivamente com o conteúdo de triglicéride hepático, o que implica que sua atividade afeta diretamente o acúmulo de gordura hepática. Tem sido relatado que durante a ingestão de carboidratos a PNPLA3 tem atividade lipogênica. A perda de sua atividade tem sido relacionada diretamente com a inflamação. Em estudo utilizando associação genômica ampla em indivíduos de múltiplas etnias, identificaram-se, pela primeira vez, dois polimorfismos no gene que codifica essa proteína. A mutação 148M determina uma troca crítica de aminoácidos próxima ao domínio catalítico, provavelmente reduzindo o acesso do substrato e reduzindo a atividade enzimática da PNPLA3, levando, assim, ao desenvolvimento de esteatose macrovesicular. O polimorfismo I148M associou-se a níveis mais elevados de esteatose e inflamação, sendo que indivíduos homozigotos para o alelo M apresentaram conteúdo hepático de triglicéride duas vezes maior que os homozigotos para o alelo I. Esse estudo demonstrou também que a presença do alelo M nesses indivíduos está associada com menor atividade lipolítica. Surpreendentemente, o alelo M foi mais frequente em indivíduos hispânicos, grupo étnico com maior suscetibilidade à DHGNA. Já o polimorfismo S453I foi mais frequente em indivíduos afroamericanos e associou-se a menor conteúdo hepático de lipídios. Vários estudos confirmam que a variante I148M predispõe a um espectro de lesões hepáticas que inclui: esteatose, EHNA e fibrose progressiva. O polimorfismo I148M demonstrou também interagir com fatores ambientais relacionados à esteatose e à obesidade. No entanto, não parece ter associação com o desenvolvimento de distúrbios metabólicos como a RI, a obesidade e a dislipidemia. Embora mais estudos sejam necessários para validar o papel da PNPLA3 no desenvolvimento da esteatose, esses dados, de maneira geral, suportam a hipótese de que a PNPLA3 poderia ser um parâmetro útil para avaliar o risco de progressão da DHGNA[37,38].

GENES PRÓ-INFLAMATÓRIOS OU QUE PROMOVEM O ESTRESSE OXIDATIVO

Fator de necrose tumoral alfa (TNFα)

O TNFα é uma citocina pró-inflamatória que, devido a sua capacidade de induzir apoptose e RI, em condições de estresse oxidativo, representa forte candidato na mediação da lesão hepática. Evidências crescentes sugerem que o TNFα está envolvido na patogênese e progressão de doenças hepáticas de diferentes etiologias. Tem sido demonstrado que polimorfismos no TNFα influenciam a suscetibilidade a várias doenças, incluindo a fase inicial da DHGNA e também a transição para a EHNA e para estágios mais avançados, como a fibrose. Dois polimorfismos na região promotora do TNFα têm sido estudados extensivamente: um na posição 308 (alelo TNF2) e outro na posição 238 (alelo TNFA). O alelo TNF2 está associado ao aumento da expressão constitutiva e induzível do TNFα. Dados conflitantes têm sido registrados no alelo TNFA, mas a maioria dos pesquisadores acredita que esse alelo esteja associado ao aumento da liberação dessa citocina. Dados conflitantes têm sido registrados na associação de polimorfismos no gene do TNFα com concentrações séricas de insulina, índice de RI, porcentagem de gordura corporal e DM2. Estudo mostra que a prevalência do polimorfismo TNFα -238 foi maior em pacientes italianos com DHGNA que nos controles, e polimorfismos no gene do TNFα foram associados com a RI, a função das células beta do pâncreas e EHNA. Um estudo espanhol mostrou que o alelo TNFA está associado com maior risco de desenvolvimento de cirrose em indivíduos etilistas. Em contraste, estudo chinês avaliou de forma prospectiva pacientes com histologia comprovada de DHGNA e demonstrou que os polimorfismos no gene do TNFα não foram associados com a presença de esteatose nem com a gravidade da doença. Meta-análise de 8 estudos avaliou polimorfismos no gene do TNFα e confirmou a associação do polimorfismo -238 com a DHGNA, no entanto, o polimorfismo -308 não foi identificado como um fator de suscetibilidade. O papel dos polimorfismos do TNFα ainda não está esclarecido[39-41].

Interleucina-6 (IL-6)

A IL-6 é uma citocina pleiotrópica expressa em várias células inflamatórias em resposta a diferentes tipos de estímulos. Está envolvida na regulação de diversos processos celulares, incluindo proliferação e diferenciação, e desempenha papel importante na resposta inflamatória de fase aguda e no controle do equilíbrio entre vias pró e anti-

-inflamatórias. A inflamação é bem definida como o segundo *hit* no desenvolvimento da EHNA. Estudos têm demonstrado que as concentrações de IL-6 circulantes estão aumentadas em indivíduos obesos e com DM2, podendo ser implicadas na patogênese e no agravo da DHGNA. No entanto, a associação da RI aos polimorfismos específicos no gene da IL-6 ainda é controverso, provavelmente devido às diferenças populacionais específicas na predisposição para a DM2 e RI. Tem sido relatado que o polimorfismo –174 na região promotora do gene da IL-6 está relacionado à taxa de transcrição desse gene e, consequentemente, com o controle da concentração de IL-6 circulante. Foram identificados dois fenótipos para esse polimorfismo: o fenótipo de alta produção dessa citocina, incluindo os genótipos –174 G/G e o –174 G/C, caracterizado por elevadas concentrações de IL-6 circulante; e o fenótipo de baixa produção, incluindo o genótipo –174C/C. Estudos populacionais genéticos mostraram que existem diferenças étnicas na frequência do alelo G, com frequências mais altas em não caucasianos do que em populações caucasianas. O papel do polimorfismo –174 G/C na DHGNA ainda é questionável. Estudo demonstrou que a variante –174C foi significativamente mais prevalente na DHGNA do que em indivíduos saudáveis e foi associada ao aumento da insulina de jejum e do HOMA-IR. Esse estudo também demonstrou que o polimorfismo –174 G/C é um fator preditor independente de DHGNA e EHNA. No entanto, esse estudo considerou um número limitado de pacientes com DHGNA, dos quais apenas metade tinha biópsia hepática. Esse achado está em contraste com outros estudos que demonstraram que a variante –174G está associada a anormalidades lipídicas e ao diabetes em caucasianos e índios Pima e que seja improvável que o alelo –174C desempenhe algum papel no desenvolvimento do DM2 na população chinesa estudada[42].

Toll-like receptor 4 (TLR4)

O TLR4 é um receptor transmembrana que desempenha papel importante na imunidade inata estimulando resposta inflamatória a seus principais ligantes, os lipopolissacárides (LPS). Atua por meio de proteínas adaptadoras, incluindo o fator de diferenciação mieloide 88 (MyD88), ativando efetores a jusante, que incluem o fator nuclear κB (NF-κB), uma proteína quinase ativada por mitógeno e a fosfatidilinositol 3-quinase (PI3K). Essas vias regulam a expressão de citocinas pró-inflamatórias e genes que controlam a sobrevida e a apoptose celular. No fígado, a sinalização de TLR4 contribui para a inflamação e lesão hepática em diversas etiologias, incluindo a DHGNA. O polimorfismo T399I (1196C > T) no gene *TLR4* emergiu conferindo proteção de progressão para fibrose juntamente com o polimorfismo D229G (896A>G), altamente co-segregado. O TLR4 T399I e D299G são dois polimorfismos comuns, não sinônimos e altamente ligados dentro do domínio extracelular da proteína TLR4, que podem afetar a força de interação com agonistas e/ou também com co-receptores. Estudo recente demonstrou que os polimorfismos D229G e T399I no gene do TLR4 que estão associados com a proteção da fibrose hepática reduziram a sinalização inflamatória e fibrogênica mediada pelo TLR4 e diminuiu o limiar apoptótico das células estreladas hepáticas ativadas (CEH), sugerindo papel importante para o TLR4 na sinalização da regulação da ativação de CEHs[43,44].

Glutamate-cystein ligase (GCLC)

O gene *GCLC* codifica a subunidade do heterodímero da glutamatocisteína ligase (γ-GCL), a primeira enzima na formação de glutation (GSH), importante antioxidante endógeno. O polimorfismo -129 C/T na região promotora do gene *GCLC* resulta na diminuição de 50-60% na atividade promotora do gene *GCLC* em comparação com a base C. Esse polimorfismo foi identificado como um fator de risco significante para infarto do miocárdio em uma população japonesa, independente dos fatores de riscos coronarianos, provavelmente por meio da supressão da indução do gene *GCLC* em resposta a estímulos oxidantes. Estudo realizado pelo nosso grupo demonstrou que a frequência de EHNA foi significantemente maior entre pacientes que apresentavam os genótipos CT+TT, quando comparados com pacientes com genótipo CC, e que a presença de pelo menos um alelo T no polimorfismo -129 C/T no gene *GCLC* foi independentemente associado à EHNA. No entanto, outro estudo recente não encontrou diferenças significativas nesse polimorfismo entre pacientes com DHGNA e indivíduos controle. Outros estudos envolvendo população maior são necessários para confirmar essas informações[21,45].

PRÓ-FIBROGÊNICOS

Fator de transformação do crescimento beta 1 (TGF-β1)

O TGF-β1 é uma proteína reguladora multifuncional do crescimento e diferenciação celular que influencia a produção de proteínas de matriz extracelular. Considerada uma citocina pró-fibrogênica, contribui para a ativação de CEHs, mediando a fibrose hepática. Vários sítios polimórficos foram descritos dentro do gene do TGF-β1. Um polimorfismo no códon 25 codifica a substituição Arg25Pro, modula a produção de TGF-β1 *in vitro* e ocorre dentro de uma sequência de sinais de peptídeos que é clivada a partir da proteína TGF-β1 ativa. Indivíduos com o genótipo homozigoto Arg/Arg produzem substancialmente mais TGF-β1 do que os indivíduos com o genótipo Arg/Pro. Estudo realizado em pacientes com hepatite C crônica com o genótipo Arg/Arg foram mais propensos a ter mais fibrose em comparação aos indivíduos com os genótipos Arg/Pro ou Pro/Pro. Além disso, o genótipo pró-fibrótico Arg/Arg foi mais frequente em pacientes com hipertensão quando comparados aos controles normotensos. Na fibrose renal e cardíaca, a produção de TGF-β1 é desencadeada pela angiotensina II (AII), principal molécula efetora do sistema renina-angiotensina (RAS). Dados recentes indicam que a AII pode aumentar o acúmulo de matriz extracelular. Estudo realizado em pacientes australianos com hepatite C crônica demonstrou que o polimorfismo AT-6G>A na região promotora do gene da angiotensina afeta a taxa de transcrição basal do gene, levando ao aumento da produção de AII, e está associado à progressão da fibrose hepática. A hipertensão arterial sistêmica e a ativação do RAS em pacientes com obesidade grave é um importante preditor de EHNA, fibrose em zona 3, fibrose portal e fibrose grave. Além disso, indivíduos obesos que herdam os dois genótipos pró-fibróticos apresentam aumento significativo do risco de desenvolverem fibrose hepática avançada[41,46,47].

Kruppel-like factor 6 (KLF6)

O KLF6 pertence à família de fatores de transcrição *Kruppel-like* e é conhecido por desempenhar papéis diferentes na diferenciação, desenvolvimento, crescimento celular, angiogênese e apoptose. É precocemente expresso em CEHs ativadas após a lesão do fígado. Sabe-se que o KLF6 regula genes importantes no processo de fibrose, como colágeno I, TGF-β1, e os receptores I e II do TGF-β1, e que sua expressão está aumentada em um modelo de rato para EHNA, o que o torna um gene candidato de interesse no estudo da gravidade da fibrose na EHNA em humanos. Está descrito um polimorfismo funcional, KLF6-IVS-27G>A, que afeta o *splicing* do RNAm do gene *KLF6*, que leva à inativação de sua função. Três populações europeias de indivíduos com DHGNA foram utilizadas para demonstrar que pacientes que apresentam esse polimorfismo têm fibrose reduzida em comparação com os pacientes homozigotos para o alelo selvagem[48,49].

CONSIDERAÇÕES FINAIS

A maioria dos estudos de associação familiar que avaliam a função de polimorfismos genéticos na progressão da DHGNA apresenta resultados contraditórios. Essas discrepâncias podem ser, pelo menos em parte, relacionadas às diferentes etnias. Os estudos para determinar o desenvolvimento e evolução da doença em diferentes populações étnicas demonstram que a prevalência de esteatose em indivíduos afroamericanos é muito menor em comparação com indivíduos brancos hispânicos ou não hispânicos, sugerindo o envolvimento de fatores adicionais, além daqueles associados à síndrome metabólica. Às vezes, os estudos de polimorfismos estão sujeitos a inconvenientes inerentes ao método e ao desenho do estudo e, portanto, devem ser avaliados cautelosamente. A complexidade e as limitações dos estudos genéticos na DHGNA evidenciam que o fenótipo da doença é complexo para ser definido exatamente, e que os critérios diagnósticos são aplicados de forma diferente entre os estudos. Evidências reforçam a hipótese de que fatores genéticos estão envolvidos na predisposição à DHGNA e, assim, deve-se ressaltar a natureza poligênica da doença como um fator limitante nesses estudos. No entanto, os alelos polimórficos relacionados ao aumento da esteatose hepática parecem estar associados a vários fenótipos, incluindo diferentes combinações de aumento ou diminuição dos parâmetros bioquímicos e clínicos. Semelhanças no padrão dos efeitos pleiotrópicos sobre outras características podem proporcionar novos conhecimentos sobre o agrupamento funcional dos genes que essas variantes produzem. Com base nos estudos existentes, é evidente que se quisermos descobrir associações genéticas e ambientais robustas o suficiente para direcionarmos o tratamento e traçarmos estratégias de prevenção específicas serão necessários estudos que examinem a suscetibilidade da DHGNA em um número de indivíduos consideravelrnente maior do que os avaliados até o momento. Esses estudos dependem de um grande número de casos e controles bem fenotipados e certamente requerem a colaboração nacional e internacional.

REFERÊNCIAS

1. Anstee QM, Day CP. The genetics of NAFLD. Nat Rev Gastroenterol Hepatol. 2013;10(11):645-55.
2. Anstee QM, Targher G, Day CP. Progression of NAFLD to diabetes mellitus, cardiovascular disease or cirrhosis. Nat Rev Gastroenterol Hepatol. 2013;10(6):330-44.
3. Struben VM, Hespenheide EE, Caldwell SH. Nonalcoholic steatohepatitis and cryptogenic cirrhosis within kindreds. Am J Med. 2000;108(1):9-13.
4. Willner IR, Waters B, Patil SR, Reuben A, Morelli J, Riely CA. Ninety patients with nonalcoholic steatohepatitis: insulin resistance, familial tendency, and severity of disease. Am J Gastroenterol. 2001;96(10):2957-61.
5. Schwimmer JB, Celedon MA, Lavine JE, Salem R, Campbell N, Schork NJ, et al. Heritability of nonalcoholic fatty liver disease. Gastroenterology. 2009;136(5):1585-92.
6. Browning JD, Szczepaniak LS, Dobbins R, Nuremberg P, Cohen JC, Grundy SM, et al. Prevalence of hepatic steatosis in an urban population in the United States: impact of ethnicity. Hepatology. 2004;40(6):1387-95.
7. Weston SR, Leyden W, Murphy R, Bass NM, Bell BP, Manos MM, et al. Racial and ethnic distribution of nonalcoholic fatty liver in persons with newly diagnosed chronic liver disease. Hepatology. 2005;41(2):372-9.
8. Guerrero R, Vega GL, Grundy SM, Browning JD. Ethnic differences in hepatic steatosis: an insulin resistance paradox? Hepatology. 2009;49(3):791-801.
9. Grant GM, Chandhoke V, Younossi ZM. Specifis disorders associated with NAFLD. In: Farell GC, George J, Hall PdlM, McCullough AJ(eds). Fatty liver disease NASH andrelated disorders. Massachusetts, USA: Blackwell Publishing Ltd; 2005. p. 249-62.
10. McCullough AJ. Pathophysiology of nonalcoholic steatohepatitis. J Clin Gastroenterol. 2006;40 Suppl 1:S17-29.
11. Clark JM, Brancati FL, Diehl AM. Nonalcoholic fatty liver disease. Gastroenterology. 2002; 122(6):1649-57.
12. Nagle CA, Klett EL, Coleman RA. Hepatic triacylglycerol accumulation and insulin resistance. J Lipid Res. 2009;50 Suppl:S74-9.
13. Byrne CD, Olufadi R, Bruce KD, Cagampang FR, Ahmed MH. Metabolic disturbances in non-alcoholic fatty liver disease. Clin Sci (Lond). 2009;116(7):539-64.
14. Day CP, James OF. Steatohepatitis: a tale of two "hits"? Gastroenterology. 1998;114(4): 842-5.
15. Feldstein AE. Novel insights into the pathophysiology of nonalcoholic fatty liver disease. Semin Liver Dis. 2010;30(4):391-401.
16. Koek GH, Liedorp PR, Bast A. The role of oxidative stress in non-alcoholic steatohepatitis. Clin Chim Acta. 2011;412(15-16):1297-305.
17. Albano E, Mottaran E, Vidali M, Reale G, Sakrena S, Occhino G, Burt AD, et al. Immune response towards lipid peroxidation products as a predictor of progression of non-alcoholic fatty liver disease to advanced fibrosis. Gut. 2005;54(7):987-93.

18. Oliveira CP, da Costa Gayotto LC, Tatai C, Della Bina BI, Janiszewshi M, Lima ES, et al. Oxidative stress in the pathogenesis of nonalcoholic fatty liver disease, in rats fed with a choline-deficient diet. J Cell Mol Med. 2002;6(3):399-406.
19. Zamara E, Novo E, Marra F, Gentilini A, Romanelli RG, Caligiuri A, et al. 4-Hydroxynonenal as a selective pro-fibrogenic stimulus for activated human hepatic stellate cells. J Hepatol. 2004; 40(1):60-8.
20. Gambino R, Cassader M, Pagano G, Durazzo M, Musso G. Polymorphism in microsomal triglyceride transfer protein: a link between liver disease and atherogenic postprandial lipid profile in NASH? Hepatology. 2007;45(5):1097-107.
21. Oliveira CP, Stefano JT, Cavaleiro AM, Zanella Fortes MA, Vieira SM, Rodrigues Lima VM, et al. Association of polymorphisms of glutamate-cystein ligase and microsomal triglyceride transfer protein genes in non-alcoholic fatty liver disease. J Gastroenterol Hepatol. 2010;25(2):357-61.
22. Sazci A, Akpinar G, Aygun C, Ergul E, Senturk O, Hulagu S. Association of apolipoprotein E polymorphisms in patients with non-alcoholic steatohepatitis. Dig Dis Sci. 2008;53(12):3218-24.
23. Demirag MD, Onen HI, Karaoguz MY, Dogan I, Karakan T, Ekmekci A, et al. Apolipoprotein E gene polymorphism in nonalcoholic fatty liver disease. Dig Dis Sci. 2007;52(12):3399-403.
24. Petersen KF, Dufour S, Hariri A, Nelson-Williams C, Foo JN, Zhang XM, et al. Apolipoprotein C3 gene variants in nonalcoholic fatty liver disease. N Engl J Med. 2010;362(12):1082-9.
25. Kozlitina J, Boerwinkle E, Cohen JC, Hobbs HH. Dissociation between APOC3 variants, hepatic triglyceride content and insulin resistance. Hepatology. 2011;53(2):467-74.
26. Stienstra R, Saudale F, Duval C, Keshtkan S, Grener JG, vanRooijen N, et al. Kupffer cells promote hepatic steatosis via interleukin-1beta-dependent suppression of peroxisome proliferator-activated receptor alpha activity. Hepatology. 2010;51(2):511-22.
27. Chen S, Li Y, Li S, Yu C. A Val227Ala substitution in the peroxisome proliferator activated receptor alpha (PPAR alpha) gene associated with non-alcoholic fatty liver disease and decreased waist circumference and waist-to-hip ratio. J Gastroenterol Hepatol. 2008;23(9):1415-8.
28. Yamakawa-Kobayashi K, Ishiguro H, Arinami T, Miyazaki R, Hamaguchi H. A Val227Ala polymorphism in the peroxisome proliferator activated receptor alpha (PPARalpha) gene is associated with variations in serum lipid levels. J Med Genet. 2002;39(3):189-91.
29. Dongiovanni P, Rametta R, Fracanzani AL, Benedan L, Berroni V, Maggioni P, et al. Lack of association between peroxisome proliferator-activated receptors alpha and gamma2 polymorphisms and progressive liver damage in patients with non-alcoholic fatty liver disease: a case control study. BMC Gastroenterol. 2010;10:102.
30. Tönjes A, Scholz M, Loeffler M, Stumvoll M. Association of Pro12Ala polymorphism in peroxisome proliferator-activated receptor gamma with pre-diabetic phenotypes: meta-analysis of 57 studies on nondiabetic individuals. Diabetes Care. 2006;29(11):2489-97.
31. Rey JW, Noetel A, Hardt A, Canbay A, Alakus H, Zur Hausen A, et al. Pro12Ala polymorphism of the peroxisome proliferator-activated receptor γ2 in patients with fatty liver diseases. World J Gastroenterol. 2010;16(46):5830-7.
32. Gawrieh S, Marion MC, Komorowski R, Wallace G, Charlton M, Kissebach A, et al. Genetic variation in the peroxisome proliferator activated receptor-gamma gene is associated with histologically advanced NAFLD. Dig Dis Sci. 2012;57(4):952-7.
33. Song J, da Costa KA, Fischer LM, Kolmeier M, Kwock L, et al. Polymorphism of the PEMT gene and susceptibility to nonalcoholic fatty liver disease (NAFLD). FASEB J. 2005;19(10):1266-71.
34. Dong H, Wang J, Li C, Hirose A, Nozaki Y, Takahashi M, et al. The phosphatidylethanolamine N-methyltransferase gene V175M single nucleotide polymorphism confers the susceptibility to NASH in Japanese population. J Hepatol. 2007;46(5):915-20.

35. Jun DW, Han JH, Jang EC, Kim SH, Jo YS, et al. Polymorphisms of microsomal triglyceride transfer protein gene and phosphatidylethanolamine N-methyltransferase gene in alcoholic and nonalcoholic fatty liver disease in Koreans. Eur J Gastroenterol Hepatol. 2009;21(6):667-72.
36. Romeo S, Cohen JC, Hobbs HH. No association between polymorphism in PEMT (V175M) and hepatic triglyceride content in the Dallas Heart Study. FASEB J. 2006;20(12):2180.
37. Romeo S, Kozlitina J, Xing C, Pertsemlidis A, Cox D, Penacchio LA, Boerwinkle E, et al. Genetic variation in PNPLA3 confers susceptibility to nonalcoholic fatty liver disease. Nat Genet. 2008;40(12):1461-5.
38. Sookoian S, Pirola CJ. Meta-analysis of the influence of I148M variant of patatin-like phospholipase domain containing 3 gene (PNPLA3) on the susceptibility and histological severity of nonalcoholic fatty liver disease. Hepatology. 2011;53(6):1883-94.
39. Wang JK, Feng ZW, Li YC, Li QY, Tao XY. Association of tumor necrosis factor-α gene promoter polymorphism at sites –308 and -238 with non-alcoholic fatty liver disease: a meta-analysis. J Gastroenterol Hepatol. 2012;27(4):670-6.
40. Zhou YJ, Li YY, Nie YQ, Yang H, Zhan Q, Huang J, et al. Influence of polygenetic polymorphisms on the susceptibility to non-alcoholic fatty liver disease of Chinese people. J Gastroenterol Hepatol. 2010;25(4):772-7.
41. Hu ZW, Luo HB, Xu YM, Guo JW, Deng XL, Tong YW, et al. Tumor necrosis factor--alpha gene promoter polymorphisms in Chinese patients with nonalcoholic fatty liver diseases. Acta Gastroenterol Belg. 2009;72(2):215-21.
42. Giannitrapani L, Soresi M, Balasus D, Licata A, Montalto G. Genetic association of interleukin-6 polymorphism (–174 G/C) with chronic liver diseases and hepatocellular carcinoma. World J Gastroenterol. 2013;19:2449-55.
43. Rallabhandi P, Bell J, Boukhvalova MS, Medvedev A, Rorenz E, Arditi M, et al. Analysis of TLR4 polymorphic variants: new insights into TLR4/MD-2/CD14 stoichiometry, structure, and signaling. J Immunol. 2006;177(1):322-32.
44. Guo J, Loke J, Zheng F, Hong F, Yea S, Fukata M, et al. Functional linkage of cirrhosis-predictive single nucleotide polymorphisms of Toll-like receptor 4 to hepatic stellate cell responses. Hepatology. 2009;49(3):960-8.
45. Hashemi M, Hoseini H, Yaghmaei P, Moazeni-Roodi A, Bahari A, Hashemzehi N, et al. Association of polymorphisms in glutamate-cysteine ligase catalytic subunit and microsomal triglyceride transfer protein genes with nonalcoholic fatty liver disease. DNA Cell Biol. 2011;30(8):569-75.
46. Tokushige K, Takakura M, Tsuchiya-Matsushita N, Taniai M, Hashimoto E, Shiratori K. Influence of TNF gene polymorphisms in Japanese patients with NASH and simple steatosis. J Hepatol. 2007;46(6):1104-10.
47. Valenti L, Fracanzani AL, Dongiovanni P, Santorelli G, Branchi A, Taioli E, et al. Tumor necrosis factor alpha promoter polymorphisms and insulin resistance in nonalcoholic fatty liver disease. Gastroenterology. 2002;122(2):274-80.
48. Miele L, Beale G, Patman G, Nobeli V, Leathart J, Grieco A, et al. The Kruppel-like factor 6 genotype is associated with fibrosis in nonalcoholic fatty liver disease. Gastroenterology. 2008; 135(1):282-91.e1.
49. Dongiovanni P, Anstee QM, Valenti L. Genetic predisposition in NAFLD and NASH: impact on severity of liver disease and response to treatment. Curr Pharm Des. 2013;19(29):5219-38.

Capítulo 27

Colestase Intra-hepática Familiar Progressiva

Irene Kazue Miura

A formação e a secreção de bile são fundamentais para a manutenção da função hepática normal. A bile é composta por uma mistura complexa de constituintes endógenos, incluindo ácidos biliares, bilirrubina, fosfolipídios, colesterol, aminoácidos, esteroides, enzimas, porfirinas, vitaminas e metais pesados e exógenos, tais como drogas, xenobióticos e toxinas ambientais. É produzida no hepatócito e secretada no sistema biliar. Após a ingestão alimentar, a bile, sob a forma de micelas mistas de sais biliares e fosfolipídios é liberada no duodeno onde sua propriedade detergente age solubilizando lipídios, auxiliando sua absorção intestinal. Existem mecanismos de transporte específicos para cada componente da bile e defeitos em muitos desses sistemas de transporte podem levar à doença hepática hereditária[1].

A colestase intra-hepática familiar progressiva (PFIC) constitui um grupo heterogêneo de doenças hereditárias do fígado associado à colestase hepatocelular na ausência de anormalidades estruturais hepatobiliares. Tem herança autossômica recessiva. Recentes estudos genéticos e moleculares permitiram a identificação de genes responsáveis pelos três tipos de PFIC que estão relacionados a mutações dos genes do sistema de transporte hepatocelular envolvidos na formação da bile. A PFIC1 é causada por mutações no gene *ATP8B* (ATPase 8B), anteriormente denominado de *FIC1* (*familial intrahepatic cholestasis 1*), que codifica um membro da família das ATPases tipo B responsável pelo transporte de aminofosfolipídios ATP dependente. A PFIC2 é causada por mutações no gene *ABCB11* (ATP – *binding cassette sub-family B member 11*), anteriormente denominado de *BSEP* (*bile salt export pump*), resultando em defeito na excreção canalicular de ácidos biliares ATP dependente. Na PFIC3 há defeito na excreção canalicular de fosfolipídios ATP dependente, resultante da mutação do gene *ABCB4* anteriormente denominada de *MDR3* (*multidrug resistance protein 3*)[1,2] (Figura 27.1)[3]. As síndromes clínicas decorrentes do defeito dos

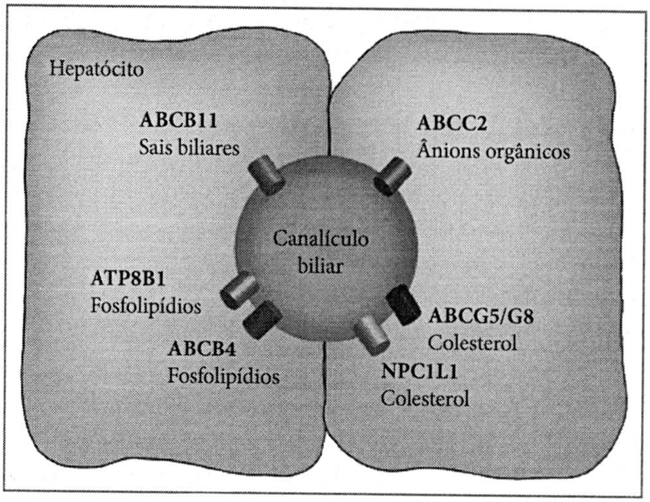

FIGURA 1 – Proteínas canaliculares envolvidas na formação de bile. Todas as proteínas ABC transportam solutos orgânicos ao lúmen canalicular. A proteína ATP8B1 transloca fosfolipídio do folheto externo para o interno na membrana canalicular dos hepatócitos. A proteína NPCIL1 transporta colesterol do lúmen de volta para o fígado[3].

QUADRO 27.1 – Colestases familiares intra-hepáticas.

Distúrbio	Gene	Síndromes clínicas
Deficiência de FIC1	*ATP8B1*	PFIC1, BRIC1 Colestase neonatal transitória Colestase intra-hepática da gravidez Colestase induzida por drogas Colestase familiar da ilha de Faroé Colestase familiar da Groenlândia
Deficiência de BSEP	*ABCB11*	PFIC2, BRIC2 Colestase neonatal transitória Colestase intra-hepática da gravidez Colestase induzida por drogas Hepatocarcinoma, colangiocarcinoma
Deficiência de MDR3	*ABCB4*	PFIC3 Colestase neonatal transitória Colestase intra-hepática da gravidez Colestase induzida por drogas Colelitíase associada a baixo fosfolipídio Cirrose biliar criptogênica

genes *ATP8B1*, *ABCB11* e *ABCB4* podem ser vistas no quadro 27.1. As principais diferenças entre os 3 tipos de PFIC podem ser observadas no quadro 27.2[3-6]. As colestases intra-hepáticas familiares progressivas correspondem a 10 a 15% das colestases da infância e 10 a 15% das indicações de transplante hepático. Têm herança autossômica recessiva e incidência estimada de 1:50.000 a 1:100.000 nascimentos. Apresenta distribuição universal e afeta igualmente ambos os sexos. PFIC1 e 2 correspondem a 60% dos casos[4].

QUADRO 27.2 – Colestase intra-hepática familiar progressiva[2,3,4,6,8,15].

	Tipo 1	Tipo 2	Tipo 3
Cromossomo	18q21-22	2q24	7q21
Gene	*ATP8B1/FIC1*	*ABCB11/BSEP*	*ABCB4/MDR3*
Proteína	FIC1	BSEP	MDR3
Localização	Membrana apical de quase todas as células epiteliais	Membrana canalicular do hepatócito	Membrana canalicular do hepatócito
Função	Translocação de aminofosfolipídios ATP-dependente; sinalização mediada pelo receptor farnesoide X; pode alterar função e estabilidade das proteínas de membranas	Transporte de ácidos biliares ATP-dependente	Translocação de fosfatidilcolina ATP-dependente
Fenótipo	Colestase progressiva, diarreia, pancreatite, broncoespasmo, déficit auditivo, baixa estatura, esteatorreia	Colestase rapidamente progressiva, baixa estatura, carcinoma hepatocelular, colangiocarcinoma	Colestase tardia, colelitíase
Prurido	Intenso	Muito intenso	Leve-moderado
GGT	Normal	Normal	Elevada
ALT	Pouco elevado	> 5× normal	Pouco elevado
Colesterol	Normal	Normal	Normal-elevado
Ácidos biliares	Muito elevados	Muito elevados	Elevados
Bile	Diminuição do ácido quenodeoxicólico	Diminuição dos ácidos biliares primários	Diminuição de fosfolipídios
Histologia	Colestase discreta; bile canalicular grosseira, granular à ME	Hepatite de células gigantes; bile canalicular amorfa à ME	Proliferação ductular; fibrose periportal; cirrose biliar
Tratamento	Diversão biliar, exclusão ileal, transplante hepático	Diversão biliar, transplante hepático	UDCA, transplante hepático
Complicações pós-transplante	Diarreia, pancreatite, esteatorreia, esteatose hepática, progressão para cirrose	Recorrência da doença	

UDCA = ácido ursodeoxicólico.

COLESTASE INTRA-HEPÁTICA FAMILIAR PROGRESSIVA DO TIPO 1 (PFIC1) – OMIM 211600

A PFIC1, a colestase intra-hepática recorrente benigna do tipo 1 (BRIC1), a colestase recorrente das ilhas Faroé e a colestase familiar da Groenlândia são causadas por defeitos no gene *ATP8B1*. A PFIC1 foi descrita pela primeira vez em 1965 por Clayton em descendentes diretos de Jacob Byler, da comunidade Amish americana, e foi denominado de doença de Byler. Doença similar em pacientes não descendentes de Amish é chamada de síndrome de Byler. Em 1998, Bull et al. descobriram que PFIC1 e BRIC1 têm mutações do mesmo gene[1,2].

A incidência ao nascimento ou prevalência da PFC1 é desconhecida. A incidência pode ser estimada em cerca de 1/100.000 a 1/1.000.000 nascimentos. A prevalência é desconhecida, porém a doença é universal[7].

Pacientes com PFIC1 iniciam a doença geralmente no primeiro ano de vida com prurido intenso que pode levar a escoriações e mesmo automutilação; a ausência de icterícia pode levar à confusão com doença dermatológica. A doença geralmente evolui gradualmente para cirrose na segunda década de vida. Outras manifestações incluem colelitíase, complicações decorrentes da má absorção de vitaminas lipossolúveis, sintomas respiratórios como tosse e broncoespasmo, atraso do desenvolvimento, diarreia crônica, epistaxe, pancreatite, colecistite, déficit auditivo neurossensorial, atraso no desenvolvimento sexual e amenorreia. As manifestações extra-hepáticas podem ser explicadas pela ampla distribuição tecidual da expressão de ATP8B1 e algumas delas podem piorar após o transplante hepático, tais como diarreia, esteato-hepatite. A esteatose é vista somente após o transplante de fígado e pode ser progressiva, levando à cirrose[1,2,5].

A forma benigna da deficiência de ATP8B1, BRIC1, foi descrita pela primeira vez em 1959. Caracteriza-se por episódios recorrentes de colestase com prurido intenso. A idade de apresentação é variável (1 a 50 anos), assim como a frequência e a duração dos episódios de colestase (1 a 18 meses). Os pacientes podem apresentar fadiga, anorexia, esteatorreia, colúria, perda de peso. Progressão para cirrose é muito rara.

Laboratorialmente, a PFIC1 e o BRIC1 cursam com gamaglutamiltransferase (GGT) normal ou baixa e colesterol normal ou pouco aumentado, mesmo na presença de colestase intensa. Na PFIC1, estudos imuno-histoquímicos mostram que algumas proteínas canaliculares, incluindo GGT e antígeno carcinoembriônico, expressam-se pouco no canalículo. A hiperbilirrubinemia direta é discreta, as aminotransferases estão pouco elevadas. Ocasionalmente ocorre aumento das concentrações de sódio e cloro no suor na ausência de insuficiência pancreática. A concentração de ácidos biliares totais séricos está muito aumentada com a relação a conjugados de ácido quenodeoxicólico/ácido cólico elevada. A concentração biliar de ácidos biliares totais está geralmente baixa, com predomínio de conjugados de ácido cólico. Esses achados sugerem defeito na excreção biliar, principalmente dos conjugados de ácido quenodeoxicólico[1,2].

A histologia hepática varia com a idade. Na fase precoce da doença, observa-se colestase canalicular e hepatocelular discreta e alguma transformação pseudoacinar. Pode ocorrer mínima transformação gigantocelular e balonização de hepatócitos. A lesão de ducto biliar é discreta nas crianças pequenas, podendo ser mais proeminente mais tardiamente, levando à ductopenia. A fibrose aparece precocemente, podendo evoluir para cirrose. A microscopia eletrônica mostra bile grosseira, particulada, comumente denominada de bile de Byler (Figura 27.2)[8]. Em alguns casos, vesículas agregadas de material membranoso são observadas. A bile fica retida nos hepatócitos e nas células de Kupffer, principalmente na região periportal. O ectoplasma pericanalicular apresenta-se frequentemente espessado. Essas alterações são altamente sugestivas, porém não específicas de PFIC1[1].

Análise de ligação gênica no BRIC e na doença de Byler indicou que o mesmo gene mapeado no cromossomo 18q21 estava envolvido em ambas as doenças. Análise de ligação refinada e sequenciamento do gene levaram à descoberta de que defeitos na ATPase do tipo B (FIC1 ou ATP8B1) são responsáveis pela doença FIC1[1,2,4,5]. *ATP8B1* contém 28 éxons e a proteína FIC1 tem 1.251 resíduos de aminoácidos e 10 domínios típicos de ATPase do tipo B. O estudo das mutações em 180 famílias com PFIC1 e 50 famílias com BRIC1 identificaram 54 mutações distintas: 10 *disrupt splicing*, 6 mutações *nonsense*, 11 pequenas inserções ou deleções que induzem *frameshift*, 1 grande deleção genômica, 2 pequenas deleções *inframe* e 24 mutações *missense*. As mutações do *ATP8B1*

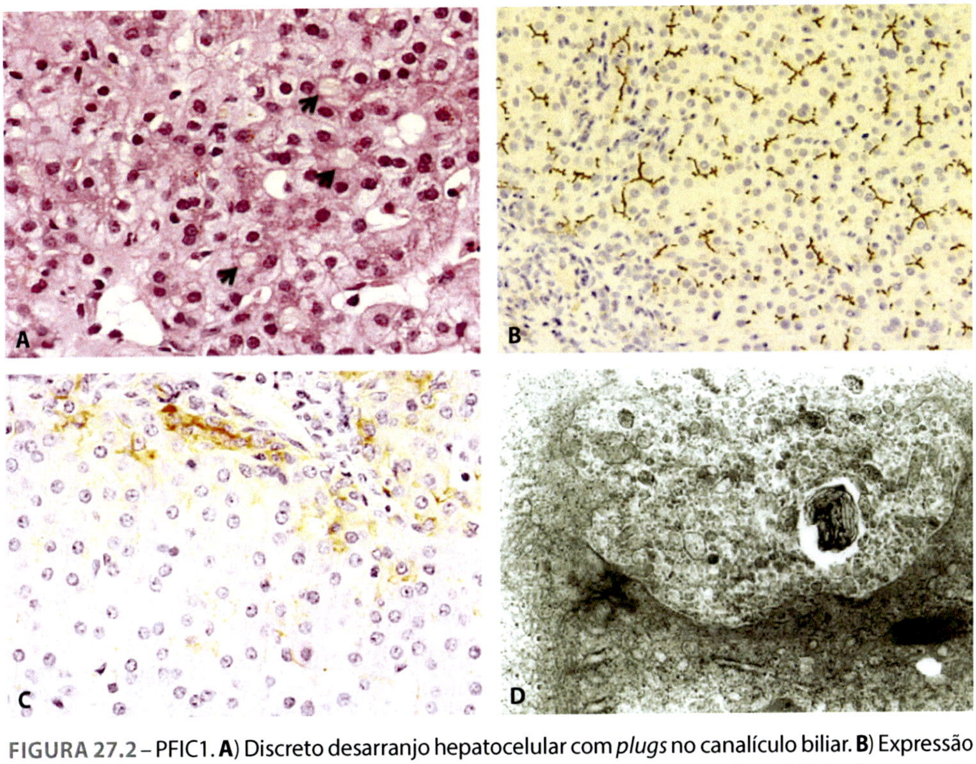

FIGURA 27.2 – PFIC1. **A**) Discreto desarranjo hepatocelular com *plugs* no canalículo biliar. **B**) Expressão canalicular de BSEP utilizando anticorpo anti-BSEP cromógeno diaminobezidina. **C**) Falta de expressão canalicular de GGT. **D**) Ausência de microvilo canalicular distendido pelo conteúdo granular grosseiro (bile de Byler)[8].

foram encontradas em 30% das famílias com PFIC e 41% com BRIC. A maioria das mutações foi rara, ocorrendo em 1 a 3 famílias, ou era limitada a populações específicas. Heterozigotos compostos foram comuns: 9 em 39 com PFIC1 e 12 de 20 com BRIC1[9]. Houve correlação entre o tipo de mutação e a gravidade clínica. BRIC seria resultado de mutações funcionalmente menos graves. As mutações *missense* foram mais comuns em BRIC1 (58% *versus* 38% em PFIC1), enquanto as mutações *nonsense, frameshifting* e de grandes deleções foram mais comuns em PFIC1 (41% *versus* 16% em BRIC1). A mutação I661T homozigota ou composto heterozigoto, frequente em pacientes europeus, foi encontrada em 14 de 16 pacientes com BRIC1. Mutações *nonsense* no terminal 5' da região de codificação do gene *ATP8B1* estão tipicamente associadas com doença grave, enquanto as do terminal 3' estão associadas com doença menos grave e intermitente[9]. Atualmente, mais de 80 mutações foram descritas[5]. As mutações do *ATP8B1* podem ser encontradas no banco de dados *NHLBI ESP Exome Variant Server* (http://evs.gs.washington.edu/EVS/)[7]. Ensaio funcional que avalia a sinalização pelo receptor nuclear farnesoide X (FXR) sugere que a gravidade da doença se correlaciona com a função de FIC1. Aqueles com mutante FIC1 do tipo BRIC têm como alvo a membrana plasmática reduzida e que pode ser parcialmente corrigida por chaperonas químicas[2].

Do ponto de vista fisiopatológico, observações em pacientes e estudos experimentais mostram na PFIC1 anormalidades na circulação êntero-hepática de ácidos biliares e sua excreção canalicular hepática reduzida. Resposta clínica à diversão biliar parcial ou exclusão ileal indica que pode ocorrer aumento da reabsorção intestinal de ácido biliar nessa doença. O camundongo Byler (Atp8b1G308V/G308V) expressa mRNA para FIC1, mas não a proteína e, paradoxalmente, o fluxo biliar e a excreção hepática de sais biliares estão aumentados. A administração de colato nesses animais exacerbou a doença, sugerindo que a regulação anormal da homeostase do ácido biliar participa da patogênese na PFIC1[2].

No modelo animal Byler, o déficit auditivo desenvolve-se com a idade: a proteína FIC1 é produzida pelas células ciliadas do órgão de Corti e esse vai se degenerando no camundongo Byler. A lesão pulmonar induzida por bactérias piora no camundongo Byler e correlaciona-se com o clareamento da cardiolipina do fluido pulmonar[2].

Até o momento, o exato mecanismo fisiopatológico molecular do FIC1 é desconhecido. Com base em análises de sequência e homologia, presume-se que o FIC1 é uma ATPase do tipo B que funciona como translocador de aminofosfolipídios, transferindo-os da membrana celular externa para o hemifolheto interno, mantendo sua distribuição adequada assimétrica. Co-expressão da proteína acessória CDC50A ou CDC50B aumenta e pode ser essencial para a atividade translocadora de fosfolipídios do FIC1. A composição lipídica em dupla camada pode influir na atividade integral das membranas proteicas e aumentar a suscetibilidade dessas aos efeitos detergentes da bile. A depleção de colesterol que ocorre na membrana canalicular deficiente em FIC1 está associada à menor função BSEP e leva à colestase (Figura 27.3)[3]. Em um modelo experimental, o efeito deletério da perda de função do *ABCB4* é parcialmente restaurado pela superimposição da disfunção de *ATP8B1*.

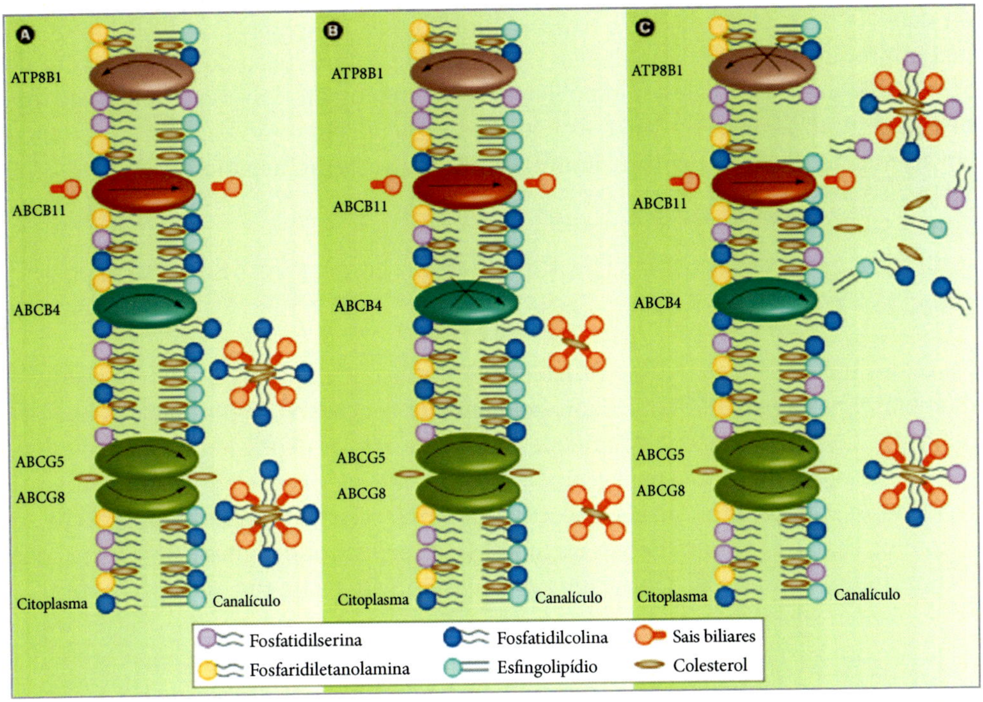

FIGURA 27.3 – Secreção de lipídios biliares na membrana canalicular. **A**) Indivíduos normais: ABCB11 secreta sais biliares; ABCB4, fosfatidilcolina (PC); e ABCG5-ABCG8, colesterol na bile. A assimetria de fosfolipídios na membrana dupla, onde fosfatidilserina, (PS) fosfatidiletanolamina e PC ficam no folheto interno, e esfingolipídios, colesterol e PC ficam no folheto externo, torna a membrana canalicular resistente aos sais biliares. A extração de fosfatidilcolina do folheto externo pelos sais biliares permite que a PS mova para o folheto externo. Entretanto, a proteína ATP8B1 transloca a PS de volta para o folheto interno e mantém a membrana dupla em estado líquido. **B**) PFIC3: mutações do ABCB4 diminuem a secreção biliar de PC, tornando a membrana canalicular mais vulnerável à solubilização pelos sais biliares, pois esses, sob a forma simples sem PC, têm maior atividade detergente do que as micelas mistas de sais biliares. **C**) PFIC1: as mutações do ATP8B1 levam ao acúmulo de PS no folheto externo, tornando a membrana canalicular suscetível à lesão pelos sais biliares. Esses também extraem PS e colesterol da membrana canalicular. Alterações na composição lipídica da membrana, especialmente redução do colesterol, impede o fluxo biliar e leva à colestase[3].

A proteína FIC1 é produzida na membrana canalicular do hepatócito e na membrana apical do epitélio dos ductos biliares e enterócitos. É abundante em todo o trato gastrintestinal, do estômago ao cólon, e aparece também no pâncreas[1,2,4,5].

Outra hipótese para a patogênese da doença de Byler é a suposição de que a expressão de ATP8B1 pode influenciar a modificação pós-translação do FXR, levando ao aumento da sua localização nuclear e da atividade de transcrição. O FXR produz uma proteína nuclear que regula a resposta do ácido biliar a uma variedade de genes envolvidos na sua biossíntese e transporte. Regula positivamente a expressão de BSEP e negativamente a expressão apical do transportador de ácido biliar dependente de sódio do íleo. Na deficiência de FIC1 haveria diminuição da atividade de FXR levando à menor produção de BSEP canalicular e ao aumento da produção do transportador de ácido biliar dependente de sódio no íleo; consequentemente, haveria aumento da reabsorção intestinal de ácido biliar acoplado à sua menor excreção hepática, resultando em acentuada hipercolanemia e diminuição da sua excreção hepática.

COLESTASE INTRA-HEPÁTICA FAMILIAR PROGRESSIVA DO TIPO 2 (PFIC2) – OMIM 601847

Os ácidos biliares sintetizados e reciclados são transportados dos hepatócitos através da membrana canalicular contra um gradiente de concentração por uma bomba dependente de ATP. Essa etapa é limitante para o fluxo biliar dependente de ácido biliar. O transportador, codificado pelo gene *ABCB11*, é conhecido como *BSEP* e contém 1.321 resíduos de aminoácidos, massa molecular de cerca de 160kDa e tem topologia de 12 domínios, região genômica de 108 quilobases e 27 éxons codificantes e um éxon 5' não traduzido. A sequência do DNA complementar do ABCB11 e sua estrutura genômica estão disponíveis no banco de dados *NHLBI ESP Exome Variant Server* (http://www.ncbi.nlm.nih.gov/). Essa proteína transporta ácidos biliares monovalentes com alta afinidade. A expressão de *ABCB11* é regulada pelo FXR, o qual é ativado pelos ácidos biliares. O BSEP é um membro da família B da superfamília de transportadores cassete ligadores de ATP (ABC) e expressa-se primariamente no fígado. Mutações do gene *ABCB11*, mapeado no cromossomo 2q24, são responsáveis pela PFIC2 e BRIC2. Variantes do ABCB11 estão associadas com colestase induzida por drogas e alguns casos de colestase da gravidez e colestase neonatal transitória.

A prevalência na população de PFIC2 é desconhecida, porém estima-se que seja ao redor de 1/100.000 nascimentos[10]. A incidência estimada na Europa Ocidental é de 1:50.000 a 70.000 nascimentos por ano[11].

A colestase recorrente que ocorre nas fases iniciais de PFIC1 geralmente não é observada nos pacientes com PFIC2, os quais apresentam colestase progressiva no período neonatal que evoluem mais rapidamente para cirrose quando não tratados. Também apresentam icterícia, prurido intenso, irritabilidade, atraso de crescimento, hepatomegalia, esplenomegalia, sangramento por deficiência de vitamina K, raquitismo por deficiência de vitamina D. As manifestações de deficiência vitamínica podem aparecer na ausência de icterícia. Colelitíase por supersaturação da bile pelo colesterol pode ser observada em pelo menos 30% dos pacientes. Manifestações extra-hepáticas não ocorrem, ao contrário da PFIC1. Os pacientes com PFIC2 podem desenvolver carcinoma hepatocelular, colangiocarcinoma. Malignização pode ser precoce, tendo sido observada aos 10 meses de idade em pacientes com função hepática normal após derivação biliar[1-5].

Os pacientes com BRIC2 têm crises recorrentes de colestase e são clinicamente sadios e bioquimicamente normais entre as crises. A idade de início e o número de crises são altamente variáveis. Colelitíase é frequente[2,5].

Laboratorialmente, os pacientes com PFIC2 apresentam GGT baixa e níveis de colesterol quase normais ou normais, assim como níveis de bilirrubina, fosfatase alcalina e sais biliares semelhantes a outras doenças colestáticas. Os níveis de transaminases, ao contrário de PFIC1, estão elevados, pelo menos cinco vezes o limite superior da normalidade[2,5].

A histologia hepática mostra hepatite neonatal com transformação gigantocelular dos hepatócitos, discreto infiltrado inflamatório e colestase lobular. A colestase canalicular é proeminente, principalmente na zona 3. A lesão dos hepatócitos pode levar à fibrose perivenular, pericelular e periportal, com progressão para cirrose. A imuno-histoquímica, utilizando anticorpos anti-BSEP comercialmente disponíveis, pode ser feita (Figura 27.4)[8]. A ausência de coloração ou coloração discreta favorececem o defeito genético, porém a coloração normal não exclui a doença, pois uma mutação pode induzir perda da função, com expressão e síntese normais da proteína[2,5]. Estudo realizado em 88 pacientes mostrou que 93% deles tinham BSEP anormal ou ausente à imuno-histoquímica. Nos pacientes com genótipos E297G e D482G, algum BSEP foi detectado em 45% dos pacientes (19/42)[11].

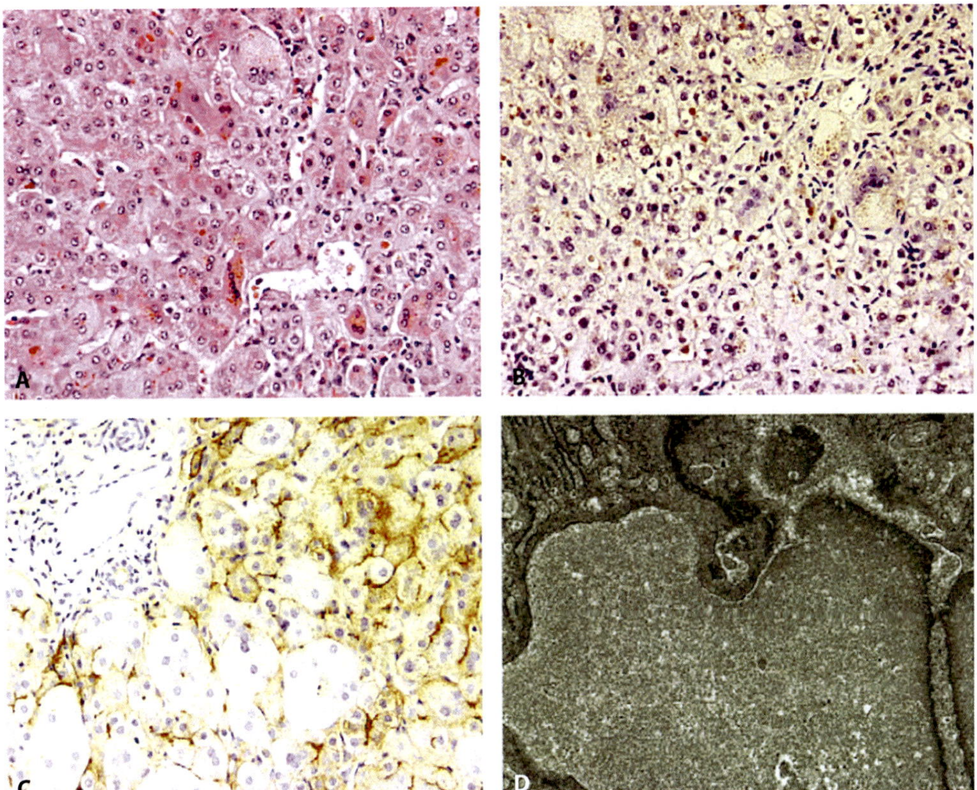

FIGURA 27.4 – PFIC2. **A**) Hepatite de células gigantes com colestase nos hepatócitos. **B**) Ausência da expressão canalicular de BSEP. **C**) Expressão canalicular de GGT. **D**) Ausência de microvilo canalicular distendido pelo conteúdo amorfo elétron-denso[8].

Mais de 100 mutações foram relatadas, sendo a maioria mutações em pontos (*missense, nonsense* e *splicing*) localizados em 27 éxons. Deleções pequenas, inserções e duplicações também foram descritas. Mutação monoalélica de *ABCB11* predispõe à colestase induzida por drogas, colestase intra-hepática da gravidez, colestase neonatal transitória e litíase biliar. As mutações mais comuns são *missense*, presente em pelo menos um alelo em 79% de 109 casos, e a mutação E297G e/ou D482G, em 58% das famílias europeias[1]. Em estudo de 2001, dos 194 pacientes com PFIC com baixa GGT, 103 alelos mutantes do ABCB11 foram encontrados em 63 famílias, sendo 5 mutações *nonsense*, 19 *misssense*, 8 com inserções ou deleções de 1 ou 2 pares de bases, 2 rearranjos maiores e 1 deleção gênica completa. Vinte e dois pacientes eram homozigotos e 41 heterozigotos[2]. Estudo de 109 famílias mostrou 82 diferentes mutações, sendo 52 novas, incluindo 9 mutações *nonsense*, 10 pequenas inserções e deleções, 15 alterações *splice-site*, 3 deleções de todo o gene, 45 alterações *missense*. Carcinoma hepatocelular ou colangiocarcinoma foi observado em 15% dos pacientes (19/128). Duas mutações com proteínas truncadas conferiram risco particular de hepatocarcinoma. 8/21 casos (38%) desenvolveram tumor *versus* 11/107 patientes (10%) com genótipos menos graves, conferindo risco relativo de 3,7. No BRIC2, mutações *missense* mais leves são mais comumente encontradas[11].

Mutações mais graves resultam em redução acentuada ou perda completa da expressão de BSEP na membrana canlicular, o que pode ser verificado pela imuno-histoquímica para BSEP[1,2,8].

A maioria das mutações *missense* e dos polimorfismos de único nucleotídeo resulta frequentemente em processamento do BSEP reduzido no retículo endoplasmático ou *splicing* aberrante do pré-mRNA. Defeitos primários nos níveis da proteína e/ou de mRNA contribuem para a deficiência de BSEP. Terapias específicas poderão ser possíveis utilizando agentes que corrigem o processamento anormal da proteína com expressão de BSEP na superfície celular ou que modulam defeitos de *splicing*[2].

Do ponto de vista fisiopatológico, as implicações clínicas do defeito canalicular de BSEP são muito claras: há diminuição acentuada da secreção de sais biliares e colestase progressiva. A concentração de ácido biliar é < 1% nos pacientes com PFIC2 *versus* cerca de 40% do normal em outras formas de PFIC[12]. A secreção biliar de colesterol e a dos fosfolipídios também estão muito reduzidas. Os sais biliares e outros constituintes biliares ficam retidos nos hepatócitos e levam à lesão hepática progressiva. O BSEP é também responsável pelo transporte canalicular do ácido ursodeoxicólico (UDCA), o que explica quantidades muito baixas desse ácido nos pacientes estudados[12].

Estudos experimentais mostram que a hidroxilação e um mecanismo de transporte canalicular alternativo de ácidos biliares que compensam a ausência da função do BSEP protegem o camundongo mutante da lesão colestática grave. A administração de ácido cólico no animal leva a colestase grave com icterícia, perda de peso, aumento da concentração de ácidos biliares e das transaminases e colangiopatia, necrose hepática e alta mortalidade[13].

A relação entre as mutações do *ABCB11* que causam PFIC2 e a função do BSEP tem sido estudada. Cinco mutantes, G238V, E297G, G982R, R1153C e R1268Q, impedem o trânsito da proteína para a membrana apical e E297G, G982R, R1153C e R1268Q também inibem a atividade de transporte do taurocolato alterando provavelmente a conformação do BSEP. O mutante C336S não causa doença e o D482G não afeta a expressão apical, mas diminui parcialmente a atividade de transporte do BSEP[2].

Estratégias terapêuticas para tratar certas formas de PFIC2 incluem agentes que poderiam induzir o tráfico de mutantes do BSEP que mantém a atividade de transporte canalicular.

Tratamento

O tratamento inclui suporte nutricional e suplementação de vitaminas lipossolúveis. O uso de triglicérides de cadeia média pode ser necessário para promover crescimento adequado. A deficiência de vitamina K pode levar à hemorragia intracraniana e óbito em crianças com PFIC[1,2,4,5].

O tratamento do prurido inclui anti-histamínicos, UDCA, antagonistas de opioides, fenobarbital, colestiramina e rifampicina. Esses são frequentemente ineficazes no prurido intratável nas PFIC 1 e 2[1,2].

Intervenções cirúrgicas, que não transplante, podem ser eficazes em PFIC1 grave e variantes fenotípicas mais leves da PFIC2 e incluem a derivação biliar parcial externa (DBPE) e a exclusão ileal parcial. Na DBPE, um conduto de jejuno é ligado à cúpula da vesícula biliar e na parede abdominal (Figura 27.5)[14] e cerca de 30 a 70% da bile produzida é exteriorizada e descartada. O exato mecanismo que leva à melhora da doença nem as formas genéticas de PFIC com melhor resposta são desconhecidos. Ocorreria diminuição da circulação êntero-hepática de sais biliares e alteração da composição da bile (aumento de ácido quenodeoxicólico), sendo descritas resolução da colestase, fibrose portal e atividade inflamatória. Pode haver desaparecimento do prurido e melhora bioquímica. Esse procedimento deve ser realizado na ausência de fibrose acentuada

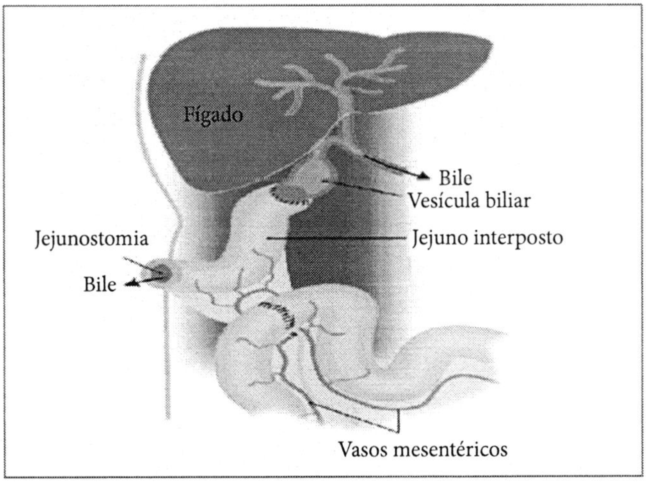

FIGURA 27.5 – Derivação biliar parcial externa. Um conduto de jejuno é ligado na vesícula biliar e na parede abdominal, havendo drenagem externa de 30-70% da bile produzida[14].

ou cirrose para aliviar os sintomas e impedir a progressão da doença. Algumas crianças desenvolvem episódios BRIC-*like* após diversão biliar com sucesso e a resposta pode ser menor em meninas próximo da puberdade. Na cirurgia de exclusão ileal, é realizada anastomose entre o íleo proximal e o ceco, excluindo cerca de 15% do íleo terminal e válvula ileocecal e não há necessidade de fazer estomia. Há necessidade de repor vitaminas B_6 e B_{12}. Pode haver melhora clínica e bioquímica, assim como recorrência dos sintomas. A eficácia desses procedimentos cirúrgicos não está estabelecida, pois existem menos de 100 pacientes com PFIC com GGT baixa, e não cirróticos foram submetidos a DBPE, exclusão ileal ou colecistoapendicostomia[2].

No BRIC1 e 2 pode-se utilizar a rifampicina precocemente nas crises e a colestiramina é eficaz em alguns casos. A drenagem nasobiliar pode ser utilizada, sendo descrito desaparecimento do prurido em 24 horas, com normalização da concentração de ácidos biliares séricos. Esse procedimento pode ser útil em casos para ajudar a determinar se o procedimento cirúrgico permanente pode ser eficaz em casos selecionados[1,2,15].

UDCA pode melhorar os testes hepáticos, porém tem pouco benefício em prurido intenso e não altera a história natural dos PFIC e BRIC[2,15].

Estudos *in vitro* demonstram que o 4-fenilbutirato (4-PBA) pode aumentar a expressão das proteínas mutantes D482G e E297G nas células MCDK e estimular a secreção de sais biliares e expressão de ou Bsep *in vivo* em ratos. Gonzales utilizou 4-PBA em uma criança de 10 anos com PFIC2; 5 meses após a terapia a concentração de ácidos biliares séricos diminuiu e houve melhora do prurido, assim como dos testes hepáticos. A biópsia hepática realizada após 3 meses mostrou melhora histológica e localização canalicular de BSEP que não estava presente antes do tratamento. A interrupção do tratamento resultou em reversão da melhora[16].

O transplante hepático é uma opção para os PFIC com fígado terminal, prurido intenso refratário a outros tipos de tratamento. Pode ser curativo nos PFIC2 ou 3, pois a doença é específica ao hepatócito, porém no PFIC1 pode ocorrer inúmeras complicações relacionadas à expressão extra-hepática de ATP8B1, tais como diarreia intratável, esteatose hepática, esteato-hepatite, atraso do crescimento e pancreatite recorrente. A esteatose progressiva pode levar à cirrose em menos de 10 anos, sendo o procedimento cirúrgico que não o transplante a primeira escolha terapêutica. Pode ocorrer recorrência da doença pós-transplante hepático no PFIC2 desde 9 meses a 17 anos após o procedimento cirúrgico. Anticorpos anti-BSEP foram encontrados nesses pacientes[1,5,15,16].

COLESTASE INTRA-HEPÁTICA FAMILIAR PROGRESSIVA DO TIPO 3 (PFIC3) – OMIM 602347

PFIC3 ou deficiência de MDR3 é causada pela mutação da glicoproteína MDR3, a qual é codificada pelo gene *ABCB4* mapeado no cromossomo 7q21. A proteína MDR3 é expressa primariamente dentro dos hepatócitos. O MDR3 localizado na membrana canalicular dos hepatócitos é responsável pelo transporte de fosfatidilcolina da camada interna para a externa da camada dupla da membrana canalicular[1-5].

A doença associada com deficiência de MDR3 foi identificada inicialmente por Deleuze et al. em 1996. Sua prevalência é desconhecida; estima-se que seja ao redor 1:100.000 nascimentos[17]. Os pacientes podem apresentar icterícia, hepatomegalia, esplenomegalia nos primeiros meses de vida. A idade de início dos sintomas é muito ampla, variando de 1 mês a 20,5 anos (média de 3,5 anos). Mutações homozigotas *nonsense* com proteínas truncadas levam a quadros precoces, enquanto homozigotos ou heterozigotos com mutações *missense* aparecem tardiamente. No estudo de Jacquemin de 31 casos, a colestase é incomum no recém-nascido e manifesta-se no primeiro ano de vida em um terço dos pacientes. O prurido é geralmente discreto e o peso e a altura ficam abaixo do normal com a progressão da doença para cirrose biliar[18]. Hepatocarcinoma associado ao PFIC3 já foi relatado.

A síndrome da colelitíase associada a baixo fosfolipídio geralmente se manifesta antes dos 40 anos de idade, junto com o barro intra-hepático e a microlitíase. A recorrência pode ser prevenida com o UDCA[2].

Cerca de um terço dos casos de colestase intra-hepática da gravidez e alguns casos de colestase neonatal transitória estão associados a mutações heterozigotas do *ABCB4*. Defeitos do MDR3 também têm sido relatados em adultos jovens com fibrose e cirrose biliar[2].

Laboratorialmente, GGT está elevada, ao contrário do PFC1 e 2. Há elevação das transaminases (5 × nl), bilirrubina direta (2 × nl) e fosfatase alcalina (2 × nl). O nível de colesterol sérico geralmente é normal. Os ácidos biliares totais séricos estão elevados, porém sua concentração biliar é normal[1,2].

A principal característica da PFIC3 é a redução acentuada da concentração de fosfolipídios na bile. Como a dosagem de fosfolipídios biliares é impraticável, pode-se dosar a lipoproteína X sérica que está ausente no soro de pacientes com mutações do *ABCB4* homozigotas[2].

Histologicamente, pode-se observar proliferação ductular significativa e infiltrado inflamatório misto nos estágios precoces, apesar da patência dos ductos biliares intra e extra-hepáticos (Figura 27.6)[8,18]. Colestase com transformação gigantocelular e necrose eosinofílica de hepatócitos isolados podem estar presentes. Esclerose periductal em ductos interlobulares podem aparecer. Fibrose portal extensa pode evoluir para cirrose biliar em crianças maiores. A microscopia eletrônica pode revelar presença de cristais de colesterol e perda dos microvilos do canalículo biliar. Ocorre completa ausência de coloração à imuno-histoquímica em mutações associadas à síntese de proteínas truncadas, enquanto as mutações *missense* podem demonstrar coloração franca ou normal do MDR3. Portanto, coloração normal não exclui a possibilidade de PFIC[1,2,4,5,8].

Mais de 45 mutações do *ABCB4* foram descritas e as que levam à doença incluem mutações *missense, nonsense* e *splicing* em 80% dos casos, e pequenas deleções, inserções e duplicações em 10-20%[19]. As mutações do *ABCB4* podem ser encontradas no *site* http://evs.gs.washington.edu/EVS/[17]. Jacquemin et al. descreveram o amplo espectro da deficiência de *MDR3*, desde colestase neonatal até cirrose no adulto. A análise de

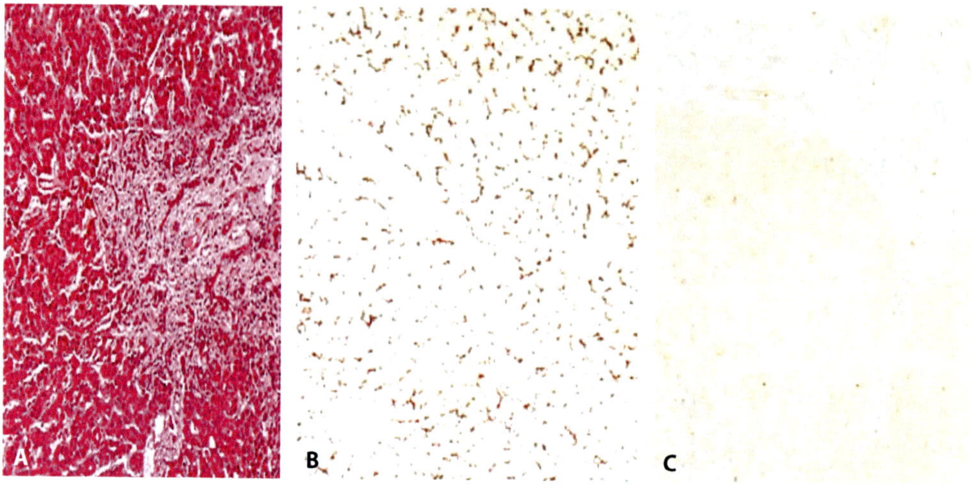

FIGURA 27.6 – **A**) PFIC3: trato portal expandido por fibrose, com aumento do número de ductos biliares[8]. **B**) Paciente normal com expressão canalicular de BSEP à imuno-histoquímica[18]. **C**) PFIC3: expressão canalicular de BSEP ausente[18].

sequência mostrou 16 mutações diferentes em 17 pacientes, sendo em ambos os alelos em 12 e em somente 1 alelo em 5. Quatro mutações eram *frameshift*, 2 *nonsense* e 10 *missense*. Mutação *missense* adicional representando polimorfismos foi encontrada em outros 5 pacientes. O defeito de MDR3 foi comprovado em pelo menos um terço dos pacientes com PFIC3. Colelitíase e episódios de colestase da gravidez foram relatados em pacientes e seus familiares. Deficiência de MDR3 deve ser considerada em adultos jovens com cirrose biliar inexplicada e pode estar envolvida em outras doenças hepáticas de adultos[2,20].

Recentemente, foi feita análise molecular do ABCB4 em 133 crianças italianas e foram identificadas 31 mutações (20 causando doença) em 28 pacientes. Vinte tinham 2 alelos mutantes e 8 somente 1. A idade de apresentação variou de 1 a 204 meses, 20 eram sintomáticas com icterícia e/ou prurido e em 8 a colestase bioquímica foi encontrada ao acaso. Quinze pacientes desenvolveram cirrose e 6 progrediram para insuficiência hepática terminal nas primeiras duas décadas de vida. Mutações em ambos os alelos foram associadas a expressão reduzida da proteína ABCB4, falta de resposta ao UDCA e progressão para cirrose e fígado terminal, enquanto genótipos mais leves, incluindo mutações únicas heterozigotas, estavam associados com doença menos grave e frequentemente ausência de sintomas; comorbidades associadas e modificadores genéticos ainda desconhecidos poderiam modular a expressão da doença[21].

Tanto o MDR3 humano como o Mdr2 de camundongo são membros da família de transportadores cassetes ligadores de ATP que servem como translocadores de fosfolipídios essenciais para a secreção de fosfolipídios. Esses transportadores estão localizados exclusivamente na membrana canalicular dos hepatócitos e trabalham em conjunto com BSEP. O BSEP leva os sais biliares do hepatócito para o lúmen canalicular, e o

MDR3, a fosfatidilcolina do folheto citoplasmático para o lado luminal da membrana canalicular. Os sais biliares incorporam fosfatidilcolina formando micelas que, por sua vez, vão capturar o colesterol interagindo com dois transportadores do colesterol da família ABC. As micelas mistas de sais biliares/fosfatidilcolina/colesterol descem do trato biliar para a vesícula e duodeno. Essas micelas protegem as membranas dos canalículos e dos colangiócitos da lesão celular induzida pelos ácidos biliares (Figura 27.3)[3].

A concentração de sais biliares é normal na bile e elevada no soro. A regulação negativa dos transportadores envolvidos na captação de ácidos biliares explica em parte a elevação de ácidos biliares séricos[2].

Os pacientes com PFIC3 devem receber suporte nutricional, incluindo suplementação de vitaminas lipossolúveis. O prurido geralmente é leve e pode não necessitar de terapia específica. UDCA pode normalizar os testes hepáticos em cerca de 60% dos pacientes: enriquecimento da bile com esse ácido biliar hidrofílico reduziria a lesão citotóxica dos hepatócitos e ductos biliares e estimularia o fluxo biliar. No modelo animal de $Mdr2^{-/-}$, a administração de UDCA levou à melhora significativa da doença hepática. Para Jacquemin et al., UDCA foi eficaz em alguns pacientes com mutações *missense* do ABCB4 que tinham secreção residual de fosfolipídio biliar, sendo ineficazes em mutações *nonsense* com completa falta de fosfolipídio biliar. Esses pacientes progridem para cirrose biliar e falência hepática e necessitam de transplante hepático. O transplante pode ser realizado com doador falecido ou doador vivo relacionado heterozigoto para *ABCB4* sem evolução adversa dos receptores[1,2,3,5,16,20].

O transplante de hepatócitos, ainda não estudado em humanos, parece ser promissor em camundongos. Hepatócitos transgênicos expressando MDR3 e hepatócitos normais $Mdr2^{+/+}$ foram infundidos em camundongos $Mdr2^{-/-}$. Houve repopulação parcial do fígado pelos hepatócitos transplantados, restauração da secreção de fosfolipídios e melhora histológica do fígado. O transplante de hepatócitos deve ser considerado no tratamento de pacientes com PFIC3. A diversão biliar não é recomendada[2].

Concluindo, os defeitos hereditários de transporte representam um espectro contínuo de doença hepática. As variantes de alto impacto das mutações homozigotas dos transportadores ficam no topo da pirâmide e resultam em síndromes autossômicas recessivas como PFIC1-3 e fibrose cística na infância precoce. As variantes de baixo impacto das mutações homozigotas na FIC1 ou BSEP e MDR3 causam BRIC e colelitíase associada a baixo fosfolipídio em adultos jovens. BRIC pode progredir para doença mais agressiva, indicando que BRIC e PFIC pertencem a um espectro contínuo de condições fisiopatologicamente relacionadas. Mutações heterozigotas e polimorfismos do MDR3 e BSEP podem aumentar a suscetibilidade a lesões colestáticas adquiridas, tais como colestase intra-hepática da gravidez, lesão hepática induzida por drogas, ductopenia idiopática do adulto, fibrose biliar, ou pode ter papel como modificadores genéticos das colangiopatias clássicas como cirrose biliar primária e colangite esclerosante primária. Uma segunda lesão ou impacto como inflamação, drogas ou hormônios pode levar à descompensação e ao desenvolvimento da doença e/ou determinar sua progressão (Figura 27.7)[22].

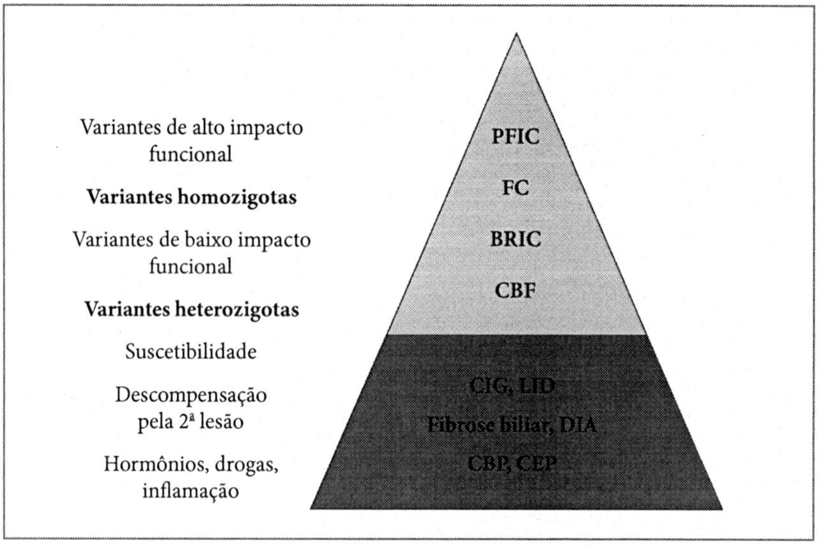

FIGURA 27.7 – Defeitos hereditários de transporte: um espectro contínuo de doença hepática[22]. PFIC = colestase familiar intra-hepática progressiva; FC = fibrose cística; BRIC = colestase intra-hepática recorrente benigna; CBF = colelitíase associada a baixo fosfolipídio; CIG = colestase intra-hepática da gravidez; LID = lesão induzida por drogas; DIA = ductopenia idiopática do adulto; CBP = cirrose biliar primária; CEP = colangite eslerosante primária.

O estudo molecular nas colestases familiares é importante não só para o diagnóstico, como também para avaliar o prognóstico e orientar o tratamento. Sabe-se que a PFIC3 com mutação *missense* tem melhor resposta ao UDCA e na PFIC2 as mutações D482G ou E297G têm boa resposta à diversão biliar. O conhecimento dos efeitos de mutações selecionadas dos transportadores canaliculares e testar drogas mutações-específicas *in vitro* constituem a base para terapias futuras *in vivo* personalizadas em pacientes com PFIC/BRIC (Figura 27.8)[23]. Identificação da classe da mutação (*nonsense, missense)*, avaliação da expressão canalicular *in vivo* da proteína mutante (imuno-histoquímica), estudos *in vitro* do trânsito da proteína/degradação proteassômica, da função residual da proteína mutante, assim como do efeito de várias drogas, constituem o *rationale* para guiar a estratégia terapêutica mutação-específica. *Read through stop codon* prematuro por drogas (aminoglicosídeos, PTC124), degradação associada ao retículo endoplasmático, uso de inibidores da degradação associada ao retículo endoplasmático (MG132), correção da alteração da dobradura da proteína por chaperonas (4-fenibutirato, curcumina) e aumento da transcrição de genes pelos agonistas de receptores nucleares (6-ECDCA, fibratos, estatinas) são diferentes abordagens que poderiam ser utilizadas para que, se possível, exista suficiente expressão de proteína funcional na membrana canalicular.

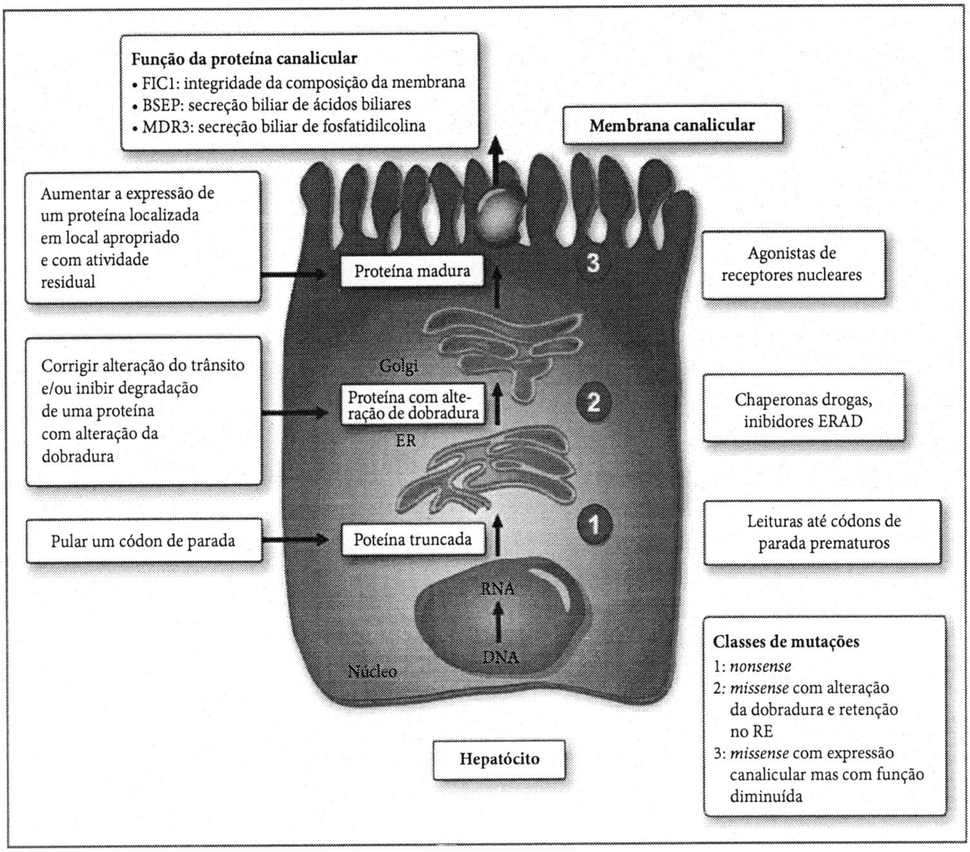

FIGURA 27.8 – Terapias mutações específicas em pacientes com PFIC/BRIC[23].

REFERÊNCIAS

1. Alissa FT, Jaffe R, Shneider BL. Update on Progressive familial intrahepatic cholestasis. J Pediatr Gastroenterol Nutr. 2008;46(3):241-52.
2. Suchy FJ, Sundaram SS, Shneider BL. Familial hepatocellular cholestais. In: Suchy FJ, Sokol RJ, Balistreri WF (eds). Liver disease in children. Cambridge University Press; 2014. p. 199-215.
3. Chan J, VandeBerg JL. Hepatobiliary transport in health and disease. Clin Lipidol. 2012;7(2): 189-202.
4. Davit-Spraul A, Gonzales E, Baussan C, Jacquemin E. Progressive familial intrahepatic cholestasis. Orphanet J Rare Dis. 2009; 4:1.
5. Jacquemin E. Progressive familial intrahepatic cholestasis. Clin Res Hepatol Gastroenterol. 2012;36 Suppl 1:S26-35.
6. Pawlikowska L, Strautnieks S, Jankowska I, Czubkowski P, Emerick K, Antoniou A, et al. Differences in presentation and progression between severe FIC1 and BSEP deficiencies. J Hepatol. 2010;53(1):170-8.
7. Gonzales E, Spraul A, Jacquemin E. Clinical utility gene card for: progressive famila intrahepatic cholestasis type 1. Eur J Human Genet. 2013;e1-4.

8. Knisely AS, Gissen P. Trafficking and transporter disorders in pediatric cholestasis. Clin Liver Dis. 2010;14(4):619-33.
9. Klomp LW, Vargas JC, van MIl SW, Pawlikowska L, Strautnieks SS, Van Eij K, et al. Characterization of mutations in ATP8B1 associated with hereditary cholestasis. Hepatology. 2004;40(1):27-38.
10. Gonzales E, Spraul A, Jacquemin E. Clinical utility gene card for: progressive familial intrahepatic cholestasis type 2. Eur J Human Genet. 2013;e1-4.
11. Strautnieks SS, Byrne JA, Pawlikowska L, Cebecauerova D, Rayner A, Dutton L, et al. Severe bile salt export pump deficiency: 82 different ABCB11 mutations in 109 families. Gastroenterology. 2008;134:1203-14.
12. Jansen PL, Strautnieks SS, Jacquemin E, Hadchhowel M, Sokal EM, Hooiveld GJ, et al. Hepatocanalicular bile salt export pump deficiency in patients with progressive familial intrahepatic cholestasis. Gastroenterology. 1999;117(6):1370-9.
13. Lam P, Soroka CJ, Boyer JL. The bile salt export pump: clinical and experimental aspects of genetic and acquired cholestatic liver disease. Semin Liver Dis. 2010;30(2):125-33.
14. Yang H, Porte RJ, Verkade HJ, De Langen ZJ, Hulscher JB. Partial external biliary diversion in children with progressive familial intrahepatic cholestasis and Alagille disease. J Pediatr Gastroenterol Nutr. 2009;49(2):216-21.
15. Stapelbroek JM, van Erpecum KJ, Klomp LWJ, Houwen RHJ. Liver disease associated with canalicular transport defects: current and future therapies. J Hepatol. 2010;52(2):258-71.
16. Soroka CJ, Boyer JL. Biosynthesis and trafficking of the bile salt export pump, BSEP: therapeutic implications of BSEP mutations. Mol Aspects Med. 2014;37:3-14.
17. Gonzales E, Spraul A, Jacquemin E. Clinical utility gene card for: progressive famila intrahepatic cholestasis type 3. Eur J Human Genet. 2013;e1-3.
18. de Vree JML, Jacquemin E, Sturm E, Cresteil D, Bosma PJ, Aten J, et al. Mutations in the MDR3 gene cause progressive familial intrahepatic cholestasis. Proc Natl Acad Sci. 1998;95(1):282-7.
19. van der Woerd WL, van Mill SWC, Stapelbroek JM, Klomp LM, Van de Graaf SF, Houwen RH, et al. Familial cholestasis: progressive intrahepatic cholestasis, benign recurrent intrahepatic cholestasis and intrahepatic cholestasis of pregnancy. Best Pract Res Clin Gastroenterol. 2010; 24(5):541-53.
20. Jacquemin E, De Vree JML, Cresteil D, Sokal EM, Sturn E, Dumont M, et al. The wide spectrum of multidrug resistance 3 deficiency: form neonatal cholestasis to cirrhosis of adulthood. Gastroenterology. 2001;120(6):1448-58.
21. Colombo C, Vajro P, Degiorgio D, Coviello DA, Costantino L, Tornillo L, Motter V, et al. Clinical features and genotype-phenotype correlations in children with progressive familial intrahepatic cholestasis type 3 related to ABCB4 mutations. J Pediatr Gastroenterol Nutr. 2011;52(1):1-11.
22. Wagner M, Zollner G, Trauner M. New molecular insights into the mechanisms of cholestasis. J Hepatol. 2009;51(3):565-80.
23. Gonzales E, Jacquemin E. Mutation specific drug therapy for progressive familial or benign recurrent intrahepatic cholestasis: a new tool in a near future? J Hepatol. 2010;53(2):385-7.

Capítulo 28

Distúrbios Genéticos do Metabolismo da Bilirrubina

Marina Pamponet Motta
Rodrigo Martins Abreu
Suzane Kioko Ono

INTRODUÇÃO

As hiperbilirrubinemias podem ser classificadas como predominantemente não conjugada (hiperbilirrubinemia indireta) ou conjugada (hiperbilirrubinemia direta). Diversas condições hereditárias ou adquiridas podem prejudicar a conjugação, absorção e excreção da bilirrubina e cursar com hiperbilirrubinemia (Quadro 28.1). Por isso, a abordagem inicial do paciente com hiperbilirrubinemia deve incluir história detalhada, exame físico e exames laboratoriais. O exame de imagem é indispensável, principalmente quando há suspeita de icterícia obstrutiva.

Nos países ocidentais, a hiperbilirrubinemia isolada, sem doença hepática, hemólise, infecção ou outra causa aparente, pode ser identificada em 5-10% da população[1]. Nessas situações, a investigação diagnóstica deve incluir os distúrbios genéticos do metabolismo da bilirrubina, classificados em: 1. defeitos na conjugação da bilirrubina (síndrome de Gilbert/síndrome de Crigler-Najjar), os quais cursam com hiperbilirrubinemia não conjugada; 2. alterações benignas do transporte hepatobiliar (síndrome de Rotor/síndrome de Dubin-Johnson), as quais se manifestam como hiperbilirrubinemia conjugada. Recentemente, tem havido importantes avanços relacionados à identificação das bases genéticas e moleculares dessas doenças. Tais avanços foram possíveis somente após a compreensão das etapas relacionadas ao metabolismo da bilirrubina e descoberta dos sistemas relacionados ao seu transporte hepatocitário.

QUADRO 28.1 – Causas de hiperbilirrubinemia.

Hiperbilirrubinemia não conjugada	
Hemólise	Doença tireoidiana
Icterícia neonatal	Drogas
Eritropoiese ineficaz	Reabsorção de hematoma volumoso
Shunt venoso portossistêmico	Síndrome de Crigler-Najjar
Doença tireoidiana	Síndrome de Gilbert
Hiperbilirrubinemia conjugada	
Colestase intra-hepática	Colestase extra-hepática:
Cirrose biliar primária	Obstrução intraductal/anormalidades:
Colangite esclerosante primária	Cálculos biliares
Toxicidade por drogas	Estenoses cirúrgicas
Hepatite alcoólica	Infecções em pacientes com HIV/AIDS (*Cryptosporidium*, CMV)
Hepatites virais	Malformação (atresia)
Hepatite autoimune	Colangiocarcinoma
Sarcoidose	Compressão extrínseca:
Pós-operatório	Malignidade (pâncreas, metástase)
Nutrição parenteral	Pancreatite
Colestase intra-hepática benigna recorrente	Linfoma
Colestase gestacional	
Drogas	
Síndrome de Dubin-Johnson	

METABOLISMO DA BILIRRUBINA

A bilirrubina é o produto final da quebra do heme e cerca de 80% dela resulta da degradação da hemoglobina pelo sistema reticuloendotelial. Os demais 20% são provenientes da eritropoiese ineficaz na medula óssea e da degradação de outras proteínas do grupo heme, como isoenzimas do citocromo P450 e mioglobina. A clivagem enzimática do heme gera a biliverdina, a qual é rapidamente convertida em bilirrubina pela biliverdina-redutase. Esse processo produz cerca de 300mg por dia de bilirrubina em indivíduos saudáveis. Em seguida, a bilirrubina não conjugada, insolúvel em água, é liberada no plasma e liga-se rapidamente à albumina. A veia esplênica transporta o sangue rico em bilirrubina não conjugada para a circulação portal e, após penetrar no sinusoide hepático, a bilirrubina se dissocia da albumina no espaço de Disse. O mecanismo exato da captação da bilirrubina não conjugada é desconhecido, entretanto parece haver difusão passiva transmembrana combinada ao transporte ativo mediado por transportadores sinusoidais. No citoplasma dos hepatócitos, a bilirrubina liga-se a proteínas citosólicas de armazenamento, denominadas ligandina e proteína Z, e em seguida transportada para o retículo endoplasmático. Nessa organela ocorre a conjugação com o ácido glucurônico para formar monoglucuronídeos e diglucuronídeos, também chamados de bilirrubina conjugada. A conjugação é catalisada pela enzima uridinodifosfoglucuronosiltransferase 1A1 (UGT1A1) e a excreção da bilirrubina conjugada para a bile é mediada por um transportador dependente de ATP, expresso na membrana apical (canalicular) dos hepatócitos, identificado como *multidrug resistance proteins 2* (MRP2). Mesmo em condições fisiológicas, uma fração substancial da bilirrubina conjugada no intracelular é reencaminhada para o sangue sinusoidal pelo transportador *multidrug resistance proteins 3* (MRP3), localizado na membrana basolateral (sinusoidal) do hepatócito. Em seguida, essa bilirrubina conjugada, localizada no espaço sinusoidal, é recaptada por hepatócitos localizados mais centralmente no lóbulo hepático por meio de dois transportadores, denominados *organic anion-transporting polypeptide* (OATP1B1 e o OATP1B3). Essa captação da bilirrubina conjugada por hepatócitos mais centrais ajuda a prevenir a saturação dos mecanismos de excreção biliar. Finalmente, a bilirrubina conjugada pode ser excretada na bile[2-4]. As principais etapas do processo descrito acima estão ilustradas na figura 28.1.

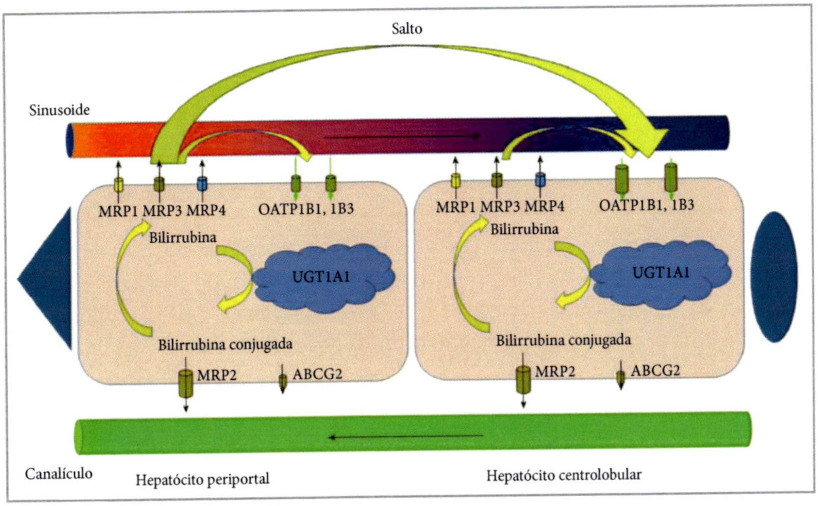

FIGURA 28.1 – A bilirrubina conjugada no retículo endoplasmático dos hepatócitos é secretada na bile. Esse processo é mediado principalmente pelo MRP2/ABCC2. Mesmo sob condições fisiológicas, uma fração da bilirrubina conjugada é secretada pelo MRP3 da membrana sinusoidal para o sangue e em seguida pode ser reabsorvida por transportadores OATP1B1 e OATP1B3 ligados à membrana sinusoidal, principalmente dos hepatócitos centrolobulares. O processo de deslocamento (salto) do substrato dos hepatócitos periportais para os centrolobulares pode atuar como um mecanismo de proteção contra a saturação das vias de excreção dos hepatócitos a montante. MRP = *multidrug resistance-associated protein*; OATP = *organic anion transporting polypeptide*; UGT = *uridine diphosphate glucuronosyltransferase*; ABC = *ATP-binding cassette*[3].

HIPERBILIRRUBINEMIA HEREDITÁRIA NÃO CONJUGADA

Existem três tipos de hiperbilirrubinemia hereditária predominantemente não conjugada: síndrome de Crigler-Najjar tipo I (CN tipo I), síndrome de Crigler-Najjar tipo II (CN tipo II) e síndrome de Gilbert. Todas elas decorrem de mutações que causam ausência ou redução na atividade da enzima UGT1A1, responsável pela glucuronidação (ou conjugação) hepática da bilirrubina (Figura 28.1). O tipo de mutação e a localização da mutação no gene são responsáveis pelos diferentes graus de deficiência de atividade da UGT1A1 e pelos distintos fenótipos das três síndromes (Figura 28.2).

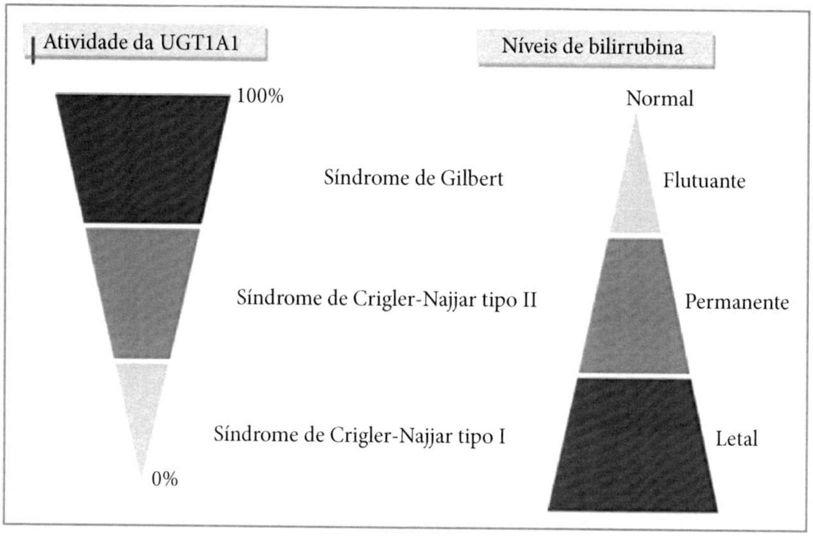

FIGURA 28.2 – Resumo gráfico das síndromes hereditárias de hiperbilirrubinemia não conjugada. Essas síndromes são distinguíveis pelo fenótipo clínico de icterícia, resultante da baixa atividade do gene *UGT1A1* e glucoronidação da bilirrubina. Existem 3 doenças com graus clinicamente distintos de gravidade: síndrome de Gilbert, Crigler-Najjar tipos II e I.

GENE *UGT1A*

A família de enzimas UGT1A é codificada por um complexo gênico localizado no cromossomo 2q37. Existem treze isoformas da UGT1A, sendo cada uma delas constituída por um primeiro éxon (éxon 1) que distingue as isoformas e quatro éxons (éxons 2 a 5) comuns a todas as isoformas. Entre as treze isoformas, nove são enzimas UGT1A funcionais (UGT1A1, UGT1A3, UGT1A4 UGT1A5, UGT1A6, UGT1A7, UGT1A8, UGT1A9, UGT1A10) e quatro são pseudogenes (UGT1A2P, UGTA11P, UGT1A12P, UGT1A13P). Cada éxon 1 tem sua região promotora, denominada TATAA *box*, cuja principal função é regular a atividade da RNA polimerase II (Figura 28.3). A distribuição da região promotora individualmente em cada um dos éxons permite que a regulação de cada isoforma da UGT1A seja independente[5].

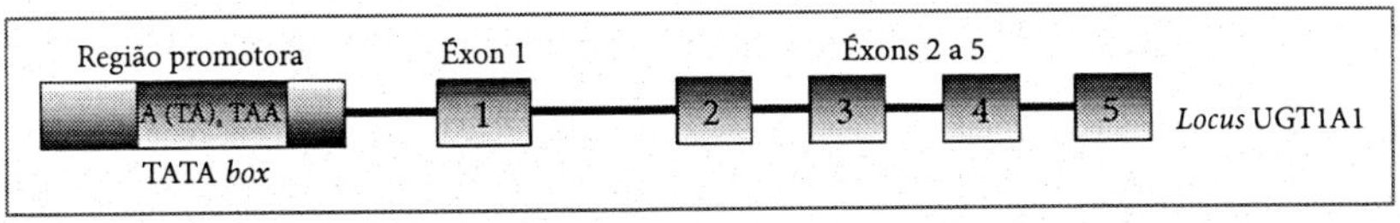

FIGURA 28.3 – Estrutura do gene *UGT1A*.

Cada uma das isoformas da enzima UGT1A exibe especificidade a determinado substrato. A UGT1A1, expressa principalmente no fígado, é a única isoforma cujo substrato preferencial é a bilirrubina e representa a principal enzima responsável pela glucuronidação (conjugação) da bilirrubina em humanos. Por isso, os distúrbios hereditários do metabolismo da bilirrubina são causados exclusivamente por mutações na isoforma UGT1A1[5].

As mutações no gene *UGT1A1* podem ocorrer em qualquer região. Devido à sua estrutura, as mutações localizadas no éxon 1 afetam exclusivamente a atividade da isoforma UGT1A1; as mutações nos éxons comuns (2, 3, 4 ou 5) afetam todas as isoformas do gene *UGT1A*, hepáticas ou extra-hepáticas; e as mutações na região promotora apenas reduzem a taxa de transcrição da respectiva enzima funcionalmente normal.

Nas síndromes de CN tipo I e CN tipo II, as mutações podem ocorrer em qualquer um dos cinco éxons do gene *UGT1A1* ou em suas regiões de junção[6,7]. As mutações que promovem ausência de atividade da enzima UGT1A1 resultam em CN tipo I, com hiperbilirrubinemia grave, e as mutações que produzem UGT1A1 funcionalmente deficiente são responsáveis pela CN tipo II, com hiperbilirrubinemia menos acentuada que aquela observada na CN tipo I. Na síndrome de Gilbert, as mutações ocorrem na região promotora (TATAA *box*) e, por isso, a enzima produzida é estruturalmente normal, porém em quantidades reduzidas[8,9].

De acordo com os dados da literatura, até 2006 haviam sido descritas cerca de 70 mutações no gene *UGT1A1*[10]. Em 2013, após um intervalo de apenas 7 anos, o número de mutações identificadas já havia praticamente duplicado, alcançando um total de 130 mutações descritas nesse gene. Entre essas mutações, 91 (70%) são substituições de um único nucleotídeo (77 com sentido trocado e 14 sem sentido), 21 (16,1%) são deleções, 10 (7,6%) são inserções e 8 (6,1%) são mutações que afetam a região promotora e íntrons[11].

SÍNDROME DE CRIGLER-NAJJAR

Em 1952, Crigler e Najjar relataram, pela primeira vez, sete pacientes com formas graves de icterícia congênita não hemolítica[2]. Desses pacientes, seis morreram na infância precoce com kernicterus. Desde então, essa doença hereditária rara e letal é denominada síndrome de Crigler-Najjar. Em 1969, Arias et al., após estudarem a excreção de glucuronídeos de bilirrubina na bile e a resposta ao fenobarbital em 16 pacientes com síndrome de Crigler-Najjar, concluíram que havia, de fato, duas formas da síndrome, então classificadas em Crigler-Najjar tipos I e II (Quadro 28.2).

QUADRO 28.2 – Resumo sobre os aspectos relacionados às doenças causadas por hiperbilirrubinemia hereditária não conjugada.

	Síndrome de Crigler-Najjar tipo I	Síndrome de Crigler-Najjar tipo II	Síndrome de Gilbert
Herança	Autossômica recessiva	Autossômica recessiva	Autossômica recessiva
Hiperbilirrubinemia	Não conjugada	Não conjugada	Não conjugada não hemolítica
Níveis de bilirrubina	20-30mg/dL	< 20mg/dL	3-9mg/dL
Histologia	Normal	Normal	Normal
Clínica	Kernicterus Icterícia não hemolítica congênita	Icterícia não hemolítica congênita	Piora da hiperbilirrubinemia: jejum, desidratação, drogas Raramente causa icterícia clínica
Anormalidades laboratoriais	Ausência de atividade da UGT1A1 Testes de função hepática normais	Diminuição ou ausência de atividade da UGT Testes de função hepática normais	Até 40% da atividade da UGT normal Teste de função hepática normal
Bases moleculares	*UGT1A1* Cromossomo 2q37.1	*UGT1A1* Cromossomo 2q37.1	Região promotora (TATA *box*) da *UGT1A1* Cromossomo 2q37.1
Miscelânea	Muito rara Morte na infância secundária a kernicterus Ausência de resposta ao fenobarbital	Rara Diminuição da concentração de bilirrubina com a administração de fenobarbital	Comum (até 7% da população) Diminuição da concentração de bilirrubina com a administração de fenobarbital
Tratamento	Fototerapia/ transplante hepático	Fenobarbital	Nenhum/fenobarbital?

Aspectos genéticos e moleculares

As mutações responsáveis pela síndrome de CN são autossômicas recessivas e, de fato, estudos moleculares definiram que um único alelo *UGT1A1* normal é suficiente para manter os níveis de bilirrubina plasmática normais. As primeiras alterações genéticas relacionadas à CN tipo I foram identificadas em 1992[13], antes da identificação daquelas causadoras de CN tipo II. Na CN tipo I as mutações promovem a formação de um códon de parada prematuro ou a substituição crítica de resíduos de aminoácidos no éxon 1, promovendo a interrupção da atividade do gene *UGT1A1*. Em pacientes com CN tipo II, as alterações genéticas causam a substituição de um único aminoácido e reduzem, mas não interrompem, a atividade da enzima UGT1A1. Isso justifica a indutibilidade da atividade residual dessa enzima pelo fenobarbital na CN tipo II[7,14].

As mutações na região promotora (TATA *box*), apesar de classicamente associadas à síndrome de Gilbert, também devem ser investigadas nos portadores de CN tipo I ou II, pois elas parecem contribuir para a variabilidade fenotípica observada nessas síndromes. Por exemplo, portadores de uma única mutação em heterozigose na região codificadora do gene *UGT1A1* podem ter um fenótipo correspondente à CN tipo II ou à síndrome de Gilbert se essa mutação coexistir com mutações na região promotora classicamente associadas à síndrome de Gilbert[7,15]. Por isso, em pacientes com CN tipo II ou síndrome de Gilbert é aconselhável a pesquisa de mutações tanto na região promotora quanto na região codificadora[16].

Manifestações clínicas

A síndrome de CN tipo I é a forma mais grave devido à ausência quase completa de atividade da enzima UGT1A1. Os pacientes apresentam níveis de bilirrubina sérica indireta entre 20 e 45mg/dL, ou superior, e ausência de bilirrubina conjugada na bile. O perfil hepático e demais testes de função hepática são normais. Clinicamente eles cursam com icterícia grave persistente e kernicterus que surge nos primeiros dias após o nascimento. Antes da introdução da fototerapia e plasmaférese, o kernicterus era fatal em quase todos os pacientes nos dois primeiros anos de vida ou promovia danos cerebrais graves com sequelas neurológicas permanentes[17]. A prevenção de sequelas exige a instituição do tratamento precocemente, antes do início dos sintomas na adolescência[3,18].

A síndrome de CN tipo II caracteriza-se por uma deficiência parcial da atividade da enzima UGT1A1 e por isso cursa com icterícia menos grave. Os portadores dessa síndrome apresentam níveis de bilirrubina mais baixos (6 a 20mg/dL) que o observado na CN tipo I e existe bilirrubina conjugada na bile, indicando algum grau de atividade residual da enzima UGT1A1. Esses pacientes raramente apresentam kernicterus, a maioria dos pacientes sobrevive até a idade adulta sem sequela neurológica ou déficit intelectual, embora alguns desenvolvam encefalopatia tardia[6].

Diagnóstico

Diante da suspeita clínica da síndrome de CN, o primeiro passo na investigação diagnóstica é afastar doenças hemolíticas e, especialmente nos recém-nascidos, excluir a icterícia fisiológica e icterícia associada ao leite materno como possíveis causas da hiperbilirrubinemia. Uma vez mantida a suspeita de síndrome de CN, os níveis séricos de bilirrubina indireta e o quadro clínico auxiliam na classificação em CN tipos I ou II, embora a variabilidade fenotípica da CN tipo II dificulte a classificação de alguns casos. A característica mais útil no diagnóstico diferencial entre as duas síndromes é a resposta ao tratamento com fenobarbital. Nos pacientes com CN tipo II, o fenobarbital reduz em 30% os níveis de bilirrubina no sangue, devido à indução da atividade da UGT1A1 residual. Por outro lado, os pacientes com CN tipo I classicamente não apresentam resposta à terapia com fenobarbital, devido à perda completa da atividade da enzima UGT1A1. A distinção entre os tipos I e II pela resposta ao fenobarbital, entretanto, também nem sempre é evidente. Outros métodos diagnósticos auxiliares são: determinação da atividade residual de glucuronidação à biópsia hepática e a análise bioquímica da composição da bile.

A pesquisa da mutação gênica permite o diagnóstico de CN tipo I se ambos os alelos codificarem uma enzima truncada ou se forem identificadas mutações em homozigose previamente documentadas em pacientes com CN tipo I. Quando um dos alelos possui uma mutação já relatada em pacientes com CN tipo II, o diagnóstico de tipo II pode ser considerado. Caso um alelo tenha uma mutação desconhecida, idealmente é necessário estudar a proteína mutada *in vitro* para estabelecer o diagnóstico precisamente[5].

Tratamento

Síndrome de Crigler-Najjar tipo I

A sobrevida dos pacientes com CN tipo I aumentou consideravelmente desde a descoberta da fototerapia e a possibilidade de cura pelo transplante de fígado. Na fototerapia a luz azul interrompe as ligações de hidrogênio internas da bilirrubina não conjugada e origina a lumirrubina, um fotoisômero solúvel em água que pode ser excretado na bile. Na luz intestinal pode haver recorrência das ligações com hidrogênio, permitindo a reabsorção de parte da bilirrubina na luz intestinal. A associação com fosfato de cálcio por via enteral parece aumentar a eficiência da fototerapia, pois ele se liga à bilirrubina na luz intestinal e dificulta a reabsorção dessa molécula. As sessões de fototerapia duram 10 a 12 horas noturnas, objetivando níveis séricos de bilirrubina abaixo de 26 a 30mg/dL. Nos primeiros anos, essa terapia é realmente capaz de manter os níveis de bilirrubina não conjugada inferiores a 15mg/dL[19]. Porém, com a progressão da idade a fototerapia torna-se progressivamente menos eficaz. Esse fenômeno provavelmente se deve à relação superfície corpórea/peso desfavorável e ao aumento da espessura e da pigmentação da pele. Uma vez que o kernicterus também pode desenvolver-se em idades mais avançadas, deve-se indicar o transplante de fígado se os níveis séricos de bilirrubina não puderem ser mantidos abaixo de 23 a 29mg/dL. Até o momento, a maioria dos pacientes com CN tipo I ainda necessitam de transplante de fígado antes da puberdade.

Estudo multicêntrico sobre o manejo de pacientes com síndrome de CN tipo I incluiu 57 pacientes. No momento da inclusão, 21 pacientes (37%) tinham sido transplantados, sendo que a média de idade do transplante foi de 9,1 ± 6,9 anos (variação de 1 a 23 anos) e a média de idade dos pacientes que não tinham sido transplantados no momento da inclusão era de 6,9 ± 6,0 anos (variação de 0 a 23 anos). Em 2 pacientes, com idades entre 22 e 23 anos, os sinais precoces de kernicterus reverteram, respectivamente, após intervenção precoce seguida do transplante de fígado e por transplante imediato.

Embora seja uma terapia curativa, o transplante de fígado ainda é uma opção terapêutica agressiva, uma vez que visa corrigir uma única deficiência enzimática em fígado normal sob todos os demais aspectos. Por isso, diversas terapias alternativas têm sido pesquisadas: 1. transplante de fígado auxiliar: abordagem alternativa curativa e reversível. Entretanto, a técnica cirúrgica é complicada e há risco elevado de complicações vasculares; 2. transplante de hepatócitos isolados: útil em qualquer doença metabólica causada pela deficiência de uma enzima hepática específica e quando qualquer elevação da atividade da enzima deficiente promove melhora clínica significativa. Dados preliminares em ratos Gunn, o modelo murino da síndrome de CN tipo I, foram encorajadores[20]. Os relatos em humanos com CN também têm sido positivos, com redução em até 50 e 30% da bilirrubina durante 7 meses de seguimento[21,22]. Entretanto, a durabilidade do resultado, na maioria dos casos, limita-se a menos de um ano; 3. transplante de células-tronco: as células-tronco têm potencial de diferenciação em hepatócitos mas exibem apenas uma funcionalidade parcial hepatócito-*like*. São necessários mais estudos com esse tipo de terapia[23]; 4. terapia gênica: baseada na introdução de um gene *UGT1A1* funcionante no hepatócito. Experimentos em ratos Gunn têm sido animadores, mas ainda não foram realizados ensaios clínicos em humanos. A introdução do gene no hepatócito pode ser feita por vários métodos, entre eles o uso de vírus recombinantes como vetores. Entretanto, a duração da expressão do gene também parece limitada devido à resposta imune antiviral do hospedeiro[20]; 5. plasmaférese: método eficiente em reduzir rapidamente a concentração de bilirrubina no sangue e que também favorece a retirada do excesso de bilirrubina nos tecidos.

Síndrome de Crigler-Najjar tipo II

A resposta da enzima UGT1A1 ao fenobarbital, observada na CN tipo II, é causada pela ativação de uma sequência potenciadora denominada *glucuronosyl transferase phenobarbital response enhancing motif* (gtBPREM), localizada na região promotora (TATA *box*) do gene *UGT1A1*[24]. Essa sequência gtBPREM é ativada por um receptor citoplasmático denominado *human constitutive active receptor* (hCAR). O contato do hCAR com o fenobarbital estimula a penetração desse receptor no núcleo celular e, por sua vez, a ativação do gtBPREM. Uma vez que a sequência da região promotora é conhecida, novos estudos poderiam ajudar a identificar outros indutores enzimáticos mais potentes ou com menos efeitos adversos que o fenobarbital.

SÍNDROME DE GILBERT

A síndrome de Gilbert foi descrita inicialmente por Augustin Gilbert e Pierre Lereboulet (1901), entretanto sua base genética foi identificada somente em 1995[8]. Essa é uma doença autossômica dominante com penetrância incompleta, caracterizada por hiperbilirrubinemia não conjugada intermitente, na ausência de doença hepatocelular ou hemólise. Ela constitui a principal doença hereditária relacionada à glucuronidação da bilirrubina, com prevalência estimada em 5% em asiáticos, 10% em caucasianos e 25% em afro-americanos[25] (Quadro 28.3).

QUADRO 28.3 – Genótipos causadores de síndrome de Gilbert[5].

	Mutação na proteína	Mutação no DNA	Mutação no *UGT1A1*	Diagnóstico	Observações
Alelo 1		(TA)7TAA	UGT1A1*28	Síndrome de Gilbert	
Alelo 2		(TA)7TAA	UGT1A1*28		
Alelo 1	G71R	(TA)7TAA	UGT1A1*28	Síndrome de Gilbert	
Alelo 2		211G>A	UGT1A1*27		
Alelo 1		(TA)7TAA	UGT1A1*28		
Alelo 2	Y486D	1456T>G			
Alelo 1	G71R	211G>A	UGT1A1*27	Síndrome de Gilbert	
Alelo 2	G71R	211G>A	UGT1A1*27		
Alelo 1	Y486D	1456T>G		Síndrome de Gilbert	
Alelo 2	Y486D	1456T>G			
Alelo 1	G71R	211G>A		Síndrome de Gilbert	
Alelo 2	Y486D	1456T>G			
Alelo 1		Mutação estrutural (TA)7TAA	UGT1A1*28	Síndrome de Gilbert	Síndrome de Crigler-Najjar
Alelo 2					
Alelo 1	G71R	Mutação estrutural 211G>A	UGT1A1*27	Síndrome de Gilbert	Síndrome de Crigler-Najjar
Alelo 2					
Alelo 1	Y486D	Mutação estrutural 1456T>G		Síndrome de Gilbert	Síndrome de Crigler-Najjar

Aspectos genéticos e moleculares

O principal defeito molecular relacionado à síndrome de Gilbert é a adição de uma sequência extra de dinucleotídeo, TA, na região promotora (TATA *box*) do gene *UGT1A1*. O genótipo resultante é designado A(TA)7TAA (em vez do normal A(TA)6TAA) ou UGT1A1*28[8] (Figura 28.1). Outras mutações incomuns na região promotora também foram identificadas em africanos, como o A(TA)5TAA e o A(TA)8TAA. Entretanto, somente o A(TA)8TAA parece afetar a transcrição da enzima UGT1A1[26]. Uma mutação na sequência gtPBREM da região promotora também foi descrita na síndrome de Gilbert[27]. Somente quando essas mutações na região promotora existem em homozigose ocorre elevação da bilirrubina sérica. Nesses casos, a atividade da enzima UGT1A1 corresponde a aproximadamente 10 a 35% do normal, devido à menor síntese da enzima UGT1A1 funcionalmente preservada. Isso ocasiona redução em 80% da capacidade de glucuronidação hepática[27,28]. Entretanto, porcentagem significativa desses pacientes apresentam níveis séricos de bilirrubina normais e, por isso, outros fatores parecem ser necessários para a redução da glucuronidação e expressão clínica da síndrome de Gilbert[5].

O fenótipo da síndrome de Gilbert também tem sido descrito em associação com mutações localizadas nas regiões codificadoras do gene *UGT1A1* (em vez da região promotora), como, por exemplo, os polimorfismos G71R e o Y486D[29]. A frequência do alelo G71R no leste asiático (japoneses, coreanos e chineses) é estimada em 16-23%, enquanto esse alelo não foi identificado em caucasianos ou africanos[30]. Todos esses polimorfismos nas regiões codificadoras também exibem um padrão de herança autossômico recessivo.

Em um terceiro cenário, caso um paciente com suspeita de síndrome de Gilbert não apresente o genótipo clássico A(TA)7TAA em homozigose, é aconselhável investigar polimorfismos na região de codificação, pois, conforme discutimos no item anterior, eles podem exibir no outro alelo alguma mutação classicamente relacionada à síndrome de Crigler-Najjar[16].

Manifestações clínicas

A síndrome de Gilbert se manifesta como hiperbilirrubinemia indireta leve isolada. A maioria dos pacientes é assintomática e não tem achados anormais ao exame físico, exceto por episódios de icterícia intermitente que podem ocorrer, principalmente na adolescência[31].

Os níveis de bilirrubina total geralmente não ultrapassam 3mg/dL, embora situações como deficiência de G6PD, talassemia, esferocitose ou fibrose cística possam promover hiperbilirrubinemia mais acentuada[32]. Algumas condições clínicas, como desidratação, jejum, doenças intercorrentes, menstruação e excesso de exercícios físicos, predispõem aos episódios de hiperbilirrubinemia.

Embora seja uma doença indolente, recentemente a síndrome de Gilbert tem recebido destaque devido à associação com outras condições clínicas e a interferência no metabolismo de algumas drogas.

Metabolismo de drogas – a síndrome de Gilbert pode prejudicar o metabolismo de algumas drogas que são normalmente conjugadas pela enzima UGT1A1. As principais drogas que exibem tal risco farmacogenético são o irinotecano e os inibidores de protease usados no tratamento do HIV.

O irinotecano (CPT-11) é um quimioterápico que inibe a topoisomerase I e desempenha importante papel no tratamento de diversas neoplasias. Esse agente é biotransformado nos tecidos e no sangue para sua forma ativa SN-38 (Figura 28.4). A atividade antitumoral desse metabólito é 100 a 1.000 vezes mais elevada que a do irinotecano. Em seguida, o SN-38 é glucuronizado pela UGT1A1 e o glucuronídeo é excretado via ducto biliar. A redução da atividade da UGT1A prejudica a conjugação do SN-38 e eleva o risco dos dois principais efeitos adversos relacionados ao irinotecano: neutropenia e diarreia grave[30,33]. O *Food and Drugs Admnistration* (FDA) aprovou a pesquisa do genótipo UGT1A1*28 antes do início da terapia com irinotecano. Com essa medida, é possível reduzir preventivamente a dose da droga nos indivíduos com o alelo UGT1A1*28[33].

O indinavir e o atazanavir, inibidores de protease usados no tratamento do HIV, inibem a atividade da enzima UGT1A1 e podem causar hiperbilirrubinemia não conjugada. Evidentemente, nos portadores da síndrome de Gilbert esse aumento da bilirrubina tende a ser mais acentuado[30].

A síndrome de Gilbert pode interferir no metabolismo de diversos outros fármacos glucuronizados pela UGT1A, por exemplo: sorafenibe, ezetimibe, etinilestradiol, lamo-

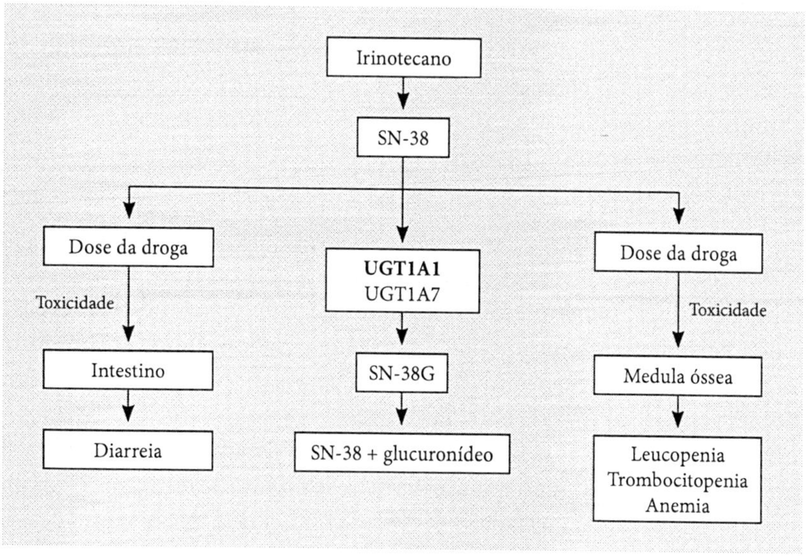

FIGURA 28.4 – Metabolismo e risco de toxicidade na terapia com irinotecano. Reduções na atividade da UGT1A1 e UGT1A7 podem aumentar a toxicidade pelo irinotecano. O grau de toxicidade é dependente da dose administrada. SN-38 glucuronado pode ser desconjugado por glucuronidases bacterianas no intestino. Adaptado de: Strassburg, 2010[6].

trigina, tolbutamida, paracetamol, anti-inflamatórios não esteroides (ibuprofeno, cetoprofeno), estatinas e genfibrozil. No entanto, até o momento, os dados referentes a esses fármacos ainda são inconclusivos[3,31,34].

Neoplasias (Quadro 28.4) – a inativação dos produtos da metabolização do estrogênio é regulada por uma série de enzimas, incluindo a UGT1A1. Por isso, na síndrome de Gilbert pode haver acúmulo de substâncias mutagênicas, como 4-OH-estrogênio, e aumento do risco de tumores hormônio-dependente como o câncer de mama[6]. Em relação às outras neoplasias, embora alguns dados sejam controversos, a síndrome de Gilbert parece ter associação com maior risco de câncer colorretal, menor risco de câncer do endométrio e melhor prognóstico para o linfoma de Hodgkin[35,36].

QUADRO 28.4 – Algumas doenças associadas à síndrome de Gilbert[6].

Fator de risco para doenças	**Variante**
Câncer colorretal (CCR)	UGT1A*6
Desenvolvimento de metástases no CCR	UGT1A1*28
Litíase biliar	UGT1A1*28
Potencial fator de risco para doenças	**Variante**
Neoplasia maligna de mama em mulheres pré-menopausa	UGT1A1*28
Fator de risco para doenças	**Variante**
Neoplasia maligna endometrial	UGT1A1*28
Linfoma de Hodgkin	UGT1A *28
Claudicação intermitente	UGT1A1*28
Doença cardiovascular e coronariana	UGT1A1*28

Risco cardiovascular (Quadro 28.4) – os benefícios da hiperbilirrubinemia não conjugada moderada nas doenças mediadas pelo estresse oxidativo são bem estabelecidos. Essas doenças são representadas pelo diabetes, síndrome metabólica, obesidade e, particularmente, as doenças cardiovasculares como infarto do miocárdio, doença coronariana, doença vascular periférica e acidente vascular cerebral. Estima-se inclusive que cada elevação de 1mmol/L da bilirrubina está associada à redução de 6,5% no risco cardiovascular[37]. Em alguns estudos, a força da associação entre bilirrubina e doença arterial crônica foi semelhante ao fumo, pressão arterial sistólica e HDL-colesterol[38].

O menor risco de doença cardiovascular relacionada à síndrome de Gilbert está estritamente relacionado à hiperbilirrubinemia. Provavelmente esse efeito benéfico da bilirrubina não conjugada seja decorrente das suas propriedades antioxidantes e antiaterogênicas: inibição da oxidação de LDL-colesterol e outros lipídios, diminuição dos radicais de oxigênio e combate ao estresse oxidativo[3,37].

Diagnóstico

Um teste diagnóstico facilmente aplicável é a dosagem da bilirrubina após 24 a 48 horas de dieta com restrição calórica diária de 400kcal e dosagem da bilirrubina 4-6 horas após a administração de 900mg de rifampicina (com/sem jejum). Entretanto, pacientes com hepatopatias podem apresentar resultados semelhantes.

O método de escolha para o diagnóstico da síndrome de Gilbert é a pesquisa da mutação por PCR em tempo real. A maioria dos pacientes é homozigota para a mutação UGT1A1*28. Caso o paciente seja homozigoto, é dispensável o rastreamento adicional. Porém, se apenas um alelo apresentar a mutação UGT1A1*28 ou quando ambos os alelos são normais, deve-se pesquisar a presença de mutações G71R e Y486D. Caso o diagnóstico permaneça inconclusivo, toda a região de codificação do gene *UGT1A1* deve ser sequenciada, a fim de determinar se existe alguma mutação no outro alelo. Se for identificada alguma mutação, o paciente pode ser portador da síndrome de Crigler--Najjar. Uma visão geral de possíveis genótipos em doentes com síndrome de Gilbert é apresentada na quadro 28.3.

Tratamento

A síndrome de Gilbert não necessita de terapia específica. O aspecto mais importante no cuidado desses pacientes é o reconhecimento da doença e da sua natureza indolente, exceto pelo risco de efeitos colaterais a alguns medicamentos e neoplasias[31]. Futuramente, é possível que as estratégias de rastreio de neoplasias nesses pacientes sejam individualizadas.

HIPERBILIRRUBINEMIA HEREDITÁRIA CONJUGADA

Síndrome de Dubin-Johnson

Descrita em 1954[39], a síndrome de Dubin-Johnson é doença rara geralmente diagnosticada na adolescência ou na idade adulta precoce. Em judeus iranianos, é observada prevalência maior que na população geral, estimada em 1:1.300 indivíduos, enquanto na população japonesa a prevalência estimada é de 1:300.000 pessoas. Em estudo antigo realizado entre 1955 e 1969 com 101 portadores da síndrome de Dubin-Johnson em Israel, 64 casos eram judeus iranianos, a idade de apresentação da icterícia variou de 10 semanas a 56 anos, e indivíduos com pais consanguíneos exibiram maior risco de doença. O padrão de herança genética é autossômico recessivo e ocorrem manifestações da doença quando há mutação em homozigose simples ou composta. Os indivíduos heterozigotos simples podem apresentar alterações bioquímicas discretas (Quadro 28.5)[40].

QUADRO 28.5 – Resumo sobre os aspectos relacionados às doenças causadas por hiperbilirrubinemia hereditária conjugada.

	Síndrome de Dubin-Johnson	**Síndrome de Rotor**
Herança	Autossômica recessiva	Recessiva digênica
Hiperbilirrubinemia	Conjugada	Conjugada
Níveis de bilirrubina	3 a 6mg/dL (possível > 25mg/dL)	3 a 6mg/dL
Fígado/vias biliares	Fígado negro	Sem pigmentação hepática
Histologia	Pigmentos grosseiros nas células centrolubares	Normal
Clínica	Maioria dos pacientes assintomática Icterícia pode ser agravada por contraceptivos orais, gravidez ou doenças intercorrentes	Maioria dos pacientes assintomática Icterícia pode ser agravada por contraceptivos orais
Anormalidades laboratoriais	Predomínio de bilirrubina conjugada Função hepática normal	Predomínio de bilirrubina conjugada
Transporte hepatobiliar	Colecintilografia com Tc^{99m}-HIDA: fígado visualizado intensamente	Colecintilografia com Tc^{99m}-HIDA: fígado não visualizado e coração/rins com visualização persistente
Urina	Coproporfirina urinária total normal e 80% composta por isômero I em vez do isômero III	Coproporfirina urinária total aumentada em 2-5 vezes e mais de 65% composta pelo isômero I
Bases moleculares	Mutações no gene *ABCC2/CMOAT* Cromossomo 10q24.2	Mutação em homozigose em ambos os genes: *SLCO1B1* e *SLCO1B3* Cromossomo 12p12.2-p12.1
Mutações*	*ABCC2*, ARG768TRP *ABCC2*, 168-BP DEL, NT2272 *ABCC2*, 147-BP DEL, NT1669 *ABCC2*, IVS18DS, T-C, +2 *ABCC2*, GLN1382ARG *ABCC2*, 67-BP DEL, IVSDS, T-C, +2 *ABCC2*, ILE1173PHE *ABCC2*, ARG1150HIS	*SLCO1B1*, ARG580TER *SLCO1B1*, IVS5DS, G-T, +1 *SLCO1B1*, ARG253TER *SLCO1B3*, 7.2-KB DEL *SLCO1B3*, ARG253TER
Prognóstico	Benigna	Benigna
Tratamento	Nenhum	Nenhum

* Fonte: OMIM® and Online Mendelian Inheritance in Man® database.

Aspectos genéticos e moleculares

A superfamília de genes *ATP-binding cassette* (ABC) são responsáveis pela codificação de proteínas da membrana celular que utilizam a energia proveniente da hidrólise do ATP para transportar substâncias (exógenas e endógenas) contra o gradiente de concentração. Existem sete subfamílias de transportadores ABC humanos e uma das maiores é a subfamília 'C' (ABCC). A subfamília ABCC contém 13 membros e nove deles, numerados de 1 a 9, são denominados *multidrug resistance proteins* (MRPs). As mutações no gene *ABCC2/MRP2* são responsáveis pela síndrome de Dubin-Johnson[41]. Esse transportador foi originalmente identificado em modelos murinos portadores da síndrome de Dubin-Johnson e denominado *canalicular multiple organic anion transporter* (cMOAT). Portanto, os termos *ABCC2, MRP2* ou *cMOAT* referem-se ao mesmo gene e respectivo transportador[42].

Nos seres humanos, o gene *ABCC2/MRP2* está localizado no cromossomo 10q24, contém 32 éxons e ocupa 200kb ou mais do DNA genômico. O produto desse gene é um transportador localizado no polo apical (canalicular) das células hepáticas e das células que compõem importantes barreiras fisiológicas, como: células epiteliais do túbulo renal proximal, enterócitos do intestino e trofoblasto da placenta. Na membrana canalicular do hepatócito, entre outros compostos, o transportador participa da eliminação biliar da bilirrubina conjugada. Por isso, a síndrome de Dubin-Johnson caracteriza-se por hiperbilirrubinemia conjugada[43].

Desde a descoberta da relação do transportador ABCC2 com a síndrome de Dubin-Johnson, foram descritas diversas mutações nesse gene (Quadro 28.5)[2]. As mutações incluem mutações sem sentido que conduzem a um códon de parada precoce, mutações de sentido trocado e deleções[44,45,46]. Tais mutações causam defeitos distintos na biossíntese e função da proteína ABCC2, como, por exemplo, a rápida degradação do RNA mensageiro mutante, formação de uma proteína instável, localização da proteína fora da membrana apical ou produção de uma proteína funcionalmente ineficiente. As mutações que comprometem a região de ligação do transportador MRP2 com o ATP representam uma parcela significativa das alterações identificadas. Embora os efeitos sejam distintos, todas as mutações resultam na ausência de uma MRP2 funcionalmente ativa na membrana canalicular[4,47].

A deficiência do transportador ABCC2 predispõe a aumento na expressão do transportador ABBC3/MRP3 na membrana sinusoidal (basolateral) dos hepatócitos (ver Figura 28.1). Esse transportador funciona como uma bomba de efluxo de bilirrubina conjugada para o sangue sinusoidal, compensando o defeito no efluxo da bilirrubina para a bile[4]. Esse fenômeno compensatório também foi descrito em diversas outras situações que cursam com colestase.

De acordo com os mecanismos descritos acima, o resultado esperado na deficiência do transportador ABCC2 seria o aumento exclusivo da bilirrubina conjugada no sangue. Entretanto, a quantidade relativa de bilirrubina não conjugada no plasma de pacientes com síndrome de Dubin-Johnson varia de 24 a 38% da bilirrubina total, alcançando até 50%. A causa desse fenômeno ainda permanece obscura e, até o momento, não foi demonstrada nenhuma inibição na absorção de bilirrubina não conjugada pelos hepatócitos ou desconjugação da bilirrubina conjugada por glucuronidases, como possíveis explicações para esse achado laboratorial[4,42,48].

Achados clínicos e exames laboratoriais gerais

Na síndrome de Dubin-Johnson, os níveis séricos de bilirrubina geralmente se encontram entre 2 e 5mg/dL, mas podem alcançar níveis superiores a 20mg/dL. A hiperbilirrubinemia conjugada é principalmente à custa de diglucuronídeos de bilirrubina, e os níveis séricos das demais enzimas hepáticas (fosfatase alcalina, gamaglutamiltransferase, aminotransferases), a função hepática (tempo de protrombina e albumina sérica) e o perfil lipídico são normais.

Clinicamente, os pacientes com síndrome de Dubin-Johnson são assintomáticos ou apresentam sintomas inespecíficos como fraqueza e desconforto abdominal superior. O exame físico é normal, exceto pela possível presença de icterícia leve ou, raramente, hepatoesplenomegalia. Situações como o uso de contraceptivo oral, gravidez ou doenças concomitantes podem agravar a hiperbilirrubinemia e contribuir para o diagnóstico na idade adulta. O prurido, achado clínico importante nas síndromes colestáticas, está ausente nos pacientes com síndrome de Dubin-Johnson.

Diagnóstico

A suspeita inicial da síndrome de Dubin-Johnson baseia-se na hiperbilirrubinemia direta isolada sem causa evidente. Entretanto, o diagnóstico definitivo somente pode ser estabelecido após investigação adicional com exames específicos. Exame inicial útil é a dosagem da coproporfirina urinária (urina de 24 horas). Os pacientes com síndrome de Dubin-Johnson apresentam níveis normais de coproporfirina total e 80% dessa é constituída pela coproporfirina I. Nos indivíduos saudáveis, espera-se que 70% da coproporfirina total seja composta por coproporfirina III. Esse exame também auxilia no diagnóstico diferencial com a síndrome de Rotor, conforme descreveremos adiante[49].

Um método diagnóstico útil, mas em desuso devido aos efeitos colaterais, é a avaliação da taxa de depuração plasmática da bromossulfaleína. A bromossulfaleína é um corante aniônico metabolizado pelo hepatócito que, após administração por via intravenosa, liga-se à albumina plasmática e penetra no hepatócito. Em seguida, ela é conjugada e finalmente excretada na bile. Nos portadores da síndrome de Dubin-Johnson, a taxa de depuração plasmática da bromossulfaleína é normal aos 45 minutos, demonstrando que a captação de ânions orgânicos pela superfície sinusoidal dos hepatócitos se encontra preservada. Contudo, aos 90 minutos ocorre elevação plasmática secundária da bromossulfaleína (comportamento bifásico) que sinaliza o refluxo da bromossulfaleína conjugada do interior do hepatócito para o sangue, possivelmente pelo transportador MRP3. Esse comportamento da bromossulfaleína assemelha-se ao observado com a bilirrubina conjugada na síndrome de Dubin-Johnson. Assim como a excreção biliar do corante, o enchimento da vesícula biliar também é retardado ou ausente. Esse padrão observado no exame, embora útil, não é específico para a síndrome de Dubin-Johnson e um padrão semelhante pode ser visto em outras doenças hepatobiliares colestáticas[3,50]. A taxa de depuração do verde de indocianina, também um corante aniônico, apresenta perfil semelhante ao observado com a bromossulfaleína.

A colecintilografia com Tc^{99m}-HIDA é um exame mais recente e mais seguro que também permite avaliar a função do sistema biliar. Nos pacientes com síndrome de Dubin-Johnson, o radiotraçador é visualizado no fígado intensamente, de forma homogênea e prolongada, durante o exame. A vesícula biliar e as vias biliares não são visualizadas ou são visualizadas somente na fase tardia[51].

Em relação aos aspectos anatomopatológicos, o fígado dos pacientes com síndrome de Dubin-Johnson exibe, macroscopicamente, coloração enegrecida, o chamado "fígado negro". Microscopicamente, em concordância com o aspecto macroscópico, notam-se pigmentos enegrecidos densos e grosseiros no interior dos hepatócitos, principalmente os hepatócitos da zona centrolobular; à microscopia eletrônica, nota-se que o pigmento está situado no interior dos lisossomos do hepatócito[6]. Em relação aos demais aspectos histológicos, não existem outras alterações.

O sequenciamento do gene *ABCC2/MRP2* não está disponível rotineiramente na prática clínica e a biópsia hepática é dispensável para o diagnóstico. Entretanto, ambos podem ser úteis nos casos em que existe dúvida diagnóstica e para afastar outras doenças hepáticas mais graves.

Tratamento

A síndrome de Dubin-Johnson é uma doença benigna que não necessita de tratamento específico[6]. As drogas utilizadas no tratamento de outras doenças colestáticas crônicas, como a rifampicina e o ácido ursodesoxicólico, não são úteis para o tratamento da síndrome de Dubin-Johnson. Estudo revelou que a administração crônica de rifampicina isolada e associada ao ácido ursodesoxicólico em paciente com síndrome de Dubin-Johnson promoveu, respectivamente, piora da hiperbilirrubinemia conjugada e elevação acentuada dos ácidos biliares séricos. Esses resultados sugerem que tais drogas devem ser usadas com precaução em situações onde há supressão patológica da expressão do *MRP2*, como ocorre na síndrome de Dubin-Johnson e nos estágios avançados das doenças colestáticas[52].

Aspectos farmacogenéticos

Os transportadores *multidrug resistance proteins* (MRPs), como o próprio nome indica, têm sido implicados na resistência das células tumorais a múltiplos fármacos, por um mecanismo de efluxo dos compostos quimioterápicos ou de seus metabólitos do interior das células malignas. Particularmente o MRP2 já foi identificado em linhagens de células tumorais do pulmão, estômago, rins e cólon[53]. Estudos *in vitro* têm relatado que os MRP2 transportam os seguintes fármacos anticancerígenos: metotrexato, cisplatina, irinotecano, paclitaxel e vincristina. Recentemente, foi demonstrado que a expressão de *MRP2* determina a eficácia da quimioterapia com cisplatina em pacientes com carcinoma hepatocelular[54]. Portanto, a expressão de *MRP2* parece interferir na eficácia da quimioterapia e, no futuro, a caracterização dos polimorfismos do gene poderá permitir prever a variabilidade da resposta individual a diferentes drogas específicas. Os MRP2 também interferem na distribuição de algumas drogas nos tecidos normais e modulam a excreção fisiológica de seus metabólitos pelas vias hepatobiliar e renal.

SÍNDROME DE ROTOR

Descrita pela primeira vez em 1948, a síndrome de Rotor também se manifesta como uma hiperbilirrubinemia isolada predominantemente conjugada. Devido às semelhanças clínicas, as síndromes de Rotor e Dubin-Johnson eram inicialmente consideradas a mesma doença. Uma vez que os achados clínicos e exames laboratoriais gerais não permitem a distinção entre ambas, alguns exames laboratoriais e de imagem específicos são necessários para a distinção diagnóstica (Quadro 28.5).

Aspectos genéticos e moleculares

O modo de herança autossômica recessiva da síndrome de Rotor já havia sido sugerido há algumas décadas, porém a associação da doença com genes específicos foi descoberta apenas recentemente. Van de Steeg et al.[55] estudaram o genoma de 11 portadores da síndrome de Rotor, integrantes de oito famílias distintas. Os autores identificaram mutações em homozigose em dois genes: o *SLCO1B1* e o *SLCO1B3*. A ausência da expressão das proteínas transcritas por esses dois genes, denominadas OATP1B1 (gene *SLCO1B1*) e OATP1B3 (gene *SLCO1B3*), foi confirmada por meio da análise imuno-histoquímica das biópsias hepáticas de pacientes com síndrome de Rotor. O padrão de herança observado nas famílias indica que a doença se manifesta exclusivamente quando há deficiência completa e simultânea na expressão dos dois genes envolvidos. Um único alelo SLCO1B1 funcionante previne a manifestação da doença. Essa peculiaridade justifica a raridade da síndrome de Rotor, com frequência estimada em 1 a cada 10^6 indivíduos, embora essa frequência seja variável entre diferentes populações.

Os *organic anion transporting polypeptides* (OATPs, gene *SLCOs – solute carrier organic anion transporter family*) humanos são uma família de onze transportadores expressos em diversos tecidos, sendo três deles (OATP2B1, OATP1B1 e OATP1B3) expressos na membrana sinusoidal dos hepatócitos e somente os dois últimos relacionados à síndrome de Rotor. Nos hepatócitos, os transportadores OATP1B1 e OATP1B3 medeiam a recaptação de bilirrubina conjugada do sangue sinusoidal, após seu efluxo de hepatócitos adjacentes mediado pelo transportador MRP3 (Figura 28.1). Portanto, a ausência dos transportadores OATP1B1 e OATP1B3 prejudica a recaptação hepática da bilirrubina conjugada e justifica a hiperbilirrubinemia direta encontrada na síndrome de Rotor[3,4].

Achados clínicos e laboratoriais

Os achados clínicos e laboratoriais na síndrome de Rotor são indistinguíveis da síndrome de Dubin-Johnson. Ambas as doenças se manifestam com hiperbilirrubinemia conjugada ou mista com predomínio da fração direta, e os demais exames laboratoriais hepáticos são normais. Clinicamente, os pacientes podem ser assintomáticos, apresentar icterícia leve ou sintomas inespecíficos, sem prurido. O melhor exame auxiliar no diagnóstico diferencial com a síndrome de Dubin-Johnson é a análise da excreção da coproporfirina urinária (urina de 24 horas). Na síndrome de Rotor, diferente do observado na síndrome de Dubin-Johnson, há aumento em 2 a 5 vezes do valor da normalidade na excreção de coproporfirina total e 65% da coproporfirina urinária é constituída por coproporfirina I. Postula-se que a coproporfirina seja transportada pelos OATP1B1. Com base nessa hipótese, o aumento na excreção urinária das coproporfirinas, principalmente do isômero I, observado na síndrome de Rotor poderia ser explicado por menor reabsorção desses compostos pelo fígado. Esse fenômeno promoveria o deslocamento parcial da via de excreção hepatobiliar/fecal para a via urinária, principalmente do isômero I[56].

Na síndrome de Rotor, a taxa de depuração plasmática da bromossulfaleína é retardada, sem o padrão bifásico observado na síndrome de Dubin-Johnson. Esse achado traduz um déficit na absorção de corantes aniônicos pelos hepatócitos[50]. Na colecintilografia com Tc^{99m}-HIDA, também em oposição ao observado na síndrome de Dubin-Johnson, o fígado é pouco visualizado e capta o radiotraçador lentamente. Destacam-se as regiões cardíaca e renal, que exibem uma captação intensa e persistente do radiotraçador[51].

O aspecto macroscópico e o aspecto microscópico do fígado na síndrome de Rotor são caracteristicamente normais. Assim como na síndrome de Dubin-Johnson, a biópsia hepática é desnecessária para o diagnóstico e deve ser reservada para os casos duvidosos.

Em relação ao tratamento, a síndrome de Rotor é uma doença benigna que também não necessita de tratamento. O uso de hormônios esteroides e a gestação podem acentuar a hiperbilirrubinemia, favorecendo o diagnóstico nessas situações[6].

Aspectos farmacogenéticos

Os OATPs participam da captação hepática de algumas drogas e seus substratos. Portanto, as mutações nos genes que codificam esses transportadores podem estar relacionadas à hipersensibilidade ou hepatotoxicidade por drogas observadas em alguns indivíduos. Por exemplo, o polimorfismo em apenas um nucleotídeo do gene *SLCO1B1* diminui a capacidade do OATP1B1 em transportar o ácido ativo da sinvastatina da circulação portal para o fígado, promovendo aumento nas suas concentrações plasmáticas e maior risco de miopatia induzida pela sinvastatina. Polimorfismos no *SLCO1B1* também afetam a farmacocinética de outras drogas como a repaglinida (antidiabético), fexofenadina (anti-histamínico), atrasentan (antagonista do receptor da endotelina A), metotrexato, irinotecano e outras estatinas[55,57].

Por outro lado, outras drogas, como a ciclosporina A e a rifampicina, podem inibir a ação das proteínas OATP1B e elevar transitoriamente os níveis plasmáticos de bilirrubina conjugada. Esse inclusive pode ser o principal fator implicado na hiperbilirrubinemia conjugada induzida por algumas drogas[57].

REFERÊNCIAS

1. Okolicsanyi L, Nassuato G, Muraca M, Orlando R, Iemmolo RM, Rirussi F, et al. Epidemiology of unconjugated hyperbilirubinemia: revisited. Semin Liver Dis.1988;8(2):179-82. ISSN 0272-8087. Disponível em: < http://www.ncbi.nlm.nih.gov/pubmed/3051412 >.
2. Kamisako T, Kobayashi Y, Takeuchi K, Ishihara T, Higuchi K, Tanaka Y, et al. Recent advances in bilirubin metabolism research: the molecular mechanism of hepatocyte bilirubin transport and its clinical relevance.J Gastroenterol.2000;35(9):659-64. ISSN 0944-1174. Disponível em: < http://www.ncbi.nlm.nih.gov/pubmed/11023036 >.
3. Sticova E, Jirsa M. New insights in bilirubin metabolism and their clinical implications. World J Gastroenterol.2013;19(38):6398-407. ISSN 1007-9327. Disponível em: < http://www.ncbi.nlm.nih.gov/pubmed/24151358 >.
4. Keppler D. The roles of MRP2, MRP3, OATP1B1, and OATP1B3 in conjugated hyperbilirubinemia. Drug Metab Dispos.2014;42(4):561-5. ISSN 1521-009X. Disponível em: < http://www.ncbi.nlm.nih.gov/pubmed/24459177 >.
5. Bosma PJ. Inherited disorders of bilirubin metabolism. J Hepatol. 2003;38(1):107-17. ISSN 0168-8278. Disponível em: < http://www.ncbi.nlm.nih.gov/pubmed/12480568 >.
6. Strassburg CP. Hyperbilirubinemia syndromes (Gilbert-Meulengracht, Crigler-Najjar, Dubin-Johnson, and Rotor syndrome). Best Pract Res Clin Gastroenterol. 2010;24(5):555-71. ISSN 1532-1916. Disponível em: < http://www.ncbi.nlm.nih.gov/pubmed/20955959 >.
7. Kadakol A, Grosh Sappal BS, Sharma G, Chowdhury JR, Chowdhury NR. Genetic lesions of bilirubin uridine-diphosphoglucuronate glucuronosyltransferase (UGT1A1) causing Crigler-Najjar and Gilbert syndromes: correlation of genotype to phenotype. Hum Mutat. 2000;16(4):297-306. ISSN 1098-1004. Disponível em: < http://www.ncbi.nlm.nih.gov/pubmed/11013440 >.
8. Bosma PJ, Chowdhury JR, Bakker C, Gantla S, de Boer A, Oostra BA, et al. The genetic basis of the reduced expression of bilirubin UDP-glucuronosyltransferase 1 in Gilbert's syndrome. N Engl J Med.1995;333(18):1171-5. ISSN 0028-4793. Disponível em: < http://www.ncbi.nlm.nih.gov/pubmed/7565971 >.
9. Sugatani J. Function, genetic polymorphism, and transcriptional regulation of human UDP-glucuronosyltransferase (UGT) 1A1. Drug Metab Pharmacokinet. 2013;28(2):83-92. ISSN 1880-0920. Disponível em: < http://www.ncbi.nlm.nih.gov/pubmed/23089802 >.
10. Costa E. Hematologically important mutations: bilirubin UDP-glucuronosyltransferase gene mutations in Gilbert and Crigler-Najjar syndromes. Blood Cells Mol Dis. 2006;36(1):77-80.ISSN 1079-9796. Disponível em: < http://www.ncbi.nlm.nih.gov/pubmed/16386929 >.
11. Canu G, Minucci A, Zupp C, Capoluongo E. Gilbert and Crigler Najjar syndromes: an update of the UDP-glucuronosyltransferase 1A1 (UGT1A1) gene mutation database. Blood Cells Mol Dis. 2013;50(4):273-80.ISSN 1096-0961. Disponível em: < http://www.ncbi.nlm.nih.gov/pubmed/23403257 >.
12. Crigler JF Jr, Najjar VA. Congenital familial nonhemolytic jaundice with kernicterus. Pediatrics.1952;10(2):169-80. ISSN 0031-4005. Disponível em: < http://www.ncbi.nlm.nih.gov/pubmed/12983120 >.

13. Bosma PJ, Chowdhury NR, Goldhoorn BG, Hofker MH, Ouring RP, Jansen PL, et al. Sequence of exons and the flanking regions of human bilirubin-UDP-glucuronosyltransferase gene complex and identification of a genetic mutation in a patient with Crigler-Najjar syndrome, type I.Hepatology. 1992;15(5):941-7.ISSN 0270-9139. Disponível em: < http://www.ncbi.nlm.nih.gov/pubmed/1568736 >.
14. Petit F, Gajdos V, Capel L, Parisot F, Myara A, Francoual J, et al. Crigler-Najjar type II syndrome may result from several types and combinations of mutations in the UGT1A1 gene. Clin Genet. 2006;69(6):525-7. ISSN 0009-9163. Disponível em: < http://www.ncbi.nlm.nih.gov/pubmed/16712705 >.
15. Servedio V, d'Apolito M, Maiorano N, Minuti B, Torricelli F, Ronchi F, et al. Spectrum of UGT1A1 mutations in Crigler-Najjar (CN) syndrome patients: identification of twelve novel alleles and genotype-phenotype correlation. Hum Mutat. 2005;25(3):325. ISSN 1098-1004. Disponível em: < http://www.ncbi.nlm.nih.gov/pubmed/15712364 >.
16. Costa E, Vieira Martins M, Saraiva J, Canela E, Costa M, Bauerle R, et al. Analysis of the UDP-glucuronosyltransferase gene in Portuguese patients with a clinical diagnosis of Gilbert and Crigler-Najjar syndromes. Blood Cells Mol Dis. 2006;36(1):91-7. ISSN 1079-9796. Disponível em: < http://www.ncbi.nlm.nih.gov/pubmed/16269258 >.
17. Rubboli G, Ronchi F, Cecchi P, Rizzi R, Gardella G, Meletti S, et al. A neurophysiological study in children and adolescents with Crigler-Najjar syndrome type I. Neuropediatrics. 1997;28(5):281-6.ISSN 0174-304X. Disponível em: < http://www.ncbi.nlm.nih.gov/pubmed/9413009 >.
18. Shevell MI, Majnemer A, Schiff D. Neurologic perspectives of Crigler-Najjar syndrome type I. J Child Neurol. 1998;13(6):265-9.ISSN 0883-0738. Disponível em: < http://www.ncbi.nlm.nih.gov/pubmed/9660509 >.
19. Nydegger A, Bednarz A, Hardikar W. Use of daytime phototherapy for Crigler-Najjar disease. J Paediatr Child Health. 2005;41(7):387-9. ISSN 1034-4810. Disponível em: < http://www.ncbi.nlm.nih.gov/pubmed/16014150 >.
20. Lysy PA, Najimi M, Steeppenne X, Bourgois A, Smety F, Sokal EM. Liver cell transplantation for Crigler-Najjar syndrome type I: update and perspectives. World J Gastroenterol. 2008;14(22):3464-70. ISSN 1007-9327. Disponível em: < http://www.ncbi.nlm.nih.gov/pubmed/18567072 >.
21. Fox IJ,Chowdhury JR, Kaufman SS, Goertzen TC, Chowdhury NR, Warkentin PI, et al. Treatment of the Crigler-Najjar syndrome type I with hepatocyte transplantation. N Engl J Med.1998;338(20):1422-6. ISSN 0028-4793. Disponível em: < http://www.ncbi.nlm.nih.gov/pubmed/9580649 >.
22. Dhawan A, Mitry RR, Hughes RD. Hepatocyte transplantation for metabolic disorders, experience at King's College hospital and review of literature. Acta Gastroenterol Belg. 2005;68(4):457-60. ISSN 0001-5644. Disponível em: < http://www.ncbi.nlm.nih.gov/pubmed/16433003 >.
23. Hengstler JG, Brulport M, Schormann W, Bauer A, Hermes M, Nussler AK, et al. Generation of human hepatocytes by stem cell technology: definition of the hepatocyte. Expert Opin Drug Metab Toxicol. 2005;1(1):61-74. ISSN 1742-5255. Disponível em: < http://www.ncbi.nlm.nih.gov/pubmed/16922653 >.
24. Sugatani J, Kojima H, Ueda A, Kakizaki S, Yoshinari K, Gong QH, et al. The phenobarbital response enhancer module in the human bilirubin UDP-glucuronosyltransferase UGT1A1 gene and regulation by the nuclear receptor CAR. Hepatology. 2001;33(5):1232-8. ISSN 0270-9139. Disponível em: < http://www.ncbi.nlm.nih.gov/pubmed/11343253 >.
25. Premawardhena A, Fisher CA, Liu YT, Verma IC, de Silva S, Arambepola M, et al. The global distribution of length polymorphisms of the promoters of the glucuronosyltransferase 1 gene (UGT1A1): hematologic and evolutionary implications. Blood Cells Mol Dis. 2003;31(1):98-101. ISSN 1079-9796. Disponível em: < http://www.ncbi.nlm.nih.gov/pubmed/12850492 >.

26. Beutler E, Gelbart T, Demina A. Racial variability in the UDP-glucuronosyltransferase 1 (UGT1A1) promoter: a balanced polymorphism for regulation of bilirubin metabolism? Proc Natl Acad Sci U S A.1998;95(14):8170-4. ISSN 0027-8424. Disponível em: < http://www.ncbi.nlm.nih.gov/pubmed/9653159 >.
27. Rodrigues C, Vieira E, Santos R, de Carvalho J, Santos-Silva A, Costa E, et al. Impact of UGT1A1 gene variants on total bilirubin levels in Gilbert syndrome patients and in healthy subjects. Blood Cells Mol Dis. 2012;48(3):166-72.ISSN 1096-0961. Disponível em: < http://www.ncbi.nlm.nih.gov/pubmed/22325916 >.
28. Gong QH, Cho JW, Huang T, Potter C, Gholami N, Basu NK, et al. Thirteen UDP glucuronosyltransferase genes are encoded at the human UGT1 gene complex locus. Pharmacogenetics. 2001;11(4):357-68.ISSN 0960-314X. Disponível em: < http://www.ncbi.nlm.nih.gov/pubmed/11434514 >.
29. TakeuchiK, Kobayashi Y, Tamaki S, Ishihara T, Maruo Y, Araki J, et al. Genetic polymorphisms of bilirubin uridine diphosphate-glucuronosyltransferase gene in Japanese patients with Crigler-Najjar syndrome or Gilbert's syndrome as well as in healthy Japanese subjects. J Gastroenterol Hepatol. 2004;19(9):1023-8. ISSN 0815-9319. Disponível em: < http://www.ncbi.nlm.nih.gov/pubmed/15304120 >.
30. Maruo Y, Iwai Y, Iwai M, Mori A, Sato H, Takeuchi Y. Polymorphism of UDP-glucuronosyltransferase and drug metabolism. Curr Drug Metab. 2005;6(2):91-9. ISSN 1389-2002. Disponível em: < http://www.ncbi.nlm.nih.gov/pubmed/15853761 >.
31. Fretzayas A, Moustaki M, Liapi O, Karpathiov T. Gilbert syndrome. Eur J Pediatr. 2012;171(1):11-5.ISSN 1432-1076. Disponível em: < http://www.ncbi.nlm.nih.gov/pubmed/22160004 >.
32. Burchell B, Hume R. Molecular genetic basis of Gilbert's syndrome. J Gastroenterol Hepatol. 1999;14(10):960-6. ISSN 0815-9319. Disponível em: < http://www.ncbi.nlm.nih.gov/pubmed/10530490 >.
33. Dias MM, McKinnon RA, Sorich MJ. Impact of the UGT1A1*28 allele on response to irinotecan: a systematic review and meta-analysis. Pharmacogenomics. 2012;13(8):889-99. ISSN 1744-8042. Disponível em: < http://www.ncbi.nlm.nih.gov/pubmed/22676194 >.
34. Strassburg CP. Pharmacogenetics of Gilbert's syndrome. Pharmacogenomics. 2008;9(6):703-15. ISSN 1744-8042. Disponível em: < http://www.ncbi.nlm.nih.gov/pubmed/18518849 >.
35. Duguay Y, McGrath M, Lépine J, Gagné JF, Hankinson SG, Colditz GA, et al. The functional UGT1A1 promoter polymorphism decreases endometrial cancer risk. Cancer Res. 2004;64(3):1202-7. ISSN 0008-5472. Disponível em: < http://www.ncbi.nlm.nih.gov/pubmed/14871858 >.
36. Ribrag V, Koscielny S, Casasnovas O, Cazeneuve C, Brice P, Morschhauser F, et al. Pharmacogenetic study in Hodgkin lymphomas reveals the impact of UGT1A1 polymorphisms on patient prognosis. Blood. 2009;113(14):3307-13. ISSN 1528-0020. Disponível em: < http://www.ncbi.nlm.nih.gov/pubmed/18768784 >.
37. Novotný L, Vítek L. Inverse relationship between serum bilirubin and atherosclerosis in men: a meta-analysis of published studies. Exp Biol Med (Maywood). 2003;228(5):568-71. ISSN 1535-3702. Disponível em: < http://www.ncbi.nlm.nih.gov/pubmed/12709588 >.
38. Schwertner HA, Vítek L. Gilbert syndrome, UGT1A1*28 allele, and cardiovascular disease risk: possible protective effects and therapeutic applications of bilirubin. Atherosclerosis. 2008;198(1):1-11. ISSN 1879-1484. Disponível em: < http://www.ncbi.nlm.nih.gov/pubmed/18343383 >.
39. Dubin IN, Johnson FB. Chronic idiopathic jaundice with unidentified pigment in liver cells; a new clinicopathologic entity with a report of 12 cases. Medicine (Baltimore). 1954;33(3):155-97. ISSN 0025-7974. Disponível em: < http://www.ncbi.nlm.nih.gov/pubmed/13193360 >.

40. Shani M, Seligsohn U, Gilon E, Sheba C, Adam A. Dubin-Johnson syndrome in Israel. I. Clinical, laboratory, and genetic aspects of 101 cases. Q J Med. 1970:39(156)549-67. ISSN 0033-5622. Disponível em: < http://www.ncbi.nlm.nih.gov/pubmed/5532959 >.
41. Keitel V, Nies AT, Brom M, Hummel-Eisenbeiss J, Spring H, Keppler D, et al. A common Dubin-Johnson syndrome mutation impairs protein maturation and transport activity of MRP2 (ABCC2). AmJ Physiol Gastrointest Liver Physiol. 2003;284(1):G165-74. ISSN 0193-1857. Disponível em: < http://www.ncbi.nlm.nih.gov/pubmed/12388192 >.
42. Kartenbeck J, Leuschner U, Mayer R, Keppler D. Absence of the canalicular isoform of the MRP gene-encoded conjugate export pump from the hepatocytes in Dubin-Johnson syndrome. Hepatology. 1996;23(5):1061-6. ISSN 0270-9139. Disponível em: < http://www.ncbi.nlm.nih.gov/pubmed/8621134 >.
43. Jemnitz K, Heredi-Szalo K, Janossy J, Iojo E, Vereczkey L, et al. ABCC2/Abcc2: a multispecific transporter with dominant excretory functions. Drug Metab Rev. 2010;42(3):402-36. ISSN 1097-9883. Disponível em: < http://www.ncbi.nlm.nih.gov/pubmed/20082599 >.
44. Paulusma CC, Kool M, Bosma PJ, Scheffeer GL, ter Borg F, Scheper RJ, et al. A mutation in the human canalicular multispecific organic anion transporter gene causes the Dubin-Johnson syndrome. Hepatology. 1997;25(6):1539-42.ISSN 0270-9139. Disponível em: < http://www.ncbi.nlm.nih.gov/pubmed/9185779 >.
45. Mor-Cohen R, Zivelin A, Rosenberg N, Shani M, Muallem S, Seligsohn U. Identification and functional analysis of two novel mutations in the multidrug resistance protein 2 gene in Israeli patients with Dubin-Johnson syndrome. J Biol Chem. 2001;276(40):36923-30. ISSN 0021-9258. Disponível em: < http://www.ncbi.nlm.nih.gov/pubmed/11477083 >.
46. Tsujii H, König J, Rost D, Stöckel B, Leuschner U, Keppler D. Exon-intron organization of the human multidrug-resistance protein 2 (MRP2) gene mutated in Dubin-Johnson syndrome. Gastroenterology. 1999;117(3):653-60. ISSN 0016-5085. Disponível em: < http://www.ncbi.nlm.nih.gov/pubmed/10464142 >.
47. Nies AT, Keppler D. The apical conjugate efflux pump ABCC2 (MRP2). Pflugers Arch. 2007;453(5):643-59. ISSN 0031-6768. Disponível em: < http://www.ncbi.nlm.nih.gov/pubmed/16847695 >.
48. Tanaka T, Uchiumi T, Hinoshita E, Inokuchi A, Toh S, Wada M, et al. The human multidrug resistance protein 2 gene: functional characterization of the 5'-flanking region and expression in hepatic cells. Hepatology. 1999;30(6):1507-12. ISSN 0270-9139. Disponível em: < http://www.ncbi.nlm.nih.gov/pubmed/10573531 >.
49. Respaud R, Benz-de Bretagne I, Blasco H, Hulot JS, Lechat P, Le Guellec C. Quantification of coproporphyrin isomers I and III in urine by HPLC and determination of their ratio for investigations of multidrug resistance protein 2 (MRP2) function in humans. J Chromatogr B Analyt Technol Biomed Life Sci. 2009;877(30):3893-8. ISSN 1873-376X. Disponível em: < http://www.ncbi.nlm.nih.gov/pubmed/19836315 >.
50. Nambu M, Namihisa T. Hepatic transport of serum bilirubin, bromsulfophthalein, and indocyanine green in patients with congenital non-hemolytic hyperbilirubinemia and patients with constitutional indocyanine green excretory defect. J Gastroenterol. 1996;31(2):228-36. ISSN 0944-1174. Disponível em: < http://www.ncbi.nlm.nih.gov/pubmed/8680543 >.
51. Bar-Meir S, Baron J, Seligson U, Gottissfeld F, Levy R, Gilat T. 99mTc-HIDA cholescintigraphy in Dubin-Johnson and Rotor syndromes. Radiology. 1982;142(3):743-6. ISSN 0033-8419. Disponível em: < http://www.ncbi.nlm.nih.gov/pubmed/7063695 >.
52. Corpechot C, Ping C, Wendum D, Matsuda F, Barber V, Poupon R. Identification of a novel 974C->G nonsense mutation of the MRP2/ABCC2 gene in a patient with Dubin-Johnson syndrome

and analysis of the effects of rifampicin and ursodeoxycholic acid on serum bilirubin and bile acids. Am J Gastroenterol. 2006;101(10):2427-32. ISSN 0002-9270. Disponível em: < http://www.ncbi.nlm.nih.gov/pubmed/16952291 >.

53. Narasaki F, Oka M, Naakano R, Ikeda K, Fukuda M, Nakamura T, et al. Human canalicular multispecific organic anion transporter (cMOAT) is expressed in human lung, gastric, and colorectal cancer cells. Biochem Biophys Res Commun. 1997;240(3):606-11. ISSN 0006-291X. Disponível em: < http://www.ncbi.nlm.nih.gov/pubmed/9398612 >.
54. Chen ZS, Tiwari AK. Multidrug resistance proteins (MRPs/ABCCs) in cancer chemotherapy and genetic diseases. FEBS J. 2011;278(18):3226-45. ISSN 1742-4658. Disponível em: < http://www.ncbi.nlm.nih.gov/pubmed/21740521 >.
55. Van de Steeg E, Stránecký V, Hartmannová H, Nosková L, Hrebícek M, Wagenaar E, et al. Complete OATP1B1 and OATP1B3 deficiency causes human Rotor syndrome by interrupting conjugated bilirubin reuptake into the liver. J Clin Invest. 2012;122(2):519-28. ISSN 1558-8238. Disponível em: < http://www.ncbi.nlm.nih.gov/pubmed/22232210 >.
56. Campbell SD, Lau WF, Xu JJ. Interaction of porphyrins with human organic anion transporting polypeptide 1B1. Chem Biol Interact. 2009;182(1):45-51. ISSN 1872-7786. Disponível em: < http://www.ncbi.nlm.nih.gov/pubmed/19560444 >.
57. Kalliokoski A, Niemi M. Impact of OATP transporters on pharmacokinetics.Br J Pharmacol. 2009;158(3):693-705. ISSN 1476-5381. Disponível em: < http://www.ncbi.nlm.nih.gov/pubmed/19785645 >.

Capítulo 29

Deficiência de Alfa-1-Antitripsina

Gilda Porta

INTRODUÇÃO

A alfa-1-antitripsina (α1-AT) é uma glicoproteína de uma única cadeia com 394 aminoácidos, sintetizada predominantemente no fígado pela influência de dois alelos codominantes, herdados autossomicamente. Essa proteína aumenta 3 a 4 vezes durante um processo inflamatório. É codificada pelo gene *SERPINA1*, de 12,2kb, localizado no braço longo do cromossomo 14 (14q31-32)[1]. A molécula de α1-AT é o arquétipo da família de proteínas estruturalmente relacionadas às serpinas (inibidores de proteases serinas), incluindo antitrombina III, α-antiquimiotripsina, inibidor C1, α2-antiplasmina, inibidor da proteína C, cofator de heparina II, inibidor do ativador dos plasminogênios I e II e nexina protease I. A principal função das serpinas é a atividade antiprotease, e da α1-AT, a inibição da elastase neutrofílica, da catepsina G e da proteinase 3, que são proteases liberadas por neutrófilos ativados. Indivíduos com deficiência de α1-AT são mais suscetíveis a desenvolver enfisema pulmonar ainda na idade jovem, por não terem a proteína com atividade antiprotease. Pacientes com deficiência de α1-AT (PiZZ) apresentam diminuição específica da capacidade inibitória da elastase[1-3]. O sítio predominante da síntese de α1-AT é no fígado. Pacientes submetidos ao transplante hepático terão seu fenótipo convertido após a cirurgia[2,3].

As variantes estruturais de α1-AT em humanos são classificadas de acordo com o fenótipo do inibidor de proteases (Pi) definidas por focalização isoelétrica no plasma. Até o momento, foram descritos mais de 100 diferentes alelos do sistema Pi, sendo denominados com letras de acordo com sua mobilidade eletroforética, sendo que cerca de 30 podem ter implicações clínicas e somente alguns estar associados com doença hepática. As variantes alélicas normais, denominadas M (M1, M2 e M3) estão associadas com concentração sérica e atividade funcional normais de α1-AT. A doença está associada com as mutações do produto do gene normal. Assim, variantes PiS (expressam 50-60% de α1-AT sérica) e PiZ (expressam 10-20% de α1-AT sérica). Portadores podem expressar fenótipos PiMS, PiMZ. Já deficientes apresentam os fenótipos PiSS, PiSZ, PiZZ. Alelos mais raros (< 5%) podem também ser encontrados em pacientes com deficiência de α1-AT como Mmalton, Mduarte e nulos. Esses alelos contribuem com 0-15% da concentração de α1-AT e podem estar associados com doença hepática[4]. O fenótipo nulo ocorre como resultado de várias mutações, como *stop* códon, ou deleção completa nos éxons codificadores do gene da α1-AT, levando à ausência completa da produção da proteína. Esse fenótipo não está associado com doença hepática, mas sim com doença pulmonar[5-7]. Entre todas as variantes relacionadas à doença clínica, a mutação Z é a mais comum (cerca de 95% dos casos) e deriva da substituição de ácido glutâmico por lisina na posição 342 do gene *SERPINA1*[6]. Pacientes com deficiência de α1-AT (PiZZ) têm diminuição específica da capacidade inibitória da elastase[6].

A deficiência de α1-AT é a doença genética mais frequente da infância, autossômica recessiva, com expressão co-dominante, sendo que cada alelo contribui com 50% do total da enzima inibidora. Afeta 1 em 1.600 a 3.000 recém-nascidos vivos em populações da América do Norte e do Norte da Europa[8]. Apenas 10-15% dos acometidos desenvolvem doença hepática, sendo a principal causa genética que leva a transplante hepático[9]. Pacientes submetidos ao transplante hepático terão seu fenótipo convertido após a cirurgia[9].

FISIOPATOLOGIA

O evento inicial do dano hepático é o acúmulo anormal da α1-AT mutante Z (α1-AT-Z) dentro dos hepatócitos. Durante a biossíntese, o gene da α1-AT-Z é transcrito, traduzido, seguido de translocação da cadeia polipeptídica para dentro do lúmen do retículo endoplasmático (RE), onde ela é incapaz de ser secretada por apresentar conformação anormal. Em consequência, há acúmulo dessa proteína no RE. Um sistema de controle de qualidade de proteínas no RE reconhece que as moléculas α1-AT-Z são anormais e leva a uma série de eventos proteolíticos e deficiência de secreção. Ainda não está claro, mas algumas moléculas α1-AT-Z escapam da proteólise e podem juntar-se formando um polímero proteico grande, de conformação anormal. Essa proteína polimerizada é a que corresponde aos glóbulos de α1-AT observados na microscopia em fragmentos de fígado. Uma vez a proteína retida no RE, a célula inicia processos proteolíticos para tentar reduzir o dano hepático pelo acúmulo de moléculas de α1-AT-Z[10]. Então, na degradação da α1-AT-Z no RE, vários caminhos estão envolvidos, como o sistema proteossômico, tanto a via ubiquitina dependente como a ubiquitina independente[11]. Nesse sistema, o proteossomo medeia diretamente a extração da α1-AT-Z do RE. Outras vias também estão envolvidas e são vias não proteossômicas, entre elas, vias inibidores de tirosina fosfatase[12].

Outro mecanismo importante proteolítico é a autofagia. Esse é um sistema altamente conservado, no qual vacúolos específicos degradam proteínas anormais e organelas senescentes[13]. Teckman et al.[14] demonstraram que a presença de moléculas de α1-AT-Z no RE é suficiente para induzir a resposta autofágica. A autofagia é uma importante via de degradação de polímeros mutantes α1-AT-Z no RE, usando inibidores químicos de autofagia. Estudos experimentais mostram que o dano hepático pode ser reduzido por aumento da degradação autofágica da proteína mutante α1-AT-Z. A presença de autofagossomos em fragmentos de biópsia hepática de pacientes com deficiência de α1-AT demonstra o possível mecanismo da autofagia na degradação da proteína α1-AT-Z[15]. Além do mecanismo de degradação de α1-AT-Z, as células tentam se adaptar ou se proteger de proteínas retidas no RE. Em decorrência disso, diferenças na resposta adaptativa leva a variações fenotípicas distintas de doenças hepáticas associadas à deficiência de α1-AT. Teckman et al.[16] verificaram disfunção mitocondrial associada a pacientes com deficiência de α1-AT com doença hepática. Em consequência disso, intermediários de O_2 ativos, que acompanham na disfunção mitocondrial, são liberados e podem contribuir para o dano hepático. Zhang et al.[17] demonstraram que a falta de ativação de sinalização de resposta de proteínas não dobradas (UPR), que corresponde a vias de ativação de vários genes em resposta ao acúmulo de proteínas não dobradas no RE, leva ao acúmulo de α1-AT povocando a morte celular por depósito dessas proteínas, no caso glóbulos de α1-AT. Hidvegi et al. demonstraram que a falência de ativar UPR é específica da variante α1-AT-Z[17].

Outro mecanismo que pode levar à morte celular é que o acúmulo de α1-AT no RE leva à ativação de NF-κB, do sistema caspase B, e inflamação com infiltração de neutrófilos no fígado e pulmões[18]. A ativação de NF-κB está associada também à carcinogênese e, portanto, envolvida na patogênese do carcinoma hepatocelular da deficiência de α1-AT[18].

Outro mecanismo proposto de dano hepático seria que concentrações diminuídas de α1-AT séricas condicionariam a ações de enzimas proteolíticas sobre o tecido hepático. Essa teoria não pode ser confirmada devido à ausência de evidências clínicas e experimentais, constituindo, em troca, um mecanismo possivelmente relacionado ao dano pulmonar, apoiando-se essa hipótese no aumento da concentração de elastina naquele órgão[10].

PATOGÊNESE DA DOENÇA HEPÁTICA

Para se compreender o dano hepático, inicialmente a maioria dos dados de literatura apontava que era decorrente do efeito tóxico da molécula mutante de α1-AT retida no RE dos hepatócitos. Estudos mostram que muitos pacientes com deficiência de α1-AT são *protegidos* da doença hepática porque a molécula mutante α1-AT é reconhecida como anormal pelo sistema de controle de qualidade do RE e é degradada. Indivíduos *suscetíveis* a desenvolver doença hepática são aqueles com deficiência de α1-AT e que estigmas genéticos não relacionados ou fatores ambientais alteram a atividade funcional do controle de qualidade do RE, levando à maior retenção da proteína anormal que presumivelmente é hepatotóxica. Esse controle de qualidade que ocorre no RE inclui a presença de chaperonas (calnexina) que facilitam o dobramento e agrupamento das proteínas e a degradação das proteínas não dobradas. Trata-se, portanto, de uma doença conformacional, na qual vários caminhos levam proteínas não dobradas serem transportadas para fora do RE ao citoplasma quando são então degradadas[2].

Há várias teorias a respeito da patogênese:

1. Teoria imunológica – o dano hepático seria consequência de uma resposta anormal imune a antígenos hepáticos. Essa teoria baseia-se na observação que linfócitos periféricos de pacientes com deficiência de α1-AT são citotóxicos para hepatócitos isolados. Entretanto, esses dados parecem ser inespecíficos[1].
2. Mais recentemente, estudos mostraram aumento dos haplótipos HLA-DR3-HLA-DW25 em pacientes com deficiência de α1-AT e com doença hepática[1]. Os autores admitem que o aumento da suscetibilidade não é causado por produtos relacionados com α1-AT, mas com genes ligados, por exemplo, a proteínas de estresse/choque, da biogênese e de transporte de outras proteínas através de vias secretórias.
3. A teoria mais aceita na patogênese da doença é o acúmulo de moléculas α1-AT-mutante no RE dos hepatócitos e excluída a possibilidade de dano hepático por "ataque proteolítico". Dados mostram que pacientes com alelos nulos não desenvolvem doença hepática e somente doença pulmonar. Algumas variantes alélicas podem formar heteropolímeros no RE, como PiSZ e PiSS, levando a dano hepático[2].

A base molecular do dano hepático da deficiência de α1-AT ainda não está esclarecida. Estudos experimentais demonstram lesões e disfunções mitocondriais e ativação de caspase-3 *in situ*. Recentes estudos mostraram que o dano mitocondrial é abolido na vigência de tratamento com ciclosporina, mostrando que essa droga antagoniza a despolarização mitocondrial. Esse estudo evidencia o conceito que a disfunção mitocondrial é sequela de um defeito celular primário que ocorre na deficiência de α1-AT. Ainda não se sabe se a disfunção mitocondrial é efeito direto das alterações que ocorre no RE ou efeito indireto, talvez envolvendo uma resposta autofágica aumentada[2,15].

QUADRO CLÍNICO

Estudo epidemiológico realizado na Suécia em 200.000 recém-nascidos mostrou que 127 eram PiZZ. Desses 127, 14 tiveram colestase prolongada e 9 de 14 tiveram doença hepática grave. As outras oito crianças apresentaram doença leve somente com aumento de enzimas hepáticas e/ou hepatomegalia. Seguimento em 26 anos desse mesmo grupo sueco mostrou que 85% mantinham aminotransferases normais sem evidências de doença hepática[8,19]. Pacientes com doença hepática grave e progressiva têm indicação de transplante hepático ainda na infância.

As manifestações clínicas são inespecíficas, podendo ser iniciadas ainda nos dois primeiros meses de vida com quadro de colestase ou, mais tardiamente, já com sinais de doença hepática crônica avançada. Cerca de 45% das crianças afetadas são pequenas para a idade gestacional, sugerindo início do dano hepático durante a vida intrauterina. Em alguns casos, após o nascimento, além das manifestações de doença hepática, podem ocorrer anorexia e atraso de crescimento. A icterícia é do tipo colestático, acompanhada de colúria e fezes hipo ou acólicas. Algumas vezes, o quadro clínico é semelhante à atresia de vias biliares. O exame físico mostra hepatomegalia de consistência aumentada e, em alguns casos, esplenomegalia. Em cerca de 50% dos pacientes que iniciam o quadro de colestase nos dois primeiros meses de vida, a icterícia desaparece até os 6 meses de idade. Entretanto, podem persistir alterações bioquímicas e hepatoesplenomegalia, podendo evoluir para doença hepática crônica, posteriormente cirrose hepática e muito raramente para carcinoma hepatocelular, ou permanecer com mínimas lesões à histologia.

São quase assintomáticas as manifestações clínicas fora do período neonatal, consistindo na detecção durante exame de rotina da presença de hepatomegalia com ou sem esplenomegalia, acompanhada às vezes de retardo do crescimento. Outras vezes, são pacientes ainda assintomáticos que, ao exame de rotina, já apresentam sinais de doença hepática crônica e à ultrassonografia o fígado é pequeno e irregular. Em geral, já apresentam esplenomegalia e sinais de hipertensão portal. O aparecimento de icterícia fora do período neonatal associado à deficiência de α1-AT é sinal de mau prognóstico, mostrando grave comprometimento hepático. Em alguns casos, manifesta-se como episódio de hemorragia digestiva ocasionada pela ruptura de varizes esofágicas, na qual a pesquisa do agente etiológico da doença hepática crônica da deficiência de α1-AT deve ser sempre investigada[2,20].

Na evolução de crianças com alteração hepática associada à deficiência de α1-AT tem-se tentado definir sinais clínicos de mau prognóstico. São considerados indicadores evolutivos desfavoráveis: aumento dos níveis de bilirrubina direta persistente, hepatomegalia de consistência aumentada e endurecida, presença de esplenomegalia, tempo de protrombina prolongado e níveis diminuídos de albumina sérica. Esses sinais definem o momento exato do transplante hepático. Mais raramente na infância ocorre associação com o carcinoma hepatocelular[2].

Pacientes heterozigotos MZ ou a variante S homozigoto podem apresentar doença hepática de vários graus. A grande maioria das manifestações é leve. A deficiência de α1-AT pode estar associada a glomerulonefrite membranoproliferativa, artrite reumatoide, fibrose pancreática, paniculite, úlcera péptica e doença celíaca. Estudos demonstraram que a lesão glomerular não é específica da deficiência de α1-AT, estando relacionada à doença hepática crônica. Não há estudos controlados que permitam definir se as outras doenças acima citadas são mais frequentes nos pacientes com deficiência de α1-AT do que na população geral[2].

A maioria dos adultos com deficiência de α1-AT é assintomática ou apresenta níveis de enzimas hepáticas com alterações mínimas. Pode, entretanto, manifestar-se com sinais de falência hepática em decorrência de cirrose ou com hepatocarcinoma. Estudo de necropsia realizado na Suécia mostrou que 43% dos pacientes com doença hepática tinham cirrose hepática, e 28%, hepatocarcinoma[21]. A deficiência de α1-AT é fator de risco para o desenvolvimento de cirrose em adultos. A prevalência de cirrose em adultos com fenótipo ZZ varia de 2 a 43% dos casos[21]. Um único estudo longitudinal realizado na Suécia identificando desde o nascimento pacientes PiZZ, após 30 anos, verificou que 5,7% destes apresentavam mínimas anormalidades de enzimas hepáticas. Mulheres que tomam anticoncepcional e com deficiência de α1-AT apresentam níveis mais elevados de AST e ALT quando comparadas ao grupo controle. Recente análise nos EUA de 647 indivíduos adultos com deficiência de α1-AT-Z, com lesão hepática subclínica, observou, na grande maioria dos pacientes, poucas alterações nas enzimas hepáticas[22].

A associação entre os pacientes com deficiência de α1-AT e enfisema pulmonar está bem definida. Pacientes fumantes, com fenótipo PiZZ, têm maior tendência de desenvolver doença pulmonar crônica, destrutiva, reduzindo a qualidade e o tempo de vida. Entretanto, há grande variabilidade na incidência e gravidade do acometimento pulmonar na população deficiente. Os verdadeiros sintomas de enfisema geralmente se manifestam após a terceira década de vida. Há casos descritos de crianças já com comprometimento pulmonar por deficiência de α1-AT[22].

DIAGNÓSTICO

Os testes de função hepática mostram resultados variáveis e inespecíficos. Suspeita-se, inicialmente, quando os níveis de alfa-1 globulina sérica no proteinograma estão diminuídos em paciente com doença hepática. Isso se deve porque a α1-AT corresponde a cerca de 90% da fração alfa-1 globulina circulante. A concentração sérica de α1-AT (técnica nefelometria) é um marcador útil para se suspeitar da deficiência de α1-AT quando os níveis estão diminuídos. Entretanto, a α1-AT é uma proteína de fase aguda e, em certas ocasiões, pode-se elevar (falso-negativo) em resposta a infecções recorrentes, neoplasias etc., mesmo sendo o paciente homozigoto PiZZ. O diagnóstico de certeza (padrão-ouro) é a determinação do fenótipo sérico de α1-AT, por meio da técnica de focalização isoelétrica ou análise molecular. Considera-se um indivíduo normal quando o fenótipo é PiMM. O fenótipo PiZZ corresponde ao paciente com deficiência de α1-AT. A correlação com os níveis de α1-AT sérica está apresentada na tabela 29.1. Com a biologia molecular, amplificando-se o genoma de DNA, podem-se detectar variantes de α1-AT tanto em leucócitos como em tecido hepático de pacientes[2,22].

A histologia hepática, característica nos pacientes PiZZ, mostra glóbulos citoplasmáticos corados intensamente pelo PAS (Figura 29.1). Esse material, localizado no RE dos hepatócitos, é resistente à digestão com diástase. Distribui-se predominantemente nas zonas periportais, sendo dificultosa sua detecção durante os 2-3 primeiros meses de vida. Para confirmar a presença do material PAS+, em alguns casos, torna-se necessária a imunoperoxidase (Figura 29.1). Do ponto de vista morfológico, podem-se observar graus variáveis de necrose hepatocelular, infiltração de células inflamatórias, fibrose periportal e/ou cirrose. Durante o período neonatal, destaca-se a presença combinada de alterações da arquitetura lobular, células gigantes, formação pseudoaci-

TABELA 29.1 – Fenótipos de alfa-1-antitripsina.

Fenótipo	Grau de deficiência	α1-AT (%)	Frequência da população
PiMM	Não há	100	90
PiMS	Discreta	60-100	7
PiMZ	Intermediária	57	2-3
PiSS	Intermediária	60	Rara
PiSZ	Intermediária	35	0-1
PiMnull	Intermediária	50	Rara
PiZZ	Grave	15	0-1
PiZ null	Grave	8	Rara
Pinull-null	Grave	0	Rara

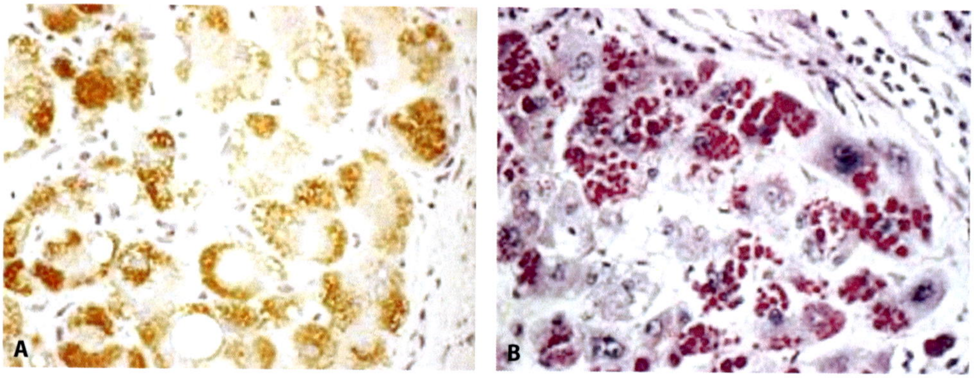

FIGURA 29.1 – Fragmento hepático – glóbulos de α1-AT-PAS+ e imunoperoxidase.

nar dos hepatócitos etc. Observam-se alterações dos ductos biliares interlobulares, às vezes com diminuição do seu número. A presença de esteatose sugere o diagnóstico de doença metabólica. O padrão histológico pode antecipar o prognóstico do paciente. Quando predominam alterações da arquitetura lobular, o prognóstico é melhor. Do ponto de vista clínico, há desaparecimento da icterícia, regressão da hepatomegalia e ausência ou evolução muito lenta para hipertensão portal. Quando há fibrose portal e proliferação neoductular, quadro semelhante à atresia de vias biliares, geralmente o prognóstico é desfavorável. Apesar de poder ocorrer o desaparecimento da icterícia entre 8 e 12 meses de idade, a evolução para cirrose hepática é praticamente certa. Finalmente, biópsia com diminuição do número de ductos biliares interlobulares mostra quadro prolongado de colestase, hepatomegalia persistente e cirrose hepática precoce com hipertensão portal[2,23].

TRATAMENTO

Não há tratamento específico para deficiência de α1-AT e doença hepática. Em pacientes com doença pulmonar, o mais importante é evitar o uso de cigarro. O cigarro acelera a doença pulmonar destrutiva, reduz a qualidade de vida e o tempo de vida.

Em pacientes com deficiência de α1-AT e enfisema pulmonar progressivo recomendam-se agentes derivados purificados e recombinantes de plasma humano que contêm a proteína α1-AT. Essa terapia está associada com melhora nas concentrações séricas de α1-AT e na capacidade inibitória da elastase neutrofílica e α1-AT em fluido de lavado alveolar. Três drogas existem no mercado, sendo administradas por via intravenosa ou aerossol intratraqueal: Prolastin®, Aralast® e Zemaira®. Estudos clínicos mostraram que essas drogas são bem toleradas, seguras, com baixa incidência de efeitos adversos e estão associadas com a melhora da morbidade e mortalidade[2].

A doença hepática deve receber o tratamento adequado à sua condição clínica. O manuseio clínico do lactente com colestase (nutricional, vitamínico, estimulante de fluxo biliar) é fundamental. Nos casos de cirrose progressiva, é necessário manter o paciente em melhores condições clínicas possíveis, já que serão candidatos a transplante hepático. Atualmente, o transplante hepático constitui a única forma terapêutica para a cura do paciente. O defeito metabólico é corrigido permanentemente aos que sobrevivem após o transplante hepático. O receptor adquire o fenótipo do doador e normalizam-se os níveis de α1-AT, demonstrando que a maior parte dessa glicoproteína é produzida pelo fígado. O momento oportuno do transplante hepático é difícil de definir, já que um paciente com cirrose pode estar estável por muito tempo. Quando se evidenciar quadro de descompensação hepática precipitado por intercorrência viral ou bacteriana ou outros sintomas e sinais como *shunt* hepatopulmonar, indica-se transplante hepático[24].

Experimentos com animais têm mostrado que a terapia gênica é uma alternativa factível do ponto de vista teórico. Entretanto, existem dificuldades que devem ser superadas antes de se instituir esse tratamento em humanos[2].

Ensaios clínicos de terapia farmacológica têm sido realizados, porém limitados. Utilização de andrógenos sintéticos (ácido 4-fenilbutírico) foi testada mostrando aumento em cerca de 50% nos níveis de α1-AT em pacientes deficientes. Entretanto, a magnitude do efeito ainda é pequena. Mais recentemente, inibidores de histona de acetilase facilita a translocação de proteínas através de via secretória. Alguns componentes de iminoaçúcares podem ser úteis, aumentando a secreção de α1-AT-Z e essa secretada é funcionalmente ativa[25].

Recentemente, uma nova estratégia no tratamento é aumentar a degradação intracelular de α1-AT. Estudos em animais usando rapamicina e carbamazepina mostraram que essa droga aumenta a autofagia, diminuindo a carga hepática de α1-AT e influenciando na evolução da fibrose. A autofagia é o alvo porque parece ser especializada na degradação de proteínas de agregação dirigidas e também está especificamente ativada quando a α1-AT se acumula nas células. A carbamazepina, quando usada em animais por duas semanas, reduziu a α1-AT-Z nos hepatócitos e diminuiu a fibrose[25]. Outras drogas que aumentam a autofagia estão sendo testadas em *Caenorhabditis elegans*[26].

PREVENÇÃO

Ainda não está claro se o diagnóstico pré-natal é útil em pacientes com deficiência de α1-AT. Isso porque 80-85% dos indivíduos com deficiência de α1-AT apresentam doença hepática até 18 anos de idade e podem não apresentar nenhum sinal de doença pulmonar até 60-70 anos. O único dado de literatura que existe é que, quando uma família tem um filho com doença hepática por deficiência de α1-AT grave, o risco de o segundo filho também ter é cerca de 75% dos casos. Entretanto, não há outros estudos comprovando essa porcentagem de doença hepática entre irmãos. Na família, se um afetado falece de doença hepática, o risco para os irmãos de terem deficiência de α1-AT é de 25% e doença hepática grave na infância é de 10%[27].

REFERÊNCIAS

1. Teckman JH, Qu D, Perlmutter DH. Molecular pathogenesis of liver disease in alphα1-antitrypsin deficiency. Hepatology. 1996;24(6):1504-16.
2. Perlmutter DH. A1AT deficiency. In: Suchy FJ, Sokol RJ, Balistreri, WF. (eds). Liver diseases in children 4th ed. UK: Cambridge University Press; 2014, p. 400-18.
3. Stoller JK, Aboussouan LS. Alphα1-antitrypsin deficiency. Lancet. 2005;365(9478):225-3
4. Cox DW, Billingsley GD. Rare deficiency types of alpha 1-antitrypsin: Electrophoretic variation and DNA haplotypes. Am J Hum Genet. 1989;44(6):844-54.
5. Brantly M, Nukiwa T, Crystal RG. Molecular basis of alphα1-antitrypsin deficiency. Am J Med 1988;84(6A):13-31.
6. DeMeo DL, Silverman EK. Alphα1-antitrypsin deficiency. 2: genetic aspects of alpha(1)-antitrypsin deficiency: phenotypes and genetic modifiers of emphysema risk. Thorax. 2004;59(3):259-64.
7. Lee JH, Brantly M. Molecular mechanisms of alpha-1-antitrypsin null alleles. Resp Med. 2000;94 Suppl C:S7-11.
8. Sveger T. Liver disease in alpha 1-antitrypsin deficiency detected by screening of 200.000 infants. N Engl J Med. 1976;294(24):1316-21.
9. Adrian-Casavilla F, Reyes J, Tzakis A, Wright HI, Gavaler JS, Lendoire J, et al. Liver transplantation for neonatal hepatitis as compared to the other two leading indications for liver transplantation in children. Hepatology. 1994;21:1035-9.
10. Teckman JH, Jain A. Advances in alpha-1-antitrypsin deficiency liver disease. Curr Gastroenterol Rep. 2014;16:367-74.
11. Teckman JH, Gilmore R, Permutter DH. Role of ubiquitin in proteasomal degradation of mutant alpha 1-antitrypsin Z in the endoplasmic reticulum. Am J Physiol. 2000;278:G39-48.
12. Cabral CM, Choudhury P, Liu Y, Sifers RN. Processing by endoplasmic reticulum mannosidases partitions a secretion-impaired glycoprotein into distinct disposal pathways. J Biol Chem. 2000; 275(32):25015-22.
13. Hidvegi T, Ewing M, Hale P, Dippold C, Beckett C, Kemp C, et al. An autophagy-enhancing drug promotes degradation of mutant alpha (1) antitrypsin Z and reduces hepatic fibrosis. Science. 2010;329(5988):229-32.
14. Teckman JH, Perlmutter DH. Retention of mutant alpha(1) antytripsin Z in endoplasmic reticulum is associated with an autophagic response. Am J Physiol Gastrointest Liver. 2000;279(5): G961-74.

15. Teckman JH, An JK, Blomenkamp K, Schmidt B, Perlmutter D. Mitochondrial autophagy and injury in the liver in alpha 1 antytripsin deficiency. Am J Physiol. 2004;286:G851-62.
16. Zhang K, Kaufman RJ. Signaling the unfolded protein response from the endoplasmic reticulum. J Biol Chem. 2004;279(25):25935-8.
17. Hidvegi T, Schmidt BZ, Hale P, Perlmutter DH. Accumulation of mutant alpha 1-antitrypsin Z in the endoplasmic reticulum activates caspases-4 and -12, NFkappaB, and BAP31 but not the unfolded protein response. J Biol Chem. 2005;25;280(47):39002-15.
18. Teckman J, Perlmutter DH. Conceptual advances in the pathogenesis and treatment of childhood metabolic liver disease. Gastroenterology. 1995;108(4):1263-79.
19. Sveger T, Erickson S. The liver in adolescents with alpha-1-antitrypsin deficiency. Hepatology. 1995; 22(2):514-7.
20. Perlmutter DH. Alpha-1-antitrypsin deficiency. Semin Liver Dis. 1998; 18(3):217-25.
21. Elzouki AN, Eriksson S. Risk of hepatobiliary disease in adults with severe alpha 1-antitrypsin deficiency (PiZZ): is chronic viral hepatitis B or C an additional risk factor for cirrhosis and hepatocellular carcinoma? Eur J Gastroenterol Hepatol. 1996;8(10):989-94.
22. Nelson DR, Teckman J, Dis Bisceglie AM, Brenner DA. Diagnosis and management of patients with α1-antitrypsin(A1AT) deficiency. Clin Gastroenterol Hepatol. 2012;10(6):575-80.
23. Perlmutter DH. Alpha-1-antitrypsin deficiency. In: Schiffer, Sorrell MF, Maddrey WC (eds). Schiff`s diseases of the liver. 11th ed. Oxford: Wiley-Blackwell; 2011. p. 835-67.
24. Teckman JH. Alpha 1-antitrypsin deficiency in childhood. Semin Liver Dis. 2007;27(3):274-81.
25. Puls F, Goldschmidt I, Bantel H, Agne C, Bröcker V, Dämmrich M, at al. Autophagy-enhancing drug carbamazepine diminishes hepatocellular death in fibrinogen storage disease. J Hepatol. 2013;59(3):626-30.
26. Gosai SJ, Kwak JH, Luke CJ, Long OS, King DG, Kovatch KJ, et al. Automated high-content live animal drug screening using C. elegans expressing the aggregation prone serpin α1-antitrypsin Z. PLoS One. 2010;12;5(11):e15460.
27. Cox DW. Prenatal diagnosis for alpha-1 antitrypsin deficiency. Prenat Diagn. 2004;24(6):468-70.

Capítulo 30

Genômica e Marcadores Moleculares em Doenças Autoimunes Hepáticas

Marcos Mucenic
Eduardo Luiz Rachid Cançado

HEPATITE AUTOIMUNE

Aspectos clínicos

A hepatite autoimune (HAI) é uma doença de origem desconhecida, preponderante no sexo feminino, em que ocorre destruição progressiva do parênquima hepático levando à alta mortalidade na ausência de tratamento[1]. Não há achados patognomônicos para essa doença. Seu diagnóstico baseia-se em sistema de escore que abrange achados clínicos, laboratoriais, histológicos e resposta terapêutica[2,3]. O tratamento com corticosteroides, associado ou não à azatioprina, resulta em melhorias dos sintomas e das anormalidades laboratoriais e histológicas, e os pacientes tratados com sucesso têm sobrevida igual à esperada para a faixa etária[4,5].

A HAI é dividida em tipos 1 e 2, com base no seu perfil de marcadores sorológicos. A HAI tipo 1 é a forma mais comum da doença, afeta todas as idades e é caracteristicamente associada ao anticorpo antinuclear (AAN) e ao anticorpo antimúsculo liso (AAML). Outros autoanticorpos associados ao tipo 1 são o antiantígeno hepático solúvel/fígado-pâncreas (anti-SLA/LP) e a antiactina, que é a representação do AAML por meio de reatividade contra antígenos-alvo mais específicos. A HAI tipo 2 afeta crianças e adolescentes e é caracterizada pela reatividade contra os anticorpos antimicrossomo de fígado e rim tipo 1 (AAMFR-1) e pelo anticorpo anticitosol hepático tipo 1 (AACH-1)[2]. Alguns autores sugerem a existência de terceiro tipo de HAI para os portadores de doença com o anti-SLA/LP como marcador principal, quando é o único marcador em menos de 10% dos pacientes. Essa caracterização é no mínimo conflituosa, uma vez que, em cerca de 90% dos pacientes com essa reatividade, há concomitantemente positividade para o anticorpo anti-Ro 52, cujo antígeno-alvo é um antígeno nuclear[6].

Seja por diagnóstico em fase avançada (a doença é frequentemente assintomática por longos períodos até o diagnóstico clínico), seja por intolerância ao tratamento, por resposta incompleta ou falha terapêutica, mais da metade dos pacientes desenvolve cirrose apesar da disponibilidade de tratamento, o que pode levar à necessidade de transplante ou ao óbito[7]. É necessário o estudo de formas mais efetivas de farmacoterapia, mas esse desenvolvimento é prejudicado pela compreensão incompleta da etiopatogênese da HAI.

São considerados sinais de pior prognóstico o fato de os pacientes serem mais jovens, terem HAI tipo 2 ou apresentações agudas ou fulminantes, apresentarem antígeno leucocitário humano (HLA, do inglês, *human leukocyte antigen*) DR13 e DR3, exibirem anticorpos anti-SLA/LP ou antiactina e hiperbilirrubinemia[8]. Em estudo comparativo de pacientes brasileiros com norte-americanos, os brasileiros apresentaram formas mais graves de evolução. Infere-se que isso esteja relacionado à maior frequência de pacientes com anticorpo antimicrofilamentos (antiactina F) e HLA DR13[9,10].

A sobrevida do paciente e do enxerto após o transplante para HAI é de 83% e 92% em cinco anos, respectivamente, e a sobrevida em 10 anos, de 75%[4]. A recidiva da doença foi encontrada em 23% dos casos após dois anos do transplante e em 41% após 10 anos[11,12]. A reatividade para o antígeno leucocitário humano HLA-DR3 é mais frequentemente encontrada em pacientes com recidiva após o transplante, mas é necessário seguimento de número maior de pacientes para confirmar esse achado. A sobrevida nos casos de recidiva é de 78% em cinco anos, mas foi observada necessidade de novo transplante em alguns casos[1].

HAI *de novo* é o diagnóstico atribuído a pacientes transplantados por enfermidades variadas que se apresentam com quadro que lembra laboratorial e/ou histologicamente a HAI. Alguns desses casos foram descritos após o uso de interferon para hepatite C. Ainda está em debate se essa apresentação corresponde a uma forma específica de rejeição ou a uma forma de HAI[13,14].

ETIOPATOGÊNESE

A denominação "autoimune" foi conferida devido às evidências indiretas de maior frequência no sexo feminino, ativação intensa do sistema imune na ausência de causas discerníveis, hipergamaglobulinemia, autoanticorpos circulantes, elevada frequência de doenças autoimunes em pacientes afetados ou seus familiares e resposta adequada ao tratamento com imunossupressores. Posteriormente, adicionou-se como evidência de autoimunidade a associação com alelos HLA de suscetibilidade, dependentes da região geográfica em estudo[8,9].

Embora estudos familiares para HAI não sejam relatados e ocorrências em dois ou mais familiares sejam incomuns, a hipótese mais prevalente sobre a causa da HAI é de que indivíduos geneticamente predispostos sejam expostos a fatores de "gatilho", como infecções ou xenobióticos que compartilhem epítopos antigênicos com hepatócitos e a inflamação seja perpetuada por mecanismos de mimetismo molecular promovida pelo controle diminuído de células T reguladoras[10]. As três principais doenças autoimunes do fígado (HAI, cirrose biliar primária - CBP e colangite esclerosante primária - CEP) estão associadas a outras doenças autoimunes. Os alvos da lesão autoimune são, predominantemente, hepatócitos na HAI e colangiócitos na CBP e na CEP, porém a lesão biliar inflamatória (ductulite) ocorre mais na CBP, a hepatite de interface é encontrada de forma mais exuberante na HAI e a fibrose ao redor dos ductos biliares mais na CEP. Os sistemas imunes hepatobiliar e intestinal são integrados de tal forma que essa associação poderia ser explicada pelo compartilhamento de antígenos e de linfócitos ativados na circulação portal[15].

Existem formas variantes de HAI nas quais se sobrepõem aspectos de CEP ou de CBP. Quando são preenchidos critérios diagnósticos para ambas, essas formas são denominadas síndromes de sobreposição. Dois a 8% dos casos de HAI sobrepõem-se à CBP. Vistos de outra forma, 7,5 a 11% dos casos de CBP perfazem o diagnóstico de HAI[16,17]. Seis a 25% dos casos de HAI sobreporiam à CEP. Pode ocorrer a evolução de um quadro de CEP ou CBP para um quadro de HAI, ou vice-versa, sugerindo similaridade na patogênese dessas enfermidades[11,12]. Pelo fato de não existir marcador específico para essas doenças, a coexistência de características em comum automaticamente induz ao raciocínio de formas de sobreposição. Contudo, ao considerarmos outras doenças hepáticas cujo diagnóstico está mais bem estabelecido por marcadores sorológicos ou moleculares, como a hepatite C e a doença de Wilson, mesmo ocorrendo a sobreposição de características, considera-se, na verdade, que existem tais enfermidades que apresentam espectro mais amplo de manifestações do que a coexistência de duas enfermidades. Os anticorpos mais característicos da HAI têm reatividade para antígenos presentes em todos os tipos de células eucariotas e não são órgão-específicos, possivelmente correspondendo a epifenômenos secundários à exposição de antígenos por lesão celular. Não foi demonstrada patogenicidade dos principais autoanticorpos identificados. O AAML está presente em cerca de 70 a 80% dos pacientes em nosso meio[18]. Esse autoanticorpo reage isoladamente contra componentes dos microfilamentos, mais especificamente contra a actina polimerizada (actina F), mas seu alvo molecular não está totalmente definido[19]. Na maior parte dos casos, esse anticorpo está presente em conjunto com o AAN, que tem reatividade contra diferentes antígenos nucleares, principalmente histonas e SS-A/Ro. Nenhuma dessas reatividades está associada a uma importância prognóstica ou a um padrão específico de imunofluorescência[2,12,13,20]. Por outro lado, os alvos moleculares dos anticorpos associados à HAI tipo 2 foram identificados. O AAMFR-1 é específico para a isoforma 2D6 da enzima citocromo oxidase P450 (CYP2D6). Apesar de não ter exclusividade hepática[21,22], é o exemplo mais plausível de mimetismo molecular na HAI. A CYP2D6 compartilha sequências homólogas com o vírus da hepatite C (HCV), o citomegalovírus (CMV) e o herpes simplex vírus tipo 1 (HSV-1). Em modelos experimentais com ratos, um vetor com adenovírus expressando a CYP2D6 produziu hepatite crônica com histologia compatível com HAI, altos títulos de AAMFR-1 e fibrose hepática. Infelizmente, não há modelos animais que estudem a forma clínica mais habitual de HAI (tipo 1). O AACH tem reatividade específica para a formiminotransferase ciclodeaminase (FTCD)[10].

Estão ligados à suscetibilidade para HAI antígenos de classe II do complexo de histocompatibilidade principal (MHC, do inglês, *main histocompatibility complex*) comumente associados a doenças autoimunes, particularmente os alelos DRB1. Na população europeia e norte-americana, a HAI associa-se aos antígenos de HLA-DR3, DR52 e DR4. No Brasil, a HAI tipo I associa-se aos antígenos HLA-DR13 e/ou DR3, e a HAI tipo II, ao HLA-DR7 e/ou DR3[23]. O principal alelo de suscetibilidade para HAI tipo 1 em pacientes norte-americanos e europeus é o HLA-DRB1*0301 e um fator de risco secundário é o HLA-DRB1*0401. Cada um codifica a mesma sequência de aminoácidos (LLEQKR) nas posições DRβ 67-72 da fenda de ligação com antígenos da molécula HLA-DR. A lisina na posição 71 da cadeia de polipeptídeos DRβ é o resíduo crítico, porque pode afetar a configuração do complexo antigênico e a ativação imunológica. Pacientes do Japão, da Argentina, do Brasil e do México têm alelos de suscetibilidade diferentes – como DRB1*1301, DRB1*0405 e DRB11*0404 –, mas muitos deles codificam uma sequência similar de aminoácidos na porção crítica da fenda antigênica da molécula HLA-DR. Os achados em pacientes na América do Sul não corroboram essa sequência como a única alteração responsável pela suscetibilidade à HAI[10,24]. A HAI tipo 2 está associada aos alelos de risco DRB1*07, DRB1*03 e DQB1*0201. HAI-1 e CEP compartilham os alelos de risco DRB1*0301 e DRB1*1301. Já a proteção conferida pelo DRB1*1501 é compartilhada entre os pacientes com HAI e com CBP.

Recentemente, com a emergência de estudos de associação com o genoma (GWAS), tem havido avanços em descobertas genéticas para muitas doenças autoimunes complexas. Um fator de risco em comum para doenças como lúpus eritematosos sistêmico e artrite reumatoide é o STAT4, um transdutor de sinal e ativador de transcrição 4. Expresso em monócitos, células dentríticas e macrófagos ativados em locais de inflamação, ele é ativado pela interleucina-12, levando à diferenciação de células T helper (Th) 1 e à produção de interferon alfa. A frequência de polimorfismos genéticos de STAT4 foi 1,6 vez maior em pacientes com HAI do que nos controles[25].

Não há consenso sobre a predominância de mecanismos humorais ou celulares na HAI. O infiltrado inflamatório hepático apresenta preponderância de linfócitos T CD8+ e CD4+, nos quais foram detectados marcadores de ativação[26,27]. Células T CD8+ reconhecem antígenos apresentados no contexto do MHC de classe I, moléculas que são expressas em quase todas as populações celulares, mas requerem a presença de apresentação de antígenos pelo MHC de classe II para serem completamente ativadas, com o auxílio das células T CD4+. Células que expressam moléculas de classe II incluem células dentríticas, linfócitos B e macrófagos. Macrófagos parecem ser responsáveis primariamente pela fagocitose e processamento de antígenos exógenos maiores, enquanto células dentríticas e células B são mais importantes na apresentação de antígenos previamente processados e funcionam como células acessórias. O fator de necrose tumoral alfa (TNF-α) é produzido em grandes quantidades no fígado por macrófagos e células T CD8+ e atua na indução de HAI. O tratamento com anti-TNF-α pode, portanto, ter indicação com base fisiopatológica. Os mecanismos envolvendo a quebra da tolerância imune não foram completamente esclarecidos na HAI. A má função das células T reguladoras CD4+CD25+ foi encontrada, em alguns estudos, mas esses achados não foram confirmados por outros autores[10].

Uma forma incomum de HAI ocorre em portadores da síndrome de poliendocrinopatia autoimune tipo 1 (APS-1). Essa síndrome é caracterizada por candidíase mucocutânea, distrofia ectodérmica e destruição autoimune de vários órgãos do sistema endócrino, levando a hipoparatireoidismo, insuficiência adrenocortical e ovariana. Mutações no gene regulador autoimune (*AIRE*) foram documentadas apenas nos pacientes com HAI associada à síndrome de poliendocrinopatia autoimune tipo 1 e anticorpos contra a membrana hepática estão presentes apenas nos pacientes que são portadores de HAI, sugerindo que existem bases genéticas diferentes para essa apresentação clínica de HAI[10].

CIRROSE BILIAR PRIMÁRIA

A cirrose biliar primária (CBP) é uma doença lentamente progressiva do fígado, que afeta predominantemente o sexo feminino, com pico de incidência na quinta década de vida, incomum antes dos 25 anos de idade. Ela é caracterizada histologicamente por inflamação portal e destruição imune mediada dos ductos biliares intra-hepáticos, levando a ductopenia, diminuição da secreção biliar e retenção de produtos tóxicos, resultando em fibrose, cirrose e falência hepática[28]. Dentro de 10 anos do diagnóstico de CBP, 26% dos pacientes desenvolvem cirrose descompensada[29].

Os sintomas iniciais mais comuns da CBP são fadiga e prurido. Mais tardiamente, a doença leva a manifestações de doenças colestáticas, como hiperpigmentação cutânea, xantelasmas e osteoporose. Seu diagnóstico é baseado em aumento dos níveis de enzimas hepáticas, principalmente da fosfatase alcalina (colestase) e gamaglutamiltranspeptidase, reatividade dos anticorpos antimitocôndria (AAM) e achados anatomopatológicos compatíveis, que podem ser divididos em quatro estágios histológicos. O aspecto histológico típico da CBP é o de uma colangite não supurativa com destruição dos ductos biliares septais e interlobulares (estágio I)[30]. A lesão ductal florida e a presença de granulomas são consideradas muito sugestivas para o diagnóstico da doença, mas a sensibilidade desses achados à biópsia é baixa. No estágio II podem ser observadas proliferação ductular e expansão portal com infiltrado inflamatório crônico; no estágio III também podem ser identificadas ductopenia, nível mais exuberante de fibrose com formação de septos fibrosos e colestase; no estágio IV a cirrose está estabelecida em geral com padrão em quebra-cabeça (encaixe).

Acredita-se que um distúrbio de regulação da imunidade esteja envolvido na patogênese da CBP. Ela está associada com outras condições autoimunes extra-hepáticas, como síndrome de Sjögren e esclerodermia[28,31]. Além disso, pode haver formas híbridas (envolvimento simultâneo) ou acometimento consecutivo de CBP com HAI, em períodos de tempo variáveis, entre seis meses a 13 anos. Entre 7,5 e 11% dos casos de CBP recebem o diagnóstico de sobreposição com HAI. O tratamento com imunossupressores, no entanto, é eficaz apenas na HAI[32,33]. Os alvos da lesão autoimune são hepatócitos na HAI e colangiócitos na CBP e na CEP, embora as colangiopatias sejam caracterizadas por graus variados de hepatite de interface e as lesões inflamatórias biliares ocorram em alguns pacientes com HAI.

A proporção de familiares acometidos pela CBP é de 1,3 a 9%, em comparação à prevalência obtida na população estudada, de 0,002 a 0,04%. Ter um parente de primeiro grau com CBP confere risco relativo de desenvolver a doença de 6,8 a 10,7 vezes. Em populações de origem europeia, a CBP está associada com os haplótipos HLA de risco DRB1*08:01, DQA1*04:01, DQB1*04:02, DRB1*04:04 e DQB1*03:02 e com os haplótipos de proteção DRB1*11:01, DQA1*05:01, DQB1*03:01, DRB1*15:01, DQA1*01:02 e DQB1*0602. Haplótipos não HLA encontrados na CBP em estudos recentes estão relacionados à resposta imunológica adquirida ou inata, fortalecendo a hipótese de autoimunidade. Muitos desses *loci* de risco não correspondem aos encontrados em estudos recentes no Japão, sugerindo que a CBP seja uma doença geneticamente heterogênea[34-36].

Mais recentemente, tem-se dado especial atenção ao papel da expressão aberrante das variantes que codificam a interleucina-12 (IL-12) e seu receptor. A IL-12 é uma das principais citocinas responsáveis pela resposta de Th1, porém seu papel funcional preciso na iniciação e na progressão da CBP ainda não está definido. Existe um estudo clínico em andamento com um anticorpo monoclonal *(ustekinumab)* direcionado ao bloqueio do eixo da IL-12. Apesar dos achados acima, estima-se que apenas em torno de 20% da hereditariedade na CBP tenha sido explicada pelos alelos de risco encontrados. Isso se deve possivelmente à complexa interação de alelos de risco entre si e com fatores ambientais e a variantes genéticas ainda não encontradas[34-36].

AAM estão presentes em 95% dos pacientes e, na maioria dos casos, representam reatividade contra domínios do ácido lipoico no complexo enzimático 2-oxoácido desidrogenase, família de enzimas da cadeia respiratória mitocondrial. Entre os constituintes antigênicos desse complexo enzimático, estão a subunidade E2 do complexo piruvato desidrogenase (CPD-E2), o autoantígeno mais importante, assim como as subunidades E2 das enzimas 2-oxoglutarato desidrogenase e 2-oxoácido desidrogenase de cadeia ramificada e a subunidade E3 da proteína de ligação[37]. Existe homologia substancial entre esses quatro autoantígenos mitocondriais. O CPD-E2 é uma grande estrutura multimérica, maior que um ribossomo. A CBP parece ser a única doença em que células T autorreativas e células B específicas para o CPD-E2 são detectadas[28]. A expressão dessa sequência antigênica no epitélio biliar de indivíduos predispostos poderia desencadear agressão imunológica pela exposição prévia a certas proteínas microbianas com semelhança antigênica às enzimas do complexo multienzimático mencionado anteriormente (mimetismo molecular)[38]. Um aparente paradoxo da CBP, no entanto, é que as proteínas mitocondriais acima descritas estão presentes em todas as células nucleadas, mas o ataque é específico ao epitélio biliar. Uma hipótese em estudo é que o processamento metabólico do CPD-E2 é diferente na apoptose das células biliares que em outros tipos celulares. Mais especificamente, foi demonstrado que células do tipo do epitélio biliar não conseguem adicionar glutationa à molécula do CPD-E2, de forma que ela perca a imunorreatividade, como as demais células somáticas conseguem[28].

Quando antígenos recombinantes são usados para o diagnóstico, a positividade para AAM é virtualmente diagnóstica de CBP, ou indica que a pessoa corre risco substancial de ser afetada pela doença nos próximos cinco a 10 anos[28].

Anticorpos contra componentes nucleares também são identificados em cerca de 50% dos pacientes. Padrões como o antinucléolo e o anticentrômero em geral marcam as doenças autoimunes reumatológicas comumente associadas à CBP, como a síndrome de Sjögren e a forma limitada da esclerodermia (CREST). Há dois padrões mais específicos, pontos nucleares isolados (principalmente contra a proteína sp100) e envelope nuclear (principalmente contra a proteína gp210)[39]. Quando esses padrões estão presentes em pacientes com colestase, mesmo na ausência de reatividade do AAM, o diagnóstico de CBP deve ser considerado (CBP AAM negativo ou colangite autoimune). A maior parte dos pacientes acometidos também apresenta níveis elevados de imunoglobulina M (IgM), independentemente de serem AAM positivos ou negativos[28].

O ácido ursodesoxicólico constitui menos de 5% dos ácidos biliares presentes na bile humana normalmente e, usado como uma medicação, age como colerético, imunomodulador e melhora a composição da bile, tornando-a menos hepatotóxica. Na dose de 13 a 15mg/kg/dia chega a constituir 50% dos ácidos biliares presentes na bile, é a única droga aprovada para o tratamento da CBP. Ele diminui as alterações bioquímicas e tem impacto benéfico no prognóstico da doença. O momento do início do tratamento é fundamental para modificar o prognóstico dos pacientes acometidos. A sobrevida dos pacientes em estágios I ou II tratados com ácido ursodesoxicólico foi normal, em média de oito anos de seguimento. Já pacientes em estágios III ou IV tiveram risco 2,2 vezes maior de evolução para transplante ou morte. No total, apenas 20 a 30% dos pacientes obtêm uma resposta completa, com normalização bioquímica[28,40]. O desenvolvimento de outras drogas é necessário para preencher essa lacuna na terapêutica, mas, até o momento, as outras medicações testadas, como colchicina, metotrexato e corticosteroides, têm eficácia limitada à redução de parâmetros laboratoriais, baixa efetividade devido aos efeitos adversos limitantes e carecem de estudos randomizados controlados[28]. Os fibratos bezafibrato e fenofibrato foram eficazes na obtenção da melhora bioquímica em pacientes com resposta incompleta ao ácido ursodesoxicólico, possivelmente por aumento da excreção de fosfolipídios na bile, reduzindo sua toxicidade na CBP[41]. Esse mecanismo de ação envolve intricadas vias metabólicas, com estimulação e inibição de receptores nucleares. Os fibratos são ligantes do receptor nuclear PPAR-α.

Na maioria dos estudos, os títulos do AAM caem e chegam a negativar após o transplante, e tornam-se positivos em títulos similares aos anteriores ao transplante depois de um ano, e esse marcador não se correlaciona necessariamente com a presença de recidiva[28,42]. O diagnóstico de certeza da recidiva de CBP é feito somente com o estudo histológico com a presença de lesão biliar florida com ou sem granuloma epitelioide. Outras alterações compatíveis, mas menos patognomônicas, são proliferação ductular, presença de folículos linfoides e ruptura da membrana basal dos ductos biliares. Na ausência de alterações histológicas definitivas, devem ser consideradas, para o diagnóstico diferencial em pacientes transplantados, as possibilidades de rejeição celular crônica, obstrução biliar, hepatite medicamentosa, entre outras possibilidades[40,42-44]. Avanços em imuno-histoquímica colocaram em maior evidência a recidiva da doença após o transplante. Com o emprego de anticorpos monoclonais contra a subunidade CPD-E2, as biópsias hepáticas mostraram intensa coloração apical em 74% de 38 transplantados por CBP e em nenhum dos 29 controles. Dos pacientes com coloração positiva, 28% tinham evidências de recidiva da doença à biópsia e, em 50% desses, havia alterações bioquímicas colestáticas[45].

A sobrevida em cinco anos dos pacientes com CBP após o transplante é acima de 80%. A taxa de recorrência é variável em razão de se fazer ou não biópsias protocolares e do período de acompanhamento. Em estudo de 1993, lesões ductais floridas foram encontradas em cinco de 60 (8%) pacientes com CBP e em nenhum dos 156 controles entre dois e seis anos do transplante[46]. Em estudo com 83 pacientes transplantados por CBP comparados com 105 controles, Hubscher et al.[47] encontraram taxa de recidivas de 16%, e a maioria dos casos estava nos estágios I ou II. Nos trabalhos com seguimento mais longo, têm-se encontrado taxas de recidiva de 30% em 10 anos. Em estudo da Clínica Mayo de 2007, em 154 pacientes com CBP que se submeteram a transplante hepático com pelo menos um ano de seguimento, 52 pacientes (33,8%) apresentaram recorrência da doença e em 38 deles foi administrado ácido ursodesoxicólico com normalização bioquímica em 52%, em contraste com 22% no grupo em que não recebeu tal medicação, o que, no entanto, não alterou a progressão histológica e a sobrevida do paciente e do enxerto[48]. Os estudos sugerem que a recidiva da doença é menos frequente quando a ciclosporina é o inibidor de calcineurina utilizado.

COLANGITE ESCLEROSANTE PRIMÁRIA

Diagnóstico

Chega-se mais frequentemente e de forma mais fácil ao diagnóstico de CEP a partir de portadores de doença inflamatória, principalmente de colite ulcerativa. Dessa forma, a CEP é mais frequentemente diagnosticada em pacientes do sexo masculino jovens com doença inflamatória intestinal que apresentem colestase clínica, alterações de enzimas hepáticas, mais notadamente da fosfatase alcalina e gamaglutamiltransferase, sem reatividade para AAM, com reatividade para o anticorpo anticitoplasma de neutrófilos, padrão perinuclear atípico e sem níveis elevados de IgM[49].

Em pacientes com essas características deve-se realizar exame colangiográfico da árvore biliar. Opta-se pela colangiografia por ressonância magnética para evitar as complicações da colangiografia retrógrada endoscópica, como colangite (pela presença de múltiplas estenoses ao longo da árvore biliar) e consequentes abscessos hepáticos e pancreatite pela abordagem concomitante dos ductos pancreáticos. A identificação de estenoses e dilatações a montante no colédoco, hepatocolédoco e vias biliares intra-hepáticas define o diagnóstico nesses pacientes[50].

A realização da biópsia hepática em pacientes com as características acima não está indicada pelos potenciais riscos de lesão de ductos biliares dilatados e suas previsíveis complicações. Contudo, naqueles pacientes sem evidências de dilatações/estenoses da árvore biliar, a biópsia hepática se justifica para identificar alterações histológicas típicas que se caracterizam pela lesão fibrosante e obliterativa dos ductos biliares cuja alteração mais sugestiva é a fibrose concêntrica dos ductos biliares, chamada de lesão em casca de cebola. Em geral, observa-se infiltrado inflamatório pouco importante em concomitância ao achado de fibrose e não há granuloma. Os demais achados são referentes à doença hepatobiliar, quais sejam, fibrose portal e colatestase[49].

Nos pacientes, em que o diagnóstico é feito a partir da doença hepática, inicia-se a investigação a partir de pacientes com colestase clínica ou laboratorial. Em geral, o diagnóstico de certeza é mais difícil. Nesses casos, o predomínio do sexo masculino não é tão notório, a reatividade do p-ANCA atípico é menor, embora haja poucos estudos nesse sentido. A concomitância com doença inflamatória é menor, sendo obrigatória a pesquisa dessa enfermidade mesmo em pacientes que não apresentam queixas intestinais sugestivas.

Imunogenética

CEP e colite ulcerativa são doenças de traços genéticos complexos. A predisposição genética compartilhada é sugerida pela observação de que essas doenças podem ocorrer simultaneamente dentro de famílias e as estimativas de herança demonstram que é aproximadamente de 9 a 39 vezes e de 6 a 9 vezes a posibilidade mais provável de irmãos desenvolverem CEP e colite ulcerativa, respectivamente, do que na população geral[51,52]. Parece também que parentes de primeiro grau de pacientes com CEP têm risco de aproximadamente oito vezes maior do que a população geral de desenvolverem colite ulcerativa[51]. Concomitantemente, há alta prevalência de colite ulcerativa em pacientes com CEP, sugerindo que fatores de suscetibilidade genética compartilhados provavelmente existam entre as duas enfermidades.

Antes do advento dos estudos de associação ampla do genoma (GWAS, do inglês, *genome-wide association studies*), variantes dentro do complexo maior de histocompatibilidade localizado no braço curto do cromossomo 6 (6p21) eram as únicas candidatas fortes que estavam claramente associadas com CEP. Há mais de 30 anos, a CEP estava ligada ao HLAB8, um marcador haplotípico conhecido para o haplótipo ancestral (AH) 8.1[53]. Mais de 250 proteínas codificadas dentro da região de MHC desempenham papel importante na resposta aos agentes patogênicos. Como resultado, a complexidade do HLA e o complexo padrão de desequilíbrio de ligação entre variantes associadas a uma doença sobre os vários haplótipos HLA estendidos tornam difícil discernir as variantes causais relacionadas com as doenças. Por exemplo, o AH8.1 tem ligação extensa ao longo de todo MHC, como HLA-A1, Cw7, B8, TNFAB*a2b3, TNFN*S, C2*C, Bf*s, C4A*Q0, C4B*1, DRB1*0301, DRB3*0101, DQA1*0501, e DQB1*0201[54].

O AH8.1 está ligado a níveis diminuídos do complemento, inabilidade de clarear imunocomplexos, suscetibilidade aumentada à doença infecciosa e maior progressão às infecções virais e bacterianas. Contudo, não é possível determinar os efeitos de genes únicos no haplótipo em razão do forte desequilíbrio de ligação. De interesse, o AH8.1 está muito representado em diversas doenças autoimunes além da CEP, incluindo a HAI. Pacientes com AH8.1 têm respostas diferentes de citocinas a mitógenos e lipopolissacárides bacterianos, com aumento nos níveis de fator de necrose tumoral alfa (anti-TNF-α), diminuição nos níveis de interferon gama e produção de citocinas predominantemente do tipo T-auxiliar (Th2)[55].

Até 80% dos pacientes com CEP do norte da Europa apresentam doença inflamatória intestinal concomitantemente, enquanto a frequência da doença inflamatória no sul da Europa e Ásia é de aproximadamente 30 a 50%[56]. Até o momento, a maioria dos estudos genéticos na CEP tem sido realizada em pacientes da Europa do Norte; consequentemente os dados genéticos devem ser considerados representativos do fenótipo CEP e doença inflamatória intestinal. É importante também observar que 25% dos pacientes com CEP provenientes do norte da Europa com doença inflamatória intestinal apresentam outras doenças autoimunes associadas[57].

Na CEP, haplótipos-chave de risco incluem o AH8.1 que carrega os alelos HLA-B*08 e DRB1*03:01 e o haplótipo DRB3*01:01-DRB1*13:01-DQA1*01:03-DQB1*06:03[58]. Em populações europeias, o desequilíbrio de ligação estendido torna difícil determinar qual alelo individual é o responsável pela associação com o respectivo haplótipo. Em populações afro-americanas com CEP, o desequilíbrio de ligação entre os alelos HLA-B e DRB1 é baixa e a associação relatada é com o HLA-B*08 e não com o DRB1*03[59].

Isso sugere que o HLA-B*08 possa ser o responsável pela associação com o AH8.1 e os efeitos dos antígenos de classe I sejam importantes na CEP. No entanto, a associação com o haplótipo DRB3*01:01-DRB1*13:01-DQA1*01:03-DQB1*06:03 e um número de associações protetoras com os antígenos de classe II (DRB4*01:03-DRB1*04-DQA1*03-DQB1*03:02, DRB4*01:03-DRB1*07:01-DQA1*02:01-DQB1*03 e DRB4*02:02-DRB1*11:01-DQA1*05:01-DQB1*03:01) indicam de que os efeitos dos antígenos de classe II sejam também importantes[58-61]. Outra vez, o forte desequilíbrio de ligação na região dos antígenos de classe II torna difícil identificar qual alelo direciona a associação com esses haplótipos, mas evidências circunstanciais sugerem que os alelos DRB1 possam ser importantes[58-61].

GWAS na colite ulcerativa contribuíram para a identificação de 47 *loci* de suscetibilidade[62]. Estudos genéticos na CEP são menores em razão da baixa prevalência da doença. Dos 10 *loci* de risco estabelecidos para CEP, seis (6p21, 3p21, 2q35, IL2/IL21, CARD9 e REL) foram detectados em estudos para colite ulcerativa[34,62-65]. Esses achados sugerem que fatores de riscos genéticos compartilhados e não compartilhados estejam presentes na CEP e na colite ulcerativa.

Por meio do refinamento de GWAS na CEP e pela avaliação em paralelo de GWAS na colite ulcerativa, novos *loci* de risco de alta significância foram identificados. O

GPR35 mostra associação com ambas, colite ulcerativa e CEP, enquanto o *TCF4* representa *locus* de risco para CEP não associado à colite ulcerativa. Ambos os *loci* podem representar aspectos não previamente explorados na patogênese da CEP[66].

De nota, o risco compartilhado de *loci* para a CEP e CBP foi recentemente confirmado com o *MMEL1/TNFRS14* no cromossomo 1p36 e *CLEC16A* no cromossomo 16p14. No entanto, esses *loci* de risco não são específicos para doença biliar. De interesse, parece que o alelo *MMEL1/TNFRS14* pode conferir o risco diferencial, porque ele tem efeito oposto na CEP quando comparado com a CBP[67]. O gene *MMEL1* codifica uma metaloendopeptidase de função desconhecida localizada dentro da árvore biliar. Ela tem papéis diversos na metabolização de hormônios peptídeos e β-amiloide, entre outros. Mais conhecimento se tem sobre o gene *TNFRS14*, que codifica um receptor para citocinas ligantes ligado à membrana, incluindo o atenuador de linfócitos B e T. O receptor atua como uma molécula interruptora para fornecer coestimulação positiva para linfócitos com certos ligantes e sinais negativos com outros, tais como o atenuador linfócitos B e T. Notadamente, o produto do gene *TNFRS14* também funciona como um receptor de entrada para vários vírus, e por sua vez esse engajamento modula respostas imunes a infecções virais[68]. Embora a biologia dessa variante causal com CEP permaneça não explorada, pode ser relevante que camundongos que não têm atenuador de linfócitos B e T desenvolvem respostas autoimunes espontâneas, colangite, ductos biliares irregulares e alterações histológicas comparáveis com CEP[69].

Outras variantes causais têm sido identificadas nos estudos GWAS para a CEP que potencialmente interagem diretamente com agentes infecciosos. O risco de CEP tem sido associado com o gene *FUT2* que codifica fucosiltransferase 2. Essa enzima regula a expressão de antígenos do grupo sanguíneo ABO na superfície de células epiteliais e, como resultado, determina o estado secretor do indivíduo. De forma importante, genótipos específicos do *FUT2* foram relacionados com infecções bacterianas e virais. Por exemplo, indivíduos homozigotos para os alelos *FUT2* são não secretores, não podem expressar o ligante oligossacarídeo H tipo 1 para o vírus Norwalk e estão protegidos da infecção viral[70]. Da mesma forma, a expressão do estado secretor mostrou influenciar a ligação de bactérias, bem como do *Helicobacter pylori*[71]. As implicações diretas para os pacientes com CEP são desconhecidas, mas é interessante notar que o genótipo não secretor encontrado em pacientes com CEP tem sido associado a diferenças no microbioma biliar com aumento de Firmicutes e diminuição de proteobactérias na bile[67,72]. Um paralelo interessante também tem sido traçado entre microbioma intestinal em indivíduos saudáveis e pacientes com doença de Crohn, em que os não secretores também exibem predominância de Firmicutes comparado com bactérias no intestino[73,74].

A sobreposição da CEP com doença inflamatória intestinal está longe de ser completa e mesmo, levando-se em consideração o poder estatístico diretamente relacionado ao número de casos disponíveis de CEP nos estudos genéticos, a maioria dos *loci* de risco para ambas, colite ulcerativa e doença de Crohn, não confirma associação da CEP com as duas enfermidades inflamatórias intestinais[56,62-67]. Isso reflete a expressão clínica da doença inflamatória intestinal em pacientes com CEP, que mostra várias características diferentes que a distinguem da colite ulcerativa regular, tais como o poupar da região retal e a ileíte de refluxo[75].

Diagnóstico diferencial

Colangite esclerosante associada a níveis elevados de IgG_4

Essa entidade é mais frequente em homens com idade superior a 50 anos, com estenose da árvore biliar extra e intra-hepática, muitas vezes simulando colangiocarcinoma, frequentemente com comprometimento da função exócrina e endócrina do pâncreas. Por essa razão, alterações pancreáticas nos exames de imagens são visualizadas com frequência, incluindo estenoses ao longo do ducto pancreático e aumento das dimensões do órgão. Como o diagnóstico concomitante de pancreatite autoimune deve ser investigado, a biópsia pancreática pode revelar a presença de infiltrado inflamatório denso constituído por linfócitos e plasmócitos que expressam IgG_4 associados à fibrose do parênquima pancreático. Essas alterações inflamatórias também são encontradas à biópsia hepática. A reatividade para autoanticorpos é observada, como, por exemplo, para o anticorpo antinúcleo e antimúsculo liso. A presença de comprometimento de outros órgãos, como as glândulas salivares, pode ser observada, uma vez que se trata de doença sistêmica. A resposta terapêutica a corticoides e imunossupressores é observada e por essa razão esse diagnóstico é importante, uma vez que a abordagem terapêutica é diferente da CEP tradicional. Caracteristicamente, os níveis de IgG_4 estão elevados, embora esse achado seja verificado em outras situações. Talvez seja importante definir níveis mínimos de elevação para que esse marcador tenha maior especificidade[76].

Biliopatia portal

É complicação da trombose de veia porta e passou a ter diagnóstico mais frequente após a realização sistemática de exames radiológicos, como a tomografia computadorizada com contraste e a ressonância magnética do abdome. Os achados concomitantes sugerindo CEP com trombose de veia porta e sua transformação cavernomatosa praticamente fecham o diagnóstico. São exatamente as colaterais exuberantes que se desenvolvem no hilo hepático que comprimem a árvore biliar[77].

É mais comumente observada em homens jovens com diagnóstico de hipertensão portal com esclerose hepatoportal ao exame histológico do fígado. Em razão de a alteração histológica de esclerose hepatoportal também ser decorrente da trombose de veia porta, às vezes fica difícil definir qual foi a alteração inicial: a trombose da veia porta ou a esclerose hepatoportal. Pacientes esplenectomizados que evoluem com trombose de veia porta também podem evoluir com essa complicação.

A abordagem terapêutica visa reduzir os níveis pressóricos do sistema portal, e isso deve ser feito por meio de betabloqueadores. Como colangites de repetição são complicações frequentes, a colocação de prótese biliar deve ser considerada nesses casos. A evolução clínica desses pacientes, às vezes, é muito complicada, pois há indicação de transplante hepático em razão das complicações, porém as dificuldades técnicas encontradas para realização do procedimento são tão importantes que ele é contraindicado, restando ao paciente apenas o tratamento clínico. A colocação de TIPS pode ser considerada nos pacientes com complicações recidivantes de hipertensão portal.

Colestase intra-hepática progressiva familiar do tipo 3 (PFIC 3)

Essa enfermidade é muito pouco diagnosticada na prática clínica em nosso meio, primeiro em razão do desconhecimento de sua existência e também pela indisponibilidade dos métodos de diagnósticos mais seguros. Ficamos sempre com o diagnóstico presuntivo. A doença é decorrente de mutações do gene *ABCB4 (ATP*, do inglês, *binding casset transporter)*, portanto é uma colestase geneticamente determinada e como consequência há expressão diminuída da proteína MDR3 (classe 3 *multiple drug resistance glycoprotein*) e níveis muito reduzidos de fosfatidilcolina na bile. Dessa forma, a bile torna-se litogênica e altamente tóxica, como se fosse detergente, com lesão dos colangiócitos. Como não há formação de miscelas, o colesterol se precipita e há formação de cálculos de colesterol na vesícula e ao longo da árvore biliar intra e/ou extra-hepática. As formas em homozigose ou em heterozigose composta estão relacionadas à doença progressiva, com cirrose e necessidade de transplante hepático na infância e em adolescentes jovens. De forma mais frequente, é uma cirrose de padrão biliar não ductopênica, embora haja publicações descrevendo formas com desaparecimento de ductos biliares. As formas em heterozigose simples são responsáveis por cirrose em adultos e quadros de colestase desencadeados pela administração de estrógenos e colestase da gravidez[78].

O diagnóstico deve ser considerado em pacientes com história pregressa ou familiar de colelitíase ou litíase intra-hepática em idade inferior a 40 anos, com referência à história de colestase da gravidez ou induzida por estrógenos nos indivíduos de sexo feminino. O exame ultrassonográfico pode exibir calcificações ao longo de ductos biliares que correspondem ao depósito de colesterol na superfície luminal da árvore biliar que dá o aspecto de cauda de cometa. A relação na bile de colesterol/fosfolipídio e de sais biliares/fosfolipídio é maior que cinco vezes o valor normal. O exame colangiográfico da árvore biliar, assim como a estudo anatomopatológico podem sugerir colangite esclerosante. Pela imuno-histoquímica da biópsia hepática, há diminuição ou ausência de coloração da proteína MDR3. O diagnóstico definitivo se faz mediante a determinação das mutações do gene *ABCB4*. O colangiocarcinoma já foi descrito como complicação dessa enfermidade[79].

Tratamento

Medicamentoso

A droga ideal para o tratamento das colestases seria aquela que reduzisse a captação de sais biliares pela membrana basolateral sinusoidal, que diminuísse a biossíntese de sais biliares, que induzisse sua metabolização adequada pelo hepatócito (destoxificação), que promovesse maior liberação de sais biliares hidroxilados pela membrana basolateral para maior excreção pelas vias urinárias e aumentasse a excreção pela membrana canalicular dos hepatócitos, tanto de sais biliares quanto de fosfolipídios. Para que tais medicamentos atuem nessas principais vias de metabolismo dos sais biliares, há necessidade que funcionem como ligante dos receptores nucleares, pois está neles a chave para modificar tais funções. Dessa forma, os principais receptores nucleares têm sido alvo de estudo para o uso de drogas mais antigas e desenvolvimento de novas drogas, como o ácido obeticólico. Os principais receptores nucleares que têm sido alvo de estudo são o PPAR-α (*peroxisome proliferator-activated receptor*), o FXR (*farnesoid X receptor*) e o PXR (*pregnane X receptor*)[80].

As medicações mais utilizadas, até o momento, para o tratamento das colestases são o ácido ursodesoxicólico, os fibratos (bezafibrato e fenofibrato) e o ácido obeticólico. Certamente, com o maior conhecimento e compreensão da complexa e intricada rede pela qual os sais biliares são produzidos, metabolizados e excretados pela urina e pela bile, medicamentos mais eficazes serão desenvolvidos para o tratamento da CBP e da CEP.

O AUDC tem como principais funções terapêuticas a estabilização das membranas celulares e consequentemente efeito antinecrótico, efeito imunossupressor, atuando diretamente nos linfócitos B com diminuição da produção de autoanticorpos e nos linfócitos T com diminuição da produção das citocinas. Essa função pode ser secundária à atuação no receptor nuclear GR (*glucocorticoid receptor*). É ainda descrito seu efeito como protetor da integridade mitocondrial e consequentemente seu efeito antiapoptótico. Outros mecanismos de ação dessa medicação largamente utilizada no tratamento de todos os tipos de colestases são: efeito imunomodulador com diminuição da expressão de HLA de classe I na superfície dos hepatócitos e de classe II na superfície de colangiócitos; efeito colerético e pró-secretor de fosfolipídios biliares pela maior expressão das proteínas MDR3 e BSEP (*bile salt exporting pump*), o que provoca diluição e micelização na bile de sais biliares com alta toxicidade ao colangiócito; e efeito indutor de enzimas e transportadores trasmembrana (MRP4) com aumento da depuração renal e atenuação da toxicidade de compostos endógenos, como, por exemplo, ácidos biliares e bilirrubinas[81]. Na CEP, os efeitos benéficos do AUDC são menos evidentes. Em estudo de metanálise promovido pela Biblioteca Cochrane publicado em 2011, foram analisados nove ensaios clínicos randomizados com alto risco de apresentarem vieses. O tempo de tratamento variou de três meses a seis anos, e a dose, de 10 a 30mg/kg/dia. Portanto, são muito poucos os estudos com variações muito importantes entre eles, o que torna difícil estabelecer conclusões definitivas. De forma geral, a medicação foi bem tolerada. Houve redução significativa dos níveis de bilirrubinas, da gamaglutamiltranspeptidase, da fosfatase alcalina e das aminotransferases, sem melhora dos níveis de albumina. Todavia, não houve melhora significativa de parâmetros muito importantes no controle evolutivo da doença, como redução do risco de morte, redução da falência do tratamento (necessidade de transplante de fígado, desenvolvimento de varizes, ascite e de encefalopatia) e deterioração histológica e colangiográfica[82].

Sabe-se que os níveis de AUDC na bile são muito baixos, menos de 5%. A partir da administração de doses progressivas dessa medicação, os níveis biliares vão aumentando até se estabilizarem, quando se atinge a administração de doses de 21-23mg/kg/dia. Com essa linha de raciocínio, os estudos terapêuticos na CEP passaram a utilizar doses progressivas de AUDC com algum grau de evidência de melhores resultados. Em 2009, foi publicado estudo multicêntrico norte-americano em que se comparava AUDC na dose de 30mg/kg/dia e placebo. O trabalho teve de ser interrompido, pois o desenvolvimento de cirrose, varizes, colangiocarcinoma, indicação de transplante hepático e óbito foram significantemente mais importantes no grupo que usava o AUDC[83]. Estudos subsequentes ainda relataram maior incidência de casos de adenocarcinoma de cólon. A explicação para esses achados foi que, com a elevação da dose do AUDC, houve também aumento importante de ácido litocólico sabidamente mais hepatotóxico e com efeito carcinogênico. Outro motivo apontado foi necrose hepatocitária direta em razão da maior produção biliar e presença de estenoses biliares a montante, o que impediria a maior eliminação da bile. Por essa razão, a administração de AUDC na CEP foi proscrita das diretrizes terapêuticas da AASLD[84]. Estudos posteriores estabeleceram que doses de 17-23mg/kg/dia estariam indicadas no tratamento após consentimento do paciente e que mostrassem melhora evidente dos níveis de fosfatase alcalina com alvo a ser atingido de 1,5 vez o valor superior da normalidade[85].

O uso de medicação alternativa como os fibratos e ácido obeticólico no tratamento da CEP é ainda experimental e necessita de mais investigação. Tem sido aguardada a liberação para o uso de outra medicação alternativa, o ácido 24-Nor ursodesoxicólico que promove intensa colerese rica em bicarbonato, por entrar na recirculação cole-hepática. Experimentalmente, essa medicação foi mais eficaz que o AUDC em modelo experimental de colangite esclerosante primária, que mais se parece com a deficiência da proteína MDR3 (PFIC 3)[86].

Estenose dominante

Para os pacientes que evoluem com estenose dominante ao longo do curso da doença, o tratamento endoscópico pode ser necessário, especialmente se o paciente evolui com quadro clínico de colangite de repetição. As opções de tratamento consistem de dilatação com guias, dilatação por balão, colocação de prótese ou combinação de procedimentos. A colocação de prótese é boa opção se for por curto período, em razão de necessidade de trocas por sua oclusão. Outro problema é o risco de a colangiografia endoscópica levar a complicações como colangite e pancreatite. Administração de antibióticos deve ser sempre realizada quando se faz tal procedimento. É questionável se pacientes com estenoses e nunca apresentaram colangite deveriam se submeter à abordagem inicial por endoscopia pelo alto índice colangite como complicação do procedimento[87,88].

Colangiocarcinoma

O risco cumulativo de colangiocarcinoma é marcadamente aumentado na CEP, atingindo cifras de até 20% ao longo da vida dos pacientes. A presença concomitante doença inflamatória intestinal provavelmente aumenta esse risco, todavia a evolução com colangiocarcinoma independe da coexistência da doença inflamatória intestinal. Até metade dos casos de colangiocarcinoma em pacientes com CEP é diagnosticada simultaneamente com essa doença, ou dentro de um ano após o diagnóstico da CEP. Isso reflete o fato de que casos não previamente diagnosticados de CEP se tornam sintomáticos com o aparecimento do colangiocarcinoma. Assim, a partir do momento em que a CEP é diagnosticada, a presença de estenose dominante dos ductos biliares deve ser ativamente explorada. Embora o CA19-9 seja um marcador tumoral para esse tipo de tumor, ele não costuma ser bom para diagnosticá-lo precocemente, porque pode estar alto à medida que a estenose se instala ou quando ocorre colangite. Em estudo com 208 pacientes, a partir do valor de corte de 129U/mL, sensibilidade de 78% e especificidade de 98%, respectivamente, foram estabelecidas. No entanto, cerca de um terço dos pacientes com esse valor não apresentava a neoplasia após período de seguimento de 30 meses. Outra particularidade é que o CA19-9 requer a presença do antígeno Lewis do grupo sanguíneo e 5-10% da população não o exibe e não se beneficiará da sua determinação[89].

A análise citológica do material obtido pela colangioendoscopia tem sensibilidade de detectar até 40% dos casos de colangiocarcinoma, mas tem especificidade elevada de quase 100%. A técnica de FISH (*fluorescence in situ hybridization*) é mais sensível e específica, sendo o achado de polissomia o que mais aumenta o desempenho diagnóstico. A mensuração de vários compostos orgânicos voláteis (etanol, acrilonitrila, acetonitrila, acetaldeído, benzeno, dissulfeto de carbono, dimetilsulfeto, 2-propranolol) foi significantemente diferente em pacientes com colangiocarcinoma, complicando a CEP quando comparados com aqueles com CEP isoladamente[90].

Não há consenso sobre qual a melhor maneira de se realizar a vigilância para a detecção precoce de colangiocarcinoma na CEP. Deve ser feito o rastreamento de pacientes que exibem deterioração do quadro clínico, mudança do aspecto colangiográfico, níveis ascendentes de CA19-9 na ausência de quadro colangítico. Na prática, se há massa evidente aos exames de imagem e é de fácil abordagem para biópsia, essa deve ser feita paara estabelecer o diagnóstico e o tratamento (abordagem cirúrgica ou apenas quimioterápica). A citologia pela técnica de FISH é pouco disponível em nosso meio e, portanto, tem sido pouco utilizada.

REFERÊNCIAS

1. Alvarez F, Berg PA, Bianchi FB, Bianchi L, Burroughs AK, Cancado EL, et al (International Autoimmune Hepatitis Group). International Autoimmune Hepatitis Group Report: review of criteria for diagnosis of autoimmune hepatitis. J Hepatol. 1999;31(5):929-38.
2. Czaja AJ, Freese DK, American Association for the Study of Liver Disease. Diagnosis and treatment of autoimmune hepatitis. Hepatology. 2002;36(2):479-97.
3. Czaja AJ. Autoimmune hepatitis: Evolving concepts and treatment strategies. Dig Dis Sci. 1995;40(2):435-56.
4. Duclos-Vallee JC, Sebagh M, Rifai K, Johanet C, Ballot E, Guettier C, et al. A 10 year follow up study of patients transplanted for autoimmune hepatitis: histological recurrence precedes clinical and biochemical recurrence. Gut 2003;52(6):893-7.
5. Czaja AJ. Autoimmune liver disease. Curr Opin Gastroenterol. 2007;23(3):255-62.

6. EASL Clinical Practice Guidelines: Autoimmune hepatitis. European Association for the Study of the Liver. Electronic address: easloffice@easloffice.eu. J Hepatol. 2015;63(4):971-1004.
7. Guido M, Burra P. De novo autoimmune hepatitis after liver transplantation. Semin Liver Dis. 2011;31(1):71-81.
8. Mackay IR, Davies JM, Rowley MJ. Towards the pathogenesis of autoimmune liver disease. J Autoimmun. 1999;13(1):163-9.
9. Krawitt EL. Autoimmune hepatitis. N Engl J Med. 1996;334(14):897-903.
10. Gatselis NK, Zachou K, Koukoulis GK, Dalekos GN. Autoimmune hepatitis, one disease with many faces: Etiopathogenetic, clinico-laboratory and histological characteristics. World J Gastroenterol. 2015;21(1):60-83.
11. Gish RG, Mason A. Autoimmune liver disease: current standards, future directions. Clin Liver Dis. 2001;5(2):287-314.
12. Chazouilleres O, Wendum D, Serfaty L, Rosmorduc O, Poupon R. Long term outcome and response to therapy of primary biliary cirrhosis-autoimmune hepatitis overlap syndrome. J Hepatol. 2006;44(2):400-6.
13. Czaja AJ, Nishioka M, Morshed SA, Hachiya T. Patterns of nuclear immunofluorescence and reactivities to recombinant nuclear antigens in autoimmune hepatitis. Gastroenterology. 1994; 107(1):200-7.
14. Guardia BD. Caracterização antigênica e dos padrões do anticorpo antinuclear nas doenças hepáticas auto-imunes. São Paulo, 2002, 149p. Tese apresentada à Faculdade de Medicina da Universidade de São Paulo.
15. Trivedi PJ, Adams DH. Mucosal immunity in liver autoimmunity: A comprehensive review. J Autoimmun. 2013;46:97-111.
16. Lohse AW, Mieli-Vergani G. Autoimmune hepatitis. J Hepatol. 2011;55(1):171-82.
17. Talwalkar JA, Keach JC, Angulo P, Lindor KD. Overlap of autoimmune hepatitis and primary biliary cirrhosis: an evaluation of a modified scoring system. Am J Gastroenterol. 2002;97(5): 1191-7.
18. Cancado ELR, Vilas-Boas LS, Abrantes-Lemos CP, Novo NF, Porta G. Silva LC, Laudanna AA. Heat serum inactivation as a mandatory procedure for anti-actIn antibody detection in cell culture. Hepatology. 1996;23(5):1098-104.
19. Gabbiani G, Ryan GB, Lamelin JP, Vassalli P, Majno G, Bouvier CA, et al. Human smooth muscle autoantibody. Its identification as antiactin antibody and a study of its binding to "non-muscular" cells. Am J Pathol. 1973;72(3):473-88.
20. Czaja AJ, Cassani F, Cataleta M, Valentini P, Bianchi FB. Antinuclear antibody patterns of nuclear immunofluorescence in type 1 autoimmune hepatitis. Dig Dis Sci. 1997;42(8):1688-96.
21. Homberg JC, Abuaf N, Bernard O, Islam S, Alvares F, Khalil SH, et al. Chronic active hepatitis associated with antiliver/kindey microssome antibody type 1: A second type of autoimmune hepatitis. Hepatology. 1997;7:1333-9.
22. Alvarez F, Bernard O, Homberg JC, Kreibich G. Anti-liver kidney microsome antibody recognizes a 50,000 molecular weight protein of endoplasmic reticulum. J Exp Immunol. 1985;161(5): 1231-6.
23. Bittencourt PL, Goldberg AC, Cançado EL, Porta G, Carrilho FJ, Farias AQ, et al. Genetic heterogeneity in susceptibility to autoimmune hepatitis types 1 and 2. Am J Gastroenterol. 1999; 94(7):1906-13.
24. Czaja AJ, Manns MP, Mcfarlane IG, Hoofnagle JH. Autoimmune hepatitis: the investigational and clinical challenges. Hepatology. 2000;31(5):1194-200.

25. Migita K, Nakamura M, Abiru S, Jiuchi Y, Nagaoka S, Komori A, et al. Association of STAT4 polymorphisms with susceptibility to type-1 autoimmune hepatitis in the Japanese population. PloS One. 2013;8(8):1-6.
26. Senaldi G, Portmann B, Mowat AP, Mieli-Vergani G, Vergani D. Immunohistochemical features of the portal tract mononuclear cell infiltrate in chronic aggressive hepatitis. Arch Dis Child. 1992;67(12):1447-53.
27. Hashimoto E, Lindor KD, Homburger HA, Dickson ER, Czaja AJ, Wiesner RH, Ludwig J. Immunohistochemical characterization of hepatic lymphocytes in primary biliary cirrhosis in comparison with primary sclerosing cholangitis and autoimmune chronic active hepatitis. Mayo Clin Proc. 1993;68(11):1049-55.
28. Kaplan MM, Gershwin ME. Primary biliary cirrhosis. N Engl J Med. 2005;353(12):1261-73.
29. Duclos-Vallee JC, Sebagh M. Recurrence of autoimmune disease, primary sclerosing cholangitis, primary biliary cirrhosis, and autoimmune hepatitis after liver transplantation. Liver Transpl. 2009;15 Suppl 2:S25-S34.
30. Scheuer P. Primary biliary cirrhosis. Proc R Soc Med. 1967;60(12):1257-60.
31. Karlsen TH, Vesterhus M, Boberg KM. Review article: controversies in the management of primary biliary cirrhosis and primary sclerosing cholangitis. Aliment Pharmacol Ther. 2014;39(3): 282-301.
32. Lohse AW, zum Buschenfelde KH, Franz B, Kanzler S, Gerken G, Dienes HP. Characterization of the overlap syndrome of primary biliary cirrhosis (PBC) and autoimmune hepatitis: evidence for it being a hepatitic form of PBC in genetically susceptible individuals. Hepatology. 1999; 29(4):1078-84.
33. Talwalkar JA, Keach JC, Angulo P, Lindor KD. Overlap of autoimmune hepatitis and primary biliary cirrhosis: an evaluation of a modified scoring system. Am J Gastroenterol. 2002;97(5):1191-7.
34. Mells GF, Kaser A, Karlsen TH. Novel insights into autoimmune liver diseases provided by genome-wide association studies. J Autoimmun. 2013;46:41-54.
35. Trivedi PJ, Adams DH. Mucosal immunity in liver autoimmunity: A comprehensive review. J Autoimmun. 2013;46:97-111.
36. Zimmer V, Lammert F. Role of genetics in diagnosis and therapy of acquired liver disease. Mol Aspects Med. 2014;37:15-34.
37. Fussey SP, Guest JR, James OF, Bassendine MF, Yeaman SJ. Identification and analysis of the major M2 autoantigens in primary biliary cirrhosis. Proc Natl Acad Sci USA. 1988;85(22):8654-8.
38. Bruggraber SF, Leung PS, Amano K, Quan C, Kurth MJ, Nantz MH, et al. Autoreactivity to lipoate and a conjugated form of lipoate in primary biliary cirrhosis. Gastroenterology. 2003;125(6): 1705-13.
39. Invernizzi P, Selmi C, Ranftler C, Podda M, Wesierska-Gadek J. Antinuclear antibodies in primary biliary cirrhosis. Semin Liver Dis. 2005;25(3):298-310.
40. Corpechot C, Carrat F, Bahr A, Chretien Y, Poupon RE, Poupon R. The effect of ursodeoxycholic acid therapy on the natural course of primary biliary cirrhosis. Gastroenterology. 2005;128(2): 297-303.
41. Dohmen K, Mizuta T, Nakamuta M, Shimohashi N, Ishibashi H, Yamamoto K. Fenofibrate for patients with asymptomatic primary biliary cirrhosis. World J Gastroenterol. 2004;10(6):894-8.
42. Faust TW. Recurrent primary biliary cirrhosis, primary sclerosing cholangitis, and autoimmune hepatitis after transplantation. Liver Transpl. 2001;7(11 Suppl 1):S99-108.
43. Neuberger J, Portmann B, Macdougall BR, Calne RY, Williams R. Recurrence of primary biliary cirrhosis after liver transplantation. N Engl J Med.1982;306(1):1-4.

44. Knoop M, Bechstein WO, Schrem H, Lobeck H, Hopf U, Neuhaus P. Clinical significance of recurrent primary biliary cirrhosis after liver transplantation. Transpl Int. 1996;9 Suppl 1:S115-9.
45. Van De Water J, Gerson LB, Ferrell LD, Lake JR, Coppel RL, Batte KP, et al. Immunohistochemical evidence of disease recurrence after liver transplantation for primary biliary cirrhosis. Hepatology. 1996;24(5):1079-84.
46. Balan V, Batts KP, Porayko MK, Krom RAF, Ludwig J, Wiesner RH. Histological evidence for recurrence of primary biliary cirrhosis after liver transplantation. Hepatology. 1993;18(6):1392-8.
47. Hubscher SG, Elias E, Buckels JAC, Mayer AD, McMaster P, Neuberger JM. Primary biliary cirrhosis. Histological evidence of disease recurrence after liver transplantation. J Hepatol. 1993; 18(2):173-84.
48. Charatcharoenwitthaya P, Pimentel S, Talwalkar JA, Enders FT, Lindor KD, Krom RA, Wiesner RH. Long-term survival and impact of ursodeoxycholic acid treatment for recurrent primary biliary cirrhosis after liver transplantation. Liver Transpl. 2007;13:1236-45.
49. Lutz HL, Trautwein C, Tischendorf JW. Primary sclerosing cholangitis: diagnosis and treatment. Dtsch Arztebl Int. 2013;110(51-52):867-74.
50. Ahrar H, Jafarpishe MS, Hekmatnia A, Solouki R, Emami MH. Magnetic resonance cholangiography compared with endoscopic retrograde cholangiography in the diagnosis of primary sclerosing cholangitis. J Res Med Sci. 2014;19(12):1150-4.
51. Bergquist A, Montgomery SM, Bahmanyar S, Olsson R, Danielsson A, Lindgren S, et al. Increased risk of primary sclerosing cholangitis and ulcerative colitis in first-degree relatives of patients with primary sclerosing cholangitis. Clin Gastroenterol Hepatol. 2008;6(8):939-43.
52. Orholm M, Munkholm P, Langholz E, Nielsen OH, Sorensen TI, Binder V. Familial occurrence of inflammatory bowel disease. N Engl J Med. 1991;324(2):84-8.
53. Chapman RW, Varghese Z, Gaul R, Patel G, Kokinon N, Sherlock S, et al. Association of primary sclerosing cholangitis with HLAB8. Gut.1983;24(1):38-41.
54. Price P, Witt C, Allcock R, Sayer D, Garlepp M, Kok CC, et al. The genetic basis for the association of the 8.1 ancestral haplotype (A1, B8, DR3) with multiple immunopathological diseases. Immunol Rev. 1999;167:257-74.
55. Hirschfield GM, Chapman RW, Karlsen TH, Lammert F, Lazaridis KN, Mason AL. The genetics of complex cholestatic disorders. Gastroenterology. 2013;144(7):1357-74.
56. Karlsen TH, Schrumpf E, Boberg KM. Primary sclerosing cholangitis. Best Pract Res Clin Gastroenterol. 2010;24(5):655-66.
57. Saarinen S, Olerup O, Broome U. Increased frequency of autoimmune diseases in patients with primary sclerosing cholangitis. Am J Gastroenterol. 2000;95(11):3195-9.
58. Donaldson PT, Norris S. Evaluation of the role of MHC class II alleles, haplotypes and selected amino acid sequences in primary sclerosing cholangitis. Autoimmunity. 2002;35(8):555-64.
59. McElroy JP, Cree BA, Caillier SJ, Gregersen PK, Herbert J, Khan OA, et al. Refining the association of MHC with multiple sclerosis in African Americans. Hum Mol Genet. 2010;19(15):3080-8.
60. Donaldson PT. Genetics of liver disease: immunogenetics and disease pathogenesis. Gut. 2004; 53(4):599-608.
61. Folseraas T, Melum E, Franke A, Karlsen TH. Genetics in primary sclerosing cholangitis. Best Pract Res Clin Gastroenterol. 2011;25(6):713-26.
62. Melum E, Franke A, Schramm C, Weismüller TJ, Gotthardt DN, Offner FA, et al. Genome-wide association analysis in primary sclerosing cholangitis identifies two non-HLA susceptibility loci. Nat Genet. 2011;43(1):17-9.
63. Anderson CA, Boucher G, Lees CW, Franke A, D'Amato M, Taylor KD, et al. Meta-analysis identifies 29 additional ulcerative colitis risk loci, increasing the number of confirmed associations to 47. Nat Genet. 2011;43(3):246-52.

64. Janse M, Lamberts LE, Franke L, Raychaudhuri S, Ellinghaus E, Muri Boberg K, et al. Three ulcerative colitis susceptibility loci are associated with primary sclerosing cholangitis and indicate a role for IL2, REL, and CARD9. Hepatology. 2011;53(6):1977-85.
65. Karlsen TH, Franke A, Melum E, Kaser A, Hov JR, Balschun T, et al. Genome-wide association analysis in primary sclerosing cholangitis. Gastroenterology. 2010;138(3):1102-11.
66. Ellinghaus D, Folseraas T, Holm K, Ellinghaus E, Melum G, Balschun T, et al. Genome-wide association analysis in primary sclerosing cholangitis and ulcerative colitis identifies risk loci at GPR35 and TCF4. Hepatology. 2013;58(4):1074-83.
67. Folseraas T, Melum E, Rausch P, Juran BD, Ellinghaus G, Shiryaev A, et al. Extended analysis of a genome-wide association study in primary sclerosing cholangitis detects multiple novel risk loci. J Hepatol. 2012; 57(2):366-75.
68. Cheung TC, Humphreys IR, Potter KG, Norris PS, Shumway HM, Tran BR, et al. Evolutionarily divergent herpesviruses modulate T cell activation by targeting the herpesvirus entry mediator cosignaling pathway. Proc Natl Acad Sci U S A. 2005;102(37):13218-23.
69. Oya Y, Watanabe N, Owada T, Oki M, Hirose K, Suto A, et al. Development of autoimmune hepatitis-like disease and production of autoantibodies to nuclear antigens in mice lacking B and T lymphocyte attenuator. Arthritis Rheum. 2008;58(8):2498-510.
70. Lindesmith L, Moe C, Marionneau S, Ruvoen N, Jiang X, LindBlad L, et al. Human susceptibility and resistance to Norwalk vírus infection. Nat Med. 2003;9(5):548-53.
71. Falk PG, Bry L, Holgersson J, Gordon JI. Expression of a human alpha-1,3/4-fucosyltransferase in the pit cell lineage of FVB/N mouse stomach results in production of Leb-containing glycoconjugates: a potential transgenic mouse model for studying Helicobacter pylori infection. Proc Natl Acad Sci U S A. 1995;92(5):1515-9.
72. Maroni L, van de Graaf SF, Hohenester SD, Oude Elferink RP, Beuers U. Fucosyltransferase 2: a genetic risk factor for primary sclerosing cholangitis and Crohn's disease--a comprehensive review. Clin Rev Allergy Immunol. 2015;48(2):182-91.
73. Rausch P, Rehman A, Kunzel S, Häsler R, Ott SJ, Schreiber S, et al. Colonic mucosa-associated microbiota is influenced by an interaction of Crohn disease and FUT2 (Secretor) genotype. Proc Natl Acad Sci U S A. 2011;108(47):19030-5.
74. Spor A, Koren O, Ley R. Unravelling the effects of the environment and host genotype on the gut microbiome. Nat Rev Microbiol. 2011;9(4):279-90.
75. Jorgensen KK, Grzyb K, Lundin KE, Clausen OP, Aamodt G, Schrumpf E, et al. Inflammatory bowel, disease in patients with primary sclerosing cholangitis: clinical characterization in liver transplanted and nontransplanted patients. Inflamm Bowel Dis. 2012;18(3):536-45.
76. Kamisawa T, Takuma K, Anjiki H, Egawa N, Kurata M, Honda G, Tsuruta K. Sclerosing cholangitis associated with autoimmune pancreatitis differs from primary sclerosing cholangitis. World J Gastroenterol. 2009;15(19):2357-60.
77. Dhiman RK, Saraswat VA, Valla DC, Chawla Y, Behera A, Varma V, et al. Cavernoma cholangiopathy: consensus statement of a working party of the Indian national association for sof the liver. J Clin Exp Hepatol. 2014;4 (Suppl 1):S2-14.
78. Ziol M, Barbu V, Rosmorduc O, Frassati-Biaggi A, Barget N, Hermelin B, et al. ABCB4 heterozygous gene mutations associated with fibrosing cholestatic liver disease in adults. Gastroenterology. 2008;135(1):131-41.
79. Wendum D, Barbu V, Rosmorduc O, Arrivé L, Fléjou JF, Poupon R. Aspects of liver pathology in adult patients with MDR3/ABCB4 gene mmutations. Virchows Arch. 2012;460(3):291-8.
80. Trauner M, Halilbasic E, Kazemi-Shirazi L, Kienbacher C, Staufer K, Traussnigg S, Hofer H. Therapeutic role of bile acids and nuclear receptor agonists in fibrosing cholangiopathies. Dig Dis. 2014;32(5):631-6.

81. European Association for the Study of the Liver. EASL Clinical Practice Guidelines: management of cholestatic liver diseases. J Hepatol. 2009;51(2):237-67.
82. Poropat G, Giljaca V,Stimac D, Gluud C. Bile acids forprimary sclerosing cholangitis. Cochrane Database Syst Rev. 2011;1(1):CD003626.
83. Lindor KD, Kowdley KV, Luketic VA, Harrison ME, McCashland T, Befeler AS, et al. High-dose ursodeoxycholic acid for the treatment of primary sclerosing cholangitis. Hepatology. 2009; 50(3):808-14.
84. Chapman R, Fevery J, Kalloo A, Nagorney DM, Boberg KM, Shneider B, et al. Diagnosis and management of primary sclerosing cholangitis. Hepatology. 2010;512(2):660-78.
85. Tabibian JH, Lindor KD. Ursodeoxycholic acid in primary sclerosing cholangitis: if withdrawal is bad, then administration is good (right?). Hepatology. 2014;60(3):785-8.
86. Fickert P, Wagner M, Marschall HU, Fuchsbichler A, Zollner G, Tsybrovskyy O, et al. 24-norUrsodeoxycholic acid is superior to ursodeoxycholic acid in the treatment of sclerosing cholangitis in Mdr2 (Abcb4) knockout mice. Gastroenterology. 2006;130(2):465-81.
87. Gotthardt DN, Rudolph G, Kloters-Plachky P, Kulaksiz H, Stiehl A. Endoscopic dilation of dominant stenoses in primary sclerosing cholangitis: outcome after long-term treatment. Gastrointest Endosc. 2010;71(3):527-34.
88. Modha K, Navaneethan U. Diagnosis and management of primary sclerosing cholangitis-perspectives from a therapeutic endoscopist. World J Hepatol. 2015;7(5):799-805.
89. Plentz RR, Malek NP. Clinical presentation, risk factors and staging systems of cholangiocarcinoma. Best Pract Res Clin Gastroenterol. 2015;29(2):245-52.
90. Navaneethan U, Parsi MA, Lourdusamy V, Bhatt A, Gutierrez NG, Grove D, et al. Volatile organic compounds in bile forearly diagnosis of cholangiocarcinoma in patients with primary sclerosing cholangitis: apilotstudy. Gastrointest Endosc. 2015;81(4):943-9e1.

Capítulo 31

Genética na Pancreatite

Marianges Costa
Guilherme Eduardo Gonçalves Felga
Suzane Kioko Ono

Indubitavelmente, a causa mais frequente da pancreatite crônica é o consumo abusivo de etanol[1]. Já em 1878 foi reportada associação entre o alcoolismo e a ocorrência de lesão pancreática[2]. Historicamente, a ingestão de álcool tem sido apontada como causa de cerca de 70% das pancreatites crônicas[3].

Apesar de o consumo abusivo de etanol ser o principal responsável pela maioria dos casos de pancreatite crônica, o álcool, isoladamente, não é suficiente para levar à doença. Tal afirmativa é corroborada pelo conhecimento de que apenas pequena proporção dos etilistas crônicos (5 a 10%) tem a afecção. Cofatores ambientais, genéticos ou sua interação têm papel na determinação da suscetibilidade à pancreatite crônica alcoólica[4].

A doença pancreática deve ser entendida como uma desordem complexa, resultante de imperfeições em múltiplos pontos que, quando combinados, levam à falência dos sistemas de controle metabólico e homeostático desse órgão. O reconhecimento dos fatores envolvidos, quais os genes, as proteínas e as células, bem como quais vias regem as interações e onde podem ocorrer os defeitos propiciam melhor entendimento da fisiopatogenia da doença (Figura 31.1)[5]. Pacientes anteriormente denominados portadores de pancreatite idiopática podem, a partir do reconhecimento dos fatores envolvidos no desenvolvimento da doença, ser reclassificados de acordo com o novo fator etiológico identificado[6].

Nesse sentido, a biologia molecular muito contribuiu para o entendimento da fisiopatogenia da pancreatite crônica. Em 1996, Whitcomb et al.[7] descreveram a mutação R122H no gene tripsinogênio catiônico (*PRSS1*) como causa de pancreatite hereditária. Esse trabalho seminal documentou que a inflamação pancreática se associa à ativação enzimática e à autodigestão do parênquima, conforme proposição de Chiari, ainda em 1896[8].

Evidências sugerem que mutações no gene *PRSS1* tornam a tripsina prematuramente ativada resistente à inativação por meio de autólise. Os resíduos de arginina na

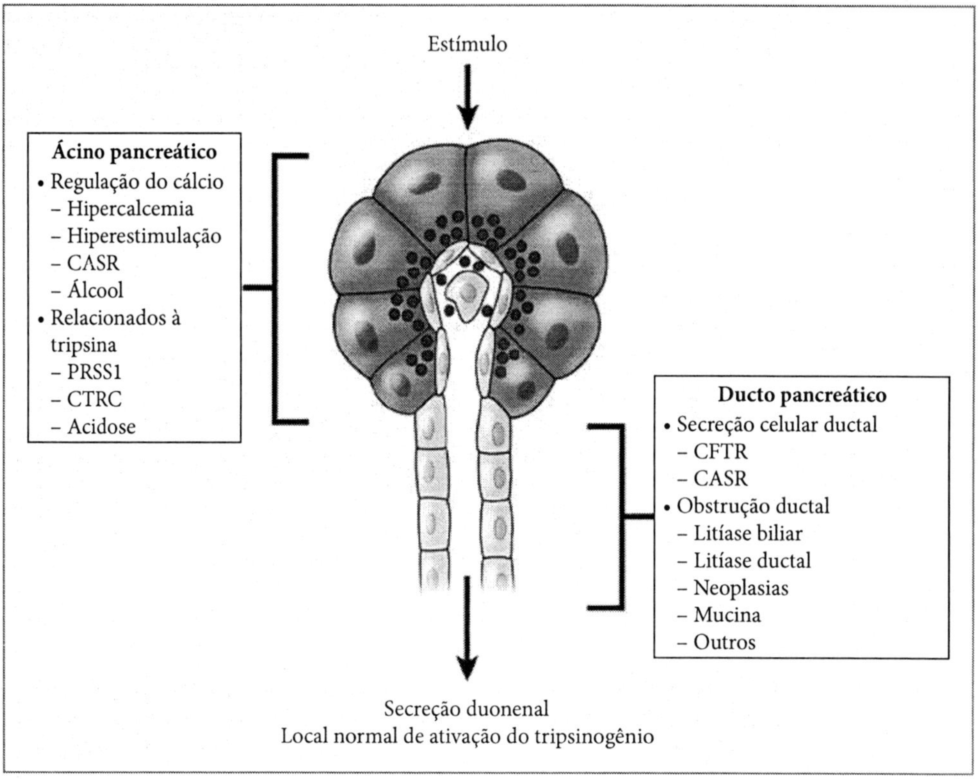

FIGURA 31.1 – Fatores genéticos e ambientais que afetam as células acinares e ductais. A ativação prematura da tripsina pode ocorrer dentro da célula acinar ou do ducto, desencadeando a pancreatite. A maior parte dos fatores de risco pode ser dividida entre aqueles afetando as células acinares ou os ductos pancreáticos. O reconhecimento do sítio de provável ativação da tripsina e seu mecanismo pode orientar estratégias preventivas no futuro[62].

cadeia de peptídeos são reconhecidos como sítios de hidrólise pela própria tripsina e a presença da mutação R122H resulta na substituição da arginina pela histidina no códon 122, localizado na face externa da molécula do tripsinogênio catiônico. Essa mutação resulta na atividade prematura e descontrolada da tripsina, o que lesa células acinares, ductais e o interstício, por meio de agressão direta, ativação de outros zimogênios digestivos e estímulo imunogênico[9].

A pancreatite crônica hereditária caracteriza-se pelo início precoce, ainda na infância, de surtos repetidos de pancreatite aguda, com evolução para fibrose e insuficiência pancreática e, tardiamente, com risco de adenocarcinoma de pâncreas cerca de 50 vezes maior do que o da população geral[10,11]. É uma doença rara, transmitida de forma autossômica dominante, com penetrância por volta de 80%. Os critérios diagnósticos incluem o histórico familiar do paciente, sendo necessário o diagnóstico de pancreatite aguda recorrente ou crônica em pelo menos dois parentes de primeiro grau ou três ou mais de segundo grau, em duas ou mais gerações, e para os quais não foram identificados fatores precipitantes. Visto que são rigorosos, esses critérios têm sido questionados e alguns serviços definem como pancreatite hereditária qualquer caso em que o paciente não possua outra causa detectável para a doença e tenha um parente de primeiro ou segundo grau com pancreatite crônica. Também tem sido adotada como ferramenta diagnóstica a pesquisa das mutações genéticas[12,13]. Além da mutação R122H, a mais frequente, a mutação N29I é a segunda mais encontrada e outras também foram identificadas, como, por exemplo, A16V, D22G,E79K, K23R, N29T e R122C[14-21].

Foram realizadas pesquisas tentando relacionar o desenvolvimento da pancreatite crônica de etiologia alcoólica com mutações no gene *PRSS1*. Monaghan et al., nos Estados Unidos da América, Perri et al., na Itália, e Chandak et al., na Índia, estudaram populações de pacientes portadores de pancreatite crônica, porém não encontraram nenhuma mutação no referido gene[22-24].

No Brasil, Bernardino et al. identificaram a mutação E79K no éxon 3 do gene *PRSS1* em apenas um paciente de uma população de 64 portadores de pancreatite crônica alcoólica, sem que tenha ocorrido diferença estatisticamente significativa em relação ao grupo controle[25].

Portanto, como esperado, não foi demonstrada associação significativa da pancreatite crônica de etiologia alcoólica com alterações no gene *PRSS1*, uma vez que, na presença das mutações, a família acometida apresenta a doença pancreática precocemente, com sua manifestação pouco dependendo da interferência de fatores ambientais[26,27].

Por outro lado, os mecanismos de proteção do tecido pancreático visam impedir a ativação prematura do tripsinogênio e a atividade sustentada da tripsina[5]. Nesse contexto, o gene *SPINK1*(*serine protease inhibitor Kazal type 1*) codifica uma serinoprotease inibidora da tripsina, sintetizada nas células acinares e capaz de inibir até 20% da atividade da tripsina intracelular, sendo considerada a primeira linha de defesa contra a ativação prematura e inadvertida do tripsinogênio junto às células acinares[28].

Em 2000, a análise de pacientes com pancreatite crônica, nos quais não foram identificadas mutações no gene *PRSS1*, permitiu a identificação da mutação N34S no éxon 3 do gene *SPINK1*[29]. Após a realização de novos trabalhos ficou clara a associação dessa mutação com a pancreatite crônica e, em metanálise realizada por Aoun et al.[30], foram incluídos 24 estudos caso-controle que investigaram a frequência dessa mutação em suas populações, concluindo-se que a mutação N34S está fortemente associada à ocorrência de pancreatite crônica, tanto de etiologia idiopática e tropical, como alcoólica, porém com menor impacto nesta última.

Outras mutações, além da N34S, foram encontradas no gene *SPINK1*, como, por exemplo, P55S, M1T, L14P e outras, porém em frequências muito menores do que as da primeira[31].

A quimotripsina C (CTRC) também é responsável pela degradação da tripsina e isoformas do tripsinogênio com alta especificidade, sendo que mutações no gene responsável pela sua codificação são novos potenciais candidatos a associações com doenças pancreáticas[32].

Em estudo realizado por Rosendahl et al., em 2008, a mutação R254W no éxon 7 do gene *CTRC* foi encontrada em 2,3% de 348 pacientes com pancreatite crônica alcoólica e em 0,5% de 432 portadores de hepatopatia crônica causada pelo consumo de etanol, sendo essa diferença estatisticamente significativa (p 0,03; RR 5,1; IC 95% 1,1-24,0)[32]. Chang et al.[33] identificaram a ocorrência de outras variantes e haplótipos do gene *CTRC* em uma população de 126 pacientes com pancreatite crônica de diversas etiologias, também com frequência de 2,3%.

Já a proteção das células ductais depende da manutenção do pH alcalino e do rápido fluxo enzimático para o duodeno, sendo necessária a função normal do CFTR (*cystic fibrosis transmembrane conductance regulator* ou regulador da condutância transmembrana da fibrose cística)[5]. Essa proteína está presente na superfície da maioria das células epiteliais humanas e funciona como um canal de cloro também responsável pela secreção de bicarbonato para o suco pancreático. Em 1989, a fibrose cística, doença autossômica recessiva caracterizada por lesões pulmonares graves, hepatopatia, atresia de ductos deferentes e insuficiência pancreática manifestada desde a infância, foi atribuída a mutações nesse gene. Desde então, cerca de 2.000 mutações do gene *CFTR* foram descritas, resultando em espectro fenotípico variado, podendo ocorrer de forma atípica ou oligossintomática, como no desenvolvimento de doença pancreática isolada, secundária a mutações que reduzem, mas não eliminam completamente, a função desta proteína[34].

Também na pancreatite crônica causada pelo consumo abusivo do etanol foi aventada a possibilidade de que mutações no gene *CFTR* pudessem predispor à doença. Quando se pretende testar essa hipótese, a tarefa torna-se árdua, pois trata-se de um gene longo, composto por 24 éxons, que juntos codificam uma única proteína com 1.480 aminoácidos[35]. Alguns autores[22,23,25,36-49] aventuraram-se nessa missão e, apesar do número de trabalhos existentes, é difícil uma conclusão definitiva sobre o real impacto que mutações desse gene possam ter sobre a suscetibilidade à pancreatite crônica alcoólica. Essa dificuldade se deve a diversos fatores, como a variabilidade da metodologia empregada, o número de mutações pesquisadas, o número insuficiente de pacientes incluídos e a ausência de população controle na maior parte das pesquisas.

Nos dois únicos estudos realizados no Brasil, tanto o desenho, quanto a metodologia empregada foram distintos. No primeiro, Bernardino et al.[25] incluíram, além da população de pancreatopatas por álcool, pacientes com pancreatites de outras etiologias e utilizaram a técnica SSCP (polimorfismo de conformação de segmento único), destinada a realizar a triagem de mutações, sendo que as regiões nas quais se encontraram anormalidades foram posteriormente sequenciadas. Isso permitiu a detecção de mutações no gene *CFTR* em cinco dos 16 pacientes com pancreatite idiopática e em três dos 64 pacientes com pancreatite crônica causada por etanol. No entanto, a população controle não foi submetida à investigação quanto à presença de mutações no gene *CFTR*.

No segundo trabalho, por nós realizado[49], foi estudado o íntron 8 do gene *CFTR*, por meio do sequenciamento, em etilistas crônicos com doença pancreática diagnosticada (grupo A), em etilistas sem pancreatite (grupo B) e em controles sadios, doadores voluntários do sangue (grupo C). Foram encontrados perfis genéticos diferentes entre as populações, sendo que o genótipo 5T/7T foi mais frequente (11,8%) nos doentes (grupo A) do que nos etilistas sem pancreatite (grupo B), que o apresentaram em

2,9% dos casos ($p < 0,05$). Também foi detectada a presença da combinação de haplótipos (TG)10-T7/(TG)11-T7 em maior frequência ($p < 0,05$) nos controles (grupos B e C em 23,5% e 20,2%, respectivamente) do que nos casos (grupo A em 7,3%).

Também nas células ductais o gene *CLDN2* codifica um canal de íons que tem a função de facilitar o fluxo de água e sódio ao lúmen. Variantes identificadas na região não codificadora desse gene localizado no cromossomo X foram recentemente associadas à pancreatite. Foi observado que 25,8% de homens sadios possuíam o alelo de risco T, contra 38,5% dos pacientes do sexo masculino com pancreatite crônica idiopática, 47,6% dos pacientes do sexo masculino com pancreatite crônica alcoólica e somente 4% de alcoólatras homens sem história de pancreatite crônica. A ocorrência da mutação em gene localizado no cromossomo X explicaria parcialmente a maior frequência da doença em homens[50].

Outro candidato à participação entre os cofatores para a instalação da pancreatite crônica seria o gene *CASR* (receptor sensor do cálcio). A hipercalcemia está associada à pancreatite crônica possivelmente pela ativação do tripsinogênio e estabilização da tripsina[6]. A proteína CASR possui papel na homeostase do cálcio, tendo sido identificada tanto em células ductais quanto acinares[51]. Em estudo dirigido por Muddana et al.[52], foi encontrada associação ($p = 0,018$) da mutação R990G com pancreatopatas que referiram consumo moderado ou alto de etanol.

Também foram conduzidas pesquisas que investigaram a frequência de polimorfismos nos genes codificadores de citocinas fundamentais ao desenvolvimento do processo inflamatório crônico e fibrogênese como interleucinas, TNFα (fator de necrose tumoral alfa), TGFβ1 (fator de crescimento transformador beta-1), INFγ (interferon gama), VEGF (fator de crescimento do endotélio vascular) e ICAM-1 (molécula de adesão celular intercelular 1). No entanto, os resultados variaram e ainda não permitem esclarecimento quanto ao papel dos achados na determinação da doença[53-55].

Outros trabalhos avaliaram genes codificadores de enzimas detoxificadoras, como a GST (glutationa-S-transferase)[56-58], a UGT (UDP-glicuronosiltransferase)[59], a MnSOD (manganês-superóxido dismutase)[56] e a MTHFR (metileno-tetra-hidrofolatorredutase)[60]. Essas enzimas fornecem proteção contra produtos do estresse oxidativo e sua alteração aparentemente contribui para o desenvolvimento de pancreatite crônica[61]. Enquanto alguns pesquisadores[56,57] não encontraram associação com a doença pancreática crônica, outros[58-60] sugerem que a presença de baixos níveis de detoxificação possa ser um fator de risco.

Concluímos que a análise genética contribui muito para o entendimento da gênese da pancreatite crônica. Embora grande número de genes tenham sido estudados, sabe-se que as mutações nos genes *PRSS1*, *CFTR* e *SPINK1* promovem a lesão pancreática por mecanismo bem definido, resultando em papel bem delimitado nos eventos que levam à doença em muitos casos. A ampliação do conhecimento acerca de outros genes supostamente envolvidos possivelmente levará ao melhor entendimento da sequência de eventos que resulta na doença. Acreditamos, dessa forma, que os estudos genéticos poderão, em breve, auxiliar no manejo individualizado da doença pancreática em que múltiplos e variados fatores ambientais e genéticos resultam e interferem na dinâmica da enfermidade de cada indivíduo acometido[62].

REFERÊNCIAS

1. Yadav D, Lowenfels AB. The epidemiology of pancreatitis and pancreatic cancer. Gastroenterology. 2013;144(6):1252-61.
2. Friedreich N. Disease of the pancreas. Cyclopoedia of the Practice of Medicine. New York: William Wood; 1878.
3. Yadav D, Whitcomb DC. The role of alcohol and smoking in pancreatitis. Nat Rev Gastroenterol Hepatol. 2010;7(3):131-45.
4. Yadav D, Papachristou GI, Whitcomb DC. Alcohol-associated pancreatitis. Gastroenterol Clin North Am. 2007;36(2):219-38.
5. Whitcomb DC, Barmada MM. A systems biology approach to genetic studies of pancreatitis and other complex diseases. Cell Mol Life Sci. 2007;64(14):1763-77.
6. Etemad B and Whitcomb DC. Chronic pancreatitis: diagnosis, classification, and new genetic developments. Gastroenterology. 2001;120(3):682-707.
7. Whitcomb DC, Gorry MC, Preston RA, Furey W, Sossenheimer MJ, Ulrich CD, et al. Hereditary pancreatitis is caused by a mutation in the cationic trypsinogen gene. Nat Genet. 1996;14(2):141-5.
8. Chiari H. Ueber Selbstverdauung des menschlichen Pankreas. Zeitschrift für Heilkunde. 1896;17:69-96.
9. Whitcomb DC. Genetic predispositions to acute and chronic pancreatitis. Med Clin North Am. 2000;84(3):531-47.
10. Rebours V, Boutron-Ru-ault MC, Schnee M, Marechal C, et al. The natural history of hereditary pancreatitis: a national series. Gut. 2009;58(1):97-103.
11. Rosendahl J, Bodeker H, Mössner J, Teich N. Hereditary chronic pancreatitis. Orphanet J Rare Dis. 2007;2:1-10.
12. Rebours V, Boutron-Ruault MC, Schnee M, Férec C, Maire F, Hammel P, et al. Risk of pancreatic adenocarcinoma in patients with hereditary pancreatitis: a national exhaustive series. Am J Gastroenterol. 2008;103(1):111-9.
13. Teich N e Mössner J. Hereditary chronic pancreatitis. Best Pract Res Clin Gastroenterol. 2008; 22(1):115-30.
14. Gorry MC, Gabbaizedeh D, Fúrey W, Gates LK Jr, Preston RA, Aston CE, et al. Mutations in the cationic trypsinogen gene are associated with recurrent acute and chronic pancreatitis. Gastroenterology. 1997;113(4):1063-68.
15. Teich N, Mössner J, Keim V. Mutations of the cationic trypsinogen in hereditary pancreatitis. Hum Mutat. 1998;12(1):39-43.
16. Ferec C, Raguénés O, Salomon R, Roche C, Bernard JP, Guillot M, et al. Mutations in the cationic trypsinogen gene and evidence for genetic heterogeneity in hereditary pancreatitis. J Med Genet. 1999;36:228-32.
17. Witt H, Luck W, Becker M. A signal peptide cleavage site mutation in the cationic trypsinogen gene is strongly associated with chronic pancreatitis. Gastroenterology. 1999;117(1):7-10.
18. Le Maréchal C, Chen J-M, Quéré I, Raaaguénès O, Férc C, Aurox J. Discrimination of three mutational events that result in a disruption of the R122 primary autolysis site of the human cationic trypsinogen (PRSS1) by denaturing high performance liquid chromatography. BMC Genetics. 2001;2:19.
19. Pfützer RH, Myers E, Applebaum-Shapiro S, Finch R, Ellis I, Neoptolemos J, et al. Novel cationic trypsinogen (PRSS1) N29T and R122C mutations cause autosomal dominant hereditary pancreatitis. Gut. 2002;50(2):271-2.

20. Simon P, Weiss FU, Sahin-Toth M, Parry M, Nayler O, Lenfers B, et al. Hereditary pancreatitis caused by a novel PRSS1 mutation (Arg-122 --> Cys) that alters autoactivation and autodegradation of cationic trypsinogen. J Biol Chem. 2002;277(7):5404-10.
21. Teich N, Le Maréchal C, Kukor Z, Caca K, Witzigmann H, Chen JM, et al. Interaction between trypsinogen isoforms in genetically determined pancreatitis: mutation E79K in cationic trypsin (PRSS1) causes increased transactivation of anionic trypsinogen (PRSS2). Hum Mutat. 2004;23: 22-31.
22. Monaghan KG, Jackson CE, Kukuruga DL, Feldman GL. Mutation analysis of the cystic fibrosis and cationic trypsinogen genes in patients with alcohol-related pancreatitis. Am J Med Genet. 2000;94(2):120-24.
23. Perri F, Piepoli A, Stanziale P, Merla A, Zelante L, Andriulli A. Mutation analysis of the cystic fibrosis transmembrane conductance regulator (CFTR) gene, the cationic trypsinogen (PRSS1) gene, and the serine protease inhibitor, Kazal type 1 (SPINK1) gene in patients with alcoholic chronic pancreatitis. Eur J Hum Genet. 2003;11(9):687-92.
24. Chandak GR, Idris MM, Reddy DN, Mani KR, Bhaskar S, Rao GV, et al. Absence of PRSS1 mutations and association of SPINK1 trypsin inhibitor mutations in hereditary and non-hereditary chronic pancreatitis. Gut. 2004;53(5):723-28.
25. Bernardino ALF, Guarita DR, Mott CB, Pedroso MR, et al. CFTR, PRSS1 and SPINK1 mutations in the development of pancreatitis in Brazilian patients. JOP. 2003;4(5):169-77.
26. Behrman SW, Fowler ES. Pathophysiology of chronic pancreatitis. Surg Clin North Am. 2007; 87(6):1309-24.
27. Whitcomb DC. Genetic predisposition to alcoholic chronic pancreatitis. Pancreas. 2003;27(4): 321-6.
28. Weiss FU, Simon P, Mayerle J, Kraft M, Lerch MM. Germline mutations and gene polymorphism associated with human pancreatitis. Endocrinol Metab Clin North Am. 2006;35:289-302.
29. Chen JM, Marcier B, Audrezet MP, Ferec C. Mutational analysis of the human pancreatic secretory trypsin inhibitor (PSTI) gene in hereditary and sporadic chronic pancreatitis. J Med Genet. 2000;37(1):67-9.
30. Aoun E, Chang CC, Greer JB, Papachristou GI, Barmada MM, Whitcomb DC. Pathways to injury in chronic pancreatitis: decoding the role of the high-risk SPINK1 N34S haplotype using meta-analysis. PLoS ONE. 2008;3(4):e2003.
31. Drenth JPte, Morsche R, Jansen JB. Mutations in serine protease inhibitor Kazal type 1 are strongly associated with chronic pancreatitis. Gut. 2002;50(5):687-92.
32. Rosendahl J, Wett H, Szmola R, Bhatia E, Ozsvári B, Landt O, et al. Chymotrypsin C (CTRC) variants that diminish activity or secretion are associated with chronic pancreatitis. Nat Genet. 2008;40(1):78-82.
33. Chang MC, Chang YT, Wei SC, Liang PC, Jan IS, Su IN, et al. Association of novel chymotrypsin C gene variations and haplotypes in patients with chronic pancreatitis in Chinese in Taiwan. Pancreatology. 2009;9(3):287-92.
34. Witt H e Becker M. Genetics of chronic pancreatitis. J Pediatr Gastroenterol Nutr. 2002;34(2): 125-36.
35. Hank C, Schneider A, Whitcomb DC. Genetic polymorphisms in alcoholic pancreatitis. Best Pract Res Clin Gastroenterol. 2003;17(4):613-23.
36. Sharer N, Schwarz M, Malone G, Howarth A, Painter J, Super M, et al. Mutations of the cystic fibrosis gene in patients with chronic pancreatitis. N Engl J Med. 1998;339(10):645-52.
37. Arduino C, Gallo M, Brusco A, Garnerone S, Piana MR, Maggio S, et al. Polyvariant mutant CFTR genes in patients with chronic pancreatitis. Clin Genet. 1999;56(5):400-4.

38. Harber PS, Norris MD, Apte MV, Rodgers SC, Norton ID, Pirola RC, et al. Alcoholic pancreatitis and polymorphisms of the variable length polythymidine tract in the cystic fibrosis gene. Alcohol Clin Exp Res. 1999;23(3):509-12.
39. Kimura S, Okabayashi Y, Inushima K, Yutsudo Y, Kasuga M, et al. Polymorphism of cistic fibrosis gene in Japanese patients with chronic pancreatitis. Dig Dis Sci. 2000;45(10):2007-12.
40. Malats N, Casals T, Porta M, Guarner L, Estivill X, Real FX. Cystic Fibrosis transmenbrane regulator (CFTR) ΔF508 mutation and 5T allele in patients with chronic pancreatitis and exocrine pancreatic cancer. Gut. 2001;48(1):70-4.
41. Truninger K, Malik N, Ammann RW, Muelhaupt, B, Seifert B, Müller HJ, et al. Mutation of the cystic fibrosis gene in patients with chronic pancreatitis. Am J Gastroenterol. 2001;96(9):2657-61.
42. Gaia E, Salacone P, Gallo M, Promis GG, Brusco A, Bancone C, et al. Germline mutations in CFTR and PSTI genes in chronic pancreatitis patients. Dig Dis Sci. 2002;47(11):2416-21.
43. Pezzilli R, Morselli-Labate AM, Mantovani V, Romboli E, Selva P, Migliori M, et al. Mutations of the CFTR gene in pancreatic disease. Pancreas. 2003;27(4):332-6.
44. Casals T, Aparisi L, Martinez-Costa C, Giménez J, Ramos MD, Mora J, et al. Different CFTR mutational spectrum in alcoholic and idiopathic chronic pancreatitis? Pancreas. 2004;28(4): 374-9.
45. Fujiki K, Ishiguro H, Ko SB, Mizuno N, Suzuki Y, Takemura T, et al. Genetic evidence for CFTR dysfunction in Japanese: background for chronic pancreatitis. J Med Genet. 2004;41(5):e55.
46. Naruse S, Ishiguro H, Suzuki Y, Fujiki K, Ko SB, Mizuno N, et al. A finger sweat chloride test for the detection of a high-risk group of chronic pancreatitis. Pancreas. 2004;28(3):e80-5.
47. Lee KH, Ryu JK, Yoon WJ, Lee JK, Kim YT, Yoon YB. Mutation analysis of SPINK1 and CFTR gene in Korean patients with alcoholic chronic pancreatitis. Dig Dis Sci. 2005;50(10):1852-56.
48. Zoller H, Egg M, Graziadei I, Creus M, Janecke AR, Löffler-Ragg J, et al. CFTR gene mutations in pancreatitis: Frequency and clinical manifestations in an Austrian patient cohort. Wien Klin Wochenschr. 2007;119(17-18):527-33.
49. da Costa MZ, Guarita DR, Ono-Nita SK, Nogueira J de A, Nita ME, Paranaguá-Vezozzo DC, et al. CFTR polymorphisms in patients with alcoholic chronic pancreatitis. Pancreatology. 2009;9(1-2): 173-81.
50. Whitcomb DC, LaRusch J, Krasinskas AM, Klei L, Smith JP, Brand RE, et al. Common genetic variants in the CLDN2 and PRSS1-PRSS2 loci alter risk for alcohol-related and sporadic pancreatitis. Nat Genet. 2012;44(12):1349-54.
51. Bruce JI, Yang X, Ferguson CJ, Elliott AC, Steward MC, Case RM, et al. Molecular and functional identification of a Ca2+ (polyvalent cation)-sensing receptor in rat pancreas. J Biol Chem. 1999;274(29):20561-68.
52. Muddana V, Lamb J, Greer JB, Elinoff B, Hawes RH, Cotton PB, et al. Association between calcium sensing receptor gene polymorphisms and chronic pancreatitis in a US population: Role of serine protease inhibitor Kazal 1type and alcohol. World J Gastroenterol. 2008;14(28):4486-91.
53. Howell WM, Pead PJ, Shek FW, Rose-Zerilli MJ, Armstrong T, et al. Influence of cytokine and ICAM1 gene polymorphisms on susceptibility to chronic pancreatitis. J Clin Pathol. 2005;58(6): 595-9.
54. Talar-Wojnarowska R, Gasiorowska A, Smolarz B, Romanowicz-Makowska H, Kulig A, Malecka-Panas E. Clinical significance of interleukin-6 (IL-6) gene polymorphism and IL-6 serum level in pancreatic adenocarcinoma and chronic pancreatitis. Dig Dis Sci. 2009;54(3):683-9.
55. Bendicho MT, Guedes JC, Silva NN, Santana GO, dos Santos RR, Lyra LG, et al. Polymorphism of cytokine genes (TGF - beta 1, IFN - gamma, IL-6, IL-10, and TNF-alfa) in patients with chronic pancreatitis. Pancreas. 2005;30(4):333-6.

56. Österreicher CH, Schultheiss J, Wehler M, Homann N, Hellerbrand C, Künzli B, et al. Genetic polymorphisms of manganese-superoxide dismutase and glutathione-S-transferase in chronic alcoholic pancreatitis. Mutagenesis. 2007;22(5):305-10.
57. Schneider A, Tögel S, Barmada MM, Whitcomb DC. Genetic analysis of the glutathione s-transferase genes *MGST1*, *GSTM3*, *GSTT1*, and *GSTM1* in patients with hereditary pancreatitis. J Gastroenterol. 2004;39(8):783-7.
58. Verlaan M, te Morsche RH, Roelofs HM, Laheij RJ, Jansen JB, Peters WH, et al. Glutathione S-transferase Mu null genotype affords protection against alcohol induced chronic pancreatitis. Am J Med Genet. 2003;120A(1):34-9.
59. Ockenga J, Vogel A, Teich N, Keim V, Manns MP, Strassburg CP. UDP Glucuronosyltransferase (UGT1A7) gene polymorphisms increase the risk of chronic pancreatitis and pancreatic cancer. Gastroenterology. 2003;124(7):1802-8.
60. Nisevic I, Dinic J, Nikolic A, Djordjevic V, Luki S, Uqljesic M, et al. MTHFR C677T polymorphism in chronic pancreatitis and pancreatic adenocarcinoma. Cell Biochem Funct. 2008;26:659-63.
61. Braganza JM. A framework for the aetiogenesis of chronic pancreatitis. Digestion. 1998;59(Suppl 4):1-12.
62. Withcomb DC. Genetic risk factors for pancreatic disorders. Gastroenterology. 2013;144(6):1292-302.

Capítulo 32

Helicobacter Pylori e a Doença Péptica do Esôfago, Estômago e Duodeno

Vagner Birk Jeismann
Tomás Navarro Rodriguez
Ulysses Ribeiro Jr

INTRODUÇÃO

Houve uma revolução no entendimento da doença péptica após a descoberta do *Campylobacter pyloridis* em 1982 por Warren e Marshall[1]. O bacilo foi renomeado em 1989 para *Helicobacter pylori*, conforme a revisão taxonômica internacional. É difícil encontrar na história recente da medicina situação semelhante em que tenha ocorrido mudança tão drástica na conduta terapêutica de uma doença. A ideia de que a doença ulcerosa péptica estaria diretamente relacionada apenas à produção ácida *(no acid, no ulcer)* era considerada ponto pacífico na literatura médica, reforçada após a introdução dos bloqueadores de receptores H_2 da histamina. A supressão ácida prolongada, assim como uma miríade de cirurgias gástricas, incluindo diversas técnicas de vagotomias, foram abandonadas em favor do tratamento clínico com curto curso de antibióticos, visando à erradicação do *H. pylori*. Tais descobertas proporcionaram o surgimento de um amplo campo de pesquisa e a compreensão do papel do *H. pylori* na doença péptica do esôfago, estômago e duodeno continua a evoluir desde então.

Atualmente, acredita-se que mais da metade da população mundial esteja cronicamente infectada pelo *H. pylori*, porém uma minoria (10-20%) apresentará alguma repercussão clínica. A bactéria coloniza todo o epitélio gástrico, desde a região pré-pilórica até a cárdia. O desfecho clínico depende do padrão da inflamação da mucosa induzido pela infecção, e isso pode ser considerado resultado de diversos fatores interagindo entre si, como as alterações da homeostase dos hormônios gástricos e da secreção ácida, o desenvolvimento de metaplasia gástrica no duodeno, o modo como ocorre a interação da bactéria e os mecanismos protetores da mucosa, fatores de virulência de cepas específicas, além de provavelmente outros aspectos menos conhecidos relacionados à imunopatogênese da infecção e à genética tanto do *H. pylori* quanto do hospedeiro[2,3].

Ilustrando a importância da predisposição genética na infecção por essa bactéria, estudos realizados em irmãos gêmeos demonstraram maior concordância entre os monozigóticos quando comparados com os dizigóticos[4].

Diversos fatores de virulência sabidamente influenciam a colonização e a gravidade da doença. O CagA (*cytotoxin-associated* gene A) é o mais importante e mais bem estudado desses fatores. É codificado pelo gene associado à citotoxina e as cepas CagA-positivas estão associadas à maior inflamação e maior risco de úlcera e câncer tanto em humanos quanto em modelos animais[5]. Quando o *H. pylori* entra em contato com as células do hospedeiro, o CagA é diretamente injetado dentro de seu citoplasma, desencadeando rearranjos em seu citoesqueleto[5]. Outro fator de virulência bem estudado é a toxina vacuolizante A (VacA), que tem o nome devido à capacidade de induzir numerosos e volumosos vacúolos nas células hospedeiras. É interessante perceber que CagA e VacA reduzem os efeitos celulares um do outro[6]. Outros fatores de virulência foram descritos (BabA, SabA, AlpA, AlpB, AlpAB, OipA, GGT), porém muito sobre seus mecanismos de ação permanece desconhecido[7].

O diagnóstico da infecção pelo *H. pylori* pode ser realizado de maneira não invasiva ou invasiva. Os testes não invasivos, como o respiratório com ureia marcado com carbono, e a pesquisa de antígeno nas fezes são os métodos preferidos para o diagnóstico da infecção ativa e controle da erradicação. A sensibilidade e a especificidade do teste respiratório são de 99% e 98%, respectivamente, e da pesquisa do antígeno fecal, 94,1% e 98,1%, respectivamente[8,9]. O uso de inibidores de bomba de prótons (IBP) deve ser suspenso por vários dias antes da realização de algum desses testes pelo risco de resultados falso-negativos. O mesmo ocorre em relação ao tratamento antimicrobiano. Alguns estudos sugerem que deve-se aguardar 8 semanas após o término do tratamento para acurácia máxima[9]. A sorologia para *H. pylori* é um exame relativamente barato, porém não é capaz de confirmar se a infecção está ativa e, pelo mesmo motivo, também não é útil no controle da erradicação[7]. Os métodos invasivos necessitam da realização de endoscopia digestiva alta com obtenção de tecido para análise. O exame histológico pode revelar a presença da bactéria, como também graduar a inflamação e detectar metaplasia intestinal. As maiores desvantagens são o custo e a discordância entre patologistas. O teste rápido da urease é um exame prático e acessível e apresenta sensibilidade e especificidade de 93% e 98%, respectivamente[10]. A cultura do *H. pylori* é tecnicamente desafiadora e de alto custo, com alta especificidade e baixa sensibilidade, tendo sua melhor indicação nas situações em que o estudo da sensibilidade aos antimicrobianos se faz necessário. Mais recentemente, técnicas de amplificação de ácidos nucléicos têm sido utilizadas principalmente em ambiente de pesquisa com sensibilidade e especificidade próximas a 100%[11].

HELICOBACTER PYLORI E A DOENÇA PÉPTICA DO ESÔFAGO

A doença do refluxo gastroesofágico (DRGE), caracterizada pelo refluxo de conteúdo gástrico para o esôfago, causando dano à mucosa esofágica e/ou sintomas típicos e atípicos, é condição bastante comum na população geral, especialmente em países ocidentais, com prevalência estimada em 10-20%[12].

Muita controvérsia existe sobre a relação entre a DRGE e a infecção pelo *H. pylori*. Intrigados pela situação epidemiológica encontrada nos países ocidentais desenvolvidos, em que, ao passo que a prevalência da infecção pelo *H. pylori* diminui, a prevalência de DRGE e de adenocarcinoma de esôfago aumenta, diversos pesquisadores se depararam com achados controversos e tanto um papel de protetor como de agravante da DRGE foram sugeridos para a infecção pelo *H. pylori*. Estudos conclusivos seriam muito importantes para a tomada de decisão de erradicação ou não da bactéria em pacientes assintomáticos, sem indicação clara para o tratamento ou, por outro lado, se haveria benefício desse tratamento em pacientes com DRGE.

Alguns estudos sugeriram que pacientes infectados teriam menor prevalência de DRGE e, mesmo quando a apresentassem, a esofagite seria menos grave, até mesmo com menor prevalência de esôfago de Barrett, do que em pacientes *H. pylori* negativos[13-16]. Uma explicação possível para o suposto desenvolvimento de DRGE após a erradicação do *H. pylori* seria o fato de que muitos pacientes infectados portadores de úlcera péptica fizeram uso limitado de IBP durante seu tratamento, o que teria favorecido o "ressurgimento" de DRGE subclínica prévia à doença ulcerosa, à medida que o uso de IBP fosse interrompido. Outro dado interessante é o desenvolvimento mais frequente de DRGE em pacientes com ganho ponderal acima de 2kg após o tratamento, trazendo a discussão para o fato de que muitos pacientes mudam seus hábitos socioalimentares após o tratamento bem-sucedido da doença ulcerosa péptica[17]. De fato, séries que estudaram achados de pHmetria e esofagomanometria não encontraram alterações significativas após a erradicação do *H. pylori*[18-21] e recente metanálise publicada, incluindo 16 estudos, totalizando 6.404 pacientes, concluiu que a erradicação da bactéria não teve efeito significativo na ocorrência de DRGE[22].

Os achados divergentes podem ser explicados pelos efeitos extremamente variáveis e até certo ponto desconhecidos do *H. pylori* sobre a secreção ácida. O desenvolvimento de gastrite predominante no antro teria efeito principalmente sobre o funcionamento das células D secretoras de somatostatina, o que resultaria na inibição do *feedback* negativo da acidez gástrica sobre os níveis de gastrina e, por conseguinte, hipergastrinemia associada à hipercloridria. A resolução desse processo reduziria a secreção gástrica e teria efeito potencialmente protetor para DRGE. Já uma gastrite predominante no corpo e fundo gástrico, apesar de também estar associada à hipergastrinemia, apresenta fundamentalmente redução da secreção ácida devido à inflamação local e ao aumento de citocinas, o que pode inclusive resultar em atrofia gástrica. Neste último caso, o tratamento poderia tornar sintomático em paciente com DRGE subclínica[23].

Portanto, não há dados conclusivos que possam corroborar a conduta de erradicar o *H. pylori* em pacientes com DRGE nem mesmo que contraindiquem esse tratamento em pacientes sem DRGE pelo suposto risco de seu desenvolvimento ou exacerbação.

HELICOBACTER PYLORI E A DOENÇA PÉPTICA DO ESTÔMAGO

Algum grau de gastrite está universalmente presente em pacientes infectados pelo *H. pylori*. A gastrite aguda pode estar associada a dispepsia e náuseas e desenvolve-se logo após a primoinfecção. Ela acomete o estômago como um todo e está associada à hipocloridria[24]. Neutrófilos são recrutados e, à medida que o processo se cronifica, eles são substituídos por linfócitos. Como mencionado anteriormente, a gastrite crônica com predominância antral está associada a hipersecreção ácida e úlceras duodenais, enquanto a gastrite com predominância no corpo ou difusa está mais associada a hipocloridria e úlceras gástricas, podendo algumas vezes progredir para metaplasia intestinal e adenocarcinoma[25]. O *status* da secreção ácida previamente a infecção pode ser um fator importante na determinação de qual padrão de gastrite o hospedeiro irá desenvolver. Indivíduos com capacidade de secreção ácida elevada tenderiam a apresentar a forma de acometimento predominantemente antral, por exemplo[2].

Historicamente, o *H. pylori* estava associado a 70-85% das úlceras gástricas. A porcentagem de úlceras não relacionadas à bactéria tem diminuído devido ao uso mais frequente de anti-inflamatórios não esteroides (AINEs) e à redução da prevalência da infecção pelo *H. pylori*. Mesmo assim, vale ressaltar que sua erradicação também confere proteção parcial para o desenvolvimento de úlceras pépticas em usuários de AINEs[26].

No contexto específico de úlceras gástricas, o *H. pylori* causa uma resposta inflamatória na mucosa gástrica com produção de citocinas, principalmente interleucinas-9 e 1β. O influxo de neutrófilos e macrófagos com liberação de enzimas lisossomais e radicais livres de oxigênio prejudicam a integridade da mucosa, culminando na formação da úlcera[2].

O tratamento da úlcera gástrica é semelhante ao da úlcera duodenal e os esquemas mais frequentes estão sumarizados no quadro 32.1. Antibioticoterapia é administrada durante 7-14 dias associada a IBP. Nos casos de úlcera gástrica, recomenda-se a manutenção dos IBPs por mais 4-8 semanas e a cicatrização deve ser confirmada por via endoscópica. Biópsias são fundamentais para a exclusão de malignidade[27]. A duração do tratamento recomendado é variável e na Europa esquemas de 1 semana são preferidos. Nos EUA, diretrizes recomendam esquemas com duração de 10-14 dias. Uma metanálise demonstrou que, aumentando o tempo de tratamento de 7 para 14 dias, haveria aumento na taxa de erradicação de 5%, entretanto o significado clínico desse

QUADRO 32.1 – Esquemas mais utilizados na erradicação do *Helicobacter pylori* (todos associados ao inibidor de bomba de prótons).

Amoxicilina 1g + claritromicina 500mg, duas vezes ao dia
Claritromicina 500mg duas vezes ao dia + furazolidona 200mg duas vezes ao dia
Furazolidona 200mg três vezes ao dia + cloridrato de tetraciclina 500mg quatro vezes ao dia + sal de bismuto 240mg + furazolidona 200mg + amoxicilina 1g
Levofloxacino 500mg uma vez ao dia + amoxicilina 1g duas vezes ao dia
Levofloxacino 500mg + furazolidona 400mg, administrados em dose única diária

achado é questionável[28]. Mesmo os esquemas mais efetivos falham em 10-20% dos pacientes. Esquemas quádruplos baseados em bismuto são a principal opção como segunda linha, com taxa de erradicação variando de 57 a 95%. Não existe terceira linha preconizada e as diretrizes europeias recomendam cultura e testes de suscetibilidade. Alternativas interessantes seriam regimes triplos contendo levofloxacino[29,30].

HELICOBACTER PYLORI E A DOENÇA PÉPTICA DO DUODENO

Como abordado anteriormente, as úlceras duodenais tipicamente estão associadas à gastrite não atrófica, predominantemente de antro gástrico, e a patogenia das úlceras duodenais está sumarizada na figura 32.1. A produção de amônia alcalina como método de defesa do *H. pylori* na superfície endotelial não permite que as células D percebam a real acidez intragástrica, o que desencadeia secreção inadequada de somatostatina e aumento da gastrina, com consequente aumento da secreção ácida[23]. Ocorre também interrupção de conexões neurais entre o antro e fundo gástricos que realizam a retroalimentação negativa da produção ácida[31]. A sobrecarga ácida no duodeno leva ao desenvolvimento de metaplasia no bulbo duodenal. A metaplasia é essencial para a colonização do epitélio duodenal que, então, se torna mais suscetível à ulceração devido à inflamação[2,32].

O tratamento da doença ulcerosa péptica duodenal é essencialmente o mesmo da úlcera gástrica previamente descrito, com exceção de não haver necessidade de exclusão de malignidade por meio de biópsias. Logo, o controle da erradicação pode e deve, preferencialmente, ser feito com métodos não invasivos, como o teste respiratório com ureia marcada ou pesquisa de antígenos fecais.

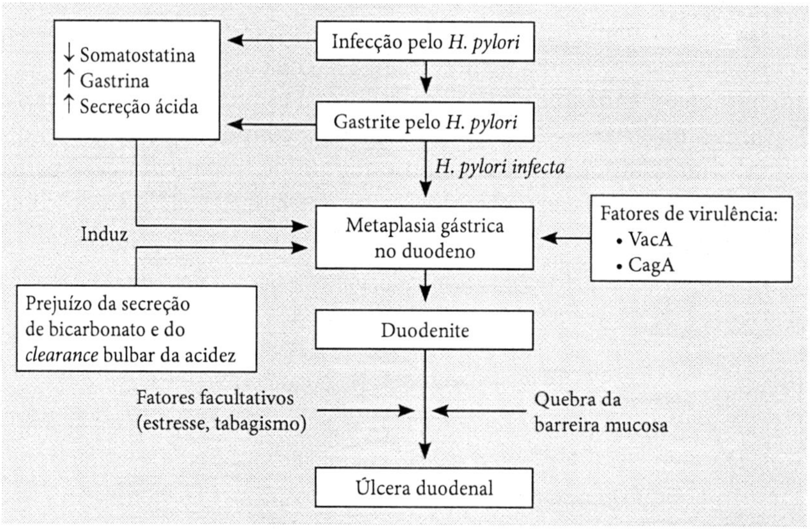

FIGURA 32.1 – Patogenia da úlcera duodenal associada à infecção pelo *Helicobacter pylori*[2].

CONCLUSÃO

A descoberta do *H. pylori* proporcionou uma verdadeira revolução no entendimento e tratamento da doença péptica. A importância da infecção para as úlceras gástricas e duodenais é inquestionável, porém seu papel na DRGE é provavelmente menor do que o aventado em estudos na década de 1990. O melhor entendimento da inter-relação entre a bactéria e o hospedeiro ajuda na compreensão dos mecanismos pelos quais essa infecção extremamente prevalente causa doença em uma minoria dos pacientes e, então, uma abordagem cada vez mais racional para seu tratamento será proposta.

REFERÊNCIAS

1. Warren JR, Marshall B. Unidentified curved bacilli on gastric epithelium in active chronic gastritis. Lancet. 1983;1(8336):1273-5.
2. Malfertheiner P, Chan FK, McColl KE. Peptic ulcer disease. Lancet. 2009;374(9699):1449-61.
3. Sipponen P. Natural history of gastritis and its relationship to peptic ulcer disease. Digestion. 1992;51(Suppl 1):70-5.
4. Malaty HM, Engstrand L, Pedersen NL, Graham DY. Helicobacter pylori infection: genetic and environmental influences. A study of twins. Ann Intern Med. 1994;120(12):982-6.
5. Kim SS, Ruiz VE, Carroll JD, Moss SF. Helicobacter pylori the pathogenesis of gastric cancer and gastric lymphoma. Cancer Lett. 2011;305(2):228-38.
6. Kim IJ, Blanke SR. Remodeling the host environment: modulation of the gastric epithelium by the Helicobacter pylori vacuolating toxin (Vaca). Front Cell Infect Microbiol. 2012;2:37.
7. Testerman TL, Morris J. Beyond the stomach: an updated view of Helicobacter pylori pathogenesis, diagnosis, and treatment. World J Gastroenterol. 2014;20(36): 12781-808.
8. Gisbert JP, Pajares JM. Reviewarticle: 13C-urea breath test in the diagnosis of Helicobacter pylori infection -- a critical review. Aliment Pharmacol Ther. 2004;20: 1001-17.
9. Gisbert JP, Pajares JM. Stool antigen test for the diagnosis of Helicobacter pylori infection: a systematic review. Helicobacter. 2004; 9(4):347-68.
10. Midolo P, Marshall BJ. Accurate diagnosis of Helicobacter pylori. Urease Tests. Gastroenterol Clin North Am. 2000;29(4):871-8.
11. Li C, Ha T, Ferguson DA Jr, Chi DS, Zhao R, Patel NR, et al. A newly developed PCR assay of H. pylori in gastric biopsy, saliva, and feces. Evidence of high prevalence of H. pylori in saliva supports oral transmission. Dig Dis Sci. 1996;41(11):2142-49.
12. Vakil N, van Zanten SV, Kahrilas P, Dent J, Jones R, Global Consensus Group. The Montreal definition and classification of gastroesophageal reflux disease: a global evidence-based consensus. Am J Gastroenterol. 2006;101(8):1900-20.
13. Shirota T, Kusano M, Kawamura O, Horikoshi T, Mori M, Sekiguchi T. Helicobacter pylori infection correlates with severity of reflux esophagitis: with manometry findings. J Gastroenterol. 1999; 34(5):553-9.
14. Chung SJ, Lim SH, Choi J, Kim D, Kim YS, Park MJ, et al. Song IS. Helicobacter pylori serology inversely correlated with the risk and severity of reflux esophagitis in Helicobacter pylori endemic area: A Matched Case-Control Study of 5,616 Health Check-Up Koreans. J Neurogastroenterol Motil. 2011;17(3):267-73.
15. Wang C, Yuan Y, Hunt RH. Helicobacter pylori infection and Barrett's esophagus: a systematic review and meta-analysis. Am J Gastroenterol. 2009;104(2):492-500.

16. Fischbach LA, Graham DY, Kramer JR, Rugge M, Verstovsek G, Parente P, et al. Association between Helicobacter pylori and Barrett's esophagus: a case-control study. Am J Gastroenterol. 2014;109(3):357-68.
17. Zullo A, Hassan C, Repici A, Bruzzese V. Helicobacter pylori eradication and reflux disease onset: did gastric acid get "crazy"? World J Gastroenterol. 2013;19(6):786-9.
18. Tefera S, Hatlebakk JG, Berstad A. The effect of Helicobacter pylori eradication on gastro-oesophageal reflux. Aliment Pharmacol Ther. 1999;13(7):915-20.
19. Wu JC, Chan FK, Wong SK, Lee YT, Leung WK, Sung JJ. Effect of Helicobacter pylori eradication on oesophageal acid exposure in patients with reflux oesophagitis. Aliment Pharmacol Ther. 2002; 16(3):545-52.
20. Shirota T, Kusano M, Kawamura O, Horikoshi T, Mori M, Sekiguchi T. Helicobacter pylori infection correlates with severity of reflux esophagitis: with manometry findings. J Gastroenterol. 1999; 34(5):553-9.
21. Grande M, Cadeddu F, Villa M, Attinà GM, Muzi MG, Nigro C, et al. Helicobacter pylori and gastroesophageal reflux disease. World J Surg Oncol. 2008;6:74.
22. Tan J, Wang Y, Sun X, Cui W, Ge J, Lin L. The effect of Helicobacter pylori eradication therapy on the development of gastroesophageal reflux disease. Am J Med Sci. 2015;349(4):364-71.
23. el-Omar EM, Penman ID, Ardill JE, Chittajallu RS, Howie C, McColl KE. Helicobacter pylori infection and abnormalities of acid secretion in patients with duodenal ulcer disease. Gastroenterology. 1995;109(3):681-91.
24. Kusters JG, van Vliet AH, Kuipers EJ. Pathogenesis of Helicobacter pylori infection. Clin Microbiol Rev. 2006;19(3):449-90.
25. McColl KE, el-Omar E, Gillen D. Interactions between H. pylori infection, gastric acid secretion and anti-secretory therapy. Br Med Bull. 1998;54(1):121-38.
26. Musumba C, Jorgensen A, Sutton L, Van Eker D, Moorcroft J, Hopkins M, et al. The relative contribution of NSAIDs and Helicobacter pylori to the aetiology of endoscopically-diagnosed peptic ulcer disease: observations from a tertiary referral hospital in the UK between 2005 and 2010. Aliment Pharmacol Ther. 2012;36(1):48-56.
27. Tulassay Z, Stolte M, Sjolund M, Engstrand L, Butruk E, Malfertheiner P, et al. Effect of esomeprazole triple therapy on eradication rates of Helicobacter pylori, gastric ulcer healing and prevention of relapse in gastric ulcer patients. Eur J Gastroenterol Hepatol. 2008;20:526-36.
28. Fuccio L, Minardi ME, Zagari RM, Grilli D, Magrini N, Bazzoli F. Meta-analysis: duration of first-line proton-pump inhibitor based triple therapy for Helicobacter pylori eradication. Ann Intern Med. 2007;147(8):553-62.
29. Gisbert JP, Pajares JM. Review article: Helicobacter pylori "rescue" regimen when proton pump inhibitor-based triple therapies fail. Aliment Pharmacol Ther. 2002;16(6):1047-57.
30. Gisbert JP, Morena F. Systematic review and meta-analysis: levofloxacin-based rescue regimens after Helicobacter pylori treatment failure. Aliment Pharmacol Ther. 2006;23:35-44.
31. Olbe L, Hamlet A, Dalenback J, Fandriks L. A mechanism by which Helicobacter pylori infection of the antrum contributes to the development of duodenal ulcer. Gastroenterology. 1996;110(5): 1386-94.
32. Khulusi S, Badve S, Patel P, Lloyd R, Marrero JM, Finlayson C, Mendall MA, et al. Pathogenesis of gastric metaplasia of the human duodenum: role of Helicobacter pylori, gastric acid, and ulceration. Gastroenterology. 1996;110(2):452-58.

Capítulo 33

Doença Celíaca

Jane Oba
Matheus Freitas Cardoso de Azevedo
Alexandre de Sousa Carlos
Luciane Reis Milani
Adérson Omar Mourão Cintra Damião

INTRODUÇÃO

A doença celíaca (DC) é uma doença crônica, sistêmica, de caráter autoimune, induzida pelo glúten e prolaminas relacionadas, em indivíduos geneticamente predispostos e caracterizada pela presença de uma combinação variável de manifestações clínicas, glúten-dependentes, de anticorpos específicos para DC, dos haplótipos HLA-DQ2 e HLA-DQ8 e enteropatia[1-5]. Os anticorpos específicos da DC compreendem autoanticorpos contra a transglutaminase tecidual tipo 2 (TG2), incluindo anticorpos antiendomísio (EMA) e anticorpos contra formas desaminadas de peptídeos da gliadina (DGP)[6-9].

O glúten corresponde à fração proteica do trigo, centeio e cevada e é um termo que designa os polipeptídeos de prolamina encontrados nesses grãos[5]. As prolaminas que provocam reação inflamatória intestinal apresentam em comum alta concentração de glutamina (> 30%) e prolina (> 15%) na sua constituição (Quadro 33.1)[10]. A avenina,

QUADRO 33.1 – Cereais considerados tóxicos na doença celíaca.

Cereal	Prolaminas	Composição	Toxicidade
Trigo	Gliadinas/gluteninas	36% glu*;17-23% pro**	+++
Cevada	Hordeínas	36% glu;17-23% pro	++
Centeio	Secalinas	36% glu;17-23% pro	++
Aveia	Aveninas	↑ glu; ↓ pro	+

* glu = glutamina; ** pro = prolina.

prolamina encontrada na aveia, embora apresente concentrações elevadas de glutamina, tem pouca prolina, e não é imunogênica para a maioria dos celíacos, a menos que seja ingerida em grande quantidade[5,10,11].

As prolaminas são resistentes às proteases e peptidases intestinais e assim permanecem no lúmen intestinal após a ingestão de glúten e também responsáveis pela reação imune da DC[1,5,11]. O cultivo do trigo surgiu há mais de 10 mil anos na região da Mesopotâmia e seu cultivo evoluiu a partir de cruzamentos naturais que ocorriam raramente nas lavouras primitivas. À medida que o trigo se modificava geneticamente, tornou-se mais produtivo e adaptado às novas condições ecológicas e permitiram o crescimento das populações humanas. O incremento mais significativo na produção de trigo ocorreu após a Segunda Guerra Mundial, quando se conseguiu aumentar cinco vezes a produção mundial. Para alcançar esse resultado e obter farinhas de melhor qualidade, foi necessário cruzar diferentes tipos de trigo, até chegar ao trigo atual, que apresenta um genoma com mais de 150.000 genes, em contraposição aos 10.000 genes no início do século XX. Esse processo associou-se ao aumento do glúten, antes presente em quantidades mínimas e agora constituindo 50% dos produtos. O glúten não tem valor biológico nutricional elevado, mas, em virtude da sua capacidade de coesão e viscoelasticidade, tornou-se essencial componente das massas e contribui para a estrutura e sabor do pão. Essas propriedades permitem que o glúten seja utilizado em diferentes tipos de produtos, tornando-se um dos ingredientes mais comuns na nutrição humana. Atualmente, a cultura do trigo é extremamente diversificada, com mais de 25.000 cultivos diferentes[4,12]. Isso permite ampla disponibilidade de farinha de trigo, direcionada, sobretudo, para a produção de pães e massas em geral. Em média, a ingestão de glúten na Europa é da ordem de 10-20 gramas por dia (em algumas áreas até 50g/dia)[13].

Na última década, o conceito da DC mudou de forma considerável. Originalmente, a DC era tida como uma doença rara, caracterizada por má absorção e esteatorreia, que acometia somente crianças e restrita aos países europeus[1,2,7,12-15]. Atualmente, a DC é considerada uma doença multissistêmica, com espectro de apresentação clínica bastante variável e uma das enfermidades mais comuns ao longo da vida[1,2,7,12-15]. Além disso, sua prevalência tem aumentado consideravelmente em todo o mundo, incluindo os países em desenvolvimento[5,12,16].

O tratamento para a DC é primariamente dieta isenta de glúten[1,2,11-15]. No entanto, a resposta à terapêutica é baixa em até 30% dos pacientes e a falta de aderência à dieta constitui a principal causa de sintomas persistentes ou recorrentes[1]. Adenocarcinoma do intestino delgado, casos refratários e linfoma de células associado à enteropatia são complicações da doença e devem ser afastados no caso de sintomas alarmantes, tais como dor abdominal, diarreia e perda de peso[1,2,11-15].

Atualmente, observa-se um fenômeno interessante que tem gerado intensa discussão. O número de pessoas que vem adotando dieta livre de glúten parece muito maior do que o número previsto de pacientes com DC[13]. Essa tendência é sustentada pela noção de que, juntamente com a DC, outros transtornos relacionados com a ingestão de glúten têm sido descritos[3,13,17,18]. Mais pesquisas e novas nomenclaturas devem surgir para preencher as lacunas de classificações atuais. No momento, as três principais formas de reações ao glúten são: a) alergia ao trigo; b) autoimune (doença celíaca, dermatite herpetiforme e ataxia); c) sensibilidade ao glúten ou sensibilidade ao glúten não celíaca (não autoimune e não alérgica), que é definida como o aparecimento de uma variedade de manifestações clínicas relacionadas com a ingestão de trigo, centeio e cevada em pacientes nos quais a doença celíaca e a alergia ao trigo foram devidamente excluídas (Figura 33.1)[13,17,18].

EPIDEMIOLOGIA

A distribuição mundial da DC parece ter seguido o consumo de trigo da humanidade e os fluxos de migração[12]. A frequência da DC está aumentando mundialmente, em grande parte, por causa da ocidentalização da dieta, das mudanças na produção de trigo, da conscientização da doença e consequente maior taxa de diagnóstico, ou da combinação desses fatores[2,4,5,12,16]. A DC pode ocorrer em qualquer idade. A prevalência da doença é maior (10-15%) entre as pessoas que têm parentes de primeiro grau com a doença, em pacientes com diabetes tipo 1 (3-16%), tireoidite de Hashimoto (5%) ou outras doenças autoimunes (exemplo, hepatite autoimune, síndrome de Sjögren, nefropatia por IgA), síndrome de Down (5%), síndrome de Turner (3%), deficiência de IgA (9%), entre outras[2,12]. As mulheres são mais diagnosticadas que os homens (1,5-2,8 vezes mais)[2,12].

A DC acomete 0,5 a 1% da população mundial, com muitas diferenças regionais, inclusive em países de um mesmo continente[2,5,7,12,16]. Exemplo disso ocorre na Europa, onde a prevalência da DC na Finlândia é 2,4%, enquanto na Alemanha é 0,3%[2,12]. A DC também vem se tornando comum em países em desenvolvimento como Brasil, Índia, países do Norte da África e do Oriente Médio, onde alimentos à base de trigo têm sido crescentemente ingeridos[2,12,16]. Casos de DC também foram descritos na China[5,16]. O aumento da prevalência da DC no norte da Índia, bem como os casos descritos na China, além de revelar o crescente consumo de glúten nessas regiões, aponta para um horizonte perturbador. Estima-se que 10 milhões de pessoas na Índia, e possivelmente um número similar na China, tenham DC não diagnosticada[5,16]. Como são países altamente populosos, se a taxa de diagnóstico aumentar nesses países, o número de pessoas com DC nessas regiões suplantará em muito o observado na Europa (7 milhões) e na América do Norte (5 milhões)[5]. Essa epidemia de DC certamente causará importante impacto socioeconômico e na saúde pública[5,16].

No Brasil, estudos em doadores de sangue com marcadores sorológicos têm revelado que a DC não é tão rara como se pensava. Os resultados revelaram frequência variável, a depender da região estudada e metodologia adotada[19-23]. De qualquer forma, os resultados foram entre 1:214 (um caso de DC para cada 214 doadores, 0,47%) e 1:681 (0,15%)[19-23], valores não muito distintos de regiões na Europa[12,16,24] e Oriente Médio[12,16,25]. Apesar das evidências de aumento das taxas de diagnóstico, a maioria dos pacientes ainda permanece sem diagnóstico. De fato, estudo israelense revelou que, para cada caso sintomático de DC diagnosticado, há oito casos assintomáticos[16]. Semelhantemen-

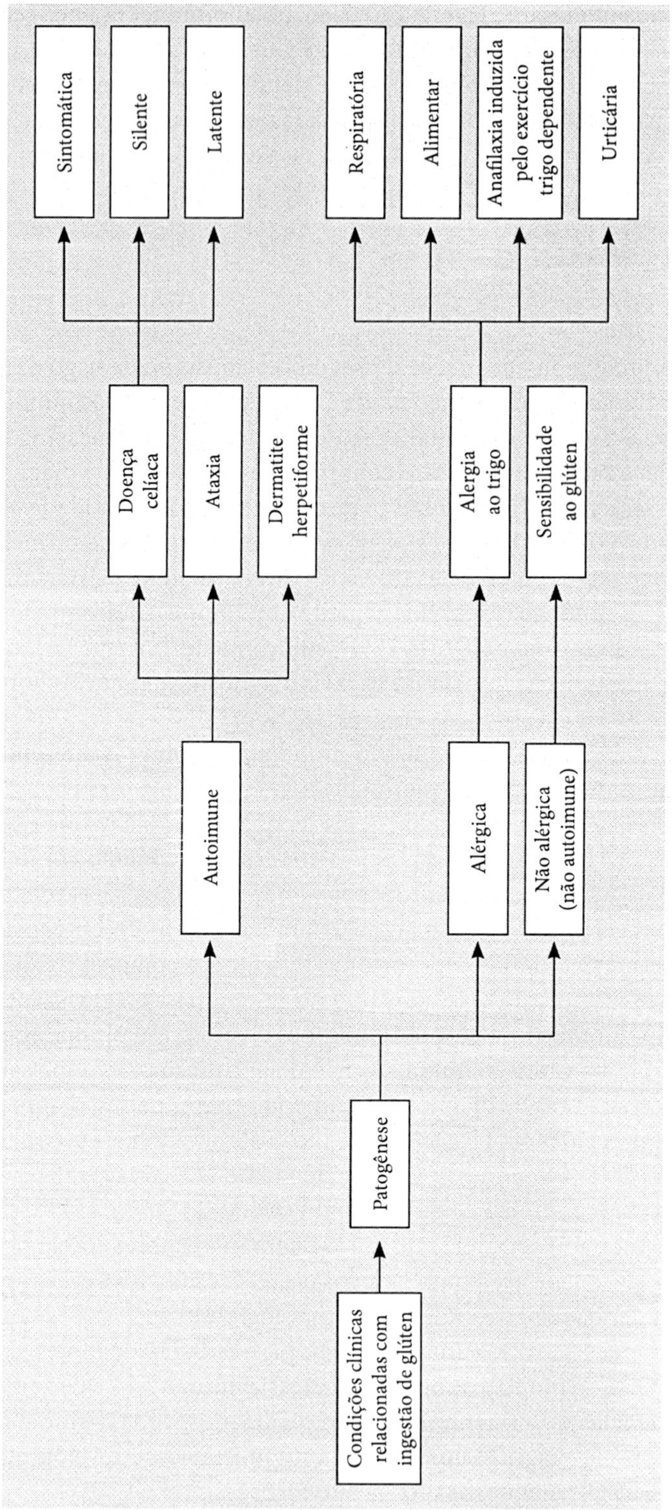

FIGURA 33.1 – Classificação das enfermidades relacionadas à ingestão de glúten.

te, Fasano et al. salientam que somente 20% dos casos de DC são clinicamente reconhecidos[2]. Não há dúvida de que a ampla disponibilidade dos testes sorológicos, que são relativamente sensíveis e específicos para DC, permitiu o diagnóstico das formas atípicas e oligossintomáticas de DC[7,9]. De fato, a maioria dos adultos com DC diagnosticados antes de 1990 apresentava diarreia. Com o advento dos testes sorológicos na década de 1990, o amplo espectro de manifestações clínicas tornou-se aparente[7,9,12]. Esses testes, por serem simples, facilitaram grandes rastreamentos populacionais e mostraram que a DC é uma doença comum, bem como possibilitaram aos médicos de qualquer especialidade fazer a triagem para a DC[12,16]. É de notar também que esses testes permitiram reduzir o tempo entre a apresentação inicial dos sintomas e o diagnóstico da doença[5]. Outra descoberta relevante foi a forte associação da DC com os genes do complexo maior de histocompatibilidade do sistema HLA[2,7]. Os marcadores genéticos HLA-DQ2 e DQ8 podem ser úteis na confirmação do diagnóstico de DC, bem como na identificação de indivíduos suscetíveis[2,5,7].

Grupos de risco para DC incluem os parentes de primeiro grau de um caso-índice, pacientes com osteoporose, anemia ferropriva, fadiga, depressão, baixa estatura ou alterações enzimáticas hepáticas, todas sem causa aparente, pacientes com doenças autoimunes, síndrome do intestino irritável, entre outros[4,12]. Discute-se se parto cesariano e infecções no primeiro ano de vida (exemplo, rotavírus) aumentariam o risco de DC e se a amamentação diminuiria essa chance[12,16].

ETIOPATOGENIA

Fatores ambientais

A ingestão de glúten é um fator essencial para o desenvolvimento da DC nos indivíduos com predisposição genética[1,3,8,12]. Outros fatores ambientais como infecções intestinais (rotavírus, adenovírus tipo 12, hepatite A, *Campylobacter jejuni*, *Giardia lamblia* e outros enterovírus)[12,26], alteração da microbiota[26], uso de drogas (interferon α para tratamento de hepatites)[26], introdução precoce do glúten na alimentação do lactente (< 4 meses)[1,12,26] são considerados potenciais fatores predisponentes. A amamentação é considerada um fator de proteção para o desenvolvimento da DC. Os estudos evidenciam risco menor de desenvolvimento da DC associado tanto à duração da amamentação quanto à sua manutenção durante o período de introdução do glúten na dieta[1,12,26].

Fatores genéticos

A influência genética na patogênese da DC é demonstrada pela sua ocorrência familiar[27]. A concordância da DC entre gêmeos monozigóticos é muito alta (cerca de 75%), enquanto a taxa de concordância entre gêmeos dizigóticos é de 11%, semelhante à taxa de concordância entre irmãos não gêmeos[12,26].

O complexo maior de histocompatibilidade do sistema HLA (classe II) é o principal *locus* para a suscetibilidade na DC. Mais de 90% dos pacientes celíacos apresentam HLA-DQ2 e a maioria do restante apresenta a molécula HLA-DQ8[1,3,8,12,17,26]. Duas isoformas do HLA-DQ2, DQ2.5 e DQ2.2, são encontradas na população geral e em indivíduos de risco para o desenvolvimento da DC. A maioria dos pacientes com DC apresenta a isoforma HLA-DQ2.5. Esses pacientes apresentam risco significativo de desenvolver a doença tanto se forem homozigóticos para DQ2.5 quanto se também apresentarem a isoforma DQ2.2[8,12,26]. Por outro lado, indivíduos que têm a isoforma DQ2.2 isolada não apresentam risco elevado para a DC[26].

A presença dos genes *HLA-DQ2* ou *HLA-DQ8* é necessária, porém não é suficiente para o desenvolvimento da DC, sugerindo que outros fatores genéticos e ambientais sejam importantes para a doença[1,3,8,12,26]. Na última década, estudos associados ao genoma identificaram outros *loci* genéticos que podem contribuir para o desenvolvimento da DC[8,12,26]. Os genes não HLA contribuem mais para a suscetibilidade genética (aproximadamente 65%) do que os genes HLA (35%), porém a contribuição de cada gene não HLA parece ser modesta[1,3,8,12,26].

Estudos clínicos e genéticos demonstram associação entre DC e outras doenças autoimunes. Muitos dos *loci* dos genes de risco para a DC são comuns a outras doenças autoimunes, como *diabetes mellitus* (DM) tipo 1, tireoidite autoimune, artrite reumatoide e espondilite anquilosante[8,12,26].

Fatores imunológicos – resposta imune da mucosa intestinal

A DC é causada por uma resposta imune inapropriada ao glúten. Conforme descrito anteriormente, o glúten é composto em aproximadamente 15% de prolina e 35% de resíduos de glutamina[10]. Maior concentração de prolina na proteína do glúten, associada à incapacidade de degradação completa pela enzima prolil endopeptidase na luz intestinal e na borda em escova, tornam essas proteínas resistentes à digestão e, consequentemente, resultam na formação de peptídeos derivados do glúten potencialmente imunogênicos[1,12,26]. A resposta imune a esses peptídeos é mediada tanto pelo sistema imune inato (no epitélio) quanto pelo adaptativo (lâmina própria). No epitélio, a resposta imune é caracterizada pelo aumento da expressão da interleucina-15 (IL-15) nos enterócitos, o que resulta na ativação dos linfócitos intraepiteliais (LIE) que expressam o receptor NK-G2D (marcador de células *natural killer*). Esses linfócitos se tornam citotóxicos e destroem os enterócitos que expressam MIC-A (complexo maior de histocompatibilidade classe I cadeia A) em sua superfície. A resposta imune adaptativa é mediada por células T (CD4+) que reconhecem os peptídeos da gliadina que alcançam a lâmina própria por transporte transcelular ou paracelular (aumento da permeabilidade intestinal). Na lâmina própria, a gliadina é "deaminada" pela transglutaminase tecidual, o que aumenta sua imunogenicidade e permite sua interação com moléculas do sistema HLA de classe II, HLA-DQ2 ou HLA-DQ8, na superfície de células apresentadoras de antígenos. A gliadina deaminada é então apresentada às células T CD4 positivas com as quais interage via receptor de célula T. As células T ativadas produzem citocinas pró-inflamatórias – particularmente o interferon γ – que, por sua vez, promovem liberação de proteínas prejudiciais ao tecido, como as metaloproteinases da matriz, acarretando linfocitose intraepitelial, hiperplasia de criptas e atrofia vilositária nas porções mais proximais do intestino delgado, além de ativação e expansão de células B que produzem anticorpos específicos[1,5,8,12,17,26].

QUADRO CLÍNICO

A DC pode apresentar-se em qualquer idade após a introdução do glúten na dieta. O amplo espectro das manifestações clínicas reflete sua natureza sistêmica, por sinal muito mais heterogênea nas crianças do que nos adultos[2,7,28]. Em virtude da falta de definições para os termos e espectro dos transtornos relacionados à DC, especialistas propuseram as "definições de Oslo" para os termos que geram dúvidas[3] (Quadro 33.2).

Diarreia crônica, perda de peso, dor e distensão abdominal são os sintomas mais frequentes, mas o paciente celíaco pode permanecer assintomático por muitos anos. O modelo do *iceberg* demonstra a variabilidade clínica da DC e ajuda a compreender porque a doença permanece não diagnosticada em grande proporção de pessoas (Figura 33.2). Especialistas acreditam que a DC clássica representa a "ponta do *iceberg*" da carga global da doença. De fato, a proporção estimada de diagnóstico para os indivíduos não diagnosticados varia entre 1:5 e 1:8 (a parte submersa do *iceberg*), geralmente devido a queixas mínimas, difíceis de reconhecer, ou atípicas, ou mesmo ausentes (assintomáticos)[2,3,7,28].

Outras manifestações incluem deficiência de ferro com ou sem anemia, fadiga crônica, estomatite aftosa, baixa estatura, aminotransferases elevadas e redução da

QUADRO 33.2 – Definições de Oslo para doença celíaca (DC) e termos relacionados[3].

Termo sugerido	Definição	Termo relacionado em desuso
DC clássica	Sinais e sintomas de má absorção	DC típica
DC não clássica	Outros sintomas que não a má absorção	DC atípica
DC subclínica	Sinais clínicos ou laboratoriais de doença sem sintomas suficientes para justificar testes específicos para a DC na rotina	DC assintomática, DC silenciosa
DC sintomática	Sintomas gastrintestinais ou extraintestinais que ocorrem devido à ingestão de glúten	DC evidente
DC potencial	Testes sorológicos positivos com biópsia normal de intestino delgado	DC latente
DC refratária	Sintomas persistentes e enteropatia, apesar de uma dieta sem glúten por 12 meses, na ausência de outras causas	

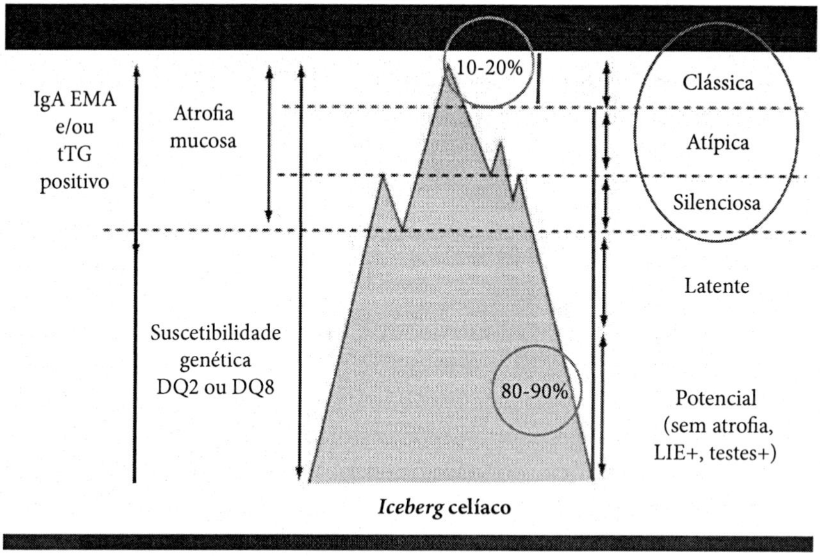

FIGURA 33.2 – Diagrama do "*iceberg* celíaco". Cerca de 10 a 20% dos casos de doença celíaca apresentam a forma clássica da doença ("ponta do *iceberg*"); 80 a 90% dos casos localizam-se na porção "imersa do *iceberg*" e compreendem várias apresentações não clássicas da doença celíaca. Atrofia da mucosa é identificada na maioria dos casos, porém não em todos. Suscetibilidade genética está presente em todos os casos. Marcadores sorológicos como antiendomísio IgA (IgA EMA) e/ou antitransglutaminase tecidual IgA (tTG) costumam ser positivos. LIE = linfócitos intraepiteliais; + = positivos.

densidade mineral óssea (Quadro 33.3). Manifestações incomuns da DC são descritas nas associações com outras doenças de base imunológica como a dermatite herpetiforme, que é uma erupção vesicular com depósitos de IgA cutâneos (considerada a DC da pele), ataxia por glúten, uma forma esporádica de ataxia com marcadores sorológicos positivos, déficit seletivo de IgA, DM tipo 1, tireoidite, entre outras[3,28] (Quadro 33.4). As complicações associadas com a DC não tratada são osteoporose, alterações na função do baço, distúrbios neurológicos, infertilidade ou aborto recorrente, jejunoileíte ulcerativa e câncer. Linfoma de células T associado à enteropatia e ao adenocarcinoma do jejuno são complicações raras da doença. De modo geral, os sintomas da DC podem ser divididos em sintomas e sinais gastrintestinais e extraintestinais[6,7]. Os sintomas gastrintestinais e baixa estatura são frequentes nas crianças diagnosticadas nos primeiros anos de vida, enquanto os sintomas extraintestinais são mais frequentes nos adolescentes e adultos. Diminuição global na prevalência das apresentações diarreicas nas últimas duas décadas, acompanhada por aumento das manifestações atípicas da doença, ou pacientes assintomáticos, tem sido descrita em adultos e crianças[2,3,7,28].

QUADRO 33.3 – Manifestações clínicas (incluindo complicações e associações) da doença celíaca nas diferentes idades[2,7,28].

Crianças	Adolescentes	Adultos
Sintomas clássicos Diarreia crônica Distensão abdominal Déficit de crescimento Perda de peso Anorexia Crise celíaca (rara) Sintomas não clássicos Artrite Estomatite aftosa Constipação Alteração do esmalte dentário	Frequentemente assintomáticos Dor abdominal Cefaleia Atraso na menarca Irregularidade menstrual Hábito intestinal irregular	Digestivas Distensão Flatulência Dor abdominal Diarreia Hematológicas Anemia ferropênica ou mista Déficit de fatores de coagulação (vitamina K-dependente) Hepáticas Elevação de transaminases Colangite Sistema reprodutor Aborto Infertilidade Complicações malignas Linfoma de células T Adenocarcinoma de intestino delgado Outros Astenia Perda de peso
Comum em todas as idades Síndromes genéticas: síndrome de Down, síndrome de Turner, síndrome de Williams Deficiência de IgA Síndrome de Sjögren *Diabetes mellitus* tipo 1 Lúpus eritematoso sistêmico		

Crianças

A DC nas crianças tem apresentação variada que depende da idade. As crianças celíacas muito jovens apresentam frequentemente os sintomas "clássicos" da doença, como diarreia, distensão abdominal e baixa estatura, enquanto as crianças maiores e adolescentes são mais suscetíveis a apresentarem queixas gastrintestinais atípicas, como dor, vômitos ou constipação. Além disso, os sintomas extraintestinais, como artrite, sintomas neurológicos e anemia, não são incomuns, bem como os casos assintomáticos[28,29].

QUADRO 33.4 – Doenças não gastroenterológicas associadas à doença celíaca (formas atípicas)[3,28].

Órgãos/sistemas	Doenças
Dermatológicas	Dermatite herpetiforme: papulovesículas pruriginosas em superfícies extensoras. Depósitos de IgA na pele e reatividade entérica, sem atrofia de vilosidades; respondem à retirada do glúten
Endocrinológicas	Tireoidite autoimune (Hashimoto), hipotireoidismo Deficiência de vitamina D e cálcio: osteopenia, osteoporose *Diabetes mellitus* tipo 1: podem não ter sintomas celíacos evidentes Compartilham *locus* do HLA
Reprodutor	Infertilidades masculina e feminina. Aborto espontâneo recorrente, endometriose, atraso na menarca
Cardíaco	Miocardite, miocardiopatia dilatada idiopática. Aumento do risco de doença isquêmica em pacientes com doença celíaca
Imunológico	Deficiência de IgA em até 8% dos pacientes. Triagem para a doença celíaca em pacientes com deficiência de IgA
Neurológico	Depressão, enxaqueca, neuropatia periférica, ataxia por glúten, epilepsia, ansiedade/depressão, transtornos esquizofrênicos, demência, cefaleia, mioclonia, polimiosite, doença de Huntington
Colágeno	Síndrome de Sjögren, artrite reumatoide
Hematológico	Deficiência de ferro, deficiência de vitamina B_{12}, deficiência de folato, hipoesplenismo
Pulmonar	Hemossiderose pulmonar idiopática (síndrome de Lane-Hamilton)
Genética	Síndrome de Down: prevalência de DC comprovada por biópsia em até 16% dos pacientes com síndrome de Down Síndrome de Turner, síndrome de Williams
Renal	Nefropatia por IgA: um terço dos pacientes com doença celíaca pode ter depósito de IgA glomerular

Adultos

O principal modo de apresentação da DC em adultos é a diarreia, seguida de perda de peso e dor abdominal. Estudo nacional mostrou que a diarreia, a perda de peso e a dor abdominal constituem os sintomas mais frequentes da DC em adultos[30]. Outra forma de apresentação inclui a anemia, causada principalmente por deficiência de ferro. Osteoporose é outra forma de apresentação da DC em adultos, expondo-os ao risco aumentado de fraturas. O reconhecimento fortuito de sinais de atrofia das vilosidades causada pela DC durante o exame endoscópico, realizado por outras indicações, pode ocorrer[2,7,28,30].

Enquanto a DC tem início insidioso e caráter crônico, a crise celíaca é complicação aguda da doença e ocorrência rara nos dias de hoje[31]. A crise celíaca refere-se à exacerbação fulminante da DC, potencialmente mortal, causada pela diarreia profusa, desidratação, hipopotassemia, choque, acidose metabólica e outros transtornos metabólicos. Outra causa de complicações metabólicas nos pacientes celíacos gravemente desnutridos é a síndrome de realimentação. A síndrome de realimentação refere-se a um grupo de complicações metabólicas que surgem ao iniciar-se a reabilitação nutricional de pacientes gravemente desnutridos. Tanto a síndrome de realimentação do paciente celíaco desnutrido quanto a crise celíaca têm aspectos clínicos e laboratoriais similares, todavia representam situações clínicas distintas[2,7,28].

DIAGNÓSTICO

Como comentado anteriormente, apenas a minoria dos pacientes adultos portadores de DC irá apresentar os sintomas clássicos de síndrome de má absorção intestinal (cerca de 10 a 20%) (ver Figura 33.2)[2,3]. Dessa forma, para o diagnóstico faz-se necessário alto grau de suspeita clínica. Nos últimos anos, os avanços no conhecimento da fisiopatologia da DC permitiram uma evolução no desenvolvimento de métodos para seu diagnóstico[5].

Testes sorológicos

Os testes sorológicos disponíveis atualmente para o diagnóstico da DC são extremamente precisos quando comparados com os demais testes baseados em anticorpos para identificar outros distúrbios autoimunes. Por essa razão, o teste sorológico deve ser a abordagem inicial para avaliar indivíduos nos quais a DC é suspeitada[5].

A triagem sorológica também é recomendada em todos os parentes de primeiro grau de portadores de DC[5,32].

Antes da realização do exame, o paciente deve estar ingerindo uma dieta contendo glúten durante pelo menos um mês, já que a sensibilidade dos testes sorológicos é muito reduzida em pacientes em dieta com restrição de glúten[32].

Os principais anticorpos disponíveis são: anticorpo IgA antiendomísio (anti-EMA IgA), anticorpo IgA antitransglutaminase tecidual (anti-tTG IgA) e anticorpo antigliadina deaminada (DGP). A sensibilidade e a especificidade dos testes sorológicos estão resumidas no quadro 33.5[2,5].

QUADRO 33.5 – Marcadores sorológicos na doença celíaca[2].

	Sensibilidade (%, variação)	Especificidade (%, variação)	Comentários
Anti-tTG IgA	> 95 (73,9-100)	> 95 (77,8-100)	Recomendado como primeiro teste
Antiendomísio IgA	> 90 (82,6-100)	> 98,2 (94,7-100)	Útil como teste inicial
Antigliadina deaminada IgG	> 90 (80,1-98,6)	> 90 (86-96,9)	Útil em caso de deficiência de IgA
Antigliadina	Baixa	Baixa	Não recomendado em adultos

Os testes sorológicos são detalhados a seguir.

Anticorpos antigliadina

A pesquisa de anticorpos antigliadina convencionais em adultos não é recomendada, devido à sensibilidade e à especificidade, em comparação com outros testes sorológicos atualmente disponíveis. No entanto, há interesse considerável no uso de nova geração de anticorpos contra peptídeos de gliadina deaminada, visto que esses novos testes têm elevada acurácia diagnóstica. A dosagem de anticorpos antigliadina deaminada da classe IgG tem melhor sensibilidade e especificidade do que a dosagem de anticorpos antitransglutaminase IgG, como teste de triagem para doença celíaca em pacientes com deficiência de IgA[2,5,32].

Anticorpos IgA antitransglutaminas e tecidual (anti-tTG IgA)

O anti-tTg IgA é um ensaio imunoenzimático de fase sólida indireta (ELISA). É designado para a determinação quantitativa dos autoanticorpos da classe IgA dirigida contra a transglutaminase tecidual (tTG). A dosagem do anti-tTG IgA é recomendada como teste inicial nos pacientes com idade superior a 2 anos e que não apresentam deficiência de IgA concomitante (3% dos casos). Os ensaios baseados na determinação do anti-tTG IgA revelam maior sensibilidade e especificidade semelhante à observada no caso do anti-EMA IgA. Além disso, não é "operador-dependente" e apresenta menor custo. Anticorpos IgG antitransglutaminase também podem ser dosados em pacientes com deficiência de IgA[5].

Anticorpos IgA antiendomísio (anti-EMA IgA)

O anti-EMA IgA apresenta quase 100% de especificidade para a DC ativa (Quadro 33.5). Antes do desenvolvimento do anti-tTG IgA, o anti-EMA IgA era o principal marcador sorológico para o diagnóstico de DC. Embora em alguns laboratórios de referência ainda seja o teste mais sensível, é tecnicamente mais difícil, além de apresentar maior variabilidade interobservador e maior custo[2,33].

Genotipagem HLA

A genética desempenha papel relevante na predisposição para a DC. Os haplótipos DQ2 e DQ8 são necessários, mas não suficientes para o desenvolvimento da doença. O haplótipo HLA-DQ2 é expresso na maioria dos pacientes com DC (aproximadamente 95%), enquanto em torno de 5% dos pacientes expressam o haplótipo HLA-DQ8. Por outro lado, cerca de 30-40% da população em geral apresenta esses haplótipos, dessa forma, a grande maioria não desenvolverá a doença[2]. Diversos outros genes não HLA que conferem predisposição para a DC foram identificados, a maioria dos quais está envolvida com respostas inflamatórias e imunes. A genotipagem HLA é útil, principalmente, naqueles pacientes em que existe dúvida no diagnóstico (exemplo, marcadores sorológicos negativos), assim como em pessoas de risco, como familiares de pacientes com DC. O exame apresenta alto valor preditivo negativo, o que significa que é muito improvável que a doença ocorra em pessoas negativas tanto para o HLA-DQ2 quanto para o HLA-DQ8. Suas principais vantagens são: não ser dependente da ingestão de glúten e ser determinado uma única vez, fornecendo uma resposta definitiva[7].

Exames endoscópicos

Endoscopia digestiva alta

Embora os testes de anticorpos possuam alta sensibilidade e especificidade para a DC, o diagnóstico definitivo nos adultos ainda depende do exame histológico do intestino delgado. Na área pediátrica, entretanto, existe a possibilidade de diagnóstico de DC sem a biópsia duodenal em casos selecionados (ver adiante)[6].

A endoscopia digestiva alta com biópsia duodenal é fortemente recomendada em indivíduos com sintomas clínicos sugestivos de DC, indivíduos com testes sorológicos positivos e nos casos em que, mesmo com os testes sorológicos negativos, haja forte suspeita clínica. A repetição da biópsia duodenal após um período com a dieta isenta de glúten não é mais necessária para o diagnóstico definitivo da DC, mas pode ser útil no seguimento do paciente[34].

O acometimento do intestino delgado na DC caracteriza-se por ser focal, dessa forma, sugere-se que, pelo menos 4-6 biópsias endoscópicas sejam realizadas a partir do duodeno, com duas amostras da região do bulbo. As biópsias do bulbo duodenal devem ser interpretadas com cautela, uma vez que outras afecções podem apresentar achados histológicos semelhantes aos observados na DC, como, por exemplo, a infecção pelo *Helicobacter pylori*[5,35].

O aspecto endoscópico da DC pode variar amplamente, inclusive podendo apresentar padrão macroscópico normal. As principais alterações encontradas ao exame endoscópico são: redução das pregas duodenais, aparência nodular ou em mosaico da mucosa, serrilhamento da mucosa, calcetamento da mucosa (Figura 33.3). Porém, esses achados não são específicos da DC e podem estar presentes em diversas outras doenças intestinais[36-38] (Quadro 33.6).

Com o advento da endoscopia de alta resolução, é possível observar áreas de atrofia das vilosidades para biópsia. A cromoendoscopia também tem sido utilizada para destacar as áreas atróficas[39,40].

Procedimentos diagnósticos específicos, como a enteroscopia de duplo balão e a cápsula endoscópica, em geral, não são utilizados de rotina para o diagnóstico da DC, mas podem ser úteis nos casos duvidosos e na doença refratária à retirada do glúten da dieta[5,35].

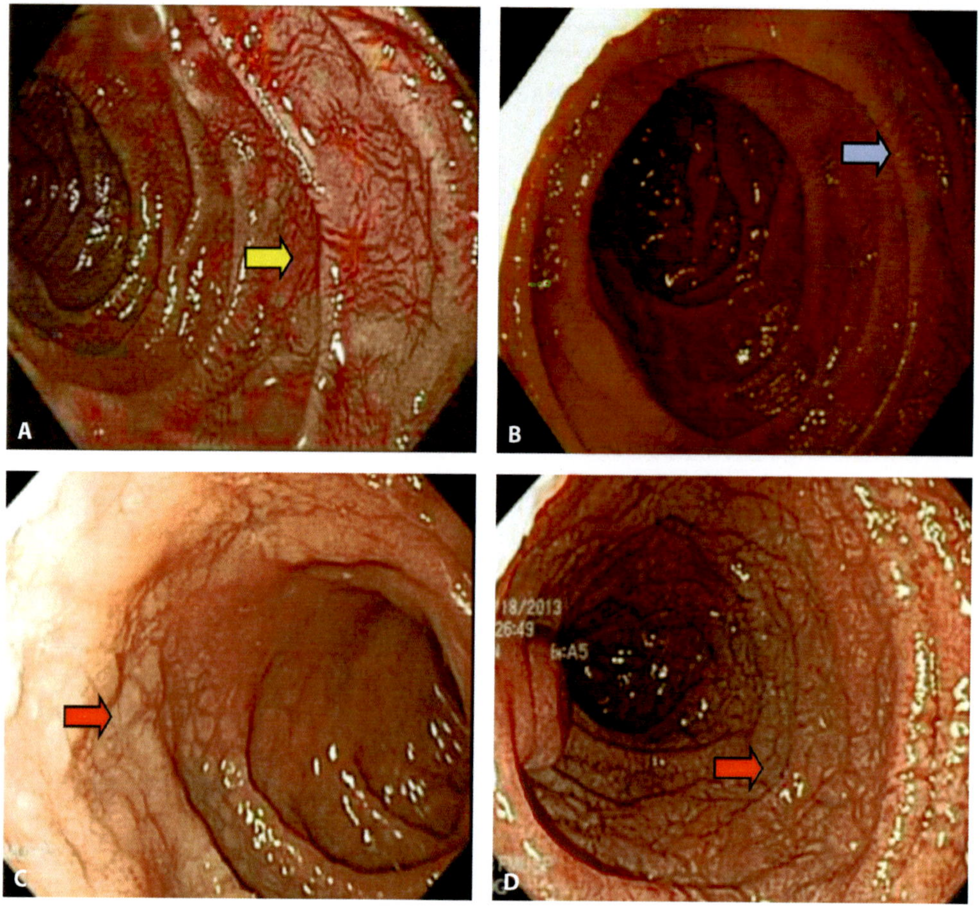

FIGURA 33.3 – Imagens endoscópicas na doença celíaca. Aspecto atrófico da mucosa duodenal com visualização de um padrão em mosaico (seta branca), serrilhamento (seta cinza), nodularidade e aspecto calcetado da mucosa (seta preta).

QUADRO 33.6 – Outras causas de atrofia de vilosidades.

Medicamentos (olmesartana, micofenolato)
Alergia ao leite de vaca
Duodenite péptica
Doença de Crohn
Giardíase
Supercrescimento bacteriano
Gastroenterite eosinofílica
Radioterapia e quimioterapia
Espru tropical
Enterite autoimune
Hipogamaglobulinemia
Doença do enxerto *versus* hospedeiro

Anatomia patológica

O estudo anatomopatológico das biópsias duodenais colhidas durante a endoscopia é essencial para o diagnóstico da DC[41-43]. Alguns aspectos devem ser valorizados e descritos pelo patologista[43]:

Quantificação de linfócitos intraepiteliais – linfocitose intraepitelial na ausência de atrofia vilositária deve ser interpretada com cautela, já que pode corresponder a uma DC em fase inicial ou parcialmente tratada, assim como outras doenças, tais como infecção pelo *Helicobacter pylori*, reação a drogas, parasitoses, supercrescimento bacteriano, outras doenças autoimunes.

Presença de glândulas de Brunner e características da lâmina própria – na DC espera-se encontrar linfócitos, células plasmáticas, eosinófilos e, eventualmente, neutrófilos; entretanto, criptite e abscessos de cripta não são aspectos característicos de DC.

Hiperplasia de criptas e relação altura das vilosidades:profundidade das criptas – relação de 3:1 é o normal esperado. Na DC há redução dessa relação.

Presença e grau de atrofia das vilosidades – para padronizar e simplificar a análise histológica, reduzindo as diferenças interobservadores, Marsh desenvolveu uma classificação graduada para descrever as principais alterações histológicas comumente encontradas na DC[44]. Essa classificação, em seguida, foi modificada por Oberhuber et al.[45,46] que, por sua vez, foi simplificada por Corazza e Villanacci[3,47] (Quadro 33.7).

QUADRO 33.7 – Principais classificações histológicas para doença celíaca[35].

Marsh modificado[45,46]	Linfocitose intraepitelial*	Histologia	Atrofia de vilosidades	Corazza[3,47]
		Hiperplasia de criptas		
Tipo 0	Ausente	Ausente	Ausente	Normal
Tipo 1	Presente	Ausente	Ausente	Grau A
Tipo 2	Presente	Presente	Ausente	
Tipo 3a	Presente	Presente	Parcial	Grau B1
Tipo 3b	Presente	Presente	Subtotal	
Tipo 3c	Presente	Presente	Completa	Grau B2

*> 40 linfócitos por 100 enterócitos (Marsh modificado) e > 25 linfócitos por 100 enterócitos (Corazza).

Diagnóstico de doença celíaca sem a biópsia duodenal

As últimas diretrizes da Sociedade Europeia de Gastroenterologia Pediátrica, Hepatologia e Nutrição sugerem que a biópsia possa ser dispensada em crianças e adolescentes com sinais e sintomas sugestivos de DC e títulos de anti-TG IgA >10 vezes o limite superior da normalidade. Essa nova conduta é justificativa porque nesse grupo específico de pacientes a probabilidade de atrofia das vilosidades é muito elevada[6].

Atrofia de vilosidades com testes sorológicos negativos (diagnóstico diferencial da doença celíaca)

A presença de atrofia de vilosidades na ausência de um marcador sorológico específico para DC é um grande dilema para os gastroenterologistas. Nesse contexto, outras causas de atrofia vilositária devem ser investigadas, de acordo com a história clínica do paciente (ver Quadro 33.6). Além disso, a pesquisa genética do HLA-DQ2 e HLA-DQ8 pode ajudar, principalmente se o resultado for negativo (praticamente afastamos o diagnóstico de DC pelo alto valor preditivo negativo do exame). Nos casos em que a pesquisa genética não excluir o diagnóstico e não encontrarmos outras causas para a atrofia vilositária, sugere-se suspender o glúten da dieta do paciente e repetir as biópsias após um período em torno de 6 meses. Se houver normalização dos achados histológicos ou melhora significativa, o diagnóstico de DC se impõe[35,41].

A prevalência de DC soronegativa é de 6 a 22% na maioria dos estudos[43]. Pacientes em uso de terapia imunossupressora ou portadores de alterações histológicas leves (Marsh 1 ou Marsh 2, ver Quadro 33.7) podem apresentar marcadores sorológicos falso-negativos[48,49]. Importante ressaltar que a sensibilidade dos testes sorológicos se reduz acentuadamente com a restrição do glúten na dieta, devendo-se sempre orientar a coleta antes da sua restrição. Recomenda-se, também, a dosagem de rotina da imunoglobulina A (IgA), visto que sua deficiência é frequente em portadores de doença celíaca (em torno de 3%)[35].

Estudo retrospectivo realizado por DeGaetani et al. mostrou que DC soronegativa e medicamentos foram os diagnósticos diferenciais mais comuns entre os 72 pacientes com atrofia de vilosidades, avaliados ao longo de 10 anos[41,42].

Doença celíaca refratária

Caracteriza-se pela persistência ou recorrência dos sintomas de má absorção e das alterações histológicas (atrofia vilositária) após pelo menos 6 a 12 meses de dieta estritamente sem glúten e exclusão de outras doenças[50].

A doença celíaca refratária pode ser dividida em dois tipos por meio da imunofenotipagem dos linfócitos intraepiteliais (LIE): 1 (LIE normais) e 2 (LIE aberrantes). Essa diferenciação tem grande importância, pois a do tipo 1 apresenta boa resposta à terapia imunossupressora e melhor prognóstico, enquanto a do tipo 2 apresenta, na maioria dos casos, ausência de resposta às terapias específicas, além de maior risco de complicações graves, como a jejunite ulcerativa e o linfoma de células T[50].

Na figura 33.4 apresentamos uma sugestão de algoritmo para o diagnóstico de DC.

TRATAMENTO

O princípio da dieta isenta de glúten como estratégia terapêutica padrão da DC provém da década de 1940[51]. Com a restrição alimentar do glúten, há resolução completa dos

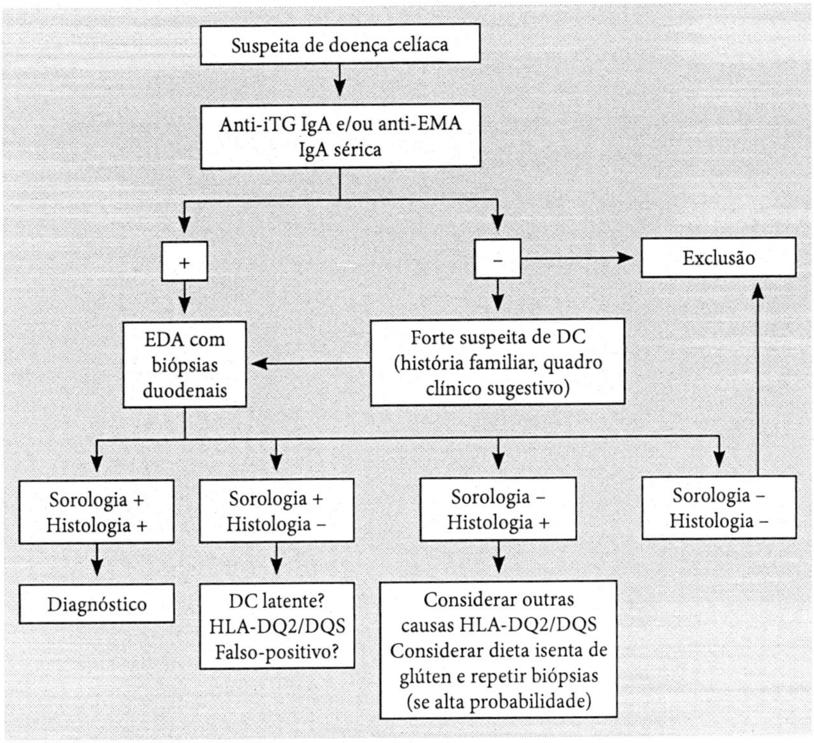

FIGURA 33.4 – Sugestão de algoritmo para o diagnóstico da doença celíaca (DC).

sintomas e da atrofia vilositária, além de menor risco de complicações da doença, tais como osteoporose, outras doenças autoimunes e linfoma de intestino delgado[52,53].

Um passo fundamental para o sucesso e aderência ao tratamento é deixar o paciente bem informado sobre a doença, o prognóstico e as possíveis complicações futuras. É recomendável acompanhamento conjunto e rigoroso por nutricionista experiente no assunto[5].

Na verdade, sabe-se que a isenção completa do glúten não é possível. O termo dieta sem glúten (*gluten free*) refere-se a uma dieta com quantidade irrisória de glúten considerada não prejudicial à mucosa duodenal[54].

A aderência permanente à dieta sem glúten é difícil e onerosa, o que ocasiona algumas limitações na sua eficácia (Quadro 33.8). O que o médico deve sempre enfatizar é o papel protetor da dieta contra malignidades[5,52,53].

A melhora clínica com a dieta correta em mais de 70% dos casos já é perceptível após 2 semanas, enquanto a melhora histológica geralmente ocorre entre 3 meses e 2 anos[55].

Em 10 a 30% dos pacientes com DC, pode haver persistência dos sinais e sintomas, além de anormalidades laboratoriais, apesar da dieta isenta de glúten[57]. Esses não respondedores se devem, na maioria dos casos, ao consumo inadvertido do glúten[36] (Quadro 33.9) e, algumas vezes, à presença de outras condições clínicas associadas

QUADRO 33.8 – Princípios da dieta isenta de glúten.

Evitar todo alimento contendo trigo, centeio e cevada
Evitar aveia inicialmente
Ingerir apenas fubá, arroz, milho, cereais, trigo sarraceno, quinoa, batata, soja, farinha de tapioca, farinha ou amido
Ler todos os rótulos e ingredientes de alimentos processados
Cuidado com glútens contidos em medicamentos
Limitar inicialmente o uso de leite e derivados
Evitar todo tipo de cerveja
Permitido o uso de vinho, licor, cidra, aguardente, uísque

TABELA 33.9 – Fontes potenciais de glúten.

Cervejas, bebidas fermentadas
Caldos, doces, chá de ervas, frutos do mar, molhos de salada
Batons, protetor labial
Suplementos nutricionais
Alguns medicamentos (comprimidos e cápsulas)

como intolerância à lactose ou frutose, supercrescimento bacteriano e/ou síndrome do intestino irritável[5,8,35,56].

A introdução da aveia pura (não contaminada por outros cereais contendo glúten) pode ser benéfica na maioria dos casos, por levar ao aumento da ingestão de fibra, vitamina B, magnésio e ferro[57]. Algumas ressalvas com essa estratégia são: usar aveia não contaminada, evitar sua utilização no início do tratamento e lembrar que alguns pacientes podem apresentar também intolerância à própria aveia[58].

Durante os 3 meses iniciais de tratamento, a ingestão de lactose deve ser evitada, uma vez que com a atrofia vilositária à lactase presente na borda em escova da mucosa duodenal também está diminuída[5,35].

Em alguns casos, é necessária a reposição de micronutrientes e vitaminas (ferro, ácido fólico, vitaminas B_6, B_{12} e D)[5,35].

Situações mais graves (1 a 2% dos casos) são enquadradas como doença celíaca refratária (DCR tipos 1 e 2), sendo necessária a introdução de corticosteroides, azatioprina e/ou infliximabe em casos selecionados. Na DCR tipo 2, os sintomas são mais graves, a desnutrição tende a ser mais intensa, requerendo nutrição parenteral, e a resposta ao tratamento é menor[35,50].

Com os novos conhecimentos na imunopatogênese da DC, algumas novas modalidades terapêuticas estão sendo estudadas, mas ainda não estão aprovadas para uso na prática clínica. Essas se baseiam na detoxificação do glúten, inibição da permeabilidade intestinal e modulação da resposta imune[5,59-66].

Alguns grãos produzidos por engenharia genética[59,60] têm sido motivo de estudos, uma vez que reduzem a imunogenicidade. Outra opção é a produção de proteases específicas, que hidrolisam o glúten em fragmentos menores não imunogênicos antes de entrarem em contato com a mucosa duodenal. Um exemplo é a ALV003, que está em estudo fase II[61,62].

Certas substâncias modulam alterações da barreira intestinal. Uma delas é o larazotide, que impede a translocação da gliadina, e com isso diminui o acúmulo de macrófagos, e inibe alterações das *tight-junctions* na mucosa duodenal[63-65].

Vacinas glúten-específicas (Nexvax 2) têm sido avaliadas e parecem ser seguras até o momento[66]. Terapia com anticorpos monoclonais (exemplo, anti-TNF-α, anti-IFN-γ e anti-IL-15) constitui uma abordagem plausível. O próprio infliximabe (anti-TNF) já foi utilizado em casos refratários com resultados satisfatórios[67]. Outras linhas de estudo incluem inibidores HLA específicos, bloqueadores da CCR-9 (*C-C Chemokine receptor type 9*) e de recrutamento linfocitário[5,8,12].

CONSIDERAÇÕES FINAIS

O advento dos marcadores sorológicos para o diagnóstico da DC configurou um marco na história dessa enfermidade. Com sua incorporação na rotina diagnóstica, foi possível detectar a doença em fases iniciais com pouca sintomatologia ou com manifestações atípicas, evitando assim complicações da doença. A aderência à dieta isenta de glúten ainda é uma questão a ser considerada, principalmente nos casos oligossintomáticos ou mesmo assintomáticos. Mais recentemente, a maior compreensão sobre a fisiopatologia da DC tem permitido a pesquisa de estratégias que minimizam o poder imunogênico do glúten. A imunofenotipagem dos LIE contribuiu para a abordagem mais criteriosa nos poucos casos de DC verdadeiramente refratários. Muito ainda há por fazer no terreno da efervescente pesquisa em DC, particularmente no que diz respeito ao amplo espectro de apresentação da doença e suas evoluções dentro de cada categoria.

REFERÊNCIAS

1. Green PH, Cellier C. Celiac disease. N Engl J Med. 2007;357(17):1731-43.
2. Fasano A, Catassi C. Clinical practice. Celiac disease. N Engl J Med. 2012;367(25):2419-26.
3. Ludvigsson JF, Leffler DA, Bai JC, Fasano A, Green PH, Hadji Vassiliou M, et al. The Oslo definitions for coeliac disease and related terms. Gut. 2013;62(1):43-52.
4. Leonard MM, Vasagar B. US perspective on gluten-related diseases. Clin Exp Gastroenterol. 2014; 7:25-37.
5. Castillo NE, Theethira TG, Leffler DA. The present and the future in the diagnosis and management of celiac disease. Gastroenterol Rep. 2015;3(1):3-11.
6. Husby S, Koletzko S, Korponay-Szabó IR, Mearin ML, Philips A, Shamir R. European Society for Pediatric Gastroenterology, Hepatology, and Nutrition guidelines for the diagnosis of coeliac disease. J Pediatr Gastroenterol Nutr. 2012;54(1):136-60.
7. Husby S, Murray JA. Diagnosing coeliac disease and the potential for serological markers. Nat Rev Gastroenterol Hepatol. 2014;11(11):655-63.

8. Lundin KE, Sollid LM. Advances in coeliac disease. Curr Opin Gastroenterol. 2014;30(2):154-62.
9. Schyum AC, Rumessen JJ. Serological testing for celiac disease in adults. United European Gastroenterol. 2013;1(5):319-25.
10. Schuppan D. Current concepts of celiac disease pathogenesis. Gastroenterology. 2000;119(1):234-42.
11. Kenrick K, Day AS. Coeliac disease: where are we in 2014? Austr Fam Physician. 2014;43(10): 674-8.
12. Gujral N, Freeman HJ, Thomson AB. Celiac disease: prevalence, diagnosis, pathogenesis and treatment. World J Gastroenterol. 2012; 18(42):6036-59.
13. Sapone A, Bai JC, Ciacci C, Dolinsek J, Green PH, Hadjivassiliou M, et al. Spectrum of gluten-related disorders: consensus on new nomenclature and classification. BMC Medicine. 2012;10:13.
14. Lionetti E, Catassi C. New clues in celiac disease epidemiology, pathogenesis, clinical manifestations, and treatment. Int Rev Immunol. 2011;30(4):219-31.
15. Mooney PD, Hadjivassiliou M, Sanders DS. Coeliac disease. BMJ. 2014;348:g1561.
16. Catassi C, Gatti S, Fasano A. The new epidemiology of celiac disease. J Pediatr Gastroenterol Nutr. 2014;59(Suppl 1):S7-S9.
17. Tonutti E, Bizzaro N. Diagnosis and classification of celiac disease and gluten sensitivity. Autoimmunity Rev. 2014;13(4-5):472-6.
18. Czaja-Bulsa G. Noncoeliac gluten sensitivity – A new disease with gluten intolerance. Clin Nutr. 2015;34(2):189-94.
19. Gandolfi L, Pratesi R, Cordoba JC, Tauil PL, Gasparin M, Catassi C. Prevalence of celiac disease among blood donors in Brazil. Am J Gastroenterol. 2000;95(3):689-92.
20. Pereira MA, Ortiz-Agostinho CL, Nishitokukado I, Sato MN, Damião AO, Alencar ML. Prevalence of celiac disease in an urban area of Brazil with predominantly European ancestry. World J Gastroenterol. 2006;12(40):6546-50.
21. Melo SB, Fernandes MI, Peres LC, Troncon LE, Galvão LC. Prevalence and demographic characteristics of celiac disease among blood donors in Ribeirão Preto, State of São Paulo, Brazil. Dig Dis Sci. 2006;51(5):1020-5.
22. Oliveira RP, Sdepanian VL, Barreto JA, Cortez AJ, Carvalho FO, Bordin JO, et al. High prevalence of celiac disease in Brazilian blood donors volunteers based on screening by IgA antitissue transglutaminase antibody. Eur J Gastroenterol Hepatol. 2007;19(1):43-9.
23. Alencar ML, Ortiz-Agostinho CL, Nishitokukado I, Damião AO, Abrantes-Lemos CP, Leite AZ, et al. Prevalence of celiac disease among blood donors in São Paulo – the most populated city in Brazil. Clinics (São Paulo). 2012;67(9):1013-8.
24. Hovdenak N, Hovlid E, Aksnes L, Fluge G, Erichsen MM, Eide J. High prevalence of asymptomatic coeliac disease in Norway: a study of blood donors. Eur J Gastroenterol Hepatol. 1999;11(12): 185-7.
25. Shahbazkhani B, Malekzadeh R, Sotoudeh M, Moghadam KF, Farhadi M, Ansari R, et al. High prevalence of coeliac disease in apparently healthy Iranian blood donors. Eur J Gastroenterol Hepatol. 2003;15(5): 475-8.
26. McAllister C, Kagnoff MF. The immunopathogenesis of celiac disease reveals possible therapies beyond the gluten-free diet. Semin Imunopathol. 2012;3(4)4:581-600.
27. Bevan S, Poppat S, Braegger CP, Busch A, O'Donoghue D, Falth-Magnusson K, et al. Contribution of the MHC region to the familial risk of coeliac disease. J Med Genet. 1999;36(9):687-90.
28. Reilly NR, Fasano A, Green PH. Presentation of Celiac disease. Gastrointest Endoscopy Clin North Am. 2012;22:613-21.
29. Lionetti E, Castellaneta S, Francavilla R, Pulvirenti A, Tonutti E, Amarri S, et al. Introduction of gluten, HLA status, and the risk of celiac disease in children. N Engl J Med. 2014;371(14):1295-303.

30. De Freitas IN, Sipahi AM, Damião AO, de Brito T, Cançado EL, Leser PG, et al. Celiac disease in Brazilian adults. J Clin Gastroenterol. 2002;34(4):430-4.
31. Oba J, Escobar AM, Schvartsman BG, Gherpelli JL. Celiac crisis with ataxia in a child. Clinics (São Paulo). 2011;66(1):173-5.
32. Schuppan D, Zimmer KP. The diagnosis and treatment of celiac disease. Dtsch Arztebl Int. 2013; 110(49):835-46.
33. Kwiecien J, Karczewska K, Lukasik M, Kasner J, Dyduch A, Zabka A, et al. Negative results of anti-endomysial antibodies: long term follow up. Arch Dis Child. 2005;90(1):41-2.
34. Bao F, Green PH, Bhagat G. An update on celiac disease histopathology and the road ahead. Arch Pathol Lab Med. 2012;136(7):735-45.
35. Rubio-Tapia A, Hill ID, Kelly CP, Calderwood AH, Murray JA, American College of Gastroenterology. ACG clinical guidelines: diagnosis and management of celiac disease. Am J Gastroenterol. 2013;108(5):656-76.
36. Harris LA, Park JY, Voltaggio L, Lam-Himlin D. Celiac disease: clinical, endoscopic, and histopathologic review. Gastrointest Endosc. 2012;76(3):625-40.
37. Dickey W, Hughes D. Disappointing sensitivity of endoscopic markers for villous atrophy in a high-risk population: implications for celiac disease diagnosis during routine endoscopy. Am J Gastroenterol. 2001;96(7):2126-8.
38. Oxentenko AS, Grisolano SW, Murray JA, Burgart LJ, Dierkhising RA, Alexander JA. The insensitivity of endoscopic markers in celiac disease. Am J Gastroenterol. 2002;97(4):933-8.
39. Lo A, Guelrud M, Essenfeld H, Bonis P. Classification of villous atrophy with enhanced magnification endoscopy in patients with celiac disease and tropical sprue. Gastrointest Endosc. 2007;66(2):377-82.
40. Hurlstone DP, Sanders DS. High-magnification immersion chromoscopic duodenoscopy permits visualization of patchy atrophy in celiac disease: an opportunity to target biopsies of abnormal mucosa. Gastrointest Endosc. 2003;58(5):815-6.
41. DeGaetani M, Tennyson CA, Lebwohl B, Lewis SK, Abu Daya H, Arquelles-Grande C, Bhagat G, et al. Villous atrophy and negative celiac serology: a diagnostic and therapeutic dilemma. Am J Gastroenterol. 2013;108(5):647-53.
42. Pallav K, Leffler DA, Tariq S, Kabbani T, Hansen J, Peer A, et al. Noncoeliac enteropathy: the differential diagnosis of villous atrophy in contemporary clinical practice. Aliment Pharmacol Ther. 2012;35(3):380-90.
43. Ludvigsson JF, Julio C Bai, Federico Biagi, Card TR, Viacci C, Ciclitira PJ, et al. Diagnosis and management of adult coeliac disease: guidelines from the British Society of Gastroenterology. Gut. 2014;63(8):1210-28.
44. Marsh MN. Gluten, major histocompatibility complex, and the small intestine. A molecular and immunobiologic approach to the spectrum of gluten sensitivity ('celiac sprue'). Gastroenterology. 1992;102(1):330-54.
45. Oberhuber G, Granditsch G, Vogelsang H. The histopathology of coeliac disease: time for a standardized report scheme for pathologists. Eur J Gastroenterol Hepatol. 1999;11(10):1185-94.
46. Oberhuber G. Histopathology of celiac disease. Biomed Pharmacother. 2000;54(7):368-72.
47. Corazza GR, Villanacci V. Coeliac disease. J Clin Pathol. 2005;58:573-4.
48. Tursi A, Brandimarte G, Giorgetti G, Gigliobianco A, Lombardi D, Gasbarrini G, et al. Low prevalence of antigliadin and anti-endomysium antibodies in subclinical/silent celiac disease. Am J Gastroenterol. 2001;96(5):1507-10.
49. Abrams JA, Diamond B, Rotterdam H, Green PH. Seronegative celiac disease: increased prevalence with lesser degrees of villous atrophy. Dig Dis Sci. 2004;49(4):546-50.

50. Rubio-Tapia A, Murray JA. Classification and management of refractory celiac disease. Gut. 2010; 59(4):547-57.
51. Gasbarrini G, Miele L, Corazza GR, Gasbarrini A. When was celiac disease born? The Italian case from the arcehological site of Cosa. J Clin Gastroenterol. 2010;44(7):502-3.
52. Kemppainen T, Kröger H, Janatuinen E, Arnala I, Kosma VM, Pikkarainen P, et al. Osteoporosis in adult patients with celiac disease. Bone. 1999;24(3):249-55.
53. Ludvigson JF. Mortality and malignancy in celiac disease. Gastrointest Endosc Clin Am. 2012; 22:705-22.
54. Akobeng AK, Thomas AG. Systematic review: tolerable amount of gluten for people with coeliac disease. Aliment Pharmacol Ther. 2008;27(11):1044-52.
55. Pink IJ, Creamer B. Response to a gluten-free diet of patients with the coeliac syndrome. Lancet. 1967;1(7485):300-4.
56. Leffler DA, Dennis M, Hyett B, Kelly E, Shuppan D, Kelly CP. Etiologies and predictors of diagnosis in nonresponsive celiac disease. Clin Gastroenterol Hepatol. 2007;5(4):445-50.
57. Kemppainen TA, Heikkinen MT, Ristikankare MK, Kosma VM, Julkunen RJ. Nutrient intakes during dietsincluding unkilned and large amounts of oat in celiac disease. Eur J Clin Nutr. 2010; 64(1):62-7.
58. Sey MS, Parfitt J, Gregor J. Prospective study of clinical and histological safety of pure and uncontaminated Canadian oats in the management of celiac disease. JPEN J Parenter Enteral Nutr. 2011;35(4):459-64.
59. Spaenij-Dekking L, Kooy-Winkelaar Y, Van Veelen, Drijfhout JW, Jonker H, van Soest L, et al. Natural variation in toxicity of wheat: potential for selection of nontoxic varieties for celiac disease patients. Gastroenterology. 2005;129(3):797-806.
60. Van den Broeck HC, Van Herpen TW, Schuit C, Salentijn EM, Dekking L, Bosch D, et al. Removing celiac disease–related gluten proteins from bread wheat while retaining technological properties: a study with Chinese Spring deletion lines. BMC Plant Biol. 2009;9:41.
61. Tye-Din JA, Anderson RP, French RA, Brown GJ, Hodsman P, Siegel M, et al. The effects of ALV003 pre-digestion of gluten on immune response and symptoms in celiac diseases in vivo. Clin Immunol. 2010;134(3):289-95.
62. Siegel M, Garber ME, Spencer AG, Botwick W, Kumar P, Williams RN, et al. Safety, tolerability and activity of ALV003: results from two phase 1 single, escalating-dose clinical trials. Dig Dis Sci. 2012;57(2):440-50.
63. Gopalakrishnan S, Durai M, Kitchens K, Tamiz AP, Somerville R, Ginski M, et al. Larazotide acetate regulates epithelial tight junctions in vitro and in vivo. Peptides. 2012;35(1):86-94.
64. Schumann M, Ritcher JF, Wedell I, Moos V, Zimmermann-Kordmann M, Schneider t, et al. Mechanisms of epithelial translocation of the alfa(2)-gliadina-33mer in celiaco. Gut. 2008;57(6): 747-54.
65. Gopalakrishnan S, Triphati A, Tamiz AP, Alkan SS, Pandey NB. Larazotide acetate promotes tight junction assembly in epithelial cells. Peptides. 2012;35(1):95-101.
66. Rook GA. Hygiene hypothesis and autoimmune diseases. Clin Rev Allergy Immunol. 2012;42(1): 5-15.
67. Gillett HR, Arnott ID, McIntyre M, Campbell S, Dahele A, Priest M, et al. Successful infliximab treatment for steroid-refractory celiac disease: a case report. Gastroenterology. 2002;122(3):800-5.

Capítulo 34

Doença Inflamatória Intestinal

Fabiana Maria dos Santos
Aytan Miranda Sipahi

INTRODUÇÃO

A doença inflamatória intestinal (DII) corresponde a qualquer processo inflamatório crônico envolvendo o trato gastrintestinal, onde 80-90% dos casos englobam a retocolite ulcerativa (RCU) e a doença de Crohn (DC). Os restantes, 10-20% são representados principalmente pelas colites linfocítica, colagênica e indeterminada[1-2].

A RCU é conhecida desde o século XIX e a DC foi descrita, pela primeira vez, como ileíte regional, em 1932, por Crohn et al. Caracteriza-se por inflamação transmural crônica do tubo digestivo, da boca ao ânus, com predileção pela região ileal ou ileocecal, e gera reação granulomatosa não caseificante. A RCU acomete a mucosa do cólon e reto, classicamente apresenta distribuição simétrica e contínua[1-2].

Apesar de muitas outras doenças inflamatórias afetarem o trato gastrintestinal, a maioria pode ser distinguida por um agente etiológico específico ou por características e manifestações de atividade inflamatória. Em contraste, as causas das duas formas mais importantes de DII são desconhecidas. Apesar dos inúmeros trabalhos que vêm sendo realizados nos últimos anos, envolvendo aspectos genéticos, imunológicos, infecciosos e ambientais que procuram esclarecer sua etiologia, a RCU e a DC permanecem como doenças de causa indefinida[1-3].

Nas últimas décadas, grande impulso aconteceu na pesquisa sobre a etiopatogenia da DII. Isso se deveu a incorporação das técnicas de biologia molecular à pesquisa laboratorial, padronização de modelos experimentais de DII, maior compreensão dos aspectos imunológicos e inflamatórios ligados à mucosa do trato gastrintestinal, evolução do conhecimento sobre a microbiota intestinal e sua interação com as células imunológicas e desenvolvimento na área da genética[1,3,12]. Dessa forma, após muitos anos, passamos a entender melhor o que ocorre na DII e, como fruto desse maior conhecimento, novas modalidades terapêuticas, bem mais eficazes, têm sido desenvolvidas com nítidos benefícios para os pacientes.

A etiopatogenia da DII envolve, basicamente, quatro aspectos que interagem entre si e com fatores ambientais: a) fatores genéticos; b) fatores luminais relacionados à microbiota intestinal, seus antígenos e produtos metabólicos, e os antígenos alimentares; c) fatores relacionados à barreira intestinal, incluindo os aspectos referentes à imunidade inata e à permeabilidade intestinal; d) fatores relacionados à imunorregulação, incluindo a imunidade adaptativa ou adquirida[1,3,12] (Figura 34.1).

Assim, este capítulo pretende apresentar resumidamente o atual conhecimento sobre a genética da doença inflamatória intestinal.

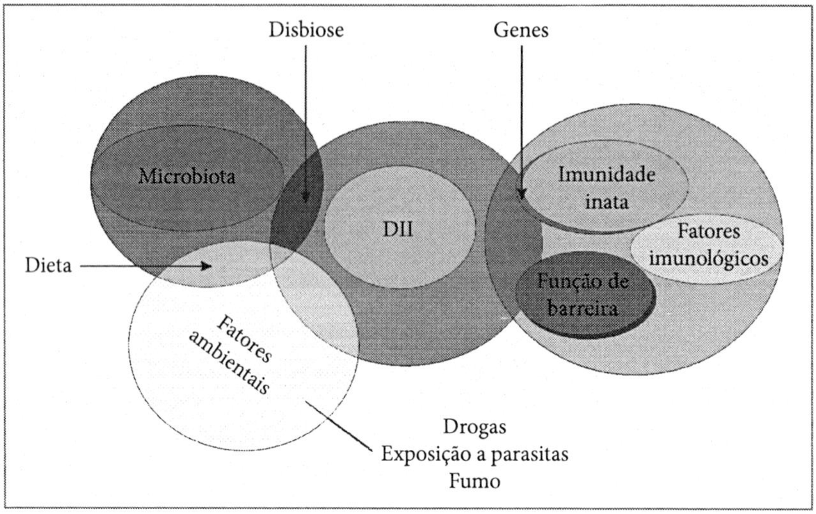

FIGURA 34.1 – Interação de diversos fatores na etiopatogenia da doença inflamatória intestinal.

FATORES GENÉTICOS

A DII está fortemente associada com diferenças étnicas e geográficas que são evidenciadas ao analisarmos os índices globais de sua incidência e prevalência. Em geral, a incidência da doença de Crohn (DC) e da retocolite ulcerativa (RCU) tem aumentado gradualmente desde a Segunda Guerra Mundial, especialmente no norte da Europa e da América do Norte, locais considerados de alta ocorrência. Em vários locais anteriormente considerados de baixa prevalência de DII, como Ásia e África, nos últimos anos vários estudos têm evidenciado aumento na sua ocorrência. Vários fatores podem influenciar no risco de desenvolver a DII, no entanto a observação de maior risco de desenvolver a DC em judeus, especialmente em judeus Ashkenazi, evidencia a importância da etnia na predisposição genética para DII.

A influência de fatores genéticos na patogênese da DII é evidenciada pela maior ocorrência da RCU e da DC em membros da mesma família e em gêmeos monozigóticos. Outro aspecto de interesse dentro do âmbito genético diz respeito aos estudos em parentes assintomáticos de pacientes com DII[12]. Os familiares de primeiro grau de indivíduos com DII têm probabilidade de desenvolver a doença 3-20 vezes superior à da população geral[13].

Outro argumento a favor da intervenção da genética na origem da DII resulta da existência de antecipação genética, isto é, o desenvolvimento de doença mais grave e mais precoce em descendentes de doentes com DII.

A DII comporta-se como uma doença genética complexa, isto é, poligênica, envolvendo a interação de muitas mutações em diferentes genes, e é caracterizada por uma resposta desregulada do sistema imune das mucosas de antígenos bacterianos intraluminais. Especificamente, a regulação de citocinas, tais como o fator de necrose tumoral (TNF) α, interleucina-1β (IL), e IL-6, que ativam células Th1 e Th17. Essas células têm papel central na DII.

Uma descoberta de grande importância foi realizada por dois grupos independentes em 2001. Os autores identificaram que polimorfismos do gene *NOD2/CARD15* conferem maior suscetibilidade para DC aos seus portadores[13,14]. A forma mutante do *NOD2* está presente em cerca de 10-20% dos pacientes com DC de origem caucasiana; das variantes mutacionais do gene *NOD2/CARD15* descritas até o momento três se apresentaram mais frequentes – Arg702Trp, Gly908Arg e Leu1007fs(3020insC)[13-17].

Existem vários modelos propostos para explicar a forma como as mutações no *NOD2* podem estar relacionadas com a DC.

O gene *NOD2/CARD15* é responsável pela codificação de uma proteína também chamada NOD2 (do inglês, *nucleotide binding oligomerization domain containing 2/ caspase recruitment 15*). Essa proteína é um receptor proteico de células imunológicas que detecta componentes bacterianos lipopolissacarídeos (LPS), que auxilia no controle da resposta inflamatória, por meio da modulação do fator nuclear κB (NF-κB). Portanto, a proteína NOD2 relaciona-se com o reconhecimento de componentes antigênicos bacterianos e desencadeia a resposta imune inata de defesa contra esses elementos. A proteína NOD2 pertence à família Caterpillar de proteínas intracelulares (Caterpillar = domínio de recrutamento da caspase – *CARD),* potencializador de transcrição, ligado a R – purinas, rica em leucinas, proteína também conhecida como CARD15. Essas proteínas têm em comum 3 domínios, a saber: a) domínio rico em leucinas repetidas ligadas ao carbono terminal (*C-terminal leucine-rich repeat domain* – LRR), local onde existe interação com o muramildipeptídeo (MDP), produto da ação de hidrolases intracelulares sobre (o antígeno bacteriano) os peptideoglicanos; b) domínio de oligomerização ligado a nucleotídeo (NOD); e c) região terminal de nitrogênio contendo CARD ou pirina. Inicialmente, a proteína NOD2 foi considerada um receptor intracelular (citosólico) para o LPS[15] (Figura 34.2).

Os pacientes com DII apresentam defeito na função da barreira epitelial intestinal, o que facilita a colonização e o constante estímulo de produtos bacterianos e citocinas pró-inflamatórias. É provável que uma resposta imunológica anormal aos ativadores bacterianos presentes na flora de indivíduos geneticamente suscetíveis desempenhe papel na sua indução exacerbada pela resposta inflamatória[13-15].

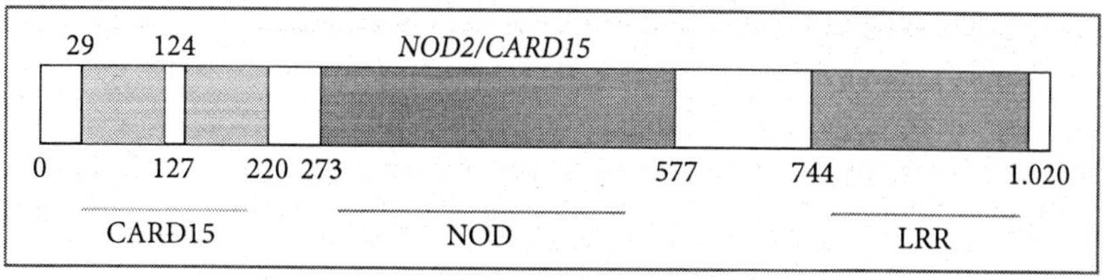

FIGURA 34.2 – Representação esquemática da estrutura do gene *NOD2/CARD15*. CARD15 = domínio de recrutamento da caspase, membro 15 (anteriormente nomeado NOD2); NOD = domínio de oligomerização ligado ao nucleotídeo; LRR = domínio rico em leucinas repetidas ligadas ao carbono teminal.

A presença da proteína NOD2 mutante na DC certamente ocasiona graves alterações na resposta imunológica aos antígenos bacterianos no lúmen intestinal. Entretanto, estudos subsequentes revelaram que era um derivado do peptideoglicano, o MDP, o antígeno de fato reconhecido. Assim, em condições normais, o receptor TLR2 (receptor do tipo Toll), expresso na superfície das células apresentadoras de antígenos, reconhece o peptideoglicano bacteriano, é hidrolisado por enzimas (hidrolases) intracelulares gerando MDP (muramildipeptídeo). O MDP é então reconhecido pelo domínio LRR da proteína NOD2 com consequente inibição da via de produção de citocinas denominadas NF-κB (fator nuclear-*kappa* B). Já a forma mutante de NOD2, presente em pacientes com DC, não reconhece o MDP e deixa de exercer seu efeito normal inibitório (Figura 34.3). O resultado é a estimulação da via de produção de citocinas NF-κB, levando à amplificação do processo inflamatório[16]. No entanto, as teorias ainda são muito especulativas e não explicam de forma definitiva a patogênese da doença.

Como estudos baseados na análise de SNPs (*single nucleotide polymorphism* – polimorfismo de nucleotídeo único), foi possível à abordagem de genes candidatos e estudos de colite experimental em modelos animais. E novos genes envolvidos com a DII foram descritos[9,12-16]. Pesquisadores identificaram outros polimorfismos ligados à DII no gene do receptor da interleucina-23 (IL-23R). A IL-23 é uma citosina que regula a inflamação crônica, participa da resposta do hospedeiro contra infecções bacterianas e na DC. Seu receptor, IL-23R, está presente em linfócitos e macrófagos. O polimorfismo encontrado nesse gene afeta a via de sinalização da IL-23, alternando a resposta para inflamação crônica, e confere resistência à DC. Esses achados sugerem que o bloqueio da via de sinalização de IL-23 possa ser um tratamento racional para DII. Certamente, outros genes deverão ser identificados nos próximos anos. Aliás, uma região de suscetibilidade denominada IBD2 foi reconhecida no cromossomo 12 e parece relacionar-se com a RCU. Outros genes como o *OCTN* (transportadores orgânicos de cátion) 1 e 2 no cromossomo 5 e *DLG5* (*discs large homolog* 5) no cromossomo 10 estão associados com a DC[17].

Avanços na pesquisa genética permitiram demonstrar a associação existente entre o gene *ATG16L1* (autofagia relacionada a 16-*like* 1) e a doença de Crohn. O gene *ATG16L1* está localizado no cromossomo 2 e codifica importante proteína envolvida na formação dos autofagossomos e tem papel fundamental na autofagia.

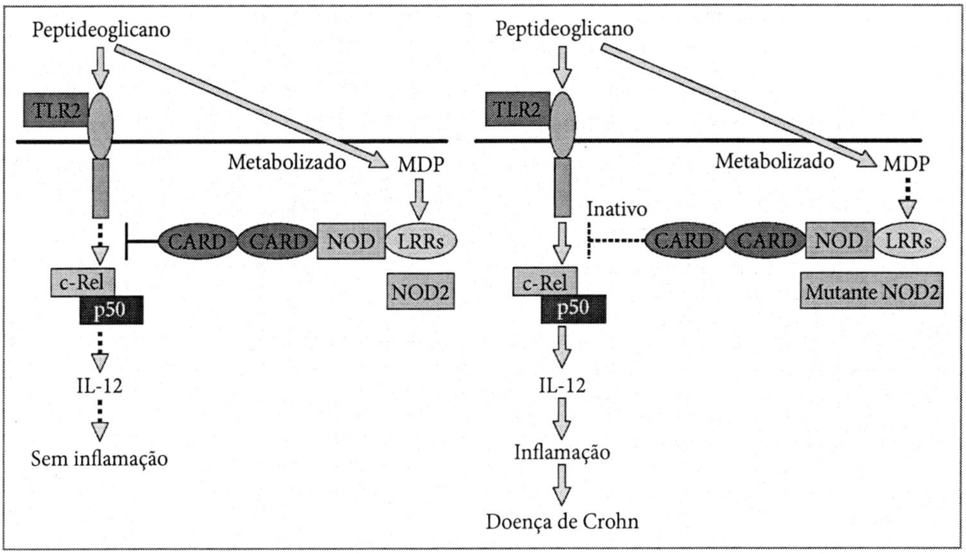

FIGURA 34.3 – Representação esquemática do papel da proteína NOD2 mutante no processo inflamatório da doença de Crohn[17].

Até o momento existem poucos dados conclusivos da verdadeira influência dos polimorfismos do gene *CARD15* na resposta ao tratamento com aminossalicilatos, esteroides, antibióticos ou imunossupressores. Inicialmente, alguns autores sugeriram que os polimorfismos do gene *CARD15* poderiam estar envolvidos na resposta ao anti-TNF, devido à ativação alterada do NF-κβ e subsequentemente produção do TNF-α, mas estudos posteriores não mostraram relação entre polimorfismos do *CARD15* com esse tratamento[18-20].

O uso do diagnóstico da genotipagem dos polimorfismos do gene *CARD15* ainda não é recomendado para teste de triagem na prática clínica, em virtude da baixa sensibilidade do teste. A ausência de polimorfismos em indivíduos saudáveis não exclui a possibilidade da DC, e a presença de polimorfismos não leva necessariamente ao desenvolvimento da DC[,21-22].

Polimorfismos associados com a resposta ao tratamento com medicamentos anti-TNF em DII

Os medicamentos anti-TNF são indicados em pacientes com DII de moderada a grave que não toleram ou não respondem a terapias convencionais. Infliximabe e adalimumabe são anticorpos monoclonais que se ligam com elevada afinidade ao TNF e bloqueiam sua interação com os receptores da superfície celular. Embora ambos sejam eficazes no tratamento da DII[21], aproximadamente 30% dos pacientes não respondem aos medicamentos anti-TNF (~ 30%) e podem desenvolver reações adversas ao tratamento[23]. É cada vez mais reconhecido que a genética pode ser responsável por essas diferenças interindividuais na resposta ao tratamento anti-TNF[23]. Portanto, a identificação de marcadores genéticos preditivos de resposta à droga poderia ajudar a otimizar tratamentos e prevenir reações adversas[24].

Em estudo realizado em pacientes com DC (n = 204) recebendo infliximabe, aqueles com o genótipo TT para rs4645983 (*CASP9* - caspase 9) ou genótipo CC/CT para rs763110 (*FASLG* – Fas ligante) mostraram melhor resposta ao tratamento em 4 semanas[25]. Hlavaty et al. também relataram que a terapia concomitante de infliximabe com azatioprina/mercaptopurina pode melhorar o efeito em genótipos desfavoráveis[26]. Outra variante em *FASLG*, rs763110, foi capaz de prever a resposta terapêutica ao infliximabe em amostra de pacientes com DC fistulizante (n = 83) em 10 semanas. Da mesma forma, pacientes japoneses com DC e o genótipo GG para *FCGR3A* (receptor III do fragmento Fc de IgG) teve melhor resposta na semana 8[27].

Estudos de associação do genoma

Sem dúvida, a descoberta da mutação no gene *NOD2* na DC por meio de estudos de ligação representou um marco na história da etiopatogenia da DII e descortinou novas possibilidades para o diagnóstico, prognóstico e tratamento da DII.

A finalização do projeto do genoma humano em 2003 pelo *International Human Genome Sequencing Consortium* representou uma grande contribuição para o mapeamento de genes de suscetibilidade para várias doenças de hereditariedade complexa[28]. A identificação de milhões de polimorfismos de base única (SNP), associada à técnica como o *microarrays*, tornou possível e reduziu o custo da pesquisa de milhares de SNP ao longo do genoma.

Estudos de associação ampla de genoma (GWAS) possibilitaram a identificação de *loci* associados com características complexas ou risco de doença. Em estudos GWAS, os pesquisadores procuram por certos alelos que predispõem seus carreadores a certas doenças. O grande número de SNPs e a facilidade promovida pelas tecnologias de genotipagem fazem com que esses marcadores genéticos sejam a escolha da maioria dos estudos de associação. Ao mesmo tempo, o custo dessas metodologias tem reduzido muito nos últimos anos, possibilitando os estudos de associação com milhares de pacientes. Assim, GWA é de longe o método mais detalhado e completo de investigar o genoma inteiro atualmente disponível[29].

O primeiro estudo GWAS para DC foi realizado na população japonesa em 2005 e permitiu identificar o *TNFSF15* como um *locus* de suscetibilidade para a doença[30]. Posteriormente, entre 2006 e 2008, foram realizados vários trabalhos semelhantes, cada um incluindo aproximadamente 500-2.000 doentes com DC e um número semelhante de indivíduos controles, envolvendo a genotipagem de 100.000-600.000 SNPs[31].

As associações genéticas identificadas nesses primeiros estudos GWAS desvendaram e/ou confirmaram vários processos biológicos subjacentes à DC. Alguns merecem destaque, as associações com os genes *ATG16L1* e *IGRM* que, pela primeira vez, sugeriram a participação da autofagia na patogênese da DII[32,33]. Outros genes, envolvidos na imunidade inata (*TLR4, CARD9, IL23R, STAT3*) ou na imunidade adaptativa (*HLA, TNFSF15,*

IRF5, PTPN22), foram também identificados[34]. Esses estudos GWAS revelaram ainda a existência de sobreposição genética entre a DC e outras doenças imunes. Cerca de 30% das variantes identificadas são compartilhadas com a RCU e, mais curioso, 50% dos *loci* eram compartilhados com pelo menos outra doença imune, como o diabetes tipo 1, a doença celíaca e a artrite reumatoide[30-35]. Contudo, ao contrário da maioria dessas doenças, na DC os genes da região do antígeno leucocitário humano (*HLA*) apenas se associaram a um efeito moderado no risco para a doença[36] (ORs 1,1-1,2). Em contraste, na RCU múltiplas variantes do *HLA-B* revelaram contribuição de maior magnitude na suscetibilidade para doença[37]. Para aumentar o tamanho das amostras estudadas e, dessa forma, melhorar a detecção de associações significativas, foi criado o *International Inflammatory Bowel Disease Genetics Consortium (IIBDGC)* (http://www.ibdgenetics.org/), com a intenção de aproximar pesquisadores e unificar bases de dados de GWAS de DII de todo o mundo[38]. Entre 2008 e 2012, o IIBDGC publicou três estudos de meta-análises de GWAS. O primeiro desses trabalhos, datado de 2008, combinou dados de cerca de 13.000 indivíduos procedentes de três estudos GWAS previamente publicados, permitindo identificar 21 novos loci de suscetibilidade para DC[39]. Seguiu-se, dois anos mais tarde, meta-análise de 6 estudos GWAS, envolvendo cerca de 50.000 indivíduos e identificando 30 novos *loci* associados ao aumento de suscetibilidade para DC[40]. Meta-análise publicada em 2012 incluiu 75.000 indivíduos e fixou o número total de *locus* de suscetibilidade para DII em 163[41]. Na sequência desse trabalho, a DII tornou-se a doença com maior número de *loci* de suscetibilidade identificado. Os novos *loci* de suscetibilidade abrangem genes envolvidos em imunodeficiências primárias e, de forma especialmente representativa, genes implicados na suscetibilidade para doenças causadas por micobactérias. Mais recentemente, foi realizado importante estudo de GWA analisando os dados de amostras de 96.486 indivíduos de diferentes grupos europeus, da Ásia Oriental, indianos ou iranianos, com a pretensão de identificar novos *loci* de risco para a DII e comparar a suscetibilidade entre as populações ancestralmente divergentes[42]. Os pesquisadores confirmaram 201 *loci* genéticos para DII, dos quais 37 e 27 *loci* contribuem especificamente para o desenvolvimento da DC e RCU, respectivamente[42].

A evidência do compartilhamento de *loci* de risco para DII em diversas populações sugere que a combinação de dados de genótipos de coortes de ascendências diferentes possibilitará a detecção de *loci* adicionais. Tais estudos de associação transcendência identificaram com êxito *loci* de suscetibilidade para outras doenças complexas, incluindo o diabetes tipo 2 e a artrite reumatoide[42,43].

TLR

Os receptores *Toll-like* (TLR) são proteínas transmembranas altamente conservadas que desempenham papel importante na detecção e reconhecimento de patógenos microbianos, bem como na geração de sinais para a produção de proteínas e citocinas pró-inflamatórias[44].

Os receptores *Toll-like* funcionam como receptores de reconhecimento padrão (PRR) presentes nos macrófagos, nas células dendríticas e nos neutrófilos, responsáveis pelo reconhecimento dos padrões moleculares associados a patógenos (PAMP), os quais são expressos por um amplo espectro de agentes infecciosos, como bactérias gram-positivas e gram-negativas, vírus DNA e RNA, protozoários e fungos[45].

Os TLR constituem uma família de cerca de onze receptores transmembranas. A função de cada um dos TLR e as possíveis interações entre eles e os ligantes não bacterianos ainda não está completamente definida. Tal como as proteínas NOD, eles são receptores de reconhecimento padrão do sistema imunitário inato da mucosa, que reconhecem diferentes classes de produtos microbianos e desempenham importante papel no desencadeamento da resposta imunitária inata, na homeostasia intestinal e controle da infecção por meio da ativação do NF-κB e produção de citocinas inflamatórias[45,46]. Para além de reconhecerem os micro-organismos patogênicos, são essenciais na identificação da microflora comensal e indução da tolerância por via oral. A interação das bactérias comensais com os TLR (nomeadamente TLR2 e TLR4) contribuiu para a manutenção da integridade da barreira epitelial por meio da produção de fatores protetores, IL-6 e TNF[46]. Embora essas citocinas estejam associadas com o desencadeamento de mecanismos inflamatórios, também desempenham papel protetor[46].

Em indivíduo normal, as células apresentadoras de antígeno expressam sobretudo TLR3 e TLR5, enquanto o TLR2 e TLR4 estão presentes em menor quantidade, o que permite que essas células minimizem a resposta às bactérias comensais e que, portanto, coabitem com elevada concentração dessas bactérias[4]. No entanto, na DC existe uma diferença de expressão do TLR4 e TLR3. O TLR3 está significativamente diminuído na DC ativa[47], enquanto o TLR4 está muito aumentado, o que significa que vai haver uma resposta exagerada em relação à microflora intestinal[45,46]. O TLR2 e TLR5 permanecem inalterados. O gene do TLR4 está localizado no cromossomo 9. Duas mutações que foram observadas no TLR4 – Asp299Gly e Thr399Ile – estão associadas com o desenvolvimento da DII em populações caucasianas[47]. Tal como no NOD2, poderá haver diminuição ou ganho de função. A primeira é responsável pelo aumento da suscetibilidade a infecções, perda de tolerância às bactérias comensais e diminuição da integridade da barreira epitelial. O ganho de função origina o desenvolvimento de respostas pró-inflamatórias excessivas em resposta a concentrações fisiológicas de LPS[45,47].

Em conclusão, podemos afirmar que os TLR têm pelo menos duas funções distintas: proteção contra a infecção e controle da homeostasia e que essas funções dependem, respectivamente, do reconhecimento de micro-organismos patogênicos e comensais. Isso explica por que razão as citocinas aqui produzidas estão envolvidas quer na defesa quer na reparação tecidual.

No entanto, mais estudos serão necessários para confirmar o papel dos TLR e respectivas mutações na patogênese da DII.

A autofagia é um processo de degradação intracelular em que os componentes citoplasmáticos são sequestrados no interior de vesículas e entregues aos lisossomos, onde se segue a degradação[48]. Esse é um mecanismo crítico para a manutenção da homeostasia intracelular na medida em que captura e destrói organelas e proteínas danificadas, assim como previne o acúmulo anormal de agregados de proteínas[49]. Além disso, essa via é ativada perante diferentes formas de estresse metabólico e desempenha importante papel na apoptose. Publicações mais recentes têm destacado o papel da autofagia na imunidade inata, pois trata-se de um processo crucial na defesa do hospedeiro contra agentes patogênicos bacterianos, parasitários e virais[49,50]. Vários estudos genômicos de associação mostram que o polimorfismo T300A está associado a aumento da suscetibilidade para a DC[50]. Essa mutação, que resulta da substituição do aminoácido treonina pela alanina na posição 300 da proteína, conduz a disfunção no processo de autofagia e subsequente decréscimo na depuração dos agentes patogênicos, permitindo sua proliferação. Esse fenômeno pode alterar a flora normal e desencadear uma resposta inadequada do sistema imunitário, conduzindo ao quadro inflamatório característico da DC[50,51].

A associação das DII com algumas síndromes genéticas, muitas vezes ligadas à autoimunidade, reforça sua correlação com distúrbios imunogenéticos. A concomitância do seu aparecimento com outras condições clínicas, como colangite esclerosante primária e espondilite anquilosante, nas quais predominam fenótipos ligados ao sistema HLA, levou ao estudo desses na expectativa de considerá-los marcadores genéticos dessas doenças intestinais[52].

EPIGENÉTICA

Perfis de expressão genética têm sido examinados como biomarcadores preditivos na DII humana. Uma vez que todos os subtipos dessa doença são disfunções multigenéticas com fisiopatologias complexas, é mais provável que painéis, em vez de um único biomarcador, possam ser mais capazes de os distinguir. Decorrem atualmente estudos com *microarrays*, capazes de testar ao mesmo tempo centenas de mutações genéticas associadas à DII, para estimar sua utilidade como preditor da evolução clínica, do surgimento de complicações e de resposta clínica a diferentes medicamentos.

Micro-RNAs (miRNA) são pequenas moléculas de RNA não codificantes, que desempenham papel importante na expressão do gene e regulação. Eles estão envolvidos em muitos processos biológicos, tais como a proliferação e a diferenciação celulares, a transdução de sinal e, mais recentemente, têm sido reconhecidos como tendo também papel na resposta inata e adaptativa.

É necessário compreender os mecanismos que regulam a expressão gênica e a complexa interação de vários fatores para o desenvolvimento de novas terapias para a DII. A capacidade dos miRNAs de abranger múltiplos genes e vias de sinalização biológica tem chamado a atenção para o grande potencial de utilidade clínica do tratamento para a DII[52].

Particularmente no campo da DII, os mecanismos para modificar miRNAs que possam ativar ou desativar os percursos necessários para o progresso da inflamação valem a pena investigar. Aplicação terapêutica potencial alvo em miRNA é bloquear a progressão do estado inflamatório para melhorar a sensibilidade a terapias convencionais[53].

Os miRNAs são moléculas de RNA fita simples de 19-25 nucleotídeos, não codificadores de proteínas, que agem como potentes reguladores pós-transcricionais da expressão gênica em plantas e animais. Apesar de não terem suas funções totalmente esclarecidas, a descoberta dos miRNAs têm chamado a atenção da comunidade científica pelas evidências sugestivas de que essas moléculas apresentam papel fundamental em diversos processos biológicos. Diferentes grupos de pesquisa estão analisando o padrão de expressão de miRNAs como diferenciador dos diferentes subtipos de DII. A continuidade desses estudos para delinear a função dos miRNAs nos mecanismos da doença inflamatória intestinal, além de propor perspectivas promissoras sobre a doença, poderá evidenciar métodos eficientes de diagnóstico, além de auxiliar na busca de novos alvos terapêuticos[54].

PERSPECTIVAS FUTURAS

As contribuições dos fatores genéticos para DII são bastante complexas e o crescente número de potenciais genes de suscetibilidade para a DII evidencia ainda a necessidade de um número maior de estudos para a melhor compreensão de todos os mecanismos imunológicos e do processo inflamatório em indivíduos suscetíveis. Apesar do sucesso na identificação de novos genes com os estudos de GWAS, a maioria dos estudos genéticos de DII é limitada pelo fato de analisarem os SNPs mais comuns, que estão associados com o desenvolvimento de DII, principalmente em caucasianos. No entanto, polimorfismos raros podem também contribuir para a DII. Pode haver diferenças nos genes envolvidos em diferentes populações, em diferentes *loci* no mesmo gene, ou em diferentes polimorfismos dentro de um *locus* específico. Portanto, os estudos genéticos investigando pacientes de diferentes populações são de grande importância.

A identificação de variantes genéticas pode definir um fenótipo específico da doença para ajudar a acompanhar a progressão clínica e, eventualmente, o desenvolvimento de novas terapias.

Mecanismos epigenéticos podem afetar o desenvolvimento e a progressão de doença inflamatória intestinal, mediar interações entre o genoma e o ambiente. Epigenômica é um campo emergente, e estudos futuros podem proporcionar uma nova visão sobre a patogênese da DII. O papel de miRNA em DII representa uma nova via para a descoberta de mecanismos da doença, diagnóstico e terapêutica.

Uma compreensão abrangente dos fatores genéticos, fatores imunológicos, fatores epigenéticos, ambientais e clínicos será essencial para definir melhor a patogênese da DII e possibilitar a aplicação de terapias mais adequadas. Estudos esclarecendo os efeitos da microbiota e do ambiente sobre a resposta imune serão essenciais para compreender os mecanismos de como as bactérias, vírus ou mesmo fungos podem modular as respostas imune inata e adaptativa na DII.

REFERÊNCIAS

1. Podolsky DK. Inflammatory bowel disease. N Engl J Med. 2002;347(6):417-29.
2. Loftus EV Jr. Clinical epidemiology of inflammatory bowel disease: incidence, prevalence, and environmental influences. Gastroenterology. 2004:126(6):1504-17.

3. Ye Y, Pang Z, Chen W, Ju S, Zhou C. The epidemiology and risk factors of inflammatory bowel disease. Int J Clin Exp Med. 2015;8(12):22529-42.
4. Davies JM, Abreu MT. The innate immune system and inflammatory bowel disease. Scand J Gastroenterol. 2015;50(1):24-33.
5. Zhang YZ, Li YY. Inflammatory bowel disease: pathogenesis. World J Gastroenterol. 2014;20(1): 91-9.
6. Molodecky NA, Soon IS, Rabi DM, Ghali WA, Ferris M, Chernoff G, et al. Increasing incidence and prevalence of the inflammatory bowel diseases with time, based on systematic review. Gastroenterology. 2012;142:46-54.e42.
7. Lee S, Ye BD. Are there interregional differences in the epidemiology and clinical characteristics of Crohn's disease in the Asia-Pacific region? Intest Res. 2016;14(1):2-4.
8. Zlotogora J, Zimmerman J, Rachmilewitz D. Prevalence of inflammatory bowel disease in family members of Jewish Crohn's disease patients in Israel. Dig Dis Sci. 1991;36(4):471-5.
9. Brant SR. Update on the heritability of inflammatory bowel disease: the importance of twin studies. Inflamm Bowel Dis. 2011;17(1):1-5.
10. Kevans D, Silverberg MS, Borowski K, Griffiths A, Xu W, Onay V, et al. IBD genetic Risk profile in healthy first-degree relatives of Crohn's disease patients. J Crohns Colitis. 2016;10(2):209-15.
11. Peeters M, Cortot A, Vermeire S, Colombel JF. Familial and sporadic inflammatory bowel disease: different entities? Inflamm Bowel Dis. 2000;6(4):314-20.
12. Manuc TE, Manuc MM, Diculescu MM. Recent insights into the molecular pathogenesis of Crohn's disease: a review of emerging therapeutic targets. Clin Exp Gastroenterol. 2016;9:59-70.
13. Ogura Y, Bonen DK, Inohara N, Nicolae DL, Chen FF, Ramos R, et al. A frameshift mutation in NOD2 associated with susceptibility to Crohn's disease. Nature. 2001;31;411(6837):603-6.
14. Hugot JP, Chamaillard M, Zouali H, Lesage S, Cézard JP, Belaiche J, et al. Association of NOD2 leucine-rich repeat variants with susceptibility to Crohn's disease. Nature. 2001; 411(6837):599-603.
15. Hugot JP, Zaccaria I, Cavanaugh J, Yang H, Vermeire S, Lappalainen M, et al. Prevalence of CARD15/ NOD2 mutations in Caucasian healthy people. Am J Gastroenterol. 2007;102(6)1259-67.
16. Strober W, Kitani A, Fuss I, Asano N, Watanabe T. The molecular basis of NOD2 susceptibility mutations in Crohn's disease. Mucosal Immunol. 2008;Suppl 1:S5-9.
17. O'Neill LA. How NOD-ing off leads to Crohn disease. Nat Immunol. 2004;5(8):776-8.
18. Eken A, Singh AK, Oukka M. Interleukin 23 in Crohn's disease. Inflamm Bowel Dis. 2014;20(3):587-95.
19. Salem M, Ammitzboell M, Nys K, Seidelin JB, Nielsen OH. ATG16L1: A multifunctional susceptibility factor in Crohn disease. Autophagy. 2015;11(4):585-94.
20. Bianco AM, Girardelli M, Tommasini A. Genetics of inflammatory bowel disease from multifactorial to monogenic forms. World J Gastroenterol. 2015; 21(43):12296-310.
21. Prieto-Pérez R, Almoguera B, Cabaleiro T, Hakonarson H, Abad-Santos F. Association between genetic polymorphisms and response to anti-TNFs in patients with inflammatory bowel disease. Int J Mol Sci. 2016;17(2):225.
22. Magro F, Portela F. Management of inflammatory bowel disease with infliximab and other antitumor necrosis factor alpha therapies. Bio Drugs. 2010;24 Suppl 1:3-14.
23. Leal RF, Planell N, Kajekar R, Lozano JJ, Ordeás I, Dotti I, et al. Identification of inflammatory mediators in patients with Crohn's disease unresponsive to anti-TNFα therapy. Gut. 2015;64(2):233-42.
24. López-Hernández R, Valdés M, Campillo JA, Martínez-Garcia P, Salama H, Salgado G, et al. Genetic polymorphisms of tumour necrosis factor alpha (TNF-α) promoter gene and response to TNF-α inhibitors in Spanish patients with inflammatory bowel disease. Int J Immunogenet. 2014;41(1):63-8.

25. Hlavaty T, Pierik M, Henckaerts L, Ferrante M, Joossens S, van Schuerbeek N, et al. Polymorphisms in apoptosis genes predict response to infliximab therapy in luminal and fistulizing Crohn's disease. Aliment Pharmacol Ther. 2005;22(7):613-26.
26. Hlavaty T, Ferrante M, Henckaerts L, Pierik M, Rutgeerts P, Vermeire S. Predictive model for the outcome of infliximab therapy in Crohn's disease based on apoptotic pharmacogenetic index and clinical predictors. Inflamm Bowel Dis. 2007;13(4):372-9.
27. Moroi R, Endo K, Kinouchi Y, Shiga H, Kakuta Y, Kuroha M, et al. FCGR3A-158 polymorphism influences the biological response to infliximab in Crohn's disease through affecting the ADCC activity. Immunogenetics. 2013;65(4):265-71.
28. Venter JC, Smith HO, Adams MD. The sequence of the human genome. Clin Chem. 2015;61(9): 1207-8.
29. Hirschhorn JN, Gajdos ZK. Genome-wide association studies: results from the first few years and potential implications for clinical medicine. Annu Rev Med. 2011;62:11-24.
30. Yamazaki K, McGovern D, Ragoussis J, Paolucci M, Butler H, Jewell D, et al. Single nucleotide polymorphisms in TNFSF15 confer susceptibility to Crohn's disease. Hum Mol Genet. 2005; 14(22):3499-506.
31. Budarf ML, Labbé C, David G, Rioux JD. GWA studies: rewriting the story of IBD. Trends Genet. 2009;25(3):137-46.
32. Rioux JD, Xavier RJ, Taylor KD, Silverberg MS, Goyette P, Huett A, et al. Genome-wide association study identifies new susceptibility loci for Crohn disease and implicates autophagy in disease pathogenesis. Nat Genet. 2007:39(5)596-604.
33. Wellcome Trust Case Control Consortium. Genome-wide association study of 14,000 cases of seven common diseases and 3,000 shared controls. Nature. 2007;447(7145):661-78.
34. Sharp RC, Abdulrahim M, Naser ES, Naser SA. Genetic variations of PTPN2 and PTPN22: role in the pathogenesis of type 1 diabetes and Crohn's disease. Front Cell Infect Microbiol. 2015;5:95.
35. Mahdi BM. Role of HLA typing on Crohn's disease pathogenesis. Ann Med Surg (Lond). 2015; 4(3):248-53.
36. Okada Y, Yamazaki K, Umeno J, Takahashi A, Kumasaka N, Ashikawa K, et al. HLA-Cw*1202-B*5201-DRB1*1502 haplotype increases risk for ulcerative colitis but reduces risk for Crohn's disease. Gastroenterology. 2011;141(3):864-71.
37. www.ibdgenetics.org
38. Barrett JC, Hansoul S, Nicolae DL, Cho JH, Duerr RH, Rioux JD, et al. Genome-wide association defines more than 30 distinct susceptibility loci for Crohn's disease. Nat Genet. 2008:40(8)955-62.
39. Franke A, McGovern DP, Barrett JC, Wang K, Radford-Smith GL, Ahmad T, et al. Genome-wide meta-analysis increases to 71 the number of confirmed Crohn's disease susceptibility loci. Nat Genet. 2010;42(12):1118-25.
40. Jostins L, Ripke S, Weersma RK, Duerr RH, McGovern DP, Hui KY, et al. Host-microbe interactions have shaped the genetic architecture of inflammatory bowel disease. Nature. 2012; 491(7422):119-24.
41. Liu JZ, van Sommeren S, Huang H, Ng SC, Alberts R, Takahashi A, et al. Association analyses identify 38 susceptibility loci for inflammatory bowel disease and highlight shared genetic risk across populations. Nat Genet. 2015;47(9):979-86.
42. Li J, Wei Z, Chang X, Cardinale CJ, Kim CE, Baldassano RN, et al. Pathway-based genome-wide Association Studies Reveal the Association Between Growth Factor Activity and Inflammatory Bowel Disease. Inflamm Bowel Dis. 2016 (in press).
43. Jiménez-Dalmaroni MJ, Gerswhin ME, Adamopoulos IE. The critical role of toll-like receptors--from microbial recognition to autoimmunity: a comprehensive review. Autoimmun Rev. 2016; 15(1):1-8.

44. Davis BK, Philipson C, Hontecillas R, Eden K, Bassaganya-Riera J, Allen IC. Emerging significance of NLRs in inflammatory bowel disease. Inflamm Bowel Dis. 2014;20(12):2412-32.
45. Elia PP, Tolentino YF, Bernardazzi C, de Souza HS. The role of innate immunity receptors in the pathogenesis of inflammatory bowel disease. Mediators Inflamm. 2015;2015:936193.
46. Cheng Y, Zhu Y, Huang X, Zhang W, Han Z, Liu S. Association between TLR2 and TLR4 Gene Polymorphisms and the Susceptibility to Inflammatory Bowel Disease: A Meta-Analysis. PLoS One. 2015;10(5):e0126803.
47. Lapaquette P, Guzzo J, Bretillon L, Bringer MA. Cellular and molecular connections between autophagy and inflammation. Mediators Inflamm. 2015;2015:398483.
48. de Lange KM, Barrett JC. Understanding inflammatory bowel disease via immunogenetics. J Autoimmun. 2015;64:91-100.
49. Scolaro BL, dos Santos E, Ferreira LE, França PH, Kleinubing H Jr, Kotze PG, et al. T300A genetic polymorphism: a susceptibility factor for Crohn's disease? Arq Gastroenterol. 2014;51(2): 97-101.
50. Salem M, Ammitzboell M, Nys K, Seidelin JB, Nielsen OH. ATG16L1: a multifunctional susceptibility factor in Crohn disease. Autophagy. 2015;11(4):585-94.
51. de Vries AB, Janse M, Blokzijl H, Weersma RK. Distinctive inflammatory bowel disease phenotype in primary sclerosing cholangitis. World J Gastroenterol. 2015;21(6):1956-71.
52. Gazouli M. Circulating microRNAs in inflammatory bowel diseases. EXS. 2015;106:197-214.
53. Fisher K, Lin J. MicroRNA in inflammatory bowel disease: translational research and clinical implication. World J Gastroenterol. 2015;21(43):12274-82.
54. Xu XM, Zhang HJ. miRNAs as new molecular insights into inflammatory bowel disease: Crucial regulators in autoimmunity and inflammation. World J Gastroenterol. 2016;22(7):2206-18.

Capítulo 35

Marcadores Moleculares em Oncologia Intestinal

Nora Manoukian Forones
Tiago Donizetti Silva

O câncer colorretal (CCR) é mundialmente o terceiro câncer mais comum, sendo a quarta causa de morte por câncer, respondendo por cerca de 1,2 milhão de novos casos e 600.000 mortes a cada ano. A incidência aumenta conforme a idade, sendo mais frequente após os 50 anos. A idade média de diagnóstico em países desenvolvidos é de 70 anos[1].

No Brasil, essa neoplasia também é a terceira causa de câncer em homens, com 746 mil novos casos, e a segunda em mulheres com 614 mil, em 2012. Segundo estudos realizados pelo Instituto Nacional de Câncer (INCA), em 2014, 15.070 novos casos de CCR em homens e 17.530 em mulheres foram estimados[2].

O desenvolvimento do CCR ocorre, na maioria das vezes, lentamente, ao longo de mais de 10 anos, sendo os adenomas a forma mais comum das lesões pré-malignas. Nesse período, várias alterações genéticas ocorrem em um mesmo clone de célula. As mutações nos genes *APC*, *KRAS* e no gene supressor tumoral *TP53* ocorrem no período de transformação tecido normal-adenoma-carcinoma.

O crescente conhecimento de mutações em genes envolvidos na tumorigênese, como *APC*, *CTNNB1*, *BRAF* e *KRAS* (envolvidos na via Wnt), e a via *RAS-RAF-MEK-MAPK* (envolvidos na cascata de sinalização) podem auxiliar no diagnóstico. Essas alterações genéticas são muitas vezes acompanhadas por instabilidade cromossômica, isto é, mudanças no número e alterações estruturais dos cromossomos, assim como de alterações epigenéticas.

Alterações epigenéticas, como a metilação do DNA (inclusão de um grupamento metila à base de citosina-C) nas ilhas CpG ou CG (dinucleotídeos CpG juntamente com vários elementos curtos de DNA, tendo uma densidade muito mais alta de citosina e guanina que qualquer outra região do genoma), podem induzir modificações conformacionais na cromatina e inibir o acesso da maquinaria transcricional, com efeitos supressores sobre a expressão gênica. As alterações epigenéticas podem ser úteis na detecção precoce do CCR, possibilitando o desenvolvimento de métodos diagnósticos não invasivos.

Embora a via adenoma-câncer seja a mais comum, um percentual menor dos cânceres colorretais esporádicos (15%) desenvolve-se por meio de outras vias com diferentes eventos moleculares. Esses cânceres incluem os origináriosa a partir de lesões serrilhadas, que são lesões pré-malignas típicas de tumores localizados no cólon proximal, caracterizados pelo fenótipo de metilação das ilhas CpG, e mutações no oncogene *BRAF*.

Devido ao enorme potencial diagnóstico tanto da mutação genética como da metilação do DNA, há grande número de estudos em busca de ferramentas de desenvolvimento rápido, com baixo custo, alta efetividade e reprodutibilidade analítica para a detecção desses marcadores.

Citaremos separadamente os marcadores séricos largamente usados na prática clínica, como CEA e CA19-9, e os biomarcadores genéticos e epigenéticos que podem ser detectados no tecido, sangue e fezes, muitos ainda não validados para uso clínico.

MARCADORES SÉRICOS

Os principais marcadores sorológicos para o CCR são o antígeno carcinoembrionário (CEA), antígeno carboidrato 19-9 (CA 19-9) e inibidor tecidual de metaloproteinases (TIMP)-1.

O CEA é uma glicoproteína presente no soro com um peso molecular de 18 kD, sendo pelo menos uma das 19 moléculas membros da família das imunoglobulinas. Tem como principal função a adesão intercelular promovendo a agregação de células do carcinoma colorretal. O CEA pode facilitar o processo de metástase no CCR para o pulmão e fígado, uma vez que ele é produto superexpresso de células normais em adenocarcinomas, principalmente no cólon, reto, mama e pulmão.

Os fumantes têm maiores níveis de CEA circulante, mas esses aumentos estão relacionados também a idade, sexo ou etnia. O fígado é o principal local de liberação do CEA. Elevações significantes de CEA sérico podem ser observadas em uma variedade de doenças inflamatórias crônicas e agudas, incluindo cirrose alcoólica, colelitíase, icterícia obstrutiva, colangite, abscesso hepático, enfisema pulmonar, bronquite, úlcera gástrica, gastrite, diverticulite e diabetes. Elevações do CEA não são específicas para o CCR, sendo também observadas em vários carcinomas.

Níveis séricos de CEA normais são comumente encontrados em pacientes com CCR em estádios iniciais, mas estão frequentemente alterados naqueles com metástases, principalmente quando localizadas no fígado. Por isso, o CEA não deve ser utilizado no rastreamento do câncer e seu uso na monitorização da doença é limitado pela relativa baixa sensibilidade e especificidade. Após a ressecção completa do tumor, os níveis de CEA retornam ao normal em 4 a 6 semanas. Os níveis séricos de mRNA do CEA elevados no pós-operatório são preditivos de presença de micrometástases.

Apesar das limitações, o CEA é o marcador tumoral mais usado na avaliação prognóstica e acompanhamento clínico do paciente com CCR. Altos níveis de CEA ao diagnóstico têm sido associados com o aumento do risco de recorrência e, portanto, pior prognóstico.

Muitas vezes o CEA se eleva anteriormente à detecção de metástase em exames de imagem. Estudo realizado pelo nosso grupo, em pacientes com CCR em acompanhamento clínico, após ressecção do tumor, com tomografias normais e CEA elevado, mostrou, na evolução, recidiva da doença pelos exames de imagem[3]. Deve-se ressaltar que nessa época os exames de imagem, como as tomografias, eram menos sensíveis e o PETCT/SCAN não era disponível. No entanto, apesar da evolução, ainda hoje nos deparamos com situações em que o CEA se elevou e o paciente apresenta exames de imagem normais. Esses pacientes devem ser acompanhados porque o risco de recorrência é alto.

O CA 19-9 é usado como um marcador tumoral do CCR, na prática clínica, geralmente acompanhado do CEA. Vários autores têm descrito o significado prognóstico para esse marcador. Alguns estudos têm indicado a possível utilidade do CA 19-9 no monitoramento de recorrência.

Observamos que os níveis séricos de CA 19-9 assim como de CEA tiveram valor prognóstico. Ao diagnóstico, 42% dos pacientes tinham níveis séricos elevados de CEA, e 35%, de CA 19-9. Entre esses, 73% desenvolveram recorrência, enquanto entre os pacientes sem recidiva, 68% e 73% apresentaram valores normais de CEA e CA 19-9, respectivamente. Pacientes com níveis séricos elevados dos dois marcadores tiveram menor sobrevida[4].

Os ácidos nucleicos circulantes no plasma de indivíduos saudáveis e doentes foram identificados poucos anos antes da descoberta da estrutura de dupla hélice do DNA. Cerca de 20 anos mais tarde, o DNA circulante foi identificado em pacientes com lúpus eritematoso sistêmico, bem como em outras doenças caracterizadas pela destruição tecidual, como hepatite, carcinoma metastático e tuberculose miliar, sugerindo que o DNA sérico pode ser originado pela ruptura de tecido endógeno. Alguns pesquisadores publicaram achados de mutações nos genes *KRAS* e *NRAS* no plasma e soro de indivíduos com câncer, evidenciando a origem tumoral do DNA circulante[5].

O DNA livre circulante (FDNA) é uma molécula de dupla fita de baixo peso molecular, composto por fragmentos de cerca de 70-200 pares de base (pb), como também apresenta frações com mais de 21kb de comprimento. Em indivíduos saudáveis, a apoptose e a necrose dos linfócitos e outras células nucleadas são os principais processos envolvidos no lançamento de DNA na corrente sanguínea.

Estudo analisando a sensibilidade e especificidade do FDNA e valores de CEA confirmou a alta concentração de FDNA em indivíduos com câncer. A sensibilidade do CEA foi de aproximadamente 35%. A sensibilidade e a especificidade dos dois marcadores foram de 88% e 71%, respectivamente. Franttini et al. observaram que a concentração de FDNA durante o seguimento diminuiu progressivamente, voltando a aumentar na recidiva da doença[6].

Pesquisadores têm focado na tentativa de construir painéis, associando FDNA com os níveis de marcadores já utilizados na clínica como o CEA e CA 19-9, acreditando, assim, melhorar a acurácia dos marcadores sorológicos para CCR.

MARCADORES GENÉTICOS

O primeiro modelo para tumorigênese do CCR foi proposto por Fearon e Vogelstein, em 1990, onde os autores definem alterações genéticas envolvidas na transformação da mucosa intestinal normal em carcinoma colorretal. Essas alterações envolvem o gene *APC*, localizado no cromossomo 5q, uma das alterações iniciais no desenvolvimento dos pólipos adenomatosos; ativação do gene *KRAS*, um oncogene localizado no cromossomo 12p12, durante a evolução do adenoma e a perda de uma região do cromossomo 17p e 18q, onde estão localizados o gene supressor tumoral *p53* (TP53) e DCC, na transição para carcinoma *in situ*[7].

A instabilidade genética é muito comum no CCR. Existem 3 formas de instabilidade genética e, em cerca de 13% dos casos, a deficiência ocorre no sistema de reparo do DNA e leva à instabilidade de microssatélites (MSI). Em aproximadamente 40% ocorrem alterações epigenéticas, especialmente metilação do DNA, caracterizando o fenótipo de metilação das ilhas CpG (CIMP), e nos 47% restantes a instabilidade cromossômica leva a ganhos e perdas de grandes segmentos cromossômicos (CIN).

Alguns estudos sugerem que a perda de heterozigosidade (LOH) do 17p e 18q ocorra em estádios avançados, uma vez que esses dois cromossomos carregam genes importantes na transformação maligna do epitélio colônico e na formação de metástases. A perda da atividade do SMAD (localizado no cromossomo 18) ocorre em 10% dos tumores colorretais e também está associada a estádios avançados, presença de metástase linfonodal e menor sobrevida, sendo indicativa de pior prognóstico em pacientes com câncer em estádio III. A ausência de expressão do SMAD4 é também um marcador preditivo de melhor resposta à terapia com o 5-fluorouracil. A instabilidade cromossômica (CIN) possui valor prognóstico, uma vez que pacientes com CIN+ têm pior prognóstico[8].

Alguns biomarcadores teciduais são largamente usados clinicamente, como a pesquisa de instabilidade de microssatélite, mutações dos genes *KRAS*, *NRAS* e também do *BRAF*, descritos na sequência. A pesquisa nas fezes para rastreamento ainda é motivo de pesquisa e não aprovado para uso clínico como método de ratreamento.

Marcadores genéticos teciduais

Família ras – importância da mutação na resposta terapêutica aos anti-EGFR

A família de oncogenes ras compreende três principais membros – *KRAS*, *HRAS* e *NRAS* –, os quais foram associados ao desenvolvimento de tumores em humanos. O oncogene *KRAS* localizado no cromossomo 12p12 codifica uma proteína de 21 kD (p21ras) envolvida na via de transdução de sinal da proteína G, modulando a proliferação e diferenciação celulares.

A família do gene *RAS* controla múltiplas vias que afetam o crescimento celular, diferenciação e apoptose e, assim, foi reconhecido como genes-alvo na patogênese tumoral. A incidência da mutação na família RAS varia entre os diferentes tumores. A mutação do *KRAS* é um dos primeiros eventos na progressão gradual de neoplasias colorretais, sendo detectáveis no epitélio mesmo em fases iniciais, como nos focos de criptas aberrantes adjacentes.

Cerca de 90% da ativação de mutações do *KRAS* é detectada nos códons 12 (82%-87%) e 13 (13%-18%) e com menor frequência nos códons 61, 63 e 146. Essas mutações são na maioria das vezes somáticas. As mutações do *KRAS* promovem fenótipos heterogêneos. Por exemplo, mutações no códon 12 aparecem com maior frequência nos tumores mucinosos. Em contraste, tumores mais agressivos e com maior potencial metastático apresentam mutações do códon 13. No entanto, estudo recente observou que os pacientes com uma mutação p.G12A isolada (sem outras mutações no *KRAS*) tiveram doença mais agressiva (estádio III ou IV)[9].

O EGFR, também conhecido como HER1 ou ErbB1, é um receptor de tirosina quinase de 170-kDa que pertence à família de receptores ErbB. Existem quatro membros da família de receptores ErbB: ErbB1 (EGFR, HER1), ErbB2 (HER2/neu), ErbB3 (HER3) e ErbB4 (HER4). A ligação de vários ligantes específicos, tais como EGF, TGF-α, ou anfirregulina, resulta na dimerização do EGFR e fosforilação subsequente de vários resíduos de tirosina. Essas tirosinas fosforiladas servem como locais de ligação para vários transdutores de sinais que iniciam múltiplas vias de sinalização, incluindo as vias RAS/RAF/MAP/MEK/ERK e PTEN/PI3K/Akt[10].

O EGFR desempenha papel importante na diferenciação e proliferação celulares em células normais. No câncer, a ativação da sinalização EGFR resulta na proliferação celular, migração e metástase, inibição da apoptose, ou angiogênese. Cerca de 35% dos tecidos neoplásicos apresentam mutação no códon 12 ou 13 do *KRAS*, que leva à ativação constitutiva a jusante da via EGFR[10].

O tipo selvagem (WT) da proteína KRAS é transitoriamente ativado durante os eventos de transdução de sinal. Na ligação de mAbs (anticorpos monoclonais), EGFR normalmente induz a internalização do receptor, que causa inibição direta da atividade de tirosina quinase e bloqueio da via de sinalização RAS/RAF/MAPK. Mutações ativadoras do *KRAS* resultam em uma proteína ligada a GTP constitutivamente ativada e, em consequência, torna o caminho a jusante sempre "ligado", independentemente do *status* de ativação de receptores a montante, incluindo EGFR. Em tal caso, a ligação de um anticorpo anti-EGFR a esse receptor deixará de desencadear quaisquer efeitos supressores da via. Essa ativação da via constitutiva é responsável pela resistência a terapias anti-EGFR.

O perfil de mutação do *KRAS* é um marcador preditivo de resposta aos inibidores de EGFR (cetuximabe ou panitumumabe), mesmo em associação ao irinotecano, uma vez que o *KRAS* mutado está associado à resistência ao anticorpo monoclonal anti-EGFR (mAb). Os pacientes com CCR metastático e *KRAS* mutado não têm nenhum benefício com o uso de drogas anti-EGFR. Além disso, a mutação do *KRAS* no códon 12 e do *BRAF* aumenta o risco de efeitos adversos nesses pacientes.

A ausência de mutação do *KRAS* também está associada à melhor resposta à quimioterapia associada ao bevacizumabe, que se liga ao VEGF, como tratamento de primeira linha representando um fator prognóstico positivo para pacientes com CCR avançado.

APC da PAF (polipose adenomatosa familiar)

O gene da polipose adenomatosa *coli* (*APC*) foi identificado em 1991, está localizado no cromossomo 5q21-q22 e contém 15 éxons que desempenham papel essencial nas fases iniciais da tumorigênese do câncer colorretal humano. Sua atividade supressora tumoral está baseada na regulação do nível de β-catenina intracelular dentro da via de transdução de sinal Wnt. Uma mutação no *APC* promove o acúmulo de β-catenina, o que resulta na proliferação celular constante, conduzindo aos estágios iniciais do CCR. Mutações do *APC* podem também conduzir a transcrição desregulada de oncogenes, tais como c-myc e ciclina D1, promovendo assim a tumorigênese. As mutações no gene *APC* são responsáveis pela polipose adenomatosa familiar (PAF) e a maioria dos CCR esporádicos.

Mutações nos genes envolvidos na via de sinalização Wnt/APC/CTNNB1 (β-catenina) têm sido encontradas em muitos CCR e mais de 90% dos pacientes apresentam alterações que afetam essa via. Uma meta-análise avaliou o papel de três polimorfismos do *APC* (D1822V, E1317Q, I1307K) no risco de neoplasia colorretal. A variante I1307K foi associada a risco aumentado de neoplasia colorretal, enquanto o E1317Q esteve associado a risco elevado de adenoma, fornecendo uma visão genética de possíveis estratégias para a prevenção da neoplasia colorretal.

Em estudo recente, que avaliou sistematicamente os polimorfismos de um único nucleotídeo (SNPs) em dois genes da via Wnt, o *APC* e o *CTNNB1*, foi identificado um perfil genético de interação que consiste nos polimorfismos *APC* rs565453, *CTNNB1* rs2293303 e *APC* rs1816769, e este foi associado com a sobrevida global. Esses SNPs podem influenciar o rearranjo gênico dos genes *APC/CTNNB1* e sua expressão, alterando as sequências do local de tradução, elementos transponíveis, e sítio de ligação do fator de transcrição. Se validados, esses biomarcadores podem ser utilizados como ferramenta para estudo de resposta ao tratamento[11].

Instabilidade de microssatélite (MSI)

A instabilidade de microssatélite (MSI) é definida por mudanças de comprimento de microssatélites (sequências repetitivas não codificantes do DNA) resultantes de falhas dos genes de reparo (*mismatchrepair gene dMMR*) durante o processo de replicação do DNA. O complexo proteico responsável pela função de reparo de incompatibilidade nessas sequências é um tetrâmero composto por dois heterodímeros: MLH1/PMS2 e MSH2/MSH6. A expressão de cada proteína em um heterodímero é dependente do seu complemento, uma vez que, se uma proteína está ausente, a proteína complementar consequentemente é degradada. Quando isso ocorre, o heterodímero não está disponível para formar um tetrâmero funcional do dMMR, tendo como resultado a MSI.

Portanto, a MSI refere-se a mudanças clonais no número de nucleotídeos repetidos no DNA em microssatélites e aparece em tumores com deficiência no sistema de reparo devido à inativação de um dos quatro genes de reparo: *MSH2*, *MLH1*, *MSH6* e *PMS2*. A ausência de expressão de um dos 4 genes é tipicamente associada à síndrome de Lynch, no entanto, em tumores esporádicos, é mais comum a alteração de dois ou mais genes (*MSI-H*).

Para detectar a MSI, é utilizado um painel de sequenciamento com 5 marcadores (BAT25, BAT26, D2S123, D5S346 e D17S2720). Com esse painel, verificou-se que a MSI-H é maior em carcinoma do que em adenoma.

A maioria dos cânceres originados de lesões serrilhadas exibe instabilidade de microssatélite de alto nível (MSI-H) como consequência de metilação no promotor do gene *MLH1*, ocorrendo preferencialmente no sexo feminino e em pessoas com idade avançada.

A MSI em tumores esporádicos ocorre preferencialmente em mulheres com idade avançada, tumores da região proximal, pouco diferenciados, mucinosos e com infiltração linfocitária. Pacientes com MSI-H têm melhor prognóstico, independente do estádio, maior tempo livre de recorrência e sobrevida global, mas apresentam resistência ao uso de 5-fluorouracil[12].

Biomarcadores genéticos prognósticos e de resposta ao tratamento (BRAF, PI3K, PTEN, TP53)

O proto-oncogene *B-Raf* (*BRAF*) codifica uma proteína quinase, serina/treonina que desempenha papel importante na sinalização intracelular e crescimento celular, sendo um efetor a jusante do *KRAS* na ativação pela via de sinalização da proteína quinase mitógena (MAPK). A mutação do *BRAF*-V600E, que responde aproximadamente a 90% das mutações BRAF, é frequentemente observada em CCR com instabilidade de microssatélites.

Ela surge a partir da via serrilhada e ocorre em cerca de 5-22% dos pacientes. Foi demonstrado que mutações no *KRAS* ou *BRAF*-V600E no CCR estão associadas com a resistência clínica ao tratamento com anticorpos monoclonais de receptor do fator de crescimento epidérmico (EGFR). No entanto, a associação entre a mutação BRAF-V600E e as características clinicopatológicas de CCR permanece controversa. Não obstante, seria valioso, para complementar o estadiamento clínico e patológico padrão, utilizar marcadores moleculares como *KRAS* e *BRAF*-V600E para classificar de forma mais precisa subgrupos de pacientes para o manejo clínico mais eficaz.

Mutações no *BRAF* estão associados à pior resposta a mAbs anti-EGFR, servindo como biomarcador de pior prognóstico de sobrevida para pacientes com mCCR. O uso regular de aspirina tem sido associado a menor risco de CCR com *BRAF*-WT, mas sem relação com os cânceres *BRAF* mutados[13].

A fosfatidil-inositol-3-quinase (PI3K) pertence a uma família de cinases lipídicas heterodiméricas constituídas por um regulador e uma subunidade catalítica. A fosforilação de fosfatidil-inositol é um elemento importante da membrana celular como mensageiro envolvido na sinalização celular. Ativada por vários receptores de tirosina-quinases, EGFR, EGFR humano 2 (HER2), fator de crescimento de insulina (IGF-1R) e fator de crescimento derivado de plaquetas (PDGFR), a PI3K promove e regula vários processos celulares, incluindo proliferação, manutenção, apoptose, migração e metabolismo celular.

A maioria das mutações do *PIK3CA* ocorre em três locais: éxon 9, códons 542 e 545 no domínio helicoidai, e éxon 20, códon 1047 no domínio da quinase. A mutação em qualquer um desses locais tem demonstrado resultar em ganho da função enzimática, promovendo a transformação ontogênica *in vitro* e *in vivo*.

Mutações no gene *PIK3CA*, que codifica para a subunidade catalítica p110α de PI3K, foram identificados em muitos tumores sólidos humanos. No CCR, as mutações no *PIK3CA*, que são encontrados entre 10 a 20% dos casos, foram associadas a tumores de cólon proximal, do tipo mucinoso, mutação no *KRAS*, níveis elevados de CIMP e perda de expressão do MGMT. Na via PI3K/AKT/mTOR, o gene supressor tumoral *PTEN* é um antagonista direto e a mutação ou perda de expressão de *PTEN* correlacionou-se a pior prognóstico. A existência de mutações do *PIK3CA* nos éxons 9 e 20 está associada a pior prognóstico e mais recentemente essas mutações foram associadas à maior sobrevida em pacientes que usam regularmente aspirina após o diagnóstico[14].

A perda da expressão de *PTEN* e mutação no *PIK3CA* são preditivas de falha terapêutica à terapia anti-EGFR. Tumores que expressam *PTEN* apresentam maior taxa de resposta ao tratamento com cetuximabe.

O gene supressor de tumor p53 é o mais frequentemente mutado associado ao CCR. O produto de p53 é uma fosfoproteína nuclear que regula o crescimento celular e indiretamente inibe as células submetidas a danos mutagênicos de entrar na fase S, mantendo o ciclo celular em G1. Como tal, o p53 é fundamental nos organismos multicelulares, onde funciona como um supressor de tumor que está envolvido na prevenção do câncer. Estudos sugerem que a alta expressão do p53-WT confere melhor sobrevida para o paciente, e que a expressão do p53-WT é um fator prognóstico independente para a sobrevivência em pacientes com CCR[15].

Marcadores genéticos fecais

As células de adenomas e carcinomas que contêm alteração no DNA são continuamente lançadas no lúmen intestinal e excretadas juntamente com as fezes. Em função de o DNA permanecer estável nas fezes, ele pode ser facilmente extraído e diferenciado da grande quantidade de DNA bacteriano presente nas fezes. Testes com DNA fecal representam um método promissor de rastreamento de câncer colorretal.

Embora existam células neoplásicas nas fezes, é extremamente difícil a discriminação entre células normais e malignas usando como padrão o critério morfológico. No entanto, o DNA dos colonócitos, oriundo de mucosa doente e isolados nas fezes, pode ser liberado em segmentos de 200pb ou o com o seu comprimento intacto (L-DNA), tornando-o efetivo biomarcador fecal.

A primeira publicação a respeito da detecção de DNA fecal remonta a 1992, quando os autores identificaram mutação no KRAS nas fezes de pacientes com CCR e posteriormente a outros genes como o *TP53* e o *APC*. Esses estudos não mostraram níveis satisfatórios de sensibilidade e especificidade, por isso mais de uma mutação foi testada e acrescentado o estudo de instabilidade de microssatélite (MSI).

Ahlquist et al. utilizaram ensaios baseados na associação de análise do L-DNA, dos genes *APC*, *TP53* e *KRAS* e do marcador de instabilidade de microssatélite BAT26, e reportaram sensibilidade de 91% e especificidade de 93% na detecção de CCR. Essa alta acurácia não foi confirmada em estudo maior realizado com 4.000 indivíduos, quando foi reportada sensibilidade de 52% na detecção do CCR. No entanto, esse estudo confirmou que a análise molecular identifica o CCR com acurácia maior do que os métodos padrão, como a pesquisa de sangue oculto nas fezes[16].

O L-DNA tem também sido realizado por análises de repetição ALU (uma porção curta de DNA caracterizada pela ação da endonuclease de restrição Alu) em qPCR (PCR quantitativa), com especificidade de 100% e sensibilidade de 44%.

A maioria dos estudos é, atualmente, baseada no ensaio multialvo desenvolvido por ExactSciences, chamado PreGen Plus™. Esse ensaio inclui a análise de mutações no *KRAS*, *TP53* e *APC*, em combinação com um marcador para MSI (BAT26) e um marcador de LDNA. O primeiro estudo utilizando esse ensaio apresentou sensibilidade de 91% para a detecção de CCR e de 82% para adenomas maiores que 1cm, com especificidade de 93%. Estudos posteriores, no entanto, mostraram sensibilidades mais baixas de 59-69% para a detecção de carcinoma, com especificidades em torno de 98%. A sensibilidade foi menor ainda em grande estudo transversal multicêntrico, com 2.497 participantes. Vinte e cinco por cento dos pacientes com CCR e 17% dos adenomas maiores que 1cm foram detectados com o ensaio de mutação do DNA das fezes, com especificidade elevada (96%)[17].

A melhoria do ensaio com o gel à base de purificação de DNA ou a estabilização das fezes em tampão também aumentou a sensibilidade diagnóstica, com especificidade comparável. Estudo recente usando uma tecnologia chamada de BEAMing (esterilização e descontaminação por energia ionizante) mostrou resultados promissores na detecção de mutações. Em pequeno conjunto de amostras, os autores encontraram sensibilidade de 92%, que foi superior às técnicas convencionais para a detecção de mutações nas mesmas amostras (60%).

Recentemente, um teste de DNA fecal de última geração baseado em quantificação alelo-específico por PCR em tempo real foi desenvolvido para de detectar estágios precoces do CCR, com sensibilidade de 85% e especificidade de 89%. Testes de L-DNA realizados em combinação com iFOBT (pesquisa de sangue oculto por imuno-histoquímica) demonstraram melhor predição na detecção de tumor ou lesões adenomatosas de alto risco no cólon[18].

Em nosso laboratório, verificamos que a quantificação de DNA humano fecal foi maior nos doentes com CCR (sensibilidade de 66% e especificidade de 73%) em estudo realizado em 50 pacientes com CCR, 50 com pólipos e 50 controles (colonoscopia normal). Esse método, no entanto, não diferenciou o grupo adenoma do grupo câncer. *Microarrays* que permitem o estudo conjunto de 20 mutações nos genes *KRAS*, *BRAF* e *PIK3CA* (*KBP*) apresentaram sensibilidade diagnóstica de 35% e especificidade de 96%. Outro *microarray* produzido pelo mesmo fabricante (RANPLEX CRC), que permite o estudo de 28 mutações nos genes *APC*, *KRAS*, *BRAF* e *p53*, apresentou maior sensibilidade (78%), com especificidade semelhante (100%)[18]. Nosso estudo mostrou alta especificidade diagnóstica, no entanto a baixa sensibilidade impede que esse seja indicado como método de rastreamento não invasivo. Entre os motivos que prejudicam a positividade desses testes é a baixa quantidade de DNA humano nas fezes comparada ao DNA total.

MARCADORES EPIGENÉTICOS

A palavra "epigenética" foi criada há meio século, combinando *epigenesis* e "genética" para descrever os mecanismos de delineamento celular e especificação das linhagens durante o desenvolvimento dos animais. Hoje, o "epigenoma" é geralmente utilizado para descrever uma visão global, abrangendo os processos que modulam os padrões de expressão gênica, independente de sua sequência em uma célula e tem sido liberalmente aplicado em referência ao estado de metilação do DNA e modificações de histonas ao longo do genoma.

As alterações epigenéticas no câncer foram descritas por Fearon e Volgenstein em 1983. Eles descreveram que ocorria hipometilação em alguns genes e hipermetilação em regiões específicas da região promotora, causando, assim, o silenciamento gênico. Hoje vários estudos apontam genes hipermetilados envolvidos no CCR, como *APC, AXIN2, DKK1, SFRP1, SFRP2, WNT5A, MGMT, e* genes de reparo de DNA como *hMLH1* e *hMLH2.*

Alterações epigenéticas são aceitas como um mecanismo-chave na carcinogênese do CCR. Em particular, hipermetilação das ilhas CpG presentes na região promotora do gene podem levar à inativação de genes supressores tumorais. A maioria dos tumores (cerca de 50-80%) apresenta instabilidade cromossômica (CIN), enquanto uma menor fração (10-15%) é caracterizada por instabilidade de microssatélites (MSI). O CCR com hipermetilação em regiões ricas em CpG são definidas como apresentando fenótipo de metilação das ilhas CpG (CIMP). Por meio do perfil de hipermetilação, os tumores são classificados como sendo CIMP+ ou CIMP–, e esses perfis estão subdividindo o CCR de acordo com o perfil de metilação e associando ao prognóstico.

A via CIMP é normalmente ativada após a mutação em *BRAF* ou *KRAS* (em alguns casos). Como resultado da mutação, lesões sensíveis à metilação do *BRAF*, como pólipos hiperplásicos do tipo microvesicular (MVHP) e adenoma/pólipos sésseis serrilhados (SSA/P), podem desenvolver-se. Um bom biomarcador prognóstico dá informações sobre biologia do tumor, um marcador preditivo mostra como um tumor específico responde ao tratamento medicamentoso[19].

A existência do CIMP e sua correlação com características clinicopatológica têm sido confirmadas por diversos estudos utilizando diferentes técnicas. O fenótipo CIN está envolvido em 60-70% do câncer colorretal e é mais comumente observado no cólon distal. Em contraste, alta MSI ocorre preferencialmente no cólon proximal.

O fenótipo CIMP+ (CIMP1) está associado com câncer de cólon, preferencialmente proximal, com instabilidade microssatélites (MSI) através de silenciamento epigenético do gene *MLH1*, muitas vezes com mutação no *BRAF*. O fenótipo de CIMP– (CIMP2) tem sido caracterizado por metilação do DNA de um grupo limitado de genes e mutações do *KRAS*. Estudos recentes mostraram que adenomas serrilhados sésseis, principalmente observados no cólon proximal, estão associados com mutação no *BRAF* e CIMP, sugerindo que o CCR CIMP-positivo surge a partir de um precursor diferente que os tumores CIMP negativo. O fenótipo de CIMP positivo é normalmente associado a melhor prognóstico, embora esses pacientes não se beneficiem com quimioterapia adjuvante com 5-fluorouracil[20].

Evidências crescentes sugerem que várias dessas modificações epigenéticas podem ser biomarcadores valiosos para o diagnóstico de câncer, prognóstico, tendência à metástase e resposta ao tratamento. A maioria dos biomarcadores de metilação de DNA ainda não está disponível comercialmente, mas está atualmente sendo pesquisada ou em ensaios clínicos.

Biomarcadores epigenéticos também têm sido explorados como alternativas de baixo custo, para uso como método não invasivo à colonoscopia na detecção precoce do câncer. A detecção precoce baseada na metilação do DNA seria ideal, pois pode ser detectada em fluidos corporais, oriundos do tecido tumoral. Estudos demonstram que metilações aberrantes do DNA das células do câncer podem ser detectadas em DNA livre circulante (FDNA) e em células tumorais livres circulantes (cfDNA) encontradas no plasma, soro ou fezes de doentes com câncer. Pensa-se que o cfDNA e o FDNA sejam resultados do desprendimento direto do DNA do tumor primário através de apoptose ou necrose ou originam-se a partir de células tumorais circulantes ou depósitos de células metastáticas.

Um teste baseado em sangue tem a vantagem de poder ser usado na detecção primária do CCR, bem como no pós-operatório, para a detecção de recorrência local e à distância. No entanto, marcadores fecais podem ter alguma vantagem em relação a testes sanguíneos, na detecção de adenomas por estarem em contato direto com as fezes. Embora não se saiba a meia-vida do DNA tumoral nas fezes e, parece possível que a concentração de DNA derivado do tumor seja maior no intestino do que na corrente sanguínea.

Estudos apresentam dados de sensibilidade variáveis (que podem alcançar 90%) para testes baseados em detecção de metilação no sangue, com especificidade de 88%, e em fezes, com sensibilidade de 95% e especificidade de 94%.

Ensaio foi desenvolvido para a detecção de metilação do DNA nos Estados Unidos, o ColoVantage®. Trata-se de um teste sanguíneo que detecta metilação do gene *SEPT9*. A sensibilidade global encontrada do ensaio da SEPT9 foi de 90%, na fase inicial (estádios I e II) de 87% e em fase tardia (estádios III e IV) de 100%. O CCR foi detectado no ceco, no reto e no cólon sigmoide, na maioria dos casos, utilizando esse ensaio. Outros ensaios para metilação da SEPT9 que estão atualmente em uso para a detecção de CCR são Epi proColon® 1.0 e Abbott RealTime[21].

Oh et al. identificaram um novo biomarcador de metilação para CCR baseado no gene *sdc2* detectado no sangue, que combina alta sensibilidade e especificidade e pode ser utilizado para a detecção precoce do CCR, e a sensibilidade para o estágio I foi de

92,3%. Metilação do gene *SFRP2* apresentou sensibilidade de detecção do CCR de 67% e especificidade de 94% utilizando apenas 200µL de soro. Em estudo publicado recentemente, demonstrou-se que a detecção do gene *THBD* metilado detecta 74% de CCR em estádio I/II, com especificidade de 80%, utilizando 1 mL de soro. Futuros estudos deverão apontar se o aumento do volume de teste também eleva a sensibilidade sem perda de especificidade[22].

O teste ColoSure™ é à base de detecção de metilação fecal que está clinicamente disponível nos Estados Unidos e detecta metilação no gene *vimentina*. A sensibilidade desse ensaio varia de 38-88%[23].

Vários genes hipermetilados isolados a partir de amostras de fezes foram utilizados como biomarcadores para a detecção de CCR ou adenomas, incluindo *APC, p16, hMLH1, MGMT, SFRP1, SFRP2 VIM*. Duas meta-análises desses estudos revelaram que a sensibilidade para a detecção de CCR ou adenomas variou de 62 a 75%. Recentemente, a hipermetilação de fibrilina-1 (FBN1) foi detectada em amostras de fezes de CCR e mostrou sensibilidade de 72% e sensibilidade de 93% para a detecção de CCR[24].

A utilização de um painel de biomarcadores tem potencial para aumentar a sensibilidade dos testes baseados na detecção de metilação do DNA em sangue e fezes. Lind et al. identificaram um painel de biomarcadores altamente sensível e específico que compreende os seguintes genes: *CNIP1, FBN1, INA, SNCA, MAL* e *SPG20*. Todos esses foram detectados em 99% das amostras de CCR e em 90% dos adenomas, tornando-o bom painel de biomarcadores para o diagnóstico de CCR[20].

Em outro estudo, Alhquist et al. desenvolveram um painel de biomarcadores que consiste nos genes *BMP3* desnaturado, *NDRG4*, *vimentina*, *TFPI2*, *KRAS* mutante, β-actina, e da quantidade de hemoglobina, com a SEPT9. O teste de sDNA (DNA fecal) conseguiu maior sensibilidade do que SEPT9 isoladamente. Em particular, a sensibilidade para a detecção de todas as neoplasias foi de 84% para o teste de sDNA e 39% para SEPT9. Por fim, a sensibilidade global para a detecção de CCR foi de 87% pelo teste de sDNA e 60% para SEPT9. Além disso, Carmona et al. estudaram um painel que incluía três marcadores para CCR para a detecção de sDNA. As sondas foram localizadas nos genes *AGTR1*, *WNT2* e *SLIT2*. A sensibilidade do painel para a detecção do CCR foi de 78%, sendo maior do que o ensaio para SEPT9 no plasma (70%)[25].

Os testes para a detecção de metilação do DNA no sangue e nas fezes têm-se mostrado altamente promissores no desenvolvimento de diagnóstico não invasivo para o CCR, prognóstico, resposta e indicação terapêutica, devido ao potencial de detectar a doença em estágios iniciais utilizando métodos moleculares não invasivos. No entanto, ainda existem algumas barreiras metodológicas a serem vencidas. As amostras de sangue são mais estáveis e de fácil obtenção do que as de fezes, no entanto, ainda é necessário o aperfeiçoamento de técnicas que consigam detectar alterações de interesse clínico em um volume e amostra pequenos; jà para fezes, os métodos devem ser sensíveis o suficiente para detectar o DNA humano que se encontra em quantidades diminuídas (0,01% do DNA total presente nas fezes), quando comparados ao da flora bacteriana presente nas fezes, e menor ainda do DNA proveniente do tumor.

REFERÊNCIAS

1. Brenner H, Kloor M, Pox CP. Colorectalcancer. Lancet. 2013;6736(13):61649-9.
2. Instituto Nacional do Câncer. Estimativa 2014: Incidência de Câncer no Brasil [Internet]. Rio de Janeiro; 2014. Acessado em março de 2014. Disponível em: http://www.inca.gov.br/estimativa/2014/.
3. Forones NM, Tanaka M, Machado D. [Increased carcinoembryonic antigen and absence of recurrence in monitoring colorectal cancer]. Arq_Gastroenterol. 1998;35(2):100-3.
4. Forones NM, Tanaka M. CEA and CA 19-9 as prognostic indexes in colorectal cancer. Hepatogastroenterology. 1999;46(26):905-8.
5. De Maio G, Rengucci C, Zoli W, Calistri D. Circulating and stool nucleic acid analysis for colorectal cancer diagnosis.World J Gastroenterol. 2014;20(4):957-67.
6. Frattini M, Gallino G, Signoroni S, Balestra D, Battaglia L, Sozzi G, et al. Quantitative analysis of plasma DNA in colorectal cancer patients: a novel prognostic tool. Ann N Y Acad Sci. 2006;1075: 185-90.
7. Fearon ER, Vogelstein B. A genetic model for colorectal tumorigenesis. Cell. 1990;61(5):759-67.
8. Walther A, Houlston R, Tomlinson I. Association between chromosomal instability and prognosis in colorectal cancer: a meta-analysis. Gut. 2008;57(7):941-50.
9. Cushman-Vokoun AM, Stover DG, Zhao Z, Koehler EA, Berlin JD, Vnencak-Jones CL. Clinical utility of KRAS and BRAF mutations in a cohort of patients with colorectal neoplasms submitted for microsatellite instability testing. Clin Colorectal Cancer. 2013;12(3):168-78.
10. Cushman-Vokoun AM, Stover DG, Zhao Z, Koehler EA, Berlin JD, Vnencak-Jones CL. Association between KRAS codon 13 mutations and clinical response to anti-EGFR treatment in patients with metastatic colorectal cancer: results from a meta-analysis. Cancer Chemother Pharmacol. 2013;71(1):265-72.
11. Ting WC, Chen LM, Pao JB, Yang YP, You BJ, Chang TY, et al. Common genetic variants in Wnt signaling pathway genes as potential prognostic biomarkers for colorectal cancer. PloS One. 2013; 8(2):e56196.
12. Kloor M, Staffa L, Ahadova A, von Knebel Doeberitz M. Clinical significance of microsatellite instability in colorectal cancer. Langenbecks Arch Surg. 2014;399(1):23-31.
13. Cushman-Vokoun AM, Stover DG, Zhao Z, Koehler EA, Berlin JD, Vnencak-Jones CL. Clinical utility of KRAS and BRAF mutations in a cohort of patients with colorectal neoplasms submitted for microsatellite instability testing. Clin Colorectal Cancer. 2013;12(3):168-78.
14. De Roock W, Claes B, Bernasconi D, De Schutter J, Biesmans B, Fountzilas G, et al. Effects of KRAS, BRAF, NRAS, and PIK3CA mutations on the efficacy of cetuximab plus chemotherapy in chemotherapy-refractory metastatic colorectal cancer: a retrospective consortium analysis. Lancet Oncol. 2010;11(8):753-62.
15. Huh JW, Kim HR, Kim YJ. Prognostic role of p53 messenger ribonucleic acid expression in patients after curative resection for stage I to III colorectal cancer: association with colon cancer stem cell markers. J Am Coll Surg. 2013;216(6):1063-9.
16. Ahlquist DA, Skoletsky JE, Boynton KA, Harrington JJ, Mahoney DW, Pierceall WE, et al. Colorectal cancer screening by detection of altered human DNA in stool: feasibility of a multitarget assay panel. Gastroenterology. 2000;119(5):1219-27.
17. Parekh M, Fendrick AM, Ladabaum U. As tests evolve and costs of cancer care rise: reappraising stool-based screening for colorectal neoplasia. Aliment Pharmacol Ther. 2008;27(8):697-712.
18. Kalimutho M, Del Vecchio Blanco G, Cretella M, Mannisi E, Sileri P, Formosa A, et al. A simplified, non-invasive fecal-based DNA integrity assay and iFOBT for colorectal cancer detection. Int J Colorectal Dis. 2011;26(5):583-92.

19. Lima JM, Saad SS, Murray H, Forones NM. Detection of stool DNA mutations in colorectal cancer patients. ESMO 15th World Journal of Gastrointestinal of Cancer. Ann Oncol. 2013;24: iv96-6.
20. Coppedè F, Lopomo A, Spisni R, Migliore L. Genetic and epigenetic biomarkers for diagnosis, prognosis and treatment of colorectal cancer.World J Gastroenterol. 2014;20(4):943-56.
21. Gyparaki MT, Basdra EK, Papavassiliou AG. DNA methylation biomarkers as diagnostic and prognostic tools in colorectal cancer. J Mol Med (Berl). 2013;91(11):1249-56.
22. Oh T, Kim N, Moon Y, Kim MS, Hoehn BD, Park CH, et al. Genome-wide identification and validation of a novel methylation biomarker, SDC2, for blood-based detection of colorectal cancer. J Mol Diagn. 2013;15(4):498-507.
23. Ned RM, Melillo S, Marrone M. Fecal DNA testing for colorectal cancer screening: the ColoSure™ test. PLoS Curr. 2011;3:RRN1220.
24. Rivera CM, Ren B. Mapping human epigenomes. Cell. 2013;155(1):39-55.
25. Ahlquist DA, Sargent DJ, Loprinzi CL, Levin TR, Rex DK, Ahnen DJ, et al. Stool DNA and occult blood testing for screen detection of colorectal neoplasia. Ann Intern Med. 2008;149(7):441-50.

Capítulo 36

Câncer do Esôfago – Carcinoma Epidermoide e Adenocarcinoma

Sergio Szachnowicz
Filippe Camarotto Mota
Aline Marcílio Alves
Ivan Cecconello

INTRODUÇÃO

O câncer do esôfago é considerado o oitavo câncer mais comum no mundo e, segundo o INCA (Instituto Nacional do Câncer, órgão oficial do Brasil), a quarta causa de morte por câncer mais comum no País nos últimos 10 anos, entre homens. Podemos dividir o câncer do esôfago em dois subtipos histológicos principais, o carcinoma epidermoide (CE) e o adenocarcinoma do esôfago (ACE). As características clínicas, epidemiológicas e moleculares desses dois tipos diferentes de câncer diferem de forma importante e variada. Neste capítulo iremos tratar objetivamente das variáveis genéticas e características moleculares de cada tipo histológico.

Desde o início do século XIX, sabemos que a inflamação crônica está ligada ao desenvolvimento do câncer, principalmente no aparelho digestivo. Reconhecemos dois caminhos ligando a inflamação ao câncer: a intrínseca, ativada por alterações genéticas e epigenéticas, e a extrínseca, como o refluxo estimulando a carcinogênese no epitélio do Barrett ou o tabagismo e etilismo levando à transformação maligna no epitélio escamoso.

Durante a resposta à inflamação, a mucosa esofágica é infiltrada por células inflamatórias, incluindo neutrófilos, monócitos, linfócitos e plasmócitos. Essas produzem citocinas (IL-6, TNF-α, e IL-1β) e radicais livres que desempenham papel importante no desenvolvimento do câncer. O desbalanço entre a inibição de apoptose e o estímulo da proliferação celular, associado à angiogênese e à remodelação tecidual junto com lesões diretas ao DNA causadas pelos radicais livres favorecem a ocorrência de mutações celulares.

As alterações genéticas, somadas às epigenéticas ativam a cascata de inflamação intrínseca e contribuem para a carcinogênese no epitélio inflamado.

BIOLOGIA MOLECULAR NO CARCINOMA EPIDERMOIDE DE ESÔFAGO

Apesar dos avanços no tratamento clínico e cirúrgico do CE de esôfago nas últimas décadas, o prognóstico dessa doença permanece ruim, com baixas taxas de sobrevida em 5 anos.

Com isso, maior entendimento do processo de carcinogênese e da progressão desse tumor é necessário, em busca de possibilidades de diagnóstico precoce e tratamento mais efetivo.

Diante disso, o estudo biomolecular do CE de esôfago torna-se cada vez mais presente, com número crescente de estudos nesse campo. Diversos marcadores genéticos e epigenéticos já foram reconhecidos no desenvolvimento do CE de esôfago, alguns com implicações de maior agressividade e pior prognóstico ou mesmo com a característica de facilitar o diagnóstico mais precoce e auxiliar no tratamento adjuvante. Atualmente, o uso desses marcadores começa a apresentar maior aplicabilidade clínica, tanto em termos de diagnóstico precoce, como relacionado a terapias específicas mais efetivas, como veremos a seguir neste capítulo.

Genes suscetíveis a agressões ambientais

A marcante distribuição geográfica do CE de esôfago nos faz acreditar que toxinas associadas à dieta ou ao ambiente podem representar um fator etiológico importante para a carcinogênese do esôfago.

O polimorfismo genético, associado a algumas enzimas relacionadas ao metabolismo de carcinógenos, pode ser determinante de maior suscetibilidade ao câncer. Entre as enzimas produzidas por esses genes, merece destaque o citocromo P450 (CYP). Já em 1997, Nimura et al.[1] notaram que fumantes com certos polimorfismos do citocromo P450 (*CYP1A1*, *CYP2E1*) possuíam risco maior de desenvolver CE de esôfago.

O gene *CYP1A1* está localizado em 15q24.1 codificando a aril-hidrocarbono hidroxilase (AHH). A AHH é uma enzima hepática que catalisa hidrocarbonos aromáticos policíclicos para que se tornem fenóis e epóxidos. Alguns desses fenóis podem combinar-se ao DNA para formar aductos. Esses aductos de DNA são finalmente convertidos em diol-epóxidos, via epóxido-hidrolase, os quais estão associados à ocorrência e à resistência a drogas de alguns tumores. A CYP1A1 foi demonstrada como a enzima mais importante na ativação da catalisação desses hidrocarbonos policíclicos pró-carcinogênicos. Os polimorfismos dominantes do *CYP1A1* são MspI e IIe/Val. Em recente metanálise[2], que incluiu 27 estudos, concluiu-se que os polimorfismos IIe/Val estão associados com maior risco de CE de esôfago, enquanto o MspI não está associado a essa maior suscetibilidade.

Oncogenes

Fatores de crescimento

Os fatores de crescimento são normalmente proteínas ou hormônios esteroides e agem como moléculas de sinalização que regulam várias respostas celulares, como proliferação celular, sobrevivência e diferenciação. Muitos fatores de crescimento estimulam a resposta celular pela ligação a receptores específicos associados à atividade da tirosina quinase. Interações entre ligantes dos fatores de crescimento e os receptores de tirosina quinase levam à ativação da atividade da tirosina quinase e ativam os caminhos de sinalização por meio de moléculas contendo o domínio homólogo Src 2 (SH2). Como os caminhos de sinalização mediados pelos fatores de crescimento promovem eventos relacionados ao crescimento celular, a superativação desses caminhos de sinalização está correlacionada ao processo de transformação em diversos tipos de câncer[3].

Os fatores de crescimento vascular endotelial (VEGF) estimulam o crescimento de novos vasos sanguíneos, regulam a permeabilidade vascular e promovem um efeito antiapoptótico nas células endoteliais. Estão frequentemente superexpressos em pacientes com câncer de esôfago e provavelmente associados à progressão tumoral por estimular a angiogênese, sendo um fator preditivo para piores desfechos clínicos no CEC de esôfago. Adicionalmente, a baixa expressão de VEGF já foi correlacionada à melhor resposta à quimiorradioterapia neoadjuvante[3].

Os fatores de crescimento insulínico e semelhante à insulina 1 (IGF-1) são capazes de regular o crescimento celular através da ligação ao seus respectivos receptores. O polimorfismo genético desses fatores de crescimento já foi correlacionado ao risco de câncer colorretal e ao câncer de próstata. No entanto, seu papel no CEC de esôfago ainda permanece desconhecido.

Em estudo a respeito do polimorfismo genético dos fatores de crescimento epidérmico (EGF) e do VEGF, demonstraram-se implicações significativas na sobrevida global dos pacientes com CE de esôfago, associado a polimorfismos genéticos específicos e o papel dos níveis de expressão de EGF e VEGF como preditores prognósticos em pacientes com CE de esôfago[4].

Receptores dos fatores de crescimento

Os receptores dos fatores de crescimento epidérmico (EGFR) pertencem a família ErbB dos receptores de tirosina quinase, que inclui EGFR (ErbB-1), HER-2/neu (ErbB-2), HER-3 (ERbB-3) e HER-4 (ErbB-4), todos conhecidos pelo envolvimento em caminhos de modulação do crescimento e proliferação tumoral. Variações genéticas dos EGFR também demonstraram influência nos desfechos clínicos de diversos tipos de tumores, como cânceres de pulmão de não pequenas células, de próstata, colorretal metastático e de pâncreas. Vários estudos focaram no R497K e no polimorfismo repetido CA dentro do íntron 1, já que o EGFR R497K é conhecido por atenuar a ligação ao ligante EGF, enquanto o polimorfismo repetido CA parece influenciar a transcrição do EGFR. A interação do EGFR R497K com o EGF no polimorfismo +61^{A}/G foi associada a risco aumentado de câncer de esôfago.

Em estudo com 549 pacientes previamente randomizados entre esofagectomia e esofagectomia associada à radioterapia pós-operatória, encontrou-se associação entre expressão aumentada de EGFR e profundidade de invasão, metástase linfonodal e sobrevida em 5 anos. Avaliando subgrupos com alta expressão de EGFR, a sobrevida em 5 anos entre os grupos de cirurgia apenas comparado com cirurgia somada à radioterapia foram estatisticamente diferentes. Já entre aqueles com baixa expressão de EGFR não se confirmou essa associação, sugerindo fortemente que pacientes com alta expressão de EGFR são bons candidatos à radioterapia pós-operatória[5].

Reguladores do ciclo celular

Ciclina D1

Entre os fatores nucleares estudados na carcinogênese do CE de esôfago (*myc, ciclina D1, mdm2*), a amplificação do gene *ciclina D1* mapeado na região 11q13 já foi definida como uma das aberrações genéticas mais comuns nesse tumor, frequentemente associada a casos de pior prognóstico.

A ciclina D1 é um dos membros da família de proteínas ciclinas e está envolvida na progressão do ciclo celular, sintetizada durante a fase G1 e conduz a transição G1/S. Vários estudos já avaliaram o valor prognóstico da *ciclina D1*, encontrando melhor prognóstico e melhor resposta a tratamento neoadjuvante com quimiorradioterapia (QRT) entre aqueles com baixa expressão ou expressão negativa de ciclina D1[3].

Takeshita et al.[6] desenvolveram um novo biomarcador para predizer o *status* da ciclina D1 (*CCDN1*) utilizando o DNA plasmático, pela razão da *CCDN1* com a dosagem do receptor de dopamina D2 (*DRD2*; 11q22-23). Demonstraram que essa relação (*CCDN1*/DRD2) pode ser utilizada na detecção, monitorização terapêutica (queda da relação após a ressecção tumoral) e avaliação prognóstica dos portadores de CEC de esôfago, e que essa relação aumentada, denotando uma amplificação do *CCDN1*, está relacionada a pior prognóstico da doença. Posteriormente, demonstraram a aplicabilidade clínica de tal método nos CE de esôfago superficiais, mostrando que a relação aumentada se apresenta como fator de risco independente para recorrência nos tumores ressecados por via endoscópica[7].

CDC25B

CDC25B é um membro da família de proteínas CDC25, que desfosforila e ativa as quinases dependentes de ciclina, promovendo a transição entre as fases G2-M, pela ativação do complexo CDC2/ciclina B1. O CDC25B está superexpresso em vários tipos de câncer, incluindo o CEC de esôfago.

Danos ao DNA resultam no aprisionamento do ciclo celular na transição G2-M por meio da inativação do CDC25. Alta atividade do CDC25B pode, em teoria, prevenir esse aprisionamento após a irradiação. Assim, a superexpressão do CDC25B pode reduzir a duração desse aprisionamento, o que diminui o tempo disponível para o reparo do DNA, resultando em aumento da apoptose e consequente maior sensibilidade à radioterapia[8].

Proteína 14-3-3 sigma

O 14-3-3 sigma é uma proteína da família de proteínas que regulam a atividade celular por meio da ligação a proteínas fosforiladas. A expressão de 14-3-3 sigma aprisiona a célula na fase G2, facilitando o reparo do DNA antes da mitose. Normalmente, a 14-3-3 sigma sequestra o complexo cdc2-ciclina B1 no citoplasma durante o aprisionamento na fase G2. Sua ausência permite que esse complexo entre no núcleo sem o reparo do DNA. Assim, células em que o 14-3-3 sigma está inativado são incapazes de manter o aprisionamento na fase G2 e, eventualmente, podem sofrer mitoses danosas. A expressão do 14-3-3 sigma no CEC de esôfago está associada a uma resposta favorável a QRT neoadjuvante e, em pacientes com p53 positivo, a taxa de sobrevida é melhor para pacientes com 14-3-3 sigma positivos[3].

Genes de supressão tumoral

Muitos genes de supressão tumoral e os fatores nucleares dos oncogenes controlam a expressão de proteínas que regulam o ciclo celular e sua interação controla o ritmo de progressão desse processo.

O principal controle está na progressão da fase G1 para a fase S do ciclo celular. Esse processo é regulado pela ativação sequencial das ciclinas dependentes de quinase (CDK) e sua associação com subunidades regulatórias específicas, as ciclinas, entre as quais a principal é a ciclina D1. A ativação do complexo CDK/ciclina D1 fosforila a proteína do retinoblastoma (Rb). Os fatores de transcrição ligados à Rb da família E2F são então liberados. Esses genes E2Fs são essenciais para a entrada na fase S e consequente replicação do DNA. Esse processo pode ser inibido pelos genes de supressão tumoral, como *p16*, *p15*, *p21*, *p53*, *p27*, e estimulado pela proteína c-myc.

Gene *p53*

A mutação do gene *p53* é uma das alterações genéticas das neoplasias malignas em geral e está entre as mais estudadas no CE de esôfago. O *p53* desempenha papel vital na integridade celular, suprimindo a transformação oncogênica pela interrupção da fase G1 do ciclo celular, permitindo o reparo do DNA danificado ou induzindo a apoptose nos casos em que o dano é muito crítico para ser reparado.

Assim, o *p53* é estudado como o "guardião do genoma" e suas alterações implicadas na desregulação do ciclo celular, perda da função apoptótica e perda de sensibilidade às drogas anticancerígenas.

Vogestein e Kinzler, em 1992, descreveram 5 mecanismos para a inativação do *p53*. 1. Por meio da ligação como um tetrâmero a um local específico de ligação do gene *p53* (*p53-binding site*) ativa a expressão de genes adjacentes que inibem o crescimento e/ou a invasão. A deleção de um ou ambos os alelos do *p53* reduz a expressão dos tetrâmeros, resultando na diminuição da expressão dos genes inibidores do crescimento, mecanismo encontrado em diversos tipos de tumores ocasionais. 2. Mutações *nonsense* (mudança da cadeia em uma sequência de DNA que resulta em códon de parada prematuro) do gene que resultam no truncamento da proteína e não permitem a oligomerização, ocasionando redução similar dos tetrâmeros de *p53*. Mutações desse tipo são comuns em cânceres de pulmão e esôfago. 3. Mecanismo envolve uma mutação *missense* (codifica um aminoácido diferente), resultando em efeito dominante negativo com redução ainda maior da funcionalidade dos tetrâmeros ativos. Essas mutações estão frequentemente presentes em tumores de cólon, pulmão, mama, pele e bexiga. 4. Mecanismo envolve a expressão do gene *E6* do HPV, resultando em inativação funcional do *p53* por meio da ligação e degradação, comum em cânceres de colo uterino. 5. A ação do *p53* pode ser interrompida por alterações no gene celular *MDM2*. O gene *MDM2* está amplificado em muitos dos sarcomas e sua superexpressão interfere na ativação do gene *p53*[9].

Classicamente, a presença da mutação do *p53* esteve associada a pior prognóstico do CE de esôfago, e vem-se demonstrando um papel importante do *p53* na resposta a regimes quimioterápicos.

Em revisão sistemática com o estudo dos biomarcadores no câncer de esôfago, foram descritos 4 estudos correlacionando significativamente o *status* do *p53* com o prognóstico do CEC de esôfago, 6 estudos que mostraram associação positiva entre o *status* do *p53* e a resposta à quimiorradioterapia neoadjuvante e 2 estudos em que ambas as correlações foram significantes[3].

Recentemente, em estudo comparativo em um grupo pequeno de pacientes, Kandioler et al. demonstraram diferença significativa em sobrevida após quimioterapia neoadjuvante baseada em cisplatina e fluorouracil entre paciente com o gene *p53* mutante e normal, com prejuízo para aqueles com a mutação. As drogas quimioterápicas, como a cisplatina e o fluorouracil, agem induzindo dano ao DNA, ativando o gene *p53*. Como resultado, o gene *p53* dispara a cascata apoptótica, levando à morte celular programada. Explica-se, assim, a pior resposta às drogas neoadjuvantes em pacientes com *p53* mutado[10]. Esse mesmo grupo está conduzindo atualmente um ensaio clínico baseado na estratificação dos grupos no *status* do *p53* e randomizando-os em diferentes tratamentos neoadjuvantes (cisplatina/fluorouracil *vs.* docetaxol) em busca de um tratamento direcionado baseado nesse biomarcador (PANCHO trial).

Gene *p21*

O gene *p21* é um importante regulador do ciclo celular e age como mediador das funções de inibição do crescimento e apoptose promovidas pelo *p53*. É diretamente regulada ao nível transcricional por *p53* e considerada a efetora no aprisionamento do ciclo na fase G1 induzida pela *p53*.

Na célula, a proteína p53 se liga ao DNA, que estimula a expressão da proteína p21 e interage com a proteína estimuladora da divisão celular cdk2, formando um complexo que impede a célula de atingir o próximo estágio da divisão celular. A proteína p53 mutante perde a capacidade de se ligar ao DNA de forma efetiva, assim não gera a proteína p21 para agir interrompendo o ciclo celular. Isso pode ocasionar um crescimento celular descontrolado, culminando em tumor.

No CE de esôfago, não foi encontrada correlação entre a expressão de *p21* e o acúmulo anormal de *p53*, indicando que a expressão de *p21* é induzida por um caminho independente do *p53* adicionalmente ao caminho dependente do *p53*.

Os estudos na literatura correlacionando *p21* e seu valor prognóstico no CE de esôfago mostram resultados conflitantes. Apesar de a expressão aumentada de *p21* ser teoricamente um fator prognóstico positivo por interromper o ciclo celular, sua superexpressão já foi correlacionada a piores desfechos clínicos em pacientes com CE de esôfago em alguns estudos, enquanto outros encontraram associação positiva com melhor prognóstico. Parte dessa discrepância pode ser devido ao uso de diferentes valores de corte ao avaliar o índice de marcação do *p21* (p21LI). Shiozaki et al. realizaram estudo retrospectivo dos casos de CE submetidos à esofagectomia e encontraram, utilizando um valor de corte de 30% do *p21LI*, sobrevida em 5 anos significativamente maior em pacientes com *p21LI* > 30% e baixo *p21LI* como fator de mau prognóstico independente[11]. Ainda faltam estudos prospectivos que comprovem essa associação.

Retinoblastoma (RB)

A proteína do retinoblastoma (pRB) age no controle da proliferação celular por meio da regulação do ciclo celular na transição entres as fases G1/S. A pRB liga-se ao fator de transcrição E2F durante a fase G1. No entanto, quando é fosforilada pelas ciclinas dependentes de quinase permanecendo inativa ou está ausente, o E2F é liberado, permitindo que as células alcancem a fase S, levando ao desenvolvimento do tumor. A perda do gene *RB* ou da expressão da pRB frequentemente são observadas no CEC de esôfago. Também já foi demonstrado que a inativação da pRB está correlacionada à maior invasão e pior prognóstico desse tumor. Como grande parte dos estudos entre essa associação foi realizada em pequenas populações, desenvolveu-se uma metanálise a fim de sintetizar o papel do RB no CE de esôfago.

Nesse estudo, demonstrou-se que a perda da pRB ocorre com maior frequência entre tumores T3-T4 e está associada significativamente a metástases linfonodais e, consequentemente, pior prognóstico[12].

Fatores relacionados a metástases

Moléculas de adesão celular

As moléculas de adesão celular são responsáveis pelas interações entre as células e entre células e matriz celular. São importantes no desenvolvimento e homeostase de todos os tecidos, assim como de condições patológicas como doenças inflamatórias, infecções e doenças malignas. Elas podem influenciar o potencial metastático das células cancerígenas como moduladores positivos ou negativos. Sua ação é responsável pela migração através da parede vascular, repouso em determinados tecidos e crescimento em sítios secundários.

As moléculas de adesão celular podem ser agrupadas em diversas famílias distintas. São incluídas as famílias de receptores das integrinas, as caderinas, a superfamília das imunoglobulinas, as moléculas de adesão celular semelhantes às lectinas, os receptores de laminina 67kDa e o receptor CD44.

As moléculas de adesão mais estudadas no CE de esôfago são as caderinas. As caderinas são glicoproteínas transmembrana de adesão célula-célula dependentes de cálcio, ancoradas no citoesqueleto através de proteínas citoplasmáticas, incluindo as cateninas alfa e beta. A E-caderina é uma das moléculas de adesão mais importantes expressa pelas células epiteliais e reconhecida como uma molécula supressora de invasão. A glicoproteína desmossomal, um dos principais componentes de adesão do desmossomo, é outro subtipo dessa família. A redução da expressão de E-caderina e glicoproteína desmossomal, assim como a expressão de cateninas foram classicamente associadas a desdiferenciação tumoral, metástases linfonodais, disseminação hematogênica e pior prognóstico no CE de esôfago[13].

O processo pelo qual as células epiteliais perdem suas propriedades epiteliais e adquirem características de células mesenquimais é conhecido como transição epitelial-mesenquimal (TEM). A eliminação da E-caderina leva à perda das aderências celulares e ocasiona migração celular de seu local de origem e alterações fenotípicas marcantes, permitindo à célula avançar através da matriz extracelular. Assim, a perda da E-caderina é tida como um dos principais eventos para a TEM.

A expressão de E-caderina é regulada por diversos fatores, também responsáveis pelo gatilho da TEM. Entre eles, a proteína de interação SMAD 1 (SIP1) liga-se ao promotor da E-caderina, levando à supressão de sua atividade. Assim a SIP1 também é considerada uma proteína-chave na ativação da TEM.

Em estudo recente, Yoshida et al. demonstraram, por meio do estudo imuno-histoquímico em 111 espécimes de tecido de CE, a relação inversa na expressão de E-caderina e SIP1. Além disso, a expressão de SIP1 foi correlacionada significativamente com variáveis como diferenciação histológica, profundidade de invasão, metástases linfonodais e invasão vascular.

O processo de metastatização necessita de migração celular e invasão, adesão ao novo substrato celular, assim como sobrevivência e crescimento das células tumorais em locais distantes. A TEM decorrente da supressão da expressão de E-caderina auxilia no processo de aquisição de propriedades migratórias e na invasão celular em vasos sanguíneos e linfáticos, e a subsequente formação de metástases à distância. A associação entre metástase linfonodal e expressão de SIP1 nesse estudo sugere que a proteína SIP1 pode exercer papel importante na progressão tumoral e metastatização[14].

A aplicabilidade clínica do estudo da E-caderina foi testada como preditor de envolvimento linfonodal em tumores superficiais. Em estudo imuno-histoquímico do tumor de 55 pacientes com CE de esôfago T1, que foram submetidos à esofagectomia com linfadenectomia em 2 ou 3 campos, a expressão diminuída de E-caderina esteve significativamente relacionada à profundidade da invasão tumoral e às metástases linfonodais. Com esses achados, os autores sugerem que pacientes com tumores T1 submetidos à ressecção endoscópica, em que o estudo imuno-histoquímico apresente redução na expressão de E-caderina, sejam bons candidatos à terapia adicional, como radioterapia ou esofagectomia[15].

A família CD44 corresponde a outro grupo importante de glicoproteínas de adesão celular na superfície da célula. CD44 é uma glicoproteína de cadeia simples com 4 domínios funcionais, incluindo um domínio extracelular N-terminal, uma região membrana proximal, um domínio transmembrana e uma cauda citoplasmática. O domínio extracelular distal é responsável pela ligação ao ácido hialurônico, um dos componentes principais da matriz extracelular, enquanto o domínio extracelular proximal é a região variável, que pode diferenciar-se em várias isoformas de CD44 por meio de variações no *splicing* (processo de maturação) do mRNA. A cauda citoplasmática exibe uma proteína que interage com as proteínas do citoesqueleto e outras moléculas sinalizadoras intracelulares.

A superexpressão de CD44 e suas isoformas já foram correlacionadas com diversos tipos de neoplasia, como câncer de mama, CE de cabeça e pescoço e esôfago de Barrett. Le Bras et al. demonstraram que a estimulação do CD44, por meio da ação da activina A, pode induzir a invasão celular pela estimulação das metaloproteinases da matriz (MMP-9) no câncer de esôfago. Adicionalmente, encontraram relação entre a perda da E-caderina e a expressão de isoformas diferentes de CD44, induzindo um fenótipo invasor[16].

Enzimas de degradação de matriz extracelular

Existem 3 grupos principais de enzimas de degradação da matriz extracelular: metaloproteinases da matriz (MMP), ativadores de plasminogênio e as catepsinas. Apesar de os ativadores de plasminogênio já terem sido correlacionados a pior prognóstico no CEC de esôfago, o papel da família das MMP vem sendo estudado de forma muito mais extensiva.

As MMP são uma família de endopeptidases dependentes de zinco capazes de degradar todos os componentes da matriz extracelular. Existem mais de 20 metaloproteinases humanas classificadas como colagenases, estromelisinas e gelatinases.

As colagenases MMP1 e MMP13 podem degradar colágeno intersticial nativo, composto majoritariamente de colágeno tipos I, II e III. MMP1 e MMP13 podem estar relacionados à invasão tumoral, já que foi demonstrada a correlação entre a propagação das células cancerígenas e a lise do colágeno tipo I. A endopeptidase MMP7 semelhante à estromelisina tem estrutura MMP mínima, amplo espectro de especificidade de substratos e capacidade de ativar outras cascatas de MMP. A expressão de MMP7 na margem de invasão já foi correlacionada com a progressão dos carcinomas. A gelatinase MMP9 degrada principalmente o colágeno tipo IV, que é o componente principal da membrana basal. Assim, a atividade de MMP9 pode estar relacionada ao rompimento da camada basal e ao potencial dos carcinomas para gerar metástases à distância por meio da penetração nas membranas vasculares, facilitando a entrada das células na corrente sanguínea e metástase linfonodal e à distância. Especificamente no CE de esôfago, a MMP9 esteve relacionada positivamente com diferenciação celular do tumor, permeabilidade vascular e metástase linfonodal[17].

Vários outros estudos descreveram a associação entre a MMP-9 e o CE de esôfago. Em recente metanálise, que incluiu 35 estudos, encontrou-se associação positiva entre superexpressão de MMP-9 e grau de diferenciação tumoral, metástase linfonodal, profundidade da invasão e invasão vascular, demonstrando a participação da MMP-9 no desenvolvimento e capacidade de disseminação do CE de esôfago[18].

BIOLOGIA MOLECULAR NO ADENOCARCINOMA DE ESÔFAGO (ACE)

O ACE apresentou aumento importante na incidência durante todo o século XX, mais rápido do que o de qualquer outra doença maligna nos países ocidentais. O prognóstico mantém-se pobre com sobrevida de 5 anos, geralmente menor que 10%, apesar dos avanços no diagnóstico e terapêutica[19]. Consequentemente, muitos estudos têm investigado a patogênese molecular dessa doença, já que avanços com essa malignidade só serão feitos com melhor compreensão da doença.

A progressão do epitélio colunar para displasia e adenocarcinoma foi estudado nas últimas quatro décadas, com marcadores genéticos e de imuno-histoquímica (IHC), para identificar algum marcador que fosse capaz de prever a evolução do esôfago de Barrett para o ACE[20].

O estudo da embriogênese do esôfago no qual a diferenciação de um epitélio colunar simples para um epitélio escamoso estratificado através da ação de morfogenes e da inibição na expressão de proteínas via Hedgehog (Hh), como SHH (sonic HedgeHog), BMP4 e do fator de transcrição SOX9 tornou clara a via molecular para a diferenciação do epitélio esofágico. A expressão de SHH é induzida pelos refluxos ácido e biliar e estimula a expressão da proteína BMP4 e, por conseguinte, a superexpressão do SOX9, o que leva ao desenvolvimento do epitélio colunar não especializado. A partir desse epitélio, o desenvolvimento do epitélio colunar especializado com metaplasia intestinal (presença de células caliciformes) necessita da ação de outros fatores, como a expressão do fator de transcrição intestinal-específico, CDX2.

A inflamação crônica causada pelo refluxo nesse epitélio ativa diferentes vias inflamatórias. Os ácidos biliares e gástricos ativam as vias da IL-6/STAT3, assim como NF-κB, induzindo alterações genéticas, implicadas na progressão do esôfago de Barrett para displasia de alto grau e ACE. O aumento da expressão de tais vias foi comprovado tanto em estudos *in vitro* como *in vivo.*[21]

Estudos de p53 em Barrett mostraram altas taxas de expressão positiva de marcadores IHC em pacientes com alto grau de displasia e ACE e rara expressão na mucosa normal ou na esofagite[22,23]. A proliferação celular foi relatada como um dos primeiros passos no desenvolvimento de ACE e que pode ser induzida por dano celular crônico provocado pelo refluxo gastroesofágico. A expressão imuno-histoquímica identificada de Ki67 no esôfago de Barrett foi estudada para avaliar o aumento da proliferação celular, encontrando-se aumentada apenas no ACE e na displasia de alto grau (DAG), e menos expressa em displasia de baixo grau (LGD) e em Barrett sem displasia[24,25]. Apesar de esses dois marcadores estarem disponíveis na maioria dos grandes centros, o estudo de Ki67 e p53, com a finalidade de tentar definir marcadores biológicos intermediários no desenvolvimento do ABE, ainda não pode ser aplicado na prática clínica com precisão razoável[26].

Alguns autores sugeriram que a mucina histoquímica poderia ser usada para determinar se um padrão de marcação de mucina no esôfago de Barrett pode ser associado com maior risco de progressão para ACE[27]. Analisando os padrões de mucinas em 13 espécimes de ACE e comparando com o epitélio colunar, o padrão de expressão de mucina revelou um tipo de epitélio especializado adjacente aos tumores. Houve associação entre a predominância da expressão de mucina no epitélio adjacente e do padrão de expressão de mucina nos tumores, podendo indicar a via da carcinogênese. A descrição dessa histiogênese pode ser utilizada no EB, a fim de clarificar a presença da mucina do tipo gástrica expressa em sete dos ACE nessa investigação. Assim, uma área com metaplasia gástrica dentro epitélio de Barrett especializado poderia originar um clone capaz de iniciar a cascata da carcinogênese, desenvolvendo ACE indiferenciado, que expressa a MUC5AC. O EB é um epitélio colunar que pode ser modificado, como a mucosa gástrica faz, e originar qualquer tipo de adenocarcinoma, gástrico ou intestinal[28].

Na última década, o estudo da carcinogênese no EB, por meio da investigação da expressão anormal de proteínas e de mutações genéticas e epigenéticas, aumentou e inúmeras alterações genéticas foram descritas. Atualmente é especulado que uma série de alterações genéticas na metaplasia colunar leve à progressão de displasia de baixo grau para displasia de alto grau e finalmente ao câncer, influenciadas por complexa interação entre fatores ambientais (como fertilizantes à base de nitrato causando aumento dos nitratos salivares) e mutações em diversos e ainda não identificados mitógenos. Recentemente, encontraram-se níveis elevados de óxido nítrico, gerados no lúmen esofágico durante episódios de refluxo por causa da redução do nitrito salivar por ácido. A produção de óxido nítrico em pH ácido poderia induzir a danos no DNA em células do esôfago na forma de quebras de DNA de cadeia dupla (DSBs). DSBs são lesões críticas que levam à instabilidade genômica e podem promover a progressão do EB para ACE[29].

Hanahan e Weinberg propuseram, em 2000, seis alterações celulares essenciais na carcinogênese que podem ser observadas também no ACE. Os passos da carcinogênese passam pelas seguintes alterações genéticas: fornecer sinais de crescimento, ignorar sinais inibidores do crescimento, evitar a apoptose, replicação sem limite, manter angiogênese, invadir e proliferar[30]. Cada passo na carcinogênese pode ser visto como uma marca no desenvolvimento do ACE a partir do epitélio escamoso normal, passando pelo epitélio do Barrett e pela displasia.

As alterações genéticas que favorecem a proliferação frequentemente afetam o ciclo celular. Proteína do retinoblastoma (pRB) parece ser o interruptor molecular que controla o ponto de restrição do ciclo celular e sinaliza para a célula entrar na fase S e completar o ciclo ou entrar na fase G0 quiescente, como já descrito anteriormente neste capítulo. Rb hipofosforilada (ativa) normalmente bloqueia a progressão, enquanto a fosforilação inativa Rb, por libertação de E2F, um fator de transcrição que medeia a expressão dos genes de controle do ciclo celular críticos[31].

Vários estudos identificaram algumas das alterações genéticas nessa via e vamos discutir algumas dessas alterações acima.

Crescimento autossuficiente

As células normais requerem sinais de crescimento exógenos para sair do G0 e progredir através do ponto de restrição. Hormônios, fatores de crescimento e citocinas, ligam-se a receptores transmembrana sobre a superfície da célula e atuam como fatores de crescimento. Os receptores ativados comunicam-se com a maquinaria do ciclo celular no núcleo através de vias que envolvem a ativação de moléculas reguladoras pró-crescimento (ciclinas).

Os complexos de ciclina D1/quinase são dependentes de ciclina 4 (CDK4) e ciclina E/Cdk2. A pRB fosforilada promove a progressão do ciclo celular. Ciclinas D1 e E têm expressão aumentada em células metaplásicas no EB[32].

As células de tumor podem também libertar-se da dependência de sinais exógenos de crescimento produzindo seus próprios fatores de crescimento, ou alterando os receptores do fator de crescimento e suas vias de sinalização, de modo que os sinais de crescimento são transportados de forma inadequada ao núcleo. Os fatores de crescimento e seus receptores têm expressão alterada em metaplasia intestinal displásica e em adenocarcinoma de Barrett, que são frequentemente observados na família de receptores Erb tirosina quinase do fator de crescimento e seus ligantes, fator de crescimento epidérmico e fator de crescimento transformador. Esses marcadores têm sido implicados na progressão do câncer no EB[33,34].

Ignorar sinais anticrescimento

A proliferação de células pode ser bloqueada por meio de sinais anticrescimento, forçando entrar em quiescência e levando a diferenciação celular à interrupção permanente do crescimento. As células tumorais podem inativar genes supressores de tumores, como Rb, por meio de vários mecanismos, incluindo mutação, deleção da região cromossômica que alberga o alelo supressor de tumor (perda de heterozigosidade – LOH) ou através da ligação de grupos metilo à região promotora do gene (hipermetilação do promotor). Embora essas alterações em Rb não foram demonstradas em EB ou no ACE, várias anormalidades foram identificadas em genes que normalmente bloqueiam a fosforilação de Rb.

A mutação do p16 e p53: LOH ou hipermetilação do p16 ocorrem em até 80% dos pacientes com o EB e hipermetilação de p16 correlaciona-se com o grau de displasia em metaplasia intestinal[35].

LOH do cromossomo 17p e mutação de p53 foram determinadas como sendo um marcador de progressão do BE, por mais de um grupo de investigadores. No entanto, a possibilidade de outros genes no mesmo *locus* não pode ser excluída e são necessários mais estudos exploratórios. Todas essas alterações são normalmente observadas durante o desenvolvimento de LGD a partir do epitélio de Barrett.

Estudo realizado por Galipeau et al. mostrou que a combinação de biomarcadores pode prever o risco de câncer melhor do que marcadores individuais[36].

Outro mecanismo muito importante que induz as células a não reconhecerem os sinais de anticrescimento é a metilação de genes supressores tumorais, como *p16*, *RUNX3* e *HPP1*. Sato et al. mostraram que o índice de metilação desses genes pode ser excelente parâmetro para funcionar como biomarcadores para prever a progressão do BE para o ACE[37].

Alguns supressores tumorais, tais como APC, bloqueiam a proliferação celular por proteínas que estão envolvidas na transdução de sinal celular e por indução da diferenciação. Por exemplo, a metilação do promotor de APC ocorre em 83-92% das displasias de alto grau e ACE de EB, e em 40-50% dos pacientes com metaplasia intestinal especializada sem displasia[38].

Evitar a apoptose

A apoptose é comumente ativada por danos no DNA como mutações e outras agressões que são ativadas por meio de uma cascata de sinalização. As células malignas podem evitar a apoptose, interferindo com agentes como p53 e o ácido 13-S-hidroxioctadecadienoico (13-S-HODE), que normalmente ativam a apoptose. Quando um dano grave ao DNA ocorre, proteínas p53 acumulam a níveis que ativam vias apoptóticas a parar a progressão do ciclo celular até que o dano genético possa ser reparado[39]. Qualquer mutação de p53 ou LOH pode perturbar a ativação da apoptose, que tem sido detectada em 52-93% dos ACE e em 1-5% de células metaplásicas não malignas em EB[40]. Receptores de morte são outro componente das vias "de *ath commitment*" que poderiam ser alterados por células cancerosas para evitar a apoptose, como a ligação de Fas/Fas-L, ativando uma cascata apoptótica. Em 2000, estudo de Younes encontrou imunorreatividade para FasL em 13 casos de ACE ressecados[41]. Essas neoplasias que expressam FasL podem evitar a apoptose imunomediada pela ligação do Fas sobre a superfície de linfócitos de ataque, matando as células do sistema imunológico.

As células cancerígenas, por vezes, têm a capacidade de aumentar a síntese de agentes que normalmente bloqueiam as vias de morte, como ciclo-oxigenase-2 (COX-2), evitando a apoptose. Alguns trabalhos demonstraram que a superexpressão de COX-2 em ACE e em metaplasia de Barrett podem reduzir a apoptose *in vitro*[42].

REPLICAR SEM LIMITE

A estabilização do comprimento dos telômeros, por meio da expressão da telomerase, subverte os mecanismos intrínsecos que limitam a capacidade proliferativa de células normais, transformando as células cancerosas em imortais. Em 85-95% dos cânceres humanos, os telômeros são estabilizados por reativação da telomerase[43].

Metaplasia intestinal especializada não neoplásica expressa apenas baixos níveis de telomerase. Níveis progressivamente maiores são observados, enquanto a displasia progride em termos de gravidade, e todos os ACE podem mostrar alta expressão de telomerase[44]. O aumento da expressão da telomerase pode ser o principal mecanismo pelo qual os ACE no EB atingem potencial replicativo ilimitado.

ANGIOGÊNESE SUSTENTADA

O desenvolvimento de novos vasos sanguíneos (angiogênese) é essencial para o crescimento, progressão e metástase de tumores malignos. Os fatores de crescimento endoteliais vasculares (VEGFs) são uma família de fatores de crescimento angiogênicos potentes que estimulam a proliferação e migração das células endoteliais, e muitos tumores humanos sustentam a angiogênese por meio do aumento da expressão de VEGF. O VEGF é expresso em células endoteliais e epiteliais de adenocarcinomas de Barrett e tecidos circundantes displásicos[45]. O VEGF-A foi expresso em células epiteliais, enquanto VEGFR-2 foi fortemente expresso nas células endoteliais dos vasos sanguíneos que alimentam o epitélio metaplásico. A expressão de VEGF-C foi detectada e aumentou em metaplasia intestinal, não sendo expressa no epitélio de esôfago normal. VEGFR-3 foi regulado positivamente em tecidos neoplásicos. Assim, neovascularização aberrante pode desenvolver-se precocemente na carcinogênese do Barrett[46].

INVASÃO E METÁSTASE

As glicoproteínas caderina normalmente funcionam como a cola que mantém as células unidas e como mediadores importantes das interações célula-célula. Anormalidades nesse mecanismo podem desempenhar papel importante na capacidade de células cancerosas de invadir tecidos e provocar metástase. As anormalidades da expressão de E-caderina ou suas cateninas associadas podem romper as pontes formadas na superfície da célula através da ligação de E-caderina, na superfície de todas as células epiteliais, e o citoesqueleto de actina através de interações com cateninas no citoplasma, explicando o rompimento da adesão célula-célula que pode levar a metástases em câncer de células epiteliais[47]. Existe relação inversa entre a expressão de E-caderina e progressão neoplásica no EB[48]. Essas mesmas anormalidades também podem resultar na proliferação desordenada porque, além de adesão célula-célula, as interações de caderina-catenina parecem estar envolvidas na transdução de sinais de crescimento.

ANEUPLOIDIA

Várias populações aneuploides em EB têm sido associadas com o desenvolvimento de ACE invasivo[49]. Aneuploidia não se correlaciona com qualquer mutação única, mas reflete as mudanças de DNA generalizadas devido à instabilidade genômica. Mais de 90% das displasias de alto grau e ACE no EB são aneuploides[50].

No entanto, o teste para aneuploidia em um fragmento de biópsia endoscópica pode ser um desafio. Análise de citometria de fluxo requer tecido extra para obter células adequadas para a análise, e a indisponibilidade de equipamentos de citometria de fluxo em centros de saúde menores é outro fator limitante[51]. As tecnologias, tais como citometria de varrimento a laser e hibridização *in situ* fluorescente, podem avaliar o conteúdo de DNA, sem a necessidade de desagregação de tecido. Além disso, a análise do conteúdo do DNA precisa ser validada em grande estudo multicêntrico, sem o qual é difícil criar forte argumento para o uso clínico[52].

Atualmente, os aspectos histopatológicos ainda são os melhores marcadores biológicos no acompanhamento do EB para o diagnóstico precoce do ACE. O ACE no EB mostra um padrão tipo gástrico ou intestinal de expressão de mucinas. De acordo com as mucinas, os dois tipos de tumores desenvolvidos no esôfago de Barrett podem refletir o tipo de célula original envolvido na transformação maligna.

Nos últimos 20 anos, vários estudos têm sido realizados focados na identificação de biomarcadores da progressão do BE para DAG e ACE. A incidência crescente de ACE e a necessidade de diretrizes para permitir um diagnóstico mais precoce e melhorar a sobrevida de pacientes com tão mau prognóstico, como no adenocarcinoma de esôfago, aumentam a importância de mais pesquisas.

Recentemente, têm-se tentado desenvolver painéis que associem biomarcadores genéticos capazes de estratificar o risco da progressão neoplásica no EB. Neste ano o grupo de Krishnadath et al. parece ter, em estudo prospectivo separado, painéis correlacionando dados epidemiológicos, anatômicos e moleculares, mostrando aumento importante no risco de progressão para câncer. Pacientes com idade superior a 50 anos com EB longo, com marcadores alterados para o p16 e o MYC com aneuploidia, apresentaram risco muito aumentado para a progressão maligna no EB[53].

Esses painéis necessitam de confirmação na prática clínica, além da demonstração de vantagem quanto ao custo-benefício para sua instalação na prática clínica. Até lá, o teste histológico continua a ser o padrão de referência, e a avaliação por um ou mais de um patologista que são proficientes na avaliação de displasias ainda é o melhor método para a prática clínica.

REFERÊNCIAS

1. Nimura Y, Yokoyama S, Fujimori M, Aoki T, Adachi W, Nasu T, et al. Genotyping of the CYP1A1 and GSTM1 genes in esophageal carcinoma patients with special reference to smoking. Cancer. 1997;80(5):852-7.
2. Gong FF, Lu SS, Hu CY, Qian ZZ, Feng F, Wu YL, Yang HY, Sun YH. Cytochrome P450 1A1 (CYP1A1) polymorphism and susceptibility to esophageal cancer: an updated meta-analysis of 27 studies. Tumour Biol. 2014;35(10):10351-61.
3. Okumura H, Uchikado Y, Setoyama T, Matsumoto M, Owaki T, Ishigami S, et al. Biomarkers for predicting the response of esophageal squamous cell carcinoma to neoadjuvant chemoradiation therapy. Surg Today. 2014;44(3):421-8.

4. Yang PW, Hsieh MS, Huang YC, Hsieh CY, Chiang TH, Lee JM. Genetic variants of EGF and VEGF predict prognosis of patients with advanced esophageal squamous cell carcinoma. PLoS One. 2014;9(6):e100326.
5. Zhang W, Zhu H, Liu X, Wang Q, Zhang X, He J, et al. Epidermal growth factor receptor is a prognosis predictor in patients with esophageal squamous cell carcinoma. Ann Thorac Surg. 2014; 98(2):513-9.
6. Fau TH, Ichikawa D, Fau ID, Komatsu S, Fau KS, Tsujiura M, et al. Prediction of CCND1 amplification using plasma DNA as a prognostic marker in oesophageal squamous cell carcinoma. Br J Cancer. 2010;102(9):1378-83.
7. Komatsu S, Ichikawa D, Hirajima S, Takeshita H, Shiozaki A, Fujiwara H, et al. Clinical impact of predicting CCND1 amplification using plasma DNA in superficial esophageal squamous cell carcinoma. Dig Dis Sci. 2014;59(6):1152-9.
8. Miyata H, Doki Y, Shiozaki H, Inoue M, Yano M, Fujiwara Y, et al. CDC25B and p53 are independently implicated in radiation sensitivity for human esophageal cancers. Clin Cancer Res. 2000;6(12):4859-65.
9. Lehrbach DM, Nita ME, Cecconello I. Molecular aspects of esophageal squamouscell carcinoma carcinogenesis. Arq Gastroenterol. 2003;40(4):256-61.
10. Kandioler D, Schoppmann SF, Zwrtek R, Kappel S, Wolf B, Mittlböck M, et al. The biomarker TP53 divides patients with neoadjuvantly treated esophageal cancer into 2 subgroupswith markedly different outcomes. A p53 Research Group study. J Thorac Cardiovasc Surg. 2014;148(5):2280-6.
11. Shiozaki A, Nakashima S, Ichikawa D, Fujiwara H, Konishi H, Komatsu S, et al. Prognostic significance of p21 expression in patients with esophageal squamous cell carcinoma. Anticancer Res. 2013;33(10):4329-35.
12. Wang MT, Zhang JJ, Xu LY, Cao J, Chen S, Ma CS, et al. Invasive and prognostic significance of pRB in esophageal squamous cell carcinoma: a meta-analysis. Dis Esophagus. 2013;26(7):723-8.
13. Tamura S, Shiozaki H, Miyata M, Kadowaki T, Inoue M, Matsui S, et al. Decreased E-cadherin expression is associated with hematogenous recurrence and poor prognosis in patients with squamous cell carcinoma of the esophagus. Br J Surg. 1996;83(11):1608-14.
14. Yoshida R, Morita M, Shoji F, Nakashima Y, Miura N, Yoshinaga K, et al. Clinical significance of SIP1 and E-cadherin in patients with ssophageal squamous cell carcinoma. Ann Surg Oncol. 2015;22(8):2608-14.
15. Nakagawa Y, Ohira M, Kubo N, Yamashita Y, Sakurai K, Toyokawa T, et al. Tumor budding and E-cadherin expression are useful predictors of nodal involvement in T1 esophageal squamous cell carcinoma. Anticancer Res. 2013;33(11):5023-9.
16. Le Bras GF, Allison GL, Richards NF, Ansari SS, Washington MK, Andl CD. CD44 Upregulation in E-cadherin-negative esophageal cancers results in cell invasion. PLoS One. 2011;6(11):e27063.
17. Gu ZD, Li JY, Li M, Gu J, Shi XT, Ke Y, et al. Matrix metalloproteinases expression correlates with survival in patients with esophageal squamous cell carcinoma. Am J Gastroenterol. 2005;100(8):1835-43. Erratum in: Am J Gastroenterol. 2006;101(9).
18. Zeng R, Duan L, Kong Y, Liang Y, Wu X, Wei X, et al. Clinicopathological and prognostic role of MMP-9 in esophageal squamous cell carcinoma: a meta-analysis. Chin J Cancer Res. 2013;25(6): 637-45.
19. Pera M. Epidemiology of esophageal cancer, especially adenocarcinoma of the esophagus and esophagogastric junction. Recent Results Cancer Res. 2000;155:1-14.
20. Jankowski JA, Wright NA, Meltzer SJ, Triadafilopoulos G, Geboes K, Casson AG. Molecular evolution of the metaplasia-dysplasia-adenocarcinoma sequence in the esophagus. Am J Pathol. 1999;154(4):965-73.

21. Gibson MK, Dhaliwal AS, Clemons NJ, Phillips WA, Dvorak K, Tong D, et al. Barrett's esophagus: cancer and molecular biology. Ann N Y Acad Sci. 2013;1300:296-314.
22. Flejou JF, Potet F, Muzeau F, Le Pelletier F, Fekete F, Henin D. Overexpression of p53 protein in Barrett's syndrome with malignant transformation. J Clin Pathol. 1993;46(4):330-3.
23. Ireland AP, Clark GW, DE Meester TR. Barrett's esophagus. The significance of p53 in clinical practice. Ann Surg. 1997;225(1)):17-30.
24. Scholzen T, Gerdes J. The Ki-67 protein: from the known and the unknown. J Cell Physiol. 2000; 182(3):311-22.
25. Halm U, Tannapfel A, Breitung B, Breidert M, Wittekind CW, Mossner J. Apoptosis and cell proliferation in the metaplasia-dysplasia-carcinoma-sequence of Barrett's esophagus. Hepatogastroenterology. 2000;47(34):962-6.
26. Szachnowicz S, Cecconello I, Ribeiro U, Iriya K, El Ibrahim R, Takeda FR, et al. Mucin pattern reflects the origin of the adenocarcinoma in Barrett's esophagus: a retrospective clinical and laboratorial study. World J Surg Oncol. 2009;7:27.
27. Jass JR, Filipe MI. The mucin profiles of normal gastric mucosa, intestinal metaplasia and its variants and gastric carcinoma. Histochem. 1981;13:931-9.
28. Szachnowicz S, Cecconello I, Ribeiro U, Iriya K, El Ibrahim R, Takeda FR, et al. Mucin pattern reflects the origin of the adenocarcinoma in Barrett's esophagus: a retrospective clinical and laboratorial study. World J Surg Oncol. 2009;7:27.
29. Clemons NJ, McColl KE, Fitzgerald RC. Nitric oxide and acid induce double-strand DNA breaks in Barrett's carcinogenesis via distinct mechanisms. Gastroenterology. 2007;133(4):1198-209.
30. Hanahan D, Weinberg RA. The hallmarks of cancer. Cell. 2000;100:57-70.
31. Morales CP, Souza RF, Spechler SJ. Hallmarks of cancer progression in Barrett's oesophagus. Lancet. 2002;360(9345):1587-9.
32. Coppola D, Falcone R, Livingston S, Karl R, Nicosia S, Cacho CM. Cyclin D1 expression correlates with degrees of dysplasia in Barrett's esophagus. Lab Invest. 1997;76:298-302.
33. Jankowski JA, Hopwood D, Pringle R, Wormsley KG. Increased expression of epidermal growth factor receptors in Barrett's esophagus associated with alkaline reflux. Am J Gastroenterol. 1993;88(3)402-8.
34. Brito M, Filipe MI, Linehan J, Jankowski J. Association of transforming growth factor alpha (TGFA) and its precursors with malignant change in Barrett's epithelium: biological and clinical variables. Int J Cancer. 1995;60(1):27-32.
35. Klump B, Hsieh C J, Holzmann K, Gregor M, Porschen R. Hypermethylation of the CDKN2/p16 promoter during neoplastic progression in Barrett's esophagus. Gastroenterology. 1998;115(6): 1381-6.
36. Galipeau PC, Prevo LJ, Sanchez CA, Longton GM, Reid BJ. Clonal expansion and loss of heterozygosity at chromosomes 9p and 17p in premalignant esophageal (Barrett's) tissue. J Natl Cancer Inst. 1999;91(24):2087-95.
37. Sato F, Jin Z, Schulmann K, Wang J, Greenwald BD, Ito T, et al. Three-tiered risk stratification model to predict progression in Barrett's esophagus using epigenetic and clinical features. PLoS One. 2008;3(4):e1890.
38. Kawakami K, Brabender J, Lord RVN, Groshen S, Greenwald BD, Krasna MJ, et al. Hypermethylated APC DNA in plasma and prognosis of patients with esophageal adenocarcinoma. J Nat Cancer Inst. 2000;92(22):1805-11.
39. Giaccia AJ, Kastan MB. The complexity of p53 modulation: emerging patterns from divergent signals. Genes Dev. 1998;12(19):2973-83.

40. Hamelin R, Flejou J-F, Muzeau F, Ptet F, Laurent-Puig, P, Fékété F, et al. TP53 gene mutations and p53 protein immunoreactivity in malignant and premalignant Barrett's esophagus. Gastroenterology. 1994;107(4):1012-8.
41. Younes M, Lechago J, Ertan A, Finnie D, Younes A. Decreased expression of Fas (CD95/APO1) associated with goblet cell metaplasia in Barrett's esophagus. Hum Pathol. 2000;31(4):434-38.
42. Wilson KT, Fu S, Ramanujam KS, Meltzer SJ. Increased expression of inducible nitric oxide synthase and cyclooxygenase-2 in Barrett's esophagus and associated adenocarcinomas. Cancer Res. 1998;58(14):2929-34.
43. Shay JW, Bacchetti S. A survey of telomerase activity in human cancer. Eur J Cancer. 1997;33(5): 787-91.
44. Lord RVN, Salonga D, Danenberg KD, Peters JH, DeMeester TR, Park JM, et al. Telomerase reverse transcriptase expression is increased early in the Barrett's metaplasia, dysplasia, adenocarcinoma sequence. J Gastrointest Surg. 2000;4(2):135-42.
45. Couvelard A, Paraf F, Gratio V, Scoazec JY, Hénin D, Degott C, et al. Angiogenesis in the neoplastic sequence of Barrett's oesophagus. Correlation with VEGF expression. J Pathol. 2000:192(1): 14-8.
46. Auvinen MI, Sihvo EIT, Ruohtula T, Salminen JT, Koivistoinen A, Siivola P, et al. Incipient angiogenesis in Barrett's epithelium and lymphangiogenesis in Barrett's adenocarcinoma. J Clin Oncol. 2002;20(13):2971-9.
47. Christofori G, Semb H. The role of cell-adhesion molecule E-cadherin as a tumour-suppressor gene. Trends Biochem Sci. 1999:24(2):73-6.
48. Swami S, Kumble S, Triadafilopoulos G. E-cadherin expression in gastroesophageal reflux disease, Barrett's esophagus, and esophageal adenocarcinoma: an immunohistochemical and immunoblot study. Am J Gastroenterol. 1995;90(10):1808-13.
49. Reid B, Levine J, Longton G, Blount PL, Rabinovitch PS. Predictors of progression to cancer in Barrett's esophagus: baseline histology and flow cytometry identify low and high-risk patient subset. Am J Gastroenterol. 2000;95(7):1669-76.
50. Wijnhoven BPL, Tilanus HW, Dinjens WNM. Molecular biology of Barrett's adenocarcinoma. Ann Surg. 2001;233(3):322-37.
51. Fang M, Lew E, Klein M, Sebo T, Su Y, Goyal R. DNA abnormalities as marker of risk for progression of Barrett's esophagus to adenocarcinoma: image cytometric analysis in formalin-fixed tissues. Am J Gastroenterol. 2004;99(10):1887-94.
52. Maru DM. Barrett's esophagus: diagnostic challenges and recent developments. Ann Diagn Pathol. 2009;13(3)212-21.
53. Timmer MR, Martinez P, Lau CT, Westra WM, Calpe S, Rygiel AM, Rosmolen WD, Meijer SL, Krishnadath KK. Derivation of genetic biomarkers for cancer risk stratification in Barrett's oesophagus: a prospective cohort study. Gut. 2016;65(10):1602-10.

Capítulo 37

Bases Moleculares da Carcinogênese Gástrica

Ulysses Ribeiro Jr
Adriana Vaz Safatle-Ribeiro
Fátima Solange Pasini

INTRODUÇÃO

O câncer gástrico apresenta alta taxa de mortalidade, apesar do declínio de sua incidência nas décadas recentes[1]. Corresponde à terceira principal causa mundial de morte por câncer. Estratégias de tratamento multimodal, incluindo a cirurgia, a quimioterapia e a radioterapia, podem melhorar o controle local e regional do tumor e diminuir a taxa de doença sistêmica. No entanto, o prognóstico para a doença avançada continua ruim. A alta taxa de mortalidade atribuída ao câncer gástrico é principalmente devido à falta de ambos: detecção precoce e tratamento médico eficaz para estágios avançados da doença. O diagnóstico precoce é benéfico e essencial para a remoção cirúrgica bem-sucedida desses tumores, e porque a disseminação peritoneal e local/metástases à distância ocorrem frequentemente nos estágios finais do câncer gástrico e reduzem significativamente a eficácia da intervenção cirúrgica[2].

O câncer gástrico é uma doença multifatorial, envolvendo fatores relacionados ao meio ambiente, incluindo o *Helicobacter pylori* e a infecção pelo vírus Epstein-Barr, obesidade, consumo excessivo de sal, tabagismo, consumo de álcool e suscetibilidade genética[2].

Evidências indicam que, para a conversão de células normais a câncer, é necessário um processo com múltiplas etapas, o qual está associado com o acúmulo de alterações gênicas, adquiridas ou não, e que somadas contribuem para as formas clínicas da doença. Durante a progressão da doença, os tumores adquirem propriedades biológicas que afetam a evolução e o prognóstico dos pacientes. Nesse contexto, participam oncogenes, fatores de crescimento, citocinas, reguladores do ciclo celular, genes supressores de tumor, moléculas de adesão tumoral e erros de replicação, resultando em instabilidade gênica.

No câncer gástrico, a incidência e o tipo das alterações gênicas e epigênicas parecem diferir, dependendo do tipo histológico do tumor (intestinal ou difuso de Lauren), indicando diferentes vias até o desenvolvimento tumoral[2,3]. Nos tumores de padrão misto, isto é, naqueles que formam estruturas glandulares coexistindo com células dispersas, podem-se encontrar alterações típicas tanto da carcinogênese intestinal como da do tipo difuso. Quatro vias diferentes de carcinogênese podem ser mencionadas[4]:

1. Mutações do *p53* que acompanham a formação da displasia e carcinoma do tipo intestinal.
2. Alterações dos mecanismos de reparo, ocasionando a instabilidade de microssatélites. Essas alterações correlacionam-se com carcinoma do tipo intestinal geralmente localizado no antro, com baixa frequência de metástases e melhor prognóstico.
3. Alterações da E-caderina, mutação e amplificação da proteína. Levam à perda da junção e à polaridade celular e estão primariamente associadas com carcinoma do tipo difuso, o qual é caracterizado por pouca coesão celular.
4. Tumores relacionados à infecção pelo vírus Epstein-Barr, com alteração da resposta celular imune.

As figuras 37.1 e 37.2 relacionam as principais alterações moleculares que ocorrem no câncer gástrico de acordo com o tipo histológico.

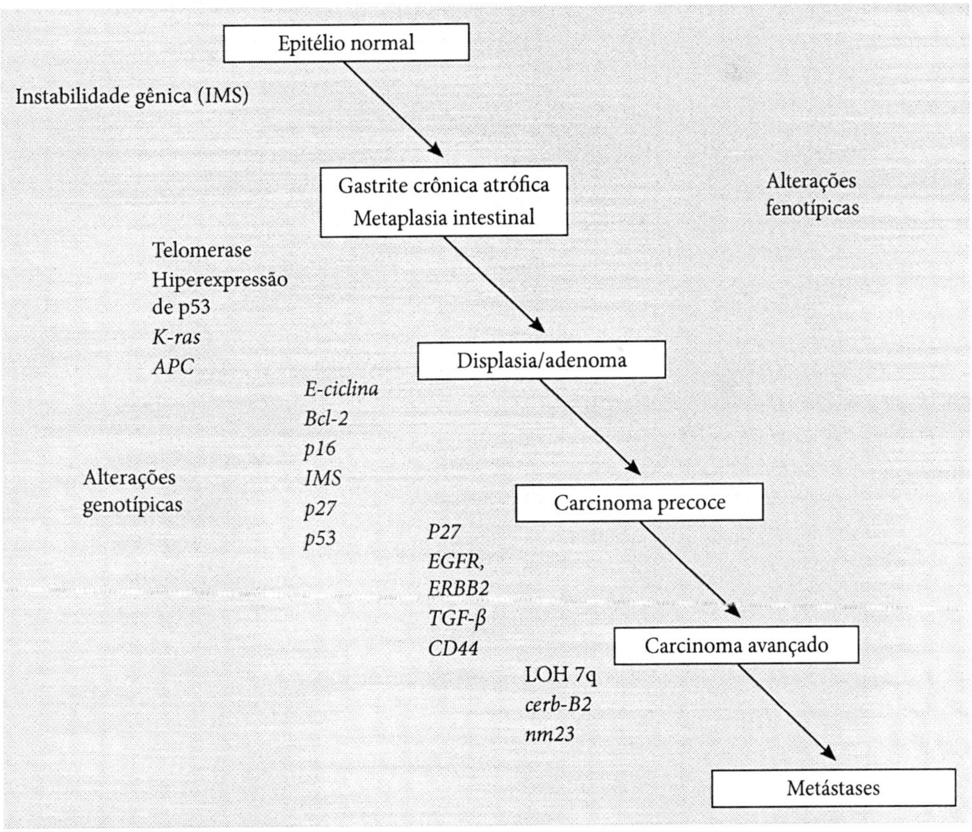

FIGURA 37.1 – Modelo de alterações moleculares do carcinoma gástrico do tipo intestinal de Lauren ou bem diferenciado.

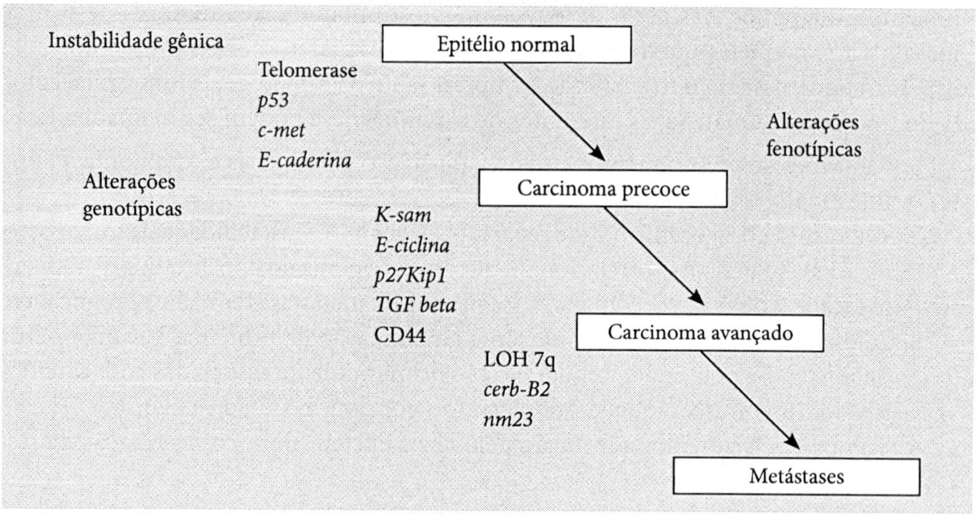

FIGURA 37.2 – Modelo de alterações moleculares do carcinoma gástrico do tipo difuso de Lauren ou pouco diferenciado.

INSTABILIDADE GÊNICA OU DE MICROSSATÉLITES

A instabilidade gênica ou de microssatélites (IMS) ocorre devido a erros de replicação e de reparo, por desalinhamento das fitas de DNA. Está presente nas famílias com câncer colorretal hereditário não polipoide (HNPCC), no carcinoma colorretal esporádico e em outros carcinomas, incluindo o gástrico. O loco microssatélite corresponde a sequências simples de repetição, como a de dinucleotídeos citosina-adenina (CA), que se repetem centenas de vezes por genoma e têm a função de reparar ou diminuir o número de mutações durante a replicação do DNA. Em alguns tipos de câncer, essas repetições de dinucleotídeos são inseridas ou retiradas do loco microssatélite e, portanto, seu número se encontra alterado quando comparado com o tecido normal. Mutações somáticas das sequências microssatélites são denominadas de erros de replicação (ER) e refletem o estado de IMS. Dessa forma, a instabilidade gênica causa aumento da taxa de mutação não reparada e permite a ocorrência de múltiplas mutações nos oncogenes e genes supressores de tumor[3,5].

A IMS frequentemente envolve genes-alvo acarretando inativação de suas funções, incluindo o receptor II do fator transformante de crescimento β (TGFβRII), receptor II do fator de crescimento da insulina (IGF-II) ou gene pró-apoptótico *BAX*.

A sequência adenoma-carcinoma, principalmente para o adenocarcinoma bem diferenciado, é reforçada pela detecção de 30 a 40% de ER no câncer gástrico, 40% no adenoma gástrico e 30% na metaplasia intestinal. Esses dados sugerem que instabilidade gênica é evento somático precoce na progressão para carcinogênese. ER foram detectados em 33% dos tumores bem diferenciados e em 18% dos pouco diferenciados[3,5].

Os erros de replicação em múltiplos locos são também frequentemente observados nos tumores múltiplos primários, incluindo estômago, cólon, ou vesícula biliar, indicando mutação germinativa nos genes de reparo do DNA[3,5]. A frequência e a localização da IMS no câncer gástrico variam de acordo com as diversas regiões geográficas, sugerindo, assim, diferentes mecanismos ou agentes carcinogênicos. Tumores sincrônicos parecem apresentar IMS mais frequentemente do que os isolados, denotando alteração epitelial difusa[5].

ATIVIDADE DA TELOMERASE

A redução do telômero pode levar à instabilidade do cromossomo, às alterações gênicas adicionais, à reativação da atividade da telomerase e até ao desenvolvimento do câncer. Nas células somáticas normais, ocorre diminuição progressiva dos telômeros durante a divisão celular, funcionando como relógio mitótico e acarretando envelhecimento celular. A telomerase é uma ribonucleoproteína que sintetiza DNA telomérico nos tecidos germinativos e células tumorais imortais, adicionando sequências teloméricas na porção final do cromossomo, mantendo, portanto, seu comprimento. A maioria das células humanas normais não tem atividade de telomerase detectável, contudo, sua atividade pode ser encontrada em células proliferativas de tecidos de renovação, incluindo intestino delgado, pele e centros germinativos de folículos linfoides. Dessa forma, a reativação da telomerase pode estar relacionada com o crescimento de uma população de células imortais, facilitando o acúmulo de mutações. Telômeros mais longos são encontrados na metaplasia intestinal e no câncer gástrico, quando comparados com a mucosa gástrica normal. Aproximadamente 23% dos casos com metaplasia gástrica intestinal do tipo incompleta e 50% dos adenomas apresentam atividade de telomerase detectável, indicando que essa reativação ocorre nos estágios iniciais da carcinogênese[6].

ONCOGENES E PROTO-ONCOGENES

Proto-oncogene é um gene cujo derivado proteico estimula ou favorece a proliferação celular. Quando um loco está alterado e não pode controlar ou inibir a proliferação, torna-se um oncogene. Pode ser a forma modificada de um gene normal, gene viral, ou gene normal com hiperatividade. Os oncogenes codificam diretamente certos fatores de crescimento, seus receptores ou outras partes do sistema de transdução.

c-met

O c-*met* codifica o receptor para o fator de crescimento hepatocítico (HGF) e está frequentemente alterado (por deleção ou amplificação) no câncer gástrico avançado. A perda de heterozigose (LOH) do gene c-*met* pode ser observada em 50% dos adenocarcinomas gástricos bem diferenciados e a amplificação desse gene em 39% dos carcinomas gástricos esquirrosos. A amplificação do c-*met* associa-se com o estágio clínico e prognóstico[4,7].

K-sam

O gene *K-sam*, membro da família do receptor do fator de crescimento dos queratinócitos, é amplificado preferencialmente no adenocarcinoma pouco diferenciado, afetando principalmente indivíduos jovens[4].

c-*erb*B-2

Codifica um receptor transmembrana da família das tirosinas quinases, homólogo ao receptor para o fator de crescimento epidérmico (EGFR). O oncogene c-*erb*B-2 é encontrado em uma grande variedade de tumores, havendo relatos da relação entre sua presença e aneuploidia, além de maior agressividade, sendo geralmente observado no adenocarcinoma gástrico bem diferenciado. No câncer, a amplificação ou hiperexpressão de ERBB2 é relatada em 7-34% dos tumores e está associada com metástase hepática[8].

c-*myc*

O gene c-*myc* está situado no cromossomo 8, sendo encontrado em até 55% dos tumores gástricos. Estudos de hibridização *in situ* examinaram a expressão de c-*myc* em biópsias de lesões elevadas gástricas. O seguimento endoscópico de 15 meses revelou tumor em 5 de 11 pacientes (46%) com lesões elevadas positivas ao c-*myc*, que foi confirmado no espécime ressecado. Nenhum caso de câncer foi detectado em pacientes com lesões negativas ao c-*myc* ($p < 0,01$). A imunorreatividade ao c-*myc* pode distinguir adenomas de adenocarcinomas[9,10].

bcl

bcl-2 é um proto-oncogene que codifica a proteína localizada no interior da membrana mitocondrial, que funciona bloqueando a morte celular programada ou apoptose. A expressão normal da Bcl-2 é observada nas células linfoides e hematopoiéticas, no epitélio, tais como pele e intestinos, e em células diferenciadas, como os neurônios. A expressão da Bcl-2 foi demonstrada em adenocarcinomas gástricos, particularmente do tipo intestinal, assim como na metaplasia intestinal e displasia. No tumor de coto gástrico, a expressão da proteína Bcl-2 foi detectada em 54% dos casos, enquanto na mucosa adjacente benigna foi verificada em 60%. Na mucosa gástrica remanescente sem tumor, após gastrectomia parcial a Billroth II, a Bcl-2 foi detectada em 27%, havendo associação com o grau de metaplasia intestinal[11-13].

GENES SUPRESSORES DE TUMOR

São genes que inibem a proliferação celular. Os produtos desses genes regulam negativamente ou inibem a via de transdução. São em geral recessivos, de forma que é necessário mutação em ambos os alelos para eliminar sua função de freio do ciclo celular.

p53

O *p53*, gene supressor de tumor, localizado no cromossomo 17p, é o mais comumente implicado em carcinogênese, sendo os éxons 5 a 9 os de maior frequência de mutações. A proteína p53 selvagem ou normal tem efeito inibitório na proliferação e na transformação celulares, mantendo-as em repouso na fase G1 do ciclo celular. Adicionalmente ao seu papel na regulação celular, o *p53* tem sido implicado na síntese e reparo do DNA, manutenção da estabilidade genômica, diferenciação celular e apoptose[14,15].

O *p53* é ímpar porque pode sofrer mutações de caráter dominante (ativação) como também de caráter recessivo (causando perda de função), contribuindo para a transformação neoplásica. O gene *p53* pode sofrer mutações do tipo *missense*, capazes de inibir sua função de maneira dominante negativa. Tais mutações frequentemente aumentam a estabilidade da proteína, resultando na possibilidade de caracterização por imuno-histoquímica[14,15].

Uma função importante do gene *p53* é regular a proliferação celular após dano ao DNA, facilitando sua reparação e, portanto, reduzindo a probabilidade dessas células adquirirem mutações, sendo, por isso, denominado "guardião do genoma"[10,15].

Alterações do gene *p53* são demonstradas aproximadamente em 60% dos tumores gástricos e parecem ocorrer relativamente cedo na carcinogênese gástrica, estando presente na sequência: displasia-adenoma-carcinoma. Adicionalmente, são detectadas em 30% no adenoma gástrico e em 10% na metaplasia intestinal e na mucosa remanescente do coto gástrico[14,15].

O papel desse gene nas lesões pré-malignas pode, no futuro, orientar condutas preventivas de detecção ou mesmo indicar tratamento mais agressivo. A caracterização das mutações nesse gene pode ainda contribuir para a diferenciação tumoral, para indicação de tratamentos adjuvantes após remoção cirúrgica de tumores localizados, para seguimento e como fator prognóstico. Tumores com alterações do *p53* invadem preferencialmente a submucosa e desenvolvem metástases linfonodais com maior frequência[1,10,14,20].

Gene *adenomatous polyposis coli* (APC)

O gene *APC* está localizado no cromossomo 5q. Mutações germinativas do gene *APC* são encontradas em pacientes com polipose adenomatosa familiar (PAF) e mutações somáticas são detectadas em pacientes com carcinoma colorretal, de esôfago, de pâncreas e gástrico; entretanto, a incidência dessas mutações é menor quando comparada aos tumores colorretais. Os produtos do gene *APC* formam complexos com moléculas de adesão celular, tais como as cateninas. Portanto, o gene *APC* parece estar envolvido no mecanismo de adesão intercelular, composição do citoesqueleto, além da sinalização e homeostase celulares por manutenção da polaridade da célula. A perda do alelo 5q21 (perda da heterozigose no loco do gene *APC*) varia de 20 a 42% dos adenomas gástricos. Nos adenocarcinomas gástricos, a mutação varia de acordo com o tipo histológico, sendo alterado frequentemente nos adenocarcinomas bem diferenciados (41%) e raramente nos outros tipos histológicos (5% nos pouco diferenciados e 7% nos em anel de sinete). Mutação idêntica no gene *APC* foi encontrada na metaplasia intestinal incompleta e no adenocarcinoma bem diferenciado no mesmo estômago, sugerindo mesma origem para ambas as lesões[16].

Gene *deleted colon cancer* (DCC)

A diminuição da expressão do *DCC* está relacionada com as alterações nas propriedades adesivas das células epiteliais e perda do controle restritivo de crescimento. O *DCC* está localizado no cromossomo 18q e codifica uma proteína de membrana da família das moléculas de adesão, que é encontrada em axônios do sistema nervoso central e periférico e em células diferenciadas do intestino. No estômago, a perda da heterozigose no loco *DCC* é observada em até 14% dos adenomas e em 36% a 61% dos adenocarcinomas gástricos bem diferenciados, não ocorrendo nas neoplasias indiferenciadas. É mais frequentemente detectada nos tumores avançados do que nos precoces, devendo estar envolvido nos estágios mais avançados do carcinoma gástrico[4].

REGULADORES DO CICLO CELULAR

Ciclinas, quinases ciclina-dependentes (CDK) e seus inibidores regulam o crescimento celular, diferenciação, sobrevivência e morte celulares. A maioria dos carcinomas gástricos apresenta hiperexpressão da ciclina E e CDK. Amplificação do gene *ciclina E* foi observada em 15,6% (6/45) dos carcinomas gástricos, os quais todos apresentavam metástases linfonodais.

Vários genes inibidores da CDK participam da gênese do câncer humano, tais como: ***p21***, ***p27***, ***p16*** e ***p15***[54,55]. O *pic1* (inibidor de CDK *p53* regulado) engloba os genes *sdi1*, *WAF1*, *cip1* e *p21*, que são idênticos e localizados no cromossomo 6p21. A hiperexpressão de ciclina E está frequentemente associada com câncer gástrico, e a amplificação gênica pode ser encontrada em 10% dos casos, independentemente do tipo histológico. A ciclina E é um regulador do ciclo celular, controlando a transição G1/S. A expressão de ciclina E foi encontrada em 44% (51/116) dos pacientes com carcinoma gástrico, sendo a incidência de p53 maior nos tumores ciclina-positivos do que nos tumores negativos. A alteração na expressão das proteínas ciclina E, p53 e p21 apresenta associação com prognóstico[1,4,10].

MOLÉCULAS DE ADESÃO CELULARES

Moléculas de adesão celulares também funcionam como proteínas supressoras de tumor. As expressões de E-caderina, P-caderina e α-catenina são significantemente menores no câncer pouco diferenciado quando comparado com o tipo bem diferenciado. Mutações no gene *E-caderina* ocorrem em 50% dos tumores gástricos difusos. No câncer hereditário difuso do estômago ocorre mutação, acompanhada de alteração da metilação do gene *E-caderina/CDH1* em aproximadamente 1/3 das famílias[17,18].

FATORES DE CRESCIMENTO E CITOCINAS

As células do câncer gástrico expressam amplo espectro de fatores de crescimento, hormônios de crescimento e também citocinas que funcionam como moduladores autócrinos ou parácrinos e organizam a interação complexa entre células cancerígenas e células do estroma[19].

A maioria dos tumores gástricos expressam fatores de crescimento e seus receptores, incluindo: TGF-α e EGFR em níveis superiores que a mucosa normal. EGFR, EGF e TGF-α foram detectados pela imuno-histoquímica em 33%, 30% e 75%, respectivamente, dos tumores gástricos avançados. No coto gástrico, a expressão do TGF-α não mostrou relação com o grau de displasia, porém forte expressão foi comumente observada em áreas de metaplasia e de dilatação cística[12,19].

TGF-β, fator de crescimento derivado de plaquetas (PDGF), fator de crescimento insulina *like* (IGF-II), fator de crescimento de fibroblastos (FGF) e fator de crescimento hepatocítico (HGF) são comumente imunoexpressos nos adenocarcinomas pouco diferenciados[19].

O CDX1 é um fator de transcrição intestinal que está expresso durante o desenvolvimento intestinal, todavia pode ocorrer em áreas de metaplasia intestinal. A proteína CDX1 pode ser detectada nos adenocarcinomas esofágico e gástrico.

Em mamíferos, existem quatro fatores de transcrição TEAD (*transcriptional enhancer associate domain*), que são altamente conservados (TEAD1, TEAD2, TEAD3, TEAD4). Essas proteínas têm em comum o domínio de ligação TEA/DNA e requerem coativadores transcricionais para a ativação da transcrição. Três grandes grupos de candidatos para esses coativadores foram identificados, YAP1 (proteína associada Yes), TAZ (coativador de transcrição com motivo de ligação PDZ), proteínas vgll, e da família p160 de coativadores de receptores nucleares. Com a ajuda de coativadores, a família TEAD desempenha papel crucial em alguns processos fisiológicos, bem como nos cânceres humanos[20].

Os fatores de transcrição TEAD foram inicialmente identificados como proteínas nucleares que se ligavam aos receptores que se sobrepõem no domínio B1 do intensificador de SV40 e atuam como fatores potencializadores positivos. Subsequentemente, descobriu-se que o TET1 se liga ao papilomavírus 16 (HPV-16) e ativa os oncogenes E6 e E7 do HPV-16. TEADs são altamente conservados durante a avaliação de fatores de transcrição e seus homólogos podem ser detectados em quase todos os eucariotas. No entanto, cada membro do TEAD exibe padrão de expressão distinto, sugerindo que cada membro tem função única. Os fatores de transcrição TEAD não são apenas cruciais para o processo de desenvolvimento, mas também participam de vários tipos de câncer, incluindo o câncer gástrico. Vários genes fortemente correlacionados com tumorigênese são regulados por TEADs, incluindo proteínas de secreção do fator de crescimento do tecido conjuntivo (CTGF) e Cyr61, AXL receptor de tirosina quinase, Myc e survivina. Os TEADs foram, assim, propostos a serem a chave dos mediadores de crescimento normal e tumorigênese[20].

FATORES RELACIONADOS A METÁSTASES

CD44

CD44 atua como importante molécula de adesão celular na interação intercelular e está expressa não somente nos linfócitos, mas também nas células epiteliais. Os tumores gástricos e suas metástases expressam as diferentes variantes do CD44, variando o tipo de acordo com o tipo histológico, isto é, difuso ou bem diferenciado, sugerindo, novamente, caminhos genéticos diferentes para o desenvolvimento do câncer gástrico[21].

nm23

É um gene supressor de tumor que codifica um nucleotídeo difosfato quinase e fator de transcrição do *c-myc*. LOH de *nm23* é encontrada em 8% dos tumores gástricos primários, dos quais a maioria expressa *nm23* mRNA em níveis mais elevados no tumor que a mucosa normal correspondente. Contudo, a redução da expressão do *nm23* está frequentemente associada com metástase de tumores gástricos, dessa maneira fazendo parte da progressão das neoplasias[22].

ALTERAÇÃO EPIGENÉTICA

As alterações epigenéticas causam modificações na expressão do gene e regulação sem rearranjo na sua sequência. Citam-se como alterações epigenéticas metilação de DNA, modificação da histona, *imprinting* genômico, remodelação de cromossomo e miRNAs. Entre esses eventos, a metilação de ilhas de CpG na região promotora de genes supressores de tumor é a mais comum[2].

Metilação e microRNA

O mecanismo epigênico representa uma alternativa às mutações germinativas e somáticas para a inativação do gene. A hipermetilação da região do promotor parece importante na inativação de alguns genes envolvidos na carcinogênese gastrintestinal, como o *MLH1*, *p16* e *E-caderina*[17]. Além disso, vários genes que codificam proteínas pró-apoptóticas ou anticrescimento (BCL2L10, BCL6B, DAPK e FBLN1) aparecem hipermetilados no câncer gástrico[13,23]. Por outro lado, a hipometilação leva ao estímulo de genes-alvo envolvidos na tumorigênese, progressão e metástase, como o caso dos genes *ASCL2* e *MYC*, cujo aumento de expressão foi correlacionado a um prognóstico ruim ou metástase linfonodal nos pacientes com câncer gástrico[9,23].

Os microRNAs são pequenos RNAs não codificadores capazes de regular a expressão gênica pós-transcricionalmente e frequentes alvos de metilação no câncer gástrico, que levam à inibição da apoptose (miR137), promoção do crescimento tumoral (miR-195 e miR-182) e aumento do potencial metastático (Let-7f e miR-155)[24-26].

Modificadores da histona

Descreveram-se nove modificações de histonas: acetilação, metilação, fosforilação, ubiquitinação, sumoilação, glicosilação ADP, carbonilação, prolina isomerização e propionilação. Os estudos sobre os modificadores de histona no câncer gástrico são poucos ainda, mas com crescente interesse devido principalmente à possibilidade do uso clínico de inibidores desses modificadores, como na reversão dos efeitos sobre o desenvolvimento e a progressão tumoral. Por exemplo, histona H3K9/K36 demetilase KDM4B é um ativador da transição epitélio-mesênquima (EMT) e correlaciona-se com metástase linfonodal e à distância, além da H3K27 metiltransferase EZH2 que apresenta associação significativa com a sobrevida dos pacientes, bem como com a invasão linfonodal por células tumorais[27].

CLASSIFICAÇÃO MOLECULAR

Com base na avaliação molecular de 295 adenocarcinomas gástricos primários, como parte do projeto *Cancer Genome Atlas* (TCGA), propôs-se uma classificação molecular dividindo o câncer gástrico em quatro subtipos, descritos na figura 37.3[1]. Essa identificação dos subtipos pode permitir o aprimoramento do diagnóstico histopatológico, da avaliação de estádio, da estratificação dos pacientes, assim como facilitar o tratamento com drogas-alvo, e a avaliação do prognóstico[10].

Diagnóstico da presença de célula neoplásica oculta

O conhecimento adquirido pode ser usado na detecção de células malignas em linfonodos para verificar a presença de micrometástases, o que pode ser realizado também no líquido intraperitoneal[28,29]. Alguns estudos mostram aumento da sensibilidade na detecção de células malignas por meio da análise do CEA por RT-PCR. Estratégia similar pode ser utilizada na detecção de células no sangue, o que demonstra estádio avançado do tumor, podendo orientar tratamentos quimioterápicos e avaliação prognóstica futura.

CIN (49,8%)	IMS (21,7%)	GS (19,7%)	EBV (8,8%)
• Tumores intestinais • Maior frequência em tumores da região gastroesofágica e cárdia, 50% dos tumores do antro e corpo • Amplificações de JAK2, CD274, PDCD1LG2, ERBB2, PIK3CA, EGFR, ERBB3, VEGFA, FGFR2, MET, NRASKras • Fosforilação de EGFR • Mutações de TP53 (71%)	• Maior prevalência em mulheres • Diagnóstico em idosos • CIMP – gástrico • Silenciamento de MLH1 • Falta de amplificações • Tumores hipermutados (P53, Kras, ARID1A, PIK e CA, ERBB3, PTEN, CHRD, HLA-B) • Inserções deleções (RNF43, B2M, NF1) • Ativação de vias mitogênicas	• Tumores difusos • Diagnóstico em jovens • CDH1 (37%), RHOA (15%) • Inativação ARID1A • Enriquecimento de CLN18-ARHGAP • Enriquecimento da sinalização de adesão celular (integrinas, sindecan-1) • Angiogênese	• Maior prevalência em homens • Tumores em fundo e corpo • CIMP - EBV • Silenciamento de CDKN2A • Amplificações de JAK2, CD274, PDCD1LG2, ERBB2 • Mutações de PIK3CA, ARID1A (55%), BCOR (23%) • Enriquecimento da sinalização celular imune

FIGURA 37.3 – Principais características associadas aos subtipos moleculares do câncer gástrico. CIN = instabilidade cromossômica; IMS = instabilidade de microssatélite; GS = tumores genomicamente estáveis; EBV = tumores positivos para vírus Epstein-Barr.

Marcadores séricos inespecíficos

A proliferação e o crescimento celulares podem provocar o aparecimento ou o aumento de determinadas moléculas nos líquidos corpóreos, diferentemente das concentrações encontradas em condições normais no sangue, urina ou outros tecidos ou líquidos.

CA 19-9

O antígeno carboidrato (CA 19-9) de superfície das células tumorais é um ligante para a E-selectina e participa da adesão das células neoplásicas às células endoteliais, facilitando a ocorrência de metástases hematogênicas. É uma glicoproteína de peso molecular de 210kD, cujas elevações séricas podem ocorrer em pacientes com câncer colorretal, pâncreas e de estômago, podendo ser usado para monitorar o diagnóstico e a evolução terapêutica. Estudos recentes demonstraram a correlação desse marcador com prognóstico após a ressecção cirúrgica[29,30].

CA 72 (tag 72-4)

Glicoproteína associada a tumores, proveniente de tecidos epiteliais. O CA 72-4 está raramente aumentado em outras doenças não neoplásicas; entretanto, não apresenta especificidade para órgão ou tecido. Apresenta sensibilidade e especificidade ao redor de 50% para o câncer gástrico[29,30].

CEA (antígeno carcinoembrionário)

Esse antígeno foi clonado em 1987 e parece ser importante na adesão intercelular e diferenciação celular *in vitro*. Está elevado em 10 a 30% dos pacientes com câncer gástrico, apresentando, portanto, baixa sensibilidade e especificidade como marcador tumoral. Elevações do CEA foram descritas como associadas a tamanho tumoral, profundidade de invasão, metástases linfonodais, peritoneal e hepáticas e estádio. Níveis elevados do CEA associam-se com pior prognóstico, especialmente em pacientes nos estádios I e II da doença[29,30].

CONCLUSÕES E APLICABILIDADE CLÍNICA

A seleção correta dos pacientes para os vários tipos de tratamentos não somente requer estádio pré-operatório preciso, mas também estudo cuidadoso e padronizado do espécime cirúrgico. O tratamento do câncer gástrico está mais individualizado no presente, e criam-se esperanças para novos métodos terapêuticos. A radioterapia intraoperatória, quimioterapia adjuvante, ou neoadjuvante, acesso mínimo para pacientes com câncer precoce e outras conceitos estão sob investigação para o tratamento dessa doença. O estudo das alterações moleculares pode prover novos subsídios diagnósticos e orientar a terapêutica específica para cada caso.

As perspectivas são promissoras quanto à utilização de drogas antitumorais que estimulam a apoptose p53 dependente, por exemplo. Os programas de terapia gênica têm merecido grande atenção dos pesquisadores. A reintrodução do gene *p53* demonstrou efeito satisfatório na redução do crescimento e na menor sobrevida de células tumorais.

O impacto do monitoramento de marcadores tumorais, tais como CEA e CA 19-9, tem sido testado como método de seguimento desses pacientes[29,30]. Entretanto, apresentam baixa especificidade e sensibilidade, especialmente nos estádios iniciais da doença. As perspectivas da utilização de autoanticorpos contra genes alterados no sangue circulante parecem auspiciosas. Autoanticorpos contra a proteína p53 alterada já podem ser detectados por meio de ensaios imunoenzimáticos (ELISA), com boa predição de ressecabilidade e recidiva tumoral[31].

Novas técnicas de detecção das alterações incluindo-se *microarray*, *tissue-array* e sequenciamentos de nova geração (larga escala) estão contribuindo para a individualização do padrão de alterações de acordo com o tumor, permitindo aconselhamento genético, prevenção, diagnóstico precoce do câncer, tratamento individualizado e fidelidade prognóstica[1,4,10,23].

REFERÊNCIAS

1. Cancer Genome Atlas Research Network. Comprehensive molecular characterization of gastric adenocarcinoma. Nature. 2014;513(7517):202-9.
2. Du-Guan FU. Epigenetic alterations in gastric cancer (Review). Mol Med Rep. 2015;12(3):3223-30.
3. Chung Y-J, Song J-M, Lee J-Y, Jung Y-T, Seo E-J, Choi S-W, et al. Microsatellite instability-associated mutations associate preferentially with the intestinal type of primary gastric carcinomas in a high-risk population. Cancer Res. 1996;56(20):4662-5.
4. Yasui W, Oue N, Kuniyasu H, Ito R, Tahara E, Yokozaki H. Molecular diagnosis of gastric cancer: present and future. Gastric Cancer. 2001;4(3):113-21.
5. Ribeiro U Jr, Jorge UM, Safatle-Ribeiro AV, Yagi OK, Scapulatempo C, Perez RO, et al. Clinicopathologic and immunohistochemistry characterization of synchronous multiple primary gastric adenocarcinoma. J Gastrointest Surg. 2007;11(3):233-9.
6. Tahara H, Kuniyasu H, Yokozaki H, Yasui W, Shay JW, Ide T, et al. Telomerase activity in preneoplastic and neoplastic gastric and colorectal lesions. Clin Cancer Res. 1995;1(11):1245-51.
7. Kuniyasu H, Yasui W, Yokozaki H, Kitadai Y, Tahara E. Aberrant expression of c-*met* mRNA in human gastric carcinomas. Int J Cancer. 1993;55(1):72-5.
8. Gravalos C, Jimeno A. HER2 in gastric cancer: a new prognostic factor and a novel therapeutic target. Ann Oncol. 2008;19(9):1523-9.
9. de Souza CR, Leal MF, Calcagno DQ, Costa Sozinho EK, Borges B do N, Montenegro RC, et al. MYC deregulation in gastric cancer and its clinicopathological implications. PLoS One. 2013;8(5):e64420.
10. Yamamoto H, Watanabe Y, Maehata T, Morita R, Yoshida Y, Oikawa R, et al. An updated review of gastric cancer in the next-generation sequencing era: insights from bench to bedside and vice versa. World J Gastroenterol. 2014;20(14):3927-37.
11. Clarke MR, Safatle-Ribeiro AV, Ribeiro U, Sakai P, Reynolds JC. bcl-2 protein expression in gastric remnant mucosa and gastric cancer 15 or more years after partial gastrectomy. Mod Pathol. 1997;10(10):1021-7.
12. Safatle-Ribeiro AV, Ribeiro U Jr, Reynolds JC, Gama-Rodrigues JJ, Bakker A, Swalsky PP, et al. Morphologic, histologic, and molecular similarities between adenocarcinomas arising in the gastric stump and in the intact stomach. Cancer. 1996;78(11):2288-99.
13. Xu L, Li X, Chu ES, Zhao G, Go MY, Tao Q, et al. Epigenetic inactivation of BCL6B, a novel functional tumour suppressor for gastric cancer, is associated with poor survival. Gut. 2012;61(7): 977-85.
14. Ikeguchi M, Saito H, Katano K, Tsujitani S, Maeta M, Kaibara N. Expression of p53 and p21 are independent prognostic factors in patients with serosal invasion by gastric carcinoma. Dig Dis Sci. 1998;43(5):964-70.
15. Kushima R, Müller W, Stolte M, Borchard F. Differential p53 protein expression in stomach adenomas of gastric and intestinal phenotypes: possible sequences of p53 alteration in stomach carcinogenesis. Virschows Arch. 1996;428(4-5):223-7.
16. Nakatsuru S, Yanagisawa A, Ichii S, Tahara E, Kato Y, Nakamura Y, Horii A. Somatic mutation of the APC gene in gastric cancer: frequent mutations in very well differentiated adenocarcinoma and signed-ring cell carcinoma. Hum Mol Genet. 1992;1(8):559-63.
17. Guilford P, Hopkins J, Harraway J, McLeod M, McLeod N, Harawira P, et al. E-cadherin germline mutations in familial gastric cancer. Nature. 1998;392(6674):402-5.
18. Zhao L, Li W, Zang W, Liu Z, Xu X, Yu H, et al. JMJD2B promotes epithelial-mesenchymal transition by cooperating with β-catenin and enhances gastric cancer metastasis. Clin Cancer Res. 2013;19(23):6419-29.

19. Ito M, Yasui W, Kyo E, Yokozaki H, Nakayama H, Ito H, et al. Growth inhibition of transforming growth factor beta on human gastric carcinomas cells: receptor and post receptor signaling. Cancer Res. 1992;52(2):295-300.
20. Lim B, Park JL, Kim HJ, Park YK, Kim JH, Sohn HA, et al. Integrative genomics analysis reveals the multilevel dysregulation and oncogenic characteristics of TEAD4 in gastric cancer. Carcinogenesis. 2014;35(5):1020-7.
21. Matsumura Y, Tarin D. Significance of CD44 gene products for cancer diagnosis and disease evaluation. Lancet. 1992;340(8827):1053-8.
22. Nakayama H, Yasui W, Yokozaki H, Tahara E. Reduced expression of nm23 is associated with metastasis of human gastric carcinomas. Jpn J Cancer Res. 1993;84(2):184-90.
23. Kang C, Song JJ, Lee J, Kim MY. Epigenetics: an emerging player in gastric cancer. World J Gastroenterol. 2014;20(21):6433-47.
24. Deng H, Guo Y, Song H, Xiao B, Sun W, Liu Z, et al. MicroRNA-195 and microRNA-378 mediate tumor growth suppression by epigenetical regulation in gastric cancer. Gene. 2013;518(2):351-9.
25. Kong WQ, Bai R, Liu T, Cai CL, Liu M, Li X, et al. MicroRNA-182 targets cAMP-responsive element-binding protein 1 and suppresses cell growth in human gastric adenocarcinoma. FEBS J. 2012;279(7):1252-60.
26. Liang S, He L, Zhao X, Miao Y, Gu Y, Guo C, et al. MicroRNA let-7f inhibits tumor invasion and metastasis by targeting MYH9 in human gastric cancer. PLoS One. 2011;6(4):e18409.
27. Yang WY, Gu JL, Zhen TM. Recent advances of histone modification in gastric cancer. J Can Res Ther. 2014;10(Suppl):240-5.
28. Dell'Aquilla NF Jr. Detecção de micrometástases linfonodais no adenocarcinoma gástrico por método histoquímico e imuno-histoquímico, comparação entre os métodos e impacto no estádio segundo as classificações JGCA 1998 e UICC TNM 1997. Dissertação de Mestrado. Faculdade de Medicina da Universidade de São Paulo, 2001.
29. Mandorwski S, Lourenço LG, Foronis NM. [CA72-4 e CEA in serum and peritoneal washing in gastric cancer]. Arq Gastroenterol. 2002;39(1):17-21.
30. Mattar R, Andrade CRA, DiFavero GM, Gama-Rodrigues J, Laudanna AA. Preoperative serum levels of CA 72-4, CEA, CA 19-9, and alpha-fetoprotein in patients with gastric cancer. Rev Hosp Clin Fac Med São Paulo. 2002;57(3):89-92.
31. Takeda A, Shimada H, Nakajima K, Suzuki T, Hori S, Hayashi H, et al. Impact of circulating p53 autoantibody monitoring after endoscopic resection in mucosal gastric cancer. Endoscopy. 2000; 32(9):740-1.

Capítulo 38

Câncer do Coto Gástrico

Adriana Vaz Safatle-Ribeiro
Ulysses Ribeiro Jr

INTRODUÇÃO

Durante a primeira metade do século XX, a gastrectomia parcial com os vários tipos de reconstrução do trato gastrintestinal foi o tratamento cirúrgico predominante para úlcera péptica. Atualmente, com o uso de bloqueadores de ácido e inibidores de bomba de prótons, o tratamento cirúrgico está reservado para casos de complicação de doença péptica, incluindo-se hemorragia incontrolada, perfuração e obstrução ou, raramente, quando não se obtém resposta adequada ao tratamento clínico bem conduzido, tornando-se procedimento raro para doenças benignas.

A perda da integridade do estômago pode levar a diversas complicações, entre elas a associação ao maior risco de desenvolvimento do câncer de coto gástrico (CCG)[1,2]. A incidência de CCG aumenta com o decorrer dos anos após a gastrectomia. Nesse contexto, o método endoscópico com biópsias e o estudo anatomopatológico têm papel fundamental no acompanhamento das alterações da mucosa e, especialmente, na detecção do câncer.

GASTRITE POR REFLUXO ALCALINO

Aproximadamente 5 a 15% dos pacientes com cirurgia gástrica desenvolvem a gastrite alcalina de refluxo, incluindo queimação epigástrica, náuseas e vômito bilioso que não alivia a epigastralgia[3]. Esses sintomas resultam em diminuição da ingestão calórica, perda de peso e anemia. A gastrite alcalina de refluxo corresponde à síndrome pós-gastrectomia que requer tratamento cirúrgico mais frequentemente. O refluxo alcalino constante parece ser o responsável pelo desenvolvimento das alterações crônicas do epitélio gástrico remanescente. A intensidade do refluxo, porém, não se correlaciona com a presença dos sintomas. O procedimento endoscópico com biópsias é essencial para o diagnóstico. Por outro lado, a intensidade dos sintomas não se associa à presença de alterações histológicas[2].

A mucosa do gastrectomizado sofre profundas alterações, tais como hiperplasia, dilatação glandular cística, atrofia, metaplasia intestinal, displasia e até câncer. O epitélio desenvolve gastrite pelo refluxo biliar que pode evoluir para gastrite crônica atrófica, com perda das estruturas glandulares.

O exame endoscópico geralmente revela presença de conteúdo biliar, hiperemia, edema e friabilidade da mucosa, principalmente na área anastomótica, porém pode ocorrer em todo o estômago remanescente (Figura 38.1). Com o maior intervalo pós-gastrectomia, observa-se diminuição do pregueado mucoso de fundo e corpo, com visualização dos vasos sanguíneos, caracterizando a atrofia em diversos graus. É frequente encontrar áreas esbranquiçadas próximas à anastomose, sugestivas de metaplasia intestinal. Fios de sutura podem ser identificados anos após a cirurgia e, raramente, causam sintomas, não sendo necessária sua remoção.

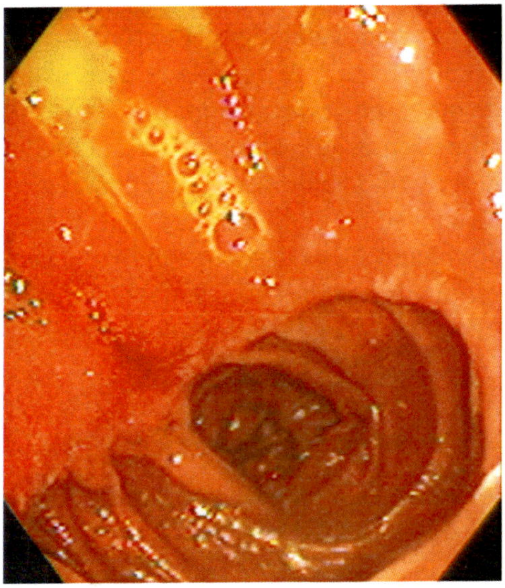

FIGURA 38.1 – Visão endoscópica do coto gástrico em paciente submetido à gastrectomia a Billroth II; evidencia-se área com refluxo biliar no coto e anastomose gastrojejunal.

ALTERAÇÕES PRÉ-MALIGNAS DO COTO GÁSTRICO

O CCG desenvolve-se em epitélio gástrico que sofre alterações intensas, incluindo atrofia, metaplasia intestinal, dilatação cística das glândulas, hiperplasia foveolar e infiltração de células inflamatórias em pequena quantidade[4]. Essas mudanças são mais prevalentes nas áreas próximas à anastomose e aumentam com o tempo após a gastrectomia[5]. De fato, é admissível dizer que nenhum paciente submetido à gastrectomia tem mucosa completamente normal[6]. Muitas dessas alterações são reconhecidas endoscopicamente.

A dilatação cística das glândulas é muito comum nesses pacientes e corresponde a uma reação tecidual ao meio ambiente alterado. A hiperplasia foveolar parece estar topograficamente relacionada à anastomose após a gastrectomia parcial. A associação dessas duas lesões foi descrita como gastrite cística poliposa[7]. Ocorre hiper-regeneração da mucosa gástrica sob a influência do refluxo biliar. Os pacientes gastrectomizados que apresentam hiperplasia foveolar têm atividade proliferativa maior, com expansão do compartimento proliferativo das glândulas gástricas, compatível com potencial pré-canceroso[5].

O refluxo está relacionado às alterações atróficas frequentes, com perda parcial da massa de células parietais e principais[6]. A atrofia do gastrectomizado pode ser decorrente também da redução dos níveis de hormônios produzidos no antro, especialmente gastrina, já que esse é um hormônio trófico potente. A atrofia gástrica leva à hipocloridria, que favorece o crescimento bacteriano, especialmente de anaeróbios que reduzem os nitratos dietéticos a nitritos. Os nitritos em presença de substratos adequados, como, por exemplo, as proteínas ingeridas, podem resultar na formação de potentes carcinógenos e nitrosaminas[8]. Assim, o risco de desenvolvimento de câncer em pacientes com diagnóstico endoscópico de gastrite atrófica é acentuadamente superior, quando comparado àqueles sem atrofia[9].

A metaplasia intestinal é achado frequente que acompanha a gastrite crônica atrófica, geralmente aceita como uma condição pré-maligna[10]. A metaplasia intestinal é mais comum em estômago com carcinoma do que naqueles removidos por lesões benignas. É encontrada, mais comumente, em pacientes que apresentam carcinoma gástrico do tipo intestinal do que naqueles com carcinoma do tipo difuso[11]. É classificada como completa, quando se assemelha ao epitélio do intestino delgado, e incompleta, quando se assemelha ao epitélio do tipo colônico. Esta última é subdividida em IIA e IIB, de acordo, basicamente, com a produção de mucinas[12]. Pacientes com metaplasia intestinal tipo IIB apresentam risco cinco vezes maior de desenvolver câncer do estômago, quando comparados àqueles com diagnóstico de metaplasia tipo I[12,13].

A displasia é definida como a perda parcial funcional e estrutural do tecido que se assemelha ao epitélio de origem. Pode ser o resultado de fenômeno regenerativo ou de alterações neoplásicas. Pacientes com displasia intensa são de alto risco para o desenvolvimento do câncer, necessitando de acompanhamento. Os achados de displasia em biópsias aleatórias indicam grande risco de desenvolvimento do CCG e podem identificar um subgrupo de pacientes que requerem vigilância mais agressiva. Todavia, é difícil predizer o tempo que a lesão displásica evoluirá para carcinoma e se isso realmente ocorrerá[14].

Após gastrectomia, ocorre aumento considerável da proliferação celular em ambiente com alto potencial de indução de dano ao DNA, induzindo à instabilidade da mucosa e, consequentemente, à maior suscetibilidade às alterações displásicas e ao CCG[15].

HISTÓRIA

Pacientes que foram submetidos à ressecção gástrica parcial apresentam risco maior de desenvolver CCG[2,1,15]. Balfour, em 1922, foi o primeiro a descrever o adenocarcinoma de coto gástrico. Essa entidade é definida como carcinoma primário, aparecendo, pelo menos, cinco anos após a cirurgia para a doença péptica benigna. A latência mínima de cinco anos é necessária para se evitar erro diagnóstico. Muitas características do CCG permanecem controversas. Frequência, sítio, intervalo após gastrectomia, localização da doença péptica, características clínicas, tipo de tumor e taxa de risco variam de acordo com a população estudada. Risco atual de CCG é de difícil precisão, em razão da variabilidade de diferentes estudos e populações. A prevalência de CCG varia de 0,8 a 11%[2,15,16]. Essa ampla variação pode ser explicada pelo número pequeno de pacientes com seguimento, falta de controles apropriados para comparação, seguimento incompleto, métodos falhos de rastreamento, diferenças geográficas e heterogeneidade dos procedimentos cirúrgicos.

O CCG tem maior preponderância no sexo masculino, quando comparado aos pacientes com câncer de estômago não operado. Essa média de relação é de 8,1:1. Esse fato pode refletir maior prevalência de doença ulcerosa em homens[2,16,17]. A média de idade dos pacientes com câncer gástrico, com ou sem ressecção prévia, é similar[1,17]. O câncer é geralmente diagnosticado na sexta ou sétima décadas, porém a maioria dos pacientes permanece assintomática até que o câncer esteja avançado[17]. Atenção especial deve ser dada a novos sintomas. Os sintomas são, geralmente, vagos e inespecíficos e compreendem: astenia, emagrecimento, sensação de plenitude epigástrica, dor abdominal, náuseas e vômitos. Obstrução e hemorragia são incomuns e ocorrem em fase mais tardia da doença[2,16,17].

O diagnóstico é geralmente realizado através do exame radiológico ou endoscópico, sendo confirmado pelo estudo anatomopatológico das biópsias endoscópicas. Durante o procedimento endoscópico, devem ser realizadas múltiplas biópsias, já que a neoplasia pode estar presente em pacientes com aparência macroscópica normal ou não evidente, podendo ser também multicêntrico[5,18]. Ultrassonografia endoscópica pode determinar a extensão e o grau de invasão com alta sensibilidade e especificidade. Tomografia computadorizada é necessária para verificar a presença de metástases.

O sítio mais comum de CCG corresponde à região próxima à anastomose[1,18], porém alguns autores relatam ser a região da pequena curvatura[15,19], podendo, contudo, ocorrer em qualquer área do coto gástrico. É necessária inspeção de todo o estômago remanescente, inclusive a cárdia, devendo ser realizadas múltiplas biópsias para aumentar a acurácia diagnóstica[2,5].

Lesões precoces são, geralmente, assintomáticas, sendo diagnosticadas durante vigilância endoscópica de rotina. As aparências mais comuns são: pequena massa polipoide, área de descoloração ou lesão ulcerada. A grande maioria dos CCG é diagnosticada quando já avançada, sendo frequentemente ulcerada e infiltrativa. Linite plástica pode acometer todo o coto, inclusive a junção esofagogástrica.

TRATAMENTO E PROGNÓSTICO

O tratamento para o CCG é a ressecção cirúrgica ou endoscópica. A taxa de ressecabilidade varia de 37 a 100%, de acordo com o estádio tumoral. Ressecção curativa tem resultados semelhantes aos do câncer de estômago intacto[15]. Gastrectomia total deve ser o tratamento de escolha, desde que haja probabilidade de sobrevida mais prolongada[15].

O prognóstico é geralmente ruim, pois o CCG é diagnosticado tardiamente, apresentando sobrevida de cinco anos entre 7 e 33%[17,19]. Não há diferença no prognóstico de pacientes com CCG comparados àqueles com câncer de estômago intacto após ajuste para idade, sexo, estádio e tipo de tratamento[17]. O prognóstico depende do estádio durante o diagnóstico. A laparotomia exploradora está sempre indicada nos pacientes que não apresentam metástases viscerais ao exame físico ou na tomografia computadorizada, já que a ressecabilidade só pode ser analisada adequadamente após exploração da cavidade abdominal[19]. Alguns autores mostraram claramente que pacientes com CCG precoce têm excelente prognóstico, quando o diagnóstico é feito por meio de programas de vigilância[19,20].

A ressecção endoscópica de tumor precoce de coto pode ser indicada em pacientes de alto risco, como idosos ou cardiopatas. Os critérios que permitem, no pré-operatório, selecionar os pacientes com possibilidade quase nula de apresentar metástases são: tumor confinado à mucosa, menor que 2cm de diâmetro, sem ulceração ou cicatriz e do tipo bem diferenciado.

FATORES DE RISCO

Intervalo pós-operatório

O intervalo pós-operatório é o determinante mais importante do risco de desenvolvimento do CCG, ou seja, as alterações morfológicas que a mucosa sofre são dependentes do tempo após a ressecção[17,21]. Após 15 anos de gastrectomia, o risco excede o da população geral[2,17,21].

Localização da doença ulcerosa prévia

A importância do sítio original da úlcera péptica, como fator de risco para o desenvolvimento do CCG, permanece controversa. O risco de transformação maligna, após ressecção por úlcera gástrica, tem sido mencionado frequentemente, porém esse dado não é aceito por outros autores[1,15,21,22]. Esse resultado aumentado poderia advir da atrofia da mucosa gástrica preexistente, observada em pacientes com úlcera gástrica no tempo da ressecção cirúrgica, em contraste com os pacientes com úlcera duodenal. Na literatura, a relação de úlcera duodenal e úlcera gástrica varia de 0,8:1 a 5:1[2,15].

Tipo de operação

O CCG ocorre após reconstrução à Billroth I, gastroenteroanastomose e vagotomia, mas é mais comum após gastrectomia parcial com reconstrução à Billroth II[20]. O aumento do refluxo enterogástrico e o crescimento bacteriano na alça aferente talvez contribuam para maior lesão da mucosa e, consequentemente, maior risco para o CCG[22]. Estudos em animais também confirmam o aumento da prevalência de câncer após Billroth II, quando comparado a outros tipos de reconstruções[4]. Outros autores sugerem, contudo, que esse resultado provém do fato de que esse tipo de reconstrução foi o procedimento cirúrgico de escolha da maioria das instituições de todo o mundo[17,19].

Risco de câncer em outros órgãos

Existe controvérsia a respeito do maior risco relativo de câncer, em outros sítios além do estômago, em pacientes submetidos à gastrectomia parcial por doença benigna. Aumento relativo no risco foi observado para câncer de cólon e reto, trato biliar, mama, pâncreas, esôfago, bexiga e pulmão após 20 anos da cirurgia gástrica[23]. Esses achados sugerem que o coto gástrico pode produzir carcinógenos circulantes, tais como substâncias contendo N-nitroso, relacionados ao crescimento bacteriano.

ETIOLOGIA

Várias teorias têm sido formuladas para explicar a patogênese do CCG, incluindo: 1. refluxo enterogástrico de ácidos biliares; 2. hipo ou acloridria com crescimento bacteriano subsequente e maior exposição a agentes carcinogênicos, tais como ácidos biliares e nitrosaminas; 3. gastrite crônica com aumento da proliferação celular; 4. efeito da regulação hormonal após vagotomia e hipogastrinemia; 5. efeito inflamatório da sutura; e 6. efeito do *Helicobacter pylori* e vírus Epstein-Barr[2,4,16] (Figura 38.2).

A bactéria *Helicobacter pylori* é considerada fator de risco para câncer gástrico. Estudo em pacientes gastrectomizados parciais, com reconstrução à Billroth II, demonstrou a presença de *Helicobacter pylori* em 77,3% dos pacientes[24]. *Helicobacter pylori* foi

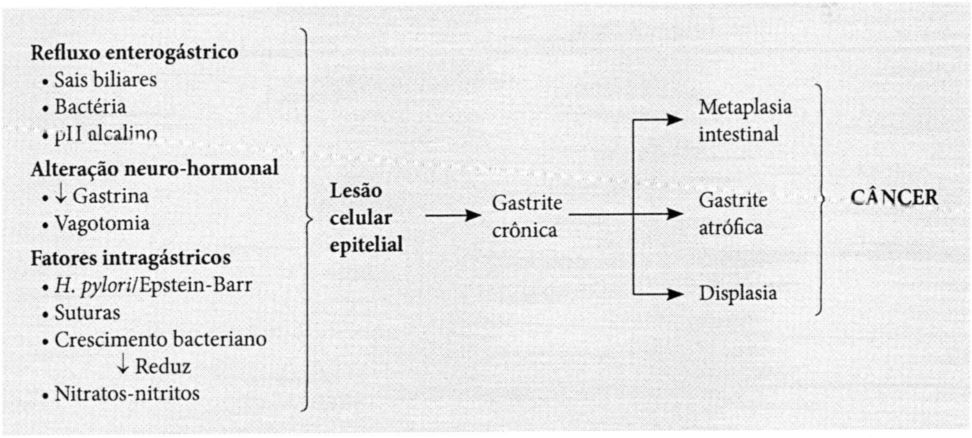

FIGURA 38.2 – Modelo de carcinogênese do câncer do coto gástrico[11].

mais frequentemente encontrado no fundo e corpo do que na área anastomótica. Sua presença correlacionou-se com o grau de inflamação e com a proliferação celular e inversamente com o grau de atrofia. Assim, o *Helicobacter pylori* poderia aumentar ainda mais o risco de câncer gástrico em pacientes gastrectomizados. Desse modo, os pacientes gastrectomizados poderiam beneficiar-se da terapia de erradicação bacteriana se forem *Helicobacter pylori* positivos, já que as alterações inflamatórias geralmente desaparecem ou mostram tendência à normalização após a erradicação da bactéria[24].

Ademais, algumas séries têm examinado a infecção pelo vírus Epstein-Barr em pacientes com carcinoma gástrico do coto. Segundo esses estudos, a taxa de infecção varia entre 22,2 e 41,2% em todos os pacientes tratados com gastrectomias, 0 a 12,5% entre os pacientes tratados com reconstrução à Billroth I e 30,4 a 58,3% entre pacientes tratados com reconstrução à Billroth II. Portanto, maior taxa de infecção pelo vírus Epstein-Barr tem sido demonstrada em pacientes tratados com reconstrução à Billroth II. Além disso, a infecção por esse vírus associou-se com maior incidência de gastrite cística poliposa e pode também facilitar o desenvolvimento do carcinoma do coto gástrico *de novo*[25].

ALTERAÇÕES GÊNICAS

Evidências indicam que, para a conversão de células epiteliais normais para o câncer, é necessário um processo com múltiplas etapas, o qual está associado com acúmulo de alterações gênicas de genes reparadores de DNA, oncogenes e genes supressores de tumor. O câncer gástrico apresenta múltiplas dessas alterações, incluindo oncogenes, fatores de crescimento, citocinas, reguladores do ciclo celular, genes supressores de tumor, moléculas de adesão tumoral e instabilidade gênica.

A mutação do gene supressor de tumor, *p53*, está presente em 50-60% dos tumores gástricos[26]. A mutação desse gene altera a atividade supressora tumoral. Estudo incluindo 14 casos de CCG comparados com 14 casos de tumores gástricos em estômago não operado revelou mutação do *p53* em 35,7% e 28,6%, respectivamente[27]. No grupo do CCG todas as mutações foram do tipo *missense* (G:A em quatro pacientes e G:C em um paciente), com perda de alelo. Em quatro de cinco pacientes com mutações no *p53* no tumor, observou-se a mesma mutação na área adjacente ao tumor. No grupo do estômago intacto, as mutações do *p53* ocorreram nos éxons 5, 6 e 8. Em um caso, a mesma mutação foi também detectada na área não maligna adjacente ao tumor. Não foram observadas diferenças entre os dois grupos em relação a sexo, tipos de metaplasia, displasia, morfologia. Contudo, alta incidência de dilatação cística e de hiperplasia foveolar foi observada no grupo CCG, sugerindo talvez uma resposta epitelial ao refluxo enterogástrico. Esses dados indicaram que o CCG compartilha aspectos comuns ao câncer do estômago intacto, com relação à clínica, à histopatologia e às alterações do *p53*. Além disso, o fato de que as áreas adjacentes também apresentaram mutações sugere que a expressão do *p53* pode ser um evento inicial na transformação maligna do câncer gástrico.

Outro estudo envolvendo *p53* no coto gástrico, porém de pacientes que não apresentavam neoplasia gástrica, revelou expressão da proteína p53 em elevado número de pacientes submetidos à gastrectomia parcial e com reconstrução à Billroth II por doença benigna[28]. A imuno-histoquímica para *p53* foi mais frequentemente positiva nos pacientes com metaplasia tipo II do que naqueles com o tipo I. Encontrou-se *p53* em todos os pacientes com displasia. Nos casos intensamente positivos, foi realizada a análise gênica dos éxons 5 a 8. O estudo gênico evidenciou mutação no éxon 7, códon 248 RQ, em um paciente (1/22, 4,5%) com atrofia, hiperplasia e metaplasia intestinal tipo IIA. Portanto, o gene *p53* parece exercer importância fundamental na progressão das neoplasias do estômago, indicando ser um evento inicial na carcinogênese (Figura 38.3).

Não houve expressão do oncogene c-*erb*B-2 na mucosa do coto gástrico remanescente de pacientes sem tumor (Figura 38.4). Adicionalmente, estudos anteriores mostraram que a coloração da membrana para c-*erb*B-2 foi incomum nos tumores gástricos de pacientes com estômago não operado ou daqueles com gastrectomia parcial[28].

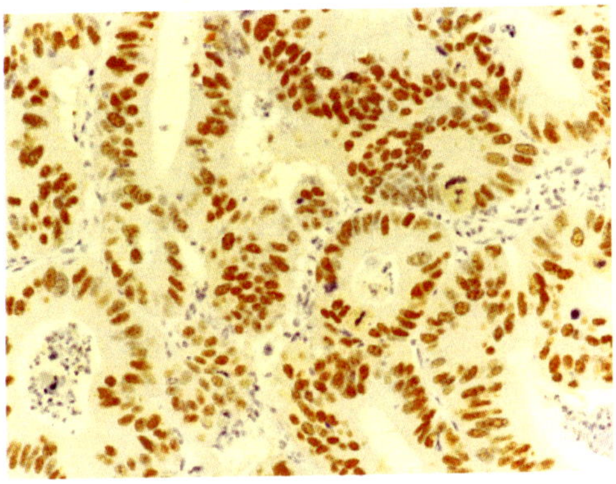

FIGURA 38.3 – Imuno-histoquímica para *p53*. Coloração nuclear marrom na maioria das células tumorais.

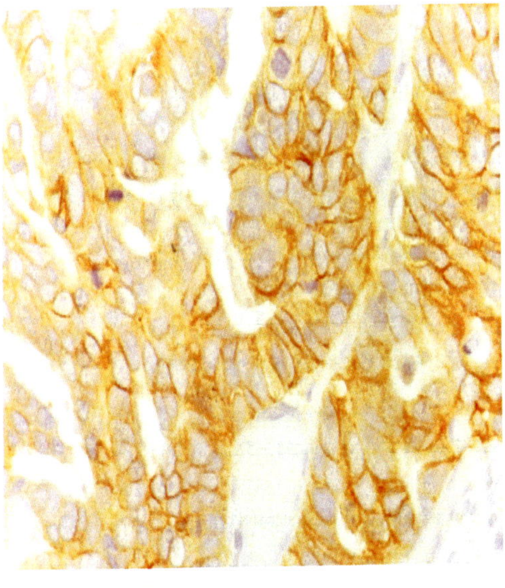

FIGURA 38.4 – Imuno-histoquímica para c-*erb*B-2. Coloração de membrana.

No tumor de coto gástrico, expressão de um gene responsável pelo controle da apoptose ou morte celular programada, *bcl-2* esteve presente em 54% dos casos, enquanto na mucosa adjacente benigna esteve em 60%. Na mucosa remanescente gástrica sem tumor após gastrectomia parcial à Billroth, *bcl-2* foi detectado em 27%, havendo associação com o grau de metaplasia intestinal[29].

A expressão do fator de crescimento, TGF-α, não mostrou relação com o grau de displasia nos pacientes com gastrectomia parcial, porém forte expressão foi comumente observada em áreas de metaplasia e de dilatação cística[28].

VIGILÂNCIA ENDOSCÓPICA

Para detectar precocemente o CCG, muitos autores recomendam o método endoscópico periódico após 15 anos de gastrectomia parcial[1,5,18,20]. Devem ser realizadas múltiplas biópsias em todas as áreas do coto remanescente, especialmente da área anastomótica. Embora o prognóstico do CCG seja ruim, a sobrevida aumenta drasticamente com o diagnóstico precoce[1,5,18,20]. CCG precoce pode ser detectado pelo endoscopista preparado a realizar múltiplas biópsias, mesmo na ausência de sintomas ou de aparência endoscópica[1,5,18,20]. A utilização do método endoscópico associado a marcadores histológicos e gênicos pode caracterizar um subgrupo de pacientes mais propensos ao desenvolvimento do CCG.

REFERÊNCIAS

1. Domellof L, Eriksson S, Janunger KG. Carcinoma and possible precancerous changes of the gastric stump after Billroth II resection. Gastroenterology. 1977;73(3):462-8.
2. Safatle-Ribeiro AV, Ribeiro U Jr, Reynolds JC. Gastric stump cancer: what is the risk? Dig Dis. 1998;16(3):159-68.
3. Eagon JC, Miedema BW, Kelly KA. Postgastrectomy syndromes. Surg Clin North Am. 1992; 72(2):445-65.
4. Langhans P, Bues M, Bünte H. Morphological changes in the operated stomach under the influence of duodenogastric reflux. Clinical follow-up over 20 years. Scand J Gastroenterol Suppl. 1984;92:145-8.
5. Offerhaus GJA, Stadt JV, Huibregtse K, Tersmette AC, Tytgat GN. The mucosa of the gastric remnant harboring malignancy. Histologic findings in the biopsy specimens of 504 asymptomatic patients 15 to 46 years after partial gastrectomy with emphasis on nonmalignant lesions. Cancer. 1989;64(3):698-703.
6. Savage A, Jones S. Histological appearances of the gastric mucosa 15-27 years after partial gastrectomy. J Clin Pathol. 1979;32(2):179-86.
7. Littler ER, Gleibermann E. Gastritis cystica polyposa (gastric mucosal prolapse at gastroenterostomy site, with cystic and infiltrative epithelial hyperplasia). Cancer. 1972;29(1):205-9.
8. Reed PI, Smith PLR, Summers K, Haines K, Burgess BA, House FR, Walters CL. The influence of enterogastric reflux on gastric juice bacterial growth, nitrite and N-nitroso compound concentrations following gastric surgery. Scand J Gastroenterol Suppl. 1984;92:232-4.
9. Sipponen P, Kekki M, Haapakoski J, Ihamaki T, Siurala M. Gastric cancer risk in chronic atrophic gastritis: statistical calculations of crosssectional data. Int J Cancer. 1985;35(2):173-7.

10. Sobala GM, O'Connor HJ, Dewar EP, King RFG, Axon ATR, Dixon MF. Bile reflux and intestinal metaplasia in gastric mucosa. J Clin Pathol. 1993;46(3):235-40.
11. Correa P, Haenszel W, Cuello C, Zavala D, Fontham E, Zarama G, et al. Human gastric carcinogenesis: a multistep and multifactorial process – First American Cancer Society award lecture on cancer epidemiology. Cancer Res. 1990;50(15):4731-6.
12. Jass JR. Role of intestinal metaplasia in the histogenesis of gastric carcinoma. J Clin Pathol. 1980; 33(9):801-10.
13. Filipe MI, Munoz N, Matko I, Kato I, Pompe-Kirn V, Jutersek A, et al. Intestinal metaplasia types and the risk of gastric cancer: a cohort study in Slovenia. Int J Cancer. 1994;57(3):324-9.
14. Holstein CS, Hammar E, Eriksson S, Huldt B. Clinical significance of dysplasia in gastric remnant biopsy specimens. Cancer. 1993;72(5):1532-5.
15. Saegesser F, Jämes D. Cancer of the gastric stump after partial gastrectomy (Billroth II principle) for ulcer. Cancer. 1972;29(5):1150-9.
16. Bechi P, Balzi M, Becciolini A, Amorosi A, Scubla E, Giache V, et al. Gastric cell proliferation kinetics and bile reflux after partial gastrectomy. Am J Gastroenterol. 1991;86(10):1424-32.
17. Viste A, Eide GE, Glattre E, Soreide O. Cancer of the gastric stump: analyses of 819 patients and comparison with other stomach cancer patients. World J Surg. 1986; 10(3):454-61.
18. Tytgat GN, Offerhaus JG, Stadt JV, Huibregtse K. Early gastric stump cancer: macroscopic and microscopic appearance. Hepatogastroenterology. 1989;36(2):103-8.
19. Pointner R, Schwab G, Konigsrainer A, Bodner E, Schmid KW. Gastric stump cancer: etiopathological and clinical aspects. Endoscopy. 1989;21(3):115-9.
20. Sowa M, Kato Y, Onoda N, Kubo T, Maekawa H, Yoshikawa K, et al. Early cancer of the gastric remnant with special reference to the importance of follow-up of gastrectomized patients. Eur J Surg Oncol. 1993;19(1):43-9.
21. Stalsberg H, Taksdal S. Stomach cancer following gastric surgery for benign conditions. Lancet. 1971;2(7735):1175-7.
22. Fisher SG, Davis F, Nelson R, Weber L, Goldberg J, Haenszel W. A cohort study of stomach cancer risk in men after gastric surgery for benign disease. J Natl Cancer Inst. 1993;85(16):1303-10.
23. Caygill CPJ, Hill MJ, Hall CN, Kirkham JS, Northfield TC. Increased risk of cancer at multiple sites after gastric surgery for peptic ulcer. Gut. 1987;28(8):924-28.
24. Safatle-Ribeiro AV, Ribeiro U Jr, Clarke MR, Sakai P, Gama J, Safatle NF, et al. Relationship between persistence of Helicobacter pylori and dysplasia, intestinal metaplasia, atrophy, inflammation, and cell proliferation following partial gastrectomy. Dig Dis Sci. 1999;44(2):243-52.
25. Kaizaki Y, Hosokawa O, Sakurai S, Fukayama M. Epstein-Barr virus-associated gastric carcinoma in the remnant stomach: de novo and metachronous gastric remnant carcinoma. J Gastroenterol. 2005;40(6):570-77.
26. Safatle-Ribeiro AV, Clarke MR, Ribeiro U Jr, Sakai P, Zary JT, Gama-Rodrigues J, et al. Expression of p53, c-neu, TGF-alpha and PCNA in gastric epithelium 25 or more years following subtotal gastrectomy. Gastroenterology. 1994;106:A433.
27. Genta RM, Lew GM, Graham DY. Changes in the gastric mucosa following eradication of Helicobacter pylori. Mod Pathol. 1993;6(3):281-9.
28. Safatle-Ribeiro AV, Ribeiro U Jr, Reynolds JC, Gama-Rodrigues JJ, Bakker A, Swalsky PA, et al. Morphologic, histologic, and molecular similarities between adenocarcinomas arising in the gastric stump and in the intact stomach. Cancer. 1996;78(11):2288-99.
29. Clarke MR, Safatle-Ribeiro AV, Ribeiro U Jr, Sakai P, Reynolds JC. bcl-2 protein expression in gastric remnant mucosa and gastric cancer 15 or more years after partial gastrectomy. Mod Pathol. 1997;10(10):1021-7.

Capítulo 39

Carcinoma Gástrico Familiar e Hereditário

Fátima Carneiro
Xiaogang Wen
Raquel Seruca
Carla Oliveira

INTRODUÇÃO

Câncer de estômago (GC, do inglês, *gastric cancer*) é o quinto câncer mais comum no mundo, com cerca de 952.000 casos novos (7% da incidência total de câncer) e 723.000 óbitos (9% da mortalidade total por câncer) em 2012[1]. De acordo com a classificação de Lauren, dois principais tipos de GC podem ser identificados, difuso (DGC) e intestinal (IGC), com características distintas epidemiológicas, morfológicas e moleculares.

Muitos casos de GC são esporádicos (90%), e agrupamentos familiares são observados em cerca de 10% dos casos. GC hereditário ocorre numa porcentagem muito baixa dos casos (1-3%), e duas síndromes hereditárias foram caracterizadas: câncer gástrico difuso hereditário (HDGC) e adenocarcinoma gástrico e polipose proximal do estômago (GAPPS)[1]. Ademais, câncer gástrico pode desenvolver-se como parte de outras síndromes hereditárias de câncer, como síndrome de Li-Fraumeni, polipose adenomatosa familiar (FAP), síndrome de Peutz-Jeghers, síndrome de Lynch, câncer de mama e ovário hereditário, polipose adenomatosa associada com MUTYH (MAP), síndrome da polipose juvenil e síndrome de Cowden. O risco de GC durante a vida nessas síndromes varia substancialmente entre as populações estudadas, mas é em geral baixo.

CÂNCER GÁSTRICO HEREDITÁRIO DIFUSO (HDGC)

Definição

Em 1998, Guilford et al. relataram três crianças Maori com câncer gástrico difuso de início precoce em múltiplas gerações com mutações germinativas do gene da E-caderina (*CDH1*) que foram identificadas por análises de ligação genética e triagem de mutações[2]. Esses achados levaram à identificação de uma nova síndrome hereditária, chamada câncer gástrico hereditário difuso (HDGC) [MIM #137215][2]. Pouco depois, famílias de outras etnias foram identificadas acometidas da mesma doença.

Critérios diagnósticos

Como base nos critérios clínicos, o *International Gastric Cancer Linkage Consortium* (IGCLC) definiu em 1999, famílias com HDGC aquelas que possuíam os seguintes caracteres[3].

1. Dois ou mais casos documentados de câncer gástrico difuso em parentes de primeiro ou segundo grau, com pelo menos um diagnóstico antes dos 50 anos de idade.
2. Três ou mais casos de câncer gástrico difuso em parentes de primeiro ou segundo grau, independente da idade do diagnóstico.

De acordo com os critérios do IGCLC, famílias com vários casos de câncer gástrico e com um caso-índice de câncer gástrico difuso, mas não preenchendo os critérios do IGCLC para HDGC, são rotuladas como câncer gástrico difuso familiar (FDGC)[3]. A designação de câncer gástrico familiar (FGC) é usada em casos com agregação familiar de câncer gástrico, nos quais a histopatologia dos tumores é desconhecida. História familiar de carcinoma intestinal pode também estar presente e famílias com esse tipo de agregação são classificadas como câncer gástrico e intestinal familiar (FIGC)[3,4].

Estudo genético completo do gene *CDH1 é* recomendado em um indivíduo preenchendo os critérios de HDGC como definidos acima. Os critérios para testes genéticos foram atualizados em 2010[5] e as recomendações incluem a expansão dos critérios para testagem de *CDH1* como: confirmação histológica de carcinoma gástrico difuso requerida apenas para um membro da família; inclusão de indivíduos com carcinoma gástrico difuso antes da idade de 40 anos sem história familiar; e inclusao de indivíduos e famílias com diagnóstico tanto de câncer difuso gástrico quanto câncer de mama lobular com um caso antes dos 50 anos de idade[5].

A partir das descrições acima, é claro que a definição de HDGC é baseada principalmente em características clínicas (de acordo com o IGCLC), enquanto, de acordo com os critérios adotados pelo grupo da Nova Zelândia, a designação HDGC deveria ficar restrita aos casos nos quais as mutações germinativas do *CDH1* tivessem sido identificadas[2-6]. A definição do IGCLC para HDGC será utilizada neste capítulo[3,5].

Patologia

Macroscopia

As características macroscópicas diferem no estômago de portadores assintomáticos da mutação *CDH1* submetidos à gastrectomia profilática e casos-índice com HDGC. Nos últimos, o estômago quase sempre aparenta ser normal a olho nu e não há lesões massivas, e o corte mostra espessura normal da mucosa[7-9].

Em alguns estômagos de aparência normal, áreas pálidas sutis são visíveis sob a luz branca do endoscópio[10] e inspeção rigorosa pode mostrar manchas brancas que depois de fixadas ao formol correspondem ao carcinoma difuso com células em anel de sinete intramucoso.

Muitos casos-índice com HDGC apresentam-se já como cânceres avançados que são indistinguíveis dos cânceres gástricos difusos esporádicos, com frequência mostrando características de linite plástica, que pode envolver todas as regiões topográficas dentro do estômago.

Microscopia

Mapeamento sistemático completo de gastrectomias totais de portadores de mutações *CDH1* mostram focos microscópicos, usualmente múltiplos, de carcinoma (difuso) com células em anel de sinete intramucoso (T1a) na maioria dos casos[7-9,11-13].

Focos individuais de carcinoma (difuso) com células em anel de sinete intramucoso l (T1a) são pequenos, de 0,1 a 10mm. Essas células são pequenas ao nível do istmo e usualmente crescem através da superfície da mucosa gástrica exibindo a característica de célula em anel de sinete.

Em famílias norte-americanas e europeias, focos microscópicos de carcinoma intramucoso não estavam restritos a nenhuma região topográfica no estômago: focos foram identificados a partir da cárdia até a região pré-pilórica, sem evidências de agrupamento antral[7,11,12].

Em série de casos relatados por Rogers et al.[9], 70% dos focos totais estavam localizados no terço proximal do estômago. Em estudo nos Estados Unidos, a predileção para o estômago proximal, mais especificamente para a mucosa de tipo oxíntica, foi confirmada, estimando que 74% dos focos de câncer estavam aglomerados na cárdia e no fundo proximal[14]. Em outro estudo no Reino Unido[13], o maior número de focos foi observado no fundo gástrico (44,7%), seguido pelo corpo (40,2%). Nas famílias Maori da Nova Zelândia, os carcinomas invasivos mais precoces se desenvolvem no estômago distal e na zona de transição entre o corpo e o antro[8]. Razões para as diferentes localizações anatômicas dos focos de câncer nos estudos mencionados acima necessitam ser esclarecidas, embora tanto as características genéticas como os fatores ambientais contribuam.

Como todas as regiões da mucosa gástrica podem ser afetadas, o exame patológico das amostras ressecadas devem incluir confirmações da presença de uma região completa de mucosa esofágica escamosa proximal e mucosa duodenal distal.

Dois tipos distintos de lesões intraepiteliais foram identificados como precursores de cânceres invasivos em portadores de mutações em *CDH1*[7]:

1. Carcinoma de células em anel de sinete intramucoso *in situ*, correspondente à presença de células em anel de sinete dentro da membrana basal, geralmente com núcleos hipercromáticos e despolarizados.
2. Disseminação pagetoide de células em anel de sinete abaixo do epitélio preservado das glândulas/fovéolas.

A confirmação de carcinoma *in situ* (Tis) e disseminação pagetoide de células em anel de sinete por um histopatologista independente com experiência na área é fortemente recomendada. Acompanhar estritamente os critérios para identificação dessas lesões precursoras diminuirá o risco de diagnosticar erradamente mudanças não específicas e ajudará a distinguir precursores (carcinoma *in situ*; disseminação pagetoide) e focos precoces diminutos de carcinoma intramucoso de células em anel de sinete falsas, incluindo glândulas normais telescopadas, mudanças hiperplásicas com células globoides, células xantomatosas, ninhos de células neuroendócrinas e glândulas mucosas com células alteradas claras ou vítreas. Este último constitui causa frequente de dúvida diagnóstica. Características particulares são: uma camada única de células alteradas claras ou vítreas (característica que distingue da disseminação pagetoide de células em anel de sinete, caracterizada por duas camadas de células); e alteração para células claras ou vítreas devido à presença de vacúolos citoplasmáticos basais (PAS – *periodic acid-Schiff* – negativos) e um aro de citoplasma normal (PAS positivos) no polo apical das células.

Baseado nas características acima, um modelo para o desenvolvimento de câncer gástrico difuso em portadores de mutações deletérias germinativas em *CDH1* foi proposto[4,7], incluindo as seguintes lesões: gastrite leve não atrófica, carcinoma *in situ* com células em anel de sinete, disseminação pagetoide de células em anel de sinete e carcinoma invasivo. A imunoexpressão de E-caderina está reduzida ou ausente em carcinomas gástricos invasivos precoces (T1a), contrastando com a expressão normal de E-caderina membranosa na mucosa adjacente não neoplásica, concordando com a origem clonal dos focos de câncer. Entretanto, deve-se prestar atenção que a E-caderina pode estar expressa na membrana celular das células neoplásicas (padrão com intensidade reduzida e/ou pontilhado), bem como no citoplasma. Em carcinomas *in situ* e lesões de disseminação pagetoide, imunoexpressão de E-caderina foi também encontrada reduzida ou ausente.

Alterações basais na mucosa gástrica compreendem gastrite crônica leve, hiperplasia foveolar e inserção de tufos de epitélio de superfície[11]. Ocasionalmente, uma reação inflamatória granulomatosa é observada. Metaplasia intestinal e infecção por *Helicobacter pylori* são muito raramente observadas, principalmente em famílias norte-americanas e europeias.

HDGC avançado apresenta-se como um carcinoma difuso pouco diferenciado com, algumas vezes, poucas células em anel de sinete que invadem largamente toda a espessura da parede gástrica, que se torna rígida (linite plástica), e também como subtipos indiferenciados ou mistos com desdiferenciação mucinosa e às vezes tubular. Esses carcinomas gástricos avançados de portadores de mutações em *CDH1* não mostram nenhuma característica que os possa discriminar de câncer gástrico esporádico.

Gastrectomias profiláticas

Os estômagos removidos de portadores de mutações germinativas deletérias em *CDH1* abrangem gastrectomias totais profiláticas (casos com biópsias negativas) e curativas (casos com biópsias positivas). Estudo sistemático das gastrectomias profiláticas realizado dentro de um protocolo de pesquisa mostrou que 95% dos casos mostravam um ou múltiplos focos de carcinoma difuso com células em anel de sinete ou pequenos focos de carcinomas *in situ* com células em anel de sinete sem invasão intramucosa. Um caso de gastrectomia profilática originalmente relatada como negativa para câncer gástrico foi depois submetida à análise detalhada de acordo com um protocolo de pesquisa e mostrou-se positiva para carcinoma invasivo precoce (quatro focos)[15]. Baseado nessas observações, exceto quando amostragem completa do estômago seja realizada, o diagnóstico de câncer intramucoso não pode ser excluído. De fato, os autores deste capítulo tiveram a oportunidade de acompanhar diversas gastrectomias profiláticas, originalmente relatadas como negativas para câncer, que, com estudo microscópico detalhado de toda a espessura da mucosa gástrica (após emblocamento completo de todo o estômago), revelou a presença de focos de carcinoma invasivo precoce com células de anel de sinete (dados não publicados).

O portador mais jovem de *CDH1* que sofreu gastrectomia profilática tinha 16 anos de idade, muitos anos mais jovem do que a idade na qual as atuais diretrizes recomendam realizar a gastrectomia. Múltiplos focos de carcinoma em estádio precoce foram encontrados na amostra de gastrectomia. Dada a história familiar de câncer gástrico avançado no final da segunda década da vida, o tempo imprevisível para desenvolver câncer gástrico avançado e a pouca utilidade da vigilância por gastroscopia, alguns autores recomendam considerar a gastrectomia profilática em adolescentes assintomáticos portadores da mutação *CDH1*[16].

Análise patológica de amostras de gastrectomia profilática

A análise patológica de amostras completas de gastrectomias inclui exame microscópico com hematoxilina e eosina (H-E) e coloração para mucina, como PAS *(periodic acid-Schiff)*. PAS é muito útil como coloração primária, aumentando a taxa de detecção de focos iniciais invasivos de células em anel de sinete e reduzindo o tempo de exame. A técnica do rocambole pode ser utilizada para incluir a mucosa completa. O relato patológico deve mencionar todas as anormalidades gástricas e suas localizações, como lesões (pré) malignas, metaplasia intestinal, displasia, inflamação e presença de gastrite associada ao *Helicobacter pylori*. Confirmação histológica das margens de ressecção, consistindo da mucosa esofágica proximal e duodenal, é essencial, desde que novo GC pode desenvolver-se na mucosa gástrica remanescente.

Suscetibilidade genética e patologia molecular

Alterações germinativas em HDGC

Mutações germinativas no gene *CDH1* permanecem por mais de 10 anos como o único defeito molecular em famílias com HDGC examinadas em todo o mundo. As famílias restantes que completaram os critérios do IGCLC permanecem geneticamente não explicadas, trazendo grande preocupação do ponto de vista do acompanhamento clínico.

Mutações germinativas no gene *CDH1* podem gerar diferentes doenças herdadas ou herdáveis que podem tanto se agrupar dentro do espectro de HDGC, como câncer lobular mamário (LBC), câncer gástrico difuso de início precoce (EODGC) e fissura labiopalatal, ou aparecer com apresentações clínicas independentes.

Noventa e três mutações germinativas no gene *CDH1* foram descritas em 123 famílias/probandos em várias unidades clínicas, dispersas através de todo o gene e todos os domínios proteicos, com diferentes efeitos previstos. Entre os probandos, 87,8% dos casos (108/123) eram de famílias com HDGC com ou sem fissura labiopalatal, 1% (5/123) pertencia a famílias com LBC e 8,1% (10/123) eram pacientes com EODGC. Cerca de 25,8% (24/93) de todas as mutações recorrentes em *CDH1* apareceram em diversas famílias, sugerindo que as doenças associadas com *CDH1* podem surgir a partir de um ancestral comum[17] ou resultar de uma região genômica propensa a várias mutações (*hotspot*). É importante salientar que as mesmas mutações em *CDH1* podem ser observadas em famílias com diferentes doenças associadas à E-caderina, significando que outros fatores co-herdados podem também ser envolvidos com essas diferentes apresentações clínicas, destacando o papel de modificadores genéticos na correlação genótipo-fenótipo.

Ademais, grandes deleções germinativas no *locus CDH1* foram descritas como mecanismos causais em aproximadamente 4% dos probandos com HDGC negativos para a mutação *CDH1*[17]. Metilação germinativa do promotor *CDH1* foi relatada em uma única família com HDGC, e é provavelmente um evento muito raro.

Se considerarmos desequilíbrio germinativo na expressão alélica ou ainda expressão monoalélica germinativa de *CDH1*, que foi encontrada em 70% dos probandos com HDGC negativos para *CDH1*, como parte das alterações germinativas afetando o gene *CDH1* em HDGC[18], a porcentagem de famílias com HDGC causadas por alterações em *CDH1* aumenta para mais de 80% dos casos com essa doença[18].

Outra rara, mas por enquanto a única alternativa relatada para a inativação de *CDH1* em HDGC, é a presença de mutações herdadas da α-E-catenina[19]. Como a α-E-catenina funciona no mesmo complexo que a E-caderina, esses resultados chamam a atenção para a ampla rede de sinalização na qual essas proteínas participam em HDGC.

Métodos mais amplos, como o sequenciamento de nova geração (NGS, do inglês, *next-generation sequencing*), aparecem como boa metodologia para a identificação de causas genéticas de HDGC não explicáveis.

Inativação somática de CDH1 em HDGC

Portadores heterozigotos de mutações germinativas em *CDH1* carregam em seus genomas um único alelo *CDH1* funcional que aparentemente produz a quantidade suficiente de proteína no estômago desses pacientes para manter normais todas as funções dependentes de E-caderina por pelo menos duas décadas de vida. A inativação do alelo selvagem pelo mecanismo molecular de *second-hit* leva à inativação bialélica do gene *CDH1* e determina o desenvolvimento de HDGC. O relato inicial sobre o tipo e frequência de *second-hits* sobre *CDH1* nos tumores HDGC indicou que a hipermetilação do promotor *CDH1* é o mais comum mecanismo de *second-hit* para inativação[20], enquanto uma segunda mutação ou deleção (LOH ou deleções intragênicas) foi menos frequentemente identificada[20]. Mais recentemente, a metade dos *second-hits* sobre *CDH1* encontrados em tumores primários eram modificações epigenéticas (metilação de promotores), enquanto em metástases o *second-hit* mais frequente era LOH (58,3%). Diferentes lesões neoplásicas do mesmo paciente frequentemente mostram mecanismos distintos de *second-hit*, bem como diferentes mecanismos de *second-hit* são também detectados na mesma lesão neoplásica[17]. Considerando a heterogeneidade dessas alterações em lesões neoplásicas em pacientes com HDGC e a plasticidade dos promotores hipermetilados durante o início e progressão do tumor, drogas alvejando apenas alterações epigenéticas podem ser menos eficazes do que inicialmente previsto, particularmente em pacientes com HDGC metastático.

Ativação da quinase c-Src quinase no HDGC precoce

Para compreender os mecanismos gerais do desenvolvimento do HDGC precoce, Humar et al. analisaram amostras de vários estádios de DGC hereditário e esporádico[21]. Esses autores assumiram que a progressão do HDGC precoce para avançado era mediada pela transição epitelial-mesenquimal (EMT) pelas células neoplásicas do HDGC precoce. A quinase c-Src, um indutor bem caracterizado de EMT, não é expressa em focos pequenos de HDGC precoce[21]. Ao contrário, forte expressão da proteína foi observada em lesões grandes de HDGC intramucoso com células pouco diferenciadas, bem como em células invadindo a muscular da mucosa[21]. Além disso, fibronectina (um alvo a jusante da c-Src quinase) foi também fortemente expressa em células carcinomatosas invadindo para além da mucosa, consistente com a aquisição de características EMT. Além disso, P-Fak e P-Stat3 foram expressos em células pouco diferenciadas localizadas profundamente às células em anel de sinete e correlacionadas também com a expressão de c-Src ativa[21].

Baseados nestes dados, Humar et al. sugeriram que uma estratégia terapêutica bem-sucedida para pacientes com HDGC precoce deve ser a prevenção de EMT por antagonistas de c-Src, em particular porque c-Src é superexpresso em células pouco diferenciadas em proliferação de carcinoma gástrico difuso[21].

Fatores prognósticos

Se focos de carcinoma são limitados à mucosa gástrica, o prognóstico é provavelmente excelente após gastrectomia total, embora a sobrevivência de longo prazo com HDGC após gastrectomia permaneça desconhecida. É possível que gastrectomias curativas para doença gástrica possam revelar risco adicional para carcinoma em outros sítios em pacientes com HDGC.

Pacientes com idade inferior a 40 anos que desenvolvem carcinoma gástrico difuso sintomático invasivo têm pior prognóstico, com menos de 10% tendo doença precoce e curável. Há agora relatos mostrando que a gravidez pode desenvolver-se a termo após gastrectomia profilática e os indivíduos operados podem retornar normalmente ao trabalho, mesmo os trabalhadores braçais.

Manejo clínico

Aconselhamento e testagem genética

Aconselhamento genético é um componente essencial da avaliação e manejo do HDGC. A avaliação genética deve incluir heredograma familiar cuidadoso de três gerações, confirmação histopatológica do diagnóstico de câncer gástrico difuso ou de lesões precursoras, discussão sobre o risco de desenvolver a doença durante a vida e sobre as taxas correntes de detecção de mutações em *CDH1*. Consentimento informado para o teste genético é necessário[22]. O processo de aconselhamento deve incluir não apenas avaliação genética formal, como também interação com equipe multidisciplinar envolvendo aqueles com expertise relevante em cirurgia gástrica, gastroenterologia, patologia e nutrição. Idealmente, o time completo deve estar ativo tanto antes como após a fase de testagem genética, mas o envolvimento da equipe multidisciplinar é necessário após os testes. Os testes genéticos devem ser iniciados em um probando afetado[22]. A idade mais jovem para a qual o teste deve ser oferecido aos parentes em risco não está estabelecida. Raros casos de câncer gástrico difuso clinicamente significantes foram relatados antes dos 18 anos de idade em famílias afetadas, mas o risco total de câncer gástrico difuso antes dos 20 anos de idade é muito baixo. Considerar aplicar o teste genético usualmente se inicia a partir de 18 anos de idade[22].

Gastrectomia profilática

Em portadores assintomáticos da mutação *CDH1* sem carcinoma gástrico macroscópico ou em portadores sintomáticos da mutação *CDH1* com carcinoma, a gastrectomia total foi recomendada pelo IGCLC[3]. O grupo de trabalho holandês sobre câncer gástrico hereditário ainda recomenda a necessidade de complementar esse procedimento com linfadenectomia extensa em casos de câncer gástrico invasivo diagnosticados antes da cirurgia[23].

O procedimento cirúrgico consiste de gastrectomia total com esofagojejunostomia com Y de Roux. A margem distal deve estar pelo menos a 1cm abaixo da região pilórica para assegurar a ressecção através da mucosa duodenal. Antes de realizar a reconstrução, um procedimento de secção congelada da margem proximal é necessário para confirmar que nenhuma mucosa da cárdia gástrica foi deixada para trás e permitindo ressecção direta. Essa medida é recomendada, pois qualquer mucosa gástrica residual pode aumentar o risco de lesões (pré) malignas subsequentes e inspeção da linha z pode não ser em todos os casos suficiente para se conseguir a limpeza proximal[3,23].

Nenhum tratamento além da gastrectomia profilática está disponível no momento para pacientes com HDGC. Desde que a penetrância do HDGC seja superior a 80% e a vigilância endoscópica e análise de amostras de gastrectomia sugerem que focos microscópicos de células em anel de sinete estão quase universalmente presentes em portadores da mutação, gastrectomia profilática deve ser fortemente considerada, sempre que um membro de família em risco for encontrado com a mutação em *CDH1*. Esse procedimento cirúrgico tem intenção curativa. Entretanto, o tempo para gastrectomia é discutível. Evidências crescentes sugerem que pequenos focos de adenocarcinoma com células em anel de sinete têm período dormente, no qual as células neoplásicas não se espalham ou progridem. De qualquer forma, se essas lesões forem detectadas em biópsias gastroscópicas, o paciente deve ser aconselhado a realizar gastrectomia total.

Mulheres portadoras da mutação em *CDH1* têm alto risco adicional de desenvolver câncer de mama lobular (LBC), com risco durante a vida (LTR) de 60% na idade de 80 anos, que aumenta a partir dos 40 anos[5]. Como câncer de mama lobular é difícil de detectar por mamografia e ressonância magnética anual de mama a partir dos 35 anos de idade é recomendada para mulheres portadoras de mutações patogênicas em *CDH1*[5]. Para algumas mulheres, mastectomia profilática pode ser uma opção razoável, mas não é recomendada para todas devido à média de idade mais alta quando é feito o diagnóstico, o que também justifica a vigilância sobre a mama[22]. No momento não há dados suficientes sobre a eficácia tanto da vigilância como da cirurgia profilática em portadores de mutações em *CDH1*.

SÍNDROME GAPPS: UMA NOVA SÍNDROME DE CÂNCER GÁSTRICO HEREDITÁRIO

Definição

Em 2011, uma nova síndrome de câncer gástrico hereditário foi identificada: adenocarcinoma gástrico e polipose proximal do estômago (GAPPS)[24]. GAPPS é uma síndrome única de polipose gástrica com risco significante de adenocarcinoma gástrico, caracterizada pela transmissão autossômica dominante de polipose de glândulas fúndicas (FGP), com áreas de displasia ou GC tipo intestinal, restrita ao estômago proximal, sem evidências de polipose colorretal ou duodenal ou outras síndromes de câncer gastrintestinal hereditárias. Mais recentemente, duas famílias japonesas foram relatadas com as mesmas características clinicopatológicas[25].

Critérios diagnósticos

Os seguintes critérios diagnósticos são recomendados para GAPPS[24]:

- pólipos gástricos restritos ao corpo e fundo sem evidências de polipose colorretal ou duodenal;

- mais de 100 pólipos cobrindo o estômago proximal no caso-índice ou mais de 30 pólipos (o maior número de FGPs nos nossos casos incertos) em um parente de primeiro grau de outro caso;
- FGPs predominantemente, tendo algumas regiões de displasia (ou um membro da família com tanto FGPs displásicos ou adenocarcinoma gástrico);
- padrão de herança autossômico dominante.

As exclusões incluem outras síndromes hereditárias de polipose gástrica e o uso de inibidores de bomba de próton (PPIs). Em pacientes em uso de PPIs, recomenda-se repetir a endoscopia após o final desse tratamento.

GAPPS é diferente de outras causas hereditárias de polipose gástrica. FAP (polipose adenomatosa familiar) atenuada, FAP e MAP (polipose associada a *MYH*) são definidas pelos seus fenótipos colorretais, e MAP tem herança autossômica recessiva. Enquanto pacientes com síndrome de Peutz-Jeghers (PJS) podem ter FGPs, a polipose predominante de glândulas fúndicas, o câncer gástrico de tipo intestinal e a distribuição dos pólipos distinguem essas famílias do câncer gástrico difuso hereditário, PJS e síndrome de Cowden.

Patologia

A síndrome GAPPS é caracterizada por polipose gástrica florida, os pólipos gástricos predominantemente com menos de 10mm em diâmetro. Os pólipos (mais de uma centena) cobrem o corpo e o fundo gástrico poupando ao longo da pequena curvatura do estômago. Esôfago, antro gástrico, piloro e duodeno são usualmente normais.

A histopatologia é caracterizada por polipose predominantemente glandular no fundo gástrico, incluindo áreas de displasia. Em adição, ao meio a FGP, aparecem pólipos adenomatosos hiperplásicos ocasionais e puros, bem como alguns pólipos mistos contendo áreas discretas com características semelhantes à FGP, adenomatosas e hiperplásicas.

O fenótipo gástrico típico foi observado a partir dos 10 anos de idade e o câncer gástrico mais precoce aconteceu aos 33 anos de idade[24]. A síndrome é caracterizada por penetrância incompleta, com poucos portadores obrigatórios mais idosos exibindo endoscopias normais.

Suscetibilidade genética

Mutações em *APC*, *MUTYH*, *CDH1*, *SMAD4*, *BMPR1A*, *STK11* e *PTEN* foram excluídas em diversas famílias pela análise da sequência dos éxons e regiões flanqueadoras, bem como por ensaios para a detecção de deleções ou duplicações de éxons[24,25]. Os defeitos genéticos causais permanecem não identificados.

Acompanhamento clínico

O acompanhamento clínico das famílias com GAPPS deve balançar-se entre as limitações da vigilância endoscópica, o risco específico do paciente para a morbidade associada com a cirurgia profilática e o risco de câncer gástrico dentro de cada família específica. Todos os parentes em primeiro grau de pacientes afetados devem ser aconselhados a se submeter à endoscopia gastrintestinal alta e à colonoscopia[24].

PONTOS PRÁTICOS

- Muitos casos de cânceres gástricos (90%) são esporádicos, agrupamentos familiares ocorrem em 10% dos casos, dos quais 1-3% são hereditários.
- Duas síndromes hereditárias foram descritas: câncer gástrico hereditário difuso (HDGC) e adenocarcinoma gástrico e polipose proximal do estômago (GAPPS).
- HDGC é uma síndrome autossômica dominante de câncer gástrico hereditário causada por mutações germinativas do gene da E-caderina (*CDH1*).
- Aconselhamento genético e testagem genética para mutações no gene *CDH1* devem ser considerados em famílias que preenchem os critérios para HDGC.
- As opções de acompanhamento para portadores assintomáticos de mutações germinativas em *CDH1* são a vigilância endoscópica intensiva e a gastrectomia profilática.
- Biópsias pré-cirúrgicas em portadores assintomáticos de mutações germinativas em *CDH1* são frequentemente negativas apesar da presença de carcinoma intramucoso multifocal identificado em gastrectomias profiláticas.
- GAPPS é uma síndrome autossômica dominante de câncer gástrico hereditário caracterizada por polipose de glândulas fúndicas (FGP), com áreas de displasia ou GC tipo intestinal.
- A causa genética de GAPPS não é ainda conhecida.

REFERÊNCIAS

1. Carneiro F, Stomach. Cancer. In: Stewart BW, Wild CP (eds). World Cancer Report 2014. Lyon: IARC Press; 2014. p. 545-56.
2. Guilford P, Hopkins J, Harraway J, McLeod M, McLeod N, Harawira P, et al. E-cadherin germline mutations in familial gastric cancer. Nature. 1988;392(6674):402-5.
3. Caldas C, Carneiro F, Lynch HT, Yokota J, Wiesner GL, Powell SM, et al. Familial gastric cancer: overview and guidelines for management. J Med Genet. 1999;36(12):873-80.
4. Carneiro F, Oliveira C, Suriano G, Seruca R. Molecular pathology of familial gastric cancer, with an emphasis on hereditary diffuse gastric cancer (HDGC). J Clin Pathol. 2008;61:25-30.
5. Fitzgerald RC, Hardwick R, Huntsman D, Carneiro F, Guilford P, Blair V, et al. Hereditary diffuse gastric cancer: updated consensus guidelines for clinical management and directions for future research. J Med Genet. 2010;47(7):436-44.
6. Guilford PJ, Hopkins JB, Grady WM, Markowitz SD, Willis J, Lynch H, et al. E-cadherin germline mutations define an inherited cancer syndrome dominated by diffuse gastric cancer. Hum Mutat. 1999;14(3):249-55.
7. Carneiro F, Huntsman DG, Smyrk TC, Owen DA, Seruca R, Pharoah P, et al. Model of the early development of diffuse gastric cancer in E-cadherin mutation carriers and its implications for patient screening. J Pathol. 2004;203(2):681-87.

8. Charlton A, Blair V, Shaw D, Parry S, Guilford P, Martin IG. Hereditary diffuse gastric cancer: predominance of multiple *foci* of signet ring cell carcinoma in distal stomach and transitional zone. Gut. 2004;53(6):814-20.
9. Rogers WM, Dobo E, Norton JA, Van Dam J, Je Hrey RB, Huntsman DG, et al. Risk-reducing total gastrectomy for germlinemutations in E-cadherin (*CDH1*): pathologic findings with clinical implications. Am J Surg Pathol. 2008;32(6):799-809.
10. Shaw D, Blair V, Framp A, Harawira P, McLeid M, Guilford P, et al. Chromoendoscopic surveillance in hereditary diffuse gastric cancer:an alternative to prophylactic gastrectomy? Gut. 2005; 54(4):461-8.
11. Carneiro F, Charlton A, Huntsman DG. Hereditary diffuse gastric cancer. In: Bosman FT, Carneiro F, Hruban RH, Theise ND (eds). WHO classification of tumours of the digestive system. 4th ed. Lyon: IARC Press; 2010. p. 59-63.
12. Huntsman DG, Carneiro F, Lewis FR, MacLeod PM, Hayashi A, Monaghan KG, et al. Early gastric cancer in young, asymptomatic carriers of germ-line E-cadherin mutations. N Engl J Med. 2001;344(25):1904-9.
13. Barber ME, Save V, Carneiro F, Dwerryouse S, Lao-Sirieix P, Hardwick RH, et al. Histopathological and molecular analysis of gastrectomy specimens from hereditary diffuse gastric cancer patients has implications for endoscopic surveillance of individuals at risk. J Pathol. 2008;216(3):286-94.
14. Fujita H, Lennerz JK, Chung DC, Patel D, Deshpande V, Yoon SS, et al. Endoscopic surveillance of patients with hereditary diffuse gastric cancer: biopsy recommendations after topographic distribution of cancer *foci* in a series of 10 CDH1 mutated gastrectomies. Am J Surg Pathol. 2012; 36(11):1709-17.
15. Gaya DR, Stuart RC, Going JJ, Stanley AJ. Hereditary diffuse gastric cancer associated with E-cadherin mutation: penetrance after all. Eur J Gastroenterol Hepatol. 2008;20(12):1249-51.
16. Wickremeratne T, Lee CH, Kirk J, Charlton A, Thomas G, Gaskin KJ. Prophylactic gastrectomy in a 16-year-old. Eur J Gastroenterol Hepatol. 2014;26(3):353-6.
17. Oliveira C, Senz J, Kaurah P, Pinheiro H, Sanges R, Haegert A, et al. Germline CDH1 deletions in hereditary diffuse gastric cancer families. Hum Mol Genet. 2009;18(9):1545-55.
18. Oliveira C, Pinheiro H, Figueiredo J, Seruca R, Carneiro F. E-cadherin alterations in hereditary disorders with emphasis on hereditary diffuse gastric cancer. Prog Mol Biol Transl Sci. 2013; 116:337-59.
19. Majewski IJ, Kluijt I, Cats A, Scerri TS, de Jong D, Kluin RJ, et al. An α-E-catenin (CTNNA1) mutation in hereditary diffuse gastric cancer. J Pathol. 2013;229(4):621-9.
20. Grady WM, Willis J, Guilford PJ, Dumbier AK, Toro TT, Lynch H, et al. Methylation of the CDH1 promoter as the second genetic hit in hereditary diffuse gastric cancer. Nat Genet. 2000;26(1):16-7.
21. Humar B, Fukuzawa R, Blair V, Dumbier A, More H, Charlton A, et al. Destabilized adhesion in the gastric proliferative zone and c-Src kinase activation mark the development of early diffuse gastric cancer. Cancer Res. 2007;67(6):2480-9.
22. Oliveira C, Seruca R, Hoogerbrugge N, Ligtenberg M, Carneiro F. Clinical utility gene card for: hereditary diffuse gastric cancer (HDGC). Eur J Hum Genet. 2013;21(8).
23. Kluijt I, Siemerink EJ, Ausems MG, van Os TA, de Jong D, Simões Correia J, et al. CDH1-related hereditary diffuse gastric cancer syndrome: clinical variations and implications for counseling. Int J Cancer. 2012;131(2):367-76.
24. Worthley DL, Phillips KD, Wayte N, Schrader KA, Healey S, Kaurah S, et al. Gastric adenocarcinoma and proximal polyposis of the stomach (GAPPS): a newautosomal dominant syndrome. Gut. 2012;61(5):774-9.
25. Yanaru-Fujisawa R, Nakamura S, Moriyama T, Esaki M, Tsuchigame T, Gushima M, et al. Familial fundic glandpolyposis with gastric cancer. Gut. 2012;6(7):1103-4.

Capítulo 40

Neoplasias da Papila Duodenal

Luciana Bertocco de Paiva Haddad

INTRODUÇÃO

A ampola de Vater é formada pela união do ducto biliar comum e do ducto pancreático principal em sua desembocadura, na parede posteromedial da segunda porção duodenal. É uma estrutura anatômica complexa, composta por fibras musculares e elementos neuronais especiais que regulam, através do esfíncter de Oddi, o fluxo de bile e suco pancreático para o trato digestivo[1].

Os componentes da ampola de Vater são a papila duodenal maior, o canal comum, a porção distal do colédoco e a porção distal do ducto pancreático principal. A papila duodenal é uma projeção de mucosa do tipo intestinal através da parede duodenal[2]. As demais partes da ampola são revestidas por epitélio simples mucinoso, como dos ductos pancreatobiliares[3]. Consequentemente, os tumores ampulares podem originar-se de dois tipos diferentes de epitélio, o que pode refletir em vários espectros histomorfológicos desses tumores[1] (Figura 40.1).

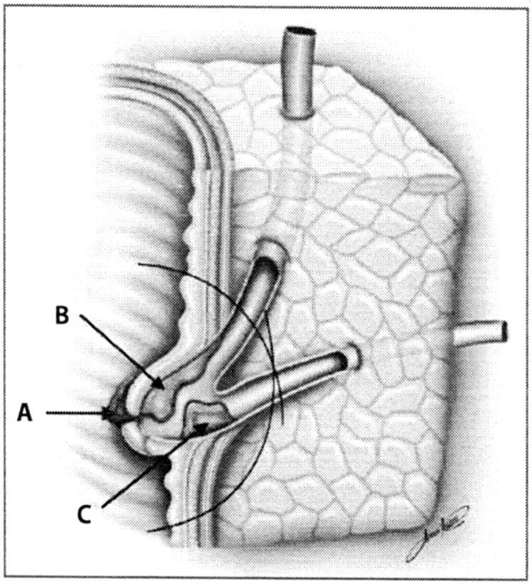

FIGURA 40.1 – Ampola de Vater e os diferentes tipos de mucosa que podem originar neoplasia. **A** = mucosa tipo intestinal; **B** = epitélio simples mucinoso biliar; **C** = epitélio simples mucinoso pancreático.

As neoplasias originadas da ampola de Vater são raras. Sua incidência é estimada em 5 a 7 casos por milhão de habitantes ao ano. Representam 0,2% das neoplasias do trato gastrintestinal e 7 a 12% dos tumores periampulares[4]. É a segunda neoplasia mais frequente da região periampular, após os tumores do pâncreas[5]. Apesar de pouco comum, a ocorrência de adenomas e carcinomas nessa localização é mais frequente que em todo o intestino delgado[1]. Isso ocorre provavelmente devido à exposição permanente da mucosa da ampola às secreções do fígado, vesícula biliar, pâncreas e duodeno. O epitélio da ampola possui elementos protetores para essa agressão, como a secreção de muco, além de mecanismos de prevenção do refluxo do duodeno para o ducto pancreático e ducto biliar. A perda de fatores protetores pode estar relacionada com a carcinogênese dos adenocarcinomas da ampola de Vater (AAVs).

Os pacientes com adenocarcinoma da ampola de Vater (AAV) apresentam manifestações clínicas mais precoces e maior índice de ressecabilidade quando comparados aos demais tumores periampulares[6]. A sobrevivência após ressecção é maior que do adenocarcinoma de pâncreas e vias biliares, porém pior que do adenocarcinoma de duodeno[7,8].

Estudos histopatológicos recentes começaram a elucidar a patogênese dos cânceres da ampola de Vater. Kimura et al.[9] foram os primeiros a diferenciar os tipos pancreatobiliar (TPB) e intestinal (TI) para os tumores ampulares. Albores-Saavedra[10] classificou os tumores ampulares em dois tipos principais, pancreatobiliar e intestinal; e tipos "incomuns", como os carcinomas com células em anel de sinete e os carcinomas indiferenciados. Com base na classificação de Albores-Saavedra, uma série de estudos moleculares analisou a histogênese e tumorigênese dos carcinomas ampulares.

O tratamento com intenção curativa dos AAVs é a duodenopancreatectomia ou gastroduodenopancreatectomia, ambas as operações apresentando resultados de sobrevivência semelhantes. Essas operações cirúrgicas, inicialmente descritas com alta morbimortalidade, atualmente apresentam índices de mortalidade operatória de 1,5 a 2,5% nos centros especializados, porém ainda com altos índices de complicações pós-operatórias[5].

Os fatores mais frequentemente relacionados à melhor sobrevivência nos pacientes com tumores da ampola de Valer são: ressecabilidade com margens livres e ausência de linfonodos acometidos. Outros fatores como tamanho do tumor, grau de diferenciação histológica, estadiamento TNM (Quadro 40.1 e Figura 40.2), invasão neural e tipo histológico apresentam influência variável entre os diversos estudos[6,10].

ORIGEM TECIDUAL DOS CARCINOMAS DA AMPOLA DE VATER

O carcinoma da ampola de Vater pode originar-se da mucosa duodenal que a recobre, do epitélio do canal pancreatobiliar comum, do epitélio do ducto biliar distal ou do epitélio do ducto pancreático distal. Assim, apresenta espectro de diferentes neoplasias relacionadas a várias origens teciduais, evolução diversa, merecendo provavelmente tratamentos diferenciados.

QUADRO 40.1 – Classificação TNM de acordo com a *Union Internationale Contre Le Cancer* (UICC), 2002.

T	Tumor primário
TX	O tumor primário não pode ser avaliado
T0	Não há evidência de tumor primário
Tis	Carcinoma *in situ*
T1	Tumor limitado à ampola de Vater ou ao esfíncter de Oddi
T2	Tumor que invade a parede duodenal
T3	Tumor que invade pâncreas
T4	Tumor que invade partes moles peripancreáticas, ou outros órgãos ou estruturas adjacentes
N	**Linfonodos regionais**
Nx	Os linfonodos regionais não podem ser avaliados
N0	Ausência de metástase em linfonodos regionais
N1	Metástase em linfonodos regionais
M	**Metástase à distância**
Mx	A presença de metástase à distância não pode ser avaliada
M0	Ausência de metástase à distância
M1	Metástase à distância

pTNM = classificação patológica.
As categorias pT, pN e pM correspondem às categorias T, N e M. pN0 = o exame histológico do espécime de uma linfadenectomia regional incluirá, geralmente, 10 ou mais linfonodos. Se os linfonodos são negativos, mesmo que o número usualmente examinado seja não encontrado, classifica-se como pN0.

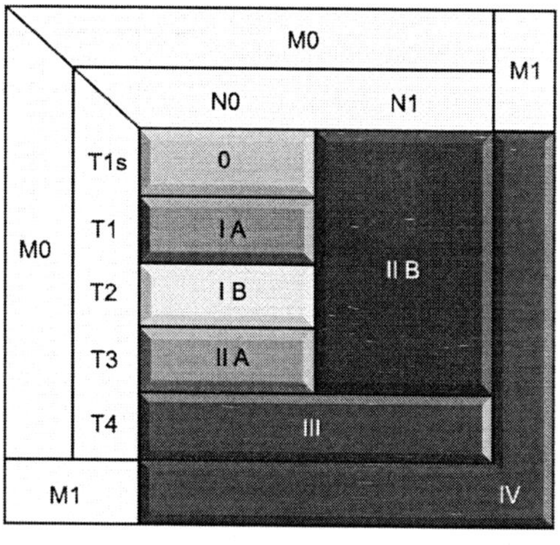

FIGURA 40.2 – Grupamento por estádios nas neoplasias da ampola de Vater.

Na prática, há dificuldade em se determinar o tecido histológico de origem devido a heterogeneidade histológica dos tumores, falta de uma nomenclatura universal e presença de lesões pré-neoplásicas acompanhando carcinomas invasivos em mais de um sítio[10].

Estudos iniciais sugeriam que o carcinoma de ampola de Vater do tipo intestinal estava associado a melhor prognóstico do que o tipo pancreatobiliar. Entretanto, apresentam resultados muitas vezes conflitantes, talvez pelo fato de não haver até o momento um critério histomorfológico consistente e confiável para fazer esse diagnóstico diferencial[9-11].

A primeira classificação dos AAV em tipo intestinal e pancreatobiliar foi feita por Kimura et al. em 1994[9]. Examinando 53 casos, eles descreveram características anatomopatológicas que podiam dividi-los em TI e TPB. Observou-se que os tumores classificados como TI apresentavam melhor prognóstico e menos metástases linfonodais. Somente em 2000 Albores-Saavedra definiu as características anatomopatológicas que classificariam esses dois tipos de AAV, além de outros tipos de adenocarcinomas, menos comuns[10]. Essa classificação ainda é empregada atualmente.

A classificação histológica dos AAVs em TI e TPB tornou-se necessária para comparação de terapêuticas clínicas e estudos prognósticos para esses tumores. Na casuística do *Memorial Sloan-Kettering Cancer Center*, com 140 casos de AAVs, o TI correspondeu a 49% e o TPB a 22% dos casos[10]. De 55 casos estudados por Zhou et al.[11], 44% foram classificados como TPB, 27% como TI e 29% como tipos incomuns ou mistos.

Em tese de livre-docência defendida por Jukemura, foram analisados histologicamente 97 casos dessa casuística[12]. Os tumores foram classificados por patologista experiente, sendo 44,3% do TI, 48,5% do TPB e 7,2% de tipos incomuns. Verificaram-se maiores índices de acometimento linfonodal, estádios mais avançados, invasão linfática e perineural no TPB. Além disso, os pacientes com TI apresentaram maior sobrevivência[12].

A origem tecidual dos adenocarcinomas ampulares nem sempre pode ser determinada apenas com os aspectos histológicos, principalmente para patologistas pouco familiarizados com esses tumores[13]. Não há um marcador imuno-histoquímico capaz de distinguir inequivocamente os tumores da ampola de Vater de origem intestinal daqueles de origem pancreatobiliar. Assim, é necessário compor um painel de marcadores com maior precisão para esse fim (Quadro 40.2).

Usando os critérios anatomopatológicos descritos por Albores-Saavedra, patologistas especializados são capazes de classificar os subtipos tumorais (intestinal e pancreatobiliar) em cerca de 90% dos casos[10]. Em muitos casos o fenótipo não é uniforme. Além disso, muitas vezes é difícil diferenciar os AAVs de outros tumores periampulares, principalmente nos materiais de biópsia. A fim de melhor caracterizar os tipos tumorais, iniciaram-se então estudos utilizando imunoexpressão. Entretanto, os painéis de marcadores utilizados não são uniformes. Alguns utilizaram apenas citoqueratinas[11]; outros, apenas apomucinas[3]; outros, painéis mistos com marcadores diversos[14].

Em estudo de Haddad et al. foi realizado um painel amplo incluindo todos os marcadores já testados previamente para AAVs (CK7, CK17, CK20, MUC1, MUC2, MU-

QUADRO 40.2 – Antígenos utilizados para a caracterização da origem tecidual dos AAVs.

Antígeno	Descrição	Expressão positiva
Citoqueratinas	Proteínas do citoesqueleto de células epiteliais	CK7 – ductos biliares e pancreáticos CK17 – carcinomas de células escamosas CK20 – epitélio gástrico foveolar
Mucinas	Glicoproteínas filamentosas extracelulares **Secretoras**: MUC2, MUC5AC, MUC5AB e MUC6; são formadoras de muco e codificadas pelo gene localizado no cromossomo 11p15 **De membrana**: MUC3A, MUC3B, MUC11 e MUC12 e o gene que as codifica localiza-se no cromossomo 3q13.3	MUC1 – glândulas mamárias, ductos pancreáticos e superfície foveolar gástrica MUC2 – células caliciformes e tumores do trato gastrintestinal inferior MUC5AC – mucina gástrica secretora de célula foveolar MUC6 – mucina gástrica secretora de glândulas pilóricas
CDX2	Gene responsável pela transcrição de um fator intestinal específico e regula a expressão de MUC2. A proteína CDX2 regula o desenvolvimento e a diferenciação do intestino delgado e grosso e é expressa no núcleo das células epiteliais de todo o trato intestinal	CDX2 – epitélio gástrico com metaplasia intestinal, metaplasia intestinal no esôfago de Barrett Na ampola de Vater verifica-se a expressão do CDX2 na mucosa duodenal, tumores de cólon e duodeno
CD10	CALLA (antígeno da leucemia linfoblástica aguda comum), uma metaloproteína de 100kD da superfície celular envolvida na modulação das respostas celulares a hormônios peptídeos	A perda de expressão do CD10 ocorre em uma série de neoplasias, incluindo cânceres renal, gástrico e de próstata. No pâncreas normal, mais de 80% das células expressam CD10

C5AC, MUC6, CDX2) e CD10. Os marcadores que apresentaram frequência de positividade significativa maior para o TI foram o MUC2, o CK20, o CD10 e o CDX2, e para o TPB, MUC1 e CK7. O CDX2 foi aquele que apresentou melhor acurácia (82,2%). Os marcadores do TPB apresentaram boa sensibilidade, porém especificidade baixa por terem sido positivos em vários casos do TI. Aplicando-se um modelo de regressão logística, os autores concluíram que a associação de marcadores com maior capacidade de predizer o tipo histológico é composta pelo CDX2, MUC2 e MUC1. Além disso, esse estudo mostrou que o CDX2+, mesmo quando utilizado isoladamente, determina uma possibilidade 16 vezes maior de o tumor ser TI que TPB. A associação MUC2+/MUC1– aumenta essa possibilidade em mais de 19 vezes[15].

Aplicando-se essa associação de marcadores foi possível classificar os 7 carcinomas incomuns, com possibilidade de acerto superior a 80%. Foi possível também reclassificar todos os AAVs utilizando apenas esses três marcadores imuno-histoquímicos. Essa nova classificação apresentou ótima concordância com a classificação histológica. Para os TIs, a concordância foi de 90%, e para os TPBs, de 80%[15].

Zhou et al. utilizaram apenas a combinação CK7/CK20 para classificar os AAVs. Houve boa concordância entre o TPB e a expressão CK7+/CK20−, de 87,5%. Entretanto, a expressão CK7−/CK20+ concordou em apenas 60% para os TIs e apenas 4 dos 16 tumores ditos mistos puderam ser classificados[11].

As mucinas foram utilizadas inicialmente por Matsubayashi et al. em série de 52 casos, incluindo 23 AAVs, 24 adenomas com carcinoma e 5 adenomas[3]. Os tumores TI apresentaram maior frequência de componente tumoral intraductal, presença de componente adenomatoso e expressão de MUC2, em relação ao TPB. Outro estudo associou o MUC2 e CK7/CK20, com diferença significativa entre TI e TPB para os três marcadores. Porém as citoqueratinas apresentaram especificidade mais baixa[16]. Chu et al. também demonstraram que a expressão de MUC2 e CDX2 se associa ao fenótipo intestinal, enquanto MUC1 e CK17 se associaram ao pancreatobiliar[2].

Algumas séries associaram a expressão de MUC5AC com origem pancreatobiliar. A expressão MUC1+/MUC5AC+ é característica de adenocarcinomas pancreáticos e colangiocarcinomas, ocorrendo apenas em alguns casos de adenocarcinomas esofágicos, gástricos e de colo uterino. Já a coexpressão de MUC1+, MUC5AC+ e CK17+ é um perfil único de adenocarcinomas pancreatobiliares e não ocorre em nenhum outro adenocarcinoma[2].

Parece haver relação entre o MUC5AC e os fatores protetores da ampola de Vater. Curiosamente, os AAVs que expressam MUC5AC são encontrados muito mais frequentemente no segmento ductal pancreático da ampola que no biliar. Assim, especula-se que o suco pancreático tenha influência no desenvolvimento desses carcinomas[3,16].

O CDX2 já havia sido demonstrado como bom marcador para adenocarcinomas de origem intestinal. Hansel et al.[17] examinaram uma série com 53 AAVs e demonstraram que a expressão de CDX2 isoladamente poderia identificar os TIs, além de estar associada a melhor prognóstico, sugerindo que esse marcador poderia ser usado como fator independente de evolução. Sessa et al. verificaram 100% de expressão desses marcadores nos seus AAVs classificados como TI, porém, assim como em nossa série, não comprovaram a associação direta entre expressão de CDX2 e melhor sobrevivência[18]. Sabe-se que o CDX2 está relacionado com a manutenção da diferenciação do epitélio intestinal colônico e a perda de sua expressão está associada com a carcinogênese do câncer colônico. Já no câncer gástrico, a expressão de CDX2 está associada a melhor prognóstico e relaciona-se com a presença de metaplasia intestinal no epitélio do estômago. Sua expressão nos AAVs sugere origem do epitélio duodenal, entretanto, foi verificada ocorrência desse marcador em alguns tumores pancreáticos e de vias biliares. Em nosso estudo, a expressão nos AAVs TPB ocorreu em 21,3% dos casos. Assim, a analogia CDX2 e tipo intestinal não é absoluta. Também é verdade que nem todo adenocarcinoma de origem intestinal expressa CDX2 e, assim como para o câncer colorretal, a perda da expressão de CDX2 pode fazer parte do processo de carcinogênese dos AAVs[17].

Analisando a relação dos marcadores para a determinação do tipo histológico e critérios anatomopatológicos, é interessante notar a relação entre positividade para MUC1 e tumores bem diferenciados e, inversamente, MUC2 e tumores pouco diferenciados. Sessa et al.[18] buscaram essa associação entre diferenciação tumoral e marcadores, verificando frequência maior de tumores bem diferenciados e expressão de CDX2, porém sem significância estatística.

A análise da expressão do CD10 nos AAVs é inédita no estudo de Haddad et al.[15]. Esse marcador teve expressão significativamente maior nos TIs (81,4% *versus* 51,1%). O CD10 está relacionado a células secretoras de muco e no pâncreas é útil no diagnóstico diferencial entre cistoadenomas mucinosos e neoplasia sólida pseudopapilar, onde a expressão ocorre na maioria dos casos, dos adenomas mucinosos papilíferos intraductais, nos quais não ocorre expressão.

A indefectível diferença na expressão de marcadores imuno-histoquímicos parece comprovar a origem tecidual diferente para os dois tipos histológicos de AAV. Sustentando essa teoria, Ho et al.[19] relataram que os genes de mucinas são regulados independentemente e que suas expressões são órgão e tipo celular específicas. Além disso, é possível que a maioria dos AAVs TI se originem de adenomas, enquanto os TPB se originam das regiões ductais pancreatobiliares, incluindo o canal comum, podendo haver exceções[3].

Na tumorigênese intestinal, não apenas no cólon e reto, como no delgado e na ampola de Vater (10 a 91% dos casos), a sequência adenoma-carcinoma foi proposta. Mais de 95% dos tumores benignos da papila são adenomas do tipo intestinal[16] e nos adenocarcinomas TI a presença de componente adenomatoso ocorre em 90% dos casos[3], sugerindo essa origem tumoral. Na verdade, lesões precursoras podem originar-se tanto da mucosa intestinal quanto da mucosa do segmento pancreático e biliar, conservando características de expressões de citoqueratinas e mucinas desses tecidos. Entretanto, nos AAVs TPB, a evidência de lesões precursoras é mais rara, podendo ser evidenciada por lesão intraductal pancreática associada[3].

A influência do tipo histológico na sobrevida após ressecção dos AAVs é de difícil determinação devido à grande variância de terminologias e métodos classificatórios[10]. O tipo intestinal apresentou melhor sobrevivência em algumas séries publicadas[9,10,12,15], não verificada em outros estudos[2,11]. Na maioria das casuísticas, nas quais o TPB se associou à pior sobrevivência, esses tumores estavam relacionados a maior acometimento linfonodal e estádios mais avançados.

A expressão de alguns marcadores relacionados ao tipo intestinal já esteve relacionada a melhor prognóstico nos AAVs, como CDX2 e MUC2[17]. Porém outros estudos não conseguiram comprovar essa relação[2,11].

Finalmente, a diferença de expressão das mucinas MUC2 e MUC1 e do CDX2 parece consistente entre adenocarcinomas ampulares TI e TPB. Esses marcadores devem ser usados de forma auxiliar aos achados anatomopatológicos no diagnóstico diferencial dos AAVs.

CARCINOGÊNESE

Considerando as diferentes origens histológicas dos AAVs, os mecanismos envolvidos no desenvolvimento desses tumores também são diferentes. A utilização de marcadores imuno-histoquímicos relacionados à carcinogênese pode, de alguma maneira, contribuir para a caracterização dos diferentes tipos de AAV.

p53

A mutação do *p53* é detectada em 50 a 70% dos adenocarcinomas pancreáticos[20]. Raramente essa mutação é encontrada nos casos de displasia, e nunca na hiperplasia, confirmando tratar-se de um fenômeno tardio na tumorigênese. Esse marcador pode ser útil para diferenciar tumores bem diferenciados de displasia intensa.

No AAV, a ocorrência de mutação do *p53* é menos frequente, variando entre 13 e 46%, e parece ocorrer principalmente durante a transformação maligna de adenoma em carcinoma[20,21].

Em estudo de Haddad et al., 35 pacientes (36,1%) com AAV apresentaram a expressão de *p53* nos AAVs. Houve relação de *p53* com neoplasias pouco diferenciadas e presença de invasão linfática. Não foi verificada diferença na expressão do *p53* entre os TI e TPB[15].

Em outras séries, a frequência de mutação do *p53* variou entre 13 e 46%[20-22]. A mutação do *p53* esteve associada à transformação de adenomas e carcinomas de baixo grau em carcinomas de alto grau. Outros estudos relacionaram essa mutação com metástase linfonodal e estádios mais avançados. Já a relação dessa expressão com tipos histológicos intestinal e pancreatobiliar não foi demonstrada[22].

O papel da mutação do *p53* na carcinogênese já foi estudado nos mais diversos carcinomas. No carcinoma ductal do pâncreas, por exemplo, a mutação do *p53* foi relacionada à evolução neoplásica, uma vez que sua ocorrência é mais frequente em estádios avançados e aumenta progressivamente da displasia para o carcinoma[21].

No AAV também foi demonstrado o caráter evolutivo da mutação do *p53* durante a transformação maligna do adenoma para carcinoma, mas a maioria dos estudos falhou ao tentar correlacionar a expressão do *p53* com menor sobrevivência[15,21,22]. Apenas dois estudos relataram pior evolução nos tumores com expressão do *p53*, ainda que apenas em análise univariada[22].

p16

No ciclo celular normal, a proteína p16 se liga ao complexo ciclina D-CDK4 ou 6, finalizando os processos do "ponto de checagem" G1-S do ciclo celular. Anormalidades na expressão do *p16* predispõem a uma progressão anormal do ciclo celular. Essa proteína é um produto do gene quinase dependente de ciclina 2 (*CDKN2*), também conhecido como gene supressor tumoral múltiplo número 1 (*MTS1*), localizado no cromossomo 9p21. É frequente a ocorrência de anormalidades nesse gene em neoplasias humanas como melanoma, leucemias, linfomas, carcinomas de esôfago, pulmão e de cabeça e pescoço[23].

A inativação do gene *p16* é extremamente frequente no câncer do pâncreas, ocorrendo em quase 100% dos casos. Alterações nesse gene também foram verificadas em 61,8% dos carcinomas de vesícula biliar, 54,5% dos colangiocarcinomas e 70,6% dos carcinomas ampulares[23].

A expressão do *p16* ocorre em 30,6% dos AAVs[24]. Esse marcador não apresentou relação com sobrevivência nem com os diferentes tipos histológicos. Moore et al.[25] encontraram boa correlação entre análise genética com imuno-histoquímica, com 25% de mutação do *p16* em AAVs. Já Ueki et al. verificaram 70,6% de alteração do *p16* em AVVs em análise genética, porém sem confirmação de imunoexpressão e sem relação com pior sobrevivência[26].

Em estudo recente foi demonstrado que, tanto no câncer pancreático quanto no AAV, a perda de heterozigosidade para o *p16* está relacionada a maior agressividade tumoral e pior sobrevivência[25]. Porém essa alteração pode não determinar a expressão da proteína p16 no tecido tumoral. Novos estudos comparando alterações genéticas e imunoperoxidase poderão responder qual o real papel do *p16* como marcador tecidual.

Antígeno Ki67

O Ki67 é um antígeno nuclear presente nas fases G1, S, G2 e M do ciclo celular, porém ausente na fase de repouso (G0). Pode ser detectado nas células em proliferação com o uso de anticorpos monoclonais (MIB-1 e MIB-3) pelo método da imuno-histoquímica e ser considerado um marcador de proliferação celular[27].

No câncer do pâncreas, o Ki67 é detectado com frequência elevada, sendo que há progressão de seus índices partindo da ausência no tecido pancreático normal, com aumento progressivo na hiperplasia ductal, displasia e carcinoma.

O Ki67 foi expresso em 37% dos AAVs, considerando positivos casos com expressão em mais de 10% das células. Houve relação entre pacientes com sobrevivência curta e expressão desse marcador em relação àqueles com sobrevivência prolongada[15].

O Ki67 já havia sido demonstrado como indicador prognóstico para o câncer de mama e pulmão. Vaidya et al. também compararam pacientes operados por AAV com curta e longa sobrevivência em relação aos índices de Ki67, encontrando significativamente maiores expressões no primeiro grupo. Por ser um bom marcador de proliferação celular, o Ki67 parece ser um marcador prognóstico não órgão específico[27].

CEA

O antígeno carcinoma embrionário (CEA) é uma glicoproteína localizada na superfície apical dos enterócitos maduros e secretada na superfície luminal do trato gastrintestinal. O CEA é codificado por uma família de 29 genes localizados no cromossomo

19q13;2, dos quais 18 são expressos. Sua principal função no indivíduo normal está relacionada à adesão celular. Além do cólon, o CEA está presente no estômago, língua, esôfago, cérvix e próstata. Trata-se de importante marcador tumoral para diversos carcinomas, principalmente os colorretais. São úteis como marcador prognóstico, no estadiamento, avaliação de recorrência e resposta ao tratamento dessas e outras neoplasias. Pode ser diagnosticado nos tecidos por meio de imuno-histoquímica, utilizando anticorpos monoclonais[28].

O CEA é expresso nos tecidos endodermais durante os dois primeiros trimestres da vida fetal e também nos carcinomas gastrintestinais e alguns tumores de origem epitelial, como pâncreas, mama, pulmão, ovário e tireoide. Como sua expressão no tecido normal é negligenciável, é utilizada como marcador tumoral na prática clínica.

No AAV, o CEA é expresso em cerca de 79% dos casos e está relacionado significativamente com a expressão de p16, CA 19-9 e CDX2[15]. Kimura et al. analisaram a expressão de CEA na ampola de Vater e verificaram que no tecido normal ou com atipia leve esse marcador nunca é expresso. Na atipia moderada ou grave essa expressão ocorreu em 4,3% dos casos, e nos carcinomas, em 78,6%[28].

Em estudo comparativo entre carcinomas duodenais e ampulares, essa expressão foi de 73% e 63%, respectivamente. Não há correlação com estadiamento e grau histológico. Zhou et al. verificaram que o CEA esteve significativamente mais expresso nos AAVs TI[11].

CA 19-9

O CA 19-9 é uma glicoproteína que contém o antígeno Sialyl Lewis, usualmente positiva nos carcinomas de pâncreas, vias biliares e colorretais. Esse antígeno é sintetizado por uma série de glicosiltransferases. Há evidências de que ele é responsável pela adesão das células cancerígenas ao endotélio[16]. O CA 19-9 pode ser detectado por imuno-histoquímica nos tecidos e já foi demonstrada correlação entre o grau de expressão tecidual e os níveis séricos desse antígeno em pacientes com câncer pancreático[9].

Em pacientes com carcinoma pancreático avançado, os níveis séricos de CA 19-9 pré-tratamento têm valor prognóstico em relação à sobrevivência e é útil para avaliação de resposta à terapêutica quimioterápica. Porém, esse não é um marcador sensível para diagnóstico de câncer do pâncreas em pacientes assintomáticos, uma vez que pode elevar-se em doenças não neoplásicas, como nas icterícias de outras etiologias.

O CA 19-9 foi expresso em 88% dos tecidos de AAV[24]. O antígeno CA 19-9 normalmente é encontrado em concentrações aumentadas em dosagens séricas de pacientes com carcinoma pancreático. Kimura et al. estudaram a expressão de CA 19-9 nos adenomas com atipia e nos carcinomas da ampola de Vater, verificando 87% e 64,3% de expressão, respectivamente. Entretanto, estudos imuno-histoquímicos demonstraram que esse marcador está expresso também nos ductos e células acinares do pâncreas normal[28]. Assim, poderíamos supor que esse marcador estaria mais expresso no AAV TPB. Embora o TPB tenha expressado com mais frequência o CA19-9 (93,6% *versus* 83,7% TI), essa diferença não foi significativa[15].

Kamisawa et al. estudaram 24 AAV e verificaram pior prognóstico para pacientes com CEA e CA 19-9 positivos. Entretanto, em sua série, a positividade desses marcadores foi menor que 50%, diferentemente dos resultados de séries mais recentes[29].

Instabilidade de microssatélites (*hMLH1*, *hMSH2* e *hMSH6*)

A instabilidade de microssatélites (IMS) é um dos eventos mais importantes para o acúmulo de mudanças gênicas que ocasionam a predisposição à carcinogênese humana. A instabilidade de microssatélites foi primariamente descrita em pacientes com câncer colorretal hereditário não polipoide (HNPCC), apresentando mutações na linhagem germinativa em genes de reparo de DNA, que são o *hMSH2*, *hMLH1* e *hMSH6*[30].

Poucos estudos analisaram o papel dessas proteínas de reparo do DNA nos adenocarcinomas da ampola de Vater. A frequência da incidência de instabilidade de microssatélites nesses estudos foi bastante variável. Park et al. não detectaram nenhum caso de IMS na sua análise de 35 casos de ampolas de Vater normais, 22 adenomas e 32 carcinomas[30]. A maior série, descrita por Sessa et al., com 53 casos de AAV, encontrou frequência de 9,5% de IMS[31]. Todos os casos se tratava de adenocarcinomas do tipo intestinal, e houve melhor sobrevivência desses doentes. Ho et al.[19] encontraram 15% de IMS em sua série, também relacionados com melhor sobrevivência em 5 anos.

A instabilidade de microssatélites (IMS) geralmente é estudada por meio da extração de DNA e análise de sequências de genes (*hMSH2*, *hMSH6*, *hMLH1*, *hPMS1*, *hPMS2*). Outro gene analisado é o *BAT-26*, cuja mutação é o marcador mais sensível para a detecção de tumores com fenótipo de IMS. Para confirmar a instabilidade, é possível analisar a expressão de enzimas codificadas por esses genes nos tecidos, através do uso de anticorpos para hMLH1, hMSH2 e hMSH6.

Em estudo de Haddad et al., a falta de expressão de pelo menos uma proteína de reparo ocorreu em 13,6% (13/97) dos casos estudados. Apenas um caso apresentou associação de perda de expressão para as três proteínas testadas, e um, para duas. Embora não tenha sido comprovada melhor sobrevivência nos pacientes com IMS, na análise comparativa entre doentes com sobrevivência breve e longa, esse foi um fator significante[15].

Os resultados relativos à IMS são pouco concordantes na literatura. Utilizando sequenciamento gênico[30] encontraram uma frequência de 34,6% de IMS em 1 a 3 dinucleotídeos dos nove testados nos adenomas de ampola de Vater, 28,1% nos carcinomas e 10% nas lesões metastáticas de AAVs. Nenhum caso apresentava mutação do *BAT-26* e também não houve perda de imunoexpressão tecidual para anticorpos anti-hMLH1 e hMLH2 nos tecidos tumorais de nenhum dos casos.

Em estudo de Imai et al.[32], 77,8% dos AAVs apresentaram mutações na sequência do gene *TGFBRII*. Já Suto et al.[33] encontraram 12,5% de IMS em 16 casos estudados, não verificando relação dessa alteração com critérios anatomopatológicos ou prognóstico. Achille et al.[34] estudaram 25 AAVs e encontraram 20% de IMS. Esses tumores estiveram associados a melhor prognóstico e, embora sem significância estatística, eram mais frequentemente pouco diferenciados e com menos metástases linfonodais. Em estudo de Haddad et al., a IMS foi também mais frequente nos tumores pouco diferenciados (21,4% *versus* 13,3% nos moderadamente diferenciados e 9,1% nos bem diferenciados) e com ausência de metástase linfonodal (15,9% *versus* 9,1% dos pacientes com metástases linfonodais)[15]. Esses achados são semelhantes aos verificados para o carcinoma colorretal[30].

Nos adenocarcinomas pancreáticos, a IMS é muito menos frequente que no AAV. Em série com 82 carcinomas ductais descritos por Goggins et al.[35], apenas 3 apresentaram erros de replicação do DNA, sendo todos pouco diferenciados e do tipo medular. A fim de melhor caracterizar esses tumores, Wilentz et al.[36] estudaram geneticamente 21 casos de carcinomas medulares, encontrando 23% de IMS. Em estudo incluindo apenas carcinomas ductais mucinosos, selecionados pela expressão de MUC1 e MUC2, nenhum dos 11 casos apresentaram IMS. No cólon, carcinomas mucinosos com expressão de MUC2 apresentam frequentemente IMS. Nas neoplasias intraductais papiliferomucinosas, a IMS foi verificada em apenas 10% dos casos[37].

Em estudo também utilizando apenas imuno-histoquímica, Sessa et al. encontraram frequência de 9,5% de IMS em 53 AAVs, confirmados pela ausência de expressão de pelo menos 2 das proteínas hMLH1, hMSH2, hMSH6 e hPMS2[31]. Os 5 casos com IMS apresentavam histologia compatível com TI, expressavam CDX2 e também melhor sobrevivência do que os demais.

Já foi demonstrada a relação de IMS com melhor prognóstico para o câncer gástrico, colorretal e mama. No AAV, apenas Scarpa et al.[38] conseguiram verificar essa relação. Isso se deve provavelmente à baixa frequência de IMS no AAV e ao pequeno número de casos na maioria das séries.

Estudo de perfis genéticos dos AAVs revelou duas possíveis vias de alterações. O primeiro grupo de tumores foi caracterizado por alterações de K-ras, p53, p16, assim como perdas de alelos nos cromossomos 3p, 5q, 17p e 18q, alterações geralmente verificadas na sequência adenoma-carcinoma e semelhantes àquelas dos carcinomas colorretais. O segundo grupo caracterizou-se por altos níveis de instabilidade de microssatélites e mutações do gene *TGFBRII*, alterações características do chamado caminho do fenótipo mutado. Esse grupo estaria associado a melhor prognóstico. Embora ainda não haja comprovação indubitável dessa hipótese, poderíamos supor que os AAVs TI estariam relacionados com a segunda via, e os TPB, com a primeira[37].

Até o momento, os estudos de IMS são controversos e incluem em sua maioria um número limitado de casos. Parece haver melhor prognóstico nos casos com IMS. Porém não está demonstrada a associação dessa alteração com o tipo histológico intestinal.

CONCLUSÕES

Os principais fatores prognósticos relacionados com menor sobrevivência após ressecção de adenocarcinomas da ampola de Vater são o acometimento linfonodal, a invasão linfática, assim como a classificação TNM. Os tumores são classificados em tipos intestinal e pancreatobiliar, sendo os do tipo intestinal associados a melhor prognóstico.

Os melhores marcadores imuno-histoquímicos para classificar com maior acurácia os AAVs em tipo intestinal e pancreatobiliar são CDX2, MUC2 e MUC1, sendo o CDX2 o marcador de tumores de origem intestinal com maior sensibilidade e especificidade quando utilizado de forma isolada.

A expressão do *p53* está relacionada a carcinomas menos diferenciados e com invasão linfática e a expressão do *Ki67* está relacionada com óbito precoce nos doentes operados por AAV. Já o *p16*, CEA e CA 19-9 não se relacionaram com critérios clínicos e anatomopatológicos. A perda de expressão de proteínas relacionadas à instabilidade de microssatélites ocorreu com pouca frequência nos AAVs e está relacionada com sobrevivência superior a 5 anos nos doentes operados por AAV.

REFERÊNCIAS

1. Fischer H-P, Zhou H. [Pathogenesis and histomorphology of ampullary carcinomas and their precursor lesions. Review and individual findings]. Pathologe. 2003;24(3):196-203.
2. Chu PG, Schwarz RE, Lau SK, Yen Y, Weiss LM. Immunohistochemical staining in the diagnosis of pancreatobiliary and ampulla of Vater adenocarcinoma: application of CDX2, CK17, MUC1, and MUC2. Am J Surg Pathol. 2005;29(3):359-67.
3. Matsubayashi H, Watanabe H, Yamaguchi T, Ajioka Y, Nishimura K, Kijima H, et al. Differences in mucus and K-ras mutation in relation to phenotypes of tumors of the papilla of Vater. Cancer. 1999;86(4):596-607.
4. Branum GD, Pappas TN, Meyers WC. The management of tumors of the ampulla of Vater by local resection. Ann Surg. 1996;224(5):621-7.
5. Yeo CJ, Cameron JL, Sohn TA, Lillemoe KD, Pitt HA, Talamini MA, et al. Six hundred fifty consecutive pancreaticoduodenectomies in the 1990s: pathology, complications, and outcomes. Ann Surg. 1997;226(3):248-57.
6. Kim RD, Kundhal PS, McGilvray ID, Cattral MS, Taylor B, Langer B, et al. Predictors of failure after pancreaticoduodenectomy for ampullary carcinoma. J Am Coll Surg. 2006;202(1):112-9.
7. Cameron JL, Riall TS, Coleman JA, Belcher KA. One thousand consecutive pancreaticoduodenectomies. Ann Surg. 2006;244(1):10-5.
8. Howe JR, Klimstra DS, Moccia RD, Conlon KC, Brennan MF. Factors predictive of survival in ampullary carcinoma. Ann Surg. 1998;228(1):87-94.
9. Kimura W, Futakawa N, Yamagata S, Wada Y, Kuroda A, Muto T, et al. Different clinicopathologic findings in two histologic types of carcinoma of papilla of Vater. Cancer Sci. 1994;85(2):161-6.
10. Albores-Saavedra J. Tumors of the gallbladder, extrahepatic bile ducts, and ampulla of Vater. Washington DC: Armed Forces Institute of Pathology; 2000.
11. Zhou H, Schaefer N, Wolff M, Fischer H-P. Carcinoma of the ampulla of Vater: comparative histologic/immunohistochemical classification and follow-up. Am J Surg Pathol. 2004;28(7):875-82.
12. Jukemura J. Influência do tipo histológico na sobrevivência tardia dos doentes com adenocarcinoma de ampola de Vater tratados cirurgicamente. Tese de Livre- Docência. Departamento de Gastroenterologia. Faculdade de Medicina da Universidade de São Paulo. 2009.
13. Westgaard A, Tafjord S, Farstad IN, Cvancarova M, Eide TJ, Matfisen O, et al. Pancreatobiliary versus intestinal histologic type of differentiation is an independent prognostic factor in resected periampullary adenocarcinoma. BMC Cancer. 2008;8(1):170.

14. Roh Y-H, Kim Y-H, Lee H-W, Kim SJ, Roh MS, Jeong JS, et al. The clinicopathologic and immunohistochemical characteristics of ampulla of Vater carcinoma: the intestinal type is associated with a better prognosis. Hepatogastroenterology. 2007;54(78):1641-4.
15. de Paiva Haddad LB, Patzina RA, Penteado S, Montagnine AL, da Cunha JE, Machado MC, et al. Lymph node involvement and not the histophatologic subtype is correlated with outcome after resection of adenocarcinoma of the ampulla of Vater. J Gastrointest Surg. 2010;14(4):719-28.
16. Fischer H-P, Zhou H. Pathogenesis of carcinoma of the papilla of Vater. J Hepatobiliary Pancreat Surg. 2004;11(5):301-9.
17. Hansel DE, Maitra A, Lin JW, Goggins M, Argani P, Yeo CJ, Piantadosi S, et al. Expression of the caudal-type homeodomain transcription factors CDX 1/2 and outcome in carcinomas of the ampulla of Vater. J Clin Oncol. 2005;23(9):1811-8.
18. Sessa F, Furlan D, Zampatti C, Carnevali I, Franzi F, Capella C. Prognostic factors for ampullary adenocarcinomas: tumor stage, tumor histology, tumor location, immunohistochemistry and microsatellite instability. Virchows Arch. 2007;451(3):649-57.
19. Ho SB, Niehans GA, Lyftogt C, Yan PS, Cherwitz DL, Gum ET, et al. Heterogeneity of mucin gene expression in normal and neoplastic tissues. Cancer Res. 1993;53:641-51.
20. Rashid A, Ueki T, Gao YT, Houlihan PS, Wallace C, Wang BS, et al. K-ras mutation, p53 overexpression, and microsatellite instability in biliary tract cancers: a population-based study in China. Clin Cancer Res. 2002;8(10):3156-63.
21. Park SH, Kim Il Y, Park YH, Kim SW, Kim YT, Kim WH, et al. Clinicopathologic correlation of p53 protein overexpression in adenoma and carcinoma of the ampulla of Vater. World J Surg. 2000;24(1):54-9.
22. Zhu L, Kim K, Domenico DR, Appert HE, Howard JM. Adenocarcinoma of duodenum and ampulla of Vater: Clinicopathology study and expression of p53, c-neu, TGF-alpha, CEA, and EMA. J Surg Oncol. 1996;61(2):100-5.
23. Rocco JW, Sidransky D. p16 (MTS-1/CDKN2/INK4a) in cancer progression. Exp Cell Res. 2001;264(1):42-55.
24. Haddad LB de P. Expressão de marcadores imunoistoquímicos de origem tecidual e de carcinogênese nos adenocarcinomas tipo intestinal e pancreatobiliar da ampola de Vater. Tese de Doutorado. Departamento de Gastroenterologia. Faculdade de Medicina da Universidade de São Paulo, 2009.
25. Moore PS, Orlandini S, Zamboni G, Capelli P, Rigaud G, Falconi M. Pancreatic tumours: molecular pathways implicated in ductal cancer are involved in ampullary but not in exocrine nonductal or endocrine tumorigenesis. Br J Cancer. 2001;84(2):253-62.
26. Ueki T, Hsing AW, Gao Y-T, Wang BS, Shen MC, Cheng J, et al. Alterations of p16 and prognosis in biliary tract cancers from a population-based study in China. Clin Cancer Res. 2004;10(5):1717-25.
27. Vaidya P, Yosida T, Sakakura T, Yatani R, Niguchi T, Kawarada Y. Combined analysis of expression of c-evbB-2, Ki-67 antigen, and tenascin provides a better prognostic indicator of carcinoma of the papilla of Vater. Pancreas. 1996;12(2):196-201.
28. Kimura W, Ohtsubo K. Incidence, sites of origin, and immunohistochemical and histochemical characteristics of atypical epithelium and minute carcinoma of the papilla of Vater. Cancer. 1988;61(7):1394-402.
29. Kamisawa T, Fukayama M, Koike M. Carcinoma of the ampulla of Vater: expression of cancer-associated antigens inversely correlated with prognosis. Am J Gastroenterol. 1988;83(10):1119-23.
30. Park S, Kim SW, Kim SH, Darwish NS, Kim WH. Lack of microsatellite instability in neoplasms of ampulla of Vater. Pathol Int. 2003;53(10):667-70.

31. Sessa F, Furlan D, Genasetti A, Billo P, Feltri M, Capella C. Microsatellite Instability and p53 Expression in Gallbladder Carcinomas. Diagn Mol Pathol. 2003;12(2):96-102.
32. Imai Y, Tsurutani N, Oda H, Inoue T, Ishikawa T. Genetic instability and mutation of the TGF-beta-receptor-II gene in ampullary carcinomas. Int J Cancer. 1998;76(3):407-11.
33. Suto T, Habano W, Sugai T, Uesugi N, Kanno S, Saito K, Nakamura S. Infrequent microsatellite instability in biliary tract cancer. J Surg Oncol. 2001;76(2):121-6.
34. Achille A, Biasi MO, Zamboni G, Bogina G, Iacono C, Talamini G, et al. Cancers of the papilla of vater: mutator phenotype is associated with good prognosis. Clin Cancer Res. 1997;3(10): 1841-7.
35. Goggins M, Offerhaus GJ, Hilgers W, Griffin CA, Shekher M, Tang D, et al. Pancreatic adenocarcinomas with DNA replication errors (RER+) are associated with wild-type K-ras and characteristic histopathology. Poor differentiation, a syncytial growth pattern, and pushing borders suggest RER+. Am J Pathol. 1998;152(6):1501-7.
36. Wilentz RE, Goggins M, Redston M, Marcus VA, Adsay NV, Sohn TA, et al. Genetic, immunohistochemical, and clinical features of medullary carcinoma of the pancreas: A newly described and characterized entity. Am J Pathol. 2000;156(5):1641-51.
37. Branum GD, Pappas TN, Meyers WC. The management of tumors of the ampulla of Vater by local resection. Ann Surg. 1996;224(5):621-7.
38. Scarpa A, Di Pace C, Talamini G, Falconi M, Lemoine NR, Iacono C, et al. Cancer of the ampulla of Vater: chromosome 17p allelic loss is associated with poor prognosis. Gut. 2000;46(6): 842-8.

Capítulo 41

Tumores do Intestino Delgado

Adriana Vaz Safatle-Ribeiro
Paulo Engler Pinto Junior
Ulysses Ribeiro Jr

INTRODUÇÃO

As neoplasias gastrintestinais se desenvolvem no intestino delgado em aproximadamente 5% dos casos, apesar desse órgão compreender 70 a 80% da extensão total do trato gastrintestinal[1].

Hemorragia gastrintestinal obscura, emagrecimento, diarreia, dor abdominal e obstrução intestinal correspondem às apresentações clínicas mais comuns. Contudo, em decorrência da inespecificidade dos sintomas, do baixo grau de suspeição e da dificuldade de avaliação do intestino delgado, o diagnóstico dessas lesões é geralmente realizado em fase avançada.

Com o advento da cápsula endoscópica (CE), da enteroscopia assistida por balão (EAB), seja de duplo balão (EDB), seja de balão único, e da enteroscopia espiral, houve melhora do diagnóstico dos tumores do intestino delgado[2-7].

Tanto a CE como a EAB devem ser consideradas previamente à cirurgia ou à enteroscopia intraoperatória quando se suspeita de tumor do intestino delgado. Ambos os métodos são seguros, úteis e com alta taxa diagnóstica[2-7].

EAB permite o exame de todo o intestino delgado, biópsias mesmo em posições profundas, além de tatuagem que possibilita maior facilidade durante abordagem cirúrgica minimamente invasiva. Adicionalmente, possibilita a terapêutica, tais como hemostasia, polipectomia, mucosectomia, dilatação e passagem de próteses[8-12].

Por outro lado, a tomografia computadorizada pode identificar pacientes que se beneficiarão da EAB e indicar a melhor via (oral ou anal) de introdução do aparelho[8].

Adicionalmente, EAB pode ser indicada para confirmar a presença de tumor subepitelial, já que a cápsula endoscópica pode ter resultado falso-positivo, em decorrência de abaulamentos transitórios no lúmen simulando o diagnóstico[11]. Os pacientes com baixa probabilidade de malignidade devem ser conduzidos com base nos resultados da tomografia computadorizada (TC) ou ressonância magnética (RM) ou mesmo repetir a cápsula endoscópica[9,12].

Com relação à incidência de tumores, em uma série envolvendo 555 pacientes, 20 pacientes tiveram tumores malignos do intestino delgado (3,6%), sendo os mais frequentes: neuroendócrinos, adenocarcinomas, tumores estromais gastrintestinais (GISTs) e linfomas[12].

TUMORES BENIGNOS

Leiomioma

Corresponde ao tumor benigno mais comum, compreendendo aproximadamente 25% dos casos, seguido dos lipomas, adenomas, hamartomas e angiomas. Em geral, são lesões únicas, umbilicadas, com ulceração central, recobertas por epitélio normal[13].

Lipoma

Tumor benigno, geralmente diagnosticado incidentalmente durante a endoscopia, cirurgia ou necropsia[14]. Ao exame endoscópico, apresenta cor alaranjada, com sinal do travesseiro positivo à compressão com pinça de biópsia (Figura 41.1).

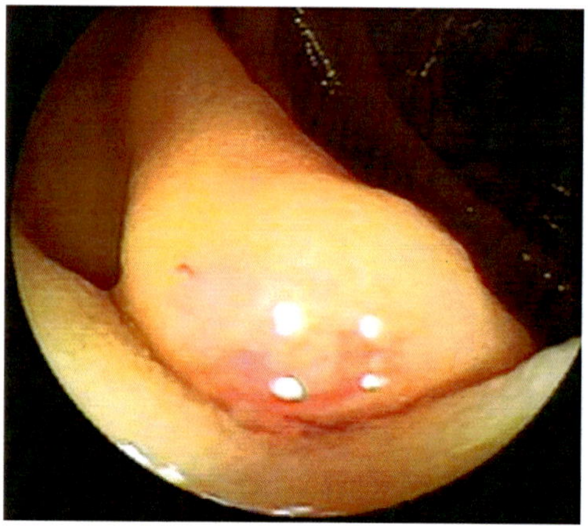

FIGURA 41.1 – Lipoma de jejuno médio.

Adenoma

Corresponde a tumor benigno, porém com alta taxa de malignidade, sendo, portanto, quando diagnosticado, indicada a remoção endoscópica. A maioria dos adenomas é única, embora possa ser múltipla, especialmente quando associada a uma síndrome hereditária como polipose múltipla hereditária[15-17]. Todos os pacientes submetidos à ressecção local necessitam de controles endoscópicos periódicos para assegurar que a ressecção tenha sido completa e controlar a recidiva (Figura 41.2).

Pacientes com polipose adenomatosa familial (PAF) apresentam risco até 300 vezes maior que a população geral de desenvolver adenocarcinoma de duodeno e da ampola de Vater. O seguimento endoscópico com biópsia é necessário nesses pacientes, já que muitas vezes a mucosa aparentemente normal pode conter adenoma. Cromoendoscopia deve ser realizada para aprimorar a detecção de tais lesões[16,17].

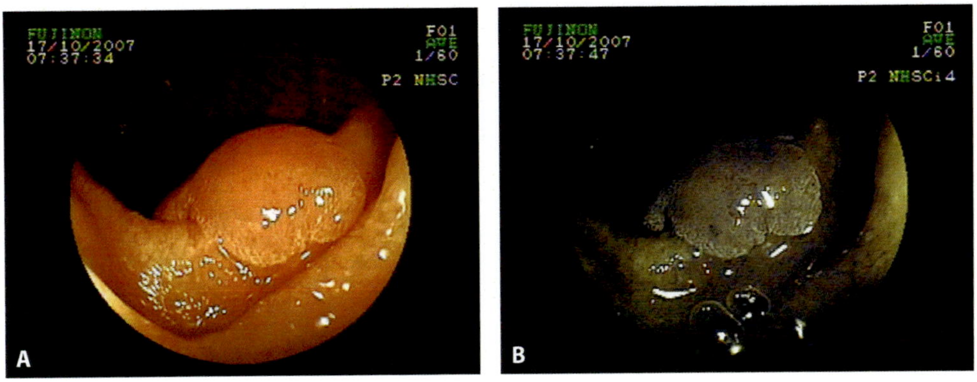

FIGURA 41.2 – Imagens endoscópicas de adenoma de duodeno. **A**) Sem cromoscopia. **B**) Com cromoscopia.

Hamartomas

A síndrome de Peutz-Jeghers, caracterizada pela presença de pólipos hamartomatosos, é considerada doença benigna, contudo está associada a risco maior de adenocarcinoma no intestino delgado. Em geral, os pólipos são múltiplos e variam em número e tamanho (Figura 41.3). Podem manifestar-se clinicamente com hemorragia gastrintestinal e obstrução intestinal devido à intussuscepção[17,18].

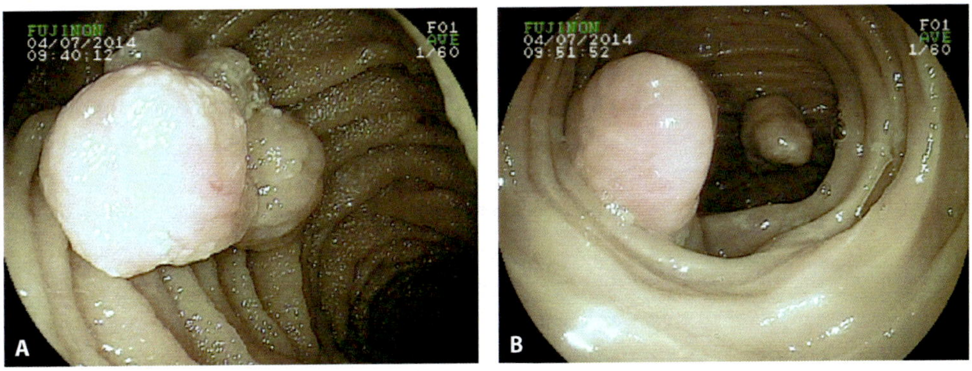

FIGURA 41.3 – Lesões hamartomatosas jejunais em paciente com síndrome de Peutz-Jeghers.

Angiomas

Angiomas são tumores originados de vasos linfáticos (linfangiomas) ou sanguíneos (hemangiomas) e constituem cerca de 7% dos tumores benignos. Apesar de serem neoplasias benignas, podem causar hemorragia intensa[19,20] (Figuras 41.4 e 41.5).

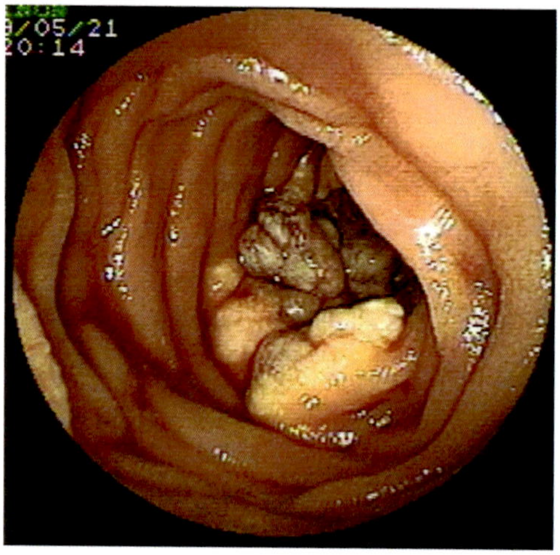

FIGURA 41.4 – Imagem endoscópica de jejuno com linfangioma, evidenciando lesão friável e de coloração esbranquiçada.

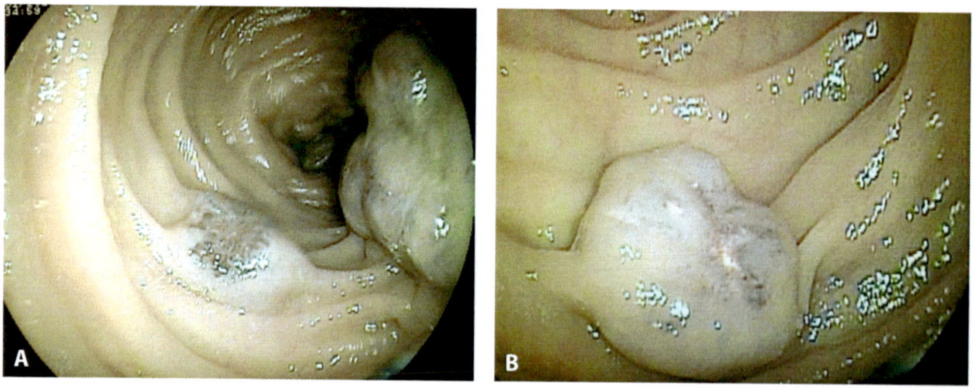

FIGURA 41.5 – Múltiplos hemangiomas de jejuno em paciente com história de sangramento. Lesão de aspecto subepitelial, com prega em ponte evidente.

TUMORES MALIGNOS

Cerca de 90% dos tumores malignos do intestino delgado são representados por quatro tipos histológicos: tumor neuroendócrino, adenocarcinoma, linfoma e tumor estromal gastrintestinal (GIST). Tumores menos frequentes incluem: tumor do nervo autonômico gastrintestinal, sarcoma, plasmocitoma e fibro-histiocitoma[21].

A incidência de tumores malignos no intestino delgado aumenta com a idade, sendo frequente entre 60 e 70 anos. Em 90% dos casos, são diagnosticados após os 40 anos de idade[13,21,22].

Neuroendócrino

Cerca de 95% dos tumores neuroendócrinos do trato gastrintestinal são bem diferenciados (carcinoides). Ocorrem com maior frequência no íleo. Podem ser multicêntricos em cerca de 30% dos casos. Os carcinoides múltiplos ocorrem em pacientes mais jovens e apresentam maior risco de desenvolver a síndrome carcinoide, sendo o prognóstico pior. Outros tumores neuroendócrinos menos comuns incluem: paraganglioma gangliocítico, somatostatinomas, vipomas e schwannomas[23].

Adenocarcinoma

Adenocarcinoma de intestino delgado corresponde à segunda neoplasia maligna mais frequente. A figura 41.6 demonstra lesão vegetante e infiltrativa de jejuno. EAB com biópsia possibilita o diagnóstico e orienta a conduta terapêutica.

No duodeno, a segunda porção duodenal é o local de maior incidência do adenocarcinoma (74%), seguida da terceira (13%), quarta (9%) e primeira (4%) porções. Tumores localizados no duodeno proximal podem necessitar de duodenopancreatectomia, e nas porções distais, de enterectomia. Lesões precoces, especialmente os pólipos, podem ser removidas por via endoscópica[22,24].

EAB representa método fundamental no diagnóstico de tumores em pacientes com anatomia alterada por meio de reconstruções gástricas (em Y de Roux e Billroth II). A figura 41.7 demonstra neoplasia de coto duodenal em paciente submetido à gastrectomia com reconstrução a Billroth II. EAB foi necessária para o diagnóstico em decorrência de alça aferente longa.

Linfoma

Entre os tumores malignos, representa a terceira neoplasia maligna mais comum no intestino delgado, correspondendo a 15 a 20%. Tendem a envolver o jejuno em 35% dos casos, o íleo em 53% dos casos e o duodeno em 12% dos casos, podendo ser manifestação de doença sistêmica ou primária[25,26]. Os linfomas do intestino delgado formam um grupo heterogêneo, sendo a maioria das lesões originária de células do tipo B do tecido linfoide (Figura 41.8). Outros tipos incluem: doença imunoproliferativa do intestino delgado (IPSID) ou doença da cadeia alfa ou linfoma do Mediterrâneo); linfoma de células do manto; linfoma de Burkitt; linfoma folicular e linfocítico; e linfomas associados à imunodeficiência (AIDS, terapias imunossupressoras).

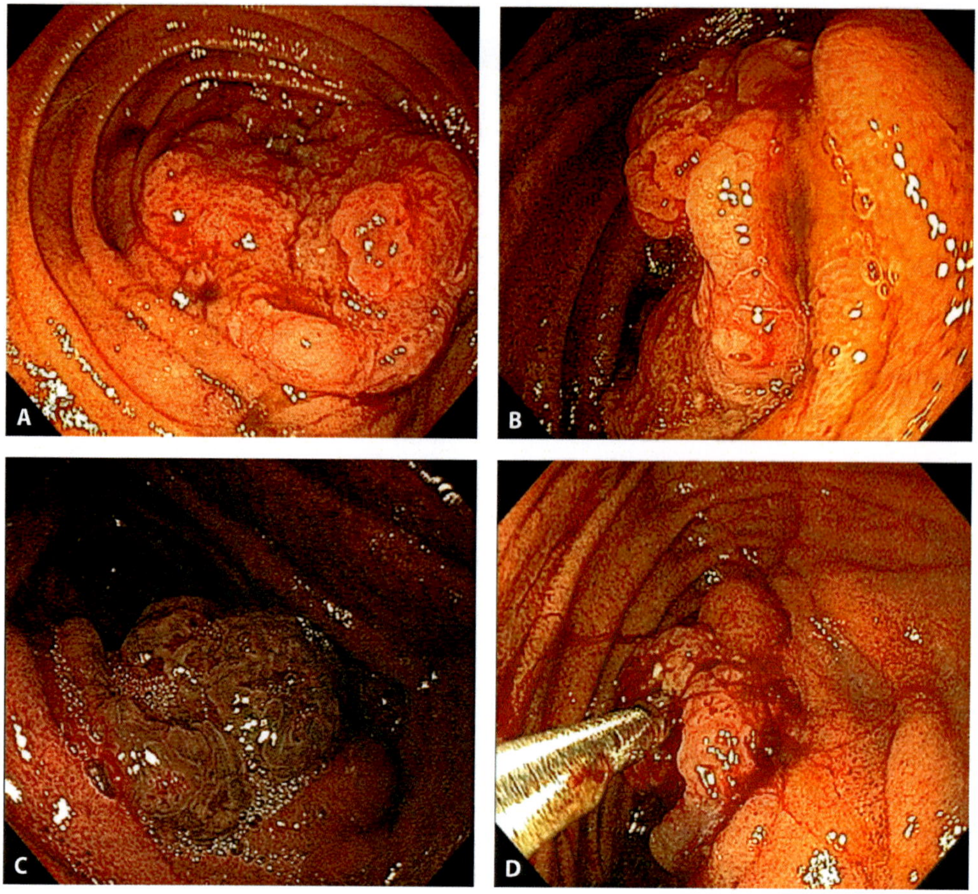

FIGURA 41.6 – Adenocarcinoma moderadamente diferenciado de jejuno médio: lesão vegetante, infiltrativa e de acometimento circunferencial.

Tumores de origem mesenquimal ou estromal

Os tumores gastrintestinais derivados do estroma compreendem um grupo de tumores de origem não epitelial que se caracterizam por proliferação imatura das células epitelioides ou fusiformes a partir da camada muscular da parede do trato gastrintestinal. Podem originar-se de células de origem muscular, células da bainha nervosa (sistema nervoso autônomo) e células mesenquimais primitivas (células intersticiais de Cajal, denominados GIST (*gastrointestinal stromal tumors*)[27] (Figuras 41.9 e 41.10).

Os tumores estromais originados do tecido muscular são os leiomiomas e leiomiossarcomas. Os tumores de origem no tecido nervoso do plexo mioentérico denominam-se schwannomas e tumor autonômico do nervo gastrintestinal. Há ainda os tumores de origem indeterminada, denominados indiferenciados. Os tumores estromais podem ter comportamento benigno ou maligno.

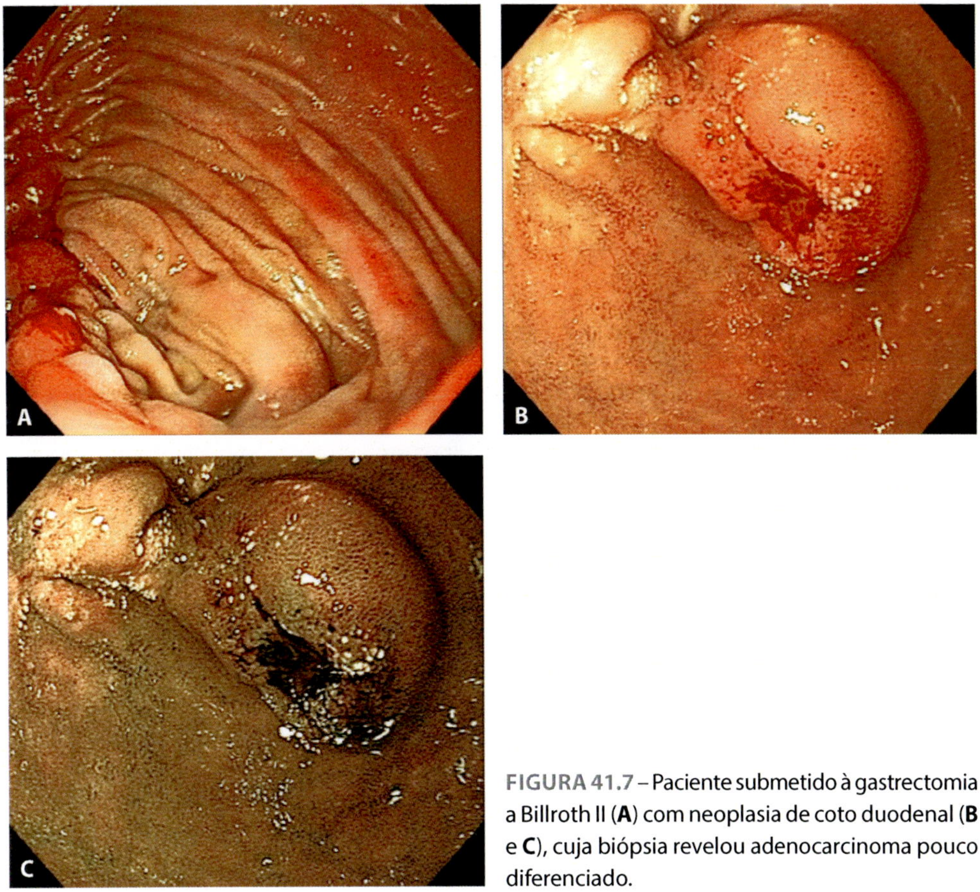

FIGURA 41.7 – Paciente submetido à gastrectomia a Billroth II (**A**) com neoplasia de coto duodenal (**B** e **C**), cuja biópsia revelou adenocarcinoma pouco diferenciado.

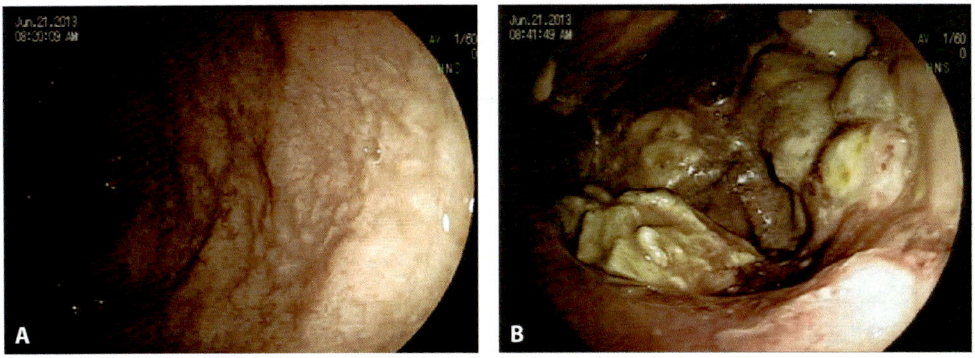

FIGURA 41.8 – **A**) Imagem endoscópica de atrofia da mucosa duodenal. **B**) Lesão ulcerada, infiltrativa e de acometimento circunferencial em região de ângulo de Treitz, evidenciando a fístula duodenocólica em paciente com doença celíaca e linfoma não Hodgkin de grandes células B de intestino delgado.

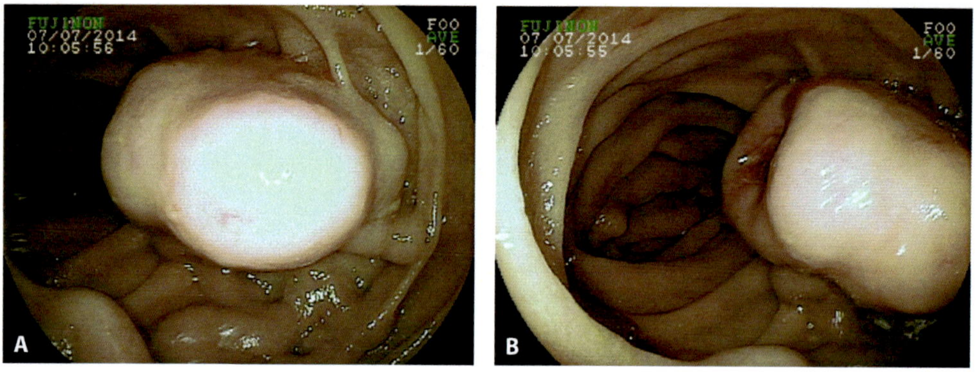

FIGURA 41.9 – GIST de jejuno: lesão elevada subepitelial com área de ulceração central em paciente com quadro de melena.

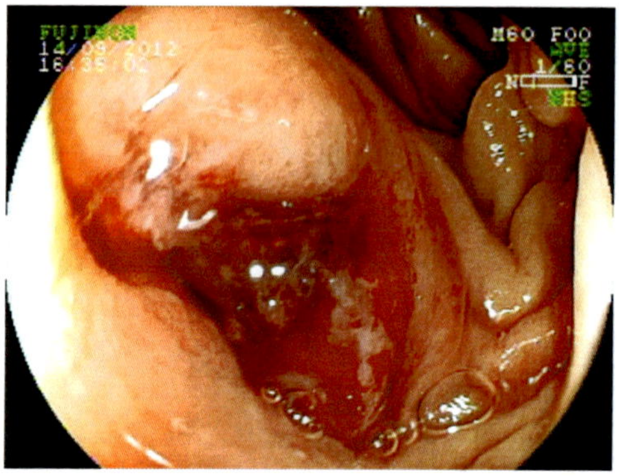

FIGURA 41.10 – GIST de jejuno: lesão elevada e ulcerada em paciente com hemorragia obscura evidente e HB = 5g/dL.

GIST são tumores que se originam de células mesenquimais do trato gastrintestinal que expressam, na sua maioria, a proteína do proto-oncogene c-*kit*. A proteína também conhecida como CD117 está localizada na membrana celular e possui atividade tirosina quinase, atuando como receptor de fator de crescimento. No GIST, ocorre mutação no gene dessa molécula, resultando ativação da proliferação celular, inibição da apoptose e angiogênese. O número de mitoses e o tamanho do tumor são considerados fatores preditivos mais importantes de malignidade[27].

Metastáticos

Metástases de tumores no intestino delgado podem ocorrer por disseminação, via sanguínea ou linfática, ou por infiltração direta. Podem ser decorrentes de melanoma, câncer de mama, câncer de pulmão, entre outros. Porém, essas metástases são diagnosticadas em taxas que variam de apenas 1,5 a 4,4% dos pacientes. Elas podem ocorrer durante o diagnóstico da lesão primária ou décadas mais tarde, como sinal de recorrência. A suspeita deve ser feita em pacientes com história prévia de tumor que apresentem alteração no hábito intestinal, obstrução intestinal ou sangramento gastrintestinal obscuro. O diagnóstico, porém, é em geral realizado tardiamente, já que a maioria dos pacientes se apresenta de forma assintomática. A ressecção cirúrgica é a melhor conduta terapêutica, com melhor prognóstico quando na ausência de linfonodos acometidos[21]. A figura 41.11 ilustra imagens endoscópicas de metástases de pulmão em jejuno.

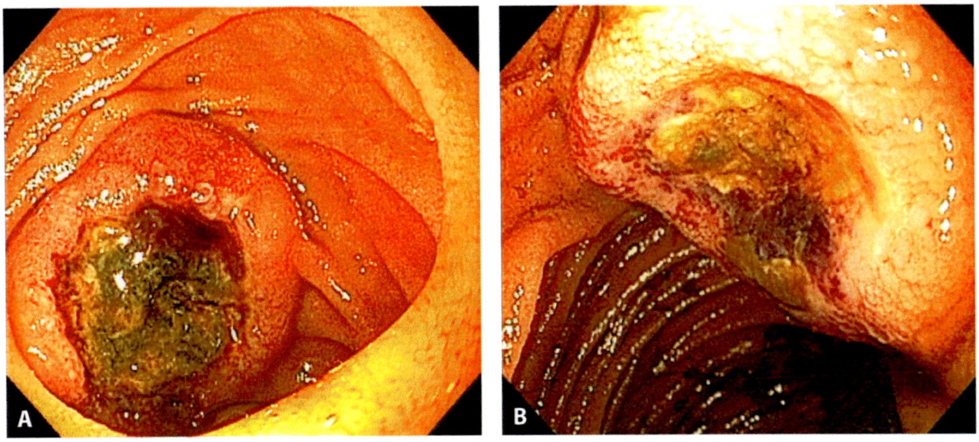

FIGURA 41.11 – Lesões metastáticas de pulmão em jejuno.

TRATAMENTO E CONSIDERAÇÕES FINAIS

Os métodos endoscópicos de avaliação do intestino delgado (tanto a CE como a EAB) propiciaram grande avanço no diagnóstico de lesões tumorais desse órgão e, consequentemente, na conduta terapêutica. A possibilidade de tratamento curativo ou paliativo por meio da EAB representa hoje uma alternativa no manejo desses pacientes. Os tumores puderam ser diagnosticados mais facilmente e ser tratados por via endoscópica, como, por exemplo, na resolução das obstruções com a colocação de próteses endoscópicas[28-29] ou nas ressecções endoscópicas.

Por outro lado, o tratamento dos tumores malignos ainda é basicamente cirúrgico, por via laparoscópica ou convencional. Infelizmente, grande parte dos indivíduos está em estádio avançado no momento do diagnóstico, reduzindo a probabilidade de cura. Os linfomas podem ser inicialmente tratados com quimioterapia, seguidos ou não do tratamento cirúrgico. As ressecções intestinais acompanhadas da retirada do mesentério e linfadenectomia são as operações de escolha.

REFERÊNCIAS

1. de Franchis R, Rondonotti E, Abbiati C, Beccari G, Signorelli C. Small bowel malignancy. Gastrointest Endosc Clin North Am. 2004;14(1):139-48.

2. Mönkemüller K, Fry LC, Belluti M, Malfertheiner P. Balloon-assisted enteroscopy: unifying double-balloon and single-balloon enteroscopy. Endoscopy. 2008;40(6):537.
3. Yamamoto H, Kita H, Sunada K, Hayashi Y, Sato H, Yano T, et al. Clinical outcomes of double-balloon endoscopy for the diagnosis and treatment of small-intestinal diseases. Clin Gastroenterol Hepatol. 2004;2(11):1010-6.
4. Akerman PA, Agrawal D, Chen W, Cantero D, Avila J, Pangtay J. Spiral enteroscopy: a novel method of enteroscopy by using the Endo-Ease Discovery SB overtube and a pediatric colonoscope. Gastrointest Endosc. 2009;69(2):327-32.
5. Cangemi DJ, Patel MK, Gomez V, Cangemi JR, Stark ME, Lukens FJ. Small bowel tumors discovered during double-balloon enteroscopy: analysis of a large prospectively collected single-center database. J Clin Gastroenterol. 2013;47(9):769-72.
6. Safatle-Ribeiro AV, Kuga R, Ishida R, Furuya C, Ribeiro U Jr, Cecconello I, et al. Is double-balloon enteroscopy an accurate method to diagnose small-bowel disorders? Surg Endosc. 2007;21(12): 2231-6.
7. Rondonotti E, Pennazio M, Toth E, Menchen P, Riccioni ME, De Palma GD, et al. (European Capsule Endoscopy Group; Italian Club for Capsule Endoscopy – CICE; Iberian Group for Capsule Endoscopy). Small-bowel neoplasms in patients undergoing video capsule endoscopy: a multicenter European study. Endoscopy. 2008;40(6):488-95.
8. Yen HH, Chen YY, Yang CW, Liu CK, Soon MS. Clinical impact of multidetector computed tomography before double-balloon enteroscopy for obscure gastrointestinal bleeding. World J Gastroenterol. 2012;18(7):692-7.
9. Ross A, Mehdizadeh S, Tokar J, Leighton JA, Kamal A, Chen A, et al. Double balloon enteroscopy detects small bowel mass lesions missed by capsule endoscopy. Dig Dis Sci. 2008;53(8):2140-3.
10. Chong AK, Chin BW, Meredith CG. Clinically significant small-bowel pathology identified by double-balloon enteroscopy but missed by capsule endoscopy. Gastrointest Endosc. 2006;64(3): 445-9.
11. Girelli CM, Porta P, Colombo E, Lesinigo E, Bernasconi G, et al. Development of a novel index to discriminate bulge from mass on small-bowel capsule endoscopy. Gastrointest Endosc. 2011;74(5):1067-74.
12. Lee BI, Choi H, Choi KY, Byeon JS, Jang HJ, Eun CS, et al. Clinical characteristics of small bowel tumors diagnosed by double-balloon endoscopy: KASID multi-center study. Dig Dis Sci. 2011;56(10):2920-7.
13. Blanchard DK, Budde JM, Hatch GF 3rd, Wertheimer-Hatch L, Hatch KF, Davis GB. Tumors of the small intestine. World J Surg. 2000;24(4):421-9.
14. Veloso R, Veloso R, Pinho R, Rodrigues A, Pais T, Fernandes C, Carvalho J, et al. Endoloop ligation ("loop-and-let-go") of a large ileal lipoma by balloon-assisted enteroscopy. Endoscopy. 2012;44 Suppl 2.
15. Rossini FP, Risio M, Pennazio M. Small bowel tumours and polyposis syndromes. Gastrointest Endosc Clin North Am. 1999;9(1):93-114.
16. Mönkemüller K, Fry LC, Ebert M, Bellutti M, Venerito M, Knipping C, et al. Feasibility of double-balloon enteroscopy-assisted chromoendoscopy of the small bowel in patients with familial adenomatous polyposis. Endoscopy. 2007;39(1):52-7.
17. Ross AS, Dye C, Prachand VN. Laparoscopic-assisted double-balloon enteroscopy for small-bowel polyp surveillance and treatment in patients with Peutz-Jeghers syndrome. Gastrointest Endosc. 2006;64(6):984-8.
18. Gao H, van Lier MG, Poley JW, Kuipers EJ, van Leerdam ME, Mensink PB. Endoscopic therapy of small-bowel polyps by double-balloon enteroscopy in patients with Peutz-Jeghers syndrome. Gastroint Endosc. 2010;71(4):768-73.

19. Hsu SJ, Chang YT, Chang MC, Yu SC, Lee JC, Shun CT, et al. Bleeding jejunal lymphangioma diagnosed by double-balloon enteroscopy. Endoscopy. 2007;39(Suppl 1):E5-E6.
20. Safatle-Ribeiro AV, Iriya K, Couto DS, Kawaguti FS, Retes F, Ribeiro U Jr, et al. Secondary lymphangiectasia of the small bowel: utility of double balloon enteroscopy for diagnosis and management. Dig Dis. 2008;26(4):383-6.
21. Bilimoria KY, Bentrem DJ, Wayne JD, Ko CY, Bennett CL, Talamonti MS. Small bowel cancer in the United States: changes in epidemiology, treatment, and survival over the last 20 years. Ann Surg. 2009;249(1):63-71.
22. Maggard M A, O'Connell J B, Ko CY. Updated population-based review of carcinoid tumors. Ann Surg. 2004;240(1):117-22.
23. Bellutti M, Fry LC, Schmitt J, Seemann M, Klose S, Malfertheiner P, Mönkemüller K. Detection of neuroendocrine tumors of the small bowel by double balloon enteroscopy. Dig Dis Sci. 2009; 54(5):1050-8.
24. Safatle-Ribeiro AV, Franzini TA, Kuga R, Ishida RK, Baba ER, Mendes DC, et al. Double-balloon enteroscopy in the diagnosis of an adenocarcinoma of the fourth portion of the duodenum: report of a case. Clinics São Paulo. 2007;62(3):353-6.
25. Nakamura S, Matsumoto T, Iida M, Yao T, Tsuneyoshi M. Primary gastrointestinal lymphoma in Japan: a clinicopathologic analysis of 455 patients with special reference to its time trends. Cancer. 2003;97(10):2462-73.
26. Safatle-Ribeiro AV, Kuga R, Mendes DC, Ishida RK, Franzine TAP, Baba ER, et al. Enteroscopia de duplo-balão para diagnóstico de linfomas de intestino delgado: relatos de casos. GED. 2006; 25(4):125-9.
27. Dematteo RP, Gold JS, Saran L, Gönen M, Liau KH, Maki RG, et al. Tumor mitotic rate, size, and location independently predict recurrence after resection of primary gastrointestinal stromal tumor (GIST). Cancer. 2008;112(3):608-15.
28. Lee H, Park JC, Shin SK, Lee SK, Lee YC. Preliminary study of enteroscopy-guided, self-expandable metal stent placement for malignant small bowel obstruction. J Gastroenterol Hepatol. 2012; 27(7):1181-6.
29. Hayashi Y, Yamamoto H, Kita H, Sunada K, Miyata T, Yano T, et al. Education and imaging. Gastrointestinal: metallic stent for an obstructing jejunal cancer. J Gastroenterol Hepatol. 2006; 21(12):1861.

Capítulo 42

Mecanismos Moleculares da Carcinogênese Colorretal

Renata de Almeida Coudry

O câncer colorretal é considerado uma das malignidades sólidas mais bem compreendidas em termos de progressão. No entanto, até recentemente, acreditava-se que o câncer colorretal era uma doença homogênea e que a maioria dos tumores se iniciava pela mesma lesão precursora e as etapas relacionadas à sua evolução tanto morfológica como genética eram muito similares. Novos estudos têm demonstrado que esse tumor evolui por complexos mecanismos muito heterogêneos tanto genéticos quanto epigenéticos e que as lesões precursoras também são diferentes do ponto de vista morfológico. Esse melhor entendimento é de grande valor para predizer a evolução desses pacientes e para o estabelecimento do tratamento.

PONTOS-CHAVE NA CARCINOGÊNESE COLORRETAL

Oncogenes

Os proto-oncogenes codificam proteínas que regulam embriogênese e desenvolvimento, proliferação, diferenciação e apoptose, incluindo entre elas fatores de crescimento, receptores de fatores de crescimento, membros responsáveis por transdução de sinais e fatores de transcrição. Os oncogenes, formas alteradas dos proto-oncogenes, têm sua atuação de forma dominante, ou seja, executam o estímulo proliferativo mesmo na presença de uma cópia alélica normal. Dessa forma, a presença de alteração em apenas um alelo é suficiente para causar a falta de regulação da oncoproteína. As principais causas de alterações nos oncogenes são mutações pontuais, amplificações gênicas e translocações cromossômicas[1].

Genes supressores de tumor

Os genes supressores de tumor, diferentemente dos oncogenes que prolongam a sobrevida celular e atuam na proliferação, codificam proteínas que atuam na supressão da transcrição de proto-oncogenes e diminuem a potência de seus produtos. Os genes supressores de tumor, quando alterados, necessitam da perda funcional das duas cópias alélicas para a ocorrência de um efeito fenotípico, ou seja, atuam de forma recessiva. Porém a perda de um alelo apenas já pode desestabilizar o processo de controle de proliferação. As alterações adquiridas nos genes supressores ocorrem por mutações pontuais, perdas de alelo, ou metilação das regiões promotoras[1].

Nos casos de alterações endógenas, como, por exemplo, nas síndromes de predisposição hereditária ao câncer, o primeiro alelo do gene supressor tem sua alteração germinativa, portanto em todas as células do indivíduo. O segundo evento, ou seja, a perda do segundo alelo funcional, ocorre no tecido-alvo, como proposto por Knudson, em 1971, observando portadores de retinoblastoma[2]. Crianças com alterações germinativas apresentavam o diagnóstico em idade mais precoce e maior risco de bilateralidade. Nessa síndrome hereditária de predisposição ao câncer, como também outras, a inativação do segundo alelo ocorre principalmente por perda de heterozigose (LOH), causada por mutações grosseiras, entre elas perdas de grandes extensões do cromossomo.

MicroRNAs

Os microRNAs (miRNAs) foram descobertos há pouco mais de uma década em *Caenorhabditis elegans*, são fitas simples de RNA com aproximadamente 21 a 23 nucleotídeos que regulam a expressão gênica[3]. Os miRNAs são codificados por genes transcritos de DNA, porém não transcrevem proteínas (RNAs não codificantes). São processados por meio de transcritos primários chamados de pri-miRNA, formam pequenas estruturas *stem-loop* então chamadas pré-miRNA e finalmente miRNA funcional. Os miRNAs maduros são moléculas complementares a uma ou mais moléculas de RNAs mensageiros (mRNA), sendo sua principal função a baixa regulação da expressão gênica. Eles foram descritos pela primeira vez em 1993, no entanto, o termo microRNA foi somente introduzido em 2001. Atualmente, sugere-se a existência de mais de 50.000 diferentes miRNAs em mamíferos, acreditando-se que talvez cada um tenha mil ou mais alvos potenciais.

Os miRNAs animais são complementares à região 3'UTR, o anelamento do miRNA com o mRNA inibe a tradução da proteína, mas, algumas vezes, facilita a clivagem do mRNA. Em alguns casos, a formação da dupla fita de RNA quando ligada ao mRNA desencadeia a degradação do mRNA transcrito por meio de um processo similar ao RNA de interferência. Em outros casos, acredita-se que o miRNA bloqueia o complexo de proteínas traduzido ou de alguma forma impeça a tradução da proteína sem causar a degradação do mRNA.

Eventos genéticos e epigenéticos promovem a carcinogênese dos carcinomas colorretais esporádicos e hereditários. As alterações genéticas, tanto devido à presença de mutações quanto acarretadas por alterações estruturais, levam à síntese de proteínas anormais e à falta de regulação do ciclo celular que estão relacionados com a proliferação, diferenciação e sobrevida celular. Os microRNAs interagem com essas moléculas intracelulares e promovem o desenvolvimento e progressão do câncer por efeitos denominados oncogênicos ou de genes supressores de tumor.

INSTABILIDADE CROMOSSÔMICA (SEQUÊNCIA ADENOMA-CARCINOMA)

Além das mutações em oncogenes e genes supressores de tumor, alterações cromossomais, na forma de aneuploidia e rearranjo estrutural, também parecem ser fatores importantes na carcinogênese colorretal[4]. Essas alterações têm sido chamadas de instabilidade cromossômica (CIN). Ao contrário das neoplasias hematológicas, nas quais alterações cromossômicas específicas caracterizam uma determinada doença, os cânceres epiteliais são caracterizados por um grande número de alterações cromossômicas, nenhuma das quais parecendo ser específica. Tumores colorretais esporádicos são caracterizados por alta frequência de perda de heterozigosidade (LOH), mais comumente envolvendo os braços dos cromossomos 5q, 8p, 17p e 18q, amplificação de cromossomos e translocações. Segundo alguns autores, o gene *APC* parece contribuir para o processo de CIN. Esses achados apoiam a premissa que CIN é um evento que ocorre após a iniciação do adenoma, mas antes da progressão para tumor maligno.

Há vários anos, Fearon e Volgestein desenvolveram a hipótese de que a carcinogênese colorretal se estabelece através de mutações acumulativas em múltiplos genes envolvidos em vias de sinalizações complexas que regulam o crescimento e a diferenciação da mucosa colônica[5]. A progressão de uma mucosa normal para adenoma e câncer está associada ao acúmulo de alterações genéticas, que são adquiridas em genes, que promovem o desenvolvimento do câncer (oncogenes), bem como a perda de função de genes, que suprimem seu desenvolvimento (genes supressores de tumor). Mutações no gene *APC* foram descritas como requeridas para a iniciação do processo adenomatoso, resultando na expansão clonal de uma única célula. A inativação dos dois alelos é necessária e suficiente para a iniciação do processo. Os pólipos pequenos, resultados dessas alterações, podem ficar quiescentes por décadas e eventualmente adquirirem mutação adicional. Nesse caso, o mais frequente são as mutações no gene *KRAS* que propiciam a proliferação celular e consequente aumento no volume dos pólipos. Subsequentes mutações podem ocorrer levando os pólipos a adquirirem um fenótipo com displasia mais severa. Novas mutações, por exemplo, no gene *TP53*, garantem a habilidade das células de invadirem camadas adjacentes ou mesmo irem para demais órgãos ou tecidos[6].

A condição denominada de polipose adenomatosa familiar (FAP) tem sido vista como a equivalente hereditária dos tumores esporádicos, os quais incidem na população em geral sem fatores de risco identificáveis[7]. Essa síndrome foi de grande importância no desenvolvimento da hipótese adenoma-carcinoma, pois fez com que os in-

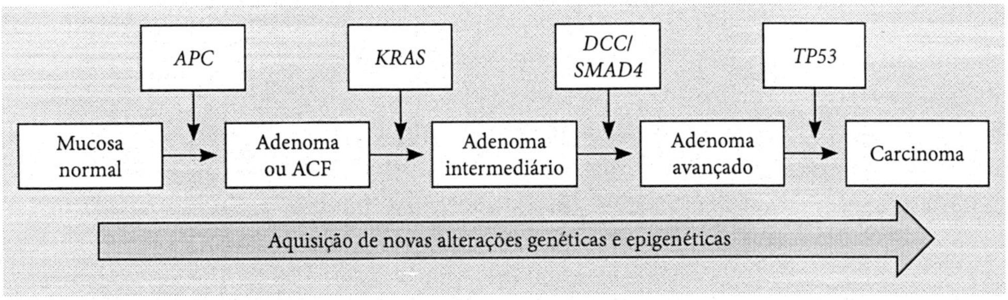

FIGURA 42.1 – Carcinogênese colorretal via instabilidade cromossômica (sequência adenoma--carcinoma). Essa via de carcinogênese proposta por Fearon e Volgestein tem como premissa que os adenomas se desenvolvem como resultado da inativação bialélica de *APC*. A perda da função de *APC* leva a alterações genéticas subsequentes, incluindo mutação do gene *KRAS*, perda do cromossomo 18q e alterações acometendo *TP53*. Essas alterações ocorrem devido à perda de partes de material genético (LOH). As alterações moleculares levam a uma sequência morfológica que se inicia em um adenoma pequeno ou ACF (foco de cripta aberrante) e culmina com o desenvolvimento de carcinoma.

vestigadores começassem a especular se um único gene poderia servir como um passo crítico na iniciação da carcinogênese e, dessa forma, estabeleceu-se a ideia de um possível *gatekeeper* da proliferação epitelial. A FAP é uma doença autossômica dominante decorrente de uma mutação nas células germinativas do gene supressor de tumor *APC*. Essa síndrome é caracterizada por centenas ou milhares de pólipos adenomatosos no cólon. Os pólipos são primeiramente observados durante a segunda década de vida e aumentam em número nas duas décadas seguintes. A média de idade para o diagnóstico de câncer colorretal em portadores dessa síndrome é em torno dos 42 anos de idade, se esses não forem tratados por colectomia profilática. Têm sido descritas variantes da FAP, sendo que incluem todas as manifestações colônicas mais as manifestações extracolônicas. A mais comum delas é a chamada síndrome de Gardner, a qual é caracterizada por tumores em partes moles, osteomas, anormalidades dentárias e hipertrofia congênita do epitélio pigmentado da retina. Também são descritas formas atenuadas da FAP, onde ocorre um número reduzido de pólipos (10-100 pólipos) ou uma idade mais tardia no diagnóstico desses.

Moléculas associadas à sequência adenoma-carcinoma

Gene *APC* e via de sinalização WNT

O gene *APC* tem papel importante na proliferação e diferenciação celular, está localizado no braço longo do cromossomo 5 e é encontrado mutado em 60 a 80% dos cânceres colorretais esporádicos, assim como em vários outros tumores humanos, como, por exemplo, pâncreas, esôfago, estômago e pulmão[8].

O produto do gene *APC* é uma proteína de 312kD que consiste de 2.843 aminoácidos, multifuncional e que contém vários domínios que permitem sua interação com outras moléculas. Grande proporção das mutações ocorre entre os códons 1.286 e 1.513 que compreendem apenas 10% da sequência codificadora do gene *APC* e são denominadas agrupamento de mutações somáticas (*mutation cluster region* – MCR). Na polipose adenomatosa familiar, as mutações distribuídas no gene *APC* estão relacionadas ao fenótipo da doença, por exemplo, mutações que ocorrem nas extremidades do gene estão associadas a uma forma atenuada da síndrome, onde se observa menos que 100 pólipos em todo o cólon. As mutações que ocorrem em células somáticas são quase totalmente mutações truncadas que resultam em perda da função do domínio que segue a MCR. Uma das funções que está relacionada a um dos domínios perdidos devido à mutação é a regulação da degradação da proteína β-catenina. Nas células epiteliais normais do cólon, essa se encontra predominantemente ligada à E-caderina como parte do complexo de adesão entre as células, que está localizado na porção lateral da membrana epitelial. Os níveis citoplasmáticos da β-catenina são regulados pela sua ligação com um complexo de outras proteínas, como, por exemplo, APC, GSK-3β e Axina. Após a ligação a esse complexo, a proteína é fosforilada e subsequentemente degradada pelo proteossomo. Quando o gene *APC* se encontra inativado, desencadeado por um efeito da sinalização da proteína Wnt ou devido a uma mutação, a proteína β-catenina se transloca da porção lateral da membrana da célula para o núcleo, onde se liga com a proteína Tcf para desencadear a transcrição de vários genes implicados na proliferação celular.

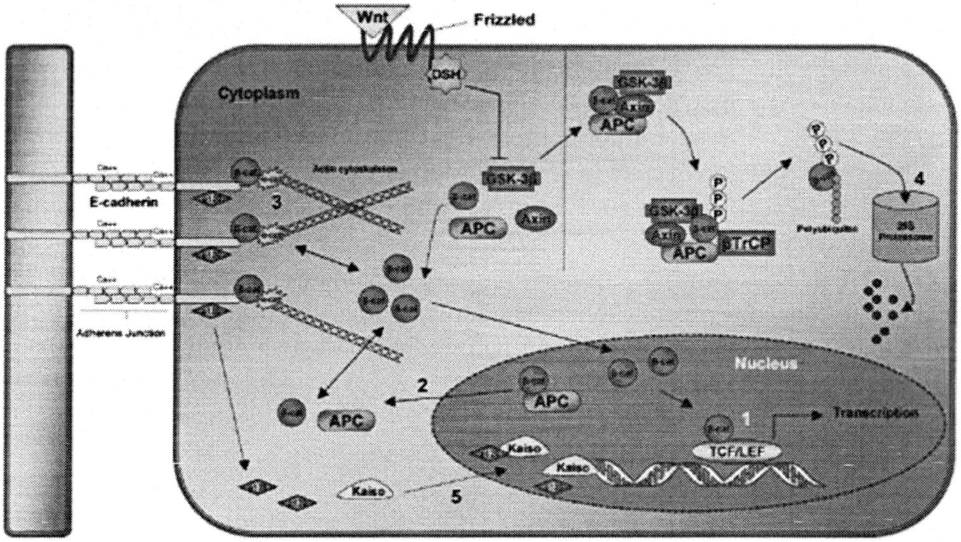

FIGURA 42.2 – Via de Sinalização WNT. Na ausência de sinalização de Wnt, β-catenina se liga ao complexo APC/Axin/GSK3b, sendo, dessa forma, fosforilada e seguindo para a degradação via ubiquitinação/proteossomo. Na presença de sinalização por Wnts ou devido a uma mutação em um dos genes que codificam as moléculas do complexo descrito acima, a β-catenina está liberada e segue para o núcleo, promovendo a transcrição de fatores associados à proliferação celular. Várias moléculas estão associadas a essa via e há necessidade de se compreender melhor qual seu papel no CCR. Cedida pelo Dr. Jacques J. D. Coudry[9].

Gene *KRAS* e via de sinalização MAP quinase

A presença de mutações da família de genes *RAS* é a anormalidade isolada mais comum dos oncogenes dominantes nos tumores humanos. Além disso, alterações de genes *RAS* são frequentemente observadas em adenomas do cólon e reto e também nos adenocarcinomas. Diversos estudos são indicativos de que *RAS* desempenha papel importante na mitogênese induzida pelos fatores de crescimento. As proteínas RAS normais estão apoiadas no lado citoplasmático da membrana plasmática e vão de um lado para o outro entre um estado ativado, com transmissão de sinal e um estado inativado, quiescente. No estágio inativo, as proteínas RAS ligam-se à guanosina difosfato (GDP); quando as células são estimuladas pelo fator de crescimento ou por outras interações entre receptor e ligante, *RAS* é ativado pela troca de GDP por GTP (guanina trifosfato). Por sua vez, *RAS* se torna ativo na via MAP quinase, trazendo para si a proteína citosólica RAF-1 e estimula a via MAP quinase para transmitir os sinais promotores ao núcleo. As MAP quinases ativadas dessa maneira visam aos fatores de transcrição nuclear e assim promovem a mitogênese. Nas células normais, o estágio ativado com transmissão de sinal da proteína RAS é transitório porque sua atividade GTPase intrínseca hidrolisa GTP em GDP, retornando, portanto, RAS em sua forma básica quiescente.

As proteínas RAS mutantes são retidas na forma ligada ao GTP excitado, ou seja, a proteína mutante se torna constitutivamente ativa devido à incapacidade em hidrolisar o GTP, levando a um estímulo contínuo das células sem nenhum gatilho externo, causando, por sua vez, ativação patogênica da via de sinalização mitogênica.

As mutações no gene *KRAS* são observadas em 40% dos adenomas considerados avançados (alto grau de displasia, arquitetura vilosa e com tamanho maior que 1cm) e essa frequência tem comparação direta com aquela observada nos adenocarcinomas[10]. Além de RAS, outros membros da cascata de sinalização da via MAP3K (RAF, MEK1, MEK2, ERK1 e ERK2) também podem estar alterados nas células tumorais. Assim, foram detectadas mutações no gene *BRAF* em aproximadamente 10% dos adenocarcinomas colorretais[11]. O oncogene *BRAF* (v-raf *murine sarcoma viral oncogene homolog B1*) codifica a proteína RAF tipo B, um dos elementos da via MAP quinase, tendo papel-chave na proliferação, diferenciação e apoptose celular. São conhecidas três isoformas de serina-treonina quinase: ARAF, BRAF, CRAF. Embora todas elas tenham a habilidade de ativar MEK, *BRAF* é o mais efetivo ativador, sendo caracterizado por sua diferente distribuição e expressão em vários tecidos.

Perda do cromossomo 18q

A perda do cromossomo 18q ocorre em 50% dos adenomas volumosos e em 70% dos adenocarcinomas colorretais[12]. Nessa região encontram-se genes supressores de tumor que parecem estar associados com o desenvolvimento do câncer colorretal, como, por exemplo, *DCC* (*deleted in colorectal cancer*), *SMAD4* (*DPC4*, *deleted in pancreatic cancer*) e *Cables*[13-15].

Gene *TP53*

O gene *TP53* está localizado no braço curto do cromossomo 17 e apresenta grande número de funções com papel fundamental nas vias de apoptose. Por exemplo, quando ocorre dano no DNA, a proteína p53 torna-se estável e ativa genes, como *p21* e *GADD45*, que causam a parada do ciclo celular em G1, permitindo o reparo do DNA antes que a célula se dirija para fase S. Se o dano for irreparável, p53 medeia a ativação de genes que resultam na morte da célula. A cada dia novos estudos mostram que a ativação do gene *TP53* não é apenas decorrente de dano no DNA, mas outros eventos também são responsáveis por promover a ativação desse gene. Entre eles podemos citar: genotoxicidade, hipóxia, hiperoxia, citoquinas, fatores de crescimento, estresse oxidativo, alterações metabólicas, contato entre as células, ativação de oncogenes e vários outros fatores[16]. A proteína MDM2 controla os níveis de p53 na célula causando sua degradação por meio do sistema ubiquitina-proteossomo. A presença de mutação no gene *TP53* ou a inativação de MDM2 previnem a interação das duas proteínas, resultando na estabilidade de p53.

Apesar de os fatores implicados em sua ativação e repressão terem se tornado mais conhecidos, o mecanismo pelo qual *TP53* funciona como um gene supressor de tumor ainda continua em discussão. Novos estudos demonstraram nova visão de qual possa ser o papel de *TP53* na formação dos tumores. Especificamente, esses novos dados levam à conclusão de que o papel de *TP53* na oncogênese estaria mais associado a sua função em regular a superexpressão de oncogenes do que seu simples papel na via de regulação de resposta ao dano no DNA[16]. A via responsável pela regulação de oncogenes (exemplo, *MYC* e *RAS*) está relacionada com a estabilização de p53 pela proteína ARF, um produto do gene *p14ARF* que se liga à proteína MDM2 e impede a degradação de p53[17,18]. A perda da função de *TP53* ou ARF promoveria grande vantagem na proliferação celular, pois resultaria na perda de inibidores da atividade dos oncogenes. O gene *TP53*, apesar de ser considerado um gene supressor de tumor, não parece seguir o modelo de outros genes dessa mesma categoria, onde, para sua inativação, é necessária a presença de mutação em um alelo seguida pela perda do segundo alelo. Para corroborar esse fato, existe a descrição da presença de tumores em camundongos heterozigotos para o gene *Trp53*[19]. Esse achado demonstra que o nível da proteína na célula pode ser um fator importante para o desenvolvimento de uma neoplasia. Outro evento que sugere a diferença desse gene em relação aos demais genes supressores de tumor é que esses são inativados por mutações *nonsense* ou *frameshift* que levam à ausência da síntese de proteína (ou à produção de um produto truncado), enquanto mais de 80% das alterações que ocorrem no gene *TP53* são decorrentes de uma mutação *missense* que leva à síntese de uma proteína completa (*full-length*)[20]. Porém, a proteína perde a função de se ligar ao DNA e se acumula no núcleo das células tumorais. Acredita-se que esse acúmulo possa ter como consequência o papel de um dominante negativo ou um ganho de função da proteína p53 mutante. Dessa maneira, apesar de *TP53* na sua forma selvagem ser realmente um gene supressor de tumor, em sua forma mutada se classificaria como um oncogene.

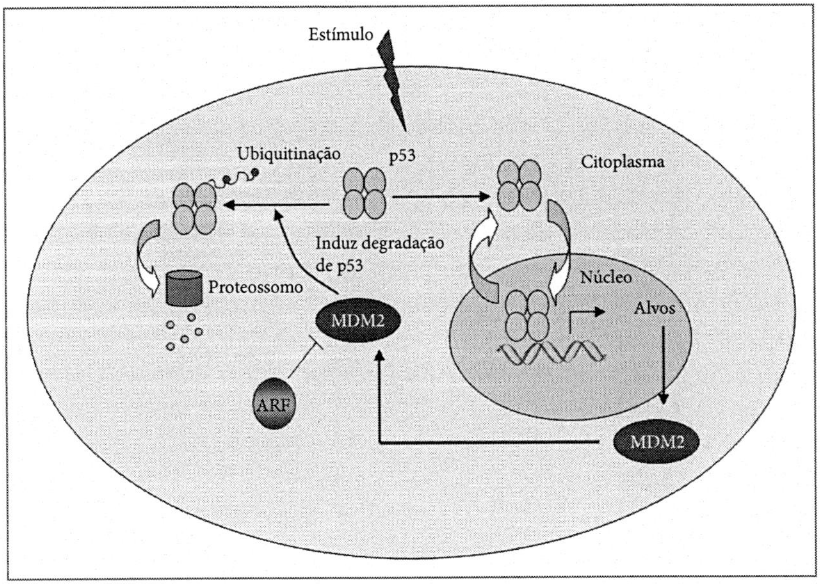

FIGURA 42.3 – **Representação da ativação e degradação de p53.** A proteína p53 é um fator de transcrição que está envolvido na regulação do ciclo celular e morte programada das células em resposta a dano celular, ou sinal de proliferação aberrante. Sob condições fisiológicas, p53, é regulado de forma negativa por MDM2 e degradado por ubiquitinação. A proteína p53 regula a transcrição de múltiplos genes alvos (*CIP1/WAF1*, *BAX*, *FAZ*, *DR5* etc.).

INSTABILIDADE DE MICROSSATÉLITE (DEFICIÊNCIA DO SISTEMA DE REPARO DE PAREAMENTO ERRÔNEO DO DNA – *MISMATCH REPAIR DEFICIENCY*)

Tumores que ocorrem via CIN são tipicamente microssatélites estáveis (MSS). No entanto, entre 15 e 20% dos cânceres colorretais esporádicos observa-se instabilidade de microssatélites (MSI), além disso, essa é também observada em 2 a 4% dos tumores colorretais que são considerados hereditários[21,22]. A MSI ocorre como consequência da inativação de genes que estão relacionados com o reparo do DNA e é reconhecida por deleções ou inserções nas pequenas sequências que aparecem repetidas vezes no genoma e que são chamadas microssatélites. Embora *MLH1* e *MSH2* sejam os genes de reparo mais afetados pela perda de função no câncer colorretal, outros genes também participam do reparo do DNA e podem dar origem a erros de replicação através do genoma. Esses erros afetam preferencialmente genes como: *TGFβRII*, *IGF2R* e *BAX*, os quais contêm microssatélites em sua região codificadora. Assim, a MSI cria um estado favorável para o acúmulo de mutações em genes vulneráveis que controlam as atividades biológicas críticas das células e essas alterações podem levar ao desenvolvimento do câncer.

MSI é a marca registrada da síndrome de Lynch, pois é encontrada na maioria dos tumores de portadores dessa síndrome[23]. A síndrome de Lynch é uma doença hereditária autossômica dominante, decorrente da mutação germinativa em genes de reparo do DNA, por exemplo: *MLH1*, *MSH2*, *PMS2* e *MSH6*. É caracterizada pelo diagnóstico do câncer colorretal em idade precoce, predominância dos tumores pelo lado direito do cólon, geralmente se tratando de carcinomas mucinosos e medulares e com associação com tumores extracolônicos. É observado excessivo número de tumores sincrônicos (múltiplos tumores colônicos observados na mesma época do diagnóstico do primeiro tumor ou durante seis meses após o diagnóstico) e tumores metacrônicos (ocorrendo seis meses após o diagnóstico do primeiro tumor). Essa síndrome foi primeiramente definida pelos critérios de Amsterdam, mas, devido à restrição no diagnóstico, usando apenas os critérios estabelecidos, atualmente, têm-se seguido os critérios de Bethesda para ampliar a chance de diagnóstico dessa síndrome.

Existem testes utilizados, no momento, que podem ajudar a conduzir investigação em casos de pacientes com suspeita de síndrome de Lynch e mesmo descartar essa possibilidade e, assim, poupá-los de realizarem exames caros e laboriosos. Além disso, podem definir o gene de reparo alterado, fazendo com que o sequenciamento seja realizado diretamente para o gene alterado e não para os quatro genes responsáveis pela síndrome.

A pesquisa de MSI por PCR deve ser feita seguindo consenso recomendado que cobre no mínimo cinco marcadores, sendo dois deles sequência de mononucleotídeos (BAT25 e BAT26), e três deles, sequência de dinucleotídeos (D2S123, D5S346 e D17S250)[24]. Foi definido nesse consenso que os tumores podem apresentar alta (*high*) frequência de instabilidade (MSI-H), quando dois ou mais marcadores estão alterados, baixa (*low*) frequência de instabilidade (MSI-L), quando um marcador está alterado, ou mesmo serem estáveis (MSS), quando não houver alteração de nenhum dos marcadores. MSI está presente em quase 100% dos tumores colorretais relacionados à síndrome de Lynch. Para a detecção de MSI, é usado tecido do tumor em bloco de parafina, mas também é necessário um tecido normal do mesmo paciente para comparação.

A avaliação imuno-histoquímica é também outra forma para a pesquisa de proficiência do sistema de reparo de erro no pareamento do DNA. Deve ser realizada a pesquisa das quatro proteínas: MLH1, MSH2, MSH6 e PMS2. Essas proteínas estão normalmente expressas em células em proliferação, incluindo células com reparo proficiente e linfócitos. Assim, o estudo imuno-histoquímico mostra forte positividade nuclear das quatro proteínas de reparo de erro de pareamento nessas populações celulares. Os tumores que apresentam deficiência nesse tipo de sistema de reparo apresentam perda de expressão em uma ou duas proteínas. Os heterodímeros de proteínas formados no sistema de reparo de erro de pareamento do DNA (MLH1/PMS2 e MSH2/MSH6) afetam a interpretação do resultado da avaliação imuno-histoquímica e o padrão de expressão observado auxilia na definição de qual gene está alterado. A perda de expressão de MLH1 e PMS2 reflete alteração no gene *MLH1*. A perda de expressão de MSH2 e MSH6 reflete anormalidade no gene *MSH2*. Entretanto, a perda de expressão de MSH6 e PMS2 de forma isolada indica alteração nos genes *MSH6* ou *PMS2*, respectivamente.

Quando o estudo imuno-histoquímico demonstrar a perda de expressão da proteína MLH1, esse tumor pode ser tanto esporádico como relacionado à síndrome de Lynch (ver Figura 42.2). Dessa forma, dois novos testes podem ser de grande ajuda para definir em qual categoria esse tumor está situado. A mutação do gene *BRAF* ocorre apenas em tumores MSI-H esporádicos, por isso, tem sido utilizada para descartar pacientes com tumores apresentando perda de MLH1 de serem portadores da síndrome de Lynch. O outro teste que também pode ser realizado nessa identificação de esporádico *versus* sindrômico é a pesquisa de metilação no gene *MLH1*. Os tumores associados à síndrome de Lynch apresentam mutação germinativa no gene *MLH1*, enquanto os tumores esporádicos demonstram hipermetilação da região promotora desse gene. Os casos onde a análise imuno-histoquímica revela perda de MSH2, MSH6 e PMS2 ou de MLH1 sem mutação no gene *BRAF* e/ou metilação da região promotora do gene *MLH1* devem seguir para o sequenciamento do gene cuja proteína está alterada.

DESVIO NOS MODELOS CLÁSSICOS DAS SÍNDROMES HEREDITÁRIAS

Polipose adenomatosa – *MUTYH* (MAP)

Recentemente, o gene *MUTYH* foi descoberto como responsável por uma síndrome de polipose herdada de forma recessiva, semelhante ao quadro clínico da polipose adenomatosa familiar atenuada – AFAP, com menos de 100 adenomas sincrônicos, predominando do lado direito do cólon em indivíduos ao redor dos 50 anos de idade, mas também pode ser observado com o fenótipo clássico[25]. A MAP é responsável por aproximadamente 0,7% dos casos de câncer colorretal. Adenomas duodenais são observados em 17 a 25% dos portadores de MAP, além disso, podem apresentar cânceres de ovário, bexiga e pele. Apresentam também leve aumento na incidência de tumores de mama e endométrio. Recentemente, alguns estudos relataram a presença de anormalidades na tireoide (exemplo, bócio, nódulo único e carcinoma papilífero). Pacientes que apresentam inativação do gene *MUTYH* adquirem alterações somáticas em APC em consequência do comprometimento da função de excisão de reparo de bases. Além disso, tem sido descrita a ação no gene *MLH1* provocando a formação de carcinoma com fenótipo MSI mimetizando a presença de síndrome de Lynch[26].

INSTABILIDADE DE MICROSSATÉLITES CAUSADA POR ALTERAÇÃO NO GENE *EpCAM*

A presença de deleção germinativa do gene *EpCAM* (*epitelial cell adhesion molecule*, formalmente conhecido como *TACSTD1*), que se encontra localizado logo acima do gene *MSH2*, resulta em perda do *stop codon* do gene *EpCAM* e subsequente metilação de *MSH2* ou formação de um rearranjo *EpCAM-MSH2*, ambas as situações levando à inativação de *MSH2*[27,28].

FENÓTIPO METILADOR DE ILHAS CPG (VIA SERRILHADA)

O conceito de que o genoma do câncer sofre intensa alteração na quantidade de 5-metilcitosinas, quando comparado com o tecido normal equivalente, tem sido convincentemente estabelecido. A metilação de resíduos de citosina tem sido considerada um mecanismo regulatório do desenvolvimento dos mamíferos. Tendo isso em vista, tornou-se pertinente especular se a hipometilação global genômica em células cancerosas não poderia ser um mecanismo-chave em desencadear a superexpressão de oncogenes e em contrapartida a hipermetilação causar o silenciamento de genes supressores de tumor. No momento, é aceito que a hipermetilação de sequências CpGs em região promotora dos genes tem importante papel na tumorigênese de vários tipos de câncer, entre eles, os tumores colorretais[29]. Alguns autores demonstraram a presença de hipermetilação em células normais decorrentes da senescência celular chamada de tipo A, assim como a hipermetilação que só ocorre nas células cancerosas e é chamada de tipo C. A metilação do tipo C, que ocorre simultaneamente em vários genes, representa um fenômeno epigenético denominado de fenótipo metilador das ilhas CpGs (CIMP). CIMP é um processo cujo mecanismo preciso ainda não foi totalmente determinado, mas é caracterizado pela metilação excessiva de áreas do genoma que são ricas em sequências CpGs, as quais ocorrem em agrupamentos chamados de ilhas de citosinas que estão seguidas por guaninas. Essas ilhas estão presentes em 50 a 60% de regiões promotoras de diferentes genes e não se encontram metiladas nas células humanas normais. Acredita-se que a hipermetilação possa bloquear sítios onde os fatores de transcrição se ligam ou ainda modificar a estrutura da cromatina que também ocasiona a perda de acesso desses fatores.

Estudos têm demonstrado correlação intrínseca entre CIMP e MSI em certos tumores esporádicos[30-31]. A positividade para MSI, nesses tumores, está associada à hipermetilação da região promotora do gene de reparo *MLH1*, diferentemente da síndrome de Lynch, onde a causa das alterações nos genes de reparo é devido à presença de mutações germinativas nesses genes, como já descrito anteriormente. CIMP, assim como MSI, pode ser graduado quanto a sua frequência em *high* (H) ou *low* (L). No entanto, para CIMP o painel de marcadores não é totalmente estabelecido, como no caso de MSI; apesar disso, o mesmo critério para a frequência de metilação adotada pelo NCI no caso de MSI é utilizado para CIMP. Dessa forma, a pesquisa é geralmente realizada contemplando cinco marcadores, e considera-se CIMP-H quando dois ou mais marcadores apresentam metilação e CIMP-L quando apenas um deles está metilado. A avaliação de CIMP tem sido constante desafio, já que difere quanto aos experimentos usados e os critérios de avaliação entre as diferentes instituições. No entanto, na maioria dos estudos observa-se relação entre a presença de CIMP nos tumores e certos aspectos clinicopatológicos, entre eles, idade avançada, acometendo mulheres, localização no lado direito do cólon, apresentando MSI, em fumantes e sem a presença de mutação no gene *TP53*. Aspectos moleculares específicos têm sido relacionados ao tipo e ao nível de metilação. Os tumores apresentando mutação no gene *BRAF* também apresentam MSI e estão associados à metilação de *MINT1*, *MLH1*, *RIZ1* e *TIMP3*, entretanto, aqueles que apresentam mutação no gene *KRAS* estão associados com menor grau de metilação, e geralmente essa ocorre em marcadores *MINT* e não em *MLH1*. Cerca de 70% dos adenocarcinomas colorretais com CIMP também apresentam MSI. Os mecanismos responsáveis pela ocorrência de CIMP ainda não estão claros, mas podem resultar do aumento da atividade de DNA metiltransferase adquirida por mutação ou super-regulação transcricional.

Foi proposta recentemente uma via de progressão do câncer colorretal, chamada de via serrilhada, caracterizada pela presença de CIMP e MSI, e diferentemente da via adenoma-carcinoma, cuja lesão precursora é o adenoma clássico, por lesões precursoras de aspecto serrilhado.

Os pólipos hiperplásicos e os adenomas são os pólipos mais frequentes do cólon e reto. Os pólipos hiperplásicos, uma das lesões serrilhadas mais conhecidas, são responsáveis por 30% de todos os pólipos colorretais; geralmente são pequenos (menores de 0,5cm), tendem a estar localizados na porção distal do intestino grosso e, até recentemente, eram considerados lesões benignas, sem tendência a se tornarem neoplasias malignas. Por outro lado, os adenomas são neoplasias benignas que servem como precursores de quase todos os cânceres colorretais. Adenomas serrilhados e pólipos mistos (adenomatosos e hiperplásicos) são lesões relacionadas aos pólipos hiperplásicos, mas que apresentam displasia e por isso também são considerados precursores do adenocarcinoma colorretal. Até recentemente, a grande maioria dos pólipos com aspecto serrilhado era diagnosticada como pólipos hiperplásicos clássicos e interpretada como uma lesão benigna sem particularidades. Torlakovic et al. já tinham tentado demonstrar anteriormente que os pólipos hiperplásicos não deveriam ser colocados em um conjunto único de diagnóstico, mas sim fazendo parte de um espectro de lesões. Em um primeiro momento eles investigaram os pólipos hiperplásicos relacionados à polipose hiperplásica, síndrome descrita por Williams et al., definida pela presença de numerosos pólipos hiperplásicos no intestino grosso e reto e que em alguns casos estava associada à presença de adenocarcinoma[32]. Torlakovic et al.[33] demonstraram que, em sua casuística, os casos que apresentavam associação com câncer mostravam pólipos hiperplásicos com aspecto morfológico distinto daqueles que não continham essa associação e também tinham tamanho maior. Em 2003, os mesmos autores resolveram estudar os pólipos hiperplásicos esporádicos avaliando 24 parâmetros morfológicos em 289 pólipos serrilhados e realizando estudo imuno-histoquímico para MLH1 e MSH2 em um subgrupo das lesões[34]. A grande diferença entre os pólipos estudados foi observada entre aqueles localizados no lado direito *versus* os localizados no lado esquerdo do cólon. Os pólipos foram agrupados naqueles que demonstravam proliferações anormal e normal, dependente de certos critérios morfológicos estabelecidos; e a maioria daqueles com proliferação anormal se localizavam no cólon direito. Foram considerados pólipos de proliferação anormal aqueles que mostravam aspecto proliferativo, definidos como: escassez em mucina, aspecto imaturo das criptas, discreta pseudoestratificação, assimetria das células nas criptas e aumento relativo no raio núcleo/citoplasma. Os pólipos com proliferação normal também foram agrupados em três grupos que foram dependentes da quantidade de mucina e células caliciformes presentes nesses: pólipos microvesiculares, pólipos com intensa quantidade de células caliciformes (pólipos de células caliciformes) e pólipos pobres em mucina. Quando os autores agruparam os pólipos por localização e aspecto de proliferação, os anormais tanto do lado direito quanto esquerdo e os normais do lado direito se agruparam juntos. Já os pólipos com proliferação normal e aqueles localizados no lado esquerdo se agruparam distintamente. Os pólipos apresentando proliferação anormal, os quais passaram a denominar de adenomas sésseis serrilhados, demonstraram perda na expressão das proteínas MLH1 ou MSH2 por imuno-histoquímica quando comparados com os pólipos hiperplásicos com proliferação normal (os quais mantiveram a designação de pólipos hiperplásicos). Concluindo, os autores sugeriram uma nova classificação para os pólipos hiperplásicos que contempla os pólipos com proliferação anormal (adenomas sésseis serrilhados) e aqueles com proliferação normal com suas subclassificações (Quadro 42.1). Novos estudos demonstram que os adenomas sésseis serrilhados apresentam um fenótipo CIMP e mutações no gene *BRAF* (78%), enquanto mutações no gene *KRAS* estão associadas aos pólipos hiperplásicos (70%) e adenomas tubulovilosos (55%)[35]. Além disso, observa-se frequente metilação na região promotora do gene *MLH1* nos pólipos serrilhados em pacientes com câncer apresentando MSI, mas não em lesões de pacientes com tumores MSS, sugerindo que adenomas serrilhados devem ser precursores dos carcinomas esporádicos MSI.

A partir desses estudos, foi proposta uma via de carcinogênese serrilhada, caracterizada por adenocarcinomas apresentando MSI e tendo como lesão precursora as lesões serrilhadas: pólipos hiperplásicos microvesiculares e adenomas sésseis serrilhados[36-38]. Em relação aos adenomas serrilhados tradicionais, a via de carcinogênese associada a essas lesões ainda não está bem esclarecida, muito se deve pela possível raridade dessas lesões ou pela falta de concordância no seu diagnóstico pelos patologistas. Essas lesões geralmente apresentam mutação no gene *KRAS* e acredita-se que progridam por uma via CIMP-nulo (Figura 42.4).

QUADRO 42.1 – Sugestão de nova classificação dos pólipos hiperplásicos (PH)[34].

PH, tipo microvesicular (PHMV)	Aspecto serrilhado, séssil, presença de mucina de aspecto vesicular com escassas células caliciformes	PH "clássico" Localização incomum no lado direito
PH, tipo células caliciformes (PHCC)	Séssil, mínimo aspecto serrilhado, presença de criptas alongadas com grande quantidade de células caliciformes	"Mucosa hiperplásica" Geralmente localizados no cólon esquerdo
PH, tipo pobre em mucina (PHPM)	Séssil, presença de pouca ou nenhuma mucina, aspecto serrilhado, células pequenas com escasso citoplasma e com certa atipia nuclear	O padrão de atipia sugere alterações regenerativas. Não encontrado no cólon direito
Adenoma séssil serrilhado (ASS)	Séssil, geralmente grande com zona de proliferação anormal e dilatação das criptas na sua porção basal	Encontrado geralmente no cólon direito (necessita ser diferenciado dos PHs "clássicos")

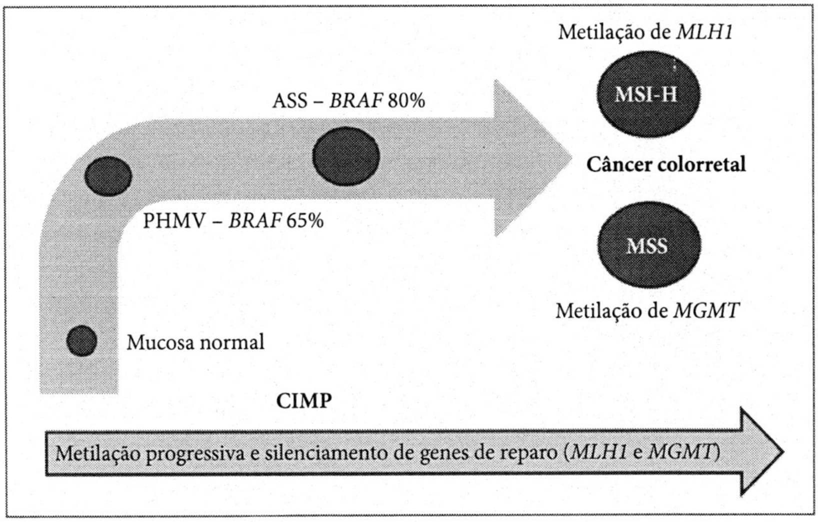

FIGURA 42.4 – Via de carcinogênese serrilhada. A presença de mutação no gene *BRAF* está frequentemente presente nas lesões precursoras do pólipo hiperplásico microvesicular (PHMV) e adenoma séssil serrilhado (ASS). Os adenocarcinomas podem mostrar ou não MSI que tem correlação com metilação em *MLH1* ou *MGMT*, respectivamente.

CARCINOGÊNESE DAS DOENÇAS INFLAMATÓRIAS DO CÓLON E RETO

Cerca de 1% dos tumores colorretais são atribuídos a condições anormais do intestino grosso e reto, onde o risco é elevado, mas não tão alto quanto nas síndromes de Lynch e na FAP, descritas anteriormente (Tabela 42.1). Entre essas condições, estão as doenças inflamatórias do cólon e reto (DICR), como a doença de Chron e a retocolite ulcerativa. A displasia epitelial é considerada o mais importante marcador para o aumento no risco de tumores malignos em portadores de DICR. Esse tipo de lesão está presente em mais de 90% dos pacientes com cânceres associados à DICR. O grau de risco do desen-

TABELA 42.1 – Incidência do câncer colorretal (CCR) por categoria de risco.

Risco médio (esporádico, sem fator de risco identificável)	75%
História de CCR na família	15 a 20%
Síndrome de Lynch	3 a 8%
Polipose adenomatosa familiar (FAP)	1%
Doença inflamatória	1%

volvimento do câncer colorretal, em pacientes apresentando DICR, depende da extensão anatômica da inflamação e sua duração. Da mesma forma, portadores de pancolite e ulcerações, estendendo proximalmente à flexura esplênica, têm maior predisposição para o câncer colorretal do que pacientes com doença limitada ao reto e cólon sigmoide. A incidência acumulada do câncer colorretal em pacientes com pancolite é de 30% em 35 anos. Em portadores de DICR, apresentando história familiar de câncer colorretal, é observada duplicação do risco de neoplasia colorretal, somada ao já aumentado risco relacionado a essa condição.

Semelhante ao câncer colorretal esporádico, os carcinomas decorrentes da DICR são consequência de uma série de eventos genéticos que se correlacionam com aspectos morfológicos. Acredita-se que a sequência se inicie em epitélio inflamado, progrida para estágios precursores chamados de displasia (baixo e alto graus) e culmine com o carcinoma. Para se desenhar um perfil molecular similar ao já bem estudado câncer colorretal esporádico, os investigadores deram ênfase na avaliação de genes, como por exemplo: *TP53*, *APC*, *β-catenina* e *KRAS*. Os achados em estudos buscando mutações nos genes citados anteriormente mostram que, apesar dos tumores relacionados com a DICR apresentarem mutações nos mesmos genes, essas se apresentam em proporções e estágios da carcinogênese que diferem daquelas observadas nos tumores esporádicos[39]. Por exemplo, a perda de função do gene *APC* é tida como um evento essencial e inicial na maioria dos tumores esporádicos. Nesse tipo de tumor ocorre de maneira menos frequente e tardiamente na sequência displasia-carcinoma. Já as alterações no gene *TP53*, que na sequência adenoma-carcinoma é considerado um evento tardio, na carcinogênese relacionada à inflamação do cólon é um acontecimento precoce, ocorrendo não apenas nas lesões displásicas, mas também em mucosa inflamada ou indefinida para displasia (Figura 42.5).

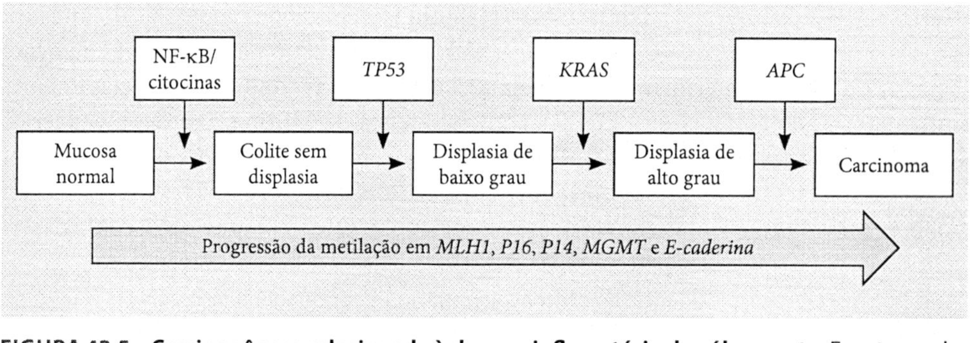

FIGURA 42.5 – Carcinogênese relacionada à doença inflamatória do cólon e reto. Eventos moleculares ocorrem em sequência semelhante à observada na via de carcinogênese adenoma-carcinoma dos tumores esporádicos. Além disso, os aspectos morfológicos nas lesões neoplásicas se sobrepõem, mas o meio ambiente inflamatório é o que estabelece as diferenças e dita os mecanismos moleculares nesse tipo de carcinogênese. A ativação de NF-κB na mucosa colônica pelas células inflamatórias liberam citocinas que promovem a proliferação celular e inibem a apoptose. Inativação em *APC* não é a força propulsora no desenvolvimento da neoplasia, mas sim a presença de mutações ou LOH no gene *TP53*.

CLASSIFICAÇÃO MOLECULAR DO CÂNCER COLORRETAL

O câncer colorretal tem sido classificado por diferentes aspectos, tais como localização do tumor e aspectos anatomopatológicos, no entanto, tem aumentado o número de classificações de acordo com o perfil molecular dessas neoplasias. Em 2007, Jeremy Jass estabeleceu nova classificação para os tumores colorretais na tentativa de englobar premissas anatomopatológicas e moleculares[40]. Ainda não é uma classificação que engloba todos os tipos de carcinogênese e eventos, pois não coloca os tumores relacionados às doenças inflamatórias, mas é a classificação mais rica e detalhada. O autor classifica em cinco tipos de tumores:

1. CIMP-H, metilação de MLH1, mutação de *BRAF*, cromossomicamente estáveis, presença de MSI-H, origem em pólipos serrilhados, conhecidos geralmente como tumores esporádicos MSI-H (12%).
2. CIMP-H, metilação parcial de MLH1, mutação de *BRAF*, cromossomicamente estáveis, MSS ou MSI-L, origem em pólipos serrilhados (8%).
3. CIMP-L, mutação de *KRAS*, metilação de MGMT, cromossomicamente instáveis, MSS ou MSI-L, origem em adenomas ou pólipos serrilhados (20%).
4. CIMP-negativo (nulo), cromossomicamente instável, quase sempre MSS, origem em adenomas (podem ser esporádicos ou relacionados à FAP) (57%).
5. Síndrome de Lynch, CIMP-negativo, ausência de mutação de *BRAF*, cromossomicamente estáveis, MSI-H, origem em adenomas (3%).

Essa nova classificação, do ponto de vista molecular, está baseada predominantemente em eventos celulares relacionados a: fenótipo metilador de ilhas CpGs, instabilidade cromossômica e mutações em genes da via MAP quinase. Em 2008, Ogino e Goel[41] modificaram essa classificação e estabeleceram seis grupos, considerando divisões mais específicas quanto à estabilidade cromossômica e à metilação.

CONCLUSÃO

Inúmeros estudos foram necessários para chegarmos ao entendimento que temos até o momento da carcinogênese colorretal. Esses estudos propiciaram, além de maior entendimento, a possibilidade de uso dessas alterações como marcadores a serem utilizados para a definição de tratamento e como fatores prognósticos. Entretanto, veremos em futuro breve outras alterações que passarão a ser importantes para melhor classificar os tumores colorretais e que certamente terão impacto na escolha adequada do tratamento e identificação de melhores marcadores na definição do prognóstico dos pacientes. Além disso, poderemos identificar de maneira mais eficaz pacientes com risco de câncer hereditário.

REFERÊNCIAS

1. Bodmer WF, Bailey CJ, Bodmer J, Bussey HJ, Ellis A, Gorman P, et al. Localization of the gene for familial adenomatous polyposis on chromosome 5. Nature. 1987;328(6131):614-6.
2. Knudson AG Jr. Mutation and cancer: statistical study of retinoblastoma. Proc Natl Acad Sci U S A. 1971;68(4):820-3.
3. Zhang W, Dahlberg JE, Tam W. MicroRNAs in tumorigenesis: a primer. Am J Pathol. 2007; 171(3):728-38.
4. Hermesen M, Postma C, Baa K J, Weiss M, Rapaelo A, Sciutto A, et al. Colorectal adenoma to carcinoma progression follows multiple pathways of chromosomal instability. Gastroenterology. 2002;123(4):1109-19.
5. Fearon ER, Vogelstein B. A genetic model for colorectal tumorigenesis. Cell. 1990;61(5):759-67.
6. Volgestein B, Kinzler KW. Cancer genes and pathway they control. Nat Med. 2004;10(8):789-99.
7. Powell SM, Petersen GM, Krush AJ, Booker S, Jen J, Gardiello FM, et al. Molecular diagnosis of familial adenomatous polyposis. N Engl J Med. 1993;329(27):1982-7.
8. Miyoshi Y, Ando H, Nagase H, Nishisho I, Horii A, Miki Y, et al. Germ-line mutations of the APC gene in 53 familial adenomatous polyposis patients. Proc Natl Acad Sci. 1992;89:4452-6.
9. Clapper M L, Coudry J. WNT pathway. Mutation Res. 2004;555(1-2):97-105.
10. Santini D, Loupakis F, Vincenzi B, Floriani I, Stasi I, Canestrari E, et al. High concordance of KRAs status between primary colorectal tumors and related metastatic sites: implications for clinical practice. Oncologist. 2008;13(12):1270-5.
11. Cunningham D, Atkin W, Lenz HJ, Lynch HT, Minsky B, Nordlinger B, et al. Colorectal cancer. Lancet. 2010;375(9719):1030-47.
12. Fearon ER, Cho KR, Negro JM, Kern SE, Simon JW, Reppert JM, et al. Identification of a chromosome 18q gene that is altered in colorectal cancers. Science. 1990;247(4938):49-56.
13. Cho K, Oliner JD, Simons JW, Hedrick L, Fearon ER, et al. The DCC gene: structural analysis and mutations in colorectal carcinomas. Genomics. 1994;19(3):525-31.
14. Takagi Y, Kohmura H, Futamura M, Kida H, Tanemura H, Shimokawa K. Somatic alterations of DPC4 gene in human colorectal cancers in vivo. Gastroenterology. 1996;111(5):1369-72.
15. Park do Y, Sakamoto H, Kirley SD, Ogino S, Kawasaki T, Kwon E, et al. The Cables gene on chromosomes 18q is silences by promoter hypermethylation and allelic loss in human colorectal cancer. Am J Pathol. 2007;171(5):1509-19.
16. Prives C, Hall PA. The p53 pathway. J Pathol. 1999;187(1):112-26.
17. Pomerantz JN, Schreiber-Agus, Liéglois NJ, Silverman A, Alland L, Chin L, et al. The Ink4a tumor suppressor gene product p19Arf interacts with MDM2 and neutralizes MDM2's inhibition of p53. Cell. 1998;92(6):713-23.
18. Zhang Y, Xiong Y, Yarbrough WG. ARF promotes MDM2 degradation and stabilizes p53: ARF-INK4a locus deletion impairs both the Rb and p53 tumor suppression pathways. Cell. 1998;92(6):725-34.
19. Venkatachalam SYP, Shi YP, Jones SN, Vogel H, Bradley A, Pinkel D. Retention of wild-type p53 in tumors from p53 heterozygous mice: reduction of p53 dosage can promote cancer formation. Embo J. 1998;17(16):4657-67.
20. Soussi T, Beroud C. Assessing TP53 status in human tumours to evaluate clinical outcome. Nat Rev Cancer. 2001;1(3):233-40.
21. Thibodeau SN, Bren G, Schaid D. Microssatellite instability in cancer of the proximal colon. Science. 1993;260(5109):816-9.

22. Peltomaki P, Lothe RA, Aaltonen LA, Pylkkanen L, Nystron-Lahti M, Seruca R, et al. Microsatellite instability is associated with tumors that characterize the hereditary non-polyposis colorectal cancer syndrome. Cancer Res. 1993;53(24):5853-5.
23. Lynch HT, Lanspa SJ, Boman BM, Smyrk T, Watson P, Lynch PM, et al. Hereditary nonpolyposiis colorectal cancer – Lynch syndromes I and II. Gastroenterol Clin North Am. 1988;17(4):679-712.
24. Boland CR, Goel A. Microsatellite instability in colorectal cancer. Gastroenterology. 2010; 138(6):2073-87.e3.
25. Sampson JR. Dolwani S, Jones S, Eccles D, Ellis A, Evans DG, et al. Autosomal recessive colorectal adenomatous polyposis due to inherited mutations of MYH. Lancet. 2003;362(9377):5-6.
26. Lefevre JH, Colas C, Coulet F, Bonilla C, Moura N, Flejou JF, et al. MYH biallelic mutation can inactivate the two genetic pathway of colorectal cancer by APC or MLH1 transversions. Fam Cancer. 2010;9(4):589-94.
27. Ligtenberg MJ, Kuiper RP, Chan TL, Goossens M, Hebeda KM, Voorendt M, et al. Heritable somatic methylation and inactivation of MSH2 in families with Lynch syndrome due to deletion of the 3' exons of TACSTD1. Nat Genet. 2009;41(1):112-7.
28. Kovacs ME, Papp J, Szentimay Z, Otto S, Olah E. Deletions removing the last exon of TACSTD1 constitute a distict class of mutations predisposing to Lynch syndrome. Hum Mutat. 2009;30(2): 197-203.
29. Toyota M, Ahuja N, Ohe-Toyota M, Herman JG, Balylin SB, Issa JP. CpG island methylator phenotype in colorectal cancer. Proc Natl Acad Sci U S A. 1999;96(15):8681-6.
30. Samowitz WS. The CpG island methylator phenotype in colorectal cancer. J Mol Diagn. 2007; 9(3):281-3.
31. Shen L, Toyota M, Kondo Y, Lin E, Zhang L, Guo Y, et al. Integrated genetic and epigenetic analysis identifies three different subclasses of colon cancer. Proc Natl Acad Sci U S A. 2007;104(47): 18654-9.
32. Torlakovic E, Snover DC. Serrated adenomatous polyposis in humans. Gastroenterology. 1996; 110(3):748-55.
33. Torlakovic E, Gomez JD, Driman DK, Parfitt JR, Wang C, Benerjee T. Sessile serrated adenoma (SSA) vs. traditional serrated adenoma (TSA). Am J Surg Pathol. 2008;32(1):21-9.
34. Torlakovic E, Skovlund E, Snover DC, Torlakovic G, Nesland JM. Morphologic reappraisal of serrated colorectal polyps. Am J Surg Pathol. 2003;27(1):65-81.
35. O'Brien MJ, Yang S, Mack C, Xu H, Huang CS, Mulcahy E, Anorosino M. Comparison of microsatellite instability, CpG island methylation phenotype, BRAF and KRAS status in serrated polyps and tradicional adenomas indicates separate pathways to distinct colorectal carcinoma end points. Am J Surg Pathol. 2006;30(12):1491-501.
36. Jass JR. Serrated route to colorectal cancer: back street or super highway? J Pathol. 2001;193(3): 283-5.
37. Jass JR, Whitehall VL, Young J, Leggett BA. Emerging concepts in colorectal neoplasia. Gastroenterology. 2002;123(3):862-76.
38. Mäkinen MJ. Colorectal serrated adenocarcinoma. Histopathology. 2007;50(1):131-50.
39. Itzkowitz SH. Molecular biology of dysplasia and cancer in inflammatory bowel disease. Gastroenterol Clin North Am. 2006;35(3):553-71.
40. Jass JR. Classification of colorectal cancer based on correlation of clinical, morphological and molecular features. Histopathology. 2007;50(1):113-30.
41. Ogino S, Goel A. Molecular classification and correlates in colorectal cancer. J Mol Diagn. 2008;10(1):13-27.

Capítulo 43

Câncer Anal

Caio Sergio Rizkallah Nahas
Suilane Coelho Ribeiro Oliveira
Erlon Gil
Sergio Carlos Nahas

O câncer anal é uma doença que atinge os adultos de meia-idade e corresponde a 4% dos cânceres do trato gastrintestinal baixo. Na população geral, a incidência é de 1 em 100.000 habitantes, e entre os homens que fazem sexo com homens (HSH) essa incidência atinge 35 por 100.000 habitantes, sendo que os portadores de HIV têm esse risco duplicado (70 por 100.000 habitantes)[1]. Entretanto, a incidência vem crescendo nos últimos anos no mundo. Em 2010, nos Estados Unidos, estimou-se que surgiram cerca de 5.260 casos novos e cerca de 720 mortes[2,3].

Os carcinomas anais estão intimamente associados à infecção crônica pelo papilomavírus humano (HPV), a um estado de imunossupressão (sorologia positiva para HIV, indivíduos transplantados em uso de imunossupressores etc.), ao intercurso anal receptivo e ao antecedente pessoal de neoplasias ou displasias de alto grau do colo uterino e/ou vulvar[3].

Em analogia ao câncer do colo uterino, o câncer anal é precedido por lesões pré-neoplásicas denominadas neoplasia intraepitelial anal (NIA) ou simplesmente displasia anal. O exame citológico do canal anal identifica essas lesões e as classifica em displasia de baixo grau (correspondente a NIA 1) ou de alto grau (correspondentes às NIA 2 e 3). Quanto maior o grau de displasia, maior é o risco de essa lesão evoluir para câncer[4].

O tratamento do carcinoma anal deve ser multidisciplinar, para preservar a função anogenital sempre que possível.

ANATOMIA

A região anal divide-se em canal anal e margem anal. Anatomicamente, o canal anal estende-se do reto até a pele perianal, com um comprimento de cerca de 2,5 a 4cm.

Situa-se desde a linha pectínea até o ânus. Existem três tipos diferentes de epitélio nessa região: glandular, transicional e escamoso não queratinizado. A parte superior do canal é revestida por uma mucosa semelhante à do reto, sendo que a parte inferior é revestida por epitélio semelhante à da pele da região perianal. Entre essas regiões identificam-se as colunas anais, as quais se reúnem por pregas da mucosa nas válvulas anais. A linha pectínea, importante ponto anatômico, é formada pelas válvulas anais e pelas bases das colunas anais. Logo abaixo da linha pectínea, o epitélio escamoso une-se ao epitélio transicional, com extensão proximal média de 0,5-1cm. A região inferior estende-se da linha pectínea até a margem anal, sendo revestida por epitélio escamoso. Distalmente, a mucosa escamosa mistura-se com a pele perianal. Essa junção mucocutânea é nomeada margem anal. Dessa forma, existem dois tipos de tumores nessa região, conforme sua localização. Os tumores que se originam na mucosa são denominados câncer do canal anal, enquanto aqueles que se originam na pele ou distal à junção mucocutânea são denominados câncer da margem anal.

A drenagem venosa do canal anal é feita da seguinte forma: acima da linha pectínea o plexo venoso submucoso drena para as veias retais superiores e após para o sistema porta; abaixo da linha, a drenagem é feita para as veias retais inferiores que são tributárias da veia pudenda interna que, por sua vez, são tributárias da veia cava inferior. A drenagem linfática acima da linha pectínea é feita para os linfonodos pélvicos e abaixo dela para os linfonodos inguinais superficiais e femorais.

Em relação à inervação dessa região, o nervo retal inferior (ramo do nervo pudendo) é responsável pelo controle do esfíncter externo. Abaixo da linha pectínea, a inervação é feita pelo nervo retal interno. A musculatura lisa do esfíncter interno é controlada por fibras de nervos parassimpáticos de S2, S3 e S4 e fibras simpáticas do plexo hipogástrico.

EPIDEMIOLOGIA

O câncer anal é uma doença rara, porém a incidência mundial vem crescendo nos últimos anos[2]. A estimativa de casos novos e morte por câncer para 2010 nos Estados Unidos foi de, respectivamente, 5.260 casos novos e 720 mortes[2,3]. Mudanças recentes no comportamento sexual podem ter tido impacto significativo na incidência do câncer anal e sobrevida. Segundo dados do Instituto Nacional do Câncer dos Estados Unidos, a incidência do câncer anal no período de 1973-2000 aumentou em ambos os sexos, porém se observou aumento mais dramático entre homens[5]. Em relação ao sexo masculino, houve aumento da incidência de câncer anal no período de 1973-2000 para homens da raça negra (2,71 por 100.000). A taxa de carcinoma de células escamosas entre homens e mulheres foi praticamente semelhante nos últimos anos (1,40 por 100.000 e 1,35 por 100.000, respectivamente). A sobrevida no sexo masculino foi inferior ao sexo feminino no período de 1973-2000 (sobrevida em 5 anos relativa 58% *versus* 64%, respectivamente). A idade mediana ao diagnóstico variou em torno dos 60-65 anos.

FATORES DE RISCO

Os principais fatores de risco associados ao câncer de canal anal são infecção pelo papilomavírus humano (HPV) e imunossupressão. O risco de câncer anal vem crescendo, com dados mostrando que os principais grupos de risco são de pessoas que fazem sexo receptivo por via anal ou pessoas com um grande número de parceiros sexuais. Essas práticas sexuais acarretaram maior número de indivíduos em risco para infecção por HPV. O DNA do HPV foi amplificado na maioria dos carcinomas de células escamosas do canal anal e em algumas séries foi identificado em até 87% dos casos[6]. Existem diversos subtipos de HPV relacionados ao câncer anal e suas lesões precursoras. O subtipo HPV-16 está mais frequentemente associado, seguido pelo HPV-18. A infecção pelo HPV está fortemente associada ao desenvolvimento do câncer anal. A integração do HPV é uma etapa necessária para a progressão de lesões intraepiteliais pré-neoplásicas para carcinoma invasivo[7]. Os subtipos de alto risco pelo HPV-16 e HPV-18 codificam pelo menos 3 oncoproteínas diferentes, com propriedades estimuladoras do crescimento e transformadoras: E5, E6 e E7. A integração do DNA do HPV acarreta a quebra da região E1-E2 do genoma viral, resultando na perda da função da proteína E2 e aumento da expressão gênica de E6 e E7. A proteína E6 liga-se e inativa a proteína p53, importante regulador do crescimento celular. A oncoproteína E7 exerce sua função formando complexos com a proteína supressora tumoral do retinoblastoma. A integração do HPV ao DNA do hospedeiro está associada à instabilidade cromossômica. Outra alteração molecular importante é a perda da heterozigosidade na região 11q23[8].

A infecção por HPV no canal anal e região perianal pode manifestar-se de forma clínica ou subclínica. As lesões clínicas são representadas pelos condilomas acuminados, popularmente conhecidos por "crista de galo". São lesões que podem variar em número e tamanho, mas que de forma geral acabam levando o paciente a procurar atendimento médico por receio, desconforto, dificuldade para higiene local, prurido, temor e principalmente por ter sua vida sexual comprometida com a rejeição pelo parceiro.

Por outro lado, a forma subclínica gera um quadro silencioso que se traduz por alterações do epitélio do canal anal, não ocasionando nenhuma lesão macroscópica, sinal ou sintoma. Por essa razão, muitas vezes o paciente não tem conhecimento de sua contaminação, não tem sua vida sexual comprometida, e assim não procura o atendimento médico, favorecendo a persistência da infecção e maior risco para o desenvolvimento de neoplasia.

A lesão precursora é a NIA que se divide morfologicamente em lesões de baixo ou alto grau. A progressão da NIA para carcinoma de células escamosas de canal anal invasivo está relacionada com vários fatores, incluindo infecção pelo HIV, baixa contagem de CD4, subtipo de HPV e pelo elevado nível de DNA dos subtipos de HPV de alto risco no canal anal.

A capacidade de eliminar a infecção viral por HPV está reduzida em indivíduos imunossuprimidos. Observou-se aumento da incidência de NIA em homens que fazem sexo com homens HIV-positivos (risco relativo para NIA e lesão intraepitelial de alto grau de 5,7). A incidência de infecção pelo HPV e lesões malignas e pré-malignas associadas ao HPV é maior em pacientes infectados pelo HIV, independente do tipo de prática sexual. Entretanto, o impacto global da infecção pelo HIV na incidência do câncer anal ainda permanece desconhecido. Sabe-se que a neoplasia anal ocorre em idade mais precoce em indivíduos HIV-positivos (idade média de 37 anos) que em homens HIV-negativos (idade média de 58 anos) e mulheres HIV-negativas (idade média de 65 anos).

Outras causas de imunossupressão crônica também estão associadas a risco aumentado para desenvolver câncer de canal anal ou lesões precursoras. Pacientes submetidos a transplante de órgão têm risco para câncer de canal anal de 10 a 100 vezes maior do que a população geral[9,10].

Antigamente se acreditava que a inflamação crônica na região anal, como, por exemplo, fístulas, fissuras e hemorroidas, poderiam predispor ao câncer anal. Entretanto, estudos de caso-controle mostraram que não havia relação entre essas lesões benignas e câncer de canal anal[11].

Vários estudos identificaram o tabagismo como fator de risco para o câncer anal. Em série publicada por Holly et al. observou-se que, comparado com o grupo controle sem câncer, o tabagismo estava associado a risco aumentado para câncer anal (RR = 1,9 para 20 anos-maço, p < 0,001; RR = 5,2 para 50 anos-maço, p < 0,001)[12].

MODOS DE RASTREAMENTO DE LESÕES PRECURSORAS DO CARCINOMA ESPINOCELULAR ANAL

Nosso Serviço (HCFMUSP – ICESP) vem realizando o rastreamento de rotina nos seguintes grupos de risco:

a) Imunossuprimidos (HIV-positivos ou por outras causas, independentemente da prática do intercurso anal).
b) Praticantes do intercurso anal (incluindo homens e mulheres, independente do estado imunológico).
c) Indivíduos com displasia genital (diagnosticada por esfregaço vaginal, biópsia por colposcopia ou peniscopia).
d) Indivíduos com presença ou histórico de condilomas anais e/ou genitais.

Não existe ainda um consenso quanto ao melhor método e periodicidade que deve ser realizado o rastreamento na população HIV-positiva, tão menos com relação à população HIV-negativa (não existem algoritmos estabelecidos pelas sociedades de coloproctologia brasileira ou americana). Entretanto, existe um algoritmo proposto por alguns autores americanos, que é o mais aceito atualmente. Como pode se ver na figura 43.1, o rastreamento inicia-se pelo esfregaço anal, reservando-se a anuscopia com magnificação de imagem para aqueles indivíduos com resultado alterado (qualquer resultado sugestivo de infecção pelo HPV ou displasia).

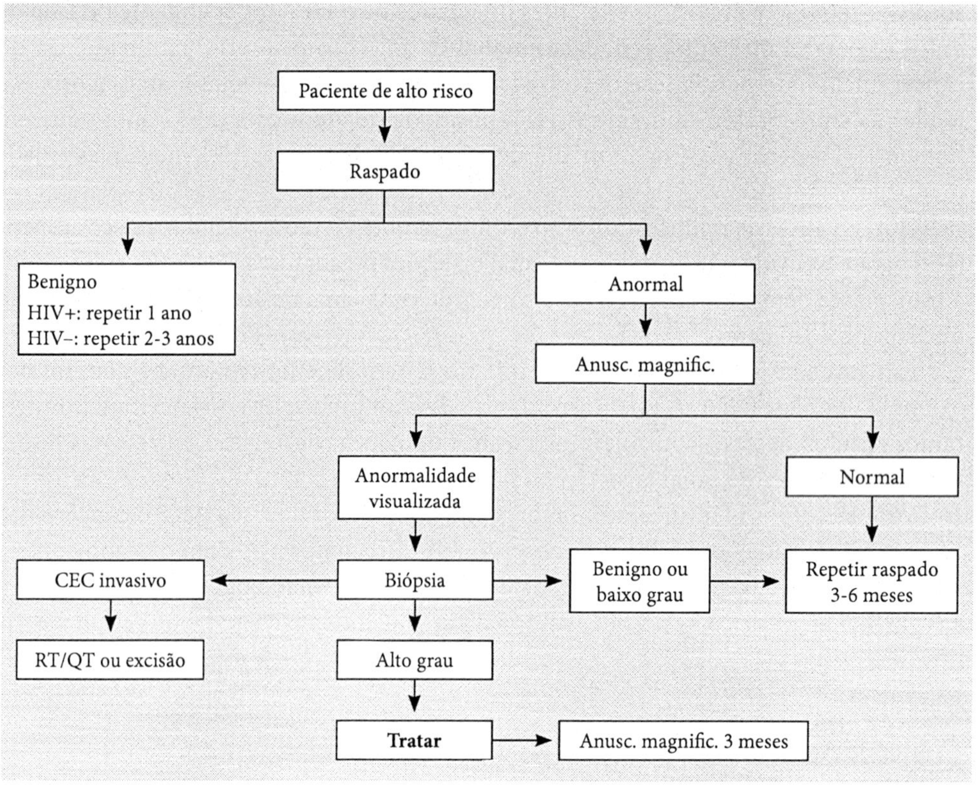

FIGURA 43.1 – Algoritmo de rastreamento.

Descrição dos exames de rastreamento

Raspado anal (exame citológico)

O raspado anal pode ser colhido por meio de uma escova cervical padrão para a coleta de células a 3cm no canal anal, girando-a 3 vezes no sentido horário em toda a parede do canal anal para obtenção de células. A escova é aplicada em uma lâmina de vidro convencional para leitura microscópica e essa lâmina será imersa em solução de álcool a 70% para fixação do material (Figura 43.2).

Biópsia guiada por anuscopia de magnificação de imagem

Inicia-se o exame com um toque digital seguido da introdução do anuscópio para viabilizar a inserção de uma gaze embebida com ácido acético a 3%. O anuscópio é retirado e a gaze permanece por 40 segundos para garantir a absorção do ácido pela mucosa. Após a retirada da gaze, o anuscópio é reintroduzido e, então, inicia-se o exame com o aparelho de magnificação de imagem. O canal anal é analisado em diferentes aumentos. Áreas do epitélio do canal anal que se coram com o ácido acético a 3%

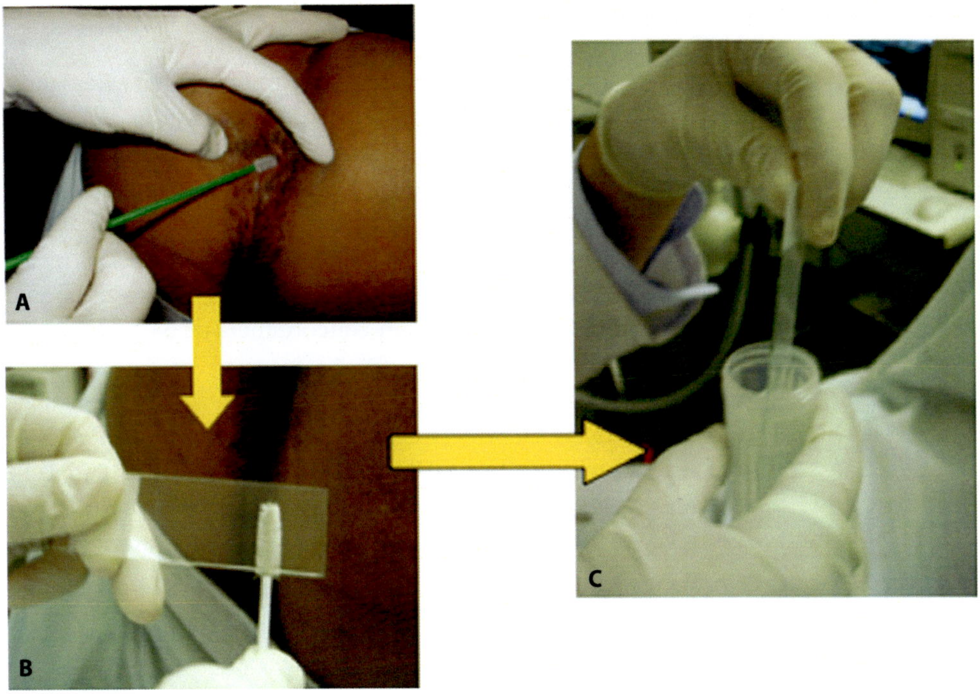

FIGURA 43.2 – Raspado anal.

(áreas "acetobrancas positivas") e apresentam irrigação vascular anormal que confere ao epitélio um aspecto de pontilhado fino ou grosseiro são consideradas suspeitas para displasia e, portanto, biopsiadas (Figura 43.3). O anuscópio é retirado e a área perianal é analisada também após a aplicação de uma gaze com ácido acético a 3%. Áreas evidenciadas pelo ácido, ou com mudança de pigmentação ou consistência, ou presença de ulcerações devem ser biopsiadas.

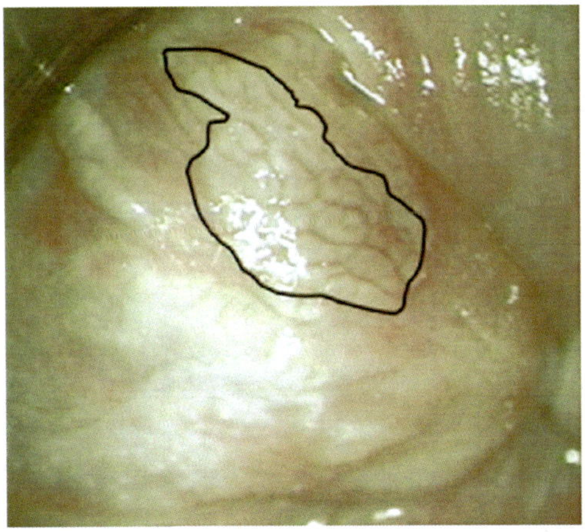

FIGURA 43.3 – Anuscopia com magnificação. Displasia de alto grau (NIA 2/3).

ACURÁCIA DOS MÉTODOS DE RASTREAMENTO

Até o momento, seis estudos avaliaram a eficácia do exame citológico anal calculando a sensibilidade e a especificidade do teste por meio de comparação com resultados histológicos obtidos por biópsia guiada por anuscopia com magnificação de imagem[13-15]. Nesses estudos, a sensibilidade do exame citológico variou de 69 a 93%, e a especificidade, de 32 a 59%. Além disso, esses estudos relataram concordância variável entre os dois métodos, não superando a marca de 74% (com *k ponderado* = 0,36)[15]. Esses resultados se assemelham aos encontrados em estudos comparativos de exame citológico cervical e de biópsias do colo uterino, que revelaram concordância de 64 a 91% (com *k* = 0,18 a 0,65)[16,17].

Diante do exposto, realizamos em nosso serviço um estudo prospectivo para avaliar a concordância entre a citologia oncótica por esfregaço e a biópsia por anuscopia com magnificação guiada pelo uso do ácido acético a 3% no diagnóstico de displasia anal em portadores de HIV[18]. Nesse estudo, 222 pacientes HIV-positivos foram submetidos a um total de 311 exames de esfregaço anal em 12 meses que revelaram os seguintes resultados:

a) A maioria dos pacientes era do sexo masculino (85%), com escolaridade acima do segundo grau (80%), praticantes de sexo anal receptivo (82%), em uso de antirretrovirais (79%) e com carga viral HIV indetectável (67%).
b) As biópsias (padrão-ouro) mostraram prevalência de 46% (IC 95%: 40-51%) de displasia anal na população estudada.
c) O esfregaço anal obteve sensibilidade de 61%, especificidade de 60%, valor preditivo positivo de 56% e valor preditivo negativo de 64%. O índice *kappa* ponderado de concordância entre os dois métodos empregados (esfregaço e biópsia) foi de 0,20 (IC 95%: 0,103-0,292).

Diante dos resultados, o uso do esfregaço anal isoladamente não foi suficiente para excluir displasia anal em nossos pacientes. Portanto, temos recomendado a realização de biópsias guiada por anuscopia com magnificação de imagem como exame complementar no rastreamento de displasia anal em doentes de alto risco.

Vale lembrar que o rastreamento não se deve limitar ao canal anal exclusivamente, mas também à região perianal, onde com relativa frequência observamos desde leves alterações de pigmentação da epiderme, verrugas planas, até úlceras persistentes que podem simular infecções herpéticas ou sifilíticas, mas que na verdade representam lesões displásicas de alto grau, inclusive contendo focos de carcinoma microinvasivo de poucos milímetros, como no caso reportado por nosso serviço (Figura 43.4)[19]. Em recente revisão de 52 pacientes HIV-positivos que procuraram o *Memorial Sloan Kettering Cancer Center* por queixas orificiais, 19 (37%) apresentaram anormalidades na região perianal notadas à anuscopia com magnificação de imagem e que foram biopsiadas. Entre eles, 11 pacientes (21% do total) tinham lesões displásicas de alto grau ou carcinoma microinvasivo. Esse número poderia ser ainda maior, considerando que apenas foram biopsiados os indivíduos com lesões suspeitas, ressaltando-se assim a importância do exame minucioso da região perianal[20].

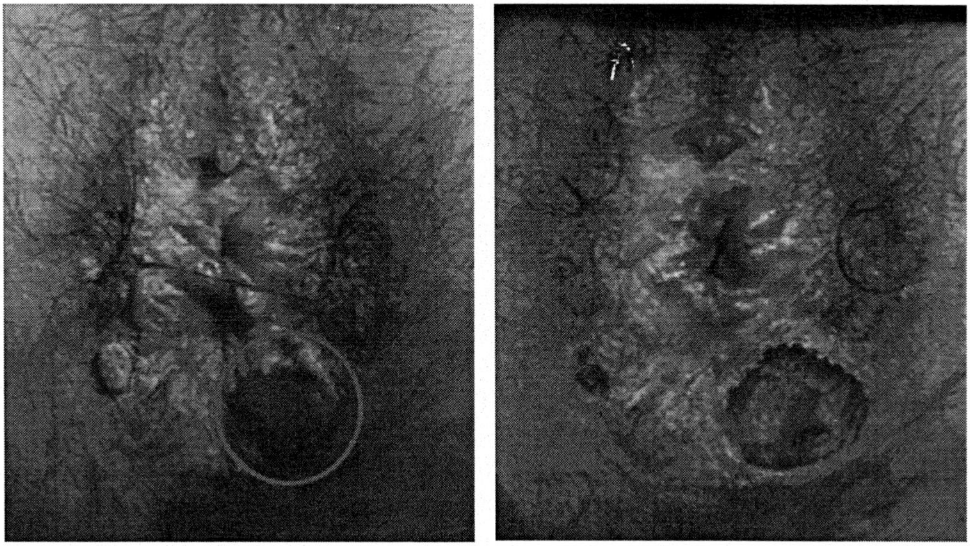

FIGURA 43.4 – Displasia perianal.

PATOLOGIA

Entre os tipos histológicos de neoplasias que podem acometer a região do canal anal, podem-se citar o carcinoma de células escamosas, a histologia mais comum, adenocarcinoma, melanoma, carcinoma de pequenas células e sarcomas.

A Organização Mundial da Saúde classifica os tipos e subtipos do carcinoma de canal anal em carcinoma de células escamosas (envolve os vários subtipos descritos na classificação prévia como basaloide, queratinizante de grandes células e não queratinizante de grandes células), adenocarcinoma, carcinoma de células escamosas com microcistos mucinosos e carcinoma de pequenas células (Quadro 43.1).

A distinção clínica entre tumores do canal anal e aqueles que acometem a margem anal ou pele perianal pode ser difícil na prática. Os tumores da região da pele perianal apresentam comportamento biológico semelhante ao câncer de pele. Os tumores dessa

QUADRO 43.1 – Classificação do carcinoma de canal anal da Organização Mundial da Saúde.

Carcinoma de células escamosas
Adenocarcinoma
Tipo retal
Das glândulas anais
Com fístula anorretal
Adenocarcinoma mucinoso
Carcinoma de pequenas células
Carcinoma indiferenciado

região são na maioria carcinoma de células escamosas, porém outras histologias podem ser encontradas, como carcinoma basocelular, melanoma, doença de Bowen, doença de Paget extramamária.

HISTÓRIA NATURAL

O câncer de canal anal é uma doença predominantemente locorregional com extensão local do tumor primário e disseminação para linfonodos da região inguinal e pélvicos. A disseminação por via hematogênica para sítios à distância é evento mais raro.

A disseminação local para o reto e/ou pele perianal ocorre em cerca de 50% dos casos. A invasão profunda do septo anovaginal ocorre em até 10% dos casos e é mais comum que a invasão da glândula prostática em homens.

A disseminação linfonodal está relacionada com a localização primária do tumor. Os linfonodos regionais do canal anal correspondem aos linfonodos perirretais (anorretais, perirretais e sacral lateral), ilíacos internos e inguinais (femorais superficiais e profundos). Os tumores localizados distalmente à linha pectínea drenam para os linfonodos inguinais, enquanto aqueles situados acima dela drenam para os linfonodos ilíacos internos. O acometimento dos linfonodos das arcadas vasculares sigmoides e retossigmoide é considerado metástase à distância.

Metástases à distância podem acometer qualquer órgão, sendo mais frequentemente observadas no fígado e pulmões. Ao diagnóstico, a presença de metástase extrapélvica ocorre em menos de 5% dos casos[21]. Após tratamento sistêmico, o risco de recidiva à distância varia entre 10 e 30%.

O risco de recidiva locorregional após tratamento pode atingir cerca de 30% dos casos e é o padrão de recidiva mais frequentemente observado.

A sobrevida global em 5 anos gira em torno de 55%. A sobrevida observada em 5 anos para cada estadiamento é, respectivamente, estádio I 69,5%, estádio II 61,8%, estádio IIIA 45,6%, estádio IIIB 39,6% e estádio IV 15,3%.

O câncer da margem anal apresenta comportamento biológico semelhante ao carcinoma de células escamosas de pele. Pode ocorrer extensão por contiguidade para o canal anal.

QUADRO CLÍNICO

A maioria dos pacientes com câncer anal apresenta sangramento retal como sintoma inicial. Dor e sensação de massa retal podem ocorrer em até 30% dos pacientes[22]. Recomenda-se avaliação clínica minuciosa de qualquer paciente com lesão anal, incluindo exame retal digital, palpação de linfonodos inguinais e anuscopia com biópsia de lesões suspeitas.

ESTADIAMENTO

Os tumores do canal anal são estadiados de acordo com a classificação do Comitê Americano sobre Câncer (AJCC) (Quadros 43.2 a 43.5)[23]. Os tumores da região perianal são semelhantes biologicamente aos tumores de pele e estadiados da mesma forma.

QUADRO 43.2 – Estadiamento do câncer anal.

0	Tis	N0	M0
I	T1	N0	M0
II	T2 T3	N0 N0	M0 M0
IIIA	T1 T2 T3 T4	N1 N1 N1 N0	M0 M0 M0 M0
IIIB	T4 qqT qqT	N1 N2 N3	M0 M0 M0
IV	qqT	qqN	M1

QUADRO 43.3 – Tumor primário (T).

Tx	Tumor primário não avaliável
T0	Sem evidência de tumor primário
Tis	Carcinoma *in situ*, doença de Bowen, lesão intraepitelial escamosa de alto grau, neoplasia intraepitelial anal II-III
T1	Tumor menor ou igual a 2cm na maior dimensão
T2	Tumor maior que 2cm mas não superior a 5cm na maior dimensão
T3	Tumor maior que 5cm na maior dimensão
T4	Tumor de qualquer tamanho com invasão de órgãos adjacentes, como, por exemplo, vagina, uretra e bexiga*

*Invasão direta da parede do reto, pele perirretal, tecido subcutâneo ou músculo esfincteriano não é classificada como T4.

QUADRO 43.4 – Linfonodos regionais.

Nx	Linfonodos regionais não podem ser avaliados
N0	Ausência de metástases linfonodais regionais
N1	Metástase em linfonodos perirretais
N2	Metástase em linfonodos ilíacos interno unilateral e/ou inguinal
N3	Metástase em linfonodos perirretal e inguinal e/ou ilíaco interno bilateral e/ou inguinal

QUADRO 43.5 – Metástase à distância.

M0	Sem metástase à distância
M1	Metástase à distância

O estadiamento é clínico, de acordo com o tamanho do tumor e extensão. Deve-se realizar a inspeção, palpação e biópsia do tumor primário, palpação e se necessário biópsia dos linfonodos regionais, além de avaliação radiológica do tórax, abdome e pelve. Tomografias ou ressonância magnética de abdome e pelve permitem avaliação do acometimento linfonodal e presença de metástase à distância. A adição do PET-CT ao estadiamento aumenta a sensibilidade para avaliação do acometimento linfonodal. Em estudo de 61 pacientes publicado por Winton et al., a sensibilidade para o acometimento dos linfonodos foi de 89% para o PET-CT e 62% para os métodos de imagem convencionais (incluindo tomografia, ressonância magnética, ultrassonografia endoscópica e radiografia de tórax). O estadiamento com PET-CT mudou a intenção de tratamento em 3% dos pacientes, e o campo de radioterapia, em 13%[24].

TRATAMENTO

A ressecção abdominoperineal com colostomia definitiva foi considerada o tratamento-padrão até a década de 1980. A sobrevida em 5 anos para o câncer de canal anal após amputação variava em torno de 40-70%[25]. Entretanto, atualmente, a amputação abdominoperineal está reservada para a terapia de resgate para pacientes com doença persistente após tratamento combinado com quimioterapia e radioterapia.

Pacientes com tumores superficiais (Tis-T1N0) bem ou moderadamente diferenciados podem ser tratados com ressecção transanal com margem negativa. Nos pacientes em que o tumor da margem anal ocupa acima da metade da circunferência do ânus e a preservação do esfíncter anal for prejudicada, pode-se optar por radioterapia isolada ou combinada à quimioterapia como tratamento definitivo nos estádios iniciais.

Pacientes com tumores T2-4N0 ou com acometimento de linfonodos regionais devem ser tratados com radioterapia combinada com a quimioterapia baseada em mitomicina e fluoropirimidina.

Estudos prévios mostraram que a radioterapia isolada proporcionava sobrevida em 5 anos de até 70%[26]. Nigro et al. trataram 28 pacientes com carcinoma de canal anal com quimioterapia combinada à radioterapia. O esquema de quimioterapia utilizado foi mitomicina e 5-fluorouracil concomitante à radioterapia. Esses 12 pacientes foram submetidos, após o tratamento combinado, à ressecção cirúrgica e em 7 deles não se observou presença de tumor residual. Quatorze pacientes obtiveram resposta clínica completa confirmada com biópsia, mostrando que o tratamento com quimioterapia e radioterapia poderiam ser definitivos[27]. Pacientes que recebem tratamento combinado apresentam taxas significativas de controle local quando comparados àqueles que recebem radioterapia isolada. Resposta completa é observada em 80-90% dos casos, com taxas de controle local e sobrevida em torno de 90% dos pacientes.

Um dos primeiros estudos que avaliou o tratamento combinado com quimioterapia e radioterapia comparado à radioterapia isolada foi conduzido pelo Comitê de Pesquisa em Câncer do Reino Unido (UKCCR). Foram randomizados 585 pacientes entre radioterapia isolada (45Gy em 20 a 25 frações) ou o mesmo regime de radioterapia em combinação com 5-fluorouracil (1.000mg/m^2 durante 4 dias ou 750mg/m^2 durante 5 dias) em infusão contínua durante a primeira e última semana da radioterapia e mitomicina (12mg/m^2) no primeiro dia da radioterapia. Após seis semanas, os pacientes que apresentavam resposta parcial ou completa recebiam reforço de dose de radioterapia com 15-20Gy, e os não respondedores eram submetidos à amputação abdominoperineal. Após seguimento mediano de 42 meses, observou-se falência local em 59% dos pacientes submetidos à radioterapia isolada, comparado a 36% para o grupo combinado, conferindo redução de risco de recidiva local de 46% nos pacientes que receberam tratamento combinado ($p < 0,0001$) sem acréscimo na sobrevida global[28].

Resultados similares foram observados em outro estudo do *European Organisation for Research and Treatment of Cancer* (EORTC), em que 101 pacientes com tumores do canal anal T3-4N0-3 ou T1-2N1-3 foram randomizados para receber radioterapia isolada ou quimiorradioterapia com o mesmo esquema descrito anteriormente. A adição de quimioterapia à radioterapia resultou em aumento significativo na taxa de remissão completa de 54% para radioterapia isolada a 80% para quimiorradiação. A taxa de controle locorregional e a sobrevida livre de colostomia em 5 anos foram de 68% *versus* 50%, e 72% *versus* 40%, respectivamente, ambos a favor do tratamento combinado. Novamente não foi observado benefício em sobrevida global[29].

Com base nesses estudos, concluiu-se que o tratamento combinado com quimioterapia e radioterapia aumenta o controle locorregional e reduz a necessidade de colostomia, sem aumento nas taxas de complicações tardias.

Estudo de fase III randomizado realizado pelo grupo do *Radiation Therapy Oncology Group* (RTOG) e EORTC avaliou o papel da adição da mitomicina C ao esquema de quimiorradioterapia para carcinoma anal. Trezentos e dez pacientes foram randomizados para radioterapia e fluorouracil (5-FU) ou radioterapia, 5-FU e mitomicina. Pacientes com tumor residual à biópsia após tratamento foram tratados com regime de resgate que consistiu em adição de radioterapia pélvica (9Gy), 5-FU e cisplatina (100mg/m^2). As biópsias, após tratamento, foram positivas em 15% dos pacientes no braço com 5-FU e em 7,7% para o braço que recebeu mitomicina + 5-FU ($p = 0,135$). Após 4 anos, a taxa de colostomia foi menor (9 *versus* 22%; $p = 0,002$), a sobrevida livre de colostomia foi maior (71 *versus* 59%; $p = 0,014$), a sobrevida livre de doença também foi maior para o grupo que recebeu mitomicina (73% *versus* 51%; $p = 0,0003$). Não houve diferença em sobrevida global. A toxicidade foi maior no braço da mitomicina (23% *versus* 7% de toxicidade graus 4 e 5; $p \leq 0,001$)[30].

Posteriormente, o estudo do Intergrupo RTOG 98-11 avaliou o papel da adição da cisplatina como agente radiossensibilizante no carcinoma do canal anal. O objetivo do estudo foi comparar a eficácia do tratamento baseado em cisplatina comparado ao baseado em mitomicina no tratamento dessa doença. Seiscentos e oitenta e dois pacientes com tumores T2-4 foram randomizados para receber 5-FU (1.000mg/m^2/dia em infusão contínua nos dias 1-4 e 29-32) associado à mitomicina (10mg/m^2 nos dias 1 e 29) e radioterapia concomitante ou cisplatina (75mg/m^2 nos dias 1 e 29, repetindo nos dias 57 e 85) associada a 5-FU (1.000mg/m^2 em infusão contínua nos dias 1 a 4; 29 a 32; 57 a 60 e 85 a 88) de indução seguida por radioterapia concomitante a 5-FU e cisplatina. Vinte e sete por cento dos pacientes tinham tumores maiores que 5cm, e 26%, linfonodos clinicamente positivos. A sobrevida livre de doença em 5 anos foi de 60% no grupo da mitomicina contra 54% no grupo da cisplatina ($p = 0,17$). A sobrevida global em 5 anos foi de 75% para o grupo da mitomicina e 70% no grupo da cisplatina ($p = 0,10$). A taxa cumulativa de colostomia foi significativamente menor para o grupo da mitomicina quando comparado ao grupo da cisplatina (10% *versus* 19%, respectivamente; $p = 0,02$). A toxicidade hematológica foi maior no grupo da mitomicina ($p < 0,001$)[31].

Dessa forma, o tratamento com mitomicina e 5-FU continua sendo padrão.

Alguns estudos sugerem que a capecitabina por via oral diariamente durante a radioterapia pode substituir o 5-FU infusional com toxicidade aceitável.

Em pacientes submetidos à excisão local da lesão com ressecção incompleta ou margens exíguas, pode-se considerar a quimiorradioterapia após o procedimento.

Em relação à radioterapia, os pacientes devem ser tratados em equipamentos com energia maior ou igual a 6MV de fótons para irradiação pélvica. Planejamento baseado em tomografia computadorizada é recomendado. Radioterapia conformacional e com modulação do feixe (IMRT) reduz a toxicidade, principalmente em mulheres, e as suspensões do tratamento, como demonstrado em alguns estudos retrospectivos.

Os campos de tratamento devem abranger a lesão e toda drenagem linfonodal de risco, no caso, os linfonodos ilíacos externos e internos, pré-sacrais, perirretais e inguinais. A dose recomendada de radioterapia é de 36Gy em drenagem eletiva e 45Gy na lesão e linfonodos comprometidos. Reforço de dose com mais 9Gy na lesão e 2cm de margem pode ser realizado em pacientes T3, T4 e N+ após a irradiação pélvica.

O fracionamento deve ser continuo, 5 vezes/semana com 1,8-2Gy diários. Geralmente, interrupções são necessárias devido à toxicidade aguda sobre a pele, entretanto essa não deve exceder 10 dias, devendo o curso do tratamento ser completado em cinco a seis e meia semanas. Estudo retrospectivo com 90 pacientes tratados com quimiorradiação demonstrou que interrupções prolongadas estão relacionadas a pior controle locorregional, principalmente em pacientes com idade inferior a 65 anos.

Os efeitos mais comumente observados em pacientes submetidos à radioterapia associada à quimioterapia incluem radiodermite, fadiga e toxicidades hematológica, gastrintestinal e geniturinária. A maioria dos sintomas é autolimitada, entretanto, como citado anteriormente, interrupções, principalmente devido a efeitos sobre a pele, são frequentemente necessárias. Tardiamente, os efeitos mais observados são urgência anorretal, sangramento, impotência, fibrose e estenose vaginal. Dose de tolerância aos órgãos de risco, incluindo bexiga, intestino delgado e órgãos genitais, deve ser respeitada durante o planejamento para se obter o menor grau de toxicidade possível.

Braquiterapia não é rotineiramente indicada no tratamento definitivo dos tumores de canal anal. Essa modalidade pode ser utilizada como reforço de dose após radioterapia pélvica. Resultados de numerosos estudos retrospectivos demonstram taxa de controle local entre 70 e 90%, porém com taxa de necrose anal de 10%.

Avaliação após o término do tratamento – a avaliação da resposta clínica deve ser feita após 6-8 semanas do término do tratamento, incluindo toque retal e avaliação cuidadosa da região inguinal. Boa resposta clínica parcial pode ser manejada por seguimento clínico precoce, a fim de confirmar a regressão completa (pode ocorrer em até 3-6 meses). A presença de tumor residual ou recorrente deve ser confirmada histologicamente por biópsia antes de considerar uma cirurgia radical.

Tratamento de resgate – pacientes com doença persistente ou progressão durante o tratamento devem ser considerados para cirurgia de resgate como amputação abdominoperineal.

SEGUIMENTO

Pacientes com remissão completa em 8 semanas podem ser avaliados a cada 3-6 meses durante 2 anos, a cada 6-12 meses até completar 5 anos. Nas avaliações subsequentes, devem-se realizar toque retal e exame da região inguinal. A realização de exames de imagem deve ser feita se houver evidência de recidiva local ou à distância[32].

TRATAMENTO DA DOENÇA METASTÁTICA

A ocorrência de metástase à distância é rara, sendo o fígado o principal sítio acometido. Em algumas séries, observa-se o desenvolvimento de doença metastática em até 10-17% dos pacientes após tratamento com quimioterapia e radioterapia. A sobrevida mediana após o diagnóstico de metástase extrapélvica gira em torno de 8-12 meses. A maioria das séries na literatura incluiu pequeno número de pacientes. Entre os agentes com atividade na doença metastática, podem-se citar cisplatina, paclitaxel, irinotecano. Pacientes com bom estado geral e função renal adequada podem ser tratados com cisplatina e 5-FU. Relatos de caso mostram evidência de atividade clínica do irinotecano combinado ao cetuximabe em pacientes com carcinoma espinocelular de canal anal refratário[33]. A duração da resposta é curta e habitualmente não se observa resposta completa.

ADENOCARCINOMA DO CANAL ANAL

O adenocarcinoma primário do canal anal é uma doença rara e muitas vezes trata-se de tumor do reto com extensão para o canal anal. Se o epicentro da lesão estiver a mais de 2cm da linha denteada ou proximal ao anel anorretal ao exame digital, trata-se como tumor de reto, sendo considerado do canal anal se o epicentro estiver a menos de 2cm. O manejo dessa doença é semelhante ao tratamento do câncer de reto de forma geral.

PACIENTES COM INFECÇÃO PELO HIV

Os pacientes com infecção pelo vírus HIV são uma população de risco para desenvolvimento de carcinoma espinocelular de canal anal. O tratamento combinado tem sido usado nesses pacientes, sendo que em algumas séries observou-se maior toxicidade aguda relacionada ao tratamento. Um dos principais fatores associados à complicação do tratamento é a baixa contagem de CD4, encontrada, por exemplo, em uma pequena série de casos, que incluiu 25 pacientes HIV-positivos e 45 HIV-negativos portadores de câncer de canal anal e tratados com quimioterapia (mitomicina e 5-FU) e radioterapia. Os pacientes devem ser tratados de forma similar aos pacientes HIV-negativos. Entretanto, no subgrupo de pacientes com complicações relacionadas ao HIV/AIDS aguda ou antecedente de complicações, devem-se realizar modificações no tratamento, incluindo ajuste de dose ou tratamento sem mitomicina. Em alguns casos, pode-se propor radioterapia isolada[34].

REFERÊNCIAS

1. Clark MA, Hartley A, Geh JI. Cancer of the anal canal. Lancet Oncol. 2004;5(3):149-57.
2. American Cancer Society. Cancer Facts and Figures 2009. Atlanta, Ga: American Cancer Society; 2009.
3. Holly EA, Whittemore AS, Aston DA, Ahn DK, Nickoloff BJ, Kristiansen JJ. Anal cancer incidence: genital warts, anal fissure or fistula, hemorrhoids, and smoking. J Natl Cancer Inst. 1989;81(22): 1726-31.
4. Melbye M, Sprøgel P. Aetiological parallel between anal cancer and cervical cancer. Lancet. 1991; 338(8768):657-9.
5. Johnson, LG, Madeleine, MM, Newcomer LM, Schwartz SM, Daling JR. Anal cancer incidence and survival: the surveillance, epidemiology, and end results experience, 1973-2000. Cancer. 2004; 101(2):281-8.
6. Daling JR, Madeleine, MM, Johnson, LG, Schwartz SM, Shera KA, Wurscher MA, et al. Human papillomavirus, smoking, and sexual practices in the etiology of anal cancer. Cancer. 2004;101(2): 270-80.
7. Hopman AHN, Smedts F, Dignef W, Ummelen M, Sonke G, Mravunac M, et al. Transition of high-grade cervical intraepithelial neoplasia to micro-invasive carcinoma is characterized by integration of HPV 16/18 and numerical chromosome abnormalities. J Pathol. 2004;202(1):23-33.
8. Gervaz P, Hirschel B and Morel P. Molecular biology of squamous cell carcinoma of the anus. Br J Surg. 2006;93(5):531-8.
9. Sillman F, Sentovich S, Shaffer D. Ano-genital neoplasia in renal; transplant patients. ANN Transplant. 1997;2(4):59-66.
10. Adami J, Gabel H, Lindelof B, Ekstrom K, Rydh B, Glimelius B, et al. cancer risk following organ transplantation: A nationwide cohort study in Sweden. Br J Cancer. 2003;89(7):1221-7.

11. Frisch M. On the etiology of anal squamous carcinoma. Dan Med Bull. 2002;49(3):194-209.
12. Holly EA, Whittemore AS, Aston DA, Ahn DK, Nickoloff BJ, Kristiansen JJ. Anal cancer incidence: genital warts, anal fissures or fistula, hemorrhoids, and smoking. J Natl Cancer Inst. 1989;81(22): 1726-31.
13. Panther LA, Wagner K, Proper J, Fugelso DK, Chatis PA, Weeden W, et al. High resolution anoscopy findings for men who have sex with men: inaccuracy of anal cytology as a predictor of histologic high-grade anal intraepithelial neoplasia and the impact of HIV serostatus. Clin Infect Dis. 2004;38(10):1490-2.
14. Fox PA, Seet JE, Stebbing J, Francis N, Barton SE, Strauss S, et al. The value of anal cytology and human papillomavirus typing in the detection of anal intraepithelial neoplasia: a review of cases from an anoscopy clinic. Sex Transm Infect. 2005;81(2):142-6.
15. Mathews WC, Sitapati A, Caperna JC, Barber RE, Tugend A, Go U. Measurement characteristics of anal cytology, histopathology, and high-resolution anoscopic visual impression in an anal dysplasia screening program. J Acquir Immune Defic Syndr. 2004;37(5):1610-5.
16. DiBonito L, Falconieri G, Tomasic G, Colautti I, Bonifacio D, Dudine S. Cervical cytopathology. An evaluation of its accuracy based on cytohistologic comparison. Cancer. 1993;72(10):3002-6.
17. Mayeaux EJ Jr, Harper MB, Abreo F, Pope JB, Phillips GS. A comparison of the reliability of repeat cervical smears and colposcopy in patients with abnormal cervical cytology. J Fam Pract. 1995; 40(1):57-62.
18. Nahas CS, da Silva Filho EV, Segurado AA, Genevcius RF, Gerhard R, Gutierrez EB, et al. Screening anal dysplasia in HIV-infected patients: is there an agreement between anal pap smear and high-resolution anoscopy-guided biopsy? Dis Colon Rectum. 2009;52(11):1854-60.
19. Nahas SC, Nahas CS, Silva Filho EV, Levi JE, Atui FC, Marques CF. Perianal squamous cell carcinoma with high-grade anal intraepithelial neoplasia in an HIV-positive patient using highly active antiretroviral therapy: case report. São Paulo Med J. 2007;6;125(5):292-4.
20. Nahas CS, Lin O, Weiser MR, Temple LK, Wong WD, Stier EA. Prevalence of perianal intraepithelial neoplasia in HIV-infected patients referred for high-resolution anoscopy. Dis Colon Rectum. 2006;49(10):1581-6.
21. Myerson RJ, Karnell LH, Menck HR. The National Cancer Data Base report on carcinoma of the anus. Cancer. 1997;80(4):805-15.
22. Tanum G, Tveit K, Karlsen KO. Diagnosis of anal carcinoma. doctor's finger still the best? Oncology. 1991;48(5):383-6.
23. Edge SB, Compton CC. The American Joint Committee on Cancer: the 7th ed. Of the AJCC Cancer Staging Manual and the Future of TNM. Ann Surg Oncol. 2010;17(7):1471-4.
24. Winton Es, Heriot AG, Ng M, Hicks RJ, Hogg A, Milner A, et al. The impact of 18-fluorodeoxyglucose positron emission tomography on the staging, management and outcome of anal cancer. Br J Cancer. 2009;100(5)693-700.
25. Boman BM, Moertel CG, O'Connell MJ, Scott M, Weiland LH, Beart RW, et al. Carcinoma of the anal canal. A clinical and pathologic study of 188 cases. Cancer. 1984;54(1).114-25.
26. Cantril ST, Green JP, Schall GL, Schaupp WC. Primary radiation therapy in the treatment of anal carcinoma. Int J Radiat Oncol Biol Phys. 1983;9(9):1271-8.
27. Nigro ND, Seydel HG, Considine B, Vait Kevicius VK, Leichman L, Kinzie JJ, et al. Combined preoperative radiation and chemotherapy for squamous cell carcinoma of the anal canal. Cancer. 1983;51(10):1826-9.
28. [No authors listed]. Epidermoid anal cancer: results from the UKCCCR randomised trial of radiotherapy alone versus radiotherapy, 5-fluorouracil, and mitomycin. UKCCCR Anal Cancer Trial Working Party. UK Co-ordinating Committee on Cancer Research. Lancet. 1996;348(9034): 1049-54.

29. Bartelink, H, Roelofsen, F, Eschwege, F, Rougier P, Bosset JF, Gonsalez DG, et al. Concomitant radiotherapy and chemotherapy is superior to radiotherapy alone in the treatment of locally advanced anal cancer: results of a phase III randomized trial of the European Organization for Research and Treatment of Cancer Radiotherapy and Gastrointestinal Cooperative Groups. J Clin Oncol. 1997;15(5):2040-9.
30. Flam M, John M, Pajak TF, Petrelli N, Myerson R, Doggett S, et al. Role of mitomycin in combination with fluorouracil and radiotherapy, and of salvage chemoradiation in the definitive nonsurgical treatment of epidermoid carcinoma of the anal canal: results of a phase III randomized intergroup study. J Clin Oncol. 1996;14(9):2527-39.
31. Ajani, JA, Winter, KA, Gunderson, LL, Pedersen J, Benson AB 3rd, Tomas CR Jr, et al. Fluorouracil, mitomycin, and radiotherapy vs fluorouracil, cisplatin, and radiotherapy for carcinoma of the anal canal: a randomized controlled trial. JAMA. 2008;299(16):1914-21.
32. Glynne-Jones R, Northover JM, Cervantes A, ESMO Guidelines Working Group. Anal cancer: ESMO Clinical Practice Guidelines for diagnosis, treatment and follow-up. Ann Oncol. 2010;Suppl 5:v87-92.
33. Phan LK, Hoff PM. Evidence of clinical activity for cetuximab combined with irinotecan in a patient with refractory anal canal squamous-cell carcinoma: report of a case. Dis Colon Rectum. 2007;50(3):395-8.
34. Fraunholz I, Rabeneck D, Gerstein J, Jäck K, Haberl A, Weiss C, et al. Concurrent chemoradiotherapy with 5-fluorouracil and mitomycin C for anal carcinoma: are there differences between HIV-positive and HIV-negative patients in the era of highly active antiretroviral therapy? Radiother Oncol. 2011;98(11):99-104.

Capítulo 44

Neoplasias do Pâncreas

Márcia Saldanha Kubrusly

INTRODUÇÃO

O câncer de pâncreas é uma doença maligna, altamente agressiva, apresentando-se como um dos cânceres humanos mais letais. É considerado a quarta causa de morte por câncer no mundo e a segunda entre as doenças malignas do trato gastrintestinal nos EUA. Dados do Instituto Nacional do Câncer (INCA, 2011) estimam que no Brasil o câncer de pâncreas represente 2% de todos os tipos de neoplasias, sendo responsável por 4% do total de mortes por câncer[1].

Está associado à menor taxa de sobrevida em cinco anos (inferior a 5%) e, mesmo com grandes avanços tecnológicos, maior conhecimento da genética molecular e do melhor entendimento sobre a doença, as taxas de incidência são praticamente idênticas às taxas de mortalidade. O alto índice de mortalidade deve-se ao diagnóstico tardio e à falta de terapias efetivas. Caracteriza-se por elevada frequência de invasão local e metástases à distância.

O tipo mais comum de neoplasia pancreática é o adenocarcinoma de origem ductal (ADP), representando mais de 90% entre todos os tumores pancreáticos. Os demais tipos de tumores pancreáticos originam-se tanto dos componentes celulares exócrinos quanto endócrinos[1].

A ressecção cirúrgica ainda representa o único tratamento curativo, porém só é realizada em aproximadamente 10% dos casos. Essa realidade clínica é devido à maioria dos pacientes já apresentarem doença localmente avançada ou metástases à distância no momento do diagnóstico, quando a intervenção cirúrgica já não é mais possível. Grande número de ensaios clínicos randomizados tem sido conduzido na tentativa de implementar a taxa de sobrevida global dos pacientes com ADP.

Mesmo com intensa pesquisa clínica mundial para identificar tratamentos efetivos, apresenta frequente fenótipo de resistência às terapias convencionais e terapias-alvo. Desde a aprovação do agente quimioterápico gencitabina em 1997 como droga de escolha no tratamento do câncer pancreático, os resultados com o uso desse agente quimioterápico continuam sendo muito limitados e desanimadores, particularmente, devido às diversas barreiras, entre elas barreiras anatômicas (denso estroma desmoplásico), fisiopatológicas (amplificação de vias de crescimento, sobrevivência celular e antiapoptóticas) e farmacológicas (necessidade de fosforilação para ativação da droga pela enzima deoxicitidina quinase).

FATORES DE RISCO

Na maioria dos casos não é possível determinar a causa da doença, todavia alguns fatores de risco são atribuídos ao ADP. O fator ambiental com forte associação ao ADP é o tabagismo. Estima-se que a exposição intensa ao tabaco (mais de 20 cigarros/dia) contribua para seu desenvolvimento em 20 a 30% dos casos. Episódios recorrentes de pancreatite aguda ou subaguda podem levar a alterações irreversíveis da glândula, as quais são características de pancreatite crônica. A inflamação crônica, por sua vez, envolve formação de espécies reativas de oxigênio, que levam a quebras cromossômicas, reparos ineficazes de DNA e instabilidade cromossômica. Portanto, um curso longo de pancreatite crônica apresenta-se como forte fator de risco para ADP[2].

O diabetes apresenta-se como fator etiológico e/ou uma manifestação precoce do tumor. Indivíduos com diabetes diagnosticada com menos de 4 anos apresentam risco 50% maior de desenvolver ADP, comparado a diabéticos com 5 anos ou mais.

Muitos estudos sugerem que o alto índice de massa corpórea (IMC) possa ser um fator de risco independente para ADP, apesar das vias e os mecanismos para comprovação não estarem bem elucidados.

A doença também pode estar associada ao consumo excessivo de gordura (sobretudo de origem animal) e de bebidas alcoólicas, e à exposição ocupacional a compostos químicos, como organoclorados e hidrocarbonetos policíclicos aromáticos por longo período[2].

Assim como outras neoplasias, o ADP pode ser classificado em esporádico ou hereditário. Contudo, conhece-se pouco sobre os fatores genéticos responsáveis pelo câncer pancreático familial, apesar de que a base hereditária represente de 5 a 10% dos ADPs, com aproximadamente 80% de penetrância. Pode ser encontrado em três situações distintas: em síndromes hereditárias de predisposição ao câncer, nas quais há risco aumentado de câncer de pâncreas (exemplo, câncer colorretal sem polipose hereditária, síndrome do câncer hereditário de mama e ovário, melanoma múltiplo atípico familiar, síndrome de Peutz-Jeghers, entre outras), na pancreatite hereditária cujo risco de desenvolver ADP é bastante elevado e, por fim, no câncer pancreático familial aplicando-se a famílias com dois ou mais parentes de primeiro grau com câncer pancreático, que não preenchem os critérios relacionados a quaisquer das síndromes hereditárias descritas acima[3]. O quadro 44.1 evidencia mutações germinativas em *MLH1*, *MSH2*, *BRCA2*, *p16*, *VHL*, *PRSS1*, *ATM* e *STK11* que predispõem ao câncer pancreático e as respectivas síndromes.

QUADRO 44.1 – Principais síndromes hereditárias associadas às neoplasias pancreáticas.

Síndromes	Genes envolvidos
Síndrome do câncer de cólon sem polipose hereditária (HNPCC)	*MLH1, MSH2*
Síndrome de von Hippel-Lindau	*VHL*
Pancreatite hereditária	*PRSS1*
Melanoma múltiplo atípico familial	*p16*
Câncer hereditário de mama e ovário	*BRCA2*
Síndrome de Peutz-Jeghers	*LKB1/STK11*
Neoplasia endócrina múltipla (NEM-1)	*MEN1*
Polipose adenomatosa familial	*APC*

LESÕES PRECURSORAS

O desenvolvimento do ADP inclui proliferação intraductal não invasiva com progressão de alterações histológicas e moleculares, culminando em um fenótipo totalmente invasivo.

Foram descritas três diferentes lesões precursoras para o ADP: neoplasia intraepitelial pancreática (NIP), neoplasia intraductal papilífera produtora de mucina (NIPM) e neoplasia cística mucinosa (NCM). Apesar de o ADP poder iniciar-se a partir de qualquer uma das três lesões, a NIP é a mais comum e mais bem caracterizada entre as três lesões. A identificação e a classificação das NIPs como precursoras do ADP levaram a modelo morfológico e genético de progressão semelhante a outros tipos de tumores sólidos, como o câncer colorretal. Ocorre a progressão do epitélio ductal normal ao carcinoma invasivo, assim como a incorporação de alterações genômicas, transcriptômicas e proteômicas implicadas no desenvolvimento da neoplasia[4-6].

Podem ser classificadas quanto ao grau de anormalidades arquiteturais e citológicas em NIP-1A e 1B (lesões sem evidências de atipia), NIP-2 (lesões com moderada atipia) e NIP-3 (lesões com intensa atipia, carcinoma *in situ*), sendo a mais comum representada pela NIP-1 (com lesões menores que 5mm de diâmetro). Com a variação do grau histológico de atipia celular, a identificação de mutações ocorre de forma diretamente proporcional, ou seja, quanto maior o grau de atipia, maior o número de mutações genéticas associadas. Na figura 44.1 está representado o modelo de progressão no ADP com as alterações histológicas e a associação das alterações genéticas em cada estágio.

A ativação de K-*ras* apresenta-se como evento precoce; a inativação de *p16/CDKN2A*, como um estágio intermediário; e a inativação de *p53*, *DPC4* e *BRCA2*, como eventos mais tardios no processo de transformação. Todavia, frequentemente genes adicionais são identificados e acrescentados à lista de alterações moleculares no modelo de progressão do ADP.

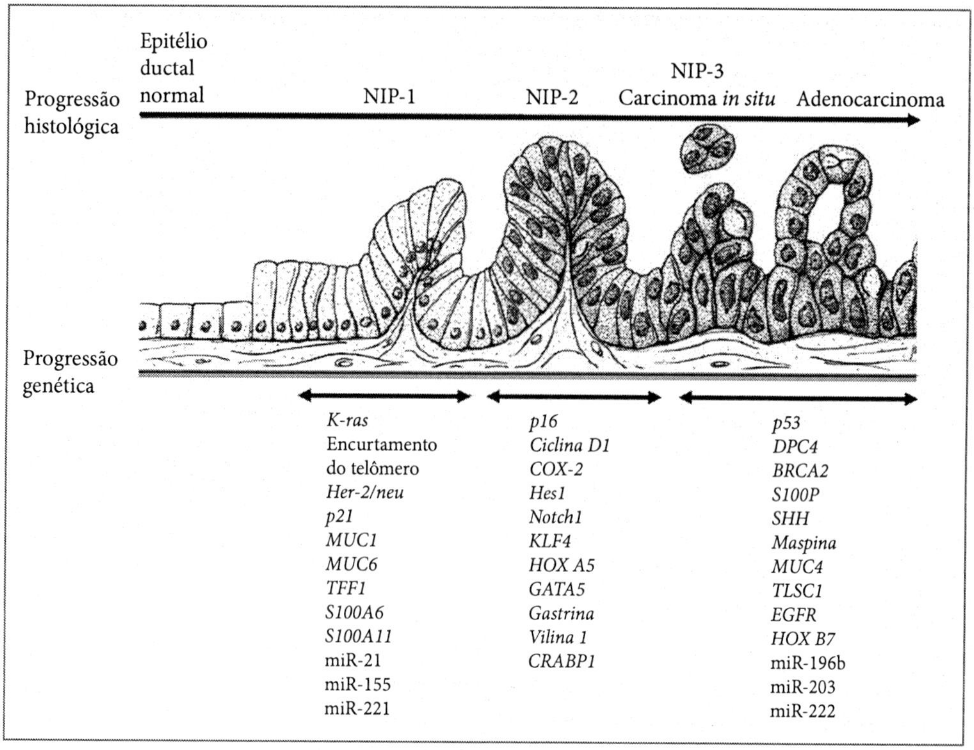

FIGURA 44.1 – Modelo de progressão do adenocarcinoma ductal pancreático.

CARCINOGÊNESE MOLECULAR E MUTAÇÕES SOMÁTICAS

O ADP esporádico reflete a combinação de alterações genômicas, genéticas e epigenéticas com complexa interação com fatores ambientais.

A recente finalização do sequenciamento do exoma pancreático representou um marco importante. As regiões codificadoras de mais de 20.600 genes sequenciados em 24 espécimes de ADP indicaram que essa neoplasia contém em média 63 alterações genômicas, a maioria das quais mutações pontuais. Além disso, o perfil genético dos ADPs é muito característico devido a quatro genes frequentemente mutados, designados genes condutores, K-*ras*, *p16/CDKN2A*, *p53* e *SMAD4/DPC4* e, portanto, considerados fundamentais na carcinogênese pancreática[5,7]. Na tabela 44.1 estão descritas as alterações genéticas mais frequentes no ADP, evidenciando-se os quatro genes condutores.

No mesmo estudo, os autores identificaram 12 vias de sinalização geneticamente alteradas na grande maioria dos ADPs estudados, que resultam na desregulação molecular dessas vias e genes relacionados. As vias de sinalização relacionadas são: K-*ras*, *TGF*-β, *JNK*, integrina, *Wnt/Notch*, *Hedgehog*, vias das pequenas GTPases monoméricas, controle da transição G1/S, apoptose, controle de dano ao DNA, invasão e adesão celular homofílica (Figura 44.2)[5,7].

TABELA 44.1 – Alterações genéticas mais frequentes no adenocarcinoma ductal pancreático.

Genes	Frequência (%)
K-ras	70-100
p53	50-75
p16/CDKN2A	30-80
SMAD4/DPC4	55
HER 2/neu	70
Telomerase	95
Sonic hedgehog	70
VEGF	93
EGFR	69
MUC1	90
Mesotelina	90-100

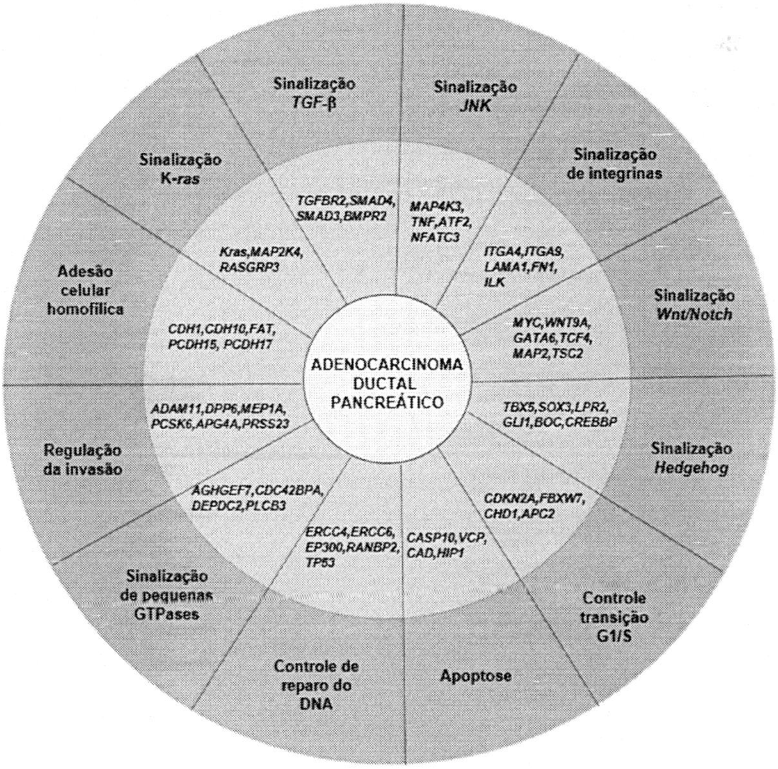

FIGURA 44.2 – Alterações em 12 vias e processos celulares no adenocarcinoma ductal pancreático. No círculo menor estão representados os genes desregulados, respectivos a cada via ou processo.

Outros estudos têm demonstrado que variações no número de cópias de genes (CNV, do inglês, *copy-number variations*) são também alterações frequentes encontradas no ADP, as quais são resultantes de duplicações ou deleções de trechos do genoma. Em estudo de câncer pancreático familial, havia 93 CNVs não redundantes nos 50 casos avaliados, incluindo 53 perdas e 40 ganhos de função[5].

SINALIZAÇÃO RAS

O oncogene K-*ras*, pertencente à família Ras, está relacionado à patogênese de muitos cânceres humanos. A maior frequência mutacional encontra-se no ADP, variando de 70 a 100% dos casos[3,6,8]. Mutações pontuais no códon 12 são as alterações genéticas mais comuns e são detectadas em estágios precoces do desenvolvimento do ADP, tendo sido inicialmente propostas como possível biomarcador da doença. Entretanto, mutações em K-*ras* não são encontradas exclusivamente nas neoplasias pancreáticas, podem também estar associadas à pancreatite crônica e lesões não malignas. Essa mutação mantém a proteína em sua forma ativa independente de sinais externos, resultando na ativação de efetores finais como Raf-1, Rac, Rho[2].

Aproximadamente 33% dos ADPs com K-*ras* selvagem apresentam mutações no oncogene *BRAF*, desse modo resultando na ativação da sinalização RAF-MAPK mesmo na ausência de mutações em K-*ras*.

Outra importante função do K-*ras* mutado é ativar vias relacionadas, tais como a via PI3K-AKT, com papel na sobrevivência e proliferação celulares. Regulação aumentada de AKT tem sido observada em aproximadamente 10% dos ADPs, contribuindo para um fenótipo maligno[3,6,9].

p16/CDKN2A

O gene supressor de tumor *p16* (*CDKN2A* ou *INK4A*) codifica para uma proteína de 16kD com atividade inibidora de quinase dependente de ciclina (CDK4/CDK6). Células proliferativas tumorais levam à perda do controle mediado pelo *p16*. No ADP, em especial, encontra-se inativado em 90% dos casos por mutações intragênicas com perda do segundo alelo (40%), por deleção homozigótica (40%) e silenciamento epigenético por hipermetilação (em 10 a 15% dos casos).

p53

O gene supressor de tumor *p53* codifica para uma fosfoproteína nuclear com capacidade de ligação a elementos específicos do DNA e ativa a transcrição gênica, com importante papel na regulação do ciclo celular, apoptose e senescência celular. A ativação de *p53* pode ocorrer em resposta a diferentes estímulos, sendo o mais importante deles o dano ao DNA. Mutações em *p53* são encontradas em aproximadamente 50% de todos os cânceres humanos.

No ADP, a incidência de mutações em *p53* varia de 50 a 75%. A incidência de alterações genéticas no gene *p53* no ADP não é tão alta quanto mutações no oncogene K-*ras*, mas a diferença substancial é a ausência de alterações desse gene em doenças benignas, como na pancreatite crônica[2,5].

VIA TGF-β/SMAD/STAT

A sinalização do fator de crescimento transformador beta (TGF-β) está frequentemente envolvida no desenvolvimento do ADP. Em células normais, receptores de TGF-β são ativados após ligação a receptores de superfície celular específicos, os quais levam à fosforilação do receptor SMAD (principalmente SMAD2 e SMAD3). Uma vez fosforilados, SMAD2/SMAD3 formam complexos heteroméricos com SMAD4, o qual se acumula no núcleo e ativa a transcrição de diferentes genes, incluindo aqueles responsáveis pela parada do ciclo celular. Essa via é a chave para as células pancreáticas[3,5].

O gene supressor de tumor *SMAD4* (também conhecido por *DPC4*) codifica para a proteína SMAD4 e encontra-se inativado em mais de 55% dos ADPs. A inativação de *SMAD4* pode ocorrer por deleção homozigótica em 30% e mutações intragênicas em outros 25% dos casos e correlacionar-se com taxas mais baixas de sobrevida no ADP.

O fator de transcrição *STAT*3 parece estar envolvido na autorrenovação e sobrevivência celulares, metástase e apoptose. A ativação de *STAT*3 está presente, com frequência, em diversas lesões pré-cancerosas. O silenciamento de *STAT*3 pode induzir à regulação diminuída de *VEGF* e da metaloproteinase de matriz extracelular (MMP-2), sugerindo um papel-chave do *STAT*3 na angiogênese do câncer pancreático. Inibidores de *STAT*3 podem apresentar potencial terapêutico no ADP[2,5].

SINALIZAÇÃO *HEDGEHOG* E *NOTCH*

Estudos das vias de sinalização *Hedgehog* e *Notch* demonstram que a concomitante superexpressão de seus respectivos genes-alvo tem sido descrita na maioria dos cânceres pancreáticos.

A sinalização *Hedgehog* ocorre quando um ligante solúvel é secretado por uma célula vizinha. Um desses ligantes é o *Sonic Hedgehog* (SHh), o qual tem papel-chave no desenvolvimento do pâncreas. Além disso, SHh é secretado exclusivamente pelo compartimento epitelial tanto nas NIPs quanto no ADP. A sinalização *Hedgehog* sustentada é considerada pré-requisito para a viabilidade das células-tronco tumorais pancreáticas e é importante tanto no compartimento epitelial quanto estromal no ADP[3,6].

A sinalização *Notch* está envolvida na proliferação e diferenciação celulares e também na apoptose. Apresenta importante papel no desenvolvimento e progressão tumorais em diversas neoplasias. Na tumorigênese pancreática, participa na expansão da subpopulação de células precursoras pancreáticas indiferenciadas por mecanismo mediado pelo TGF-α. A utilização de substâncias inibidoras de *Notch-1* tem sido explorada como uma nova estratégia terapêutica no ADP[9].

OUTRAS MOLÉCULAS IMPORTANTES

Além das mutações ou deleções nos oncogenes e inativação dos genes supressores de tumor, um número de alterações genéticas em fatores de crescimento tumoral e seus receptores está envolvido no crescimento celular e diferenciação na carcinogênese e no processo metastático do ADP.

Diversos fatores de crescimento e seus receptores apresentam-se com expressão elevada, entre eles EGF, TGF-β, FGF, PDGF e IGF, contribuindo para o fenótipo maligno. Altos níveis de EGFR no ADP estão associados a doença precocemente agressiva, resistência à radioterapia, diminuição da sobrevida e pior prognóstico. Vários estudos apontam para as terapias-alvo com a utilização de inibidores de tirosina quinase ou anticorpos monoclonais, que inibem a autofosforilação ou bloqueiam a ativação de EGFR, respectivamente. Porém, esses se mostram efetivos apenas na ausência de alterações genéticas, como mutações no gene K-*ras*. O gene *HER-2/neu* (*c-ErbB-2*), um membro da família de receptores de EGF, apresenta-se com expressão aumentada em aproximadamente 70% dos ADPs infiltrativos[9].

A avaliação da expressão gênica global em tumores pancreáticos tem levado à identificação de milhares de genes diferencialmente expressos, dos quais produtos gênicos secretados se mostram como possíveis marcadores séricos para o diagnóstico e prognóstico. Um exemplo desses marcadores é a mesotelina, que se apresenta com expressão aumentada em quase todos os ADPs. Ocorre em baixa frequência nas lesões precursoras e ausente nos tecidos pancreáticos não neoplásicos, evidenciando seu papel no processo de invasão. A mesotelina também parece ser um potente imunógeno em pacientes com ADP[6].

A cada divisão celular da maioria das células somáticas, ocorre progressivamente o encurtamento do telômero levando à instabilidade cromossômica. A telomerase é a única transcriptase reversa capaz de prolongar o telômero e estar envolvida na senescência celular. A desregulação da atividade da telomerase está associada com a promoção da tumorigênese e crescimento neoplásico. Sabe-se que a atividade da telomerase é quase indetectável nas células somáticas normais, mas exibe reatividade em, aproximadamente, 90% dos cânceres e linhagens de células imortais[5].

No ADP foi detectada em mais de 95% dos casos e não detectável em tumores benignos, o que leva à possibilidade de aplicação no diagnóstico diferencial entre ADP e pancreatite crônica e também como um alvo bastante atrativo no desenvolvimento de novas abordagens terapêuticas.

O reconhecimento da importância do processo inflamatório no desenvolvimento e crescimento do tumor e certamente os genes envolvidos nesse processo constituíram avanço considerável nos últimos anos. Similar a outras neoplasias, a expressão de *COX-2* está aumentada no câncer pancreático, o que evidencia uma ligação entre as vias inflamatória e oncogênica. Foi demonstrado aumento de expressão de *COX-2* em 57% dos ADPs[10].

Várias estratégias de tratamento baseadas em alvos moleculares de vias de inflamação têm sido avaliadas em protocolos experimentais e clínicos. Alguns dos componentes inflamatórios-alvo incluem agentes que inibem ou bloqueiam citocinas, a atividade de NF-κB, COX-2, PPARg ou a lesão oxidativa[3]. Além dessas, outras drogas também vêm sendo investigadas na inibição de vias de sinalização, incluindo inibidores de receptores de VEGF e PDGF (sorafenibe e sunitinibe), inibidor de MEK 1/2, c-Met e de VEGFR-2 (foretinibe).

TRANSIÇÃO EPITÉLIO-MESENQUIMAL

Durante a progressão maligna, as células-tronco tumorais participam do processo de transição epitélio-mesenquimal (EMT, do inglês, *epithelial-to-mesenchymal transition*), no qual as células apresentam perda reversível das características epiteliais e adquirem propriedades invasivas (fenótipo mesenquimal).

O papel crucial da EMT na agressividade e letalidade do ADP tem sido demonstrado em modelos experimentais. Além disso, as vias moleculares associadas à EMT relacionam-se não somente ao potencial metastático das células tumorais pancreáticas, mas também aos processos de promoção tumoral, da iniciação à desmoplasia[3,11].

Acredita-se que o TGF-β seja o maior indutor de EMT no ADP e também os fatores de transcrição *ZEB*, *Snail*, *SLUG* e *TWIST*1 que atuam como repressores da expressão de E-caderina e na regulação diferencial de subconjunto de genes relacionados ao fenótipo epitelial (claudinas, ocludinas e citoqueratinas). Esses fatores de transcrição acima apresentam-se com expressão aumentada em ADPs invasivos. Análises clinicopatológicas mostram que a expressão de TGF-β1 está correlacionada significativamente com metástase linfonodal e grau de invasão, indicando que ação pró-tumoral de TGF-β prevalece no ADP[3,11].

No ADP, a expressão de N-caderina, característica do fenótipo mesenquimal, correlaciona-se com a invasão neural, o tipo histológico e o fator de crescimento fibroblástico-2 (FGF-2) e também com a expressão de TGF-β e vimentina nas lesões metastáticas.

A EMT é considerada a base para o elevado poder metastático das células de ADP e à quimiorresistência. Além disso, as vias moleculares associadas à EMT suportam não somente o potencial metastático das células tumorais pancreáticas, mas também os processos de progressão tumoral da iniciação à desmoplasia e a pluripontencialidade das células-tronco tumorais pancreáticas[11].

DESMOPLASIA

A característica mais marcante do ADP é o estroma desmoplásico não neoplásico, que acompanha as células epiteliais malignas, tornando-o o mais desmoplásico entre as neoplasias epiteliais. O ADP caracteriza-se, histologicamente, por abundância de matriz extracelular, cujos componentes incluem colágeno, fibronectina, proteoglicanas e ácido hialurônico e também enzimas cataliticamente ativas e proteinases[2].

O estroma mostra-se bastante heterogêneo, composto de componentes celulares e acelulares, como fibroblastos, miofibroblastos, células pancreáticas estreladas, células inflamatórias dispersas, células do sistema imune, células endoteliais, vasos, fluido intersticial, proteínas solúveis, como citocinas e fatores de crescimento. A consequência da reação desmoplásica é a intensa hipovascularização das células tumorais, a qual contribui para a resistência do ADP à quimioterapia e à radioterapia.

Várias abordagens terapêuticas têm sido propostas no ADP, para ter como alvo os vários elementos estromais não neoplásicos, que são fundamentais no câncer: interações estromais essenciais para crescimento e sobrevivência do ADP invasivo e suas lesões precursoras, porém essas abordagens ainda são limitadas justamente devido à complexa natureza das interações com microambiente tumoral e sua biologia.

ALTERAÇÕES EPIGENÉTICAS

Ao contrário das alterações genéticas que levam a modificações na expressão ou na atividade das proteínas, as alterações epigenéticas são transmitidas, ainda que não sejam acompanhadas de variações na sequência do DNA. Muitos estudos relacionados aos mecanismos moleculares no câncer pancreático têm revelado que o desenvolvimento da doença ocorre não somente pelas alterações genéticas, mas também devido às alterações epigenéticas.

Entre os mecanismos implicados, destacam-se a modificação de histonas, a hipermetilação e hipometilação do DNA e a ação dos microRNAS[3,12].

A acetilação de histonas é um mecanismo bastante estudado no desenvolvimento e progressão do câncer, uma vez que alterações nesse mecanismo promovem a expressão de vários oncogenes. O processo é reversivelmente catalisado pelas enzimas histona acetiltransferase (HAT) e histona desacetilase (HDAC). O desequilíbrio entre acetilação e desacetilação resulta em transcrição ou silenciamento de genes importantes. Vários inibidores de HDAC vêm sendo testados em ensaios pré-clínicos e clínicos (fases I e II) no câncer pancreático (vorinostat, romidepsina, panobinostat, entre outros) como monoterapia ou em combinação à gencitabina e outras drogas[13].

A hipermetilação do DNA é a alteração epigenética predominante, a qual envolve modificação covalente do DNA e, como tal, pode ser considerada uma alteração estrutural do DNA das células tumorais. No câncer pancreático, metilação *de novo* de um número de genes tem sido descrita. Entre esses se destacam *p16/CDKN2A*, *E-caderina*, ácido retino*ico-β*, *S100 A4*, *SOCS-1*, *TSLC1*, *DUSP6* e *ppENK*[6].

A hipometilação do DNA leva à instabilidade genômica, que, consequentemente, provoca quebras cromossômicas. No ADP, observam-se alguns genes hipometilados, como *CLDN4*, *LCN2*, *TFF2*, *MSLN* e *PSCA*[6].

Nos últimos anos, é notório o crescente interesse pelo estudo dos microRNAs (miRNAs) e seu envolvimento no desenvolvimento do câncer e, mais recentemente, no perfil dos miRNAs na classificação dos tumores.

Os miRNAs representam uma classe de RNAs endógenos de aproximadamente 18 a 22 nucleotídeos, não codificadores, que regulam seus genes-alvo (mais de um terço dos genes humanos), inibindo a tradução de RNAs mensageiros. Participam sinergisticamente da modificação da expressão gênica e na determinação do fenótipo celular, em particular na manutenção do estado de diferenciação celular[3,6].

Mais de 50% dos genes-alvo dos miRNAs encontram-se em regiões genômicas, que frequentemente estão amplificadas ou deletadas, evidenciando suas funções oncogênica e supressora de tumor. Os miRNAs contribuem para o crescimento tumoral e exibem especificidade de expressão tanto no tecido quanto na doença, o que pode ser a base para se tornarem alvos para diagnóstico precoce, prognóstico e terapêutica nas neoplasias pancreáticas.

Um número significativo de estudos tem evidenciado a alta desregulação dos miRNAs no ADP, tornando evidente a participação dos miRNAs em uma variedade de processos envolvidos no desenvolvimento, progressão e quimiorresistência nessa neoplasia. Todavia, ainda não existe um padrão uniforme na desregulação dos miRNAs no ADP devido à natureza altamente heterogênea do tecido pancreático. No quadro 44.2 são listados alguns miRNAs já descritos como desregulados no ADP[8,13].

QUADRO 44.2 – microRNAs com expressão diferencial no adenocarcinoma ductal pancreático.

microRNA	
Regulação aumentada	**Regulação diminuída**
miR-190, miR-186, miR-221	miR-223, miR-29c, miR-96
miR-222,miR-200b, miR-15b	miR-216, miR-150, miR-130b
miR-95, miR-142-3p, miR-155	miR-148a, miR-141, miR-34
miR-21, miR-23, miR-24, miR-194	miR-20a, miR-96, miR-126
miR-213, miR-143,miR-210	miR-16, miR-139, miR-345

Alguns estudos identificaram miRNAs que participam da transição das lesões precursoras pancreáticas (NIP-1, NIP-2 e NIP-3) associados às alterações genéticas no modelo de progressão. Foi observada expressão aberrante de miRNAs na NIP-1, como miR-21, miR-155, miR-221, os quais foram relacionados à fibrogênese. Já na NIP-3 (carcinoma *in situ*), miR-196b, miR-203 e miR-222 apresentaram expressão aumentada nos pacientes com pior prognóstico[14]. Mais alguns exemplos de miRNAs desregulados no ADP, que contribuem para o crescimento tumoral, foram descritos, como mil-10a e mil-301a, com função ontogênica, que, especificamente, têm como alvo *HOXA*1 e *Bi* me. Os miRNAs miR-126, miR-150, miR-34 e miR-148b, todos com função supressora de tumor, que agem em *ADAM9*, *MUC4*, *Bcl-2*/*Notch*1/2 e *AMPK*α1[9].

Diversos estudos têm demonstrado que o aumento nos níveis plasmáticos de miRNAs, incluindo miR-21, miR-25, miR-103, miR-151, miR-210, miR-155 e miR-196, podem regular os mecanismos moleculares envolvidos na quimiorresistência em pacientes com ADP[14].

O RNA de interferência (RNAi) é um processo pós-transcripcional ativado por introdução de um RNA de fita dupla, o qual, leva ao silenciamento de determinado gene em uma sequência específica. O uso do RNAi como modalidade terapêutica no câncer tem gerado grandes expectativas, entretanto, o grande desafio ainda é conhecer a melhor forma de a droga alcançar as células tumorais.

Em modelo experimental de câncer de pâncreas, o silenciamento de K-*ras* diminuiu significativamente o crescimento tumoral e elevou a eficácia da quimioterapia com gencitabina no tratamento do ADP *in vivo*.

Estudos mostraram a correlação da expressão aumentada de *HOXB7* com o fenótipo invasivo, metástase linfonodal e piores taxas de sobrevida no ADP. Recentemente, em nosso meio, estudo confirmou a expressão aumentada do gene *HOXB*7 no ADP e demonstrou que a diminuição de seu nível proteico pelo RNAi aumentou significativamente a apoptose e modulou diversos processos biológicos. Portanto, o silenciamento de *HOXB7* pode ser um alvo promissor em combinação com a quimioterapia convencional no ADP[15].

OUTROS TUMORES DO PÂNCREAS EXÓCRINO

Consistem nos carcinomas de células acinares, tumores císticos serosos, císticos mucinosos, intraductais papilíferos produtores de mucina, sólidos pseudopapilares e de papila. Diversos estudos sugerem que essas neoplasias apresentam perfil genético que difere do padrão molecular dos ADPs.

Carcinoma de células acinares

É um tipo raro de tumor (representa de 1 a 2% de todos os tumores pancreáticos). Nessas neoplasias, mutações no oncogene K-*ras* são extremamente raras e mutações em *p53*, *p16* ou *DPC4* não são encontradas. Estudos de genotipagem mostram alto grau de perda alélica, com alterações genômicas envolvendo os cromossomos 4q e 16q, assim como alterações moleculares na via *APC*/β-catenina, que parecem ser características desse tipo de tumor. Os genes *RASSF1* e *APC* encontram-se frequentemente metilados[16].

Tumores císticos serosos

Esses tumores podem ser esporádicos ou associados à síndrome de von Hippel-Lindau. O gene *VHL* está inativado por mutações em aproximadamente 22% dos casos. Não foram encontradas mutações em K-*ras* e *p53*[10].

Tumores císticos mucinosos

Os tumores císticos mucinosos são os mais frequentes entre as neoplasias císticas do pâncreas e apresentam potencial de malignidade. Apresentam componente estromal do tipo ovariano, importante critério diagnóstico para a diferenciação da neoplasia intraductal papilífera produtora de mucina. Mutações no gene K-*ras* têm sido demonstradas como evento inicial e a frequência aumenta de acordo com grau de displasia. Por outro lado, mutações nos genes *p53* e *DPC4* mostram-se como eventos tardios nos tumores císticos mucinosos *in situ* ou invasivos[3].

Neoplasias intraductais papilíferas produtoras de mucina (NIPM)

São tumores caracterizados por dilatação cística do ducto pancreático principal e ductos secundários, produção de mucina e crescimento intraductal, apresentando significativo potencial para malignidade maior nas lesões do ducto principal. Sua incidência tem aumentado devido à classificação histológica apropriada e também à acurácia no diagnóstico por imagem nos últimos anos. Representam de 1 a 3% das neoplasias pancreáticas exócrinas e 20 a 50% dos tumores císticos pancreáticos ressecados. Comparados ao ADP, possuem comportamento biológico e clínico menos agressivos, com taxas de sobrevida de mais de 60% mesmo para o carcinoma já invasivo[3,6].

Foram encontradas mutações no oncogene K-*ras* com frequência variável (40-60%), raras mutações em *p53*, enquanto os genes *p16* e *DPC4* não estão alterados. Com a progressão da doença, podem ocorrer alterações na expressão de *p53* ou *DPC4*. Foram também detectadas mutações no oncogene *GNAS* (códon 201) em 64% dos IPMNs, que parecem ser exclusivas a esse tipo de tumor, servindo como marcador molecular para a diferenciação entre cistadenoma seroso e cístico mucinoso. Entretanto, assim como o K-*ras*, as mutações de *GNAS* não distinguem o grau de NIPM, assim como neoplasias não invasivas de neoplasias invasivas. A hipermetilação de genes associados ao controle do ciclo celular (*p16*, *p73* e *APC*), reparo do DNA (*MGMT* e *hMLH1*) e adesão celular (*E-caderina*) também têm sido descritos nas NIPMs, assim como nos tumores malignos e invasivos[17,18].

Tumores sólidos pseudopapilares

Essas neoplasias, também denominadas tumores de Frantz, são raras (1 a 3% dos tumores pancreáticos), sem sintomas clínicos significativos, de baixo grau de malignidade e com prognóstico favorável. São mais frequentes em mulheres jovens (95% dos casos), porém homens e crianças também podem ser acometidos. Não são encontradas mutações em K-*ras*, *DPC4*, e em alguns tumores (15%) pode ser observada expressão aumentada de *p53*. Contudo, mutações em β-*catenina* e *ciclina D1* (*CCND1*) têm sido observadas em 90% e 74%, respectivamente, nos tumores sólidos pseudopapilares[10].

Foram também descritos outros genes diferencialmente expressos, entre eles, *Wnt*, *Hedgehog*, e também genes relacionados à transição epitélio-mesenquimal. Alguns miRNAs se encontram alterados nessa neoplasia, como a família miR-200 e miR-192/215, intimamente associados a genes de regulação aumentada.

Câncer de papila

Mutações de K-*ras* e inativação de *p16* e *DPC4* têm sido encontradas em aproximadamente 50% dos casos, sendo a inativação de *p53* o evento mais frequente (60%) e também mutações no gene *APC* nesses cânceres. Como o carcinoma ductal, entretanto, aproximadamente 10% dos tumores de papila apresentam instabilidade de microssatélites, um aspecto que se correlaciona significativamente com o aumento da sobrevida. Dado o fato de que os tumores de papila podem originar-se de três diferentes tipos celulares (células da mucosa duodenal, do ducto biliar e do ducto pancreático), é possível que as alterações genéticas sejam dependentes do tipo de célula que origina o tumor[10].

CARCINOMAS NEUROENDÓCRINOS PANCREÁTICOS

Os carcinomas neuroendócrinos pancreáticos (CNP) representam a segunda causa mais frequente de neoplasias pancreáticas. Formam um raro grupo de neoplasias com propriedades citoquímicas e produtoras de substâncias características de diferenciação neuroendócrina, incluindo enolase, cromograninas e sinaptofisina.

Clinicamente, são classificados em funcionantes e não funcionantes, dependendo de sintomas clínicos devido ao excesso de secreção de diferentes hormônios. Entre os funcionantes, o insulinoma e o gastrinoma (com elevado potencial de malignização) são os mais comumente observados. Aproximadamente 90% dos insulinomas são benignos e únicos. Outros, como VIPoma, glucagonoma, somatostatinoma e ACTHoma, são extremamente raros. São geralmente esporádicos, mas podem estar relacionados a síndromes hereditárias como neoplasia endócrina múltipla tipo 1, síndrome de von Hippel-Lindau, neurofibromatose tipo 1 e esclerose tuberosa[19,20].

Na última década, estudos de perfil de expressão gênica, análise de microRNAs e, mais recentemente, análise mutacional em larga escala têm evidenciado vias moleculares comumente alteradas nos CNPs. Sabe-se que existem diferenças marcantes entre o padrão genético dos CNPs e ADPs. Primeiro, são encontrados 60% menos genes mutados por tumor nos CNPs do que nos ADPs. Segundo, os genes mais comumente afetados por mutação nos ADPs (K-*ras, p16, p53* e *TGF-β*) estão raramente alterados nos CNPs e vice-versa. Terceiro, existe diferença no espectro de mutações entre ADPs e CNPs. Isso sugere que as mutações nos CNPs e nos ADPs se originem de mecanismos distintos[19].

Entre os desequilíbrios alélicos, as principais alterações genômicas envolvem ganhos ou perdas cromossômicas (7q, 17q, 20q e 6q, 11q, 11p), respectivamente, em regiões que representam genes candidatos a oncogenes ou genes supressores de tumor.

A mutação no gene *MEN-1* é a alteração genética mais comum encontrada nos CNPs, mas com frequências nitidamente diferentes entre os insulinomas (7%), em outros CNP funcionantes (44-67%) e nos CNP não funcionantes (27%). Mutações em K-*ras* somente foram demonstradas em insulinomas malignos metastáticos.

Mutações nos genes *DAXX* e *ATRX* são comuns e relacionadas a telômeros alterados. Clinicamente, mutações em *MEN-1*, *DAXX* e *ATRX* foram associadas a melhor prognóstico, principalmente em pacientes com CNP metastático. Foram também encontradas mutações em genes da via mTOR (*the mammalian target of rapamycin*) em aproximadamente 15% dos tumores, achado potencialmente útil na estratificação de pacientes para tratamento com inibidores de mTOR, por exemplo, everolimus[19,20].

A expressão dos oncogenes *Src* e *ciclina D1* (*CCND1*) encontra-se aumentada no CNP. Alguns estudos mostram que os genes *p16* (*CDKN2A*), *TIMP3*, *RASSF1A*, *MGMT* e *hMLH1* apresentam hipermetilação na região promotora[20].

CONCLUSÃO

Nas últimas duas décadas houve avanço exponencial no entendimento da biologia do câncer pancreático, da caracterização das lesões precursoras à identificação de um número crescente de alterações moleculares. Alguns desses achados têm resultado em novas terapias-alvo e diferentes estratégias de tratamento. Apesar dos continuados esforços, o câncer pancreático continua sendo uma doença extremamente agressiva e letal.

Sabe-se que ainda há muito a ser esclarecido para que se alcancem os objetivos fundamentais, como o desenvolvimento de testes diagnósticos para detecção precoce e estratégias terapêuticas efetivas nos portadores dessa neoplasia.

REFERÊNCIAS

1. Hidalgo M. Pancreatic cancer. N Engl J Med. 2010;362(17):1605-17.
2. Partensky C. Toward a better understanding of pancreatic ductal adenocarcinoma: Glimmers of hope? Pancreas. 2013;42(5):729-39.
3. Gnoni A, Licchetta A, Scarpa A, Azzariti A, Brunetti AE, Simone G, et al. Carcinogenesis of pancreatic adenocarcinoma: precursor lesions. Int J Mol Sci. 2013;14(10):19731-62.
4. Hruban RH, Adsay NV, Albores-Saavedra J, Compton C, Garrett ES, Goodman SN, et al. Pancreatic intraepithelial neoplasia – a new nomenclature and classification system for pancreatic duct lesions. Am J Surg Pathol. 2001;25(5):579-86.
5. Iacobuzio-Donahue CA. Genetic evolution of pancreatic cancer: lessons learnt from the pancreatic cancer genome sequencing Project Gut. 2012;61(7):1085-94.
6. Maitra A, Hruban RH. Pancreatic cancer. Annu Rev Pathol. 2008;3:157-88.
7. Jones S, Zhang X, Parsons DW, Lin JC, Leary RJ, Angenendt P, et al. Core signaling pathways in human pancreatic cancers revealed by global genomic analyses. Science. 2008;321(5897):1801-6.
8. Kubrusly MS, Cunha JEM, Bacchella T, Abdo EE, Jukemura J, Penteado S, et al. Detection of K-ras point mutation at codon 12 in pancreatic diseases: a study in a Brazilian casuistic. JOP. 2002;3(5): 144-51.
9. Fang Y, Yao Q, Chen Z, Xiang J, William FE, Gibbs RA, et al. Genetic and molecular alterations in pancreatic cancer: implications for personalized medicine. Med Sci Monit. 2013;19:916-26.

10. Koliopanos A, Avgerinos C, Paraskeva C, Touloumis Z, Kelgiorgi D, Dervenis C. Molecular aspects of carcinogenesis in pancreatic cancer. Hepatobiliary Pancreat Dis Int. 2008;7(4):345-56.
11. Cano C, Motoo Y, Iovanna JL. Epithelial-to-mesenchymal transition in pancreatic adenocarcinoma. TheScientificWorldJournal. 2010;10:1947-57.
12. Omura N, Goggins M. Epigenetics and epigenetic alterations in pancreatic cancer. Int J Clin Exp Pathol. 2009;2(4):310-26.
13. Hung SW, Mody HR, Govindarajan R. Overcoming nucleoside analog chemoresistance of pancreatic cancer: a therapeutic challenge. Cancer Lett. 2012;320(2):138-49.
14. Khan S, Ansarullah, Kumar D, Jaggi M, Chauhan SC. Targeting microRNAs in pancreatic cancer: microplayers in the big game. Cancer Res. 2013;73(22):6541-7.
15. Chile T, Fortes MAHZ, Corrêa-Giannella MLC, Brentani HP, Maria DA, Puga RD, et al. HOXB7 mRNA is overexpressed in pancreatic ductal adenocarcinomas and its knockdown induces cell cycle arrest and apoptosis. BMC Cancer. 2013;13:451.
16. Furlan D. APC alterations are frequently involved in the pathogenesis of acinar cell carcinoma of the pancreas, mainly through gene loss and promoter hypermethylation. Virchows Arch. 2014; 464(5):553-64.
17. Chin JY, Pitman MB, Hong TS. Intraductal papillary mucinous neoplasm: clinical surveillance and management decisions. Semin Radiat Oncol. 2014;24(2):77-84.
18. Fritz S, Fernandez-del-Castillo C, Mino-Kenudson M, Crippa S, Deshpande V, Lauwers GY, et al. Global genomic analysis of intraductal papillary mucinous neoplasms of the pancreas reveals significant molecular differences compared to ductal adenocarcinoma. Ann Surg. 2009;249(3):440-7.
19. Capurso G, Festa S, Valente R, Piciucchi M, Panzuto F, Jensen RT, et al. Molecular pathology and genetics of pancreatic endocrine tumours. J Mol Endocrinol. 2012;49(1):R37-50.
20. Zhang J, Francois R, Iyer R, Seshadri M, Zajac-Kaye M, Hochwald SN. Current understanding of the molecular biology of pancreatic neuroendocrine tumors. J Natl Cancer Inst. 2013;105(14): 1005-17.

Capítulo 45

Tumores Hepáticos

Luciana Oba Onishi Kikuchi
Flair José Carrilho
Venâncio Avancini Ferreira Alves

Nos últimos anos, com o aumento do uso dos métodos de imagem, as lesões hepáticas focais tornaram-se achado comum na prática clínica diária. Entre os tumores hepáticos benignos, a maioria apresenta curso indolente, mas alguns podem estar associados a sérias complicações, como é o caso do adenoma hepatocelular. Os tumores malignos hepáticos e de vias biliares, por sua vez, estão associados a prognóstico ruim, principalmente quando diagnosticados em estádio avançado. Portanto, o conhecimento das características clínicas, radiológicas, patológicas e moleculares de cada tumor é importante para o diagnóstico acurado e o tratamento apropriado.

Entre as lesões malignas primárias do fígado, o carcinoma hepatocelular (HCC) é o tumor mais comum. Outros tumores malignos primários incluem colangiocarcinoma, hemangioendotelioma e hepatoblastoma. A inflamação crônica do fígado e sua evolução para cirrose hepática é o principal fator de risco para o desenvolvimento do HCC e também está associado a uma grande proporção dos casos de colangiocarcinoma[1].

CARCINOMA HEPATOCELULAR

Aspectos epidemiológicos

Os tumores malignos primários do fígado correspondem à sexta causa de câncer e terceira causa de morte por câncer no mundo. O carcinoma hepatocelular (HCC) corresponde a 85 a 90% das neoplasias malignas primárias do fígado. A incidência global estimada é de 500.000-1.000.000/ano de casos novos de HCC, levando a 600.000 mortes por ano, em todo mundo, sendo a complicação mais frequente e a principal causa de óbito em pacientes com cirrose hepática compensada. A grande maioria dos casos de HCC está associada à cirrose hepática. Estima-se que a infecção crônica pelo vírus da hepatite B (HBV) e pelo vírus da hepatite C (HCV) esteja associada a mais de 80% dos casos de HCC no mundo[2].

O carcinoma hepatocelular caracteriza-se, do ponto de vista epidemiológico, por grande variabilidade geográfica, com distribuição mundial bastante heterogênea, o que provavelmente está relacionado a fatores etiológicos, como HBV, HCV e exposição à aflatoxina B1. Na África subsaariana e no leste da Ásia concentra-se a maioria dos casos (> 80%), sendo consideradas áreas de alta incidência[2]. O Brasil é considerado um País de baixa incidência de HCC. Estudo realizado em nosso serviço (Hospital das Clínicas da Faculdade de Medicina da Universidade de São Paulo – HC-FMUSP) mostrou incidência anual de 3,5% de HCC em pacientes cirróticos, sendo importante ressaltar o aumento progressivo desses índices nos últimos anos[3]. Estudos recentes na Europa e EUA demonstram aumento da mortalidade por HCC, enquanto a mortalidade por cirrose hepática diminuiu ou permaneceu estável. Nos EUA, o HCC é a causa de morte por câncer que apresenta crescimento mais rápido, com aumento de 80% da incidência anual nas últimas duas décadas[2]. Em 2009, inquérito nacional foi realizado para determinar o perfil clínico e epidemiológico de pacientes com HCC no Brasil. Dados de 29 centros que incluíram 1.405 pacientes diagnosticados com HCC foram analisados. A mediana de idade foi de 59 anos e 78% era do sexo masculino. Cirrose hepática estava presente em 98% dos casos. A infecção crônica pelo HCV foi a principal etiologia (54%), seguida pelo HBV (16%) e álcool (14%)[4]. A infecção crônica pelo HCV é o principal fator de risco para HCC em nosso meio. Ela aumenta o risco de HCC em 17 vezes. Hoje existem 170 milhões de pessoas infectadas pelo HCV no mundo[2]. No Brasil, em pacientes cirróticos com HCC, o HCV foi a causa mais frequente, correspondendo a 65% dos casos[4]. A grande maioria dos casos de HCC em pacientes com hepatite C acontece associada à cirrose hepática.

A infecção crônica pelo HBV é a causa mais frequente de HCC no mundo. Existem hoje 350 milhões de pessoas infectadas pelo HBV, o que corresponde a 5% da população mundial. Nos portadores crônicos, o risco de desenvolver HCC é 5-15 vezes maior que na população geral. Nos pacientes com HBV, 70 a 90% dos tumores acontecem em pacientes cirróticos. Entretanto, o HCC pode surgir também em pacientes com hepatite B não cirróticos[2]. O HBV é considerado um vírus carcinogênico, pois o DNA do vírus se integra no genoma do hospedeiro. Além disso, uma das proteínas virais (HBx) também parece exercer papel importante na hepatocarcinogênese[5]. Existem poucas evidências do efeito carcinogênico direto do álcool, e o desenvolvimento da cirrose hepática é o principal fator predisponente para o HCC. O efeito do álcool no risco para o HCC parece ser dose-dependente, com níveis de ingestão > 50 a 70g/dia, estando associado a risco aumentado. O álcool também exerce papel importante, aumentando o risco de desenvolvimento de HCC em portadores de hepatites C e B, aumentando em 2 vezes o risco nesses pacientes[2]. A doença hepática gordurosa não alcoólica (DHGNA) é, nos dias atuais, causa bem estabelecida de cirrose hepática, podendo evoluir com HCC. O tumor em geral se desenvolve nas fases avançadas da doença, onde os marcadores histológicos de esteato-hepatite estão ausentes. Foi observado que a maioria dos pacientes com HCC associado à cirrose criptogênica apresentava fatores de risco para síndrome metabólica, como hipertensão arterial sistêmica (HAS), *diabetes mellitus* (DM), obesidade, entre outros[2]. A cirrose hepática criptogênica corresponde a cerca de 13% dos casos de HCC. A obesidade é um fator de risco independente para o desenvolvimento de HCC, aumentando o risco em 1,5 a 4 vezes[6]. O DM está presente em 20 a 30% dos pacientes com cirrose hepática. Também representa fator de risco independente para o desenvolvimento do HCC e aumenta o risco para esse tumor em portadores de outras hepatopatias crônicas, como HCV, HBV e álcool. Em nosso grupo, entre 394 pacientes com HCC diagnosticados durante 8 anos, sete foram identificados com HCC na presença de DHGNA confirmada por biópsia. A cirrose estava presente em 6 de 7 pacientes, mas foi identificado 1 paciente com HCC bem diferenciado no contexto de DHGNA sem cirrose (fibrose estádio 1) baseado em repetidas biópsias, ausência de hipertensão portal por avaliações clínica e radiológicas e inspeção cirúrgica direta[7]. A aflatoxina B1 (AFB1) é um carcinógeno químico relacionado à hepatocarcinogênese. Corresponde a um fator de risco importante para o HCC em muitas áreas africanas subsaarianas, como Moçambique, e áreas do sudeste asiático, como Indonésia. Estima-se que a exposição à aflatoxina aumenta o risco de HCC em 4 vezes. Quando associada ao HBV, esses dois fatores aumentam o risco de HCC em 60 vezes[2]. Os eventos moleculares associados ao HCC estão relacionados a alterações genéticas e mutações (como a mutação no gene *p53*) desencadeadas pela exposição à toxina. A mutação 249^{Ser} *TP53* foi encontrada em 28% das amostras de HCC no Brasil, uma prevalência elevada[8]. Portadores de cirrose hepática secundária a hemocromatose hereditária apresentam risco elevado de carcinoma hepatocelular. O risco relativo nesse grupo é em torno de 20 vezes maior do que a população geral. A incidência do HCC em pacientes com cirrose biliar primária estádio 4 é a mesma de pacientes cirróticos pelo HCV. Para cirrose hepática secundária à deficiência de alfa-1-antitripsina ou hepatite autoimune, não há dados de estudos de coorte que relatem a incidência do HCC.

Atualmente, o rastreamento para HCC é recomendado em populações de alto risco, leia-se paciente com cirrose hepática estabelecida. O objetivo do rastreamento é a detecção precoce do HCC, para que tratamentos potencialmente curativos possam ser empregados a fim reduzir a mortalidade. O rastreamento deve ser feito com ultrassonografia de abdome a cada 6 meses[9]. A AFP parece trazer benefício na prática clínica, se avaliada de forma dinâmica e sempre associada à ultrassonografia[2]. A figura 45.1 mostra o algoritmo diagnóstico para pacientes com suspeita de HCC. O aspecto de imagem típico para HCC à tomografia computadorizada ou ressonância magnética é uma lesão hipervascular durante a fase arterial, seguida por hipointensidade (*washout*) durante a fase portal ou tardia. Se a lesão não apresentar esse aspecto típico, um segundo exame de imagem ou a biópsia do nódulo hepático podem ser realizados para estabelecer o diagnóstico de HCC[10]. Diversos estudos recentes defendem a realização de biópsias no maior número possível de casos, em consonância com a prática diagnóstica consagrada para todos os tumores sólidos dos demais órgãos. Tal conduta, sempre respeitando possíveis comorbidades e os riscos de sangramento inerentes a cada paciente, tem por principal alvo o aprimoramento diagnóstico, trazendo consigo a enorme oportunidade de avanços na seleção de critérios prognósticos, incluindo a identi-

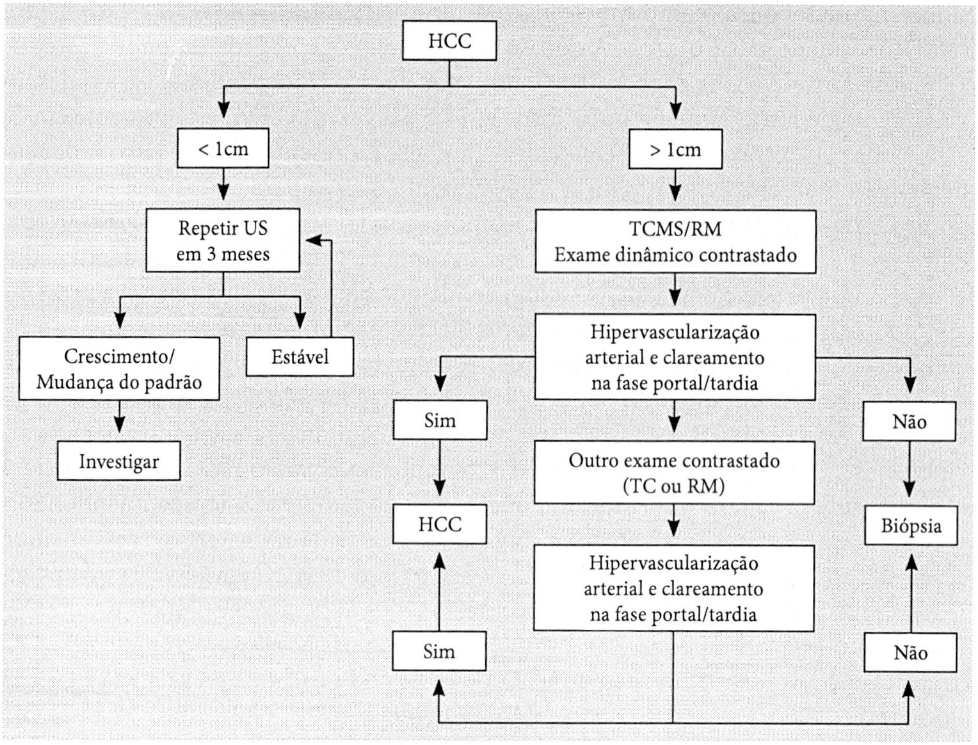

FIGURA 45.1 – Fluxograma para investigação de nódulo hepático em paciente com cirrose hepática[10].

ficação de subtipos, grau de malignidade e outras variáveis histopatológicas. Em especial, a análise do tumor em espécimes de biópsia, peça cirúrgica, explante ou de necropsia, é ferramenta essencial para viabilizar a integração morfomolecular, com toda janela de oportunidades terapêuticas que poderão ser acrescidas em futuro próximo[11]. Como a maioria dos casos de HCC ocorre em cirróticos, a avaliação da função hepática e do estado geral do paciente é extremamente importante para definir a terapêutica e o prognóstico. O sistema de estadiamento do grupo de Barcelona (BCLC) apresenta um diferencial importante em relação aos outros, pois, além de classificar os pacientes, ele orienta na terapêutica (Figura 45.2)[10].

Aspectos morfológicos

O carcinoma hepatocelular (HCC) é a neoplasia maligna que reproduz características morfológicas e moleculares dos hepatócitos em suas várias fases de maturação. É a neoplasia primária mais frequente no fígado: entre 14.386 biópsias hepáticas sequenciais na Divisão de Anatomia Patológica do Hospital das Clínicas, 810 corresponderam a tumores, 680 dos quais malignos. Entre esses, 319 foram diagnosticados como HCC. Importa salientar que o cenário de ocorrência dessas neoplasias, em sua vasta maioria,

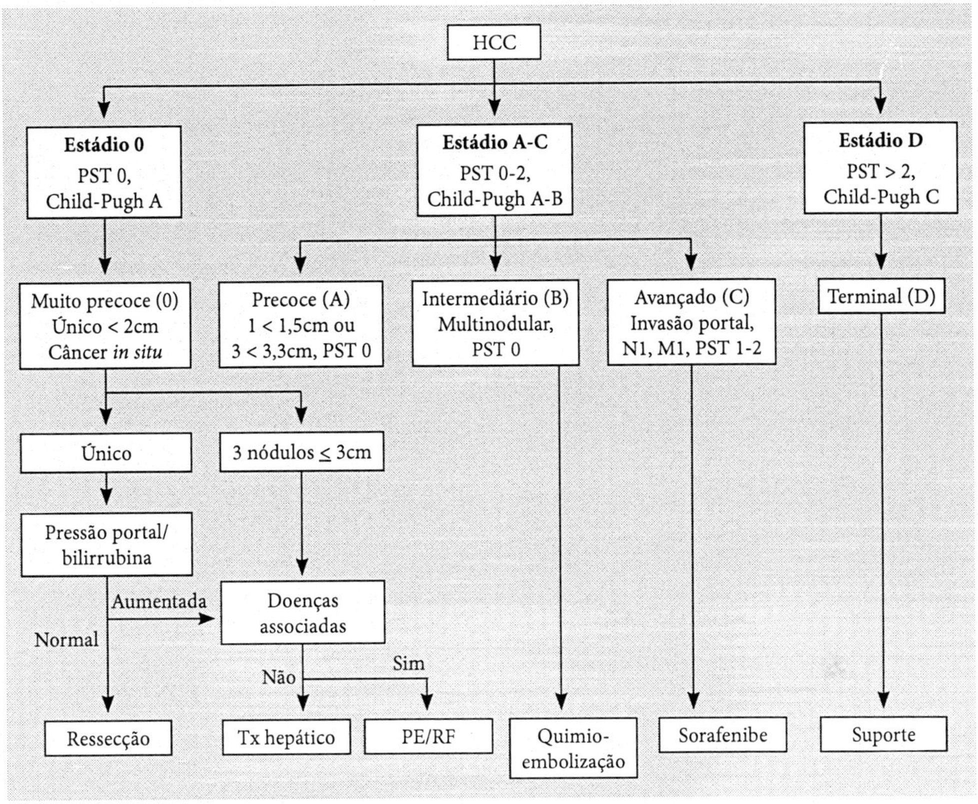

FIGURA 45.2 – Classificação e tratamento do HCC de acordo com o grupo BCLC (Barcelona Clinic Liver Cancer)[10]. PST = escala de desempenho/*status;* PEI = injeção percutânea de etanol; RF = radiofrequência.

é o fígado que sofre inflamação crônica, que, em nossa experiência, já apresenta evidências clinicopatológicas de cirrose em mais de 90% dos casos. Inquérito de abrangência nacional constatou variações regionais, sendo a média nacional dessa associação de HCC com cirrose de 71%[12].

Ainda que menos frequente, o HCC pode também incidir em fígado não cirrótico, por vezes mesmo fora do contexto das hepatites crônicas ou das esteato-hepatites, merecendo menção, nesse cenário, a possível origem do HCC em adenomas. A variante fibrolamelar do carcinoma hepatocelular também incide em fígados sem prévia lesão histopatológica.

A ausência de manifestações clínicas exuberantes nas fases iniciais do HCC, a dificuldade de sua identificação por imagens nos fígados cirróticos e a grande heterogeneidade nos critérios histológicos adotados em diferentes regiões foram grandes obstáculos à compreensão da sequência de mecanismos e de lesões precursoras do HCC, sendo esse um campo de grande progresso das diversas especialidades na última década, como passaremos a discutir.

Lesões potencialmente precursoras do HCC

Diversos encontros entre patologistas, clínicos e radiologistas de diversos países permitiram a adoção de nomenclatura mais homogênea de lesões hepatocelulares potencialmente pré-malignas[13,14]. Hepatócitos individuais ou em pequenos grupos (chamados "focos displásicos quando inferiores a 1mm de diâmetro") podem apresentar alterações morfológicas e moleculares, não sendo identificáveis nem mesmo pelos métodos de imagens mais modernos. As principais lesões nessa categoria são:

Alteração (displasia) de células pequenas

Caracterizam-se morfologicamente por serem hepatócitos menores que os habituais, com citoplasma mais basófilo, apresentando núcleo discretamente hipercromático, sendo também discreto o aumento da relação núcleo-citoplasma notando-se aproximação dos núcleos das células vizinhas (*nuclear crowding*).

A "lesão de células pequenas" é considerada potencialmente pré-maligna com base em seu índice maior de proliferação, contrastando com menores taxas de apoptose, bem como pelo encontro de ganhos e perdas de cromossomos também encontrados no HCC adjacente, mas não nas demais áreas do parênquima cirrótico do mesmo fígado[13].

Alteração (displasia) de células grandes

A definição morfológica dessa alteração inclui o aumento de volume de hepatócitos com pleomorfismo de núcleos, únicos, duplos ou múltiplos. Como seu citoplasma também se torna mais volumoso, nem sempre se caracteriza aumento da relação nucleocitoplasmática, não havendo "adensamentos nucleares".

A possível natureza pré-neoplásica dessa lesão tem motivado polêmica nas últimas três décadas. As aberrações nucleares e seu frequente encontro em fígado cirrótico, inclusive naqueles em que há HCC, são fatores apontados pelos que defendem tal hipótese. Outros consideram tal fenômeno reativo ou apenas acompanhando o HCC em um "efeito paraplástico". Sob o ponto de vista molecular, algumas evidências sugerem que derivem de hepatócitos envelhecidos pela persistência da atividade inflamatória e regeneração celular ("replicação de célula senescente" ligada a distúrbios em telomerase)[15]. Outro grupo de lesões pré-neoplásicas corresponde aos "macronódulos", que são nódulos maiores que 0,8cm ou que se destacam dos demais em casos de cirrose pela diferença de cor ou de textura[14]. Enquanto muitos desses são apenas "macronódulos regenerativos", apresentando perfil morfológico e molecular similar aos dos nódulos menores do tecido cirrótico adjacente, outros já são chamados "displásicos", sendo-lhes atribuído variado potencial pré-neoplásico.

Nódulo displásico de baixo grau – a principal característica desses nódulos é aspecto morfológico relativamente homogêneo de todas suas células, diferindo dos nódulos adjacentes, aspecto interpretado como "clonal". Também é possível que tal uniformidade seja observada por esteatose uniforme ou pelo acúmulo de ferro em suas células, contrastando com a ausência de tais alterações nos demais nódulos do mesmo fígado. Tais nódulos, entretanto, não apresentam alterações arquiteturais ou citológicas sugestivas de neoplasia. Em recente revisão de uma série de macronódulos por patologistas hepáticos especializados, os nódulos displásicos foram consistentemente separados dos HCC pequenos, mas seu diagnóstico diferencial com os macronódulos regenerativos nem sempre se mostrou reproduzível.

Nódulo displásico de alto grau – tais lesões, com faixa de 1 a 2cm de diâmetro, apresentam-se vagamente nodulares, sem cápsula evidente, sendo compostas por traves singelas ou duplas de hepatócitos adensados, com aproximação de núcleos (*nuclear crowding*), verificando-se células com atipias similares às descritas nas alterações de células pequenas. Elas, nesse momento, demonstram um desvio do padrão vascular para predomínio de irrigação arterial, encontrando-se "artérias isoladas" ocasionais.

Carcinomas hepatocelulares pequenos – os HCC com menos de 2cm de diâmetro podem apresentar morfologia muito similar à dos nódulos displásicos de alto grau, sendo essencial para esse diagnóstico diferencial o encontro de microinvasão de vasos septais ou de invasão do estroma peritumoral.

Consensos internacionais recentes[16] identificam e nomeiam em separado dois tipos de HCC pequenos, especialmente com base em estudos anteriores de autores japoneses:

- Carcinoma "inicial" ou "com margens indistintas" tem aspecto vagamente nodular, mostrando-se muito bem diferenciado.
- Carcinoma "em progressão" "tipo nodular" já apresenta cápsula bem evidente, por vezes mais espessa, apresentando, de forma habitual, áreas moderadamente diferenciadas (por vezes compondo "nódulos dentro de nódulos"), sendo nessas lesões ocasionalmente encontrada invasão microvascular.

Ainda que os estudos evolutivos de tais lesões sejam de difícil montagem, incluindo imprecisões decorrentes da cirrose como doença de base e da possível multicentricidade de lesões, os dados disponíveis apontam para maior tempo até a recidiva e maior sobrevida dos carcinomas com margens indistintas submetidos a ressecção[16].

Carcinomas hepatocelulares intermediários e avançados – neoplasias maiores tendem a apresentar invasão vascular, metástases intra-hepáticas ou à distância e insuficiência hepática, sendo atualmente considerado o limite para indicação de cirurgia curativa (transplante hepático) ou, quando possível, ressecção do(s) nódulo(s), a identificação de um tumor de até 5cm ou 3 tumores cujo maior não excede 3cm, sendo sua sobrevida de 5 anos de 40-70%[17]. Tumores mais avançados que esses ainda são grande contingente, com sobrevida média relatada de 11-20 meses, sendo essa a população-alvo para o tratamento com bases moleculares.

Aspectos moleculares da carcinogênese hepatocelular

Fatores genéticos e epigenéticos têm sido muito estudados nos últimos anos nas várias etapas da formação do HCC. Alguns mecanismos de transformação se mostram presentes na grande maioria dos casos de HCC, mas processos específicos podem ser somados na dependência de cada fator etiológico. Por exemplo, sabemos que o HBV pode se integrar ao DNA da célula infectada, levando eventualmente a instabilidade genômica, alterações estruturais de cromossomos e hiperexpressão da proteína HBx, com transativação significativa de moléculas, como NF-*kappa* B[5]. Por sua vez, a exposição crônica a aflatoxinas pode levar à formação de adutos de DNA, podendo induzir a uma mutação no códon 249 do gene supressor de tumor *p53* que é atualmente considerada a assinatura genética da participação desse carcinógeno em casos de HCC[8,18]. Os primeiros eventos relevantes na transformação neoplásica hepatocelular parecem ocorrer já em hepatopatias crônicas prévias à cirrose, quando predominam as alterações quantitativas da expressão gênica, principalmente por mecanismos epigenéticos[19]. Nessa fase, muitas sinalizações moleculares participantes do processo inflamatório mostram-se importantes para o surgimento de lesões precursoras das neoplasias. A criação de um ambiente hiperproliferativo é favorecida pela hiperexpressão de fatores de crescimento, incluindo o TGF-α (fator de crescimento transformador alfa) e IGF-2 (fator de crescimento insulina-símile).

O encurtamento de telômeros, demonstrando senescência celular progressiva, tem sido observado em diversas hepatopatias crônicas, sendo tal fenômeno relacionado à iniciação e à progressão dos HCC. Tal encurtamento resulta em instabilidade cromossômica, levando à aneuploidia[15]. Aberrações da metilação estão entre os principais mecanismos epigenéticos, podendo ocorrer hipometilação (demetilação) de todo o genoma celular, associada à ativação de proto-oncogenes, como *c-MYC*, *Ha-Ras*, *c-JUN*, levando à instabilidade genômica. De outra parte, a hipermetilação *de novo* de ilhas CpG situadas em regiões promotoras de genes supressores tumorais leva a seu silenciamento, conduzindo também a instabilidade genômica[20]. Alguns tipos dessas alterações são demonstrados desde fases precoces em praticamente todas as neoplasias, sendo provavelmente responsáveis, em parte, pela heterogeneidade das células de um mesmo clone neoplásico. A expressão de metiltransferases de DNA, que catalisam tanto a metilação como a demetilação de DNA, é aumentada em casos de hepatite crônica e de cirrose.

Calvisi et al.[20] identificaram a ativação do *Ras* e de seus efetores *ERK*, *AKT* e *RAL* devido ao silenciamento epigenético de inibidores do *Ras* em todos os 30 casos humanos estudados. Também estiveram inativados pelo menos um gene envolvido na inibição das vias Jak/Stat e *Wnt/B-catenina*. Visando excluir a hipótese de que a ativação do *Ras* nesses experimentos fosse decorrente de mutações somáticas de algum dos membros do *Ras*, aqueles autores documentaram a ausência de mutações em *H-Ras*, *K-Ras* e *N-Ras*, bem como em *EGFR* (que atua como modulador dessa via) e dos efetores *A-RAF*, *B-RAF* e *RAF-1*. Sendo tais alterações de caráter funcional, é possível aceitar a possibilidade de, em determinada fase da carcinogênese, alguns desses genes estarem inativados, sendo posteriormente reativados durante a progressão tumoral.

Um aspecto crítico na hepatocarcinogênese é a capacitação da célula transformada para invadir o estroma peritumoral e seus microvasos. Estudos de expressão gênica diferencial já caracterizaram alguns genes relevantes, como os que codificam as proteinas glipican-3 (GPC-3), proteína do choque térmico-70 (HSP-70) e glutamina sintetase (GS). Como os produtos proteicos desses genes alterados são detectáveis por imuno-histoquímica, diversos grupos, com destaque para o da Universidade de Milão, têm demonstrado a utilidade da detecção dessas proteínas no diagnóstico diferencial entre nódulo displásico de alto grau e carcinoma hepatocelular pequeno[13]. Os HCC já instalados apresentam grande variabilidade de alterações cromossômicas e gênicas. Entre as alterações estruturais cromossômicas, há tempos chamam a atenção as frequentes perdas em diversas regiões de muitos cromossomos, com destaque para 1p, 4q, 5q, 6q, 7p, 8p, 9p, 10q, 11p, 13q, 16p, 16q e 17p. Em várias dessas regiões de perdas da heterozigozidade, encontram-se importantes genes supressores de tumores, como *p53*, na região 17p; *RB*, na região 13q; *PTEN*, na região 10q, que deixariam de exercer suas funções reguladoras.

Por outro lado, a maioria dos HCC apresenta ganhos consistentes nos cromossomos 1q, 6p, 8q e 17q. Essas alterações podem ser responsáveis pela ativação ou inativação de genes essenciais no controle celular. Chiang et al.[21] demonstraram ganhos na região 6p21, incluindo área do lócus em que se situa o gene *VEGFA*, aspecto que, mesmo ocorrendo em pequena fração dos casos de HCC, une os achados cromossômicos e gênicos com o conhecimento já gerado de alterações da angiogênese e com a perspectiva de ação terapêutica específica mediante o uso de moléculas que interfiram nessa via.

A progressão do HCC para fases mais avançadas inclui a capacidade de invasão e de metástases intra e extra-hepáticas. Perdas de heterozigosidade nas regiões 13q, 17p e, em especial, 16q têm-se mostrado associadas ao surgimento de metástases e à pior sobrevida, mas ainda não há comprovação dos principais genes alterados nessas regiões.

Principais vias moleculares na carcinogênese hepatocelular

As evidências até agora disponíveis indicam que várias vias moleculares podem ser alteradas em diferentes casos, sendo aparente a necessidade de acúmulo de diversos eventos gênicos relacionados à interação do parênquima com o estroma tumoral. Algumas moléculas envolvidas nessa interação são de adesão, como laminina-5, variantes de CD44 e osteopontina. Proteínas relacionadas à digestão de matriz extracelular como *urokinase plasminogen activator/plasminogen activator inhibitor-1* (uPA/PAI-1) ou metaloproteases têm sido estudadas. Entre os estimuladores da angiogênese, a via VEGF mostra-se ativada em vários pontos, mediante diversos mecanismos, como ganhos cromossômicos, amplificação da região 6p21, hiperexpressão de genes como *VEGFA*[21].

STAT3 é um fator de transcrição implicado na formação de metástases, parecendo necessário para a síntese de proteína HIF-1-alfa por um mecanismo independente de hipóxia, mediado por PI-3K/Akt. Moser et al.[22] demonstraram que a droga ENMD-1198 (análogo de outra promissora molécula 2ME2) foi capaz de reduzir a fosforilação em células de HCC, contribuindo para a inativação de HIF-1-alfa. Essa droga reduziu também a expressão de RNAm de *VEGFA*, reduzindo ainda as propriedades de migração e invasão nas células de HCC. O quadro 45.1 apresenta uma adaptação da síntese dos principais distúrbios genéticos na hepatocarcinogênese preparado por Marquard e Torgerisson[23].

QUADRO 45.1 – Principais alterações gênicas na carcinogênese hepatocelular.

	Genes	Frequência (%)
Manutenção de telômeros	TERT	20-60
WNT/β-catenina	*CTNNB1, AXIN1/2, AP*	2-33
Ciclo celular	*TP53, CKN2A/B, CCND/E1, CDKs, RB1*	4-35
Apoptose	*TNFRSF10A/B, TRADD, CASP3/9, XIAP*	8-20
Alterações epigenéticas	*ARID1A, ARID2, MLL*	10-24
Proliferação celular	*FGF19, RPS6KA, IRF2, KRAS*	2-15
Resposta imune	*IL6R, IL20, IL6, JAK1*	2-26
Regulação do estresse oxidativo	*NFEL2, KEAP1*	6-8

Entre as várias tentativas de classificação de HCC com base em alterações genéticas, destacam-se as dos grupos do *National Cancer Institute* – USA, coordenado por Thorgeirsson[24-26], do Mount Sinai Hospital, NY-USA de Llovet et al.[21,27] e a do consórcio francês liderado por Zucman-Rossi[28-30]. Mesmo reconhecendo a presença de divergência em diversos achados, as evidências até agora obtidas sobre alterações genômicas em HCC convergem em seus aspectos gerais, permitindo a discriminação de HCC nos seguintes grupos:

1. Alta proliferação, instabilidade cromossômica, frequente ativação de *IGF*, *mTOR/AKT* e escassa mutação de *CTNNB1*. A expressão de gene *HIF-1-alfa* e dos genes com ação antiapoptose é elevada, bem como daqueles envolvidos em ubiquitinação e sumoilação, indicando degradação seletiva de proteínas críticas, incluindo os inibidores de ciclo celular. Parece ser relacionada a células progenitoras, com índices muito altos de alfafetoproteína, imunoexpressão de CK 19 e sobrevida muito curta.
2. Ativação da via Wnt, com elevada frequência de mutação de *CTNNB1*.
3. Ativação da via dos interferons, com ativação de genes relacionados, relatos de tumores menores, maior índice de células em apoptose e maior infiltrado leucocitário intratumoral.
4. Polissomia do cromossomo 7 e concomitante hiperexpressão de múltiplos genes nesse cromossomo, contrastando com a ausência de ganhos em 8q (que, em geral, é a segunda maior região de alterações cromossômicas em HCC). Futuros estudos deverão abordar possíveis alterações dos genes *EGFR* e *MET*, situados no cromossomo 7 em casos desse grupo, lembrando que a amplificação do *MET* foi relatada com maior frequência em HCC associados com infecção pelo HBV, sendo rara nos casos com HCV.
5. Ganhos no cromossomo 6, especialmente na região 6p21, com amplificação do gene *VEGFA*, aí situado. Esses casos parecem ser menos frequentes, mas são, potencialmente, alvos mais diretos para terapêutica antiangiogênica.

A frequência de casos alocados em cada uma dessas classes ainda não é bem definida, parecendo haver grande variação na dependência das causas envolvidas.

Aplicações práticas de estudos moleculares em HCC

O atual conhecimento das alterações moleculares já permite a identificação de diversos "marcadores biomoleculares", alguns dos quais já preliminarmente propostos para uso médico, incluindo algumas abordagens ao estudo de amplificações gênicas por FISH ou CISH e de mutações gênicas, mediante PCR e sequenciamento, ou de sua expressão, sendo mais relatados os testes de Northern e Western blots. A experiência prática tem sido muito maior com a determinação das proteínas, que são os produtos finais das alterações gênicas mediante técnicas imuno-histoquímicas, sendo algumas das mais promissoras aqui discutidas.

Análise de risco de evolução da cirrose para carcinoma

O estudo morfológico, mesmo antes da presença de displasia, pode selecionar casos de maior risco de evolução para HCC pela adoção de prática do conceito molecular que estados hiperproliferativos são ambientes propícios para a carcinogênese. Vários autores[13,19,31] comprovaram aumento progressivo do índice de células ativadas para o ciclo celular da hepatite crônica para a cirrose, para os nódulos displásicos, atingindo o máximo nos HCC. Encontraram também índices mais elevados no tecido cirrótico em fígado portador de HCC do que em casos de cirrose sem HCC. Donato et al.[32], estudando as biópsias com diagnóstico inicial em 208 pacientes com cirrose compensada durante 88 meses, verificaram que, entre os casos com índices de reatividade ao PCNA (*proliferation cell nuclear antigen*) < 2%, apenas 1,1% apresentou evolução para HCC, contrastando com o surgimento da neoplasia em 5,2% naqueles com índice > 2% na biópsia inicial (RR = 4,9).

A expressão de *TGF-α* e de *IGF-2* reflete a expressão de diversos genes fortemente *upregulated* por mecanismos epigenéticos. Thorgeirsson e Grisham[19] demonstraram a associação de tal expressão relacionada a aumento do índice de reatividade ao PCNA desde fases bem iniciais da carcinogênese, gerando também a expectativa de que a detecção de *TGF-α* e de *IGF-2* possa servir como marcador de risco em casos de cirrose.

Diferenciação entre nódulo displásico de alto grau (NDAG) e HCC pequeno

Os achados histológicos nos NDG têm marcada sobreposição aos dos HCC pequenos, bem diferenciados, levando a considerável variação interobservadores mesmo entre hepatopatologistas especializados[14]. O critério definitivo para esse diagnóstico diferencial é a presença de invasão de estroma ou de invasão microvascular, aspectos nem sempre representados em biópsias por agulha.

Estudos de expressão gênica diferencial a partir de amostras cirúrgicas já permitiram a seleção de diversos genes hiperexpressos nos HCC pequenos bem diferenciados e o estudo imuno-histoquímico de suas proteínas nesses nódulos traz resultados promissores, destacando-se, entre outros, glipican-3, *HSP-70* e glutamina-sintase (GS)[13]. Glipican-3 (*GPC3*) é um membro da família glipican de proteoglicanas ligada à superfície celular, havendo evidências de seu papel de inibidor da proliferação celular e de indutor da apoptose. O gene é frequentemente metilado em diversas neoplasias, sugerindo-se um papel de gene supressor de tumores. Entretanto, em HCC, esse gene mostra-se hiperexpresso tanto por avaliação de RNAm como de seu produto proteico.

O desenvolvimento do anticorpo monoclonal IG12 permitiu sua aplicação em tecidos incluídos em parafina mediante amplificação com os polímeros curtos de dextrana, sendo dominante o padrão de reatividade citoplasmática, vendo-se também células com positividade em membrana e em distribuição canalicular. Nos primeiros estudos, a sensibilidade tem sido referida na faixa de 75-80%, com especificidade superior a 90% em HCC pequenos. Como em muitas aplicações médicas da imuno-histoquímica, a pesquisa de *GPC3* precisa ser interpretada no contexto clinicomorfológico, pois já foram encontradas reações positivas em hepatócitos em regeneração em casos de hepatites e também em lesões melanocíticas.

HSP-70 é um dos genes da classe das "proteínas do choque térmico" participantes da progressão no ciclo celular e da apoptose. Especialmente em condições de estresse oxidativo, devido às hepatites crônicas, a produção de genes *HSP* é ativada. Assim como *HSP-27*, *HSP-70* mostra-se potente antiapoptótico. No estudo de expressão diferencial de um conjunto de 12.600 genes[33], *HSP-70* mostrou-se o gene mais abundantemente hiperexpresso em HCC pequeno quando comparado com lesões pré-neoplásicas. O desenvolvimento de anticorpo monoclonal SC-24 revela sua distribuição nuclear e citoplasmática, geralmente em distribuição focal, sendo relatada sensibilidade de 70% na detecção de HCC em espécimes cirúrgicos.

Glutamina sintase (GS) catalisa a síntese de glutamina a partir de amônia e glutamato, sendo sua expressão restrita a hepatócitos que circundam a vênula hepática terminal centrilobular. O desenvolvimento do anticorpo monoclonal permitiu a detecção de GS em amostras retrospectivas guardadas em parafina.

Além de seu produto, glutamina, ser fonte de energia para células neoplásicas, o gene *GS* é alvo de ativação pela betacatenina, postulando-se, portanto, ser a positividade imuno-histoquímica de *GS* um indicador indireto de mutações da betacatenina ou pelo menos de algum grau de ativação da via Wnt. Como estudos de hepatocarcinogênese experimental em roedores mostraram que HCC deriva de hepatócitos GS+, alguns autores resolveram avaliar seu possível uso como marcador tumoral. Para aumentar a especificidade da detecção imuno-histoquímica de *GS* como indicador de malignidade, apenas reatividade forte e difusa deve ser valorizada, o que ocorre em aproximadamente 50% dos HCC, inclusive nos pequenos.

Isoladamente, nenhum desses marcadores apresenta valor diagnóstico absoluto, parecendo uma boa estratégia o uso desses três anticorpos em um painel. Di Tommaso et al.[34] encontraram, em produtos de ressecção de HCC pequenos e de nódulos displásicos, sensibilidade de 72% e especificidade de 100% para HCC. Em 2009, os mesmos autores demonstraram a utilidade desse painel também em biópsias, atingindo sensibilidade de 58,7%, mantendo especificidade de 100%[35].

Estudos com amplas casuísticas de biópsias de diversos centros deverão comprovar a utilidade desses painéis na rotina diagnóstica.

Biomarcadores de interesse prognóstico ou na seleção terapêutica

Apesar de tantos avanços no diagnóstico e no tratamento, exceto nos casos diagnosticados em fase precoce, principalmente mediante sistemas de *screening*, o HCC ainda se mostra letal na maioria dos pacientes, motivando as pesquisas para a melhor seleção de casos que possam ter expectativa de cura mediante ressecção cirúrgica ou transplante, sendo também desejável o encontro de biomarcadores com valor preditivo para resposta à terapia dirigida a alvos moleculares.

Sendo os HCCs neoplasias altamente dependentes da neoangiogênese, alguns dos alvos moleculares relacionados a tais processos são importantes alvos terapêuticos, o que possivelmente explica o sucesso obtido em diversos casos tratados com sorafenibe, cuja ação, entre outras, inclui o bloqueio de vias relacionadas aos fatores de crescimento de endotélio vascular (VEGF e VEGFR). Entretanto, como tais ensaios clínicos não foram acompanhados da pesquisa de biomarcadores, ainda não há testes laboratoriais disponíveis para a seleção de portadores de HCC com maior probabilidade de resposta terapêutica.

A inclusão de pesquisas de biomarcadores nos novos ensaios clínicos com candidatos a agentes terapêuticos, seguindo o que se faz nos tumores de mama e de pulmão, cuja terapia está em fase bem mais desenvolvida, tem sido testada, começa a trazer resultados animadores, representados pelo ensaio clínico com o uso de tivantinibe, inibidor de *c-MET*, no qual casos cuja biópsia demonstrou positividade imuno-histoquímica para *MET* tiveram melhor resposta terapêutica[36]. Nossa expectativa é que o conhecimento dos principais mecanismos de formação de tumores e da relação entre o tecido hepático, a resposta sistêmica do paciente e a constituição do próprio tumor permitirá a seleção de painéis moleculares mais amplos para melhor avaliação prognóstica ou preditiva da resposta a determinada terapia. Como a ação dos principais agentes hepatocarcinogênicos é difusa, mesmo entre os casos em que a ressecção cirúrgica foi bem indicada e efetuada, os índices de recidiva têm sido habitualmente superiores a 50%. A compreensão atual é que as recidivas nos primeiros 2 anos pós-cirurgia possam decorrer da disseminação não controlada do primeiro tumor, enquanto as recidivas tardias (> 2 anos) podem mais provavelmente corresponder a um segundo tumor.

Sob essas premissas, os grupos cooperativos norte-americano e coreano do NCI-USA, estudando principalmente casos de HCC associados a infecções por HBV, identificaram duas assinaturas genéticas que segregam grupos de casos quanto ao potencial de recidiva a curto e longo prazo. O melhor valor prognóstico para a recidiva nos dois primeiros anos pós-cirurgia foi obtido por Kim et al.[25], por meio de uma assinatura genética de 65 genes expressos em amostras do próprio tumor. Coerente com a hipótese de que tais recidivas precoces têm por patogênese a disseminação local (satélites, micrometástases, células neoplásicas residuais), o maior contingente desses genes hiperexpressos no tumor original está associada com propriedades relacionadas à invasão e à angiogênese.

Por outro lado, coerente com a hipótese de que recidivas tardias (> 2 anos pós-cirurgia) têm por patogênese o surgimento de tumores novos, Kim et al.[26] identificaram uma assinatura gênica composta de 223 genes diferencialmente expressos no tecido adjacente com capacidade prognóstica para tais recidivas tardias. A categorização dos genes, conforme suas capacidades funcionais, demonstrou que essa assinatura era rica em genes relacionados à resposta inflamatória, ao controle da morte células e à indução de progresso no ciclo celular, refletindo também a iniciação de regeneração hepatocelular. Entre esses, Kim et al. descobriram representação acentuada de cinco fatores de crescimento, *NOTCH1, STAT3, PDX1, TP53* e *RELA*.

Outra classificação de HCCs, conforme expressão gênica estudada por cDNA *microarrays*, havia sido descrita por Hoshida et al.[37], que identificaram 186 genes diferencialmente expressos no tecido hepático adjacente a neoplasias operadas, também se mostrando prognósticas para recidivas tardias (< 2 anos).

Essas duas assinaturas incluem poucos genes em comum, o que pode ser decorrente do uso de técnicas moleculares diferentes, mas principalmente da causa predominante, pois enquanto os HCCs estudados por Kim et al.[26] decorrem, em sua vasta maioria, de infecções crônicas pelo HBV, aqueles analisados por Hoshida et al.[37] são principalmente causados pelo HCV. Mesmo assim, Kim et al.[26] informam que, nos casos em que foi possível a análise integrada das duas assinaturas, o valor prognóstico da combinação das duas foi superior ao oferecido pelas assinaturas individualmente.

Como mencionamos anteriormente, importantes diferenças têm sido encontradas nos mecanismos de hepatocarcinogênese em decorrência dos agentes causais. Por isso, os estudos que começam a ser publicados precisarão agora ser confrontados com as pesquisas em coortes ricas em casos de HCC causados por HCV, integrando as diversas abordagens moleculares quanto ao conjunto de seus genes, das proteínas por eles codificadas, bem como de fatores epigenéticos e da resposta do local e sistêmica do hospedeiro.

Conclusão

Nos vertiginosos avanços nas pesquisas moleculares, especialmente na última década, estudos tornaram evidente a participação de muitas alterações genéticas na hepatocarcinogênese. Ainda que suas análises apenas no plano molecular não tenham se mostrado suficientes para a compreensão da transformação e progressão neoplásica, os estudos mais abrangentes que valorizaram sua integração nos contextos epidemiológico, clínico e histopatológico parecem agora delinear o caminho para a compreensão de aspectos responsáveis pelo direcionamento da célula hepática para a transformação neoplásica, para o diagnóstico essencial entre nódulos displásicos de alto grau e HCC pequenos. Essa abordagem multidisciplinar mostra-se assim altamente promissora para a compreensão das bases para a identificação de grupos de HCC com diferente potencial evolutivo e sinalizando para a seleção de moléculas candidatas a agentes terapêuticos de especial importância nos casos avançados em que o tratamento cirúrgico já não pode ser indicado.

ADENOMA HEPATOCELULAR

O adenoma hepático é uma lesão hepática benigna, predominante em mulheres com idade média de 40 anos ao diagnóstico. Geralmente, são lesões solitárias, mas podem ser múltiplas. Os fatores de risco para o desenvolvimento e crescimento são uso de contraceptivos orais, gestação, uso de esteroides anabolizantes e doenças de depósito de glicogênio. Exames de imagem com contraste mostram lesão bem definida, rica em gordura e com importante hipervascularização na fase arterial, e nas fases tardias a lesão fica isointensa ou hipointensa. Áreas de hemorragia prévias, necrose ou calcificações podem ser encontradas. Eles geralmente ficam estáveis de tamanho e os pacientes permanecem assintomáticos. Entretanto, a descontinuação de anticoncepcionais orais e/ou uso de esteroides é recomendada. Risco de ruptura ou hemorragia pode chegar a 26%, sendo mais comum em lesões acima de 5cm[38]. Há risco baixo de transformação maligna, em torno de 4%, também maior em lesões acima de 5cm, ou naquelas que continuam crescendo apesar da suspensão da medicação[39]. Há marcadores moleculares promissores que permitirão identificar melhor as lesões de maior risco que necessitarão de ressecção no futuro[40].

COLANGIOCARCINOMA

O colangiocarcinoma é uma neoplasia maligna de células epiteliais que podem surgir em localizações variadas dentro da árvore biliar. A classificação mais utilizada baseia-se na localização anatômica e divide em intra-hepática, peri-hilar e distal. A doença peri-hilar representa cerca de 50%, a distal 40% e a intra-hepática menos de 10% dos casos de colangiocarcinoma. O tipo misto chamado de carcinoma hepatocelular-colangiocelular, de acordo com a classificação da OMS, foi designado um subtipo de colangiocarcinoma[41]. A maioria dos colangiocarcinomas não apresenta fator de risco para o surgimento. Recentemente, cirrose hepática pelo HBV e HCV tem sido reconhecida como fator de risco, especialmente para o tipo intra-hepático. Colangite esclerosante, clonorquíase hepática e cistos de colédoco são condições que predispõem ao colangiocarcinoma peri-hilar. O risco de colangiocarcinoma é em torno de 7% após 2-10 anos do diagnóstico de colangite esclerosante primária[41]. O tratamento cirúrgico é a opção preferida em todos os subtipos, com a adequada avaliação adequada de envolvimento de estruturas vasculares e acometimento de linfonodos. Embora a ressecção e o transplante hepático sejam opções para pacientes bem selecionados com colangiocarcinoma peri-hilar, a taxa de sobrevida em 5 anos é muito baixa. O regime quimioterápico baseado em gencitabina e cisplatina é geralmente utilizado nos casos inoperáveis[41].

REFERÊNCIAS

1. Okuda H. Hepatocellular carcinoma development in cirrhosis. Best Pract Res Clin Gastroenterol. 2007;21(1):161-73.
2. El-Serag HB, Kanwal F. Epidemiology of hepatocellular carcinoma in the United States: where are we? Where do we go? Hepatology. 2014;60(5):1767-75.
3. Paranaguá-Vezozzo DC, Ono SK, Alvarado-Mora MV, Farias AQ, Cunha-Silva M, França JI, et al. Epidemiology of HCC in Brazil: incidence and risk factors in a ten-year cohort. Ann Hepatol. 2014;13(4):386-93.
4. Carrilho FJ, Kikuchi L, Branco F, Goncalves CS, Mattos AA; Brazilian HCC Study Group. Clinical and epidemiological aspects of hepatocellular carcinoma in Brazil. Clinics (São Paulo). 2010;65(12):1285-90.
5. Feitelson MA, Bonamassa B, Arzumanyan A. The roles of hepatitis B virus-encoded X protein in virus replication and the pathogenesis of chronic liver disease. Expert Opin Ther Targets. 2014; 18(3):293-306.
6. Calle EE, Rodriguez C, Walker-Thurmond K, Thun MJ. Overweight, obesity and mortality from cancer in a prospectively studied cohort of U.S. adults. N Engl J Med. 2003;348(17):1625-38.
7. Chagas AL, Kikuchi LO, Oliveira CP, Vezozzo DC, Mello ES, Oliveira AC, et al. Does hepatocellular carcinoma in non-alcoholic steatohepatitis exist in cirrhotic and non-cirrhotic patients? Braz J Med Biol Res. 2009;42(10):958-62.
8. Nogueira JA, Ono-Nita SK, Nita ME, de Souza MM, do Carmo EP, Mello ES, et al. 249 TP53 mutation has high prevalence and is correlated with larger and poorly differentiated HCC in Brazilian patients. BMC Cancer. 2009;9:204.
9. Bruix J, Gores GJ, Mazzaferro V. Hepatocellular carcinoma: clinical frontiers and perspectives. Gut. 2014;63(5):844-55.
10. Bruix J, Sherman M; American Association for the Study of Liver Diseases. Management of hepatocellular carcinoma: an update. Hepatology. 2011;53(3):1020-2.
11. Torbenson M, Schirmacher P. Liver cancer biopsy – back to the future? Hepatology. 2015;61(2): 431-3.
12. Gonçalves CS, Pereira FE, Gayotto LC. Hepatocellular carcinoma in Brazil: report of a national survey (Florianópolis, SC, 1995). Rev Inst Med Trop São Paulo. 1997;39(3):165-70.
13. Di Tommaso L, Sangiovanni A, Borzio M, Park YN, Farinati F, Roncalli M. Advanced precancerous lesions in the liver. Best Pract Res Clin Gastroenterol. 2013;27(2):269-84.
14. International Consensus Group for Hepatocellular Neoplasia. 34The International Consensus Group for Hepatocellular Neoplasia. Pathologic diagnosis of early hepatocellular carcinoma: a report of the international consensus group for hepatocellular neoplasia. Hepatology. 2009;49(2): 658-64.
15. Carulli L, Anzivino C. Telomere and telomerase in chronic liver disease and hepatocarcinoma. World J Gastroenterol. 2014;20(20):6287-92.
16. Kojiro M, Nakashima O. Histopathologic evaluation of hepatocellular carcinoma with special reference to small early stage tumors. Semin Liver Dis. 1999;19(3):287-96.
17. Villanueva A, Hernandez-Gea V, Llovet JM. Medical therapies for hepatocellular carcinoma: a critical view of the evidence. Nat Rev Gastroenterol Hepatol. 2013;10(1):34-42.
18. Moudgil V, Redhu D, Dhanda S, Singh J. A review of molecular mechanisms in the development of hepatocellular carcinoma by aflatoxin and hepatitis B and C viruses. J Environ Pathol Toxicol Oncol. 2013;32(2):165-75.
19. Thorgeirsson SS, Grisham JW. Molecular pathogenesis of human hepatocellular carcinoma. Nat Genet. 2002;31(4):339-46.

20. Calvisi DF, Ladu S, Gorden A, Farina M, Lee JS, Conner EA, et al. Mechanistic and prognostic significance of aberrant methylation in the molecular pathogenesis of human hepatocellular carcinoma. J Clin Invest. 2007;117(9):2713-22.
21. Chiang DY, Villanueva A, Hoshida Y, Peix J, Newell P, Minguez B, et al. Focal gains of VEGFA and molecular classification of hepatocellular carcinoma. Cancer Res. 2008;68(16):6779-88.
22. Moser C, Lang SA, Mori A, Hellerbrand C, Schlitt HJ, Geissler EK, et al. ENMD-1198, a novel tubulin-binding agent reduces HIF-1alpha and STAT3 activity in human hepatocellular carcinoma(HCC) cells, and inhibits growth and vascularization in vivo. BMC Cancer. 2008;23;8: 206.
23. Marquardt JU, Thorgeirsson SS. SnapShot: Hepatocellular carcinoma. Cancer Cell. 2014;25(4): 550.e1.
24. Lee JS, Chu IS, Heo J, Calvisi DF, Sun Z, Roskams T, et al. Classification and prediction of survival in hepatocellular carcinoma by gene expression profiling. Hepatology. 2004;40(3):667-76.
25. Kim SM, Leem SH, Chu IS, Park YY, Kim SC, Kim SB, et al. Sixty-five gene-based risk score classifier predicts overall survival in hepatocellular carcinoma. Hepatology. 2012;55(5):1443-52.
26. Kim JH, Sohn BH, Lee HS, Kim SB, Yoo JE, Park YY, et al. Genomic predictors for recurrence patterns of hepatocellular carcinoma: model derivation and validation. PLoS Med. 2014;11(12): e1001770.
27. Hoshida Y, Toffanin S, Lachenmayer A, Villanueva A, Minguez B, Llovet JM. Molecular classification and novel targets in hepatocellular carcinoma: recent advancements. Semin Liver Dis. 2010;30(1):35-51.
28. Nault JC, De Reyniès A, Villanueva A, Calderaro J, Rebouissou S, Couchy G, et al. A hepatocellular carcinoma 5-gene score associated with survival of patients after liver resection. Gastroenterology. 2013;145(1):176-87.
29. Zucman-Rossi J. Molecular classification of hepatocellular carcinoma. Dig Liver Dis. 2010;42 Suppl 3:S235-41.
30. Boyault S, Rickman DS, de Reyniès A, Balabaud C, Rebouissou S, Jeannot E, et al. Transcriptome classification of HCC is related to gene alterations and to new therapeutic targets. Hepatology. 2007;45(1):42-52.
31. Mitselou A, Karapiperides D, Nesseris I, Vougiouklakis T, Agnantis NJ. Altered expression of cell cycle and apoptotic proteins in human liver pathologies. Anticancer Res. 2010;30(11):4493-501.
32. Donato MF, Arosio E, Del Ninno E, Ronchi G, Lampertico P, Morabito A, et al. High rates of hepatocellular carcinoma in cirrhotic patients with high liver cell proliferative activity. Hepatology. 2001;34(3):523-8.
33. Chuma M, Sakamoto M, Yamazaki K, Ohta T, Ohki M, Asaka M, Hirohashi S. Expression profiling in multistage hepatocarcinogenesis: identification of HSP70 as a molecular marker of early hepatocellular carcinoma. Hepatology. 2003,37(1):198-207.
34. Di Tommaso L, Franchi G, Park YN, Fiamengo B, Destro A, Morenghi E, et al. Diagnostic value of HSP70, glypican 3, and glutamine synthetase in hepatocellular nodules in cirrhosis. Hepatology. 2007;45(3):725-34.
35. Di Tommaso L, Destro A, Seok JY, Balladore E, Terracciano L, Sangiovanni A, et al. The application of markers (HSP70 GPC3 and GS) in liver biopsies is useful for detection of hepatocellular carcinoma. J Hepatol. 2009;50(4):746-54.
36. Santoro A, Rimassa L, Borbath I, Daniele B, Salvagni S, Van Laethem JL, et al. Tivantinib for second-line treatment of advanced hepatocellular carcinoma: a randomised, placebo-controlled phase 2 study. Lancet Oncol. 2013;14(1):55-63.

37. Gene signatures in the management of hepatocellular carcinoma. Hoshida Y, Moeini A, Alsinet C, Kojima K, Villanueva A. Semin Oncol. 2012;39(4):473-85.
38. van Aalten SM, de Man RA, Izermans JN, Terkivatan T. Systematic review of haemorrhage and rupture of hepatocellular adenomas. Br J Surg. 2012;99(7):911-6.
39. Stoot JH, Coelen RJ, De Jong MC, Dejong CH. Malignant transformation of hepatocellular adenomas into hepatocellular carcinomas: a systematic review including more than 1600 adenoma cases. HPB (Oxford). 2010;12(8):509-22.
40. Nault JC, Bioulac-Sage P, Zucman-Rossi J. Hepatocellular benign tumors-from molecular classification to personalized clinical care. Gastroenterology. 2013;144(5):888-902.
41. Razumilava N, Gores GJ. Cholangiocarcinoma. Lancet. 2014;383(9935):2168-79.

Capítulo 46

Modelos Experimentais de Carcinogênese em Fígado

Flávio Henrique Ferreira Galvão
Maria Clara Camargo Traldi
Bruno Camargo de Araujo
Luiz Augusto Carneiro D´Albuquerque

INTRODUÇÃO

O câncer primário de fígado é o sexto tipo mais comum no mundo, sendo responsável por 1,2 a 5,7% dos casos globais. Existe grande variabilidade geográfica da incidência do câncer do fígado, sendo que mais de 80% dos casos ocorrem em países em desenvolvimento. Nesses países, ocorrem cerca de 370.000 novos casos anuais em homens e 150.000 em mulheres, sendo que nos países desenvolvidos ocorrem cerca de 75.000 novos casos em homens e 36.000 em mulheres. Na verdade, o câncer de fígado é o terceiro mais comum em países em desenvolvimento entre os homens depois do câncer de pulmão e estômago[1-3].

O câncer primário de fígado é composto de várias neoplasias histologicamente diferentes, como o carcinoma hepatocelular (HCC), o tipo mais comum, respondendo por 70 a 80% dos casos de cânceres desse órgão, seguido de colangiocarcinoma, hepatoblastoma e hemangiossarcoma[1-3]. Das cerca de 700.000 mortes anuais relacionadas ao câncer de fígado, estima-se que 70-85% delas sejam causadas por HCC[1-3]. Cerca de 90% dos casos de CHC estão associados à cirrose hepática e seu desenvolvimento é precedido por lesões pré-neoplásicas e alterações moleculares no tecido cirrótico.

As principais causas de HCC são infecções por HBV e HCV, e lesão hepática induzida pelo álcool, doenças autoimunes e metabólicas, doença hepática gordurosa não alcoólica (NAFLD) e esteato-hepatite não alcoólica (NASH). As hepatites virais, particularmente pelos vírus das hepatites B (HBV) e C (HCV), são responsáveis por mais de 80% dos casos de carcinoma hepatocelular no mundo[1]. Estudo de coorte com longo tempo de evolução mostrou que o nível de HBV-DNA sérico maior que 10.000 cópias/mL é forte fator de risco independente para HCC. Da mesma forma, dados epidemiológicos sugerem que o HCV é também forte fator de risco independente de HCC[2]. Os mecanismos pelos quais esses fatores etiológicos podem induzir HCC envolvem ampla gama de vias e moléculas atualmente em estudo.

O colangiocarcinoma (CCA) é um câncer do epitélio biliar, que pode localizar-se dentro do fígado (intra-hepático) ou nos canais biliares extra-hepáticos (extra-hepático). Globalmente, a CCA é a segunda neoplasia hepática primária mais comum. Vários estudos epidemiológicos recentes têm mostrado que as taxas de incidência e de mortalidade de CCA estão aumentando[1-3].

Os estudos epidemiológicos internacionais de CCA intra e extra-hepáticos exploram possíveis etiologias desse câncer que incluem colangite esclerosante primária, infestação hepática pelo verme fascioliasis, fígado fibropolicístico congênito, adenomas do ducto biliar, papilomatose biliar, litíase intra-hepática, contato com produtos químicos cancerígenos (nitrosaminas, torotrast etc.), hepatite viral crônica, cirrose, doença hepática não alcoólica crônica e obesidade. Contudo, o mecanismo de carcinogênese do CCA ainda não está bem esclarecido[1-3].

Os modelos experimentais de carcinogênese são fundamentais para melhorar a prevenção e tratamento dessa doença. A recente expansão de modelos de câncer de fígado *in vitro* e em animais deriva da necessidade crítica de compreender a etiologia dessa doença, especialmente em relação às alterações genéticas e imunológicas que contribuem para as doenças celular e tecidual[3].

A célula cancerígena apresenta grande atividade imunológica para manter sua sobrevivência que inclui: 1. liberação de glicocalix (matriz extracelular formada por glicolipídios e glicoproteínas), que envolve a célula ocultando seus epítopos (antígenos de membrana celular que são reconhecidos pelo imunossistema do hospedeiro, especialmente pelos anticorpos ou células B e T), dificultando seu reconhecimento pelo sistema imunológico do hospedeiro; 2. liberação de citocinas reguladoras (interleucina – IL-4 e IL-10 etc.), que favorece a tolerância do sistema imunológico do hospedeiro a essas células tumorais; 3. liberação de quimiocinas, família especializada de citocinas que favorece a inflamação e diapedese (passagem de células do sangue para o tecido conjuntivo atravessando os vasos capilares); e 4. liberação de fator de crescimento do endotélio vascular (VEGF), que favorece a angiogênese e a metástase à distância[2]. Essas atividades imunológicas são fundamentais para a carcinogênese e progressão do câncer de fígado e são motivos de vários estudos recentes.

A vantagem de se estabelecer modelos experimentais que simulam os aspectos desses cânceres em humanos inclui a obtenção de informações adicionais sobre as vias de sinalização causais, avaliar fatores quimiopreventivos e medidas terapêuticas efetivas. Modelos de carcinogênese fornecem aos pesquisadores a oportunidade de avaliar as interações imunológicas tumor-hospedeiro, realizar a triagem de drogas, imitar o complexo processo de várias etapas da carcinogênese hepática e realizar vários experimentos terapêuticos[1-3]. Portanto, o estabelecimento de modelos animais bem-sucedidos é crucial para estudos básicos e de translação de carcinogênese dos cânceres de fígado[1-3].

Não há, no entanto, um modelo ideal para todos os fins. Assim, devem-se conhecer os modelos atualmente disponíveis e fazer uma seleção baseada na hipótese da pesquisa, ou construir novos modelos, com base em vários critérios importantes. Os modelos de carcinogênese de fígado em roedores são os mais utilizados, devido às facilidades do uso desses animais que incluem: fácil manipulação, baixo custo, possibilidade de manipulação genética e realização de protocolos com modelos metodologicamente específicos e eficazes que permitem estudos mais precisos[1-3].

Embora muitos experimentos de carcinogênese tenham sido realizados em ratos, devido à sua propensão para o desenvolvimento de fibrose, o camundongo criado em laboratório (*Mus musculus*) é considerado entre os melhores modelos para o estudo da carcinogênese por sua disponibilidade de métodos de manipulação de genes, assim como o tamanho do animal, capacidade de reprodução, sua vida útil de três anos e suas semelhanças fisiológicas e moleculares com a biologia humana. Avanços significativos foram feitos em modelagem genética do câncer em camundongo, ao longo de um espectro que varia a partir de modelos de xenoenxerto simples a modelos mais complexos, envolvendo animais modulados geneticamente[4].

Nos camundongos transgênicos, genes oncogênicos são introduzidos ou genes específicos supressores de tumor são inativados (gene supressor tumoral dominante negativo) de seu genoma, de forma não fisiológica, devido a elementos promotores e intensificadores ectópicos. Microinjeção de DNA recombinante diretamente no pró-núcleo de um óvulo fertilizado é o método clássico para a geração de camundongos transgênicos[5], os quais também podem ser produzidos por meio de inserção de genes (*knockin*) no genoma desses animais pelos vetores (retrovírus e adenovírus) em células embrionárias estaminais. Esses animais podem também apresentar expressão constitutiva de oncogenes celulares e interrupções de genes (*knockout*) da linha germinativa de supressor de tumor, e foram as primeiras abordagens utilizadas para criar cepas de camundongos propensos a câncer[6,7].

Existem vários modelos de carcinogênese hepática. Neste capítulo descreveremos os principais modelos dos dois tumores de fígado mais frequentes: o HCC e o CCA.

MODELOS DE CARCINOGÊNESE DO HCC

Os principais modelos de carcinogênese do HCC em fígado incluem: modelos com o uso da indução de senescência e modulação imunológica, carcinogênese utilizando dieta específica, modelos com uso de agentes quimiotóxicos, modelos com animais transgênicos inoculados por engenharia genética com os vírus B e C e outros genes oncogênicos e o implante de células cancerígenas de outra espécie (xenotransplante).

HCC induzido por senescência e modulação imunológica

Esse modelo promove a carcinogênese acessando o encurtamento do telômero e modulação imunológica. O telômero é uma sequência de DNA das extremidades dos cromossomos que garante que cada ciclo de replicação seja completado, assegurando a replicação celular[4,8-11]. O acúmulo de células senescentes leva à disfunção de órgãos e à redução da atividade reprodutora, que é acompanhada de diminuição da saúde e mortalidade iminente. O encurtamento dos telômeros e a perda de atividade da telomerase, presentes no processo de envelhecimento, levam à perda da capacidade reprodutiva. Por outro lado, uma célula cancerosa esforça-se continuamente para manter a sobrevivência por aumento da atividade imunológica e da telomerase (enzima que adiciona DNA à extremidade dos cromossomos e promove o aumento estável do comprimento dos telômeros).

O envelhecimento e as neoplasias estão em duas extremidades opostas do espectro em relação à atividade da telomerase, contudo ambas as células, cancerosas e senescentes, mostram grande instabilidade genômica e danos ao DNA, mostrando direta relação de que o envelhecimento é acompanhado pelo aparecimento de câncer[4,8-12].

Modelos animais têm revelado que a incidência do HCC está significativamente suprimida em camundongos com *knockout* para o gene da telomerase (*mTerc*), que têm células de comprimento de telômeros curtos[12]. A supressão do tumor em camundongos *knockout* negativo para *mTerc* (*mTerc*–/–) foi associada com a ativação de *p53* (gene supressor tumoral que evita a propagação de células geneticamente defeituosas). As mutações somáticas no *p53* ocorrem em mais de 50 tipos diferentes de tumores, incluindo o HCC, e são encontradas em aproximadamente 50% de todos os tumores humanos, fazendo dele o gene mais comumente alterado na carcinogênese[4,8-11].

Em estudo usando camundongos *mTerc*–/– que foram cruzados com camundongos *knockout* negativo para *p53* (*p53*–/–), os camundongos *knockout* duplos resultantes apresentaram HCC. A maioria dos casos de HCC nesses animais mostrou inativação de genes supressores de tumor via *locus* de *p53*. Esses resultados indicam que a inativação de *p53* acoplado ao encurtamento dos telômeros favorece a proliferação de senescência no fígado. Essa resposta é também acompanhada por ativação da resposta imune, o que ajuda na proliferação do tumor[8].

Farazi et al.[12] criaram um modelo no qual o HCC foi induzido por lesão hepática crônica por meio de inoculação do antígeno de superfície do HBV (HBsAg) em camundongos transgênicos com encurtamento dos telômeros por deleção do *p53*. O desenvolvimento do tumor foi analisado em camundongos telomerase *knockout* – *mTERC* (–/–) – e em camundongos da mesma ninhada, resgatado geneticamente para a expressão do gene da telomerase – *mTERC* (+/–). A formação de HCC foi fortemente suprimida em *mTERC* (–/–), em comparação com ratinhos *mTERC* (+/–). Esses resultados foram correlacionados com taxas reduzidas de proliferação de células tumorais e taxas elevadas de apoptose de células tumorais. Embora a prevalência dos telômeros curtos tenha sido semelhante no fígado cronicamente danificado de ambos os grupos, os animais *mTERC* (–/–) com HCC desenvolveram níveis elevados de danos no DNA e aneuploidia (célula com material genético alterado), em comparação com *mTERC* (+/-) com HCC. Esse estudo fornece evidências diretas de que a telomerase é um componente crítico para a progressão *in vivo* do HCC devido ao *p53* mutante e com telômeros curtos no fígado cronicamente danificado. Nesse contexto molecular, a telomerase limita o acúmulo de disfunção telomérica, a evolução de aneuploidia em excesso e a ativação de pontos de verificação independente de *p53* supressor[12].

Outro estudo demonstrou por terapia gênica que a entrega adenoviral do gene oncogênico *N-rasG12V* ativado por injeção de hidrodinâmica levou à senescência prematura de hepatócitos pré-malignos. Curiosamente, esses hepatócitos mostraram forte senescência associada com a liberação de citocinas, tais como interleucina-1α, leptina, MCP1 e RANTES. Além disso, as células senescentes ativaram a resposta imunológica mediada por linfócitos T CD4+, que ajuda as células senescentes pré-malignas e, portanto, o HCC. Camundongos *knockout* negativo para CD4 (CD4-/-) tiveram resposta imune defeituosa e as células senescentes não apresentaram o desenvolvimento do tumor. Kang et al.[9] criaram o termo "vigilância de senescência" como um mecanismo de apuramento das células neoplásicas pelos braços adaptativos do sistema imunológico. Eles também observaram que pacientes infectados com HIV ou com terapia imunossupressora acumulam células senescentes, que pode ser causa para o aumento do risco de HCC em tais pacientes. Recentemente, estudos revelaram declínio gradual na expressão de *Ras* de tipo selvagem durante a sequência de eventos que levam à progressão do HCC e argumentam a favor da *Ras* de tipo selvagem como supressor de tumor no fígado.

A prevenção da progressão do HCC e a ação antifibrótica na cicatrização de lesões encontram-se entre os atributos primários de senescência replicativa. Foi proposto que as células senescentes segregam citocinas que podem influenciar as células vizinhas a proliferar[10,11]. A célula progenitora para HCC não é bem conhecida, acredita-se que tanto os hepatócitos quanto as células progenitoras hepáticas desempenham papel importante na sua gênese. Acredita-se que a ausência de "vigilância de senescência" pode levar ao acúmulo de células senescentes, que, por sua vez, pode modificar o microambiente para desencadear a proliferação descontrolada de células progenitoras hepática ou hepatócitos quiescentes vizinhos. Estudos futuros são necessários para melhor esclarecer a natureza pró-cancerígena de células senescentes, no contexto do fígado.

HCC induzido por dieta

Estudos têm mostrado que o desenvolvimento de HCC pode ser conseguido pela administração de uma dieta deficiente em colina (DDC). Essa dieta foi desenvolvida originalmente para induzir esteato-hepatite, fibrose e cirrose em ratos e camundongos[13-15]. Recentemente, tem-se observado que os ratos submetidos à DDC desenvolveram HCC após 50-52 semanas[15]. Os principais mecanismos relacionados ao desenvolvimento do HCC em animais tratados com DDC estão relacionados com a estimulação das células ovais (células progenitoras do fígado), levando ao estresse oxidativo, aumentaram os danos no DNA e as mutações ou modificações genéticas. Os efeitos da DDC foram também avaliados em associação com a administração de compostos quimiotóxicas, como N-nitrosodietilamina (NDE) ou tetracloreto de carbono (CCl_4)[16]. A combinação dos modelos DDC com CCI_4 ou álcool resultou em aumento no número e no tamanho dos tumores no fígado[16]. De modo semelhante, a combinação de DDC e NDE induz HCC mais rápido do que DDC sozinha e mantém as características específicas da lesão hepática induzida por dieta, ou seja, esteatose e inflamação[13-16]. No Departamento de Gastroenterologia do HC-FMUSP foi criado o modelo de carcinogênese em ratos Sprague-Dawley combinando DDC, dieta rica em gordura trans, e NDE diluída na água e administrada por via oral nesses animais e foi observado aparecimento de cirrose e HCC após 8 semanas de experimento[13].

HCC induzido por agentes quimiotóxicos

Produtos químicos tóxicos podem lesar permanentemente o fígado, causar cirrose e induzir o desenvolvimento e a progressão de tumores. Neste tópico apresentaremos os principais agentes químicos tóxicos, que são divididos em dois tipos de compostos cancerígenos: 1. agentes genotóxicos, que induzem diretamente a formação de tumores; 2. agentes que, quando em associação com agentes genotóxicos, favorecem a formação e o aumento do tumor (agentes promotores)[17]. O tratamento com agente promotor de tumor facilita a expansão clonal das células pré-neoplásicas, aumentando, desse modo, o desenvolvimento do tumor e sua agressividade. A principal vantagem de modelos induzidos quimicamente é sua semelhança com o ciclo de lesões inflamação-fibrose-malignidade visto em humanos.

N-nitrosodietilamina (NDE)

Este modelo de HCC é desenvolvido por administração de N-nitrosodietilamina (NDE) a ratos[18]. A atividade de carcinogênese da NDE é exercida em dois modos diferentes: 1. alquilação do DNA causando dano a sua estrutura e degeneração celular subsequente; e 2. indução de espécies reativas de oxigênio (EROS), formadas a partir da ativação do citocromo P450 em hepatócitos[19,20].

O modelo NDE tem as seguintes características específicas: 1. dose-dependência; 2. via da administração; 3. eficácia relacionada com o sexo e idade dos camundongos; e 4. possível associação com a administração simultânea de agentes promotores de HCC[17,21]. Enquanto a administração de NDE em uma única dose a ratos com 15 dias de idade conduz ao desenvolvimento de tumores em 80% dos casos, a administração em longo prazo tem taxa de sucesso de 100% na formação de tumores[21,22].

O limite principal do modelo NDE é a longa duração do experimento, sendo que o tempo médio para o desenvolvimento de carcinoma hepatocelular é de 50 semanas. Especificamente, nos diferentes modelos quimiotóxicos, uma dose única de NDE é simples e reprodutível. Embora a incidência de desenvolvimento de tumores seja inferior a 100%, a administração de dose única expõe os animais à redução do efeito externo, além de o mecanismo ser mais semelhante à progressão fisiopatológica do HCC que ocorre em humanos. Os protocolos de longo prazo têm a vantagem de induzir a formação de tumores numa porcentagem mais elevada de casos. No entanto, esse modelo é influenciado pela necessidade de múltiplas injecções[17,21,22].

Entre os agentes promotores, o fenobarbital (PB) deve ser considerado. Os efeitos da promoção de HCC por PB em ratos tradados com NDE também variam consideravelmente, dependendo da cepa, do sexo e da idade dos ratos. O tempo de iniciação do tratamento com o NDE é um determinante crítico. Camundongos B6C3F1 adultos do sexo masculino iniciados com NDE entre 6 e 10 semanas de idade, seguidos pela administração de PB em água potável, promoveram a formação de HCC após 36 semanas[21,22]. Agentes como o PB podem induzir maior taxa de carcinogênese, mas as características do tumor são um pouco modificadas, além de haver redução significativa da reprodutibilidade do modelo[21,22].

Outro modelo de hepatocarcinogênese "de dois passos" é conhecido como o protocolo Solt-Farber[23]. Nesse modelo, a iniciação com o NDE é seguida por hepatectomia parcial (HP)[23]. O método com o uso de HP, embora efetivo, baseia-se em difícil técnica cirúrgica e, portanto, menos reproduzível, porque é um recurso dependente do operador.

Receptores ativados por proliferador de peroxissomo (PPARs)

PPARs são receptores nucleares que se ligam a ligantes derivados de ácidos graxos e ativam a transcrição de genes que ajustam o metabolismo dos lipídios que regulam a expressão dos genes[24,25]. Os PPARs ativam-se ligando a PPAR oxidase peroxissomal e induzem a formação de EROS, promovendo assim o desenvolvimento do HCC[26,27]. Esse modelo experimental tem características específicas, tais como padrão histológico trabecular, metástase em 20-40% dos casos e possível indução de mutações genéticas[28]. No entanto, deve ser tomada precaução na extrapolação para a doença humana, uma vez que a hepatocarcinogênese induzida por PPARs pode ser um processo específico da espécie e não ter muito em comum com os HCCs em humanos, do ponto de vista genético.

Tetracloreto de carbono (CCl_4)

Quimiotoxina importante, quando administrada a camundongos ou ratos, é o tetracloreto de carbono (CCl_4)[29]. A hepatotoxicidade de CCl_4 é principalmente exercida em dois níveis diferentes: 1. indução do citocromo P450 e consequente aumento da formação de EROS[30]; e 2. indução da resposta inflamatória pelas células de Kupffer por meio da produção de citocinas, quimiocinas e outros fatores pró-inflamatórios[31]. Os ciclos repetidos de lesão, inflamação e reparo levam à fibrose e, eventualmente, ao HCC.

Vários estudos têm usado principalmente o CCl_4 em associação com outros agentes, tais como álcool. Injeções semanais de CCl_4 e administração de álcool por via oral causam HCC após 14 semanas em camundongos[29,32]. Outros estudos usaram a administração de CCl_4 em ratos e obtiveram eficácia de 30% na formação de HCC após 30 semanas[33].

Tioacetamida (TAA)

Um modelo adicional utilizado no estudo de HCC é a administração de tioacetamida (TAA). TAA é uma hepatotoxina que pode ser administrada tanto por meio da água (0,02-0,05%) quanto por injeções intraperitoneais (IP). Vários estudos têm demonstrado que a administração repetida de TAA conduz a fibrose em ratos em 10-15 semanas. O principal efeito carcinogenético do TAA está relacionado com a formação de estresse oxidativo. O aumento dos níveis de EROS no fígado leva progressivamente a danos no DNA e ao desenvolvimento de HCC[34].

Aflatoxinas

A exposição de ratos a aflatoxinas (AFT) é também usado para estudar a formação de HCC. A AFT é uma hepatotoxina principalmente produzida por certos fungos do gênero *Aspergillus*, tal como *Aspergillus flavum*, e exerce atividade carcinogênica. Na China e na África Ocidental, a alta prevalência combinada de AFT e hepatite B contribuem para as altas taxas de HCC[35]. A atividade carcinogênica da AFT é estritamente relacionada à indução de aberrações cromossômicas gerando micronúcleos e síntese de DNA não controlada[36]. Esse modelo tem sido utilizado em camundongos e ratos[37]. O desenvolvimento de HCC em camundongos de 7 dias de idade, infundidos com 6mg/kg de AFT, é obtido após 52 semanas, com taxa de sucesso de quase 100%[35].

HCC em animais transgênicos inoculados com vírus B, vírus C e oncogenes

Modelos de camundongos geneticamente modificados (CGM) têm a capacidade de imitar fisiopatologicamente as características moleculares do HCC. Embora muitos experimentos de carcinogênese tenham sido realizados em ratos, devido à sua propensão para o desenvolvimento de fibrose, o camundongo criado em laboratório (*Mus musculus*) é considerado entre os melhores sistemas de modelo para o câncer por causa da disponibilidade de métodos de redirecionamento de genes, assim como o tamanho do animal, capacidade de reprodução, sua vida útil de 3 anos e suas semelhanças fisiológicas e moleculares com as reações da biologia humana[38].

O modelo com camundongo representa a melhor ferramenta para testar os efeitos de oncogenes na presença e na ausência de agentes carcinogênicos. CGM pode ser melhorado usando construções de cDNA contendo um promotor capaz de orientar uma célula específica; essa condição pode permitir a geração da expressão específica de genes especiais[37]. Assim, a indução de genes específicos, em camundongos transgênicos, permite o estudo do papel de vários oncogenes na gênese e manutenção do tumor[38,39]. Vários modelos de ratos transgênicos para HCC são encontrados na literatura. Desses, é importante considerar os modelos de camundongos transgênicos expressando genes virais para hepatite. Esses modelos são muito importantes porque reproduzem o HCC decorrente de causa viral (hepatites B e C), que são as causas mais frequentes de carcinogênese do HCC[2].

Entre os modelos virais, destacam-se os animais transgênicos que expressam o gene *HBx* do HBV, o que promove o desenvolvimento do HCC após 52-104 semanas[40-42]. Em modelos de camundongos transgênicos que expressam as proteínas estruturais E1 e E2 do HCV, também ocorre o desenvolvimento de HCC após 60 semanas[43,44]. As injeções de NDE nesses animais aceleram o desenvolvimento de HCC para apenas 32 semanas[17].

Outros modelos de HCC são gerados a partir de camundongos transgênicos que expressam oncogenes[45], tais como *c-Myc*, *β-catenina*, ou a partir de camundongos com a mutação/supressão de vários genes como: *PDGF*, *TGF-p1*, *NEMO*, *TAK1*, alfa-1-antitripsina e *PTEN* (supressor de tumor do gene que regula a PKB/Akt)[45-54]. Entre esses modelos, uma contribuição importante para a investigação do HCC tem sido o uso de camundongos *PTEN* (supressão da fosfatase e homólogo de tensina do cromossomo 10) deficientes[53,54]. Estes camundongos apresentam alterações cromossômicas específicas das células do fígado que promovem o desenvolvimento de HCC após 40-44 semanas, além de esteatose hepática, inflamação e fibrose[53,54].

Implante de HCC humano em roedores (xenoenxerto)

Tumores provenientes de animais de outra espécie (xenoenxerto) têm a capacidade de crescer rapidamente, como consequência da replicação de células cancerosas, do depósito de colágeno e neoangiogênese. As principais vantagens desse modelo são a rápida indução e fácil vigilância do crescimento do tumor, com medição direta de nódulos ao longo do tempo[54]. Nesses modelos, os tumores são induzidos pela injeção de células cancerosas humanas em camundongos com deficiência imunológica, como atímicos (SCID), ou com deficiências imunológicas combinadas (Nude)[54].

Os principais modelos de xenoenxerto são: 1. modelo ectópico, em que as células cancerosas humanas são diretamente injetadas por via subcutânea nos flancos traseiros de ratos; e 2. o modelo ortotópico, em que as células tumorais são injetadas diretamente no fígado do rato. O modelo ortotópico permite melhor compreensão da metástase do tumor[55,56]. No modelo ectópico, diferentes linhas de células são frequentemente utilizadas para rastreio com fármaco quimioterapêutico ou agentes quimioterapêuticos comuns.

No entanto, diferenças significativas na inibição de crescimento de tumor estão presentes na literatura[57,58]. Uma configuração interessante e mais reprodutível consiste no implante ortotópico de HCC em fígado fibrótico[59]. Usando um modelo de fibrose do fígado, os autores demonstraram o desenvolvimento de tumores de forma rápida e com maior capacidade de formar metástase e nódulos satélites[59]. Em resumo, a vantagem principal desse modelo está relacionada ao intervalo de tempo curto, ocorrendo entre o implante e o desenvolvimento do tumor. No entanto, os processos fisiopatológicos associados ao modelo não se parecem com as principais alterações observadas em humanos. Assim, o modelo de xenoenxerto é comumente utilizado e importante para o estudo das reações e características do tumor, mas não pode ser utilizado para imitar o desenvolvimento de tumores humanos[60].

Um método adicional utilizado para o estudo de câncer é o "ensaio de fibras côncavas (HFA)"[61]. Nesse modelo, as linhagens de células tumorais são inoculadas em fibras de fluoreto de polivinilideno (1mm de diâmetro interno), cortadas em intervalos de 2cm e vedadas pelo calor[61]. Depois de 24-48 horas de cultura *in vitro*, várias fibras podem ser implantadas em ratos atímicos, por via subcutânea ou intraperitoneal. A principal vantagem desse processo, em comparação com outros modelos de xenotransplante, é a possibilidade de testar várias linhagens de células tumorais e diferentes drogas antitumorais em um único rato[62,63].

MODELOS DE CARCINOGÊNESE DO CCA

CCA induzido por uso de tioacetamida (TAA)

O modelo de administração do TAA por via oral em roedores é comumente utilizado para a indução de fibrose hepática e de cirrose[34]. No entanto, observou-se que a alimentação por via oral de ratos com TAA também causava displasia biliar e CCA[64,65]. Desde então, o modelo de rato com o uso de TAA para carcinogênese de CCA tem sido o mais estudado e empregado. TAA é dado na água, com dose padrão de 0,03%. Isso, por sua vez, induz a perda progressiva de peso, lesão hepática e fibrose[64,66]. Por volta da nona semana, focos de proliferação de colangiócitos com displasia podem ser detectados, e por volta da 12ª semana ocorre a formação de microfocos de células cancerosas[65-67]. Tumores visíveis esbranquiçados são observados a partir da 16ª semana de tratamento, com a incidência de tumores grandes e invasivos aumentando progressivamente para 100% dos animais pela 24ª semana, independente da cepa de rato utilizada[65-69]. A mortalidade animal é praticamente nula em experimentos com período de observação de até 48 semanas. O aparecimento de metástase pulmonar ocorre a partir da 24ª semana. Nódulos intra-hepáticos de CAA ocorrem mesmo após a interrupção da TAA, pelo menos por um período de observação de oito semanas[69]. Alguns experimentos procuraram modificar o protocolo acima referido, aumentando a dose diária de TAA, visando à otimização do modelo. Al-Bader et al., em estudo de dose-resposta, observaram a antecipação do desenvolvimento de CCA para 11-13 semanas, quando o TAA foi aumentado para 0,05-0,1%. Por outro lado, animais que receberam dose de 0,15% do TAA apresentaram alta mortalidade antes do desenvolvimento CCA[70]. Mais recentemente, esses dados foram confirmados por Mansuroglu et al., que mostraram 100% de desenvolvimento de nódulos de CCA após 18 semanas de tratamento dos ratos com 0,05% de TAA[71]. O modelo TAA reproduz várias funcionalidades do CCA humano, tais como a associação com lesão hepática crônica e fibrose, reação desmoplásica tumoral intensa e, mais importante, inflamação persistente das vias biliares e do parênquima do fígado. O fenótipo molecular de células malignas nesse modelo é similar ao do ser humano, sendo positivo para *COX-2, EGFR, MUC-1, MMP-2, MMP-9, C-Met, c-erb-B2, c-Kit* e receptores de estrogênio[66,67,71,72]. Do ponto de vista experimental, o modelo tem a vantagem de não exigir nenhuma manipulação ou cirurgia abdominal e induzir desenvolvimento consistente de nódulos de CCA. Esse modelo e outros estudos pré-clínicos são utilizados nas abordagens diagnósticas e terapêuticas do CCA. A tomografia com emissão de pósitron utiliza o marcador fluoro-2-desoxiglicose que se acumula no CCA induzido por TAA e é capaz de distinguir nódulos tumorais da cirrose hepática[73,74]. A administração de um receptor de estrogênio β-agonistas seletivos inibe o desenvolvimento do CCA induzido por TAA e reduz sua progressão depois do pleno estabelecimento do tumor[69].

O principal limite desse modelo é que ele está padronizado apenas em ratos. Além das questões de manuseio e cuidado, o aumento acentuado dos animais em tamanho e peso após 16-24 semanas de tratamento implica o emprego de maiores quantidades de compostos a serem testados, como novas ferramentas terapêuticas, especialmente quando comparado com camundongos. A disponibilidade limitada de ratos transgênicos gerados por meio de técnica de engenharia genética (*knock-down*) de genes específicos dificulta a possibilidade de estudar o papel específico de moléculas envolvidas na fisiopatologia do CCA[69].

CCA induzido por implante de células derivadas de CCA

O modelo de CCA proposto por Sirica et al.[75] consiste no implante intra-hepático de linhagem de células derivadas de CCA (BDEneu) em ratos Fisher 344. Células BDEneu têm forte expressão de *p185* (*neu*), que é indicador da progressão das células do colangiocarcinoma. Esse modelo originou a formação de tumores em 100% dos animais injetados, com alto nível de consistência da massa tumoral após 20-22 dias da inoculação no ducto biliar. O curso de desenvolvimento de tumor mostrou tendência exponencial e aumentos significativos foram observados nos níveis de bilirrubina. O crescimento intra-hepático dos tumores também foi acompanhado por aumento da obstrução dos ductos hepáticos, desenvolvimento concomitante de metástases peritoneais e por redução progressiva do peso corporal. Os autores também propuseram um modelo ligeiramente diferente, no qual as células BDEneu foram implantadas no fígado depois de ter submetido o animal à ligadura do ducto biliar comum (LDB). Após 21 dias, o crescimento tumoral encontrado foi significativamente maior do que o observado em animais não submetidos à LDB. No espaço extra-hepático, nódulos tumorais peritoneais foram encontrados em animais injetados com células BDEneu e submetidos à LDB, mas não em animais apenas injetados com essas células e operados (SHAM).

Esse modelo tem a vantagem de empregar células que apresentam reações biológicas semelhantes às observadas na doença humana, tais como a expressão de *TRAIL*, *COX-2* e *ERK1/2*[75-77]. Além disso, de acordo com CCA humano, o modelo está associado com obstrução biliar, pela qual o desenvolvimento tumoral é ainda maior, bem como a perda progressiva de peso corporal. Do ponto de vista experimental, o modelo tem duas vantagens: 1. os nódulos tumorais desenvolvem-se de forma consistente; e 2. os nódulos se desenvolvem dentro de um curto período. Essas características tornam esse modelo adequado para testar moléculas terapêuticas em estudos pré-clínicos.

Usando esse modelo, Blechacz et al.[78] mostraram que o sorafenibe é capaz de reduzir o crescimento do CCA. O tratamento com sorafenibe produziu redução significativa na invasão tumoral no fígado, com completa regressão em 22% dos animais tratados[78]. Mais recentemente, células BDEneu implantadas em ratos foram tratadas com JP1584, uma pequena molécula derivada de mitocôndrias de caspase (SMAC) que são promissores agentes terapêuticos do câncer, o que resultou em redução significativa na metastatização peritoneal, quando comparado com aqueles tratados com veículo[77]. Os limites desse modelo residem na ausência de desenvolvimento de novo CCA e na implantação de células malignas na ausência de lesão hepática biliar crônica que diferem de doenças humanas. Do ponto de vista experimental, o modelo requer manipulação abdominal e da via biliar, assim, possivelmente, alterando a expressão de citocinas dentro do fígado e limitando seu extenso emprego em números maiores. Esse modelo foi desenvolvido em ratos e, provavelmente, tem aplicações limitadas de estudos fisiopatológicos em camundongos transgênicos.

CCA induzido por uso de manipulação genética de oncogenes

SMAD4 e *PTEN* (*SMAD4-PTEN knockout*)

O *SMAD4* é um gene supressor de tumor que está frequentemente envolvido no CAA. Sua inativação ocorre nas fases mais adiantadas da doença, por esse motivo a perda desse gene tem sido relacionada a CAA de crescimento agressivo e pior prognóstico[79,80]. O *PTEN* (fosfatase-tensina homólogo do cromossomo 10) é um oncogene que está envolvido na patogênese de vários tipos de câncer[81]. A inativação do *PTEN* induz efeito pró-proliferativo da PI3K antiapoptótica, conhecida por desempenhar papel importante no desenvolvimento de CCA humano[82,83]. Portanto, *SMAD4* e *PTEN* são genes que, quando inativados, estão relacionados à carcinogênese de vários tipos tumorais.

O modelo *SMAD4-PTEN knockout* de CCA proposto por Xu et al.[79] utilizou a ruptura condicional de ambos os genes *SMAD4* e *PTEN*, usando a Cre-loxP. Os camundongos transgênicos que transportam o alelo *SMAD4* condicional (*SMAD4*^{Co}) e/ou o alelo *PTEN* condicional (*PTEN*^{Co}) foram cruzados com camundongos Cre-albumina (Alb-Cre). Focos hiperplásticos do epitélio biliar foram inicialmente observados em 2-3 meses de idade nos camundongos (*SMAD4*$^{Co/Co}$ *PTEN*$^{Co/Co}$Alb-Cre) assim gerados. Nos animais com 4-7 meses de idade, observou-se o desenvolvimento integral e coerente do CCA em todos os animais, seguindo-se de aumento tumoral progressivo de nódulos intra-hepáticos. Esse modelo é de grande relevância para a compreensão dos mecanismos genéticos e moleculares subjacentes ao desenvolvimento da doença. Outro ponto a favor desse modelo é que ele permite o desenvolvimento consistente de tumores já aos 4-5 meses de idade, sem nenhuma manipulação adicional.

As limitações desse modelo residem na ausência de lesão hepática crônica por inflamação, na ausência de metástases à distância (mesmo em animais mais velhos) e no desenvolvimento concomitante de tumores das glândulas salivares, embora em número limitado de animais.

Inativação do gene *p53* (*knockout*) e tetracloreto de carbono

Esse modelo proposto por Farazi et al.[84] consistiu na administração de CCI4 três vezes por semana durante 4 meses para camundongos que sofreram *knockout* do gene *p53*. Nesses animais, após quatro meses da administração de CCl_4, apenas os camundongos *p53–/–* apresentaram focos precoces do carcinoma. Após o final da administração de CCl_4, foram observadas tumorações hepáticas com configurações genômicas do CCA intra-hepático humano (IH-CCA) em 54% dos camundongos *p53–/–*, iniciando após 29 semanas, e 18% dos camundongos *p53 +/–*, iniciando após 52 semanas, respectivamente[85-87]. Nesses animais ocorrerá IH-CCA progressiva e fibrose hepática associada à proliferação do ducto biliar.

Portanto, o genótipo *p53* teve grande impacto sobre o desenvolvimento do IH-CCA. Do ponto de vista fisiopatológico, o aspecto positivo desse modelo é o de combinar uma suscetibilidade genética com uma lesão tóxica crônica do fígado, condição semelhante à que conduz ao desenvolvimento de CCA em humanos com colangiócitos malignos positivos para iNOS, COX-2, c-Met e cErbB2[86,87]. A limitação desse modelo experimental refere-se ao tempo prolongado necessário para o estabelecimento dos tumores (29-52 semanas) e pela falta de consistência no desenvolvimento do IH-CCA.

Implante de CCA humano em camundongo Nude (xenoenxerto)

Hudd et al. Desenvolveram modelo clássico no estudo do CCA em 1985, quando uma linhagem celular derivada de metástase de CCA humana foi injetada por via subcutânea no flanco de camundongos Nudes[88]. Camundongos Nudes caracterizam-se por terem ausência de pelos e por possuírem um timo rudimentar que provoca deficiência imunológica celular por deficiência de células T, que promovem nesses animais ausência de rejeição de tecidos e tumores implantados e aumento da sensibilidade a infecções. O aumento do tamanho do tumor começa a aparecer ao fim de 2 semanas, a partir da implantação das células, com crescimento progressivo em estudos seguindo por mais de 11 semanas. Esse modelo é apropriado para testar estudos fisiopatológicos e a eficácia de abordagens terapêuticas para CCA[89-96], como o ácido tânico, resveratrol, ácido cafeico, anandamida, tamoxifeno, felodipina, melatonina, clobempropite, hematoporfirina mediada por terapia fotodinâmica, cisplatina e terapia gênica oncolítica que se mostraram como sendo inibidores do crescimento do xenoenxerto de CCA[97-110].

Além das diferenças específicas de cada espécie, a farmacodinâmica desse modelo é criticamente diferente do desenvolvimento do tumor no fígado[117]. Visando solucionar o problema da farmacodinâmica desse modelo devido ao microambiente no subcutâneo do dorso ser diferente do que no fígado, Yokomuro et al. implantaram células de CCA diretamente nos fígados de camundongos Nudes e também produziram crescimento progressivo do tumor. Contudo, esse método apresenta o inconveniente da necessidade de incisão abdominal[111].

Modelo com uso de dietilnitrosamina (NDE) e ligadura do ducto biliar

Recentemente, o desenvolvimento do tumor em camundongos jovens adultos Balb/C foi produzido por meio de duas injeções semanais por via intraperitoneal de NDE. Duas semanas mais tarde, os animais foram submetidos à ligadura de ducto biliar mediano esquerdo e, em seguida, uma semana de alimentação por sonda por via oral com NDE. A duração total do experimento foi de 28 semanas. A sobrevida global dos animais foi de cerca de 70% no final das 28 semanas. Na semana 8, fígados mostraram hiperplasia cística multifocal de ductos biliares intra-hepáticos e formação de cistos multifocais. Na semana 12, o epitélio biliar dos focos hiperplásicos e o epitélio que reveste o cisto mostraram núcleos alongados. Colangiomas e adenomas biliares foram desenvolvidos na semana 16, com pleno desenvolvimento da CCA nessas mesmas áreas na semana 28. O número de células do fígado positivas para o oncogene *c-Myc* aumentou e manteve-se persistentemente elevado em animais que desenvolveram CCA[112].

A vantagem desse modelo é que ele permite o desenvolvimento de CCA em camundongos de tipo natural, sendo o único padronizado para o desenvolvimento tumoral em camundongos não manipulados por engenharia genética. Outras vantagens são a possibilidade de indução de oncogenes, tais como *c-Myc*, e a associação com obstrução biliar, que se mostrou importante para o desenvolvimento primário de câncer do fígado em humanos[112]. Do ponto de vista fisiopatológico, foi observada superexpressão de *c-Myc* não só em colangiócitos, mas também em hepatócitos e células inflamatórias, o que não esclarece a função efetiva dessa molécula na transformação maligna de colangiócitos. Do ponto de vista experimental, o mérito desse modelo é o curto espaço de tempo necessário para o desenvolvimento do tumor (28 semanas). Por outro lado, o modelo é bastante complexo, necessitando de frequente infusão intraperitoneal de NDE e gavagem semanal em longo prazo dos animais.

CONCLUSÕES

Neste capítulo descrevemos modelos tradicionais de carcinogênese em que a expressão de oncogenes e de genes supressores de tumor é geneticamente alterada para produzir HCC e CCA, além de outros modelos, nos quais a formação de tumores é dependente de fatores externos, como o da ação de dieta e substâncias genotóxicas e inflamatórias.

Os modelos animais representam ferramentas essenciais na pesquisa do câncer, uma vez que permitem aos pesquisadores reproduzirem anormalidades genéticas, fisiopatológicas ou ambientais consideradas importantes para o desenvolvimento do câncer. Ao longo dos últimos anos, foi desenvolvida uma série de modelos de HCC e CCA em roedores. Apesar de diferentes entre si, todos eles representam ferramentas valiosas para estudar e compreender vários aspectos fisiopatológicos dessas duas doenças malignas. Contudo, a história natural do desenvolvimento da carcinogênese de HCC e CCA em humanos, em combinação com a evidência de que as mutações genéticas apenas, às vezes, não formaram tumores, sublinham a necessidade de desenvolver novos modelos de carcinogênese hepática que desenvolvam o tumor em ambiente de fibrose, a fim de melhor reproduzir o processo de doença hepática humana. Além disso, estudos recentes sugeriram que HCC e CCA em humanos podem ser classificados em subgrupos com base na ativação da via molecular.

Comparação da expressão de genes entre modelos de HCC e CCA em rato e humano pode permitir criar no futuro novos modelos, que recapitulam com maior similaridade os vários subgrupos desses tumores, o que tornaria esses modelos ideais para estudos pré-clínicos.

Novas abordagens terapêuticas também podem ser testadas em ensaios pré-clínicos, empregando modelos de doenças oncológicas. Os ratos são amplamente usados nesses estudos, dado seu peso leve, produção fácil, despesa limitada, em comparação com outros animais e principalmente devido à disponibilidade de animais alterados geneticamente[113-115].

Existe demanda para estudos sobre as diferenças na expressão genética entre o CCA no ser humano e nos modelos animais. No entanto, as principais características da doença humana (como antecedentes genéticos, lesão hepática crônica e colestase) não estão representadas de forma consistente nos diferentes modelos existentes. Além disso, ainda não existe disponível nenhum modelo de CCA extra-hepático (EH-CCA). Esses problemas permanecem como estímulos para os investigadores prosseguirem na busca pelo desenvolvimento do modelo "ideal" para o estudo de cânceres primários de fígado.

REFERÊNCIAS

1. Nault JC. Reports from the International Liver Cancer Association (ILCA) congress 2014. J Hepatol. 2015;62(2):477-82.
2. El-Serag HB. Hepatocellular carcinoma. N Engl J Med. 2011;365(12):1118-27.
3. Knight B, Yeoh GC, Husk KL, Abraham LJ, Yu C, Rhim JA, et al. Impaired preneoplastic changes and liver tumor formation in tumor necrosis factor receptor type 1 knockout mice. J Exp Med. 2000;192(12):1809-18.
4. Frey S, Buchmann A, Bursch W, Schuete-Hermann R, Schwarz M, et al. Suppression of apoptosis in C3H mouse liver tumors by activated Ha-ras oncogene. Carcinogenesis. 2000;21(2);161-6.

5. Shiota G, Harada K, Ishida M, Tomie Y, Okulo M, Katayama S, et al. Inhibition of hepatocellular carcinoma by glycyrrhizin in diethylnitrosamine-treated mice. Carcinogenesis. 1999;20(1): 59-63.
6. Teoh NC, Dan YY, Swisshelm K, Lehman S, Wright JH, Hague J, et al. Defective DNA, strand break repair causes chromosomal instability and accelerates liver carcinogenesis in mice. Hepatology. 2008;47(6):2078-88.
7. Hsu HC, Jeng YM, Mao TL, Chu JS, Lai PL, Peng SY, et al. Beta-catenin mutations are associated with a subset of low-stage hepatocellular carcinoma negative for hepatitis B virus and with favorable prognosis. Am J Pathol. 2000;157(3):763-70.
8. Xue W, Zender L, Miething C, Dickins RA, Hernando E, Krizhanovsky V, et al. Senescence and tumour clearance is triggered by p53 restoration in murine liver carcinomas. Nature. 2007;445(7128): 656-60.
9. Kang TW, Yevsa T, Woller N, Hoenicke L, Wuestefeld T, Dauch D, et al. Senescence surveillance of pre-malignant hepatocytes limits liver cancer development. Nature. 2011;479(7374)547-51.
10. Coppé JP, Desprez PY, Krtolica A, Campisi J. The senescence-associated secretory phenotype: the dark side of tumor suppression. Annu Rev Pathol. 2010;5:99-118.
11. Rodier F, Campisi J. Four faces of cellular senescence. J Cell Biol. 2011;192(4):547-56.
12. Farazi PA, Glickman J, Horner J, Depinho RA. Cooperative interactions of p53 mutation, telomere dysfunction, and chronic liver damage in hepatocellular carcinoma progression. Cancer Res. 2006;66(9):4766-73.
13. de Lima VM, Oliveira CP, Alves VA, Chammas MC, Oliveira EP, Stefano JT, et al. A rodent model of NASH with cirrhosis, oval cell proliferation and hepatocellular carcinoma. J Hepatol. 2008;49(6):1055-61.
14. Zhong B, Zhou Q, Toivola DM,Tao GZ, Resurrecion EZ, Omary MB. Organ-specific stress induces mouse pancreatic keratin overexpression in association with NF-kappaB activation. J Cell Sci. 2004;117(Pt 9):1709-19.
15. Guest I, Ilic Z, Sell S. Age dependence of oval cell responses and bile duct carcinomas in male fischer 344 rats fed a cyclic choline-deficient, ethionine-supplemented diet. Hepatology. 2010; 52(5):1750-7.
16. Pitot HC, Dragan YP. Facts and theories concerning the mechanisms of carcinogenesis. FASEB J. 1991;5(9):2280-6.
17. Binato M, Kruel Schmidt M, Silveira Volkweis B, Behrend Silva Ribeiro G, Isabel E. Mouse model of diethylnitrosamine-induced gastric cancer. J Surg Res. 2008;148(2):152-7.
18. Kawanishi S, Hiraku Y, Murata M, Oikawa S. The role of metals in site-specific DNA damage with reference to carcinogenesis. Free Radical Biol Med. 2002;32(9):822-32.
19. Valko M, Rhodes CJ, Moncol J, Izakovic M, Mazur M. Free radicals, metals and antioxidants in oxidative stress-induced cancer. Chemico-Biol Interact. 2006;160(1):1-40.
20. Farazi PA, Glickman J, Jiang S, Yu A, Rudolph KL, DePinh RA. Differential impact of telomere dysfunction on initiation and progression of hepatocellular carcinoma. Cancer Res. 2003; 63(16);5021-27.
21. Puatanachokchai R, Kakuni M, Wanibuchi H, Kinoshitab A, Hang JS, Salim EI, et al. Lack of promoting effects of phenobarbital at low dose on diethylnitrosamine-induced hepatocarcinogenesis in TGF-alpha transgenic mice. Asian Pac J Cancer Prev. 2006;7(2):274-8.
22. Rignall B, Braeuning A, Buchmann A, Schwarz M. Tumor formation in liver of conditional betacatenin-deficient mice exposed to a diethylnitrosamine/phenobarbital tumor promotion regimen. Carcinogenesis. 2011;32(1):52-7.

23. Klinman NR, Erslev AJ. Cellular response to partial hepatectomy. Proc Soc Exp Biol Med. 1963; 112:338-40.
24. Hasmall SC, James NH, Macdonald N, Gonzalez FJ, Peters JM, Roberts RA. Suppression of mouse hepatocyte apoptosis by peroxisome proliferators: role of PPARalpha and TNFalpha. Mutat Res. 2000;448(2):193-200.
25. Reddy JK, Rao S, Moody DE. Hepatocellular carcinomas in acatalasemic mice treated with nafenopin, a hypolipidemic peroxisome proliferator. Cancer Res. 1976;36(4):1211-7.
26. Hays T, Rusyn I, Burns AM, Kennett MJ, Ward JM, Gonzalez FJ. Role of peroxisome proliferator-activated receptor-alpha (PPARalpha) in bezafibrate-induced hepatocarcinogenesis and cholestasis. Carcinogenesis. 2005;26(1):219-27.
27. Zhao W, Iskandar S, Kooshki M, Sharpe JG, Payne V, Robbins ME. Knocking out peroxisome proliferator-activated receptor (PPAR) alpha inhibits radiation-induced apoptosis in the mouse kidney through activation of NF-kappaB and increased expression of IAPs. Radiat Res. 2007;167(5):581-91.
28. Yin PH, Lee HC, Chau GY, Wu YT, Li SH, Lui WY, et al. Alteration of the copy number and deletion of mitochondrial DNA in human hepatocellular carcinoma. Br J Cancer. 2004;90(12):2390-6.
29. Weisburger EK. Carcinogenicity studies on halogenated hydrocarbons. Environ Health Perspect. 1977;21:7-16.
30. Campo GM, Avenoso A, Campo S, Nastasi G, Traina P, Dáscola A, et al. The antioxidant activity of chondroitin-4-sulphate, in carbon tetrachloride-induced acute hepatitis in mice, involves NF-kappaB and caspase activation. Br J Pharmacol. 2008;155(6):945-56.
31. Domenicali M, Caraceni P, Principe A, Ros J, Chieco P, Trevisani F, et al. A novel sodium overload test predicting ascites decompensation in rats with CCl4-induced cirrhosis. J Hepatol. 2005;43(1): 92-7.
32. Sheweita SA, Abd El-Gabar M, Bastawy M. Carbon tetrachloride-induced changes in the activity of phase II drug-metabolizing enzyme in the liver of male rats: role of antioxidants. Toxicology. 2001;165(2-3):217-24.
33. Frezza EE, Gerunda GE, Farinati F, DeMaria N, Galligioni A, Plebani A, et al. CCL4-induced liver cirrhosis and hepatocellular carcinoma in rats: relationship to plasma zinc, copper and estradiol levels. Hepatogastroenterology. 1994;41(4):367-9.
34. Yang MC, Chang CP, Lei HY. Induction of liver fibrosis in a murine hepatoma model by thioacetamide is associated with enhanced tumor growth and suppressed antitumor immunity. Lab Invest. 2010;90(12):1782-93.
35. Woo LL, Egner PA, Belanger CL, Wattanawaraporn R, Trudel LJ, Croy RG, et al. Aflatoxin B1-DNA adduct formation and mutagenicity in livers of neonatal male and female B6C3F1 mice. Toxicol Sci. 2011;122(1):38-44.
36. Hulla JE, Chen ZY, Eaton DL. Aflatoxin B1-induced rat hepatic hyperplastic nodules do not exhibit a site-specific mutation within the p53 gene. Cancer Res. 1993;53(1):9-11.
37. McGlynn KA, Hunter K, LeVoyer T, Roush J, Wise P, Michilli RA, et al. Susceptibility to aflatoxin B1-related primary hepatocellular carcinoma in mice and humans. Cancer Res. 2003;63(15): 4594-601.
38. Frese KK, Tuveson DA. Maximizing mouse cancer models. Nat Rev Cancer. 2007;7(9):645-58.
39. Tuveson DA, Jacks T. Technologically advanced cancer modeling in mice. Curr Opin Genet Dev. 2002;12(1):105-10.
40. Koo JS, Seong JK, Park C, Yu DY, Oh BK, Oh SH, et al. Large liver cell dysplasia in hepatitis B virus × transgenic mouse liver and human chronic hepatitis B virus-infected liver. Intervirology. 2005;48(1):16-22.

41. Lakhtakia R, Kumar V, Reddi H, Mathur M, Dattagupta S, Panda SK, et al. Hepatocellular carcinoma in a hepatitis B 'x' transgenic mouse model: a sequential pathological evaluation. J Gastroenterol Hepatol. 2003;18(1):80-91.
42. Xiong J, Yao YC, Zi XY, Li J, Wang XM, Ye XT, et al. Expression of hepatitis B virus x protein in transgenic mice. World J Gastroenterol. 2003;9(1):112-6.
43. Naas T, Ghorbani M, Alvarez-Maya I, Lapner M, Kothary R, De Repentigny Y, et al. Characterization of liver histopathology in a transgenic mouse model expressing genotype 1a hepatitis C virus core and envelope proteins 1 and 2. J Gen Virol. 2005;86(PT 8):2185-96.
44. Kamegaya Y, Hiasa Y, Zukerberg L, Fowler N, Blackard JT, Lin W, et al. Hepatitis C virus acts as a tumor accelerator by blocking apoptosis in a mouse model of hepatocarcinogenesis. Hepatology. 2005;41(3):660-7.
45. Baek HJ, Lim SC, Kitisin K, Jogunoori W, Tang Y, Marshall MB, et al. Hepatocellular cancer arises from loss of transforming growth factor beta signaling adaptor protein embryonic liver fodrin through abnormal angiogenesis. Hepatology. 2008;48(4):1128-37.
46. Beraza N, Malato Y, Sander LE, Al-Masaoudi M, Freimuth J, Riethmacher D, et al. Hepatocyte-specific NEMO. deletion promotes NK/NKT cell- and TRAIL-dependent liver damage. J Exp Med. 2009;206(8):1727-37.
47. Inokuchi S, Aoyama T, Miura K, Osterreicher CH, Kodama Y, Miyai K, et al. Disruption of TAK1 in hepatocytes causes hepatic injury, inflammation, fibrosis, and carcinogenesis. Proc Natl Acad Sci U S A. 2010;107(2):844-9.
48. Luedde T, Beraza N, Kotsikoris V, van Loo G, Nenci A, De Vos R, et al. Deletion of NEMO/IKKgamma in liver parenchymal cells causes steatohepatitis and hepatocellular carcinoma. Cancer Cell. 2007;11(2)119-32.
49. Seki E, Brenner DA. The role of NF-kappaB in hepatocarcinogenesis: promoter or suppressor? J Hepatol. 2007;47(2):307-9.
50. Harada N, Oshima H, Katoh M, Tamai Y, Oshima M, Taketo MM, et al. Hepatocarcinogenesis in mice with beta-catenin and Ha-ras gene mutations. Cancer Res. 2004;64(1):48-54.
51. Merle P, Kim M, Herrmann M, Gupte A, Lefrançois L, Califano S, et al. Oncogenic role of the frizzled-7/beta-catenin pathway in hepatocellular carcinoma. J Hepatol. 2005;43(5):854-62.
52. Nicholes K, Guillet S, Tomlinson E, Hillan K, Wright B, Frantz GD, et al. A mouse model of hepatocellular carcinoma: ectopic expression of fibroblast growth factor 19 in skeletal muscle of transgenic mice. Am J Pathol. 2002;160(6):2295-307.
53. Watanabe S, Horie Y, Kataoka E, Sato W, Dohmen T, Ohshima S, et al. Non-alcoholic steatohepatitis and hepatocellular carcinoma: lessons from hepatocyte-specific phosphatase and tensin homolog (PTEN)-deficient mice. J Gastroenterol Hepatol. 2007;22(Suppl 1):S96-100.
54. Horie Y, Suzuki A, Kataoka E, Sasaki T, Hamada K, Sasaki K, et al. Hepatocyte-specific Pten deficiency results in steatohepatitis and hepatocellular carcinomas. J Clin Invest. 2004;113(12): 1774-83.
55. Newell P, Villanueva A, Friedman SL, Koike K, Llovet JM. Experimental models of hepatocellular carcinoma. J Hepatol. 2008;48(5):858-79.
56. Sun FX, Tang ZY, Lui KD, Ye SL, Xue Q, Gao DM, et al. Establishment of a metastatic model of human hepatocellular carcinoma in nude mice via orthotopic implantation of histologically intact tissues. Int J Cancer. 1996;66(2):239-43.
57. Huynh H, Soo KC, Chow PK, Panasci L, Tran E. Xenografts of human hepatocellular carcinoma: a useful model for testing drugs. Clin Cancer Res. 2006;12(14 PT1):4306-14.
58. Matsuo M, Sakurai H, Saiki I. ZD1839, a selective epidermal growth factor receptor tyrosine kinase inhibitor, shows antimetastatic activity using a hepatocellular carcinoma model. Mol Cancer Ther. 2003;2(6):557-61.

59. Kornek M, Raskopf E, Tolba R, Becker U, Klockner M, Sauerbruch T, et al. Accelerated orthotopic hepatocellular carcinomas growth is linked to increased expression of pro-angiogenic and prometastatic factors in murine liver fibrosis. Liver Int. 2008;28(4):509-18.
60. Hollingshead MG, Alley MC, Camalier RF, Abbott BJ, Mayo JG, Malspeis L, et al. In vivo cultivation of tumor cells in hollow fibers. Life Sci. 1995;57(2):131-41.
61. Shnyder SD, Cooper PA, Scally AJ, Bibby MC. Reducing the cost of screening novel agents using the hollow fibre assay. Anticancer Res. 2006;26(3A):2049-52.
62. Tang TC, Man S, Xu P, Francia G, Hashimoto K, Emmenegger U, et al. Development of a resistance-like phenotype to sorafenib by human hepatocellular carcinoma cells is reversible and can be delayed by metronomic UFT chemotherapy. Neoplasia. 2010;12(11):928-40.
63. Suggitt M, Bibby MC. 50 years of preclinical anticancer drug screening: empirical to target-driven approaches. Clin Cancer Res. 2005;11(3):971-81.
64. Praet MM, Roels HJ. Histogenesis of cholangiomas and cholangiocarcinomas in thioacetamide fed rats. Exp Pathol. 1984;26(1):3-14.
65. Dashti H, Jeppsson B, Hagerstrand I, Hultberg B, Srinivas U, Abdulla M, et al. Thioacetamide- and carbon tetrachloride-induced liver cirrhosis. Eur Surg Res. 1989;21(2):83-91.
66. Yeh CN, Maitra A, Lee KF, Jan YY, Chen MF. Thioacetamide-induced intestinal-type cholangiocarcinoma in rat: an animal model recapitulating the multi-stage progression of human cholangiocarcinoma. Carcinogenesis. 2004;25(4):631-6.
67. Jan YY, Yeh TS, Yeh JN, Yang HR, Chen MF. Expression of epidermal growth factor receptor, apomucins, matrix metalloproteinases, and p53 in rat and human cholangiocarcinoma: appraisal of an animal model of cholangiocarcinoma. Ann Surg. 2004;240(1):89-94.
68. Fava G, Alpini G, Rychlicki C, Saccomano S, DeMorrow S, Trozzi L, et al. Leptin enhances cholangiocarcinoma cell growth. Cancer Res. 2008;68(16):6752-61.
69. Marzioni M, Torrice A, Rycheicki C, Agostinelli L, Pierantonelli I, et al. An oestrogen receptor beta-selective agonist exerts anti-neoplastic effects in experimental intrahepatic cholangiocarcinoma. Dig Liver Dis. 2012;44(2):132-42.
70. Al-Bader A, Mathew TC, Abul H, Al-Sayer H, Singal PK, Dashti HM. Cholangiocarcinoma and liver cirrhosis in relation to changes due to thioacetamide. Mol Cell Biochem. 2000;208(1-2):1-10.
71. Mansuroglu T, Ramadori P, Dudas J, Malik I, Hammerich K, Füzesi L, et al. Expression of stem cell factor and its receptor c-Kit during the development of intrahepatic cholangiocarcinoma. Lab Invest. 2009;89(5):562-74.
72. Liu KH, Liao LM, Ro LS, Wu Yl, Yeh TS. Thalidomide attenuates tumor growth and preserves fast-twitch skeletal muscle fibers in cholangiocarcinoma rats. Surgery. 2008;143(3):375-83.
73. Laverman P, Blokx WA, Te Morsche RH, Frielink C, Boerman OC, Oyen WJ, et al. [(18)F]FDG accumulation in an experimental model of multistage progression of cholangiocarcinoma. Hepatol Res. 2007;37(2):127-32.
74. Yeh CN, Lin KJ, Hsiao IT, Yen TC, Chen TW, Jan YY, et al. Animal PET for thioacetamide-induced rat cholangiocarcinoma: a novel and reliable platform. Mol Imaging Biol. 2008;10(4):209-16.
75. Sirica AE, Zhang Z, Lai GH, Asano T, Shen XN, Ward DJ, et al. A novel "patient-like" model of cholangiocarcinoma progression based on bile duct inoculation of tumorigenic rat cholangiocyte cell lines. Hepatology. 2008;47(4):1178-90.
76. Fava G, Marzioni M, Benedetti A, Glaser S, DeMorrow S, Francis H, et al. Molecular pathology of biliary tract cancers. Cancer Lett 2007;250(2):155-67.
77. Fingas CD, Blechacz BR, Smoot RL, Guiciardi ME, Mott J, Bronk SF, et al. A smac mimetic reduces TNF related apoptosis inducing ligand (TRAIL)-induced invasion and metastasis of cholangiocarcinoma cells. Hepatology. 2010;52(2):550-61.

78. Blechacz BR, Smoot RL, Bronk SF, Werneburg NW, Sirica AE, Gores GJ, et al. Sorafenib inhibits signal transducer and activator of transcription-3 signaling in cholangiocarcinoma cells by activating the phosphatase shatterproof 2. Hepatology. 2009;50(6):1861-70.
79. Xu X, Kobayashi S, Qiao W, Li C, Xiao C, Radaeva S, et al. Induction of intrahepatic cholangiocellular carcinoma by liver-specific disruption of Smad4 and Pten in mice. J Clin Invest. 2006;116(7): 1843-52.
80. Kang YK, Kim WH, Jang JJ. Expression of G1-S modulators (p53, p16, p27, cyclin D1, Rb) and Smad4/Dpc4 in intrahepatic cholangiocarcinoma. Hum Pathol. 2002;33(9):877-83.
81. Sansal I, Sellers WR. The biology and clinical relevance of the PTEN tumor suppressor pathway. J Clin Oncol. 2004;22(14):2954-63.
82. Kobayashi S, Werneburg NW, Bronk SF, Kaufmann SH, Gores GJ. Interleukin-6 contributes to Mcl-1 up-regulation and TRAIL resistance via an Akt-signaling pathway in cholangiocarcinoma cells. Gastroenterology. 2005;128(7):2054-65.
83. Tanno S, Yanagawa N, Habiro A, Koizumi K, Nakano Y, Osanai M, et al. Serine/threonine kinase AKT is frequently activated in human bile duct cancer and is associated with increased radioresistance. Cancer Res. 2004;64(10):3486-90.
84. Farazi PA, Zeisberg M, Glickman J, Zhang Y, Kalluri R, DePinho RA. Chronic bile duct injury associated with fibrotic matrix microenvironment provokes cholangiocarcinoma in p53-deficient mice. Cancer Res. 2006;66(13):6622-7.
85. Momoi H, Itoh T, Nozaki Y, Arina Y, Okabe Y, Satoh S, et al. Microsatellite instability and alternative genetic pathway in intrahepatic cholangiocarcinoma. J Hepatol. 2001;35(2):235-44.
86. Furubo S, Harada K, Shimonishi T, Katayanagi K, Tsui W, Nakanuma Y. Protein expression and genetic alterations of p53 and ras in intrahepatic cholangiocarcinoma. Histopathology. 1999;35(3):230-40.
87. Tullo A, D'Erchia AM, Honda K, Kelly MD, Habib NA, Saccone C, Sbisa E. New p53 mutations in hilar cholangiocarcinoma. Eur J Clin Invest. 2000;30(9):798-803.
88. Hudd C, Euhus DM, LaRegina MC, Herbold DR, Palmer DC, Johnson FE. Effect of cholecystokinin on human cholangiocarcinoma xenografted into nude mice. Cancer Res. 1985;45(3):1372-7.
89. Wang M, Xiao J, Shen M, Yahong Y, Tian R, Zhu F, et al. Isolation and characterization of tumorigenic extrahepatic cholangiocarcinoma cells with stem cell-like properties. Int J Cancer. 2011; 128(1):72-81.
90. Lu D, Han C, Wu T. Microsomal prostaglandin E synthase-1 inhibits PTEN and promotes experimental cholangiocarcinogenesis and tumor progression. Gastroenterology. 2011;140(7): 2084-94.
91. Rozich RA, Mills DR, Brilliant KE, Callanan HM, Yang D, Tantravahi U, et al. Accumulation of neoplastic traits prior to spontaneous in vitro transformation of rat cholangiocytes determines susceptibility to activated ErbB-2/Neu. Exp Mol Pathol. 2010;89(3):248-59.
92. Shiraso S, Katayose Y, Yamamoto K, Mizuna M, Yabuuchi S, Oda A, et al. Overexpression of adenovirus-mediated p27kip1 lacking the Jab1-binding region enhances cytotoxicity and inhibits xenografted human cholangiocarcinoma growth. Anticancer Res. 2009;29(6):2015-24.
93. Fava G, DeMorrow S, Gaudio E, Franchitto A, Onori P, Carpino G, et al. Endothelin inhibits cholangiocarcinoma growth by a decrease in the vascular endothelial growth factor expression. Liver Int. 2009;29(7):1031-42.
94. Fava G, Marucci L, Glaser S, Francis H, DeMorrow S, Beneditti A, et al. gamma-Aminobutyric acid inhibits cholangiocarcinoma growth by cyclic AMP-dependent regulation of the protein kinase A/extracellular signal-regulated kinase 1/2 pathway. Cancer Res. 2005;65(24):11437-46.

95. Francis H, Onori P, Gaudio E, Francchitto A, DeMorrow S, Venter J, et al. H3 histamine receptor-mediated activation of protein kinase Cα inhibits the growth of cholangiocarcinoma in vitro and in vivo. Mol Cancer Res. 2009;7(10):1704-13.
96. Braconi C, Huang N, Patel T. MicroRNA-dependent regulation of DNA methyltransferase-1 and tumor suppressor gene expression by interleukin-6 in human malignant cholangiocytes. Hepatology. 2010;51(3):881-90.
97. Jing G, Yuan K, Turk AN, Jhala NC, Arnoletti JP, Zhang K, et al. Tamoxifen enhances therapeutic effects of gemcitabine on cholangiocarcinoma tumorigenesis. Lab Invest. 2011;91(6):896-904.
98. Huang L, Ramirez JC, Frampton GA, Golden LE, Quinn MA, Pae HY, et al. Anandamide exerts its antiproliferative actions on cholangiocarcinoma by activation of the GPR55 receptor. Lab Invest. 2011;91(7):1007-17.
99. DeMorrow S, Onori P, Venter J, Invernizzi P, Frampton G, White M, et al. Neuropeptide Y inhibits cholangiocarcinoma cell growth invasion. Am J Physiol Cell Physiol. 2011;300(5):C1078-89.
100. DeMorrow S, Francis H, Gaudio E, Venter J, Franchitto A, Kopriva S, et al. The endocannabinoid anandamide inhibits cholangiocarcinoma growth via activation of the noncanonical Wnt signaling pathway. Am J Physiol Cell Physiol. 2008;295(6):G1150-8.
101. Lang M, Henson R, Braconi C, Patel T. Epigallocatechin-gallate modulates chemotherapy-induced apoptosis in human cholangiocarcinoma cells. Liver Int. 2009;29(5):670-7.
102. Onori P, DeMorrow S, Gaudio E, Franchitto A, Mancinelli R, Venter J, et al. Caffeic acid phenethyl ester decreases cholangiocarcinoma growth by inhibition of NF-kappaB and induction of apoptosis. Inter J Cancer. 2009;125(3):565-76.
103. Kojima Y, Honda K, Hamada H, Kobayashi N. Oncolytic gene therapy combined with double suicide genes for human bile duct cancer in nude mouse models. J Surg Res. 2009;157(1):e63-70.
104. Cao LQ, Xue P, Lu HW, Zheng Q, Wen ZL, Shao ZJ. Hematoporphyrin derivative-mediated photodynamic therapy inhibits tumor growth in human cholangiocarcinoma in vitro and in vivo. Hepatol Res. 2009;39(12):1190-7.
105. Frampton GA, Lazcano EA, Li H, Mohamad A, DeMorrow S. Resveratrol enhances the sensitivity of cholangiocarcinoma to chemotherapeutic agents. Lab Invest. 2010;90(9):1325-38.
106. Marienfeld C, Tadlock L, Yamagiwa Y, Patel T. Inhibition of cholangiocarcinoma growth by tannic acid. Hepatology. 2003;37(5):1097-104.
107. Braconi C, Swenson E, Kogure T, Huang N, Patel T. Targeting the IL-6 dependent phenotype can identify novel therapies for cholangiocarcinoma. PLoS One. 2010;5(12):e15195.
108. Han Y, DeMorrow S, Invernizzi P, Jing Q, Glaser S, Renzi A, et al. Melatonin exerts by an autocrine loop antiproliferative effects in cholangiocarcinoma; its synthesis is reduced favoring cholangiocarcinoma growth. Am J Physiol Gastroint Liver Physiol. 2011;301(4):G623-33.
109. Meng F, Han Y, Staloch D, Francis T, Stokes A, Francis H. The H4 agonist, clobenpropit, suppresses human cholangiocarcinoma progression by disruption of epithelial mesenchymal transition and tumor metastasis. Hepatology. 2011;54(5):1718-28.
110. Zhang K, Chen D, Wang X, Zhang S, Wang J, Gao Y, et al. RNA interference targeting slug increases cholangiocarcinoma cell sensitivity to cisplatin via upregulating PUMA. Int J Mol Sci. 2011;12(1):385-400.
111. Yokomuro S, Tsuji H, Lunz JG 3rd, Sakamoto T, Ezure T, Murase N, et al. Growth control of human biliary epithelial cells by interleukin 6, hepatocyte growth factor, transforming growth factor beta1, and activin A: comparison of a cholangiocarcinoma cell line with primary cultures of non-neoplastic biliary epithelial cells. Hepatology. 2000;32(1):26-35.

112. Yang H, Li TW, Peng J, Tang X, Ko KS, Xia M, et al. A mouse model of cholestasis-associated cholangiocarcinoma and transcription factors involved in progression. Gastroenterology. 2011; 141(1):378-88.e1-4.
113. Marquardt JU, Raggi C, Andersen JB, Seo D, Avital I, Geller D, et al. Human hepatic cancer stem cells are characterized by common stemness traits and diverse oncogenic pathways. Hepatology. 2011;54(3):1031-42.
114. de Jong M, Maina T. Of mice and humans: are they the same? – Implications in cancer translational research. J Nucl Med. 2010;51(4):501-4.
115. Lee JS, Chu IS, Mikaelyan A, Calvisi DF, Heo J, Reddy JK, et al. Application of comparative functional genomics to identify best-fit mouse models to study human cancer. Nat Genet. 2004;36(12):1306-11.

Capítulo 47

Aconselhamento Genético em Gastroenterologia

Maria Del Pilar Estevez Diz
Israel Gomy
Guilherme Cutait de Castro Cotti
Ana Carolina Ribeiro Chaves de Gouvêa

O aconselhamento genético em câncer é o processo de comunicação entre um profissional de saúde e um indivíduo preocupado com a ocorrência de câncer em sua família. Esse processo, que inclui a avaliação de vários aspectos, como genéticos, médicos e psicossociais, tem sido uma ponte entre a oncologia tradicional e o aconselhamento genético. Os objetivos desse processo incluem fornecer informações a respeito do risco individual e familiar de câncer e oferecer suporte emocional necessário à compreensão dessas informações. Além disso, envolve decifrar se a ocorrência do câncer em vários membros de uma família, ou até mesmo em nenhum, possa ter sido causada por mutações germinativas e/ou somáticas em genes de suscetibilidade ao câncer. Com o avanço das técnicas de biologia molecular e seu menor custo, pacientes estão tendo maior acesso a tais testes, como painéis de genes sequenciados por plataformas de última geração ou, até mesmo, por sequenciamento completo do DNA codificado (ou "exoma"). Entretanto, é necessário prudência ao interpretar os resultados de tais testes, pois o risco de haver má interpretação é alto, principalmente diante de um resultado indeterminado ou não informativo, e suas consequências emocionais para a família podem ser desastrosas. Por isso, o consentimento informado pré-teste é mandatório e deve esclarecer ao paciente sobre as limitações, riscos e benefícios do teste genético. Caso o paciente decida pelo teste, o médico indicará um laboratório que ofereça condições apropriadas de coleta, transporte, tempo do resultado, qualidade técnica e interpretação dos resultados. Devem então ser realizadas consultas pós-teste, quando será informado o resultado e oferecidas medidas de rastreamento para diagnóstico precoce, preventivas de redução de risco (quimioprofilaxia com ácido acetilsalicílico, por exemplo, ou cirurgias profiláticas) e encaminhamento para especialistas quando indicado.

O aconselhamento genético em oncologia difere do modelo tradicional, pois a preocupação inicial não se refere a questões reprodutivas, mas no risco potencial do indivíduo e seus familiares desenvolverem câncer. Além disso, o risco informado não é absoluto, pode mudar (aumentar ou diminuir) com a idade, dependendo da história pessoal e familiar. As opções de redução de risco muitas vezes incluem cirurgias radicais que não são apropriadas para qualquer paciente em qualquer idade. As opções de manejo devem ser indicadas de acordo com a idade cronológica, idade reprodutiva, categoria de risco e preferências do paciente, que podem alterar com o tempo. Portanto, o objetivo final do aconselhamento genético oncológico é ajudar o paciente a tomar as decisões mais apropriadas à sua situação de risco, desejos e circunstâncias.

No quadro 47.1 apresentamos as síndromes de predisposição hereditária ao câncer, associadas com neoplasias malignas do trato gastrintestinal, com sua entrada no OMIM (*On-line Mendelian Inheritance in Men*)[1,2].

QUADRO 47.1 – Síndromes de predisposição hereditária associadas ao câncer do trato gastrintestinal.

Síndrome (OMIM)	Tumores relacionados	Herança	Genes
HNPCC (120435, 120436, 114500, 114400)	Câncer de cólon Câncer de endométrio Câncer de ovário Câncer da pelve renal Câncer do ureter Câncer de pâncreas Câncer do estômago e do intestino delgado Câncer hepatobiliar	Dominante	*MLH1* *MSH2* *MSH6* *PMS2*
Polipose adenomatosa familiar (175100)	Câncer de cólon	Dominante	*APC*
Câncer gástrico hereditário (137215)	Câncer gástrico	Dominante	CDH1
Polipose juvenil (174900)	Câncer do TGI Câncer de pâncreas	Dominante	*SMAD4/DPC4* *BMPR1A*
Peutz-Jeghers (175200)	Câncer de cólon Câncer do intestino delgado Câncer de mama Câncer de ovário Câncer de pâncreas	Dominante	*STK11*
Pancreatite hereditária (167800)	Câncer de pâncreas	Dominante	*PRSS1*
Turcot (276300)	Câncer de pâncreas Câncer de cólon Carcinoma basocelular Ependimoma Meduloblastoma Glioblastoma	Dominante	*APC* *MLH1* *PMS2*

Síndrome (OMIM)	Tumores relacionados	Herança	Genes
GIST familiar (606764)	GIST	Dominante	*KIT*
Câncer de mama e ovário hereditários (113705, 600185)	Câncer de mama Câncer de ovário Câncer de pâncreas Anemia de Fanconi/ meduloblastoma	Dominante Recessivo	*BRCA1* *BRCA2* *BRCA2*
Muir Torre (158320)	Carcinomas sebáceos Epiteliomas sebáceos Ceratoacantomas Câncer de cólon Carcinoma de laringe Tumores malignos do TGI Tumores malignos do TGU	Dominante	*MLH1* *MSH2*
Bloom (210900)	Leucemia Carcinoma da língua Cânceres escamosos Tumor de Wilms Câncer de cólon	Recessiva	*BLM*
Anemia de Fanconi (227650)	Leucemia Cânceres escamosos Câncer de pele Hepatoma	Recessiva	*FANCA, B, C* *FANCA, D_2* *FANCE, F, G* *FANCL*
MEN1 (131000)	Tumores de células da ilhota do pâncreas Adenomas pituitários Adenomas de paratireoide	Dominante	*MEN1*

OMIM = *On-line Mendelian Inheritance in Men;* HNPCC = *hereditary nonpolyposis colorectal cancer* (síndrome de Lynch); TGI = trato gastrintestinal; GIST = sarcoma estromal do trato gastrintestinal; TGU = trato geniturinário; MEN = *multiple endocrine neoplasia* (neoplasia endocrina múltipla).

SÍNDROME DE LYNCH

A síndrome de Lynch foi uma das primeiras síndromes de câncer hereditário a ser identificada, há mais de um século, e é considerada a mais comum entre todas as doenças monogênicas que conferem predisposição ao câncer de cólon, reto e endométrio[3]. Em 1913, um patologista norte-americano, Dr. Aldred Warthin, publicou uma família (denominada "família G") com vários casos acometidos por cânceres de endométrio e gástrico. Em 1966, o Dr. Henry Lynch descreveu duas grandes famílias do meio-oeste dos Estados Unidos, acometidas por cânceres de cólon, estômago e endométrio, e propôs que se tratava de uma "síndrome de câncer familial", com herança autossômica dominante. O termo "síndrome de Lynch" foi adotado em 1984 e dividido em Lynch I e II para distinguir entre as famílias com preponderância de câncer colorretal daquelas com outros tumores[4]. O termo HNPCC, do inglês *hereditary nonpolyposis colorectal cancer*, surgiu posteriormente para diferenciar de outra doença hereditária caracterizada por centenas a milhares de pólipos gastrintestinais, a polipose adenomatosa familial.

Por quase um século as famílias com a síndrome de Lynch foram identificadas com base em suas manifestações clínicas. No entanto, em 1993, após análises moleculares por *linkage* de várias famílias com câncer colorretal com padrão de herança autossômico dominante, foram identificados dois *loci* nos cromossomos 2p e 3p[5,6]. Observou-se então que os tumores relacionados às mutações nesses *loci* apresentavam características histopatológicas distintas dos casos esporádicos. A presença de instabilidade de microssatélites nesses tumores sugeriu que houvesse defeitos em um mecanismo de reparo de erros de pareamento do DNA (MMR, do inglês, *mismatch repair*). Essa associação foi descrita originalmente em bactérias e fungos, o que permitiu então a clonagem humana dos quatro genes de MMR associados ao HNPCC, primeiro os genes *MLH1* e *MSH2*, e posteriormente, *MSH6* e *PMS2*[7].

O termo HNPCC foi criticado e tornou-se obsoleto, devido à predisposição não somente ao câncer colorretal, mas a um grande espectro de tumores. Por isso, o termo síndrome de Lynch é aplicado às famílias com mutações germinativas nos genes de MMR, sendo que o gene *MLH1 (Mut L homologue)* dimeriza-se com o *PMS2 (post meiotic segregation*), e o *MSH2*, com o *MSH6 (Mut S homologue)*. A maioria dos indivíduos com síndrome de Lynch apresenta mutação germinativa em um dos quatro genes de MMR, sendo que é necessário um evento somático, a perda do alelo normal, para a inativação das proteínas e, consequentemente, o acúmulo de mutações e aumento da instabilidade de microssatélites, favorecendo a aceleração da carcinogênese, típica da síndrome.

Mutações nos genes *MLH1* e *MSH2* são as mais frequentes (até 90% dos casos), enquanto aquelas nos genes *MSH6* e *PMS2* chegam a 13% e 9%, respectivamente[8]. Em 2009, mutações germinativas no gene *EPCAM* (anteriormente conhecido como *TACSTD1*) foram identificadas em algumas famílias com tumores com perda de expressão do *MSH2*, mas sem mutações nesse gene. Deleções da porção 3' do gene *EPCAM* causam a hipermetilação do promotor do gene *MSH2* e estão presentes em até cerca de 6% dos casos de síndrome de Lynch.

Os indivíduos com a síndrome de Lynch possuem risco maior de desenvolver não somente câncer do cólon e reto, mas também do endométrio, ovários, estômago, intestino delgado, pâncreas, trato biliar, trato urinário, cérebro (variante Turcot) e das glândulas sebáceas (variante Muir-Torre) (Tabela 47.1)[9].

Os tumores colorretais costumam ser diagnosticados em uma idade mais precoce, sendo que o risco de haver um tumor metacrônico chega a 30% após 10 anos do diagnóstico. Acometem principalmente o cólon proximal, apresentam menor diferenciação histológica, são predominantemente mucinosos com intenso infiltrado de linfócitos e o fenótipo marcante de alta instabilidade de microssatélites está presente em mais de 90% dos casos[3].

TABELA 47.1 – Risco geral de câncer associado às mutações germinativas na síndrome de Lynch.

	Risco ao longo da vida (%)	*MLH1* e *MSH2* (%)	*MSH6* (%)	*PMS2* (%)	*EPCAM* (%)
Cólon e reto	22-66	40-80	10-22	15-20	75
Endométrio	32-45	25-60	16-26	15	12
Ovário	9-12	4-24	1-11	*	NR
Estômago	1-13	1-13	≤ 3	*	NR
Trato urinário	4-5	1-4	< 1	*	NR
Intestino delgado	1-4	3-6	NR	*	NR
Pâncreas	3-4	1-6	NR	NR	NR
Trato biliar	2-7	1,4-4	NR	*	NR
SNC	1-3	1-3	NR	*	NR
Neoplasia sebácea	1-9	1-9	NR	NR	

* Risco combinado = 6%; NR = não relatado; SNC = sistema nervoso central.

O risco de câncer na síndrome de Lynch pode variar de acordo com o genótipo. Estudos demonstraram que famílias com mutações no gene *MLH1* possuem maior risco de câncer colorretal em uma idade mais precoce do que nas com mutações nos genes *MSH2* e *MSH6*. Famílias com *MSH6* mutado costumam ter maior risco de câncer endometrial e aquelas com mutação em *MSH2* possuem maior risco de tumores extra-colônicos[10,11]. Quanto ao gene *PMS2*, poucos estudos demonstram menor risco para todos os tumores em relação aos outros genes (15-20% colorretal e 15% endometrial)[12]. Com relação ao gene *EPCAM*, os dados são limitados, mas alguns estudos apontam para maior risco para câncer colorretal (75% aos 70 anos) e menor para endometrial (15% ao longo da vida), se comparado com os genes *MLH1*, *MSH2* e *MSH6*.

A grande variabilidade do risco de neoplasias na síndrome de Lynch deve-se, em parte, à influência de genes modificadores e, possivelmente, aos fatores ambientais. Alguns genes como *IGF1*, *RNASEL* e *HFE* foram associados a diferenças na idade do diagnóstico do câncer colorretal, assim como genes do metabolismo de xenobióticos e da telomerase foram associados à idade mais precoce do desenvolvimento do câncer colorretal nos indivíduos com síndrome de Lynch.

Manejo

A identificação precoce dos indivíduos afetados pela síndrome de Lynch e de seus familiares em risco é fundamental para a implementação das estratégias de rastreamento e prevenção. O rastreamento dos portadores de síndrome de Lynch com colonoscopia tem demonstrado redução significativa na incidência e mortalidade por câncer colorretal. O intervalo entre as colonoscopias deve ser o menor possível, não mais que dois anos. Conforme estudo recente, mais de 90% dos tumores de intervalo estavam localizados, e em estádios iniciais, naqueles indivíduos que realizaram colonoscopia com intervalos entre um e dois anos. Por isso, e devido à alta taxa de carcinogênese, um consenso norte-americano recomenda colonoscopia anual ou bienal a partir dos 25 anos ou 10 anos antes do caso mais jovem na família, dependendo do que ocorrer primeiro (Quadro 47.2)[13].

Em relação aos cânceres ginecológicos, há pouca evidência de que a ultrassonografia transvaginal e/ou biópsia endometrial resultem em detecção precoce e menor mortalidade, dado que a grande maioria das portadoras com câncer de endométrio é diagnosticada no estádio I e a sobrevida em 5 anos chega a cerca de 90%[13]. Entretanto, alguns estudos sugerem que o rastreamento de mulheres na pré-menopausa detecta precocemente o câncer ginecológico quando comparado ao monitoramento de sinais e sintomas. Com base nesses dados, consenso de especialistas recomenda biópsia endometrial anual a partir dos 30-35 anos e ultrassonografia transvaginal para mulheres após a menopausa. Entretanto, a única intervenção que previne o câncer ginecológico nos portadores é a histerectomia com salpingo-ooforectomia bilateral em mulheres com prole definida.

O rastreamento dos outros tumores associados à síndrome de Lynch baseia-se no espectro de tumores de cada família, cujas recomendações são individualizadas, tendo como base consenso de especialistas. Por exemplo, para o câncer gástrico e de intestino delgado é recomendada a endoscopia digestiva alta com duodenoscopia estendida a partir dos 30 a 35 anos com intervalos de três a cinco anos[9]. Mais recentemente, revisão sistemática de estudos sobre o aumento no risco de câncer de mama na síndrome de Lynch concluiu que, devido à falta de dados estatísticos mais robustos, nenhuma recomendação específica de rastreamento do câncer de mama seria sugerida até o momento.

QUADRO 47.2 – Manejo da síndrome de Lynch.

Câncer	Rastreamento	Idade início (anos)	Intervalo (anos)
Cólon e reto	Colonoscopia	20-25	Anual
Endométrio	Ultrassongrafia transvaginal com ou sem biópsia endometrial HT + SOB* profiláticas	30 **	Anual
Estômago/ intestino delgado	Endoscopia digestiva alta com duodenoscopia estendida***	30-35	3-5
Trato urinário	Urina I com citologia oncótica	25-30	Anual
SNC	Exame neurológico	25-30	Anual

*Histerectomia total + salpingo-ooforectomia bilateral; **após prole constituída; ***ascendência asiática; SNC = sistema nervoso central.

A quimioprofilaxia do câncer colorretal e dos outros tumores associados à síndrome de Lynch por meio do uso de ácido acetilsalicílico demonstrou redução do risco de 55% após pelo menos dois anos de tratamento, com uma dosagem de 600mg por dia[14].

Estratégias de avaliação

As estratégias para identificar os indivíduos em risco incluem: 1. avaliação da história pessoal e familial; 2. análise molecular dos tumores; 3. uso de ferramentas para cálculo de risco; e 4. análise das mutações germinativas.

Critérios clínicos

Devido à variabilidade fenotípica e ao amplo espectro de tumores na síndrome de Lynch, é imprescindível detalhada avaliação da história pessoal e familial, com a elaboração de um heredograma com no mínimo três gerações. Critérios clínicos foram estabelecidos inicialmente para identificar famílias em risco e, posteriormente, foram incorporadas características histopatológicas a partir do conhecimento do fenótipo tumoral. Os critérios de Amsterdã foram desenvolvidos em 1991 e requerem: 1. pelo menos três parentes afetados com câncer colorretal, dois dos quais sendo parentes de primeiro grau do terceiro; 2. duas gerações acometidas; e 3. pelo menos um dos afetados com diagnóstico de câncer antes dos 50 anos de idade. No entanto, tais critérios possuem sensibilidade e especificidade limitadas, sendo que 40% das famílias com mutações conhecidas não preenchem os critérios de Amsterdã e, das que preenchem, apenas 50% apresentam alterações nos genes de MMR. Esse grupo de famílias foi categorizado como câncer colorretal familial tipo X que, de maneira distinta da síndrome de Lynch, não apresenta instabilidade de microssatélites. Além disso, o risco de câncer colorretal é menor e não foi observado o aumento do risco de neoplasias extracolônicas. Segundo consenso de especialistas, tais famílias devem ser monitoradas com colonoscopias periódicas a partir de 5 a 10 anos antes do caso mais precoce e com intervalo máximo de cinco anos. Estudos recentes apontam para uma nova entidade (denominada síndrome de Lynch-*like*), em que se observam alterações na imuno-histoquímica ou alta instabilidade de microssatélites, porém sem mutações germinativas nos genes de MMR. O risco de câncer de cólon e reto é menor do que na síndrome de Lynch, porém, maior do que no câncer colorretal esporádico, justificando uma estratégia de rastreamento. Até o momento, entretanto, recomendações baseadas em evidências ainda não foram estabelecidas.

Aplicar os complexos critérios clínicos baseados apenas na história pessoal e familial isentaria dos benefícios de um programa de rastreamento de câncer muitos indivíduos e familiares em risco. Com o surgimento dos testes de biologia molecular de tumores colorretais, os critérios de Bethesda foram criados em 1997 e revisados em 2004, para selecionar os pacientes com câncer colorretal para o teste de instabilidade de microssatélites[15]. Esses critérios melhoraram a sensibilidade dos critérios de Amsterdã, pois incluíram os tumores do espectro da síndrome de Lynch e incorporaram os resultados do teste de microssatélites para a identificação dos portadores de mutações germinativas nos genes de MMR. Nesses, mais de 90% dos tumores colorretais apresentam algum fenótipo de deficiência nesses genes e/ou proteínas.

Instabilidade de microssatélites

A pesquisa de instabilidade de microssatélites utiliza um painel de cinco a dez marcadores de sequências repetitivas de um a quatro nucleotídeos (chamadas de microssatélites), onde, se mais de 30% das sequências estiverem alteradas, há alta instabilidade, se apenas uma sequência alterada, há baixa instabilidade, enquanto há estabilidade se nenhuma estiver alterada. Além disso, a perda de expressão dos produtos dos genes de MMR é frequentemente observada nos tumores dos pacientes com síndrome de Lynch, por meio da marcação proteica nuclear com anticorpos por análise de imuno-histoquímica.

Imuno-histoquímica

Embora os critérios originais de Bethesda recomendem os testes no tumor em pacientes com menos de 50 anos de idade, se esta recomendação fosse seguida, mais da metade dos diagnósticos de síndrome de Lynch não seriam feitos. Para diagnosticar a maioria dos casos suspeitos, o teste universal, ou seja, de todos os casos com câncer colorretal, tem sido adotado e essa abordagem tem-se mostrado viável. Em primeiro lugar são testados os tumores por imuno-histoquímica das proteínas de MMR (MLH1, MSH2, MSH6 e PMS2), pois é mais custo-efetiva naqueles pacientes com idade inferior a 70 anos e permite direcionar o teste germinativo para um único gene. Se houver perda de expressão no *MSH2*, *MSH6* ou *PMS2*, a chance de haver uma mutação germinativa é extremamente alta. Por sua vez, se houver perda de expressão do *MLH1*, é necessário fazer o diagnóstico diferencial entre os tumores esporádicos e os associados à síndrome de Lynch. Até 15% dos tumores esporádicos apresentam alterações epigenéticas somáticas no gene *MLH1*, isto é, ocorre o silenciamento do gene por hipermetilação de sua região promotora, além de haver mutações somáticas *drivers* no gene *BRAF*. Por isso, todos os tumores com perda da expressão do *MLH1* devem ser testados para a mutação V600E no *BRAF* e/ou para a hipermetilação do promotor do gene *MLH1*, pois a presença da mutação ou da hipermetilação permite excluir o diagnóstico de síndrome de Lynch. Assim, muitos testes germinativos de alto custo podem deixar de ser realizados.

Entretanto, é importante notar a possibilidade de resultados falso-negativos com a imuno-histoquímica. Em alguns casos, portadores de mutações truncadoras da proteína podem desenvolver tumores com expressão enzimática inativa, porém imunologicamente detectável. Em relação às mutações *missense*, pode haver pequeno efeito na estrutura da proteína, impedindo a formação de um heterodímero estável. Essa proteína instável, presente em pequenas concentrações, não é reconhecida adequadamente pelo anticorpo utilizado no ensaio. Até 28% apresentam expressão normal à imuno-histoquímica nos tumores de portadores de mutação no gene *MSH6*. Por isso, estudos recomendam o uso concomitante de imuno-histoquímica e pesquisa de instabilidade de microssatélites como pré-requisito para o teste genético do *MSH6*. Além disso, estudos revelam grande variabilidade na interpretação dos resultados entre os patologistas, os quais devem ser especializados em tumores gastrintestinais para garantir maior acurácia na interpretação. O resultado normal no tumor de um paciente não deve excluir o diagnóstico de síndrome de Lynch em uma família. Por isso, recomendam-se testar tumores sincrônicos ou metacrônicos ou tumores de outros parentes afetados, principalmente colorretais e endometriais, já que, para os outros tumores do espectro da síndrome, os estudos de imuno-histoquímica não foram adequadamente validados.

Modelos preditivos

Os modelos preditivos de mutações germinativas oferecem uma abordagem alternativa para a identificação de indivíduos com síndrome de Lynch, os quais quantificam a estimativa de uma mutação nos genes de MMR. Entre os modelos mais atuais estão: MMRPro, MMRPredict e $PREMM_{1,2,6}$. Os estudos de validação demonstraram que tais modelos são melhores que os critérios clínicos para identificar os portadores e particularmente úteis para avaliar o risco de indivíduos não afetados por câncer ou daqueles cujos tumores forem indisponíveis para testes moleculares e imuno-histoquímicos. Em tais ocasiões, se a probabilidade de mutações germinativas for maior ou igual a 5%, o teste genético seria indicado. Embora todos os modelos tenham o mesmo objetivo, eles variam de acordo com a população estudada e como foram desenvolvidos estatisticamente. O modelo MMRPredict utiliza a regressão logística para estimar a probabilidade de mutações nos genes *MMR* em pacientes com câncer colorretal com idade inferior a 55 anos. São incluídas informações como idade ao diagnóstico, gênero, localização do tumor (proximal ou distal), presença de cânceres colorretais metacrônicos ou sincrônicos, de parentes de primeiro grau afetados por câncer colorretal e/ou endometrial e de resultados do teste no tumor. Entretanto, não avalia pacientes idosos, sem câncer colorretal e famílias com outros tumores da síndrome. O $PREMM_{1,2,6}$ utiliza a regressão logística multivariada e calcula a probabilidade de mutação em cada um dos genes de MMR (*MLH1*, *MSH2* e *MSH6*). Entre as variáveis são incluídas: gênero, presença e idade ao diagnóstico de câncer colorretal, endometrial e outros tumores do espectro, número de parentes de primeiro e segundo graus com câncer colorretal, endometrial e outros, e a idade mais precoce do diagnóstico de cada câncer entre os parentes. Não inclui, porém, dados de teste do tumor. Por último, o MMRPro utiliza um modelo bayesiano a partir de dados publicados de prevalência e penetrância e estima a probabilidade de mutação em cada gene, especificamente. Os dados do paciente e de parentes de primeiro e segundo graus incluem: idade ao diagnóstico de câncer colorretal e endometrial, idade na última avaliação ou atual e resultados de teste tumoral. Não inclui, entretanto, múltiplos tumores colorretais, outros tumores, e requer as idades de parentes não afetados. Dependendo da situação, um modelo pode ser mais útil que outro. Por exemplo, em centros especializados, com equipe multidisciplinar (enfermeiros, geneticistas etc.), o MMRPro pode ser mais útil, por utilizar informações completas do heredograma e de resultados moleculares do tumor. Por sua vez, o $PREMM_{1,2,6}$ demonstrou ser de fácil e rápido uso, ideal para clínicos, que podem identificar o risco e encaminhar para avaliação do geneticista. Além disso, o modelo demonstrou ser útil para indivíduos sem câncer. Em grande estudo de simulação, com base no risco populacional de indivíduos saudáveis, o modelo foi utilizado para calcular os riscos de câncer na síndrome de Lynch, levando em consideração seu manejo. Os resultados mostraram que o rastreamento para a síndrome de Lynch seria custo-efetivo para indivíduos saudáveis entre 25 e 35 anos e indicaria o teste genético direto para aqueles com risco maior ou igual a 5%. Essa abordagem reduziu 12,4% a incidência de câncer colorretal e 8,8% de endometrial em portadores da síndrome de Lynch.

Análises de mutações germinativas

Os testes genéticos na síndrome de Lynch incluem o sequenciamento completo e a análise de grandes rearranjos nos genes *MLH1*, *MSH2*, *MSH6* e *PMS2*, além da pesquisa de deleções no gene *EPCAM*, casos os primeiros sejam negativos. O teste genético é o padrão-ouro para o diagnóstico, mas seu uso para todos os casos com câncer colorretal pode tornar-se inviável, devido ao alto custo e ao longo período para os resultados, e espera-se que, com a redução dos custos das tecnologias de sequenciamento, essa perspectiva se modifique. As recomendações atuais para os testes genéticos de suscetibilidade ao câncer indicam benefício somente se eles influenciarem o manejo clínico do paciente e de seus familiares em risco. Entretanto, a interpretação de tais testes pode ser complicada, sendo, portanto, imprescindível a avaliação de profissionais especializados em genética oncológica e aconselhamento genético, dado que a repercussão desses resultados pode afetar o manejo para prevenção de câncer. A presença de uma mutação conhecidamente patogênica em um dos quatro genes de MMR confirma o diagnóstico da síndrome de Lynch e deve ser testada especificamente nos indivíduos em risco de uma família. Se não for encontrada tal mutação, eles são considerados "verdadeiro-negativos" e estarão livres do rastreamento periódico para os tumores da síndrome. Não tendo sido encontrada mutação patogênica em uma família, ou caso for identificada uma variante de significado clínico incerto (do inglês, *variation of uncertain significance*), o resultado deve ser considerado "não informativo" em vez de "negativo", pois tal alteração pode, no futuro, ser reclassificada como patogênica ou não patogênica. Por isso, nesses casos, as recomendações de rastreamento devem ser individualizadas, com base na história familial e pessoal de câncer, nos resultados dos testes tumorais e/ou nas estimativas de risco por modelos preditivos.

Abordagens de identificação

Conforme análise de custo-efetividade, que comparou o uso de critérios clínicos, algoritmos de predição, testes tumorais ou teste genético direto, seguidos de rastreamento individualizado e de cirurgias redutoras de risco, a imuno-histoquímica com análise de *BRAF* mostrou ser melhor custo-efetiva, principalmente nos indivíduos com idade inferior a 70 anos. Entre os indivíduos mais beneficiados por tais estratégias estão os parentes portadores de mutação germinativa do sexo feminino, ganhando aproximadamente quatro anos de expectativa de vida com a histerectomia e salpingo-ooforectomia bilateral, se associadas à aderência ao rastreamento de câncer colorretal.

O emprego de uma combinação de estratégias provavelmente é a melhor abordagem para distinguir os portadores dos não portadores e, assim, superar as limitações de cada uma das estratégias (Quadro 47.3). O diagnóstico molecular é parte essencial na avaliação de famílias com síndrome de Lynch, porém o risco familiar não deve ser omitido quando os resultados não forem clinicamente informativos. Em estudo internacional recente, com mais de 10 mil casos de câncer colorretal da população geral, a estratégia mais sensível para identificar pacientes com síndrome de Lynch foi o teste universal dos genes de MMR no tumor, independentemente da idade ao diagnóstico de câncer colorretal. Entretanto, essa estratégia obteve mais resultados falso-positivos. O teste seletivo em pacientes com câncer colorretal diagnosticado aos 70 anos ou menos e naqueles com mais de 70 anos que preenchem pelo menos um critério de Bethesda atingiu resultado similar ao do teste universal, porém reduziu o número de pacientes cujos tumores foram testados em 35%, assim como o número de testes germinativos em 29%. Da mesma forma, o uso da imuno-histoquímica com a avaliação da história

QUADRO 47.3 – Estratégias para avaliação de síndrome de Lynch em indivíduos com câncer colorretal.

Estratégias	Características	Vantagens	Limitações
IMS	IMS alta = ≥ 30% Sequências microssatélites mutadas	Caracteriza a maior parte dos tumores da SL	Tumores esporádicos com IMS alta Deve considerar IHQ
IHQ	Perda de expressão Proteínas MMR: MLH1 dimeriza com PMS2 MSH2 dimeriza com MSH6	Direciona o teste genético Rastreamento custo-efetivo para CCR < 70 anos (com análise do *BRAF*)	Tumores com perda de expressão em MLH1: Necessária a análise do *BRAF* ou estudo de metilação Falso-negativos em MSH6 Falso-positivos
$PREMM_{1,2,6}$	Regressão logística Probando: gênero, idade ao diagnóstico de CCR, endometrial e outros tumores, múltiplos CCR Parentes 1º/2º graus: nº parentes afetados, idade mais precoce de CCR, endometrial e outros tumores	Estimativas para cada gene Aplicabilidade clínica em diferentes limiares (*cut-off*) Disponível na rede http://premm.dfci.harvard.edu/ Uso fácil e rápido	Não inclui dados do tumor Tamanho da família e parentes não afetados não são considerados

(Continua)

QUADRO 47.3 – Estratégias para avaliação de síndrome de Lynch em indivíduos com câncer colorretal. (*Continuação*).

Estratégias	Características	Vantagens	Limitações
MMRPro	Bayesiana e mendeliana Probando, parentes 1º/2º graus: idade e local do CCR, idade do câncer endometrial, idade atual dos não afetados	Estimativas para cada gene Inclui dados do tumor Tamanho da família e parentes não afetados são considerados Estima penetrância *Software* acessível na rede	Muitos dados de parentes não afetados Não inclui múltiplos CCR Não inclui outros tumores Demorado
MMRPredict	Regressão logística Probando: gênero, idade e local do CCR, múltiplos CCR Parentes 1º grau: idade do CCR e/ou endometrial	Inclui dados do tumor (IMS e IHQ) Aplicabilidade clínica em diferentes limiares (*cut-off*) Disponível na rede http://hnpccpredict.hgu.mrc.ac.uk/	Aplicável somente para probandos com CCR Desenvolvido em indivíduos < 55 anos Não inclui outros tumores

IMS = instabilidade de microssatélites; IHQ = imuno-histoquímica; CCR = câncer colorretal; SL = síndrome de Lynch.

familial pelo modelo $PREMM_{1,2,6}$ demonstrou ser a melhor abordagem para identificar os portadores, ao comparar as estratégias (imuno-histoquímica, pesquisa de instabilidade de microssatélites e $PREMM_{1,2,6}$) individualmente e em várias combinações. As maiores taxas de falso-positivos nos testes tumorais ocorreram entre os pacientes com mais de 50 anos de idade, diminuindo consideravelmente a especificidade da imuno-histoquímica para a perda de expressão da proteína MLH1 nos tumores colorretais. Por outro lado, o desempenho do $PREMM_{1,2,6}$ melhorou na medida do aumento da idade do diagnóstico do câncer colorretal, quando comparado com a imuno-histoquímica e/ou pesquisa de instabilidade de microssatélites, sendo que as melhores predições foram observadas ao combinar com os resultados de imuno-histoquímica. Em face desses dados, propomos abordagem que incorpore a idade ao diagnóstico de câncer, os testes no tumor e a história de câncer pelo modelo $PREMM_{1,2,6}$ para a avaliação de pacientes com câncer colorretal (Figura 47.1)[9]. Esse algoritmo também ressalta a importância de identificar indivíduos sem mutação germinativa identificada, mas com considerável história familial e pessoal de câncer colorretal ou com resultados alterados no tumor. O manejo clínico desses indivíduos ainda necessita ser individualizado, enquanto novos testes para genes ainda a serem identificados sejam validados. Embora inúmeras estratégias possam ser empregadas para identificar portadores, nenhuma é unanimemente adotada. A limitação de recursos e disponibilização dos testes moleculares, a falta de registros nacionais de câncer hereditário e a falta de serviços de referência com equipes multiprofissionais especializadas em oncologia hereditária dificultam sua utilização.

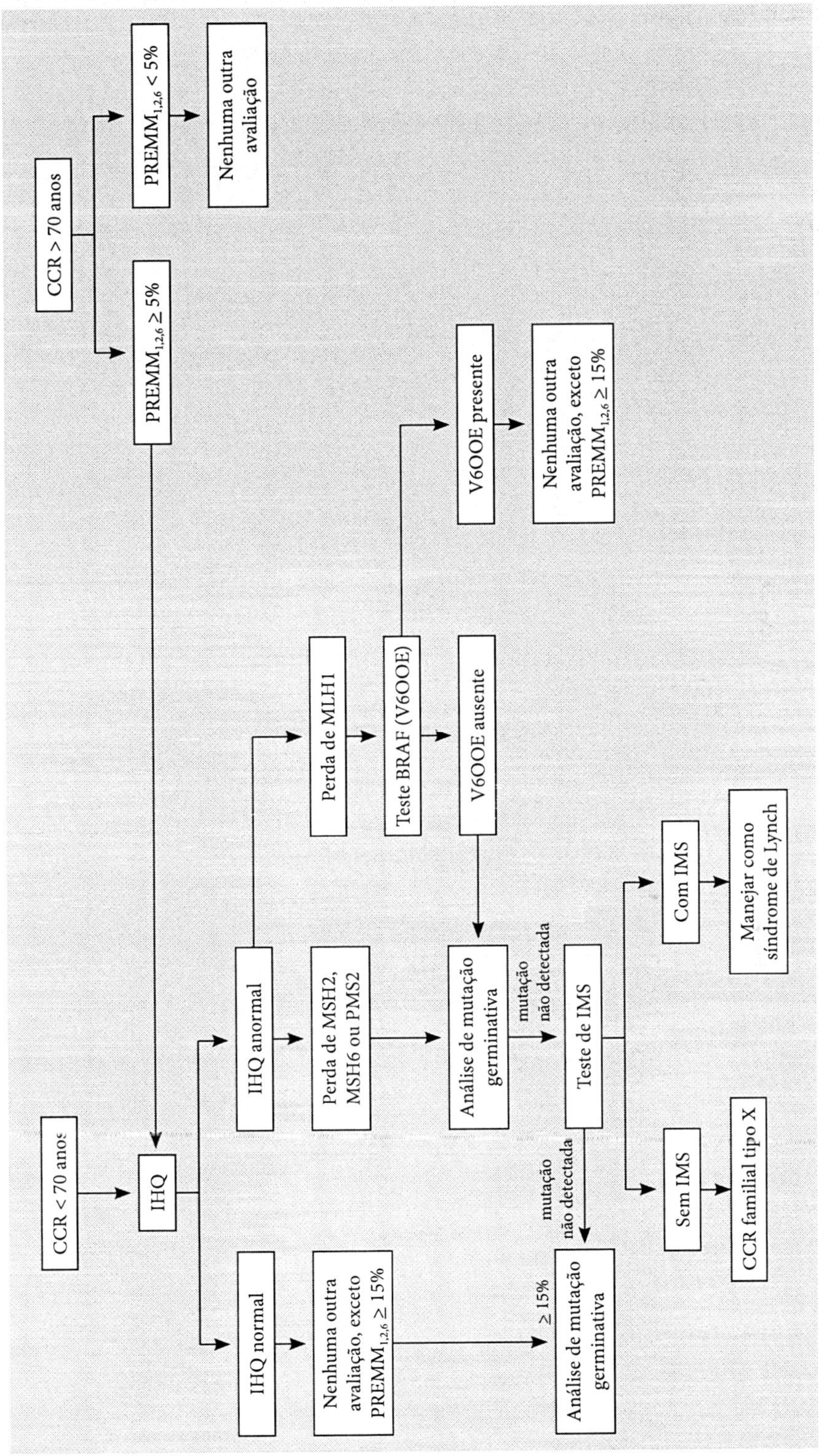

FIGURA 47.1 – Algoritmo de avaliação de pacientes com câncer colorretal.

Além disso, embora houvesse alguma abordagem custo-efetiva para o rastreamento de portadores de síndrome de Lynch, a aceitação do teste preditivo pelos familiares em risco pode não ser unânime, o que os privaria dos benefícios das estratégias de prevenção do câncer. Em estudo de custo-efetividade das estratégias de identificação de portadores, o fator determinante para a efetividade foi o número de parentes em risco testados por probando com câncer colorretal, a partir de três parentes testados.

Aconselhamento genético

O aconselhamento genético na síndrome de Lynch é fundamental tanto para os portadores quanto para os não portadores de mutações germinativas. Os programas de rastreamento para detecção precoce de adenomas pré-malignos colorretais têm demonstrado redução de 62% na incidência do CCR e de 65 a 70% na mortalidade. Diante disso, é de extrema importância a adesão ao rastreamento por parte dos portadores. Os não portadores, por outro lado, apresentam risco próximo ao da população geral e, assim, não necessitam submeterem-se a tais protocolos. Isso pode representar um alívio tanto para os não portadores quanto para seus filhos. Apesar desses benefícios, nem todos os indivíduos em risco desejam saber se são ou não portadores. Estimativas atuais apontam para uma adesão (34 a 52%) ao teste preditivo entre os familiares em risco para a síndrome de Lynch. Em revisão sistemática, até 52% dos parentes de primeiro grau aceitaram o teste genético, cerca de 3,6 parentes de primeiro grau por probando. Os fatores determinantes para tal aceitação foram: idade inferior a 50 anos, sexo feminino, maior nível educacional, emprego, participação em estudos clínicos, ausência de sintomas depressivos e maior número de parentes com câncer.

É imprescindível, portanto, que uma equipe multiprofissional – composta por geneticistas clínicos, enfermeiros, psicólogos, assistentes sociais etc. – compreenda as motivações e necessidades dos probandos para fornecer as melhores opções de rastreamento. Alguns estudos, principalmente com indivíduos sem câncer, relataram as razões pelas quais se submeteram ao teste preditivo para a síndrome de Lynch: "detecção precoce de câncer", "conhecimento do risco para os filhos", "redução de incertezas", "necessidade do rastreamento". Por outro lado, as principais razões para não se submeter ao aconselhamento genético são: discriminação por seguradoras de saúde (41%), custo do teste genético (32%), impacto emocional adverso para o indivíduo e família (30%), pouco benefício antecipatório (30%) e comprometimento de tempo (24%). Além disso, alguns casais utilizam a informação do aconselhamento genético para tomar decisões reprodutivas.

Considerações finais

A síndrome de Lynch foi descoberta há mais de um século e, durante esse período, grandes avanços têm sido alcançados no que se refere às bases moleculares, análises de mutações, avaliação de risco e profilaxia do câncer. Ao mesmo tempo, no entanto, vários desafios se apresentam, principalmente para padronizar a abordagem da identificação dos portadores de mutações germinativas, assim como para implementar as estratégias de rastreamento entre os familiares não afetados em risco, os quais mais se beneficiariam de tais estratégias. No Brasil, especificamente, o maior desafio está em criar centros especializados em aconselhamento genético em câncer, com um fluxo de atendimento multiprofissional, para os quais os indivíduos em maior risco sejam referenciados, onde sejam oferecidos os testes genéticos diagnósticos e preditivos e implementadas as estratégias de manejo e prevenção mais apropriadas. Com o avanço das técnicas de sequenciamento de nova geração, espera-se que elas se tornem mais acessíveis, facilitem o diagnóstico e auxiliem o aconselhamento genético na síndrome de Lynch.

POLIPOSE ADENOMATOSA FAMILIAR

Síndromes polipoides colorretais correspondem a menos de 1% do total dos casos de câncer colorretal (CCR). A polipose adenomatosa familiar (PAF) foi descrita em 1847, é a síndrome hereditária de predisposição ao CCR mais estudada e, atualmente, existem diferentes síndromes polipoides conhecidas. Um algoritmo para a abordagem do paciente que apresenta múltiplos pólipos à colonoscopia, associada ou não a câncer colorretal, é apresentado na figura 47.2 e leva em consideração o tipo histológico dos pólipos em questão[16].

A PAF é uma síndrome hereditária autossômica dominante de predisposição ao CCR e outras neoplasias como adenomas periampulares, tumores desmoides, osteomas, tumores de tireoide, hepatoblastomas e tumores do sistema nervoso central. Ela corresponde a menos de 1% do total de casos de CCR[17].

Está associada a fenótipo marcante de centenas de pólipos adenomatosos que se desenvolvem a partir da primeira década de vida, o que torna seu diagnóstico clínico mais fácil. O risco de desenvolvimento de CCR é de praticamente 100% até a quarta década de vida caso nenhuma intervenção seja realizada[17]. O ideal é que o diagnóstico seja feito por meio de exames de rastreamento, uma vez que esse pode ser realizado através de colonoscopias para investigação de sintomas (sangramento, cólicas, entre outros). Importante ressaltar que, com frequência, esses pacientes já apresentam CCR ao diagnóstico, associado à degeneração de algum pólipo.

Os portadores de PAF podem apresentar também pólipos do trato gastrintestinal alto, os quais são também frequentes em portadores de PAF. As lesões mais comuns nesse cenário são os adenomas periampulares, na região duodenal, que ocorrem em 50 a 90% dos pacientes. De fato, o adenocarcinoma duodenal é a segunda causa de morte por câncer em pacientes com PAF (a primeira é o CCR). A idade é o fator mais importante para o desenvolvimento de pólipos duodenais. Os pólipos gástricos de glândulas fúndicas, apesar de frequentes, praticamente não apresentam risco de malignização. Muito raramente, pacientes com PAF apresentam adenomas gástricos e o risco de câncer gástrico não parece ser aumentado em portadores de PAF.

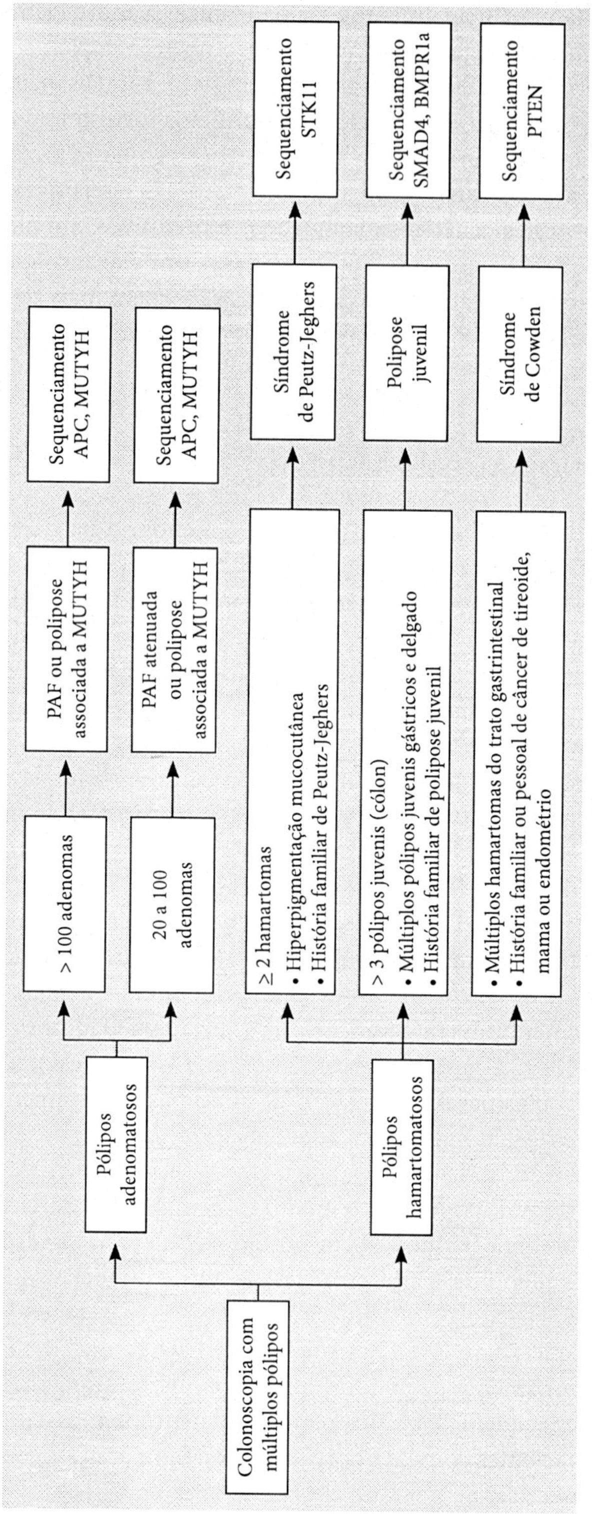

FIGURA 47.2 – Classificação das síndromes polipoides colorretais[16].

Os pacientes podem apresentar uma forma atenuada da PAF (PAFA) quando têm quantidade menor de pólipos, em geral entre 10 e 100 adenomas colorretais. Os pacientes com PAFA costumam desenvolver CCR em idade mais avançada e parece haver predisposição para maior incidência de pólipos e tumores no cólon proximal[18].

Existem manifestações extraintestinais da PAF como: hiperplasia do epitélio pigmentar da retina (condição oftalmológica benigna), osteomas de mandíbula, cistos epidermoides, dentes supranumerários (síndrome de Gardner), tumores primários do sistema nervoso central, como meduloblastomas (síndrome de Turcot) e hepatoblastomas. Além disso, existe a possibilidade de desenvolvimento de tumores desmoides (fibromatose) intra-abdominais ou de parede abdominal em cerca de 10 a 15% dos pacientes – muitas vezes essas lesões ocorrem após a realização de cirurgias abdominais, que são tidas como fator de risco para seu desenvolvimento. A presença de casos de tumor desmoide na família e sexo feminino também constituem fatores de risco. Embora considerados benignos, os tumores desmoides também são frequentes causas de morbimortalidade em pacientes com PAF e atualmente constituem a terceira causa de morte em pacientes com PAF[17]. Metade dos casos de tumor desmoide é assintomática e encontrada durante exames de imagem de rotina ou como achados de cirurgia. As lesões intra-abdominais em geral não são passíveis de ressecção completa e costumam estar associadas a quadros de obstrução intestinal ou urinária, fístulas e sangramento.

Características clínicas e diagnóstico

A PAF é uma síndrome autossômica dominante causada por uma mutação no gene *APC* (*adenomatous polyposis coli*), gene supressor de tumor, que apresenta penetrância de praticamente 100%. Embora a formação dos pólipos ocorra em idade precoce pelo fato de o paciente já possuir uma mutação germinativa em um dos alelos do gene *APC*, estudos sobre a história natural da PAF demonstram que o tempo de transformação maligna de um pólipo adenomatoso (sequência adenoma-câncer) não seja encurtado. No pequeno grupo de pacientes com PAF atenuada, as mutações costumam localizar-se nas extremidades 3' ou 5' do gene *APC* ou em algumas regiões do éxon 9[17].

O diagnóstico da PAF é clínico, tendo em vista o paciente que apresenta colonoscopia com presença de centenas de pólipos adenomatosos, e a realização de sequenciamento genético com identificação de mutação do gene *APC* em geral não irá alterar o tratamento do paciente em questão, mas permite identificar quais parentes podem estar acometidos. Quando se realiza o teste em paciente afetado, devem ser feitos sequenciamento completo do gene *APC* e estudos de rearranjo para a detecção de grandes deleções que não são encontradas pelo sequenciamento.

Em cerca de 80% dos pacientes com PAF clássica é possível identificar uma mutação no gene *APC*. Essa taxa é bastante inferior em pacientes com PAFA, possivelmente ao redor de 25%. Atualmente, pacientes com PAF, cujo sequenciamento genético não revelou alterações no gene *APC*, devem ser investigados para a possibilidade de mutação do gene *MUTYH*. Nesse cenário clínico, a identificação correta da síndrome hereditária determina os benefícios da realização de aconselhamento genético adequado para a síndrome em questão[19].

Por tratar-se de uma síndrome autossômica dominante com fenótipo muito característico, quando interrogamos um paciente com achado de polipose adenomatosa à colonoscopia é muito frequente a identificação de parentes com câncer colorretal ou fenótipo de polipose. Contudo, cerca de 20% dos casos de PAF costumam ocorrer como mutações *de novo* (primeiro caso da família) e, dessa forma, nesse grupo de pacientes o mais provável é que não exista história familiar para câncer colorretal[16,17].

Manejo de pacientes com polipose adenomatosa familiar

Rastreamento colorretal

A realização de rastreamento colorretal e cirurgias profiláticas promove a redução da mortalidade por CCR em portadores de PAF. Em famílias sabidamente acometidas por PAF, é importante que o rastreamento seja iniciado quando seus membros ainda sejam assintomáticos, uma vez que a incidência de câncer colorretal nesse grupo de pacientes (entre 3 e 10%) é muito menor do que a observada naqueles submetidos à colonoscopia quando sintomáticos (entre 50 e 70%).

Pacientes com mutação identificada no gene *APC* ou de famílias com PAF clássica devem iniciar o rastreamento colorretal entre 10 e 12 anos de idade. O rastreamento inicial pode ser feito do por meio de retossigmoidoscopia a cada 2 anos e, caso haja identificação de pólipos adenomatosos, a realização de colonoscopia é recomendada em caráter anual até a realização de colectomia profilática[17]. Em pacientes com mutação identificada, o rastreamento deve ser mantido por toda a vida, mesmo após a realização de colectomia profilática. Nos parentes de primeiro grau de pacientes acometidos por PAF clássica, cuja mutação não foi identificada, o rastreamento deve seguir em caráter bienal até os 40 anos de idade. A partir de então, pode ser realizado a intervalos maiores (a cada 3 a 5 anos).

Nos casos de PAF atenuada, o rastreamento é realizado com colonoscopias, uma vez que alguns pacientes só apresentam pólipos no cólon proximal, pode ser iniciado entre os 18 e 20 anos de idade e deve ser repetido a cada 2 anos[17]. Da mesma forma que na PAF clássica, uma vez que pólipos adenomatosos sejam identificados, as colonoscopias devem ser realizadas anualmente. Em número expressivo de pacientes com PAF atenuada é possível o clareamento do cólon e reto com polipectomias e esses pacientes podem ser poupados da realização de colectomia profilática. Nos pacientes com maior volume de pólipos ou cuja mucosa constantemente apresenta crescimento de novos pólipos, recomenda-se a realização de colectomia profilática. Caso seja possível o clareamento dos pólipos do reto, preconiza-se a realização de colectomia total com e rastreamento semestral ou anual do reto remanescente. Nos pacientes com volume de pólipos importante no reto, a cirurgia de eleição é a retocolectomia total com bolsa ileal em "J".

Cirurgia profilática colorretal

O momento exato da indicação da cirurgia nesse grupo de pacientes depende de vários fatores: idade ao diagnóstico, extensão da polipose (número de pólipos, seu tamanho, grau de displasia, histologia tubulovilosa), presença de câncer ao diagnóstico e sintomatologia (anemia, diarreia, sangramento). É preconizado que pacientes com PAF clássica sejam submetidos à cirurgia profilática antes da ocorrência de CCR. Pacientes com polipose grave, ou seja, com sintomas, ou presença de câncer, podem ter a cirurgia indicada ao diagnóstico. Fora desses cenários, a cirurgia profilática é realizada por volta dos 20 anos de idade[16,17].

As principais opções de cirurgia profilática na PAF são a colectomia total com anastomose ileorretal e a retocolectomia total com reconstrução ileal com bolsa em "J" (RCTBI). A escolha do procedimento a ser empregado depende de vários fatores: fenótipo da PAF no paciente e na sua família, diferenças funcionais entre as cirurgias, preferências individuais e *status* funcional do mecanismo esfincteriano e continência fecal. A decisão pela manutenção do reto leva em consideração principalmente a gravidade da polipose. Assim, em geral, a preservação do reto não é indicada na presença de poliposes extensas (mais de 1.000 pólipos nos cólons) ou com comprometimento retal importante (mais de 20 pólipos no reto)[20,21]. Alguns estudos avaliaram o grau de comprometimento retal por pólipos ao local de mutação no gene *APC*, tentando estabelecer relação entre genótipo e fenótipo. Embora seja atraente, a decisão pela preservação do reto ainda deve ser principalmente baseada na parte clínica, uma vez que existe grande variabilidade na expressão fenotípica mesmo em membros da mesma família.

A anastomose ileorretal representa excelente opção quando o reto é relativamente poupado de pólipos ou apresenta pequena quantidade de pólipos passível de ressecções colonoscópicas. Uma de suas principais vantagens seria a melhor qualidade de vida quando comparada à PCTBI, tanto com relação à função evacuatória (melhor continência e menor número de evacuações) quanto com relação à função urinária e sexual, especialmente no sexo masculino, por não necessitar de dissecção pélvica, e possível menor interferência com a fertilidade no sexo feminino. Sua maior inconveniência é o risco de desenvolvimento de câncer no reto, estimado entre 4 e 8% após 10 anos da cirurgia e entre 26 a 32% após 25 anos. Embora possam ser superestimados, esses números denotam a necessidade de seguimento clínico constante por meio de vigilância endoscópica do reto em intervalos de 6 a 12 meses, conforme os achados. Quando há incapacidade de controle por meio de polipectomias endoscópicas do reto remanescente, ou lesões maiores, o cirurgião deve considerar a retirada do reto com reconstrução do trânsito intestinal por meio da confecção de uma bolsa ileal[17,20,21].

Entretanto, o risco de pólipos e câncer não é limitado aos pacientes submetidos à ileorretoanastomose. Pacientes submetidos à PCTBI correm o risco de desenvolver pólipos e câncer na região transicional junto ao canal anal – independentemente da realização de mucosectomia com anastomose ileoanal manual ou mecânica (embora nessa condição o risco pareça ser ligeiramente maior) – ou mesmo na bolsa ileal. De fato, o seguimento de pacientes com PAF submetidos à PCTBI demonstra a ocorrência de pólipos adenomatosos entre 35 e 42% para um tempo médio de seguimento entre 7 e 10 anos. Dessa forma, assim como nos pacientes submetidos à anastomose ileorretal, o seguimento dos pacientes submetidos à PCTBI também deve ser realizado por toda a vida[21].

A protocolectomia total com ileostomia terminal definitiva (PCTIT) raramente é o procedimento de escolha em pacientes com PAF. Sua principal indicação é a presença de câncer de reto distal envolvendo o mecanismo esfincteriano ao diagnóstico. Outro cenário em que ela poderia ser utilizada seria na presença de comprometimento importante dos mecanismos de continência fecal, fenômeno muito raro, tendo em vista a faixa etária jovem dos pacientes que se apresentam com tal afecção. A PCTIT também pode ter seu emprego necessário pela incapacidade técnica de anastomose da bolsa ileal junto ao canal anal ou pela presença de tumor desmoide na raiz do mesentério, impedindo que o íleo atinja a pelve para a construção da anastomose ileoanal.

A decisão final sobre o tipo de cirurgia deve sempre levar em conta os desejos e anseios do paciente, após ser informado da história natural da PAF e das alternativas que cada opção cirúrgica representa para cada um deles.

Rastreamento duodenal

Pelo risco de desenvolvimento de pólipos duodenais e periampulares, recomenda-se a realização de endoscopia digestiva alta para o rastreamento de pacientes com PAF e o ideal é que o exame seja realizado com aparelho de visão lateral, que permite melhor estudo da região periampular. Esse rastreamento deve ser iniciado entre 25 e 30 anos de idade e as endoscopias ser repetidas em intervalo de 1 a 5 anos, com base na classificação de Spigelman (Quadros 47.4 e 47.5)[17]. Os pólipos duodenais têm crescimento lento e o risco de desenvolvimento de câncer duodenal parece ter relação direta com a classificação de Spigelman. Cerca de 80% dos pacientes apresentam estágios I a III da classificação de Spigelman, e 10 a 20% dos pacientes, estágio IV de Spigelman. Embora o risco de câncer duodenal seja relativamente baixo em portadores de PAF (estimado em 5%), pacientes com estágios III e IV da classificação de Spigelman apresentam risco maior, estimado entre 7 e 36%. Acredita-se que esse grupo de pacientes deva se beneficiar de rastreamento intensivo e intervenções precoces. As lesões encontradas em geral são

QUADRO 47.4 – Classificação de Spigelman para pólipos duodenais em pacientes com PAF.

Critério	1 ponto	2 pontos	3 pontos
Número de pólipos	1 a 4	5 a 20	> 20
Tamanho dos pólipos (mm)	1 a 4	5 a 10	> 10
Histologia	Tubular	Tubulovilosa	Vilosa
Displasia	Leve	Moderada	Grave

Estágio 0: 0 pontos; estágio I: 1 a 4 pontos; estágio II: 5 a 6 pontos; estágio III: 7 a 8 pontos; estágio IV: 9 a 12 pontos.

QUADRO 47.5 – Recomendação do seguimento de pacientes com PAF e pólipos duodenais de acordo com a classificação de Spigelman.

Estágio de Spigelman	Intervalo de seguimento (anos)
0-I	5
II	3
III	1 a 2
IV	Considerar cirurgia

submetidas à ressecção endoscópica que, contudo, está associada à recorrência. Frequentemente, esses pólipos são lesões planas localizadas junto à papila duodenal e de difícil ressecção. O tratamento cirúrgico fica reservado para lesões avançadas não passíveis de ressecção endoscópica. A duodenotomia com ressecção da lesão é uma alternativa a ser considerada, em especial quando há confiança de se tratar de lesão benigna em paciente jovem, como forma de postergar possível realização de duodenopancreatectomia, que é a cirurgia de escolha quando há transformação maligna.

Manejo dos tumores desmoides

Não existe tratamento efetivo para os tumores desmoides. Há evidências que anti-inflamatórios não hormonais, antiestrogênios e alguns quimioterápicos podem ser eficazes para alguns casos. A cirurgia pode ser efetiva, mas, como na PAF, habitualmente os tumores desmoides acometem a raiz do mesentério e em geral as lesões não são passíveis de ressecção completa. A radioterapia já se mostrou efetiva contra tumores desmoides, contudo a localização habitual das lesões na raiz do mesentério muitas vezes é critério de contraindicação para sua utilização pela toxicidade do tratamento. Tratamento com anti-inflamatórios e tamoxifeno apresentam as melhores taxas de resposta nesses casos. A quimioterapia pode ser útil em algumas situações e, mais recentemente, estudos com terapias-alvo, como inibidores de c-kit ou mTOR, apresentaram resultados animadores em pacientes selecionados. Por esses motivos, o tratamento de pacientes com PAF e tumores desmoides é a manutenção da doença estável e o paciente livre de sintomas.

Quimioprevenção

Anti-inflamatórios não hormonais, como o sulindac, e inibidores da COX-2 são capazes de reduzir a incidência de pólipos no reto de pacientes com PAF após a realização de anastomose ileorretal. Além disso, os inibidores de COX-2 podem reduzir a incidência de pequenos pólipos duodenais. O estudo CAPP2[22], no qual os pacientes fizeram uso de ácido acetilsalicílico (AAS) diário por pelo menos 5 anos, mostrou queda na mortalidade e na incidência de CCR, após o quinto ano de acompanhamento, em pacientes com diversas síndromes hereditárias de câncer colorretal. Portanto, até que novos dados modifiquem esse cenário, acreditamos que as evidências atuais apoiam o uso rotineiro, em pacientes que toleram a medicação por longos períodos, de AAS ou sulindac em portadores de polipose adenomatosa familial.

CÂNCER GÁSTRICO HEREDITÁRIO

O câncer gástrico é a quarta causa de morte por câncer no mundo. Apesar de a grande maioria desses casos ser de origem esporádica, estima-se que de 1-3% dos casos têm relação com síndromes hereditárias[17].

Em 1998, pesquisadores da Nova Zelândia identificaram mutações germinativas no gene *CDH1* em três famílias Maori com múltiplos casos de câncer gástrico difuso. O gene *CDH1* está localizado no cromossomo 16q22 e codifica a proteína E-caderina, que desempenha importante papel na adesão celular. A apresentação mais frequente do câncer gástrico hereditário é o tipo difuso ou linite plástica. A partir dessa descoberta, em 1999 definiu-se como síndrome de câncer gástrico hereditário (HDGC) qualquer família que preencha pelo menos um dos seguintes critérios[17,22]:

- Dois ou mais casos documentados de câncer gástrico difuso em parentes de primeiro ou segundo grau, um pelo menos diagnosticado antes dos 50 anos de idade.
- Três ou mais casos de câncer gástrico difuso em parentes de primeiro ou segundo grau, independente da idade de aparecimento.

Cerca de 25-30% das famílias que preencham os critérios acima apresentam mutações germinativas no gene *CDH1*[17].

Aconselhamento genético e indicação de teste

O paciente que preencha os critérios para HDGC deve ser encaminhado para um serviço de aconselhamento genético. Além disso, outros critérios clínicos também podem ser utilizados para recomendar pesquisa de alterações no gene *CDH1* (Quadro 47.6).

O teste deve ser acompanhado de aconselhamento genético adequado e orientações quanto à penetrância do gene, com risco de desenvolver câncer gástrico de até a 80% e câncer de mama lobular, em mulheres, de até 60% (Figura 47.3).

QUADRO 47.6 – Critérios para pesquisa de alterações germinativas no gene *CDH1*.

Dois ou mais casos documentados de câncer gástrico difuso em parentes de 1º ou 2º grau, um pelo menos diagnosticado antes dos 50 anos de idade
Três ou mais casos de câncer gástrico difuso em parentes de 1º ou 2º grau, independente da idade de aparecimento
Pacientes com câncer gástrico difuso e menos de 40 anos de idade, independente da história familiar
História pessoal ou familiar de câncer gástrico difuso ou carcinoma lobular de mama, um deles com menos de 50 anos de idade

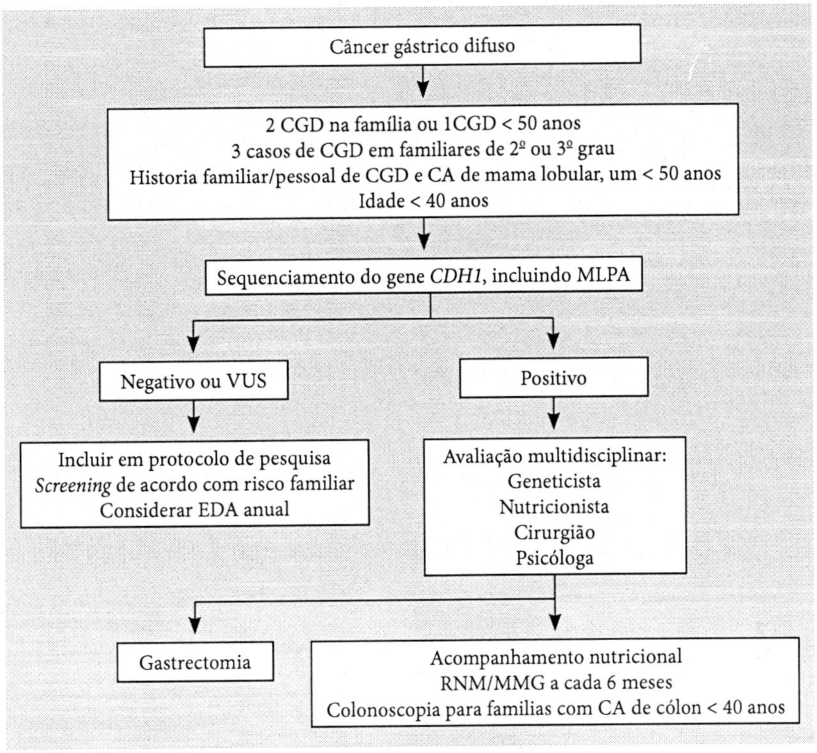

FIGURA 47.3 – Avaliação e conduta em câncer gástrico difuso.

Para as famílias com critérios clínicos para HDGC, que não apresentem mutações no gene *E-caderina*, aconselha-se a inclusão em protocolos de pesquisa e a vigilância endoscópica regular[23].

Seguimento e medidas redutoras de risco

Endoscopia

Em pacientes com mutações deletérias no gene *CDH1*, é preconizada a gastrectomia profilática, uma vez que, devido à natureza focal das lesões, o diagnóstico precoce por via endoscópica é difícil. O momento ideal da cirurgia depende da idade, estado de saúde e estado emocional do paciente. Para aqueles em programação cirúrgica, essa deve ser precedida de endoscopia para avaliação de presença de lesões macroscópicas e programação cirúrgica adequada. Para os pacientes que recusarem a cirurgia ou que, apesar de preencherem os critérios clínicos, não apresentem mutações deletérias, recomenda-se a realização de endoscopia anual, ou antes, se surgirem sintomas.

A endoscopia deve ser realizada preferencialmente em centros com experiência, com utilização de feixes de luz de alta definição e com duração de no mínimo 30 minutos para permitir avaliação adequada de toda a mucosa. Recomenda-se que sejam biopsiadas todas as lesões visíveis, além da realização de cerca de 30 biópsias aleatórias por a toda mucosa.

Gastrectomia profilática

A penetrância do HDGC com mutação no gene *CDH1* chega a 80% e a avaliação patológica cuidadosa de peças de gastrectomia profilática revelam a presença de carcinoma invasivo com células em anel de sinete em até 95% das peças, dados que conferem grande relevância à indicação de gastrectomia profilática. Não há dados prospectivos que avaliem a melhor idade para o procedimento, mas, a princípio, deve ser indicada para todo paciente com alterações na endoscopia, independente da idade, e para todos com mutações deletérias após os 20 anos. A abordagem multiprofissional com acompanhamento de oncogeneticista, cirurgião, nutricionista, psicologia e enfermagem é fundamental.

A cirurgia recomendada é a gastrectomia com reconstrução em Y de Roux, e a dissecção linfonodal não é necessária de rotina, dado o baixo risco de metástase linfonodal em pacientes sem invasão da submucosa. O paciente deve ser orientado das potenciais complicações decorrentes da cirurgia, como intolerância à lactose, esteatorreia, má absorção de gordura, *dumping*, deficiência de ferro e vitamina B_{12}, plenitude pós-prandial e necessidade de ingestão de porções reduzidas. Esses sintomas tendem a melhorar com o tempo, no entanto não existem estudos avaliando o impacto dessa intervenção em pacientes jovens a longo prazo.

Mamografia e ressonância magnética

Não existe uma proposta de vigilância bem definida em relação ao risco de desenvolver carcinoma lobular de mama para as mulheres portadoras de HDGC. Entretanto, tem sido demonstrada cada vez mais a importância do carcinoma lobular da mama como parte da HDGC, inclusive com casos relatados de paciente com mutação deletéria em *CDH1*, tendo como apresentação inicial esse câncer, bilateral, sem história familiar de câncer gástrico, e o risco estimado de seu desenvolvimento é de 60%[24]. Diante desses dados, podemos propor que sejam seguidas para essas mulheres as mesmas recomendações direcionadas às portadoras de outras síndromes com risco elevado de câncer de mama, recomendando a realização de mamografia e ressonância magnética anualmente ou alternadas a cada 6 meses, bem como avaliação clínica semestral a partir dos 35 anos.

OUTRAS SÍNDROMES ASSOCIADAS A CÂNCER HEREDITÁRIO GASTRINTESTINAL

Síndrome de Peutz-Jeghers

Doença autossômica dominante, associada a mutações em gene localizado no cromossomo 19p13.3, que codifica quinase serina treonina (STK11) em 80-90% das famílias testadas. A síndrome é caracterizada por manchas pigmentares em lábios e mucosa oral e múltiplos pólipos hamartomatosos em intestino delgado, cólon e estômago, que podem levar a episódios de intussuscepção, obstrução e sangramento. A idade mediana para o aparecimento dos sintomas é de 20 anos, mas podem ter início na infância. O risco de desenvolvimento de câncer gastrintestinal estimado é de 93% dos 15 aos 64 anos, sendo 29% para estômago, 13% para intestino delgado, 39% para cólon, 36% para pâncreas e 54% para mama[12].

O diagnóstico clínico da síndrome pode ser feito quando um dos sintomas descrito a seguir está presente.

- Dois ou mais pólipos de Peutz-Jeghers confirmados por histologia.
- Qualquer número de pólipos de Peutz-Jeghers em indivíduo com história familiar de síndrome de Peutz-Jeghers em familiar de primeiro ou segundo grau.
- Qualquer número de pólipos de Peutz-Jeghers em indivíduo com pigmentação mucocutânea característica.

Não há medidas redutoras de risco validadas em estudos prospectivos, entretanto, o consenso europeu recomenda exame clínico anual, seguimento endoscópico a partir dos 8 anos de idade, com endoscopia digestiva alta, colonoscopia e, se disponível, avaliação do intestino delgado com cápsula endoscópica ou enteroscopia.

Síndrome do câncer de mama e ovário hereditários

Os genes *BRCA1* e *BRCA2* foram descritos em 1994 e 1995, respectivamente. Mais de 1.200 mutações deletérias foram identificadas em cada um deles desde então e em algumas populações, como em judeus do leste europeu e islandeses, foram identificadas mutações fundadoras. De herança autossômica dominante, as principais neoplasias associadas à síndrome são os carcinomas de mama e ovário. O risco para o desenvolvimento do câncer de mama associado ao *BRCA1* é estimado entre 50 e 80% e para o *BRCA2* de 40 a 70%. O risco de desenvolvimento de câncer de ovário é de 40% em portadoras de mutações do *BRCA1* e de 20% em portadoras de mutações do *BRCA2*. O risco relativo de desenvolver câncer de pâncreas em portadores de mutações do *BRCA2* é de 3,5 e não há conduta redutora de risco preconizada até o momento.

REFERÊNCIAS

1. Hereditary cancer predisposition syndromes. J Clin Oncol. 2005;23(2):276-92.
2. http://www.ncbi.nlm.nih.gov/omim.
3. Lynch HT, de la Chapelle A. Hereditary colorectal cancer. N Engl J Med. 2003;348(10):919-32.
4. Lynch HT, Lynch JF. Hereditary nonpolyposis colorectal cancer (Lynch syndromes I and II): a common genotype linked to oncogenes? Med Hypotheses. 1985;18(1):19-28.
5. Peltomaki P, Aaltonen LA, Sistonen P, Pylkkanen L, Mecklin JP, Jarvinen H, et al. Genetic mapping of a locus predisposing to human colorectal cancer. Science. 1993;260(5109):810-12.
6. Lindblom A, Tannergard P, Werelius B, Nordenskjold M. Genetic mapping of a second locus predisposing to hereditary non-polyposis colon cancer. Nat Genet. 1993;5(3):279-82.
7. Fishel R, Lescoe MK, Rao MR, Copeland NG, Junkins NA, Garber J, et al. The human mutator gene homolog MSH2 and its association with hereditary non polyposis colon cancer. Cell. 1993;75(5):1027-38.

8. Hampel H, Frankel WL, Martin E, Arnold M, Kanduja K, Kuebler P, et al. Screening for the Lynch syndrome (hereditary non polyposis colorectal cancer). N Engl J Med. 2005;352(18):1851-60.
9. National Comprehensive Cancer Network. Genetic/familial high-risk assessment: colorectal. Disponível em: http://www.nccn.org/professionals/physician_gls/pdf/colorectal_screening.pdf. Version 2.2014. Acessado em 01/07/2014.
10. Goecke T, Schulmann K, Engel C, Holinski-Feder E, Pagentecher C, Schackert HK, et al. Genotype-phenotype comparison of German MLH1 and MSH2 mutation carriers clinically affected with Lynch syndrome: a report by the German HNPCC Consortium. J Clin Oncol. 2006;24(26):4285-92.
11. Bonadona V, Bonaiti B, Olschwang S, Grandjpouan S, Huiart L, Longy M, et al. Cancer risks associated with germ line mutations in MLH1, MSH2, and MSH6 genes in Lynch syndrome. JAMA. 2011;305(22):2304-10.
12. Beggs AD, Latchford AR, Vasen HF, Moslein G, Alonso A, Aretz S, et al. Peutz-Jeghers syndrome: a systematic review and recommendations for management. Gut. 2010;59(7):975-86.
13. Vasen HF, Blanco I, Aktan-Collan K, Gopie JP, Alonso A, Aretz S, et al. Revised guidelines for the clinical management of Lynch syndrome (HNPCC): recommendations by a group of European experts. Gut. 2013;62(6):812-23.
14. Burn J, Gerdes AM, Macrae F, Meclin JP, Moeslein G, Olschwang S, et al. Long-term effect of aspirin on cancer risk in carriers of hereditary colorectal cancer: an analysis from the CAPP2 randomised controlled trial. Lancet. 2011;378(9809):2081-87.
15. Umar A, Boland CR, Terdiman JP, Syngal S, de la Chapelle A, Rüschoff J, et al. Revised Bethesda Guidelines for hereditary nonpolyposis colorectal cancer (Lynch syndrome) and microsatellite instability. J Natl Cancer Inst. 2004;96(4):261-68.
16. Kastrinos F, Syngal H. Inherited colorectal cancer syndromes. Cancer J. 2011;17(6):405-15.
17. Vasen HFA, Möslein G, Alonso A, Aretz S, Bernstein I, Bertario L, et al. Guidelines for the clinical management of familial adenomatous polyposis (FAP). Gut. 2008;57(5):704-13.
18. Knudsen AL, Bisgaard ML, Bulow S. Attenuated familial adenomatous polyposis (AFAP). A review of the literature. Fam Cancer. 2003;2(1):43-55.
19. Lynch PM. When and how to perform genetic testing for inherited colorectal cancer syndromes. J Natl Compr Canc Netw. 2013;11(12):1577-83.
20. Church J, Simmang C; Standards Task Force; American Society of Colon and Rectal Surgeons; Collaborative Group of the Americas on Inherited Colorectal Cancer and the Standards Committee of The American Society of Colon and Rectal Surgeons. Practice parameters for the treatment of patients with dominantly inherited colorectal cancer (familial adenomatous polyposis and hereditary nonpolyposis colorectal cancer). Dis Colon Rectum. 2003;46(8):1001-12.
21. Guillem JG, Wood WC, Moley JF, Berchuck A, Karlan BY, Mutch DG, et al. ASCO/SSO review of current role of risk-reducing surgery in common hereditary cancer syndromes. J Clin Oncol. 2006;24(28):4642-60.
22. Burn J, Gerdes AM, Macrae F, Moeslein G, Olschwang S, Eccles D, et al. Long-term effect of aspirin on cancer risk in carriers of hereditary colorectal cancer: an analysis from the CAPP2 randomised controlled trial. Lancet. 2011;378(9809):2081-7.
23. Fitzgerald RC, Hardwick R, Huntsman D, Carneiro F, Guiford P, Blair V, et al. Hereditary diffuse gastric cancer: updated consensus guidelines for clinical management and directions for future research. J Med Genet. 2010;47(7):436-44.
24. Benusiglio PR, Malka D, Rouleau E, De Pawa A, Bulcher B, Nogués C, et al. CDH1 germline mutations and the hereditary diffuse gastric and lobular breast cancer syndrome: a multicentre study. J Med Genet. 2013;50(7):486-9.

Capítulo 48

Terapia Molecular em Tumores Gastrintestinais

Mariana Scaranti
Maria Ignez Braghiroli
Paulo Marcelo Gehm Hoff

INTRODUÇÃO

Em oncologia, o termo "terapia molecular", ou "terapia-alvo", refere-se ao uso de medicações que eliminam ou bloqueiam o crescimento de células tumorais através da interferência direta em fatores específicos, ou vias de transdução de sinal, que tenham atividade anormal nas células neoplásicas e que sejam responsáveis pelo comportamento maligno da doença. A diversidade de alvos moleculares em potencial é enorme, e é ainda maior o número de terapias específicas em estudo.

Essas medicações diferem da quimioterapia padrão de diversas maneiras: a primeira é o fato de que, diferente da quimioterapia clássica, seu alvo teoricamente é bem mais específico, minimizando o impacto na maior parte das células normais. As drogas-alvo são escolhidas deliberadamente com base em alterações moleculares previamente determinadas em cada tumor, enquanto a quimioterapia padrão é desenvolvida de forma empírica e usada com base na localização e histologia do tumor primário. Já no final do século XIX, Paul Ehrlich, baseado nas diferenças de afinidade dos corantes para células distintas, falava no desenvolvimento de uma "bala mágica". Uma terapia que atuasse contra células tumorais e preservasse as células normais. Apesar de alguns avanços no tratamento da tripanossomíase que levaram ao Nobel da medicina, a tecnologia da época não permitiu que esse conceito frutificasse, mas um século depois sua teoria começa a ganhar forma.

Desde o início do uso da quimioterapia, nos anos 1950, o número de agentes disponíveis permaneceu relativamente pequeno, até o início do século XXI. Nos últimos 10 anos, graças ao advento da terapia molecular, o número de drogas aprovadas para tratamento cresceu enormemente, e o número de droga em estudo é ainda maior, atingindo várias centenas de medicações.

DEFINIÇÕES

Para entender a terapia com alvo molecular em oncologia, é necessário compreender as vias de transdução de sinal que mantêm a viabilidade da célula tumoral e permitem sua proliferação.

As células recebem sinais do ambiente externo e interno por meio de ligantes, moléculas que se ligam a receptores específicos e desencadeiam a ativação de vias moleculares bastante complexas[1].

Os receptores de tirosina quinase são responsáveis por catalisar a transferência do fosfato do trifosfato de adenosina, o ATP, para a tirosina de suas proteínas-alvo. Após a fosforilação dos resíduos de tirosina, o receptor entra em um estado de alta atividade com transferência de fosfato para outros sítios que servem como local de ancoragem para proteínas, como a RAS- proteína ativadora da GTPase. A partir disso, diversas cascatas podem ser disparadas como a via Ras/proteína quinase ativada por mitógenos (MAPK). Esse processo está relacionado ao desenvolvimento de diferentes tumores, tendo em vista que os receptores de tirosina quinase são importantes para sobrevivência, proliferação, diferenciação, migração e metabolismo celular. Os receptores de fator de crescimento epidérmico (EGFR), de fator de crescimento relacionado à insulina (IGFR), de fator de crescimento derivado de plaquetas (PDGFR), de fator de crescimento de endotélio vascular (VEGFR) são exemplos de receptores tirosina quinase.

Outra via importante para a tumorigênese é a via do mTOR e PI3-quinase/AKT. A ligação de fatores de crescimento aos receptores da membrana celular gera ativação de PI3-quinase que produz IPI3 e recruta AKT para a membrana plasmática para subsequente fosforilação pelo mTOR. O processo culmina com ativação de um complexo denominado Raptor mTOR relacionado com a regulação de biogênese ribossomal, transdução de proteínas, proliferação e crescimento celular. Citamos aqui duas vias com importância para o desenvolvimento dos tumores gastrintestinais, mas é importante ressaltar que são muitos os caminhos de sinalização intracelular, não sendo possível a menção de todos.

No mundo, 14 milhões de pessoas recebem o diagnóstico de câncer e mais de 25% desse total sofre com neoplasias gastrintestinais (GI). Dessa forma, os tumores gastrintestinais superam o número de casos de câncer de pulmão e mama somados e são responsáveis por um terço das mortes provocadas por câncer[2].

Nos anos 2000, após décadas de ensaios clínicos com terapias citotóxicas, foi inaugurada a era de terapia-alvo no cenário de tumores GI. O início aconteceu com o desenvolvimento do imatinibe para o tratamento de tumores estromais gastrintestinais (GISTs), tendo como alvo um receptor de superfície celular, o c-KIT[3]. Desde então, foram identificados outros alvos em diversas vias envolvidas na patogênese dos tumores GI, como o fator de crescimento epidérmico (EGFR) e o fator de crescimento vascular endotelial (VEGF).

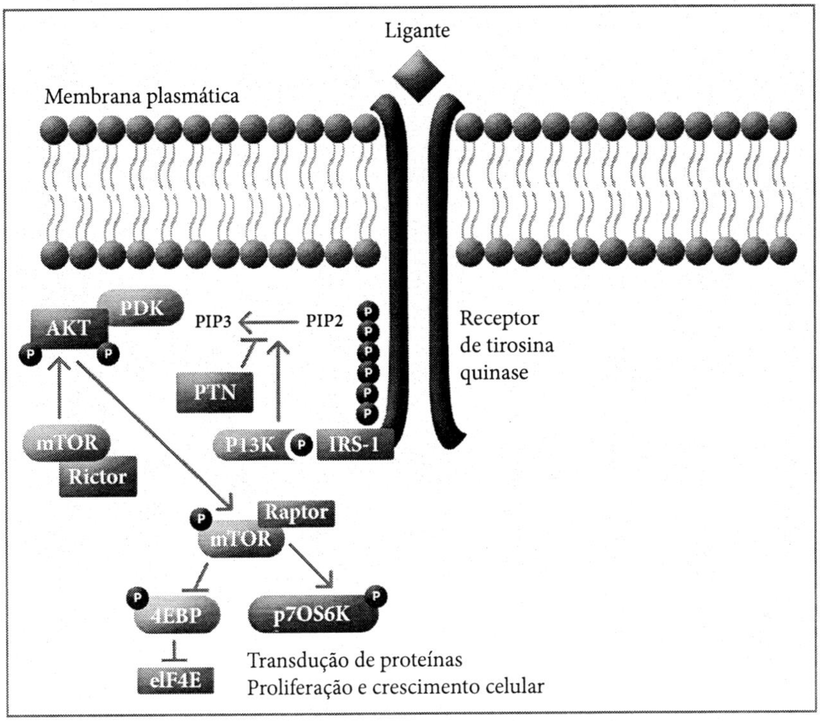

FIGURA 48.1 – Representação gráfica da via de sinalização da mTOR e PI3-quinase (PI3K)/Akt e suas conexões. A ligação de fatores de crescimento na superfície da célula ativa a PI3K que produz PIP3 e recruta a quinase PDK1 e Akt para a membrana plasmática. Com a fosforilação em dois sítios diferentes pelo mTOR Rictor e PDK, a Akt é ativada. A Akt ativada então aciona o complexo mTOR Raptor, que culmina com ativação de outras moléculas relacionadas com a transdução de proteínas, proliferação e crescimento celular.

O espectro das terapias moleculares é amplo e inclui terapias hormonais, inibidores de transdução de sinal, moduladores de expressão gênica, indutores de apoptose, inibidores da angiogênese, imunoterapias, moléculas acopladas a toxinas e outras ainda em estudo. De maneira geral, as terapias moleculares são compostas por moléculas pequenas com alvos intracelulares, ou anticorpos monoclonais, geralmente com alvos extracelulares ou na membrana celular.

Ao contrário da quimioterapia clássica, o desenvolvimento de terapias moleculares requer primeiro que um alvo seja identificado. Idealmente, a molécula em questão deve ter papel relevante no crescimento e sobrevivência das células tumorais. Isso é identificado de diversas maneiras, como a análise comparativa das proteínas produzidas pelas células tumorais e normais, pela identificação de proteínas mutantes ou das anormalidades cromossômicas nas células neoplásicas, por exemplo.

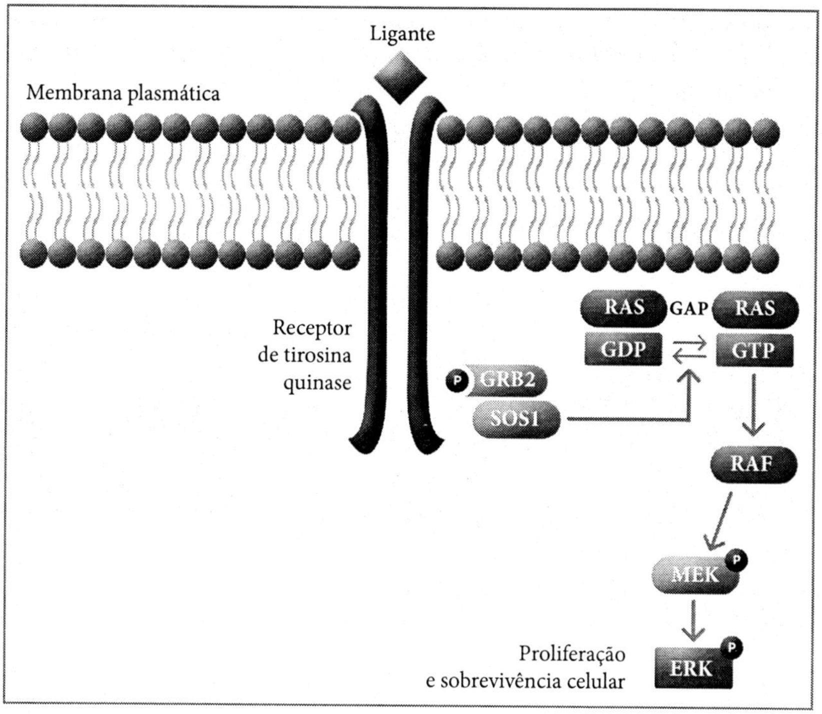

FIGURA 48.2 – Representação gráfica da via da MAPK. O receptor de tirosina quinase dimeriza-se após a interação com o ligante e serve também como local de ancoragem de proteínas adaptadoras como a GRB2. Após a dimerização, a proteína adaptadora recruta a proteína efetora SOS1 que atua como agente catalisador da reação de conversão de Ras-GDP em Ras-GTP. As GAPs são catalisadoras da reação inversa. O complexo GTP-Ras ativa a proteína Raf que, então, fosforila as quinases MAPK/ERK (MEK), ativando-as. Tal via se relaciona com a proliferação e sobrevivência celular. mTOR = alvo da rapamicina em mamíferos; PI3K = fosfatidilinositol 3-quinase; MAPK = proteína quinase ativada por mitógenos; PIP2 = fosfatidilinositol (4,5) bifosfato; PIP3 = fosfatidilinositol (3,4,5) trifosfato; GRB2 = proteína ligadora do eIF4E; eIF4E = fator 4E de iniciação do eucariótico; GDP = difosfato de guanosina; GAPS = proteínas ativadoras de GTPase; GTP = trifosfato de guanosina; ERK = quinase regulada por sinal extracelular; SOS1 = *Son of sevenless homolog 1*.

DROGAS MOLECULARES UTILIZADAS NOS TUMORES GASTRINTESTINAIS

Neste capítulo, vamos discutir os principais mecanismos de ação das terapias moleculares para tumores GI exemplificando as medicações mais utilizadas na prática oncológica diária.

Esôfago e estômago

Os tumores esofágicos dividem-se histologicamente em dois grupos: epidermoides e adenocarcinomas. Globalmente, os carcinomas epidermoides são mais frequentes, porém em muitos locais, como América do Norte e Europa, já foram ultrapassados em incidência pelos adenocarcinomas, principalmente aqueles localizados na junção esofagogástrica. Fatores de risco conhecidos para esse último são a doença do refluxo e a obesidade. Em geral, o tratamento envolve cirurgia, quimioterapia e quimiorradioterapia[4].

O câncer gástrico é uma neoplasia agressiva que teve sua incidência reduzida mundialmente nas últimas décadas. A maioria dos casos ocorre na Ásia, sendo que em torno de 50% desses casos ocorrem na China[5]. Apesar da redução em incidência, essa ainda é uma doença com impacto para a saúde global pela sua alta mortalidade. Análise observacional recente baseada nos dados do *Surveillance, Epidemiology, and End Results* (SEER), um programa do *National Cancer Institute* (NCI) revelou a redução da incidência como um todo, mas aumento na taxa de tumores gástricos na população de residentes dos Estados Unidos com idade entre 25 e 39 anos[6]. Quanto à histologia, são classificados em tipos intestinal e difuso, cada um possuindo epidemiologia, etiologia, patogênese e comportamento bastante distintos.

O tratamento curativo tanto para as neoplasias de esôfago como para o estômago é baseado em cirurgia. Para aqueles com doença avançada, a quimioterapia é o principal modo terapêutico e envolve o uso das platinas, taxanos, fluoropirimidinas e inibidores da topoisomerase I – irinotecano. A amplificação gênica é uma alteração frequente nos tumores gástricos. A hiperexpressão de HER2 é encontrada em 7-34% das neoplasias gástricas, particularmente quando ou localizadas na junção esofagogástrica. O receptor HER2 é ativado pela formação de homo ou heterodímeros com outros receptores da família EGFR. A dimerização resulta em ativação do receptor e consequente estímulo das vias mitogênicas Ras/Raf/PI3K/Akt e fosfolipase C/proteína C quinase. O trastuzumabe é um anticorpo monoclonal humanizado que promove a internalização e degradação do HER2[7].

Em 2010 foi publicado o estudo ToGA, de fase III, que incluiu 594 pacientes com câncer gástrico ou da junção gastroesofágica avançados e com hiperexpressão de HER2. Os pacientes incluídos foram randomizados para receber a primeira linha de tratamento com cisplatina e fluorouracil adicionado ou não de trastuzumabe. A sobrevida mediana no grupo tratado com trastuzumabe foi de 13,8 meses, comparado a 11,1 meses no grupo controle. Dessa forma, o tratamento com quimioterapia adicionado a trastuzumabe tornou-se a primeira linha padrão para o tratamento de pacientes com doença avançada e hiperexpressão de HER2[8].

Outro tratamento molecular que recentemente demonstrou benefício na terapia dos tumores gástrico e gastroesofágicos foi o ramucirumabe, um anticorpo monoclonal que tem como alvo o receptor VEGF2. O estudo de fase III REGARD incluiu 355 pacientes com doença avançada, pós-progressão à quimioterapia de primeira linha, que foram randomizados para receber ramucirumabe ou placebo. A sobrevida mediana dos pacientes que receberam ramucirumabe foi de 5,2 meses *versus* 3,8 no grupo tratado com placebo[9]. Previamente, outros estudos investigando drogas moleculares com alvo no VEGFA, EGFR e MET foram negativos em demonstrar ganho de sobrevida com esses agentes[10-12].

Fígado

O carcinoma hepatocelular (HCC) é o quinto câncer mais prevalente em homens e o sétimo em mulheres. Seu prognóstico é reservado com taxa de sobrevida global em 5 anos inferior a 12%[13]. Ao diagnóstico, poucos pacientes são candidatos à terapia curativa, pois, pelo aparecimento tardio dos sintomas, geralmente a doença já se encontra em estádio avançado. A seleção da melhor abordagem de tratamento depende não só do estadiamento da doença e da condição clínica do paciente, mas também da função hepática.

Nos pacientes com doença localizada, as opções terapêuticas incluem transplante hepático, ressecção e ablação. Já para pacientes com doença avançada, Child-Pugh A-B e bom desempenho, *status*, as estratégias de tratamento são quimioembolização, sorafenibe e, apesar de benefício discutível, quimioterapia citotóxica. Poucos anos atrás, a quimioterapia citotóxica era a única opção de tratamento para pacientes com HCC avançado. Essa conduta era baseada em estudos de braço único e com benefício marginal. A doxorrubicina era o quimioterápico mais utilizado nesse contexto, apesar da ausência comprovada de benefício em sobrevida global por ensaios clínicos. Assim, iniciou-se uma busca pelo entendimento das vias de sinalização envolvidas na patogênese do HCC.

As principais vias para o desenvolvimento do HCC incluem aquelas mediadas por EGFR, VEGF, fator de crescimento derivado de plaqueta, Ras/Raf/MAPK, WNT/beta-catenina, PI3K, AKT/mTOR, fator de crescimento derivado de insulina, MET e HGF[14,15]. Aparentemente, não há via dominante e algumas drogas em estudo possuem alvos em mais de uma via.

O sorafenibe é a primeira terapia-alvo com benefício em sobrevida para pacientes com HCC avançado ou que progrediram às terapias locorregionais. Sorafenibe é um pan-inibidor de tirosina quinase com propriedades antiproliferativas e antiangiogênicas. O SHARP e Asia Pacific foram estudos de fase III que demonstraram ganho em sobrevida mediana quando comparados a placebo em pacientes com HCC avançado e função hepática preservada (Child-Pugh A). Os efeitos adversos mais comuns foram perda de peso, diarreia e síndrome mão-pé. É importante lembrar que pacientes com Child-Pugh B ou C foram excluídos desses estudos, de forma que hoje não há respaldo para a administração de sorafenibe nesse cenário[16-17].

Posteriormente à aprovação do sorafenibe, outros estudos com desenho estatístico visando demonstrar não inferioridade foram realizados ao compará-lo com outros inibidores de tirosina quinase, como linafenibe, sunitinibe e brivanibe[18-20]. Os resultados foram negativos e, portanto, o sorafenibe permanece como terapia padrão para essa neoplasia.

Em segunda linha, os resultados também não são animadores. Estudos com inibidor por via oral de mTOR, everolimus, falharam em mostrar qualquer benefício[21]. O único desfecho positivo foi observado em análise de subgrupo de estudo fase 1-b com tivantibe, um inibidor seletivo de c-MET, em pacientes com alta expressão de MET. Houve ganho de sobrevida nesse grupo da ordem de 3,4 meses[22]. O estudo de fase III com essa droga está em andamento. Fora da via de angiogênese, outras abordagens terapêuticas estão em estudo, como o uso de anti-PD1, vacinas e RNA de interferência.

Vias biliares

O colangiocarcinoma é uma doença heterogênea que envolve um grupo de tumores originados em vias biliares intra ou extra-hepática, assim como na vesícula biliar. Essa doença parece ter relação com inflamação crônica e colestase nos ductos biliares. Na doença localizada, com potencial curativo, a ressecção cirúrgica é o tratamento padrão, com sobrevida em 5 anos entre 20 e 40%[23] e o transplante hepático com sobrevida em 5 anos de até 71% quando associado à quimioterapia neoadjuvante[24-26]. Infelizmente, grande parte dos pacientes é diagnosticada com doença metastática, quando as opções cirúrgicas não são mais viáveis. Nessa situação, o único tratamento avaliado em estudo de fase III com resultados positivos para sobrevida global é a combinação de cisplatina com bencitabina[27]. Não dispomos de muitas alternativas comprovadas por estudos clínicos de fase III para uso de quimioterapia citotóxica no tratamento dessa doença. Assim, entender as vias de sinalização envolvidas na patogênese desse tumor e buscar terapias com alvos moleculares definidos poderia mudar a história natural dessa doença.

Recentemente, foi sequenciado o exoma de tumores de vias biliares com identificação de 206 mutações somáticas. As mutações mais frequentes foram *p53* (44%), *KRAS* (17%), *SMAD4* (17%)[28]. Em estudos retrospectivos, outras mutações foram encontradas com diferentes frequências, por exemplo, mutação em *BRAF* na ordem de 22% em uma série de 69 colangiocarcinomas virgens de tratamento[29]. Foi verificado em estudo com linhagens celulares que o crescimento de colangiocarcinoma apresenta certa dependência da via de *MAPK*[30]. Assim, é possível concluir que essa é uma doença muito heterogênea.

Não há ensaios clínicos reportados utilizando terapias com alvo em *BRAF* ou *KRAS* em pacientes com neoplasia das vias biliares. No entanto, estudos de fase II com o agente inibitório de MEK1/2 selumetinibe mostraram taxa de resposta de 12%, 3 pacientes dos 28 incluídos[31]. Os ensaios que utilizaram erlotinibe para inibição da via do EGFR foram negativos[32-33]. Recentemente, foi também publicado o estudo de fase II randomizado comparando a quimioterapia de primeira linha padrão com cisplatina e gencitabina adicionando placebo ou cediranibe, uma droga por via oral que inibe os receptores de VEGF 1, 2 e 3. Infelizmente, não houve benefício em sobrevida livre de progressão, porém maior toxicidade[34].

Portanto, até o momento não há evidências robustas que respaldam o uso de terapia-alvo no câncer de via biliar.

Pâncreas

O tipo de câncer mais comum no pâncreas é o adenocarcinoma. Esse é um tumor raro naqueles com idade inferior a 30 anos que se torna mais frequente após os 60 anos. A maioria dos pacientes é diagnosticada com doença avançada, não sendo, portanto, passíveis de tratamento cirúrgico. Da mesma forma, a cirurgia não é possível naqueles que apresentam o tumor primário envolvendo vasos e órgãos adjacentes. Nesses casos, o tratamento é baseado em quimioterapia sistêmica. Existem dois esquemas padrão para uso na primeira linha: o FOLFIRINOX, que é composto de oxaliplatina, irinotecano e fluorouracil, e a gencitabina combinada a nab-paclitaxel[35,36].

A observação da hiperexpressão de EGFR em adenocarcinomas de pâncreas levou à investigação do uso de erlotinibe, que é um inibidor da tirosina quinase do receptor do fator de crescimento epidérmico/receptor tipo 1 do fator de crescimento epidérmico humano. Em estudo de fase III onde foram randomizados 569 pacientes para receber gencitabina em monoterapia ou associada a erlotinibe, foi observado aumento da sobrevida mediana de 5,91 meses para 6,24 meses com a adição do erlotinibe[37]. Esse modesto benefício foi também associado à maior taxa de diarreia e *rash* cutâneo. Considerando que o pequeno ganho em sobrevida não parece clinicamente significante, além de estar associado à maior toxicidade, esse regime de tratamento não é difusamente utilizado pela comunidade oncológica.

Além do erlotinibe, também já foram conduzidos estudos de fase III com outras drogas moleculares, como o bevacizumabe, ziv-aflibercept, sorafenibe, cetuximabe e axitinibe, porém sem nenhuma evidência de benefício[38-42].

Na segunda linha de tratamento, o estudo de fase II RECAP randomizou 127 pacientes para receber capecitabina somente ou em combinação com ruxolitinibe, um inibidor oral da *Janus kinase 1* (JAK1)/JAK2[43]. Os resultados favoreceram o grupo tratado com a combinação em termos de sobrevida livre de progressão e sobrevida global, e um estudo de fase III está em andamento (NCT02119663/NCT02117479).

Cólon e reto

A abordagem contemporânea do câncer colorretal (CCR) envolve combinação de diferentes regimes de quimioterapia citotóxica. FOLFIRI (fluorouracil infusional, leucovorina e irinotecano), FOLFOX (fluorouracil infusional e oxaliplatina), XELOX (capecitabina e oxaliplatina) e FOLFOXIRI (fluorouracil, leucovorina, oxaliplatina e irinotecano) são esquemas plausíveis para uso na doença metastática e, recentemente, agentes contra o fator de crescimento endotelial vascular (VEGF) e contra o receptor do fator de crescimento epidérmico (EGFR) foram incorporados no rol de opções de tratamento de CCR[44-47].

Bevacizumabe, um anticorpo monoclonal que se liga ao fator de crescimento endotelial vascular (VEGF-A), é o único agente antiangiogênico aprovado para o tratamento de CCR em primeira linha. Inicialmente, estudos de fase II mostraram resultados promissores provenientes da associação de bevacizumabe e fluoropirimidinas. Posteriormente, o bevacizumabe foi aprovado após a publicação do estudo clínico de fase III de Hurwitz et al. Esse estudo foi inicialmente composto por três grupos: fluorouracil/leucovorina, irinotecano monodroga e irinotecano/bevacizumabe. Após análise interina, o braço sem irinotecano foi excluído, pois a combinação com irinotecano se mostrou segura. Ao final, foi observado incremento em sobrevida global para os pacientes que receberam o anticorpo (15,6 *versus* 20,3 meses, $p < 0,001$), assim como maior taxa de resposta e sobrevida livre de progressão[48].

Também foram estudadas combinações alternativas com o bevacizumabe. O estudo BICC-C, por exemplo, comparou a associação de bevacizumabe com FOLFIRI ou com IFL modificado. Houve superioridade do esquema com fluorouracil infusional (FOLFIRI) para o desfecho de sobrevida livre de progressão (7,6 *versus* 5,9 meses, p = 0,004) e sobrevida global (28 meses *versus* 19,2 meses, p = 0,037)[49]. Outros estudos avaliando a associação de bevacizumabe com fluoropirimidinas foram realizados com bons resultados, de forma que hoje se admite a combinação desse agente com esquemas como FOLFOX, capecitabina e FOLFOXIRI em primeira linha[50,51].

Em segunda linha de tratamento, também encontramos dados positivos para o uso de bevacizumabe. O estudo ECOG 3200 de Giantonio et al. mostrou ganho em taxa de resposta, sobrevida livre de progressão e sobrevida global para os pacientes que receberam a associação de FOLFOX e bevacizumabe em comparação com FOLFOX isolado após falha com regimes baseados em irinotecano e fluorouracil[52].

É necessário lembrar do perfil de toxicidade do bevacizumabe para melhor acompanhamento desses pacientes. Hipertensão, sangramento, perfuração gastrintestinal e eventos tromboembólicos, principalmente arteriais, são os efeitos adversos possíveis. Por prejudicar a cicatrização, é importante suspender essa medicação 4 a 6 semanas antes de procedimentos cirúrgicos.

Outro agente antiangiogênico disponível em segunda linha é o ziv-aflibercept, uma proteína de fusão recombinante constituída por porções de domínios extracelulares dos receptores 1 e 2 do VEGF humano fundidas com a porção Fc da IgG1 humana. Tal droga se liga a VEGF-A, VEGF-B e fator de crescimento placentário, inativando-os. Van Cutsem et al., no estudo VELOUR, demonstraram ganho em sobrevida global da ordem de 1,4 mês para o grupo que recebeu FOLFRI e aflibercept *versus* FOLFIRI após falha com regimes contendo oxaliplatina. Os ganhos foram marginais, mas levaram à aprovação de seu uso pela agência regulatória americana FDA[53].

O regorafenibe é um inibidor de tirosina quinase com múltiplos alvos e com atividade antiangiogênica devido à inibição dupla de VEGFR2-TIE2 tirosina quinase. Houve benefício pequeno de seu uso após a progressão a todas as quimioterapias disponíveis no cenário paliativo. O ganho foi de apenas 1,4 mês em sobrevida global à custa de toxicidade não desprezível[54].

Fora do espectro da angiogênese, outro alvo possível no tratamento de CCR é o EGFR. O primeiro agente anti-EGFR aprovado para tratamento paliativo de CCR foi o cetuximabe, um anticorpo quimérico. A aprovação para seu uso nos Estados Unidos se deu após a publicação do estudo BOND, que comparou monoterapia com cetuximabe *versus* associação da mesma droga com irinotecano em pacientes com progressão de doença após receberem irinotecano e fluoropirimidas. Os pacientes expostos ao cetuximabe e irinotecano obtiveram benefícios em taxa de resposta (22,9% *versus* 10,8%, p = 0,007) e tempo para progressão (4,1 *versus* 1,5 mês, p = 0,007) sem diferenças em sobrevida global[55]. O ganho em sobrevida foi posteriormente observado em outros estudos. É sabido também que o cetuximabe como monoterapia é superior ao suporte clínico exclusivo[56]. O benefício dessa terapia se restringe aos pacientes *KRAS* selvagem, portanto é indispensável a análise do *status* do *RAS* previamente ao início do tratamento[57].

Após resultados animadores em terceira linha, o cetuximabe foi então estudado na primeira linha de tratamento associado a esquemas de quimioterapia já consagrados como FOLFOX e FOLFIRI. O estudo de fase III CRYSTAL (*Cetuximab Combined with Irinotecan in First-Line Therapy for Metastatic Coloretal Cancer*) randomizou 1.198 pacientes para receber FOLFIRI combinado ou não ao cetuximabe. Como resultado na população geral, observou-se que o cetuximabe trouxe maior taxa de resposta e sobrevida livre de progressão. Quando somente os pacientes com *KRAS* selvagem para os códons 12 e 13 foram analisados, foi demonstrado impacto positivo em sobrevida global, sobrevida livre de progressão e taxa de resposta[58]. Abordagem semelhante foi utilizada no estudo PRIME, que comparou FOLFOX4 *versus* FOLFOX4 e panitumumabe em primeira linha. Nesse estudo, houve ganho de sobrevida para paciente *RAS* selvagem que receberam a combinação[59]. Assim, a estratégia de associar o anticorpo anti-EGFR em primeira linha é também válida.

Considerando os estudos citados previamente, deve-se verificar se há ou não mutação do *KRAS* e *NRAS*, não só pelo benefício do uso do cetuximabe restrito aos pacientes selvagens, como também por piores resultados com o uso de tal droga nos pacientes mutados.

De maneira semelhante ao cetuximabe, o benefício do panitumumabe é restrito aos pacientes *KRAS* selvagem. O panitumumabe é uma alternativa ao uso do cetuximabe, notadamente após a publicação do estudo de não inferioridade por Price et al.[60].

Os agentes de anti-EGFR não são isentos de toxicidade. É comum o surgimento de *rash* cutâneo acneiforme e a gravidade dessa manifestação relaciona-se com maior taxa de resposta. Hipomagnesemia, astenia, diarreia e reação infusional aguda são outros eventos adversos possíveis.

Em resumo, nas últimas décadas houve progresso importante no tratamento de CCR com a introdução da terapia com alvos moleculares, notadamente nos pacientes *KRAS* selvagem, que podem receber tanto a terapia anti-EGFR quanto anti-VEGF. Mas não podemos esquecer de que para a seleção adequada de esquema de tratamento para o paciente com CCR é fundamental, além da análise genômica, a avaliação de outros fatores como idade, desempenho, *status* e objetivos de tratamento.

Tumores neuroendócrinos

Tumores neuroendócrinos constituem um grupo heterogêneo de neoplasias. Os sítios de origem mais comuns são: pulmão, trato gastrintestinal (TGI) e pâncreas. Apesar da incidência rara, a prevalência da doença é considerável, tendo em vista seu comportamento indolente. Alguns estudos sugerem sobrevida de até 56 meses para tumores neuroendócrinos metastáticos de pâncreas e TGI[61].

O tratamento dessa neoplasia envolve abordagem multidisciplinar. Na doença localizada, tradicionalmente há indicação de abordagem cirúrgica ou terapias locais. Já para doença irressecável ou metastática, a abordagem pode incluir ressecção cirúrgica, técnicas ablativas, embolização, direcionadas para redução tumoral para melhor controle de sintomas causados pela liberação de peptídeos hormonais ou, mesmo, terapia sistêmica.

É sabido que aproximadamente 15 a 20% dos tumores neuroendócrinos são parte de síndromes genéticas, como as neoplasias endócrinas múltiplas tipos 1 e 2, neurofibromatose, síndrome de von Hippel-Lindau e esclerose tuberosa. Recentemente, foi observado que a biologia dos tumores neuroendócrinos envolve o hormônio somatostatina e seus receptores. Os receptores de somatostatina estão presentes nas glândulas exócrinas e endócrinas, trato gastrintestinal e sistema nervoso central. Os efeitos da somatostatina são basicamente inibitórios e culminam com a redução da motilidade gástrica, da contratilidade da vesícula biliar, do fluxo sanguíneo do tubo digestivo, assim como das secreções. Os análogos da somatostatina sintéticos, como o octreotide, são uns dos pilares no tratamento de tumores neuroendócrinos por apresentarem ações antagônicas aos peptídeos hormonais.

Quanto à biologia molecular da doença, Jiao et al. estudaram o exoma de 68 TNEs pancreáticos. Os genes mais frequentemente mutados foram: *NEM-1* (44%), *DAXX/ATR* (43%) e da via do mTOR (15%)[62]. No cenário de terapia-alvo para TNEs encontramos dados positivos com agentes que inibem a via do VEGF e mTOR. O RADIANT-3 foi um estudo de fase III com 410 pacientes com TNEs de pâncreas avançados randomizados para receber everolimus 10mg/dia, que é um inibidor da via do mTOR, ou placebo. Houve ganho em PFS para o grupo que recebeu o inibidor de mTOR (11 meses *versus* 4,6 meses com RR 0,35; $p < 0,001$), assim essa droga foi aprovada pelo FDA em 2011 para o tratamento de TNEs pancreáticos avançados[63].

O sunitibe é um inibidor de tirosina quinase por via oral que tem como alvo o VEGF. Essa droga também foi avaliada em estudo de fase III com 171 pacientes com TNEs avançados de pâncreas que foram randomizados para receber 37,5mg/dia de sunitibe ou placebo. O estudo foi fechado precocemente por piores desfechos no braço placebo. Houve benefício em sobrevida livre de progressão no grupo que recebeu sunitibe (11,4 *versus* 5,5 meses, $p < 0,001$) e, assim, essa medicação também foi aprovada pelo FDA para o tratamento de TNEs pancreáticos avançados[64].

Em resumo, os dados positivos para terapia-alvo em TNEs que dispomos são válidos principalmente para os tumores pancreáticos, e ainda são escassos em termos de terapias-alvo para os tumores neuroendócrinos gastrintestinais.

CONCLUSÃO

No início do século XXI, após décadas de estudos com quimioterapias citotóxicas, inauguramos a era da terapia-alvo. Neste capítulo, contemplamos algumas terapias moleculares em tumores gastrintestinais já consagradas, como o uso do bevacizumabe e cetuximabe em tratamento paliativo para o câncer colorretal, e discorremos sobre a diversidade de estudos em andamento nesse contexto. É importante conhecer a doença e as vias de sinalização envolvidas na patogênese para seguir na busca de potenciais alvos e, assim, oferecer para os pacientes tratamento mais efetivo.

REFERÊNCIAS

1. Dias M, Carvalheira J. Vias de transdução de sinal. In Hoff PM. Tratado de Oncologia. São Paulo: Atheneu; 2013. p. 201-16.
2. Ferlay J, Soerjomataram I, Dikshit R, Eser S, Mathers C, Rebelo M, et al. Cancer incidence and mortality wordwide: sources, methods and major patterns in GLOBOCAN 2012. Int J Cancer. 2015;136(5):E359-86.
3. Joensuu H, Roberts PJ, Sarlomo-Rikala M, Andreson LC, Tervahartiaba P, Tuveson D, et al. Effect of the tyrosine kinase inhibitor STI571 in a patient with metastatic gastrointestinal stromal tumor. N Engl J Med. 2001;5:344(14):1052-6.
4. Shapiro J, van Lanschot JJ, Hulshof MC, van Hagen, van Berge, Henegouwen MI, et al. Neoadjuvant chemoradiotherapy plus surgery versus surgery alone for oesophageal or junctional cancer (CROSS): long-term results of a randomised controlled trial. Lancet Oncol. 2015;16(9):1090-8.
5. Carcas LP. Gastric cancer review. J Carcinog. 2014;13:14.
6. Anderson WF, Camargo MC, Fraumeni JF, Correa P, Rosenberg PS, Rabkin CS. Age-specific trends in incidence of noncardia gastric cancer in US adults. JAMA. 2010;303(17):1723-8.
7. Park JW, Neve RM, Szollosi J, Benz CC. Unraveling the biologic and clinical complexities of HER2. Clin Breast Cancer. 2008;8(5):392-401.
8. Bang YJ, Van Cutsem E, Feyereislova A, Chung HC, Shen L, Sawaki A, et al. Trastuzumab in combination with chemotherapy versus chemotherapy alone for treatment of HER2-positive advanced gastric or gastro-oesophageal junction cancer (ToGA): a phase 3, open-label, randomised controlled trial. Lancet. 2010;376(9742):687-97.
9. Fuchs CS, Tomasek J, Yong CJ, Dumitru F, Passalacqua R, Goswami C, et al. Ramucirumab monotherapy for previously treated advanced gastric or gastro-oesophageal junction adenocarcinoma (REGARD): an international, randomised, multicentre, placebo-controlled, phase 3 trial. Lancet. 2014;383(9911):31-9.
10. Lordick F, Kang YK, Chung HC, Salman P, Oh SC, Bodory G, et al. Capecitabine and cisplatin with or without cetuximab for patients with previously untreated advanced gastric cancer (EXPAND): a randomised, open-label phase 3 trial. Lancet Oncol. 2013;14(6):490-9.
11. Ohtsu A, Shah MA, Van Cutsem E, Rha SY, Sawaki A, Park SR, et al. Bevacizumab in combination with chemotherapy as first-line therapy in advanced gastric cancer: a randomized, double-blind, placebo-controlled phase III study. J Clin Oncol. 2011;29(30):3968-76.
12. Shah MA, Cho JY, Huat ITB, Tebbutt NC, Yen C-J, Kang A, et al. Randomized phase II study of FOLFOX +/– MET inhibitor, onartuzumab (O), in advanced gastroesophageal adenocarcinoma (GEC). J Clin Oncol. 2015;33(suppl 3; abstr 2).
13. El-Serag HB. Hepatocellular carcinoma. N Engl J Med. 2011;365(12):1118-27.
14. Cevello M, McCubrey JA, Cusimano A, Lampiasi N, Azzolina A, Montalto G. Targeted therapy for hepatocellular carcinoma: novel agents on the horizon. Oncotarget. 2012;3(3):236-60.
15. Goyal L, Muzumdar MD, Zhu AX. Targeting the HGF/c-MET pathway in hepatocellular carcinoma. Clin Cancer Res. 2013;19(9):2310-8.
16. Llovet JM, Ricci S, Mazzafero V, Hilgard P, Game E, Blanc JF, et al. Sorafenibe in advanced hepatocellular carcinoma. N Engl J Med. 2008;24;359(4):378-90.
17. Cheng AL, Kang YK, Chen Z, Tsao CJ, Qin S, Kim JS, et al. Efficacy and safety of Sorafenibe in patients in the Asia-Pacific region with advanced hepatocellular carcinoma: a phase III randomised, double blind, placebo-controlled trial. Lancet Oncol. 2009;10(1):25-34.
18. Cainap C, Qin S, Huang WT, Chung IJ, Pan H, Cheng Y, et al. Linfanib versus sorafenibe in patients with advanced hepatocellular carcinoma: results of a randomised phase III trail. J Clin Oncol. 2015;33(2):172-9.

19. Cheng AL, Kang YK, Lin DY, Park JW, Kudo M, Qin S, et al. Sunitinib versus sorafenibe in advanced hepatocellular cancer: results of a randomized phase III trial. J Clin Oncol. 2013;31(32): 4067-75.
20. Johnson PJ, Qin S, Park JW, Poon RT, Raoul JL, Philip PA, et al. Brivanib versus sorafenibe as first-line therapy in patients with unresectable, advanced hepatocellular carcinoma: results from the randomised phase III BRISK-FL study. J Clin Oncol. 2013;31(28):3517-24.
21. Zhu AX, Kudo M, Assenat E, Cattan S, Kang YK, Lim HY, et al. Effect of everolimus on survival in advanced hepatocellular carcinoma after failure of sorafenibe: The EVOLVE-1 randomized clinical trial. JAMA. 2014;312(1):57-67.
22. Santoro A, Simonelli M, Rodriguez-Lope C, Zucali P, Camacho LH, Granito A, et al. A Phase- 1b study of tivantinib (ARQ 197) in adult patients with hepatocellular carcinoma and cirrhosis. Br J Cancer. 2013;108(1):21-4.
23. Janargin WR, Shoup M. Surgical management of cholangiocarcinoma. Semin Liver Dis. 2004; 24(2):189-99.
24. Rosen CB, Heimbach K, Gores GJ. Surgery for cholangiocarcinoma: the role of liver transplantation. HPB (Oxford). 2008;10(3):186-9.
25. Rosen CB, Heimbach K, Gores GJ. Liver transplatation for cholangiocarcinoma. Transpl Int. 2010; 23(7):692-7.
26. Darwish-Murad S, Kim WR, Harmois DM, Douglas DD, Burton J, Kulik LM, et al. Efficacy of neoadjuvant chemoradiation, followed by liver transplatation, for perihilar cholangiocarcinoma at 12 US centers. Gastroenterology. 2012;143(1):88-98.e3.
27. Valle J, Wasan H, Palmer DH, Cunningham D, Anthoney A, Maraveyas A, et al. Cisplatin plus gemcitabine versus gemcitabine for billiary tract cancer. N Engl J Med. 2010;362(14):1273-81.
28. Ong CK, Subimerb C, Pairojkul C, Wongkham S, Cutcutache I, Yu W, et al. Exome sequencing of liver fluke-associated cholangiocarcinoma. Nat Genet. 2012;44(6):690-3.
29. Tannapfel A, Sommerer F, Benicke M, Katalinic A, Uhlmann D, Witzingnn H, et al. Mutations of the BRAF gene in cholangiocarcinoma but not in hepatocellular carcinoma. Gut. 2003;52(5): 706-12.
30. Yamagiwa Y, Marienfeld C, Tadlock L, Patel T. Translational regulation by p38 mitogen-activated protein kinase signaling during human cholangiocarcinoma growth. Hepatology. 2003;38(1): 158-66.
31. Bekaii-Saab T, Phelps MA, Li X, Saji M, Goff L, Kauh JS, O´Neil BH, et al. Multi-institucional phase II study of selumetinib in patients with metastatic biliary cancers. J Clin Oncol. 2011;29(17): 2357-63.
32. Philip PA, Mahoney MR, Allmer C, Thomas J, Pitot HC, Kim G, et al. Phase II study of erlotinib in patients with advanced billiary cancer. J Clin Oncol. 2006;24(19):3069-74.
33. Lee J, Park SH, Chang HM, Kim JS, Choi HJ, Lee MA, et al. Gemcitabine and oxaliplatin with or without erlotinib in advanced biliary-tract cancer: a multicentre, open-label, randomised, phase 3 study. Lancet Oncol. 2012;13(2):181-8.
34. Valle JW, Wasan H, Lopes A, Backen AC, Palmer DH, Morris K, et al. Cediranib or placebo in-combination with cisplatin and gemcitabine chemotherapy for patients with advanced biliary tract cancer (ABC-03): a randomised phase 2 trial. Lancet Oncol. 2015;16(8):967-78.
35. Conroy T, Desseigne F, Ychou M, Bouché O, Guimbaud R, Bécouarn Y, et al. FOLFIRINOX versus gemcitabine for metastatic pancreatic cancer. N Engl J Med. 2011;364(19):1817-25.
36. Von Hoff DD, Ervin T, Arena FP, Chiorean EG, Infante J, Moore M, et al. Increased survival in pancreatic cancer with nab-paclitaxel plus gemcitabine. N Engl J Med. 2013;369(18):1691-703.

37. Moore MJ, Goldstein D, Hamm J, Figer A, Hecht JR, Gallinger S, et al. Erlotinib plus gemcitabine compared with gemcitabine alone in patients with advanced pancreatic cancer: a phase III trial of the National Cancer Institute of Canada Clinical Trials Group. J Clin Oncol. 2007;25(15): 1960-6.
38. Goncalves A, Gilabert M, Francois E, Dahan L, Perrier H, Lamy R, et al. BAYPAN study: a double-blind phase III randomized trial comparing gemcitabine plus sorafenib and gemcitabine plus placebo in patients with advanced pancreatic cancer. Ann Oncol. 2012;23(11):2799-805.
39. Kindler HL, Ioka T, Richel DJ, Bennouna J, Létourneau R, Okusaka T, et al. Axitinib plus gemcitabine versus placebo plus gemcitabine in patients with advanced pancreatic adenocarcinoma: a double-blind randomised phase 3 study. Lancet Oncol. 2011;12(3):256-62.
40. Kindler HL, Niedzwiecki D, Hollis D, Sutherland S, Schrag D, Hurwitz H, et al. Gemcitabine plus bevacizumab compared with gemcitabine plus placebo in patients with advanced pancreatic cancer: phase III trial of the Cancer and Leukemia Group B (CALGB 80303). J Clin Oncol. 2010; 28(22):3617-22.
41. Philip PA, Benedetti J, Corless CL, Wong R, O´Reilly EM, Fleynn PJ, et al. Phase III study comparing gemcitabine plus cetuximab versus gemcitabine in patients with advanced pancreatic adenocarcinoma: Southwest Oncology Group-directed intergroup trial S0205. J Clin Oncol. 2010; 28(22):3605-10.
42. Rougier P, Riess H, Manges R, Karasek P, Humblet Y, Barone C, et al. Randomised, placebo-controlled, double-blind, parallel-group phase III study evaluating aflibercept in patients receiving first-line treatment with gemcitabine for metastatic pancreatic cancer. Eur J Cancer. 2013; 49(12):2633-42.
43. Hurwitz H, Uppal N, Wagner SA, Bendell JC, Beck T, Wade S, et al. A randomized double-blind phase 2 study of ruxolitinib (RUX) or placebo (PBO) with capecitabine (CAPE) as second-line therapy in patients (pts) with metastatic pancreatic cancer (mPC). J Clin Oncol. 2014;32:5s(suppl; abstr 4000).
44. de Gramont A, Figer A, Seymour M, Homerin M, Hmissi A, Cassidy J, et al. Leucovorin and fluoracil with or without oxaliplatin as first-line treatment in advanced colorectal cancer. J Clin Oncol. 2000;18(16):2938-47.
45. Goldberg RM, Sargent DJ, Morton RF, Fuchs CS, Ramanathan RK, Williamson SK, et al. A randomized controlled trial of fluorouracil plus leucovorin, irinotecan, and oxaliplatin combinations in patients with previously untreated metastatic colorectal cancer. J Clin Oncol. 2004;22(1): 23-30.
46. Cassidy J, Clarke S, Diaz-Rubio E, Scheichauer W, Figer A, Wong R, et al. Randomized phase III study of capecitabine plus oxaliplatin compared with fluorouracil/folinic acid plus oxaliplatin as first-line therapy for metastatic colorectal cancer. J Clin Oncol. 2008;26(12):2006-12.
47. Falcone A, Ricci S, Brunetti I, Pfanner E, Allegrini G, Bárbara C, et al. Phase III trial of infusional fluorouracil, leucovorin, oxaliplatin and irinotecan (FOLFOXIRI) as first-line treatment for metastatic colorectal cancer: The Gruppo Oncologico Nord Ovest. J Clin Oncol. 2007;25(13): 1670-6.
48. Hurwitz H, Fehrenbacher L, Novotny W, Cartwright T, Hainsworth J, Heim W, et al. Bevacizumab plus irinotecan, fluoracil, and leucovorin for metastatic colorectal cancer. N Engl J Med. 2004;350(23):2335-42.
49. Fuchs CS, Marshall J, Barrueco J. Randomized, controlled trial of irinotecan plus infusional,bolus or oral fluoropyrimidines in first-line treatment of metastatic colorectal cancer:updated resuslts from the BICC-C study. J Clin Oncol. 2008;26(4):689-90.

50. Hochster HS, Hart LL, Ramanathan RK, Childs BH, Hains Worth JD, Cohn AL, et al. Safety and efficacy of oxaliplatin and fluoropyrimidine regimens with or without bevacizumab as first-line treatment of metastatic colorectal cancer: resuslts of the TREE Study. J Clin Oncol. 2008;26(21): 3523-9.
51. Loupakis F, Cremolini C, Masi G, Lonardi S, Zagonel V, Salvatore L, et al. Initial therapy with FOLF-OXIRI and bevacizumab for metastatic colorectal cancer. N Engl J Med. 2014;371(17):1609-18.
52. Giantonio BJ, Catalano PJ, Meropol NJ, O'Dwyer PJ, Mitchell EP, Alberts SR, et al. Bevacizumab in combination with oxaliplatin, fluorouracil, and leucovorin (FOLFOX4) for previously treated metastatic colorectal cancer: Resuslts from the Eastern Cooperative Oncology Group Study E3200. J Clin Oncol. 2007;25(12):1539-44.
53. Van Cutsem E, Tabernero J, Lakomy R, Prenen H, Prausovó J, Macarulla T, et al. Addition of aflibercept to fluorouracil,leucovorin, and irinotecan improves survival in a phase III randomized trial in patients with metastatic colorectal cancer previously treated with an oxaliplatin-based regimen. J Clin Oncol. 2012;30(28):3499-506.
54. Grothey A, Van Cutsem E, Sobrero A, Siena S, Falcone A, Ychou M, et al. Regorafenib monotherapy for previously treated metastatic colorectal cancer (CORRECT): an international, multicentre, randomised, placebo-controlled, phase III trial. Lancet. 2013;381(9863):303-12.
55. Cunnigham D, Humblet Y, Siena S, Khayat D, Bleiberg H, Santoro A, et al. Cetuximab monotherapy and cetuximab plus irinotecan in irinotecan-refractory metastatic colorectal cancer. N Engl J Med. 2004;351(4):337-45.
56. Jonker DJ, O'Callaghna CJ, Karapetis CS, Zalcberg JR, Tu D, Au HJ, et al. Cetuximab for the treatment of colorectal cancer. N Engl J Med. 2007;357(20):2040-8.
57. Karapetis CS, Khambata-Ford S, Jonker DJ, O'Callaghan CJ, Tu D, Tubbutt NC, et al. K-ras mutations and benefit from cetuximab in advanced colorectal cancer. N Engl J Med. 2008;359(17): 1757-65.
58. Van Cutsem E, Kohne CH, Lang I, Folprecht G, Nowacki MP, Cascinu S, et al. Cetuximab plus irinotecan, fluorouracil, and leucovorin as first-line treatment for metastatic colorectal cancer: Updated analysis of overall survival according to tumor KRAS and BRAF mutation status. J Clin Oncol. 2011;29(15):2011-9.
59. Douillard JY, Siena S, Cassidy J, Tabernero J, Burkes R, Barugel M, et al. Randomized, phase III trial of panitumumab with infusional fluorouracil, leucovorin, and oxaliplatin (FOLFOX4) versus FOLFOX4 alone as first-line treatment in patients with previously untreated metastatic colorectal cancer: the PRIME study. J Clin Oncol. 2010;28(31):4697-705.
60. Price TJ, Peeters M, Kim TW, Li J, Cascinu S, Ruff P, et al. Panitumumab versus cetuximab in patients with chemotherapy-refractory wild-type KRAS exon 2 metastatic colorectal cancer (ASPECCT): A randomised, multicentre,open-label, non inferiority phase 3 study. Lancet Oncol. 2014;15(6):569-79.
61. Yao JC, Hassan M, Phan A, Dagohoy C, Leary C, Mares JE, et al. One hundred year after "carcinoid": Epidemiology of and prognostic factors for neuroendocrine tumors in35825 cases in the United States. J Clin Oncol. 2008;26(18):3063-72.
62. Jiao Y, Shi C, Edil BH, de Wilde RF, Klimstra DS, Maitra A, et al. DAXX/ATRX, MEN1, and mTOR pathway genes are frequently altered in pancreatic neuroendocrine tumors. Science. 2011; 331(6021):1199-203.
63. Yao JC, Shah MH, Ito T, Bohas CL, Wolin EM, Van Custsem E, et al. Everolimus for advanced pancreatic neuroendocrine tumors. N Engl J Med. 2011;364(6):514-23.
64. Raymond E, Dahan L, Roul JL, Bang YJ, Borbath J, Lombard-Bohas C, et al. Sunitinib malate for the treatment of pancreatic neuroendocrine tumors. N Engl J Med. 2011;364(6):501-13.

Capítulo 49

Farmacogenética em Oncologia Gastrintestinal

Guilherme Marques Andrade
Flair José Carrilho
Suzane Kioko Ono

Mundialmente, os tumores do trato gastrintestinal compõem o grupo de câncer líder em incidência e mortalidade. Apesar da melhora expressiva do diagnóstico precoce e no tratamento endoscópico avançado de tumores iniciais vivenciada nos últimos anos, não houve melhora da sobrevida global livre de doença. O objetivo do tratamento adjuvante é diminuir a recorrência pós-operatória e aumentar a sobrevida[1].

A variabilidade na resposta a determinado medicamento é um dos maiores desafios no cuidado ao paciente oncológico, em especial no que tange químio e imunoterapia[2]. Tradicionalmente, o tratamento oncológico é baseado em uma resposta normal da população de pacientes, assim estabelecida por curvas de Gauss e média/mediana de resposta em estudos populacionais. Claramente, tal abordagem carece da detalhada percepção que só as nuances de um material genético individual pode revelar. Esbarramos frequentemente com reações adversas idiossincrásicas, respostas terapêuticas heterogêneas, toxicidades em doses teoricamente seguras, alterações farmacodinâmicas importantes, e assim por diante. Por exemplo, apesar da adição de novos agentes e otimização dos regimes terapêuticos, mais de 50% dos pacientes com câncer colorretal avançado ou metastático não terão nenhuma evidência de benefício[2]. Enzimas que metabolizam as drogas, proteínas que as transportam e seus receptores são, em última instância, determinados pelo perfil genético[3].

A dose dos agentes antineoplásicos é geralmente muito próxima dos níveis máximos tolerados, como se determina em estudos de fase 1[1]. A toxicidade induzida pelos quimioterápicos é responsável por 4% das hospitalizações nos EUA, sendo a neutropenia por eles induzida responsável por quase 7% da taxa de mortalidade[4]. Apesar de sérias limitações, há algumas décadas o cálculo da superfície corpórea se enquadrava como o primeiro passo em direção ao tratamento individualizado. Para o 5-fluorouracil (5-FU), por exemplo, está clara e repetidamente demonstrado que monitorizar a droga em conjunto com doses sob medida traz benefícios clínicos mensuráveis, tanto em redução de toxicidade quanto em melhores taxas de resposta e sobrevida[5]. A farmacogenética poderia, portanto, prever indivíduos com maior ou menor sensibilidade, que demandariam monitorização dos níveis da droga com maior ou menor frequência, por exemplo.

Nossa inabilidade em discriminar qual paciente se beneficiará de determinado tratamento faz com que não respondedores sejam expostos à toxicidade e aos custos desnecessários[2]. Há, portanto, necessidade crítica em sermos seletivos na escolha do regime terapêutico, identificando qual agente (ou combinação) se encaixa melhor no perfil de determinado paciente. A relação farmacocinética-farmacodinâmica já foi delineada para diversas terapêuticas. A despeito disso, pouco se tem incorporado dessas atitudes na prática clínica. Talvez a falta de estudos grandes e multicêntricos que demonstrem tal benefício justifique a ausência de sua implementação[5]. O arcabouço de literatura, apesar de largamente ascendente, nem de longe cobriu todos os cenários e perfis de pacientes, especialmente quando se fala em medicina personalizada. Ainda, para cada droga, diversas vias são implicadas, mutualmente interativas, levando a resultados confusos e muitas vezes contraditórios entre os diversos estudos.

FARMACOGENÉTICA

A farmacogenômica, um ramo da medicina personalizada, é o estudo das diferenças genéticas subjacentes à variabilidade interindividual na resposta às drogas. Foca, no caso da oncologia, na influência da estrutura genética no tratamento do câncer, posto que as enzimas que metabolizam as drogas, as proteínas que as transportam em conjunto com seus metabólitos, além de seus receptores, são todos determinados pelo perfil genético do doente[6], com fator complicante representado pelas alterações genéticas do próprio tumor. Com ela buscamos um biomarcador, que, em linhas gerais, pode ser definido como uma característica que seja objetivamente mensurada e avaliada como indicador de processos biológicos normais ou patogênicos, ou resposta farmacológica à intervenção terapêutica. Ele nos guia para o tratamento do paciente certo, com o medicamento certo, na hora certa. Especificamente em oncologia, como já dito, uma das principais preocupações recai também na predição de toxicidade. O biomarcador pode advir de[7]:

- Genômica (estudo quantitativo de genes e sequências reguladoras e não codificantes).
- Epigenômica (estudo das alterações reversíveis no DNA ou histonas que afetam a expressão gênica sem alterar a sequência de DNA).
- Transcriptômica (expressão genética e de RNA).
- Proteômica (expressão proteica).
- Metabolômica (metabólitos e redes metabólicas).
- Farmacogenômica (estudo quantitativo de como a genética afeta as respostas do indivíduo às drogas).

A farmacogenômica associada à quimioterapia tem quatro principais áreas de estudo: a) efeito na farmacocinética: enzimas do citocromo (CYP) e transporte da droga (ABC/MDR); b) efeito na farmacodinâmica; c) efeito nas reações idiossincrásicas; e d) efeito na patogenicidade e gravidade da doença, bem como resposta ao tratamento específico. Do ponto de vista prático, buscam-se biomarcadores que tenham as seguintes aplicabilidades clínicas:

1. Biomarcadores de resistência: fornecem informações quanto a quais pacientes provavelmente não responderão ao tratamento.
2. Biomarcadores de resposta: identificam a quais drogas determinado paciente mais provavelmente responderá.
3. Biomarcadores de risco: detectam e classificam pacientes que tenham alto risco de apresentar efeitos colaterais[8].

Objetiva-se, com isso, predizer efeitos adversos/toxicidade e resposta biológica/clínica à droga. *Grosso modo*, isso poderia ser traduzido, de maneira talvez sobreposta, em categorias relacionadas: a) à farmacocinética do agente; e b) à sensibilidade das células cancerígenas (farmacodinâmica). Aquela se associa a absorção, excreção e metabolismo dos agentes, causando diferença interindividual nos níveis plasmáticos. Assim, naqueles com baixa atividade de metabolização e/ou excreção da droga, a Cmáx (concentração plasmática máxima) e a AUC (área sob a curva de concentração plasmática-tempo) do medicamento estarão aumentadas e sua meia-vida ($T_{1/2}$) mais estendida, podendo aumentar tanto o efeito terapêutico quanto os eventos adversos (Figura 49.1)[9].

A avaliação da toxicidade pode ser feita com amostras de sangue periférico, enquanto os marcadores de suscetibilidade tumoral dependem, até certo ponto, de biópsia.

A genética parece responder por 20 a 95% da variabilidade dos efeitos medicamentosos[3]. As variações genéticas germinativas estão presentes nos tecidos normais dos pacientes e afetam a farmacocinética e farmacodinâmica das drogas independentemente do tipo da doença. Já as mutações somáticas podem conduzir a definição de um subtipo de câncer ou simplesmente com ele coexistirem. As amostras de tumor em geral são misturas de células normais e cancerígenas, sendo essas heterogêneas, podendo advir de expansões clonais distintas. Isso deve ser considerado quando buscamos mutações em estudos de sequenciamento de DNA. Além disso, quando se fala em tratamento de longo prazo (semanas a meses), nem sempre uma amostra de tecido de determinado momento será representativa após certo tempo, considerando-se a instabilidade genética e as transformações das células tumorais.

O Consórcio Internacional do Genoma do Câncer e o Atlas do Genoma do Câncer[10] estão conduzindo estudos de sequenciamento genético em milhares de tumores de 50 tipos diferentes de tipos de câncer ao nível do genoma, transcriptoma e epigenoma, de modo a se definir mutações somáticas específicas. Essas incluem polimorfismos de único nucleotídeo (do inglês, *single-nucleotide polymorphisms* – SNPs – trocas de bases únicas de DNA em uma posição definida), haplótipos (como alelos em *loci* diferentes herdados em conjunto), microssatélites (como segmentos de DNA contendo sequências repetidas de até 6bp), inserções e/ou deleções (como mutações que resultam na adição/

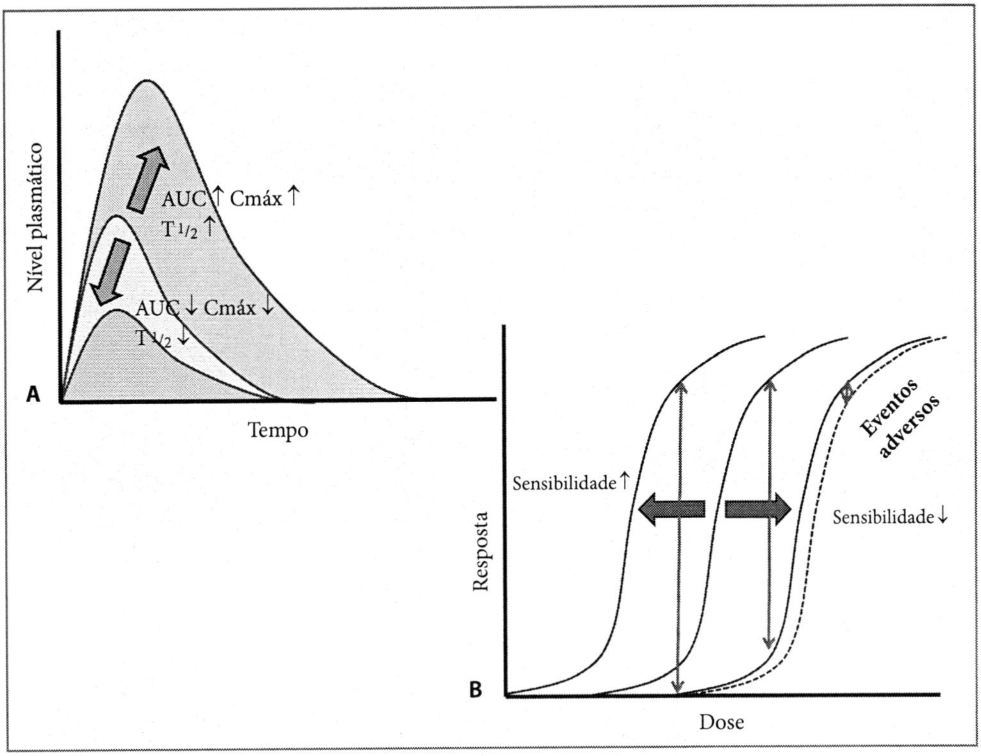

FIGURA 49.1 – Relação entre dose, níveis plasmáticos, efeito terapêutico e eventos adversos na quimioterapia do câncer. **A**) Em casos de genótipos de "metabolizadores rápidos" (metabolismo e/ou excreção altamente ativos de agentes antineoplásicos), níveis plasmáticos caem, resultando em baixa eficácia. O inverso ocorre para os metabolizadores lentos. **B**) Se as células tumorais sofrem mutação e se tornam mais sensíveis aos agentes antineoplásicos, a curva dose-resposta se desloca para a esquerda, resultando em maior eficácia terapêutica em determinada dose e menor risco de eventos adversos. O oposto ocorre no caso de mutações que conferem resistência. AUC = área sob a curva de concentração plasmática-tempo; Cmáx = máxima concentração plasmática[9].

perda de segmentos de DNA), variações no número de cópias (ganho ou perda de grandes fragmentos de DNA produzindo quantidades anormais de cópias de outras seções do DNA), aneuploidia (número irregular de cromossomos com anormalidades estruturais) e perda de heterozigose, incluindo-se funções defeituosas de um gene cujo alelo já fora inativado[11]. A avaliação genética tem-se dado especialmente via *genome-wide association studies* (GWAS) e estudos de genes candidatos, podendo então se descrever e validar polimorfismo de nucleotídeos únicos (SNPs) comuns e raros que possam predizer suscetibilidade à doença ou mesmo resposta terapêutica.

Obviamente, a individualidade transcende o material genético e envolve meio ambiente (dieta, exposições diversas, estilo de vida, ocupação), idade, comorbidades, uso de outros medicamentos e quiçá a psicoafetividade. Apesar disso, o poder da discriminação entre os diversos materiais genéticos tem agregado uma capacidade preditiva inegável, tanto do ponto de vista de potencial de resposta terapêutica e prognóstica quanto de efeitos colaterais. Inúmeros fatores relacionados à farmacodinâmica dos quimioterápicos, entre eles diversas variações enzimáticas, receptores e transportadores de membrana, têm determinação genotípica já bem descrita.

Aspectos gerais

A progressão tumoral é absolutamente dependente da manutenção de suas funções celulares, como proliferação, apoptose, mobilidade, adesão e angiogênese, que, por sua vez, associam-se sobremaneira com a atividade dos receptores de membrana e seus caminhos de transdução intracelular de sinal[12,13]. A abundância de mutações somáticas adquiridas na intimidade do tumor guia sua progressão e confere resistência. Semelhantemente, variações germinativas encontradas no hospedeiro alteram a farmacocinética e a disposição da droga[14]. Por outro lado, mutações somáticas tumorais, em vista de sua natureza adquirida, são particularmente úteis na avaliação dos efeitos farmacodinâmicos e finalmente resposta tumoral.

A aplicabilidade da farmacogenética certamente se destacaria em contextos clínicos bem testados de estudos randomizados e controlados, considerando-se tumores específicos. Dessa forma, a melhor maneira de se abordar o tema seria partindo de cada tipo de tumor do trato digestivo, nos seus variados estágios e cenários clínicos. Entretanto, o desenvolvimento de biomarcadores genéticos advém, muitas vezes, do entendimento da oncogênese dos subtipos de cânceres, o que muitas vezes se dá nas fases de desenvolvimento dos fármacos. Isso justifica a maior riqueza de informações a partir do estudo de cada droga. Ainda, considerando-se a heterogeneidade genética intratumoral, cada vez mais se buscam mecanismos em comum ou "na raiz" da oncogênese, muitas vezes conduzindo à busca de aplicabilidade da droga não mais em particularidades macro (como de estádios clínicos, fases da história natural, perfil epidemiológico do paciente), mas sim de subtipos moleculares e genéticos. Posto isso, partiremos da exemplificação centrada no fármaco.

Fluoropirimidinas

O 5-fluorouracil (5-FU) é a espinha dorsal da quimioterapia (QT) do câncer colorretal (CCR) e muitos outros tumores sólidos, podendo ser administrado sozinho ou combinado com agentes danificadores do DNA adicionais, como a oxaliplatina ou o irinotecano. Três são as principais combinações: 5-FU com leucovorina e oxaliplatina (FOLFOX); capecitapina com oxaliplatina (XELOX); e 5-FU com leucovorina e irinotecano (FOLFIRI). Surpreendentemente, nos últimos 50 anos, vem-se mantendo como o quimioterápico mais efetivo e largamente empregado no CCR[15,16]. Dependendo do regime escolhido, 10 a 30% dos pacientes podem sofrer toxicidades significativas (grau ≥ 3), especialmente diarreia, náuseas e vômitos, mucosite/estomatite, mielossupressão e síndrome mão-pé. Há 0,5-1% de mortalidade (grau ≥ 5)[16].

Tem como principal forma de ação a inibição da timidilato sintase (TS) pela sua forma ativa, a 5'-fluoro-2'-deoxiuridina monofosfato (5-FdUMP), bloqueando a síntese de pirimidinas necessárias para replicação do DNA (como a TS). Dessa maneira, células cancerígenas têm sua alta replicação interrompida e morrem. A enzima é codificada por um gene denominado *TYMS*. Polimorfismos que determinem baixa expressão do mRNA da *TYMS* relacionam-se à maior citotoxicidade do quimioterápico. Os dois polimorfismos mais comuns são:

1. Causam baixa expressão do mRNA: sequência 2R/2R VNTR na região *TYMS* 5'UTR (mais relacionadas à síndrome mão-pé) e deleção 6-bp na *TYMS* 3'UTR.
2. Causam alta expressão do mRNA: 5'UTR 3R/3R e adição de 6-bp na região *TYMS* 3'-UTR.

O grau de expressão da enzima é intimamente relacionado à eficácia de ação tanto do 5-FU quanto da capecitabina, seu análogo (pró-droga) oral. Níveis intratumorais de lesões metastáticas são particularmente indicadores de resistência ao 5-FU. Portanto, polimorfismos da *TYMS* são relevantes na predição de resposta à quimioterapia adjuvante ou neoadjuvante de tumores colorretais, especialmente metastáticos (Figura 49.2)[9].

A enzima di-hidropirimidina desidrogenase (DPD), a qual se apresenta em alta concentração na mucosa intestinal, fígado e outros tecidos, cataboliza 85% do 5-FdUMP em metabólitos inativos no fígado[1]. Sua deficiência relaciona-se a aumento dos níveis séricos de 5-FU, causando maior toxicidade, podendo resultar em: mielossupressão, mucosite, toxicidades neurológica (como alterações cerebelares) e cardíaca (como infarto agudo do miocárdio, morte súbita, angina instável, hipertensão e edema agudo de pulmão). Tal deficiência já é descrita de longa data[18], tem base genética bem definida, tendo sido descritas diversas variantes causadoras. O gene que a codifica (denominado *DPYD*) localiza-se em 1p22 e consiste de 23 éxons[19]. Mais de 40 polimorfismos diferentes já foram identificados, 17 deles participando de toxicidades graves. Calcula-se que 0,1% e 3-5% da população seja homozigota e heterozigota, respectivamente.

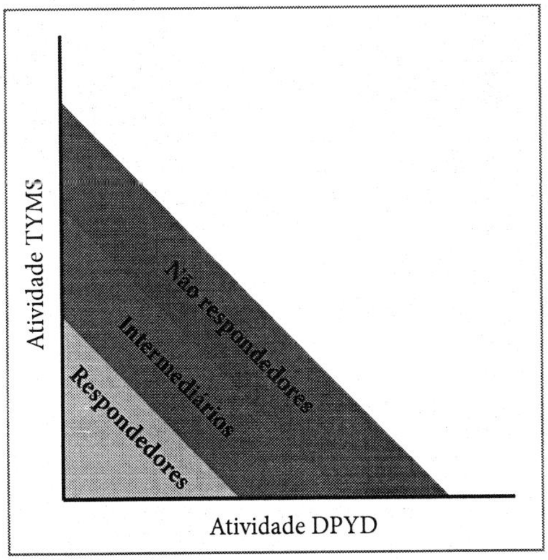

FIGURA 49.2 – Modelo esquemático da relação entre a resposta ao tratamento baseado em 5-FU e atividade de TYMS (*thymidylate synthetase*) e DPYD (*dihydropyrimidine dehydrogenase*) em células tumorais[17].

Apesar de raras, duas são as variantes de impacto mais bem definido e bastante deletérias: *DPYD* 2846T>A (mais relacionada à diarreia) e *2A. Quanto a essa última, em particular, pensava-se que conferia grave toxicidade ao quimioterápico (50% dos neutropênicos graves são heterozigotos), porém metanálise recente questionou seu real papel (apesar de ainda mostrar tendência, em especial relacionada ao uso de 5-FU em monoterapia)[16]. Cerca de 61% dos pacientes com toxicidade grave quando expostos ao 5-FU apresentam atividade reduzida da DPD. A variante P456L tem sido recentemente descrita como relacionada à cardiotoxicidade grave em pacientes com neoplasia pancreática. Salienta-se, entretanto, que múltiplos fatores se relacionam à toxicidade do 5-FU, já que a maioria dos doentes que a desenvolvem apresenta atividade normal da DPD[2]. Existem outros mecanismos de toxicidade não relacionados à DPD a serem avaliados.

A metilenotetra-hidrofolato redutase (MTHFR), enzima também afetada pela ação do 5-FU, participa na gênese de folato ativo, que por sua vez é essencial para a hematopoiese. Variantes que determinam diminuição de sua atividade (como a 677C>T e a 1298A>C) predispõem à mielotoxicidade grave em pacientes tratados com 5-FU[20,21].

Já existe mais de uma década de publicações referentes a biomarcadores genéticos relacionados a efeitos colaterais graves, porém apenas um punhado de polimorfismos e raras variantes genéticas puderam ser correlacionados com boa confiabilidade[22].

Quanto ao poder preditivo de resposta independente, nos casos de CCR estádio III, a pesquisa de instabilidade microssatélite (MSI) tem papel fundamental. A presença de MSI em alto grau (MSI-H) tem dois impactos: 1. valor prognóstico: esses tumores apresentam comportamento biológico distinto, sendo que, apesar de serem mais localmente avançados, conferem maior sobrevida livre de doença (talvez porque metastatizem menos por via linfática); 2. preditor de resposta: sua presença indica pior ou nenhuma resposta ao 5-FU[23].

Irinotecano (CPT-11) e a uridina difosfato glicuroniltransferase

O irinotecano é um análogo da camptotecina, que age como inibidor da topoisomerase I. É utilizado sozinho ou combinado com o 5-FU e ácido folínico no tratamento do câncer colorretal, gástrico e avançado de pâncreas (neste último caso associado também à oxaliplatina). Seus principais efeitos colaterais são mielossupressão (neutropenia), diarreia, náuseas, vômitos e alopecia. Até pouco tempo atrás, a capacidade do paciente em tolerá-lo era absolutamente imprevisível, sendo o cálculo de dose baseado na superfície corpórea. Na última década, isso tem mudado após a identificação de polimorfismos responsáveis por variações interindividuais.

A droga é hidrolisada a SN-38 no fígado, e em seguida glucoronizada pelo complexo enzimático uridina difosfato glicuroniltransferase (UGT), em especial a isoenzima UGT1A1 (*UDP-glycosyltransferase 1 family, polypeptide A1*), sendo então inativada e excretada na bile ou urina. A UGT catalisa reações de drogas, xenobióticos e esteroides endógenos[24].

Alguns polimorfismos na UGT1A1 se associam às síndromes de Gilbert e Crigler-Najjar, causando hiperbilirrubinemia. A variante UGT1A1*28 provoca diminuição na expressão proteica da UGT1A1. Outro polimorfismo (o UGT1A1 TA7) também é considerado preditor de mielossupressão (neutropenia) e diarreia relacionadas ao uso de irinotecano[24]. Alguns autores têm questionado, entretanto, se os níveis de bilirrubina pré-tratamento não seriam marcadores substitutos de mais baixo custo e tão eficazes quanto à identificação da mutação[25].

Esses detalhes e outras informações foram mais bem discutidos no capítulo 28 – Distúrbios genéticos do metabolismo da bilirrubina.

Gencitabina

A gencitabina é um análogo nucleosídeo de desoxicitidina utilizado no tratamento das neoplasias pancreáticas avançadas. A droga é ativada metabolicamente por cinases, formando trinucleotídeos citotóxicos intracelulares, tendo, portanto, ação majoritariamente intracelular. Para tanto, depende de subtipos de transportadores de membrana, em especial um denominado SLC29A1 (*solute carrier family 29 – (nucleoside transporter), member 1*) ou ENT1 (*equilibrative nucleoside transporter 1*). Análises de expressão intratumoral por mRNA em pacientes com câncer de pâncreas se correlacionaram significativamente com maior sobrevida após tratamento.

Diversas outras enzimas já tiveram papel descrito nas particularidades da ação da droga. Por exemplo, a deficiência na desoxicitidina quinase (DCK) correlaciona-se com resistência à droga e consequente piores sobrevida global e sobrevida sem progressão de doença.

Quanto à terapêutica combinada, a análise da ação da ribonucleotídeo redutase (RR – enzima alvo da gencitabina) e de suas subunidades (em especial a RRM1 – *ribonucleotide reductase, M1 subunit*) correlaciona-se à sensibilidade à droga, assim como prediz resposta ao sinergismo com a cisplatina.

A NT5C (*5-prime, 3-prime-nucleotidase, cytosolic*), DCTD (*deoxycytidylate deaminase*) e CDA (*cytidine deaminase*) são enzimas que desativam a gencitabina. Suas *upregulation* se associam à resistência, enquanto atividade baixa se relaciona à toxicidade.

Uma variedade de polimorfismos genéticos pode impactar na eficácia e toxicidade. Expressão específica do tumor de SLC29A1/ENT1, RRM1 e ERCC1 (*excision repair, complementing defective, in chinese hamster, 1*), além de alguns polimorfismos relacionados ao reparo do DNA, parecem ser indicadores prognósticos, ainda sem evidente aplicabilidade prática.

O nível de expressão e polimorfismo do CDA é preditor de efeitos colaterais da gencitabina. SNP, CDA 208A4G e expressão do CDA podem ser usados como biomarcadores preditores de toxicidade grave relacionada à droga.

Compostos de platina (cisplatina e oxaliplatina)

Os análogos da platina bloqueiam a replicação do DNA formando diferentes *DNA adducts* por meio de ligações intra e inter-*strands*. A resistência à droga ocorre devido à detoxificação ou reparo eficiente do DNA pelo sistema de reparo por excisão do nucleotídeo (NER ou NR1H2 – *nuclear receptor subfamily 1, group H, member 2*). As enzimas de reparo do DNA (ERCC1 e ERCC2, também conhecidas como XPD (*xeroderma pigmentosum, complementation group D*) e GST (*glutathion s transferase II*) são envolvidas na atividade desses agentes. Alta expressão de genes codificantes de GST correlaciona-se inversamente com a resposta terapêutica em cânceres gástrico e colorretal. Tem-se demonstrado papel do NF-κB como via antiapoptótica no adenocarcinoma de cólon, sendo que algumas linhagens tumorais podem expressar níveis variados de genes que participam dessa via. Isso pode determinar resistência à ação da oxaliplatina, por exemplo[26].

Altos níveis de mRNA ERCC1 têm sido associados a desfecho significativamente pior nos cânceres gástrico e colorretal avançados tratados com QTs baseadas em cisplatina ou oxaliplatina. Há divergência nos estudos quanto ao genótipo de melhor resposta (-118TT ou -118CC) entre os portadores de CCR com ERCC1 Arg118Arg (C>T) tratados com oxaliplatina. O polimorfismo XPD Arg156Arg (C>A) associa-se a maior taxa de resposta e tempo de progressão mais longo para os genótipos C/A e A/A de pacientes com câncer gástrico tratados com oxaliplatina[20].

Agentes biológicos

Os agentes biológicos, em especial os novos anticorpos monoclonais (McAb), têm atraído a atenção especial das empresas desenvolvedoras. Além de seu efeito direto no respectivo alvo, aqueles pertencentes à classe IgG_1 desenvolvem citotoxicidade mediada por célula dependente do anticorpo. Polimorfismos genéticos podem modificar sua força de acoplamento ou afinidade ao receptor, sendo, portanto, determinante no desfecho de tratamento. Têm sido utilizados tanto em monoterapia como em associações, de modo a superar a resistência a outros fármacos.

Bevacizumabe

Introduzido em 2004 para o tratamento CCR metastático, utilizado como terapêutica de primeira e segunda linha no CCR estádio IV. É um McAb humanizado recombinante do tipo IgG, que tem como alvo todas as isoformas do fator de crescimento endotelial vascular A (VEGF-A), envolvido na angiogênese tumoral. O aumento da expressão de VEGF parece associar-se a pior prognóstico. Diversos polimorfismos foram descritos para a região promotora do VEGF. Até o momento, porém, a despeito de algum benefício demonstrado no tratamento no câncer colorretal avançado associado à QT convencional (ver estudo BRiTE)[27], os dados farmacogenéticos ainda têm sua implicação funcional limitada[1]. A maioria dos estudos tem focado em prognóstico, em vez de efeito preditivo[20].

Anticorpos monoclonais anti-EGFR (cetuximabe e panitumumabe)

Inicialmente, seu uso foi muito questionado pelo *effect-size* limitado, pequena população de pacientes responsivos e alto custo. Isso impulsionou a descoberta de marcadores preditivos de resposta e sobrevida, minimizando toxicidade e custos em prováveis não respondedores[2].

O cetuximabe (imunoglobulina G_1 [IgG_1] quimérica, rato/homem) liga-se ao receptor EGF (EGFR – *epidermal growth factor receptor*) promovendo sua internalização e inibição da via sinalizadora do EGF e, consequentemente, do crescimento tumoral. Desde 2004, o cetuximabe foi aprovado, combinado ao irinotecano, para o tratamento de pacientes refratários a irinotecano EGFR+, ou em monoterapia aos intolerantes ao irinotecano[28].

O panitumumabe, introduzido em 2006, é uma imunoglobulina G_2 (IgG_2) totalmente humanizada, com mecanismos de ação muito semelhantes[29].

O EGFR participa na patogênese de uma série de tumores sólidos, tendo, portanto, recebido enorme atenção recentemente. É uma glicoproteína transmembrana da família ErbB, também conhecido como ErbB-1/HER1[11]. É altamente expresso em múltiplos tumores, e sua ativação modula sinalização de crescimento celular, formação de metástases e apoptose[2].

Estudo marcante foi o BOND 2, em que se investigaram polimorfismos germinais dos genes envolvidos na angiogênese (*VEGF, IL-8, TGF-β*) via EGFR (*EGFR, COX-2, E-caderina*), reparo de DNA (*ERCC1, ERCC2, XRCC1, XPD*) e vias de metabolismo de drogas (*GSTP, UGT1A1*). Pacientes recebendo bevacizumabe e cetuximabe, com alta expressão intratumoral de EGFR, apresentaram sobrevida média de 21,8 meses, comparados a 10,2 meses entre aqueles com baixa expressão intratumoral. Existe possível "marcador substituto", do ponto de vista clínico, que é o desenvolvimento de *rash* com a aplicação da medicação: a intensidade da apresentação se correlaciona com melhor resposta[30].

Por outro lado, a presença da mutação ativadora K-*ras* (*v-Ki-ras2 Kirsten rat sarcoma viral oncogene homolog*) parece associar-se com resistência ao cetuximabe e panitumumabe em pacientes com mau prognóstico, ao passo que aqueles com o denominado K-*ras wild-type* têm alta sensibilidade ao tratamento[31,32]. O K-*ras* pertence a uma família de proto-oncogenes envolvendo dois outros genes, o *H-ras* (*Harvey rat sarcoma viral oncogene homolog*) e o *N-ras* (*neuroblastoma RAS viral* [*v-ras*] *oncogene homolog*). Pode assumir formas inativas ou ativas, tendo o último papel de interferência em diversas cinases (como RAF) e interferir em processos celulares, inclusive de ativação independente do EGFR[11]. Apesar de o *status* K-*ras* notadamente excluir improváveis respondedores, alguns autores sugerem que haja um viés de seleção de pacientes, já que menos drogas são prescritas para aqueles que têm "menos probabilidade" de responder a tratamentos custosos.

Pacientes com K-*ras wild-type*, portanto, se beneficiariam dos anti-EGFR (associados ao 5-FU) como terapia de primeira, segunda ou terceira linhas. Sabe-se, entretanto, que 10% dos tumores K-*ras wild-type* apresentam a mutação V600E em *BRAF (v-raf murine sarcoma viral oncogene homolog B1)*, o que parece indicar resistência ao cetuximabe e panitumumabe com menor sobrevida global. Isso também pode ocorrer com mutações em outros oncogenes, como, por exemplo, genes *PTEN (phosphatase and tensin homologue), PI3K* e (*phosphatidylinositol 3-kinase*), *ERCC1* e *TS*[8].

Trastuzumabe

O trastuzumabe, aprovado para uso pela *European Medicines Agency* (EMA) em 2010, é um McAb totalmente humanizado que se liga a domínio extracelular do receptor

HER2 (do inglês, *human epidermal growth fator receptor 2*). É um receptor transmembrana da classe tirosina quinase, pertencente à família EGFR. Sua ativação desencadeia cascata envolvendo autofosforilação e ativação do domínio tirosina quinase, vias Ras/Raf/PI3K e AKT/mTOR. Sua superexpressão já foi relatada em tumores de mama, pulmão, glândula salivar, ovário, cólon, próstata, pâncreas e estômago. Diferentemente da mama, em que está bem estabelecido como marcador prognóstico, para o estômago isso não parece ser uma verdade tão clara[33]. Sua expressão pode ser avaliada por imuno-histoquímica (IHC) do tumor. Hoje em dia, os pacientes candidatos a recebê-lo são portadores de câncer gástrico avançado, com IHC 3+ ou IHC 2+, neste caso devendo apresentar teste de amplificação genética de FISH positivo[34].

Erlotinibe

Pertence ao grupo dos inibidores de tirosina quinase (TKi) tipo EGFR, sendo que, ao ligar-se a tal receptor expresso na superfície da célula tumoral, estimula a enzima tirosina quinase intracelular. Apresenta como principais efeitos adversos *rash* cutâneo e diarreia, talvez relacionados ao fato de a camada basal de células da epiderme e a da mucosa gastrintestinal expressarem EGFR. Como é metabolizado pelo CYP3A4, drogas que o induzem (como rifampicina) ou o inibem (como cetoconazol), pode aumentar ou diminuir, respectivamente, seus níveis séricos, e consequentemente sua toxicidade. Além disso, distúrbios genéticos de glucuronidação ou baixa expressão de UGT1A1 podem levar à hiperbilirrubinemia nos expostos à droga[1].

Assim como ocorre com os anticorpos monoclonais, o desenvolvimento de *rash* cutâneo parece predizer resposta e, portanto, sobrevida, a ponto de alguns autores sugerirem que, caso não haja desenvolvimento de tal efeito adverso, a continuidade do tratamento deva ser revista em 4 a 8 semanas.

Imatinibe

O *cKIT* é um proto-oncogene (*CD117*) que codifica um receptor de tirosina -quinase. Mutações com ganho de função nos éxons 9 e 11 resultam no desenvolvimento de crescimento tumoral contínuo, gerando tumores maiores e localmente invasivos. O imatinibe é um inibidor de TKi indicado no tratamento de tumores gastrintestinais estromais (GIST) avançados, em que haja presença de mutações de ativação nos éxons de *cKIT* (ocorrência em 80% dos GISTs) ou receptor alfa do fator de crescimento derivado de plaquetas (*PDGFRA* – 5-7%)[14].

Entretanto, já se observaram diferenças de resposta entre as diversas mutações. Aquelas no éxon 11 do *cKIT* conferem taxa de resposta de 69-86%, enquanto aquelas no éxon 9 apenas 17-48%[35]. Essa taxa, nos tumores *wild-type* sem expressão mutante, fica entre 0 e 45%.

Além da taxa de resposta, observa-se que muitos pacientes criam "resistência farmacocinética adquirida à droga", que parece se relacionar a padrões alterados de expressão ou atividade de transportadores da droga, como transportadores de efluxo (como *ABCB1* e *ABCG2*) e transportadores de captação (*OCT1* e *OATP1A2*).

Sunitinibe

O sunitinibe é um TKi oral com múltiplos alvos: inibe receptores *VEGF 1, 2* e *3*, *PDGFR*-α e *B-KIT*, receptor de tirosina quinase 3 Fms-*like* (*FLT3*) e receptor codificado pelo proto-oncogene *RET*. Entre os tumores gastrintestinais, está aprovado como tratamento de primeira linha para tumores pancreáticos neuroendócrinos metastáticos e GISTs resistentes ao imatinibe. Polimorfismos em genes específicos codificantes de enzimas metabolizadoras, transportadores de efluxo, bem como alvos de droga, associam-se com toxicidade relacionada à droga. Diferentemente do imatinibe, pacientes com GIST avançado com tumor *wild-type* ou portadores de mutação no éxon 9 apresentam resposta significativamente mais duradoura do que aqueles com o éxon 11[35].

FARMACOGENÉTICA EM CADA SUBTIPO TUMORAL

Como já mencionado, pode-se partir de diversos pontos para a aplicação da farmacogenética: perfil epidemiológico, subtipo tumoral, estadiamento clínico, droga escolhida etc. Entretanto, o que se busca hoje parece ser um perfil genético comum a certos tipos de cânceres que determinem comportamentos biológicos semelhantes, assim como suas respostas terapêuticas. Seria impossível elencar todas as aplicações possíveis considerando-se todas essas variáveis[36].

Uma sugestão de algoritmo incorporando alguns biomarcadores e farmacogenética é exemplificado na figura 49.3, para o CCR, mais largamente estudado, dada sua prevalência.

Ver alguns outros exemplos compilados nos quadros 49.1 e 49.2. A esquematização de abordagem integrativa estrutural envolvendo a aplicação da farmacogenética na decisão terapêutica oncológica individualizada par o colangiocarcinoma está mostrada na figura 49.4[38].

Na figura 49.5 está mostrada a frequência estimada atual das alterações genéticas nos tumores de vias biliares com alvos "acionáveis" em potencial.

MicroRNA

Os microRNAs (miRNA) são uma classe de moléculas de RNA endógenas, pequenas, não codificantes, de fita única, conservadas evolutivamente e envolvidas na regulação pós-transcricional da expressão gênica. Funcionam como reguladores negativos dos genes-alvo. Recentemente, tem-se sugerido que possam exercer papel importante na tumorigênese, posto que podem funcionar tanto como oncogenes como moléculas oncossupressoras[43]. Apresentam todas as características de bom biomarcador, estando presentes nas fezes e no plasma em níveis detectáveis, além de apresentarem boa estabilidade por não serem degradados por ribonucleases. Têm sido denominados de "biópsia líquida" por sua detectabilidade em sangue periférico. No CCR, por exemplo,

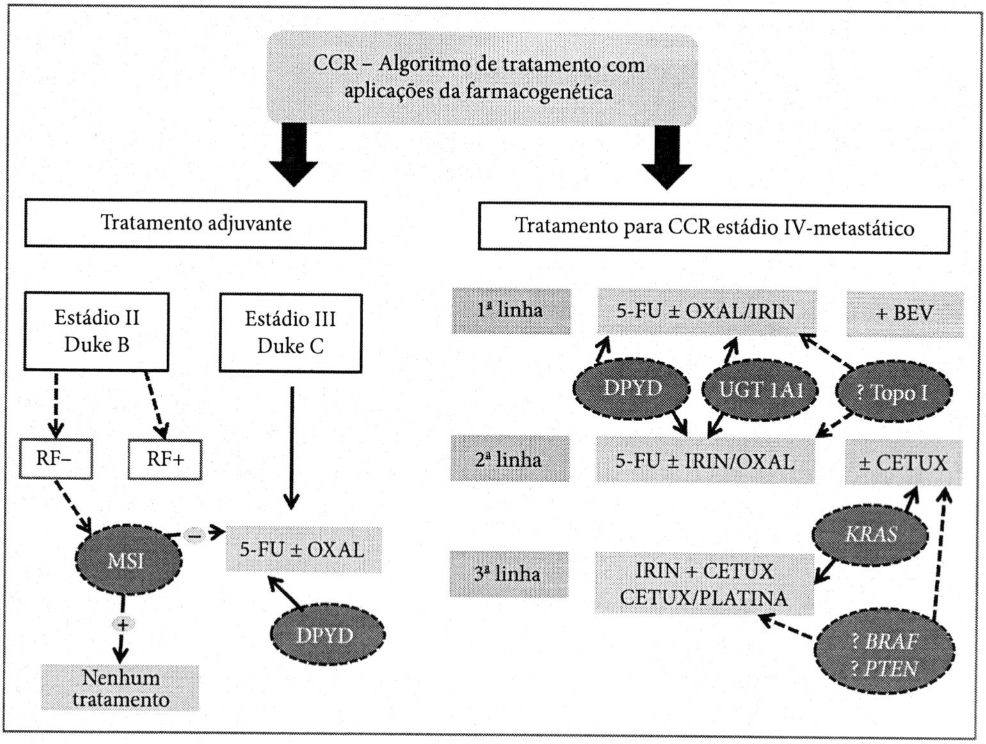

FIGURA 49.3 – Incorporação da farmacogenética no tratamento do CCR. Pacientes com estádios precoces evitam quimioterapia desnecessária ou mesmo lesiva, pela determinação da presença de MSI (instabilidade microssatélite) e/ou pelo seu *status* de proficiência da DPYD. Pacientes com doença avançada são selecionados para 1ª, 2ª ou 3ª linha de quimioterapia, de acordo com seu *status* KRAS, mas também podem evitar toxicidades pela determinação da presença da mutação UGT1A1*28 ou deficiência de DPYD. Há evidência crescente sobre o papel das alterações *BRAF* e *PTEN* e expressão da topoisomerase I antes do uso de anticorpos anti-EGFR e irinotecano ou oxaliplatina[37].

QUADRO 49.1 – Biomarcadores preditivos e prognósticos para terapia biológica no CCR metastático[11,39].

Biomarcador	Prevalência	Evidência disponível	Valor preditivo/prognóstico
K-*ras* mutado	40%	Conclusiva Insuficiente	Biomarcador preditivo negativo para anti-EGFR mAbs Prediz mau prognóstico, mas não é fator prognóstico independente
***BRAF* mutado**	10%	Substancial Insuficiente	Marcador de mau prognóstico Potencial marcador preditivo para resistência a anti-EGFR mAbs
***NRAS* mutado**	3-5%	Insuficiente	Potencial marcador preditivo para resistência a anti-EGFR mAbs

Biomarcador	Prevalência	Evidência disponível	Valor preditivo/prognóstico
***PIK3CA* mutado**	15-20%	Insuficiente	Potencial marcador preditivo para resistência a cetuximabe Potencial marcador de mau prognóstico
***PTEN* (perda expressão)**	20-40%	Insuficiente	Potencial marcador preditivo para resistência a cetuximabe Associação com ativação da via PIK3CA e desfecho adverso
***p53* mutado**	1-5%	Insuficiente	Fator preditivo independente para benefício ao cetuximabe Não prognóstico
Epiregulina, amphiregulina	50-60%	Insuficiente	Associado à resistência à terapia anti-EGFR e desfecho clínico adverso
VEGF-D	40-75%	Insuficiente	Potencial marcador preditivo de resposta ao bevacizumabe
VEGF-A		Insuficiente	Não preditivo de resposta ao bevacizumabe

já se correlacionou a expressão de miRNA fecal com os diferentes estágios do câncer, diferenciação em distais e proximais, além de distinção entre adenomas avançados e pólipos inocentes[44].

Além de biomarcadores, são potenciais alvos terapêuticos, posto que estão sistemicamente alterados no CCR, encaixando-se consistentemente no modelo multimodal da carcinogênese. Por exemplo, ainda no CCR, a superexpressão do miRNA miR-21 tem sido associada com pior prognóstico, além de resistência aos regimes baseados em 5-FU. Apesar de ainda restar muito a ser estudado na validação dessas observações, estratégias terapêuticas associadas aos miRNA oferecem grande potencial (Figura 49.6)[23].

CONSIDERAÇÕES FINAIS

Na figura 49.7 estão mostrados uma proposta de estratégia global de medicina personalizado em oncologia e um algoritmo proposto para terapia guiada pela farmacogenética.

Hoje em dia, o FDA recomenda a caracterização individual de polimorfismos genéticos acometendo os genes *UGT1A1* e *TPMT* antes da administração de irinotecano e mercaptopurina, respectivamente. Entretanto, tal indicação ainda não ocorre para o *DPYD* nos usuários de 5-FU, a despeito de décadas de pesquisa demonstrando benefício.

Muitas vezes, a definição genética de resistência/suscetibilidade é desenvolvida em contextos de *trials*-chave (especialmente em fase I) para a consolidação de determinados fármacos, com enorme orçamento envolvido. Fica claro, assim, que os testes nem

QUADRO 49.2 – Relação entre drogas antineoplásicas, alvo terapêutico, potenciais biomarcadores e suas mutações, e seu impacto clínico potencial[11,40,41].

Droga	Indicação (tipo de câncer)	Mecanismo de ação	Biomacador	Mutação	Impacto/recomendação
5-FU/ capecitabina	Colorretal, gástrico	Antimetabólito bloqueio da TYMS	DPD TYMS MTHFR	Polimorfismos no DPYD 5'VNTR2R e 3'UTR6bp 2846T>A SNPs MTHFR (677T/ 1298C)	Baixa expressão de TYMS aumenta a sobrevida no câncer gástrico Redução de dose ↑ Expressão → ↓ resposta ↓ Atividade → ↑ toxicidade/resposta (?)
Oxaliplatina	Colorretal, gástrico	Alquilante do DNA	–	SNPs GST (P1, M1, T1) SNPs XPD (ERCC2) / ERCC1	Polimorfismos interferem na resposta terapêutica
Cisplatina*	Anal	Alquilante do DNA	TPMT*		↓ Atividade → ↑ toxicidade
Irinotecano*	Colorretal, gástrico	Inibição da Topoisomerase I	UGT1A1*	UGT1A1*28 SNPs	Associação com toxicidade ↑ Expressão → ↑ resposta FOLFIRI ou FOLFOX Redução de dose/G-CSFs profilático
Gencitabina	Pâncreas	Metabolização intra-hepática em di e trifosfato ativos		NT5C, DCTD e CDA ENT1, RRM1 e ERCC1	Expressão associada à resposta Marcadores prognósticos
Bevacizumabe	Colorretal	Anticorpo monoclonal Anti-VEGF-A	VEGF	–	Aumento de sua expressão parece se associar a pior prognóstico (questionável)
Cetuximabe*	Colorretal	Anticorpomonoclonal anti-EGFR (HER1)	*KRAS/BRAF* EGFR*	Mutação K-*ras* (códon 12 ou 13) BRAF V600E *PTEN/PI3K*	K-*ras* mutado parece gerar resistência às drogas Tratamento contraindicado Naqueles com K-*ras wild-type* a mutação ao *BRAF* indica resistência Considerar outro tratamento
Panitunumabe*	Colorretal	Anticorpo monoclonal anti-EGFR (HER1)			
Erlotinibe*	Pâncreas	Inibidor intracelular da fosforilação da tirosina quinase EGFR (HER1)	EGFR*	*KRAS wild-type*	
Imatinibe	GIST	Inibidor da tirosina quinase	C-KIT		
Sunitinibe	PNET/GIST	Inibidor VEGFR, PDGFR e β-KIT	VEGF (?) PDGFRα		
Trastuzumabe	Gástrico	Inibidor do receptor ErbB2/ HER2	ErbB2		

*Aquelas aprovadas pelo FDA que requerem menção oficial de biomarcador farmacogenômico em suas bulas.

cKIT = *kinase tyrosine-protein*; GIST = *stromal gastrointestinal tumor*; KRAS = *Kirsten rat sarcoma viral oncogene homolog*; EGFR/HER1 = *epidermal growth factor receptor*; PDGFRA = *platelet derived growth factor receptor alpha*, VEGFR[10,11,14].

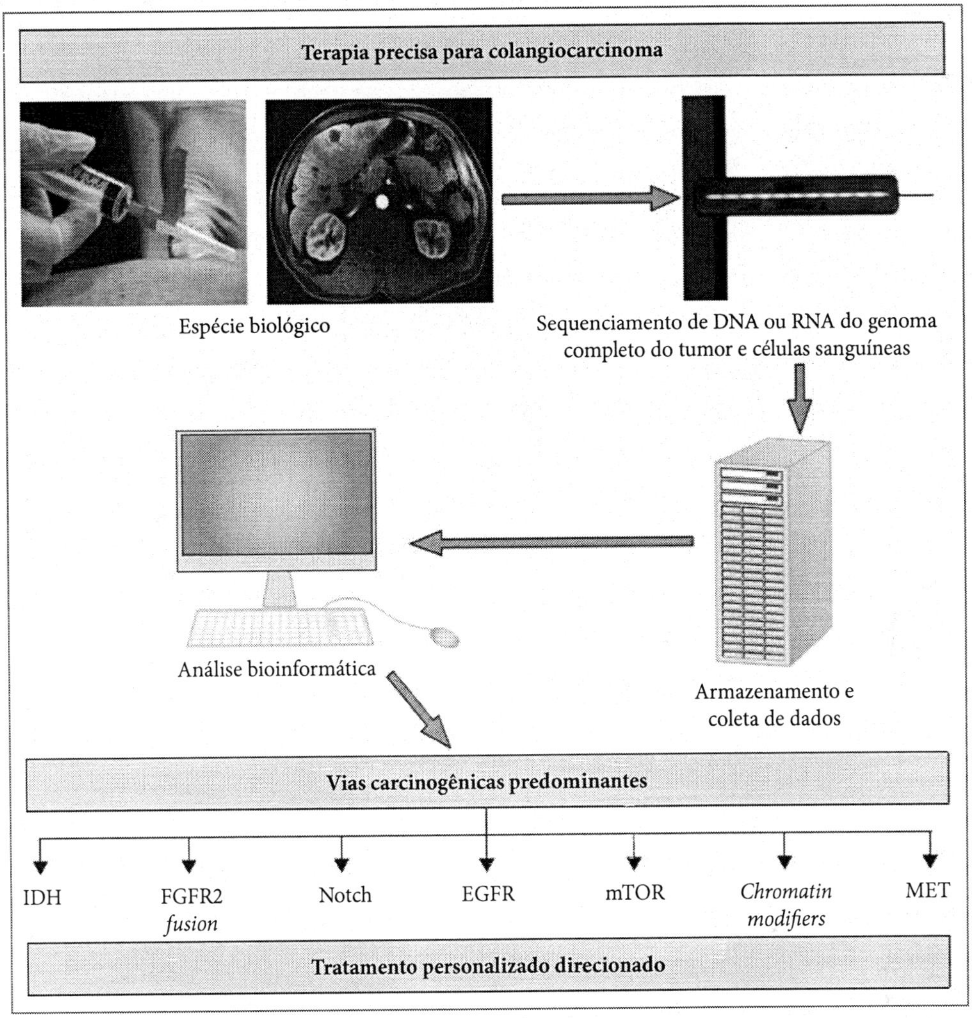

FIGURA 49.4 – Esquematização da abordagem integrativa estrutural envolvendo a aplicação da farmacogenética na decisão terapêutica oncológica individualizada. Exemplo do colangiocarcinoma[38].

sempre significam resposta clínica, mas tão simplesmente sirvam para de fato excluir os não respondedores, diminuindo o impacto estatístico negativo para a indústria e seus tratamentos milionários. Daí a necessidade de se reproduzir os achados em cenários variados e particulares. Por isso, é tão importante a valorização da criação de biomarcadores que partam de análises genéticas independentes.

É sabido que a aplicação da farmacogenética para "beira-leito" implicaria grande carga de trabalho para a equipe de saúde e gastos imediatos à comunidade hospitalar. Estudos de farmacoeconômica já surgem demonstrando claro custo-efetividade de sua aplicação, aguardando validação em cada realidade financeira. Além disso, estudos

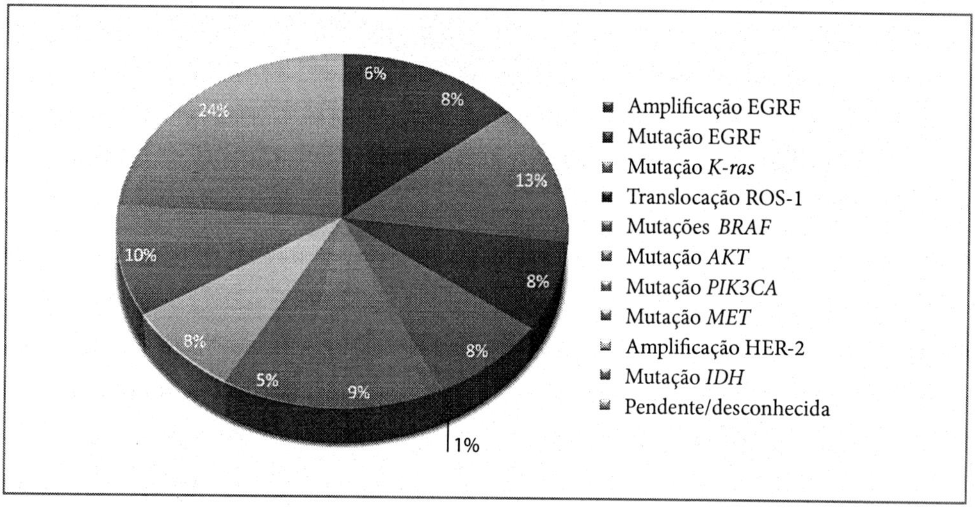

FIGURA 49.5 – Frequência estimada atual das alterações genéticas nos tumores de vias biliares com alvos "acionáveis" em potencial[42].

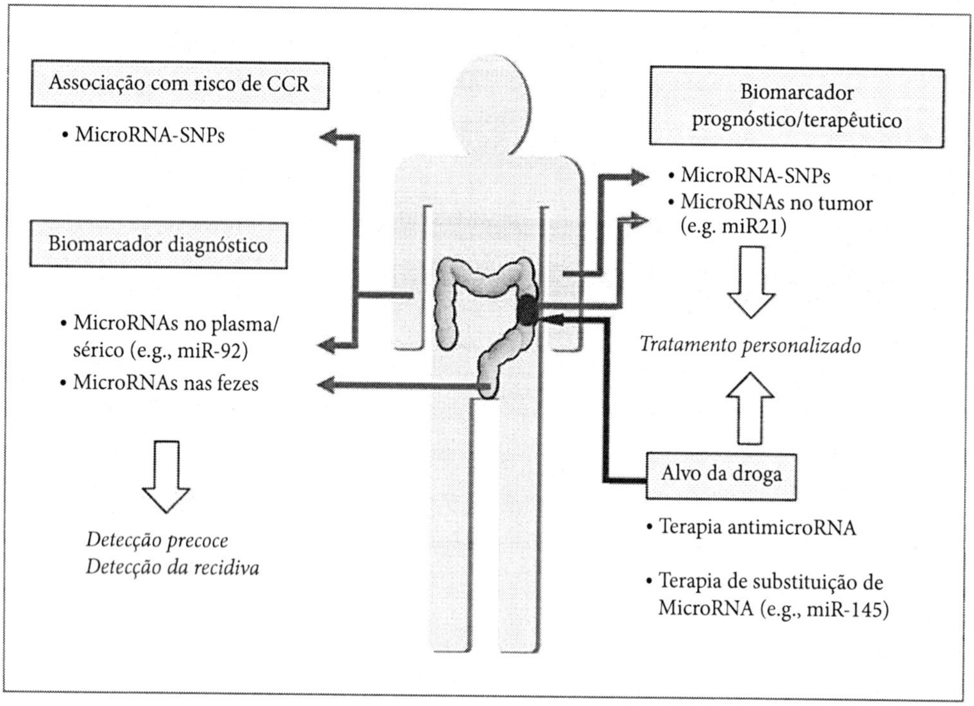

FIGURA 49.6 – Potenciais estratégias de rastreio, diagnóstico e tratamento do câncer colorretal baseadas em microRNA[23].

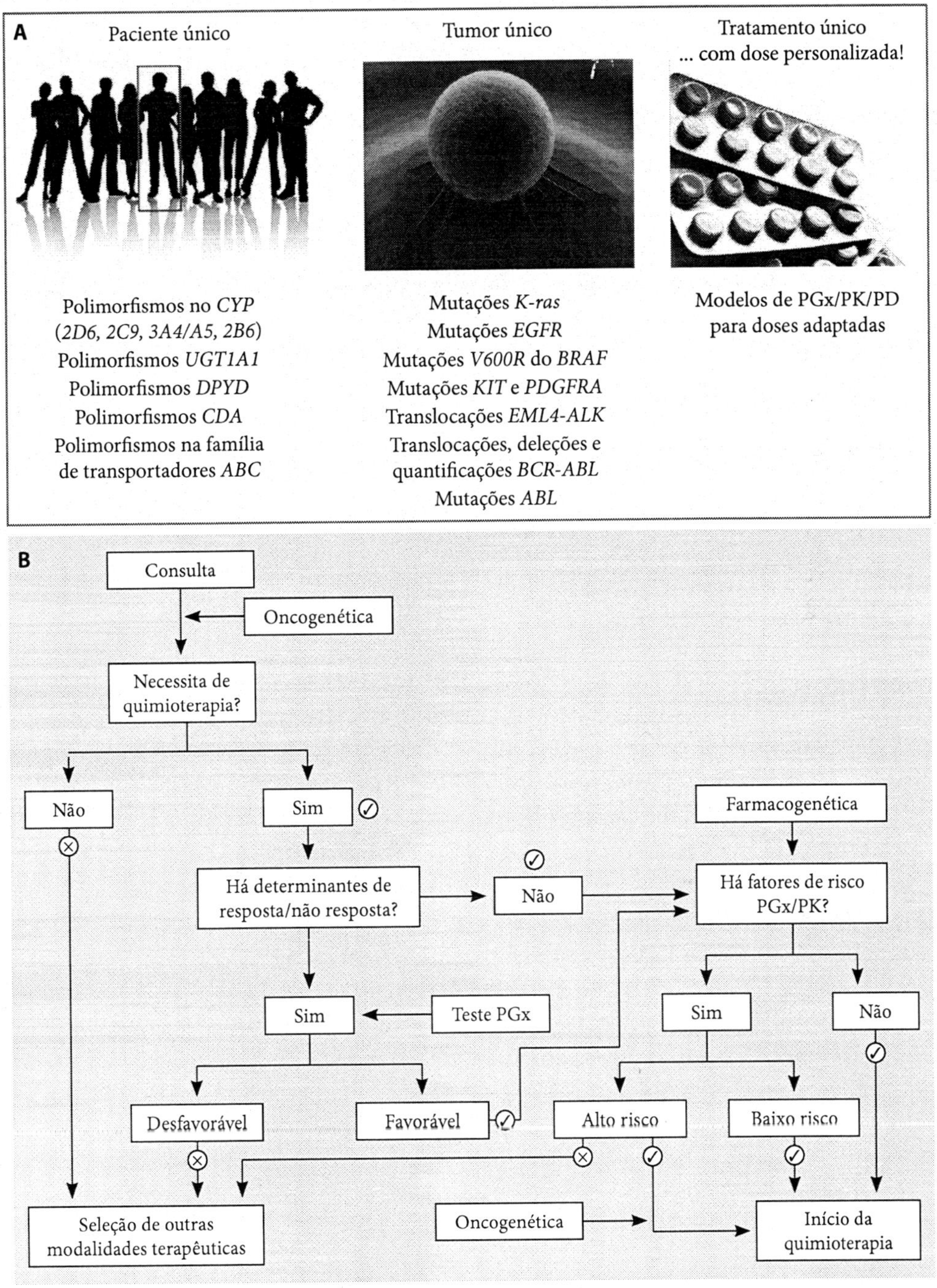

FIGURA 49.7 – **A**) Estratégia global de medicina personalizada em oncologia. Todos os dados das características individuais tanto do tumor quanto do paciente devem ser extraídos e disponibilizados para a decisão do melhor tratamento a ser administrado, seguindo a dose adequada. **B**) Sugestão de algoritmo da terapia guiada pela farmacogenética. PD = farmacodinâmica; PGx = farmacogenômica; PK = farmacocinética[5].

controlados maiores são necessários para se confirmar e replicar os achados genéticos em coortes independentes de pacientes, reduzindo assim o risco de se gerar resultados falso-positivos e testes desnecessários.

A despeito do progresso no desenvolvimento de novos quimioterápicos e terapias-alvo, além da nítida melhoria de sobrevida em pacientes com tumores do trato digestivo, necessita-se de desenvolvimento constante de tratamentos mais eficazes e menos tóxicos. Cada paciente e doença têm uma complexidade e diversidade únicas, demandando tratamento sob medida.

Hoje em dia, pesquisadores podem sequenciar mais de cinco genomas completos em uma única passagem, produzindo dados gigantescos em aproximadamente uma semana, a um preço relativamente de baixo custo (em torno de US$ 5.000 por genoma). Existem diversas bases de dados de material genético do câncer mundialmente, como o *Catalogue of Somatic Mutations in Cancer* (do inglês, COSMIC)[45] e o *The Cancer Genome Atlas* (TCGA, norte-americano)[46], aguardando estudos de aplicabilidade clínica. As agências reguladoras já disponibilizam perfis farmacogenéticos para serem consultados em suas *webpages* (*Table of Pharmacogenomic Biomarkers in Drug Labels* do FDA/tabelas da *European Medicines Agency* - EMA)[47,48].

As diretrizes da Sociedade Europeia de Medicina Oncológica (*European Society for Medical Oncology* - ESMO) reconhecem que a escolha do tratamento da doença avançada e adjuvante deveria considerar detalhes precisos de mutações específicas (na verdade, recomendam que se tenham detalhes precisos das mutações *KIT*, *PDGFRA*, *SDHB* e *NF1*, no caso dos tumores gastrintestinais)[5]. A heterogeneidade intratumoral tem, entretanto, forçado o desenvolvimento de biomarcadores que prescindam da biópsia, mas que possam ser mais fidedignos ao comportamento biológico predominante do tumor. Além disso, em vista da complexidade das interações das vias de sinalização na biologia do câncer e farmacodinâmica da droga, é altamente improvável que um determinante genético isolado seja suficiente para garantir resposta à droga. Os europeus lançaram o TRANSCAN, uma colaboração multicêntrica, envolvendo 15 países, para a validação de biomarcadores na medicina personalizada (*Joint Transnational Call for Proposals* - JCT, 2011). Em futuro próximo, portanto, o uso rotineiro de técnicas modernas, como sequenciamento genômico em larga escala, ajudará na revelação da biologia específica do tumor de um paciente, estabelecendo mais robustamente a noção de medicina personalizada.

Nos últimos 10 anos tem havido ganho tremendo no conhecimento da resposta ao tratamento paciente-específica. A farmacogenômica têm-se mostrado particularmente útil na explicação dessas diferenças interindividuais e no desenvolvimento de planos terapêuticos que levam em consideração resistências inerentes e risco de toxicidade. Os polimorfismos germinativos e características tumorais tipicamente associados a pior prognóstico podem, agora, ser utilizados como base na prescrição de terapêuticas-alvo que de fato melhore o desfecho dos pacientes.

Ainda hoje a decisão da melhor estratégia terapêutica é árdua. Por mais que alguns aspectos possam se sobressair como indicadores de boa ou má resposta em pesquisas, o cenário clínico individual sempre trará uma nuance. Em conjunto com os marcadores moleculares, diversos fatores podem influenciar na resposta ao tratamento-alvo, incluindo idade, sexo, subtipo tumoral, estágio da doença, comorbidades, desempenho, *status*, farmacocinética, farmacodinâmica e outros fatores farmacogenômicos. Todas essas variáveis devem ser pesadas como importantes preditores e marcadores prognósticos no momento da melhor escolha terapêutica (ver Figura 49.7B).

CONCEITOS-CHAVE

Validação de estudos genótipo-fenótipo

Deve haver poder estatístico adequado, estrutura epidemiológica robusta visando à diminuição de vieses e: 1. mesma variante genética; 2. mesma direção de associação; 3. mesma definição de fenótipo; e 4. mesmo grupo étnico daquele relatado no estudo original[49].

GWAS (*Genome Wide Association Studies*)

Estudos de "triagem". Grandes buscas de SNPs (polimorfismos de nucleotídeos únicos), pareadas com genomas de pessoas não acometidas, em busca de padrões de alteração que sugiram associação com doença. A partir daí, parte-se para um sequenciamento mais detalhado de uma região mais específica.

GWEP (*Genome Wide Expression Profile*)

Nome dado coletivamente às novas abordagens de busca de alterações em DNA, RNA e proteínas. Busca informações de larga escala sobre sequenciamento e expressão. Pode usar: hibridização genômica comparativa (cópias repetidas, material deletado, regiões com grandes trocas de material genético entre cromossomos) e cariotipagem espectral (*probes* marcam cromossomos com espectros de cores diferentes; observam-se mudanças grosseiras), análise de polimorfismos (GWAS), perfil de expressão gênica (atividade gênica – avalia níveis de mRNA, captura esse mRNA, aplica sobre um chipe predeterminado, denominado *microarray*, podendo então medir o que esse mRNA iria produzir como expressão gênica).

REFERÊNCIAS

1. Yalçin S. The increasing role of pharmacogenetics in the treatment of gastrointestinal cancers. Gastrointest Cancer Res. 2009;3(5):197-203.
2. Watson RG, McLeod HL. Pharmacogenomic contribution to drug response. Cancer J. 2011; 17(2):80-8.
3. Kalow W, Tang BK, Endrenyi L. Hypothesis: comparisons of inter- and intra-individual variations can substitute for twin studies in drug research. Pharmacogenetics. 1998;8(4):283-9.

4. Benhaim L, Labonte MJ, Lenz MJ. Pharmacogenomics and metastatic colorectal cancer: current knowledge and perspectives. Scand J Gastroenterol. 2012;47(3):325-39.
5. André F, Ciccolini J, Spano JP, Penault-Llorca F, Mounier N, Freyer G, et al. Personalized medicine in oncology: where have we come from and where are we going? Pharmacogenomics. 2013;14(8): 931-9.
6. Vesell ES. Pharmacogenetic perspectives gained from twin and family studies. Pharmacol Ther. 1989;41(3):535-52.
7. Cascorbi I, Bruhn O, Werk AN. Challenges in pharmacogenetics. Eur J Clin Pharmacol. 2013; 69(Suppl 1):17-23.
8. Frank M, Mittendorf T. Influence of pharmacogenomic profiling prior to pharmaceutical treatment in metastatic colorectal cancer on cost effectiveness: a systematic review. Pharmacoeconomics. 2013;31(3):215-28.
9. Furuta T. Pharmacogenomics in chemotherapy for GI tract cancer. J Gastroenterol. 2009;44(10): 1016-25.
10. Hudson TJ, Anderson W, Artez A, Barker AD, Bell C, Bernabé RR, et al. International network of cancer genome projects. Nature. 2010;464(7291):993-8.
11. Savonarola A, Palmirotta R, Guadagni F, Silvestris F. Pharmacogenetics and pharmacogenomics: role of mutational analysis in anti-cancer targeted therapy. Pharmacogenomics J. 2012;12(4): 277-86.
12. Pleasance ED, Cheetham RK, Stephens PJ, McBride DJ, Humphray SJ, Greenman CD, et al. A comprehensive catalogue of somatic mutations from a human cancer genome. Nature. 2010;463 (7278):191-6.
13. Huang Y, Heist RS, Chirieac LR, Lin X, Skaug V, Zienolddiny S, et al. Genome-wide analysis of survival in early-stage non-small-cell lung cancer. J Clin Oncol. 2009;27(16):2660-7.
14. Patel JN. Application of genotype-guided cancer therapy in solid tumors. Pharmacogenomics. 2014;15(1):79-93.
15. LaBonte MJ, Lenz HJ. Role of cyclin polymorphisms in predicting outcome of 5-fluorouracil-based chemotherapy in colorectal cancer: one piece in a complex puzzle. Pharmacogenomics. 2013; 14(14):1671-4.
16. Rosmarin D, Palles C, Church D, Domingo E, Jones A, Johnstone E, et al. Genetic markers of toxicity from capecitabine and other fluorouracil-based regimens: investigation in the QUASAR2 study, systematic review, and meta-analysis. J Clin Oncol. 2014;32(10):1031-9.
17. Salonga D, Danenberg KD, Johnson M, Metzger R, Groshen S, Tsao-Wei DD, et al. Colorectal tumors responding to 5-fluorouracil have low gene expression levels of dihydropyrimidine dehydrogenase, thymidylate synthase, and thymidine phosphorylase. Clin Cancer Res. 2000;6(4): 1322-7.
18. Van Kuilenburg AB, Vreken P, Beex LV, Meinsma R, van Lenthe H, De Abreu RA, et al. Heterozygosity for a point mutation in an invariant splice donor site of dihydropyrimidine dehydrogenase and severe 5-fluorouracil related toxicity. Eur J Cancer. 1997;33(13):2258-64.
19. Wei X, Elizondo G, McLeod HL, Raunio H, Fernandes-Salguero P, Gonsalez FJ. Characterization of the human dihydropyrimidine dehydrogenase gene. Genomics. 1998;51(3):391-400.
20. Henriette Tanja L, Guchelaar HJ, Gelderblom H. Pharmacogenetics in chemotherapy of colorectal cancer. Best Pract Res Clin Gastroenterol. 2009;23(2): 257-73.
21. Patel JN, Fuchs CS, Owzar K, Chen Z, McLeod HL. Gastric cancer pharmacogenetics: progress or old tripe? Pharmacogenomics. 2013;14(9):1053-64.
22. Rosmarin D, Palles C, Pagnamenta A, Kaur K, Pita G, Martin M, et al. A candidate gene study of capecitabine-related toxicity in colorectal cancer identifies new toxicity variants at DPYD and a putative role for ENOSF1 rather than TYMS. Gut. 2015;(1):111-20.

23. Meguerditchian AN, Bullard Dunn K. Biomarkers and targeted therapeutics in colorectal cancer. Surg Oncol Clin North Am. 2013;22(4):841-55.
24. Innocenti F, Undevia SD, Iver L, Chen PX, Das S, Kocherginsky M, et al. Genetic variants in the UDP-glucuronosyltransferase 1A1 gene predict the risk of severe neutropenia of irinotecan. J Clin Oncol. 2004;22(8):1382-8.
25. Innocenti F, Ratain MJ. Pharmacogenetics of irinotecan: clinical perspectives on the utility of genotyping. Pharmacogenomics. 2006;7(8):1211-21.
26. Funke S, Brenner H, Chang-Claude J. Pharmacogenetics in colorectal cancer: a systematic review. Pharmacogenomics. 2008;9(8):1079-99.
27. Kozloff M, Yood MU, Berlin J, Flynn PJ, Kabbinavar FF, Purdie DM, et al. Clinical outcomes associated with bevacizumab-containing treatment of metastatic colorectal cancer: the BRiTE observational cohort study. Oncologist. 2009;14(9):862-70.
28. Cunningham D, Humberto Y, Siena S, Khayat D, Bleiberg H, Santoro A, et al. Cetuximab monotherapy and cetuximab plus irinotecan in irinotecan-refractory metastatic colorectal cancer. N Engl J Med. 2004;351(4):337-45.
29. Saltz L, Easley C, Kirkpatrick P. Panitumumab. Nat Rev Drug Discov. 2006;5(12):987-8.
30. Saltz LB, Lenz HJ, Kindler HL, Hochster HS, Wadler S, Hoff PM, et al. Randomized phase II trial of cetuximab, bevacizumab, and irinotecan compared with cetuximab and bevacizumab alone in irinotecan-refractory colorectal cancer: the BOND-2 study. J Clin Oncol. 2007;25(29):4557-61.
31. Amado RG, Wolf M, Peeters M, Van Cutsem E, Siena S, Freeman DJ, et al. Wild-type KRAS is required for panitumumab efficacy in patients with metastatic colorectal cancer. J Clin Oncol. 2008;26(10):1626-34.
32. Lièvre A, Bachet JB, Boige V, Cayre A, Le Corre D, Buc E, et al. KRAS mutations as an independent prognostic factor in patients with advanced colorectal cancer treated with cetuximab. J Clin Oncol. 2008;26(3):374-9.
33. Luis M, Tavares A, Carvalho LS, Lara-Santos L, Araújo A, de Mello R. Personalizing therapies for gastric cancer: molecular mechanisms and novel targeted therapies. World J Gastroenterol. 2013; 19(38):6383-97.
34. Okines AF, Dewdney A, Chau I, Rao S, Cunningham D. Trastuzumab for gastric cancer treatment. Lancet. 2010;376(9754):1736. author reply 1736-7.
35. Heinrich MC, Maki RG, Corless CL, Antonescu CR, Harlow A, Griffith D, et al. Primary and secondary kinase genotypes correlate with the biological and clinical activity of sunitinib in imatinib-resistant gastrointestinal stromal tumor. J Clin Oncol. 2008;26(33):5352-9.
36. Brenner H, Kloor M, Pox CP. Colorectal cancer. Lancet. 2014;383(9927):1490-502.
37. Strimpakos AS, Syrigos KN, Saif MW. Pharmacogenetics and biomarkers in colorectal cancer. Pharmacogenomics J. 2009;9(3):147-60.
38. Razumilava N, Gores GJ. Cholangiocarcinoma. Lancet. 2014;383(9935):2168-79.
39. Luo HY, Xu RH. Predictive and prognostic biomarkers with therapeutic targets in advanced colorectal cancer. World J Gastroenterol. 2014;20(14):3858-74.
40. Xu X, Strimpakos AS, Saif MW. Biomarkers and pharmacogenetics in pancreatic cancer. Highlights from the "2011 ASCO Annual Meeting". Chicago, IL, USA; June 3-7, 2011. JOP. 2011;12(4):325-9.
41. Wheeler HE, Maitland ML, Dolan ME, Cox NJ, Ratain MJ. Cancer pharmacogenomics: strategies and challenges. Nat Rev Genet. 2013;14(1):23-34.
42. Geynisman DM, Catenacci DV. Toward personalized treatment of advanced biliary tract cancers. Discov Med. 2012;14(74):41-57.
43. Bonfrate L, Altomare DF, Di Lena M, Travaglio E, Rotelli MT, De Luca A, et al. MicroRNA in colorectal cancer: new perspectives for diagnosis, prognosis and treatment. J Gastrointestin Liver Dis. 2013;22(3):311-20.

44. Ahmed FE, Jeffries CD, Vos PW, Flake G, Nuovo GJ, Sinar DR, et al. Diagnostic microRNA markers for screening sporadic human colon cancer and active ulcerative colitis in stool and tissue. Cancer Genomics Proteomics. 2009;6(5):281-95.
45. Institute, WTS Catalogue of Somatic Mutations in Cancer (COSMIC) database (an online database of somatic gene mutations in human cancers). [cited 2014; Available from: http://cancer.sanger.ac.uk.
46. Institute NC. The Cancer Genome Atlas – TCGA. [cited 2014; Available from: https://tcga-data.nci.nih.gov/tcga/.
47. FDA. Table of Pharmacogenomic Biomarkers in Drug Labels of the FDA. 2014 [cited 2014; Available from: http://www.fda.gov/Drugs/ScienceResearch/ResearchAreas/Pharmacogenetics/ucm083378.htm.
48. EMA. European Medicines Agency 2014 [cited 2014; Available from: http://www.ema.europa.eu/ema/index.jsp?curl=pages/special_topics/landing/cancer_disease_area.jsp&mid=WC0b01ac058034ed06.
49. Ionnidis JP. To Replicate or Not to Replicate: The Case of Pharmacogenetic Studies: Establishing Validity of Pharmacogenomic Findings: From Replication to Triangulation. Circ Cardiovasc Genet. 2013;6:409-12.